首都临床特色应用研究与成果项目
课题编号：Z161100000516019

显微神经外科解剖与手术技术

MAOC

Microneurosurgical anatomy and operative comments

石祥恩　钱 海　著

中国科学技术出版社
·北　京·

图书在版编目（CIP）数据

显微神经外科解剖与手术技术/石祥恩，钱海著. —北京：中国科学技术出版社，2017.2（2018.5 重印）
ISBN 978-7-5046-7417-3

Ⅰ.①显… Ⅱ.①石…②钱… Ⅲ.①显微外科学－神经外科学－解剖学②显微外科学－神经外科学－神经外科手术－教材 Ⅳ.①R651

中国版本图书馆CIP数据核字（2017）第013811号

责任编辑	张 楠
责任校对	凌红霞
责任印制	马宇晨

出版发行	中国科学技术出版社
地　　址	北京市海淀区中关村南大街16号
邮　　编	100081
发行电话	010-62173865
传　　真	010-62179148
网　　址	http：//www. cspbooks. com. cn

开　　本	889 mm × 1194 mm　1/16
字　　数	740 千字
印　　张	29
版　　次	2017年4月第1版
印　　次	2018年5月第2次印刷
印　　刷	北京华联印刷有限公司
书　　号	ISBN 978-7-5046-7417-3/R·2008
定　　价	298.00元

作者简介

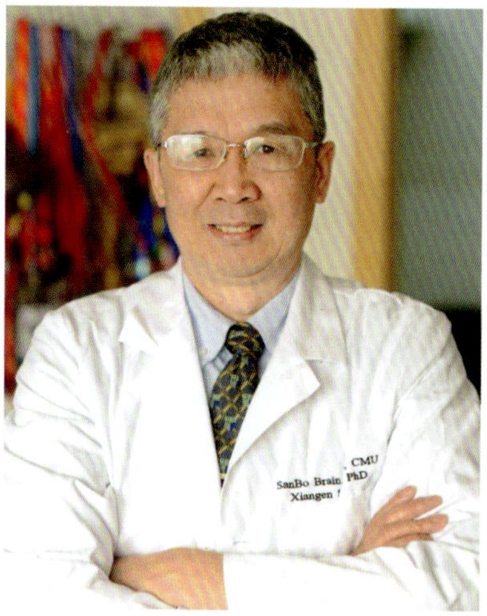

石祥恩　现任首都医科大学神经外科三系副主任；首都医科大学三博脑科医院神经外科主任，首席专家；首都医科大学复兴医院神经外科教授，博士生导师。早年师从于我国神经外科创始人之一王忠诚院士，1992年毕业于首都医科大学，获神经外科专业医学博士学位。1996—1998年在美国佛罗里达大学神经外科做博士后工作，从事下丘脑区和第三脑室手术入路研究。1992年6月—2001年6月，任北京天坛医院神经外科副主任、副主任医师、主任医师、教授。2001年7月—2004年3月，任北京大学人民医院神经外科主任，教授，主任医师，研究生导师。

主要从事颅内肿瘤和脑血管疾病治疗工作，第一术者手术治疗颅内各种复杂肿瘤6000余例，治愈率为95%以上。在临床工作中，先后在国内外专业杂志发表论文65篇，其中SCI文章15篇。获2009年中国医师协会神经外科学术成就奖，卫生部和北京市科委级科技成果奖11项。主编专著6部，参与编写神经外科专业著作10部。2011年美国神经外科杂志（*J Neurosurgery*）总结全球7位学者，手术切除颅咽管瘤100例以上报告中和2013年在欧洲*Critical reviews in oncology/hematology*评价1990—2013年26篇手术切除颅咽管瘤报告中，是手术例数最多、全切除率最高、效果最好的医生。先后获国家和北京市自然科学基金、首都临床特色应用和首都医学发展专项多项基金资助。2009年开展"颌内动脉与大脑中动脉搭桥术"，为脑缺血治疗提供了有效的方法，文章发表在欧洲*Acta Neurochirurgica*杂志，被认为是"切实有用的创新方法（The method is clever and novel, with tangible advantage），并巧妙地将颅外血流搭桥到脑，解决了临床特殊问题（This paper has value as yet another clever trick to deliver extracranial circulation flow to the brain, for special clinical problems）"。2014年在国际著名专业杂志《神经外科评论》（*Neurosurgical Review*）发表论文《血管搭桥在治疗复杂动脉瘤的技术应用和93例经验报告》，被美国 MD Linx 在2014年对神经外科专业杂志中选出的最有影响前10篇文章中，该论文排名第五名。

中华中青年神经外科交流协会主席，中国青年科学家协会专家委员，国家医学继续教育（卫计委）专家委员；国家医学科技成果奖评审专家；中华神经外科学会和中国医师协会脑血管病专家委员会委员。欧洲 *Clinical Neurology and Neurosurgery* 和中华医学杂志、中国继续医学教育等国家级医学和神经外科专业委员会委员或杂志编委。全国神经外科百强专家（top of 100），是颈内动脉内膜切除、颅咽管瘤切除、缺血性脑血管病外科治疗三个领域的百强专家。

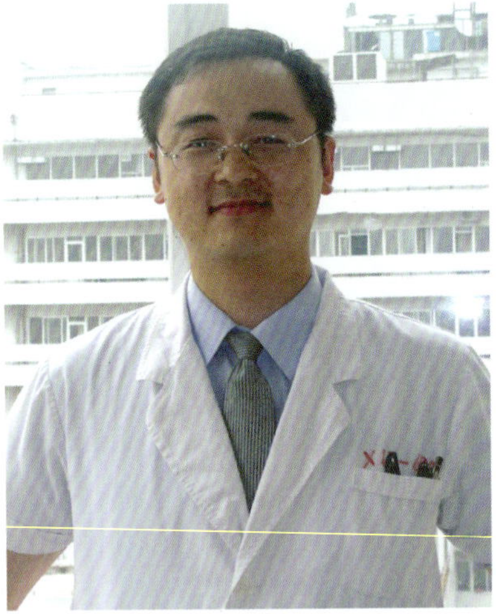

钱海　副主任医师，医学博士。首都医科大学三博脑科医院神经外科三病区，行政主任。1999年毕业于北京大学医学部临床医学系，获医学学士学位；1999—2002年，北京大学人民医院神经外科住院医师；2005年毕业于北京大学医学部，获医学博士学位；2005—2007年，北京三博复兴脑科医院从事临床工作；2007—2009年，美国北得克萨斯大学医学中心做博士后工作；回国后在三博脑科医院神经外科从事临床工作。主要研究方向为脑血管病、颅底肿瘤及显微神经解剖。

作者简介

内容提要

本书将显微神经外科解剖和手术治疗相结合，概括阐述了神经外科手术治疗的基础要点。全书共10章51节，内容包括：①颅骨及脑表面解剖与手术点评；②外侧裂、基底节、海绵窦及鞍区的解剖与手术点评；③颞叶、海马、脑室系统的解剖与手术点评；④脑血管解剖与手术点评；⑤小脑幕裂孔解剖与手术点评；⑥后颅窝解剖与手术点评；⑦颈-枕部解剖与手术点评；⑧蝶窦及眶部解剖与手术点评；⑨颌内动脉解剖及其血管搭桥治疗脑血管病；⑩第三脑室后部解剖与手术点评。

全书包含图片591幅，其中标本图片190幅、术中照相195幅、临床资料图片195幅、画图11幅。书中临床部分内容均采用病历摘要形式编排，共计38个临床病例，每个病例均有简要病史、查体和影像学资料、术中照片和手术要点解析，将神经外科手术理念融于每一个具体病例中。

解剖照片绝大多数为作者在1996—1998年于美国佛罗里达大学AL Rhoton Jr. 实验室工作期间制作并拍摄，具有极高的解剖学参考价值和艺术品质。临床图片均选自北京三博复兴脑科医院神外三病区收治的典型病例资料，具有较强的代表性和实用性。

本书适用于临床中青年神经外科医师，也可作为神经内科医师和实习医师的参考用书。

SUMMARY

This is a practical text book with illustrative atlases, which systematically introduces various neurosurgical technique and approaches in a clue of how to utilize the techniques in the field of microneurosurgical anatomy and clinic practice. It consists of 10 chapters and 51 sections. Content involves some anatomy areas and their microsurgical comments below: ①Cranial bones and hemispheres, ②Sylvian fissure, basal ganglia , sellar, and cavernous sinus structures, ③Temporal, hippocamal, and ventricular system structures, ④Cerebral arteries and veins, ⑤Tentorial incisura, ⑥The posterior fossa, ⑦The occipital and cervical, ⑧Sphenoid sinus and orbital. ⑨Internal maxillary and bypass, ⑩Posterior part of the third ventricular.

Total 591 photographs, among which 190 are photographs of specimen and 195 are intraoperative photographs, 195 are clinical data and 11 for hand－drawing are presented in the book. The clinical section comprise chief complain, physical examination, neuroimages, intraoperative photographs, and surgergical comments from 38 cases, and clearly provide the reader the concepts and procedures that author practices various neurosurgical problems with surgical treatment for cerebral tumors and vascular lesions. Each case is illustrated by means of actual photographs without much wording lectures, hence straight forward and easy to understand.

Most of the anatomical photographs were taken by Professor Xiangen Shi during 1996—1998, when he was working at Dr. AL Rhoton Jr. laboratory in the University of Florida. These photographs are highly valued in terms of their anatomy reference importance and art quality. All the intraoperative photographs are selected from the typical cases at Neurosurgery Ward No.3 of Beijing sanbo Brain Hospital. It is no doubt that the cases presented in this book are quite representative and practical.

It is a practical reference book highly recommended for young neurosurgeon, neurologist and resident.

前　言

本书将显微神经外科解剖照相图片和笔者在术中的照片相结合进行简要的述评，目的是结合实际，便于理解，减少文字说教的费解和异议。

本书完稿后，屈指数起自己从事神经外科已有33年，这是我人生最富有青春和精力的年华，而神经外科是一个充满挑战却让我无限热爱的专业，在这里，我想与同道们谈谈这33年我在神经外科之路上所经历的点点滴滴，与大家共勉。

我是恢复高考制度后第一批“七七”级医学本科生，与亲身经历改革开放给我们国家带来的伟大变化一样，也深深感受了神经外科的发展进步。1989年，我考入医科大学攻读博士学位研究生，师从王忠诚教授，是他把我带入了神经外科领域。那时神经外科只有他和很少的医生用手术显微镜做手术，看到一些病情严重或病变深在、手术非常困难、走遍全国求医的不治之症患者，经过他的显微手术治疗，那完美的手术过程和术后良好的恢复，使我看到了显微外科手术给神经外科带来的新变革。

1996年我经老师的介绍到美国佛罗里达大学神经外科Albert L. Rhoton教授解剖实验室做博士后工作，两年的显微神经外科解剖研究和教学经历，使我了解了许多国外神经外科医生学习和专业成长的过程。除了对神经外科专业有所感悟外，对我触动最大的是：在这个现代医学高度发达的国家里，教育每位神经外科医生的最重要的观念是一定要爱病人，而不是爱疾病，医生爱心的培养重于能力的培养 (It is important that we grow in compassion, it requires an innate feeling commonly called love, just as we grow in competence)。最好的外科医生是有爱心和同情心(The best surgeons have a strong sense of compassion)，有技术没有爱心的医生没有价值(Competence without compassion is worthless)。

一名医生的成长和进步是其一生不断学习、实践和感悟的过程。我从20年前开始从事颅咽管瘤手术切除和下丘脑保护研究，文献资料倾向采用翼点入路切除肿瘤报告，95%肿瘤手术选择翼点入路，手术的效果也不错。后来通过文献、交流和实践发现，利用额底纵裂入路对多数肿瘤切除也可得到良好的显露，避免了对视神经和颈内动脉的牵拉，保护垂体柄和下丘脑结构鉴别显得容易，而且，即使0.1 ~ 0.2mm的细小穿通动脉也能保护。手术入路的选择不能僵化，约76.5%肿瘤采用额底纵裂入路。随着对颅咽管瘤观察的深入，每位患者的肿瘤都会有部位的变化，仍有14.1%的手术采用翼点入路，8%的肿瘤是利用额下和穹窿间入路，又结合一些颅底外科的技术方法，如用微钻磨除前床突、视神经管和鞍节结，来进一步显露肿瘤，提高肿瘤完全切除率。然而，随访发现有个别患者出现脑脊液鼻漏，当时我并没有使用生物胶等方法封堵，而是用显微缝合的方法，因为这些生物胶材料会有副反应。现在看来，虽然这种方法需要9-0线缝合，手术会增加一个小时，但对患者有可靠的效果，不必再担心脑脊液漏了。2008年我在欧洲神经病学和神经外科杂志（*Clinical Neurology and Neurosurgery*. 2008，110：151-159）发表论文*Craniopharyngioma: Surgical experience of 309 cases in China*，这篇报告在2011年美国神经外科杂志（*J Neurosurgery* .2011，114:1350-1359）总结全球7位学者手术切除颅咽管瘤100例以上的报告和2013年在欧洲肿瘤学/血液学重要综述（*Critical reviews in oncology/hematology*.2013，88：514-529）评价1990-2013年26篇手术切除颅咽管瘤的报告中，始终是手术例数最多、全切除率最高、效果最好的医生报告。我在世界神经外科杂志（*World Neurosurgery*）发表的文章*Outcome of Radical Surgical Resection for Craniopharyngioma with Hypothalamic Preservation: A Single-Center,*

Retrospective Study of 1054 Patients(*World Neurosurg*. 2017 Feb 27. IF: 2.685)，被美国著名神经外科教授、新泽西大学神经外科主任、美国前医学会主席Peter W. Carmel 认为：“这是临床医生显微外科治疗颅咽管瘤的金标准，是每一位神经外科医生需要多年来完成的目标（This paper will be the gold standard for microsurgical removal of craniopharyngiomas and will remain the goal for every neurosurgeon for many years to come）”。这些在美国和欧洲神经外科杂志及其一些大宗文献综述中被多数作者引用。现代科技日新月异，大量新技术和新设备在神经外科中的应用，给神经外科带来了飞速发展，术中神经导航、伽马刀治疗、杂交手术室、神经多模影像、精准医学、阿凡提手术系统层出不穷的变化。然而，任何技术设备和手术方法都有其适应范围，不可片面的追捧。作为外科医生无论你有多少经验，要以人为本、个体化治疗，否则，轻者给我们的患者带来痛苦，重者会致残或出现生命危险。老师的启迪和多年的外科经历使我感到，一名医生每天面对的不仅是一种疾病，而是每位特定的患者，要考虑他的家庭、社会关系和责任。我作为科室主任主刀多年，对每位手术前的患者，仍然要亲自询问病史和检查病情，一定要亲自和患者或他的亲人谈话，也一定要亲自了解周围相关医生对患者手术的考虑，术后要看看患者，这是手术效果的重要保证。

本书是以显微神经外科手术技术为基础，结合显微解剖进行讲解，这对理解神经外科手术技术非常有帮助。近年来显微外科和颅底技术的发展，都是以显微神经解剖研究为前提，创建了一些较好的手术入路和切除颅内病变的理论。A. L. Rhoton教授提出的视交叉位置变异理论、蝶窦变异理论、动脉瘤位置理论、听神经瘤与面神经和听神经位置关系理论等，已成为当今世界神经外科专著的经典内容。国外许多神经外科医生在工作中，都把显微神经外科解剖学作为经常性的研究工作。笔者将近几年所做的典型手术病例进行术中拍照，并与显微神经外科解剖对比进行手术，阐述神经外科手术要点，通过每一个具体病例融入神经外科理念，便于读者对所学习的理论技术更深刻理解，并且能够融会贯通，从而启迪大家对神经外科手术技术的感悟、精通和创新。

书中的手术病例，几乎全部取自笔者团队，应该说，是这些年轻医生勤勤恳恳、认真工作的结果。每个手术从术前准备、手术的每个细节、术后的治疗，直至患者高兴出院，都渗透着他们的智慧与辛苦。手术没有大小和难易，任何手术都离不开医生的智慧和双手的操作。每当下了手术，回顾手术过程，总会有一些新的体会和认知。神经外科手术是技术与艺术的完美结合，并非是僵化程序的刻板完成，手术技术和临床经验的积累永无止境。有时看到年轻医生手术或其他医院医生的手术，也会有新的认识和启示。细节决定成败，手术操作务求动作准确，刀下有情，手下有艺。手术不会有任何捷径，医生也不可能在短时间内成就功名，而是一点一滴的积累，滴水穿石，才能使内心变得强大，问题变得简单，才会有收获。

书中所选病例时间跨度10余年，参加手术的医生主要有吴斌、范涛、张永力主任医师，周忠清、钱海、刘方军、孙玉明、李志强副主任医师，杨扬、彭玉涛、李鹏波、于在涛、王泷、刘东远等医师和研究生的参与，刘垚岭博士在本书最后校对工作中做了大量工作，李新宇在文字和绘图方面做了大量的工作，在此表示深深的感谢。由于编者的水平有限，本书的缺点和错误在所难免，真诚地希望各位前辈、同道给予批评指正。

石祥恩

首都医科大学附属复兴医院

2017年3月6日

目录

CONTENTS

MAOC 1

颅骨及脑表面解剖与手术点评

Cranial bones and hemispheres anatomy and its microsurgical comments

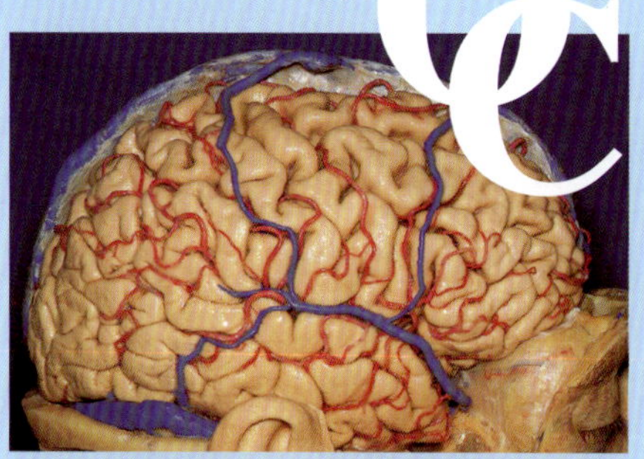

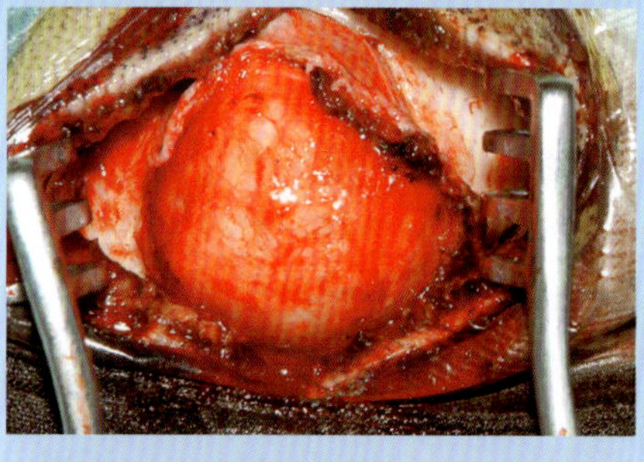

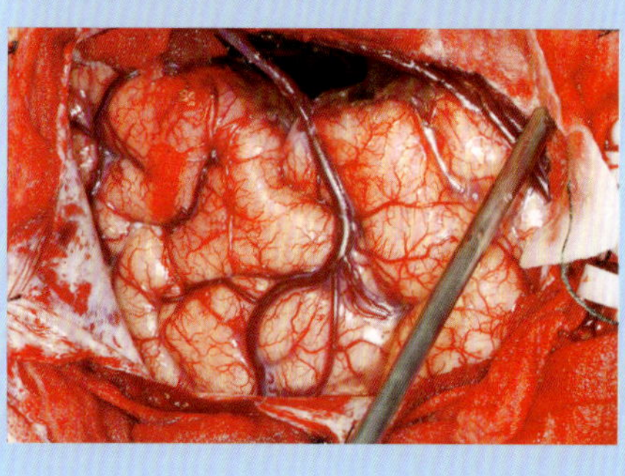

第一节 颅骨正常解剖

Cranial bony structures

颅脑手术必须经过颅骨的切开进入颅内病灶部位。颅内肿瘤和其他一些病变均与颅内腔隙有关，并有可能进入副鼻窦、咽后部、鼻腔、颞下窝、翼腭窝、眶、颅咽部及颅颈交界区。手术处理这部分病灶需要广泛了解颅底、颅内和颅外的骨性结构关系。

颅骨结构可分为脑颅和面颅两部分。脑颅骨分为颅盖骨和颅底骨。颅底骨具有与脑结构相邻的内侧面和与眶腔、鼻腔、鼻窦、颅咽部、颞下窝、翼腭窝、颅咽旁和岩骨下腔相邻的外侧面。颅底内外面通过许多进出颅的血管神经所走行的骨孔、骨管和裂隙相互沟通。颅底内侧面和外侧面可分为前、中、后三部分，每部分又分为中央部和两外侧部。外侧部包含前颅窝、中颅窝和后颅窝。前、中颅窝之间由蝶骨嵴分隔，蝶骨嵴内侧由视交叉沟相连。中、后颅窝之间由岩骨嵴分隔，岩骨嵴之间由鞍背和后床突相连接。前、中颅窝外侧面经过翼颌裂、翼腭窝上缘、上颌骨喙突下端后缘的连线，内侧面通过犁骨前部附着于蝶骨。后颅窝的外侧面经过犁骨后部与蝶骨连接处、破裂孔、颈动脉管、颈静脉孔、棘突、乳突尖部的连线与中颅窝分界。这些骨结构、裂隙和孔道，以及走行其中的血管、神经，还有附着于骨的肌肉成为手术设计的重要内容，并且是选择手术入路的关键因素。颞骨岩部是颅底最复杂的结构之一，分为基底、尖端和三个面，嵌于蝶骨和枕骨之间。前面构成中颅窝后壁，后面构成后颅窝的前壁，前端岩枕缝与枕骨的斜坡结合，构成岩斜区，下面参与颈静脉孔的构成。岩骨内部有颈内动脉岩骨段、内耳道及神经、迷路、鼓室等重要解剖结构。

硬脑膜位于颅腔内，由两层结构组成。内层称为脑膜层，外层称为骨膜层。这两层结构除了分别包绕引流脑内血液的静脉窦外，其余部位均合为一层。硬脑膜贴于颅骨内面，血管纤维束由其进入颅骨。

硬脑膜的血供来源较多。前颅窝硬脑膜由筛后动脉、颈内动脉的脑膜前支和脑膜中动脉的分支供血。中颅窝硬脑膜由上颌动脉发出的脑膜中动脉和副脑膜动脉、咽升动脉的分支（经破裂孔入颅）、颈内动脉的分支及泪腺动脉的分支供血。后颅窝硬脑膜由枕动脉的脑膜支（一支经颈静脉孔，另一支经乳突入颅）、椎动脉发出的脑膜后支，有时还有经舌下神经管和颈静脉孔入颅的发自咽升动脉的小分支供血。硬脑膜的动脉主要分布于颅骨，仅有很细的动脉分布于硬脑膜。

硬脑膜静脉是指大脑表面的硬脑膜静脉引流血管。小的静脉引流多位于硬脑膜动脉与颅骨内面之间，最大的硬脑膜静脉与脑膜中动脉伴行。由于硬脑膜动脉嵌入硬脑膜静脉内，因此认为硬脑膜动脉与静脉平行走行。在手术切除与硬脑膜相关的不同位置的肿瘤和硬脑膜动静脉畸形时，要充分了解硬脑膜动静脉血运。

参见解剖图 1-1-1 ~ 图 1-1-17。

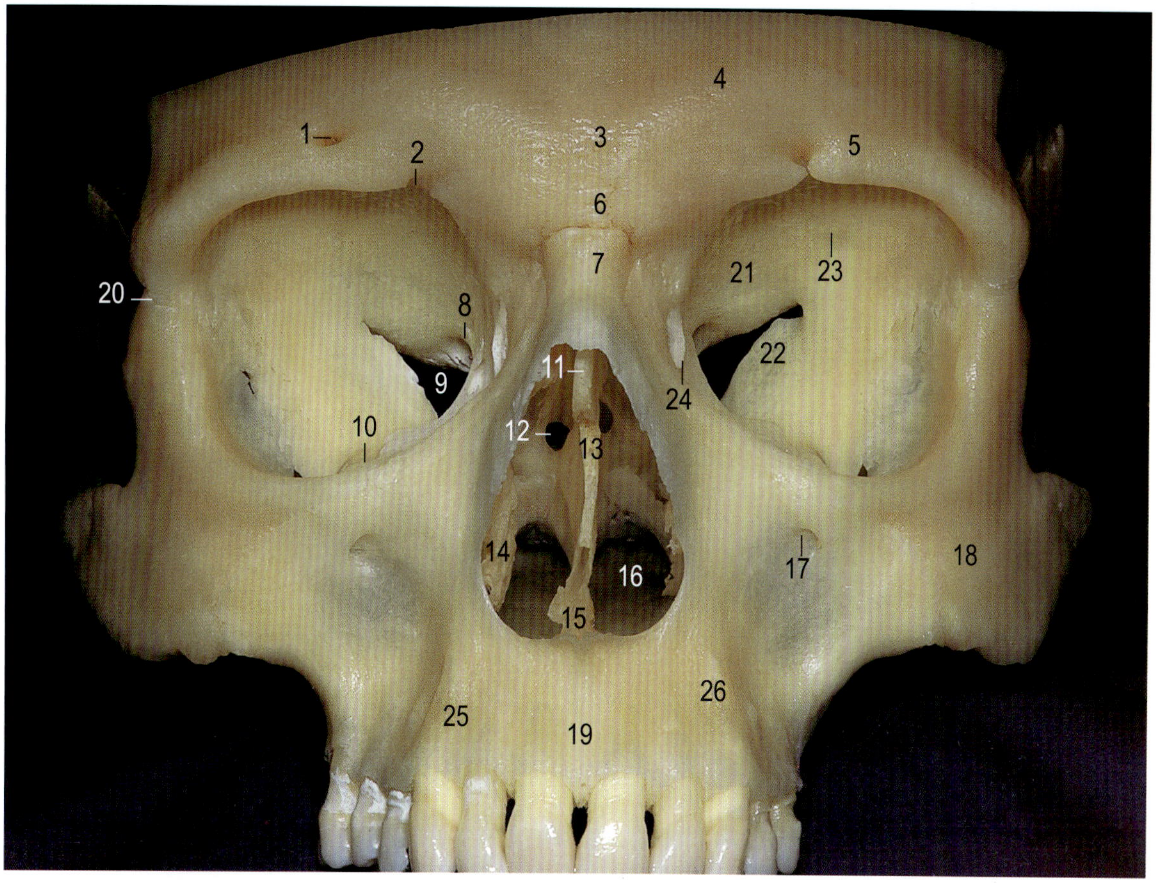

图 1-1-1　面颅前面观　(Anterior view of the facial skull)

1. 眶上孔	Supraorbital foramen	14. 下鼻甲	Inferior nasal concha
2. 眶上切迹	Supraorbital notch	15. 鼻前棘	Anterior nasal spine
3. 眉间	Glabella	16. 鼻腔	Nasal cavity
4. 眉弓	Superciliary arch	17. 眶下孔	Infraorbital foramen
5. 眶上缘	Supraorbital margin	18. 颧骨	Zygomatic bone
6. 鼻额缝	Frontonasal Suture	19. 上颌骨	Maxilla
7. 鼻骨	Nasion	20. 额颧缝	Frontozygomatic suture
8. 视神经孔	Optic foramen	21. 蝶骨小翼	Lesser wing of sphenoid bone
9. 眶上裂	Superior orbital fissure	22. 蝶骨大翼	Greater wing of sphenoid bone
10. 眶下裂	Inferior orbital fissure	23. 泪孔	Lacrimal foramen
11. 筛骨垂直板	Perpendicular plate of ethmoid bone	24. 泪沟	Lacrimal groove
12. 蝶窦口	Aperture of sphenoid sinus	25. 牙槽突	Alveolar Process
13. 犁骨	Vomer	26. 上颌突	Maxillary Process

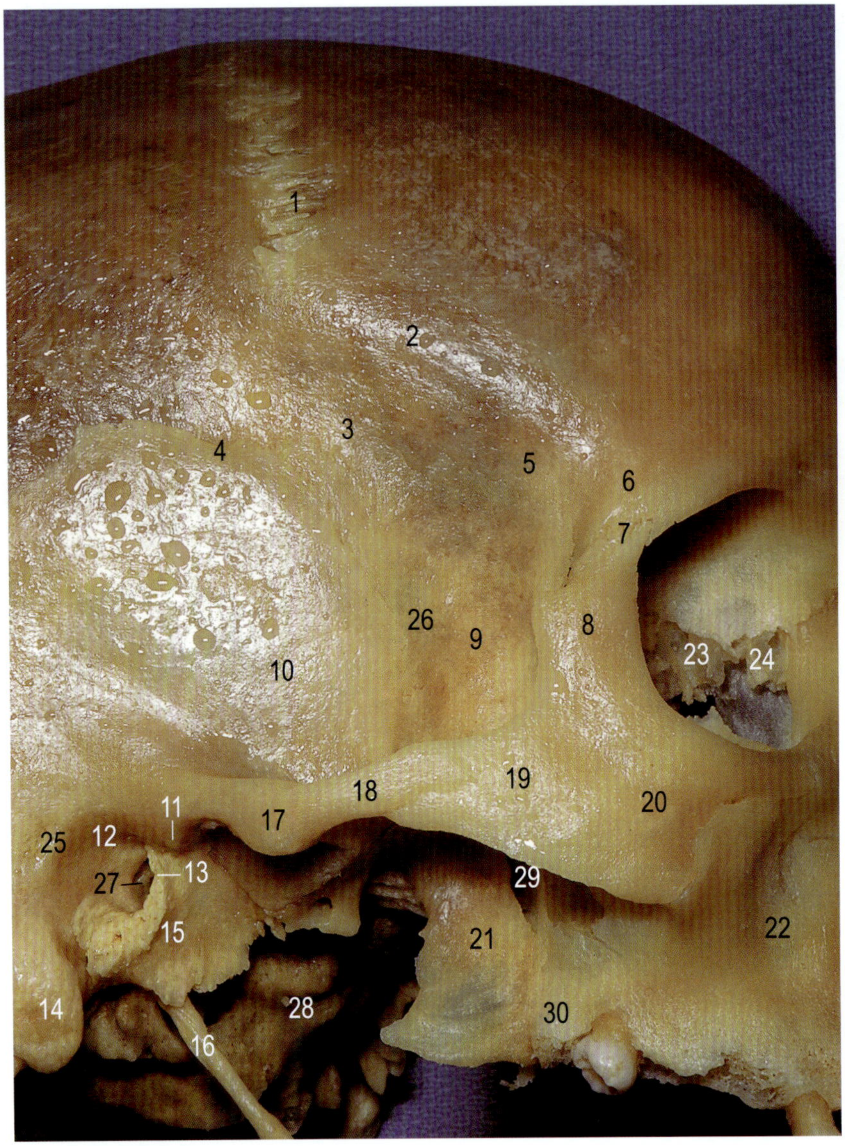

图 1-1-2　额颞颧部右侧观（Right lateral view of the frontal, temporal, and zagomatic parts）

1. 冠状缝	Coronal suture
2. 上颞线	Superior temporal line
3. 顶骨前下角	Anterior inferior angle of parietal bone
4. 颞鳞缝	Squamosal suture of temporal bone
5. 额骨颞面	Temporal surface of frontal bone
6. 额骨颧突	Zygomatic process of frontal bone
7. 额颧缝	Frontozygomatic suture
8. 颧骨额突	Frontal process of zygomatic bone
9. 蝶骨大翼	Greater wing of sphenoid bone
10. 颞骨鳞部	Squamosal part of temporal bone
11. 盂后结节	Posterior glenoid tubercle
12. 道上三角	Suprameatal triangle
13. 外耳道前缘	Anterior margin of external auditory meatus
14. 乳突	Mastoid process
15. 颞骨鼓部	Tympanic part of temporal bone
16. 茎突	Styloid process
17. 关节突	Articular process
18. 颧弓	Zygomatic arch
19. 颧骨颞突	Temporal process of zygomatic bone
20. 颧骨	Zygomatic bone
21. 翼突外侧板	Lateral pterygoid plate

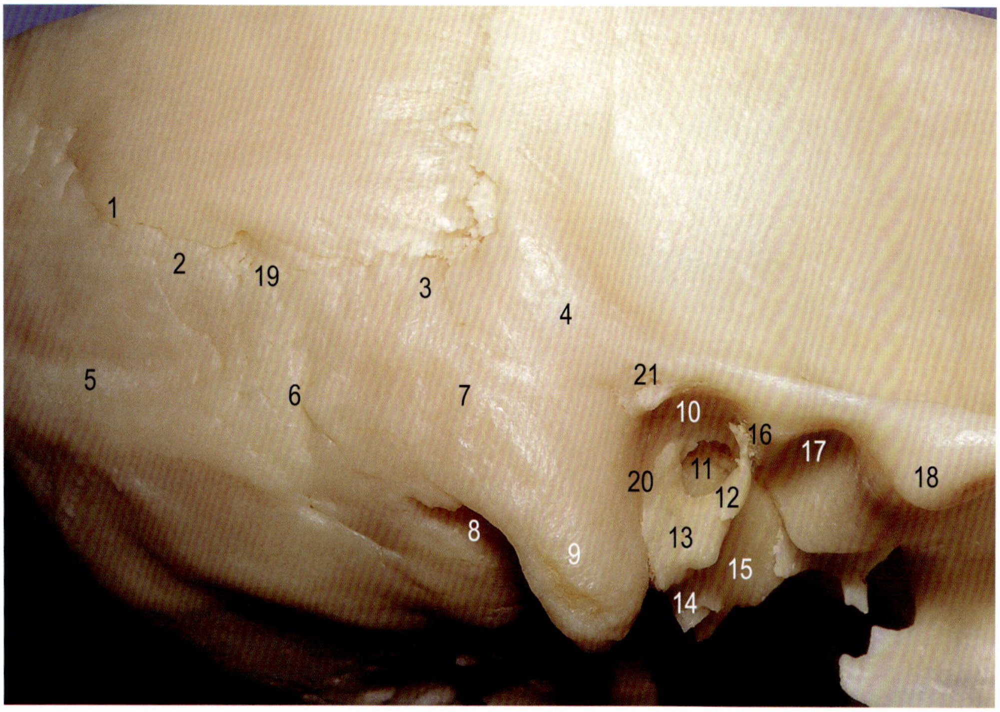

图 1-1-3　右颞骨鼓部及乳突部外侧观（Lateral view of the right tempotympanic and mastoid parts）

1. 人字缝	Lambdoid suture
2. 上项线	Superior nuchal line
3. 鳞乳突缝	Squamosomastoid suture
4. 外耳道上嵴	Supraccanal crest
5. 下项线	Inferior nuchal line
6. 枕动脉沟	Sulcus of occipital artery
7. 颞骨乳突部	Mastoid part of temporal bone
8. 二腹肌沟	Sulcus of digastric muscle
9. 乳突	Mastoid process
10. 道上三角	Suprameatal triangle
11. 外耳道	External auditory meatus
12. 外耳道前缘	Anterior margin of external auditory meatus
13. 颞骨鼓部	Tympanic part of temporal bone
14. 茎突鞘	Sheath of styloid process
15. 翼状突	Pteryoid process
16. 盂后结节	Posterior glenoid tubercle
17. 下颌窝	Mandibular fossa
18. 关节结节	Articular tubercle
19. 星点	Asterion
20. 鼓乳突缝	Tympanomastiod suture
21. 道上嵴	Suprameatal spine

22. 上颌骨	Maxillary bone
23. 腭骨	Palatine bone
24. 泪骨	Lacrimal bone
25. 道上嵴	Suprameatal spine
26. 翼点	Pterion
27. 外耳道	External auditory meatus
28. 斜坡	Clivus
29. 翼上颌裂	Pterygomaxillary fissure
30. 上颌粗隆	Maxillary tuberosity

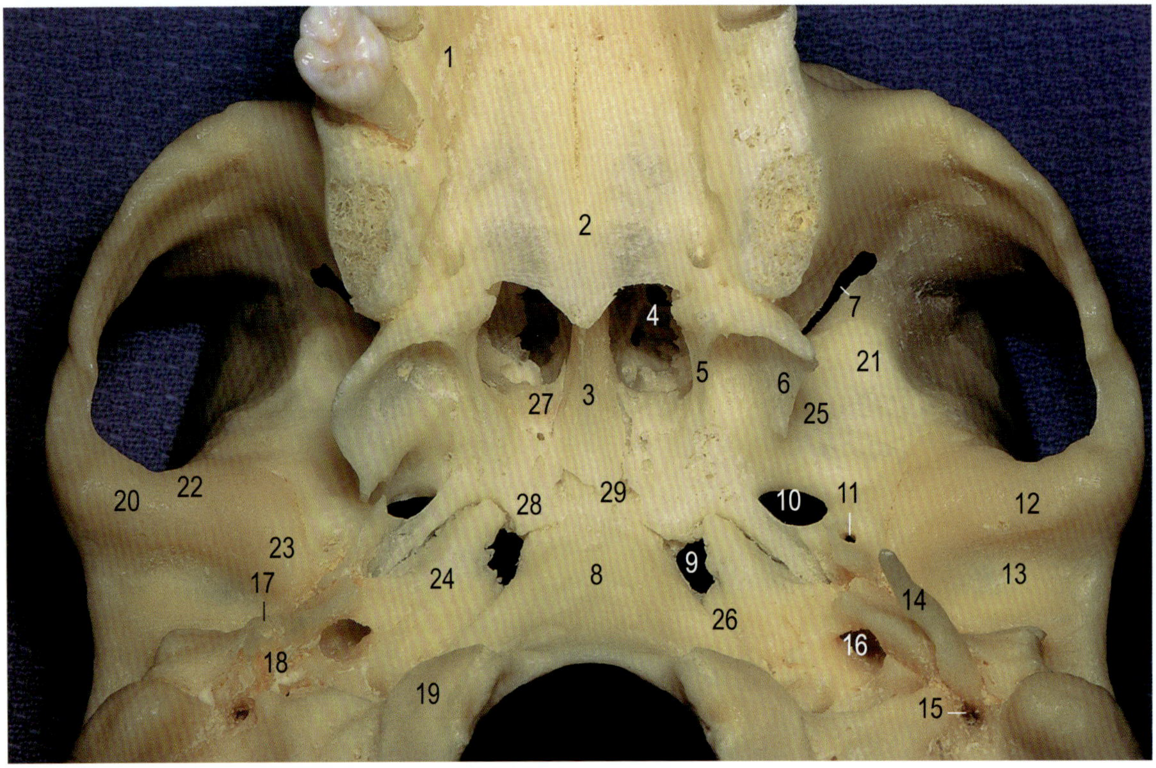

图 1-1-4　前中颅底下面观（Inferior view of the anterior cranial base）

1. 上颌骨	Maxilla	17. 鼓室盖边缘	Margin of tegmen tympani
2. 腭骨	Palatine bone	18. 颞骨鼓部	Tympanic part of temporal bone
3. 犁骨	Vomer	19. 枕骨髁	Occipital condyle
4. 鼻后孔	Posterior nasal aperture	20. 颧骨	Zygomatic bone
5. 翼突内侧板	Medial pterygoid plate	21. 蝶骨大翼	Sphenoid greater wing
6. 翼突外侧板	Lateral pterygoid plate	22. 颧突前根	Zygomatic process anterior root
7. 眶下裂	Inferior orbital fissure	23. 颧突后根	Zygomatic process posterior root
8. 枕骨斜坡	Occipital clivus	24. 颞骨岩部	Petrous part of temporal bone
9. 破裂孔	Lacerum foramen	25. 颞下窝	Infratemporal fossa
10. 卵圆孔	Ovale foramen	26. 岩骨枕骨裂	Petroclivus fissure
11. 棘孔	Spinosum foramen	27. 蝶甲	Sphenoidal conchae
12. 关节结节	Articular tubercle	28. 鞘突	Vaginal process
13. 下颌窝	Mandibular fossa	29. 蝶嘴	Sphenoidal rostrum
14. 茎突	Styloid process		
15. 茎乳孔	Stylomastoid foramen		
16. 颈动脉管外口	External aperture of carotid canal		

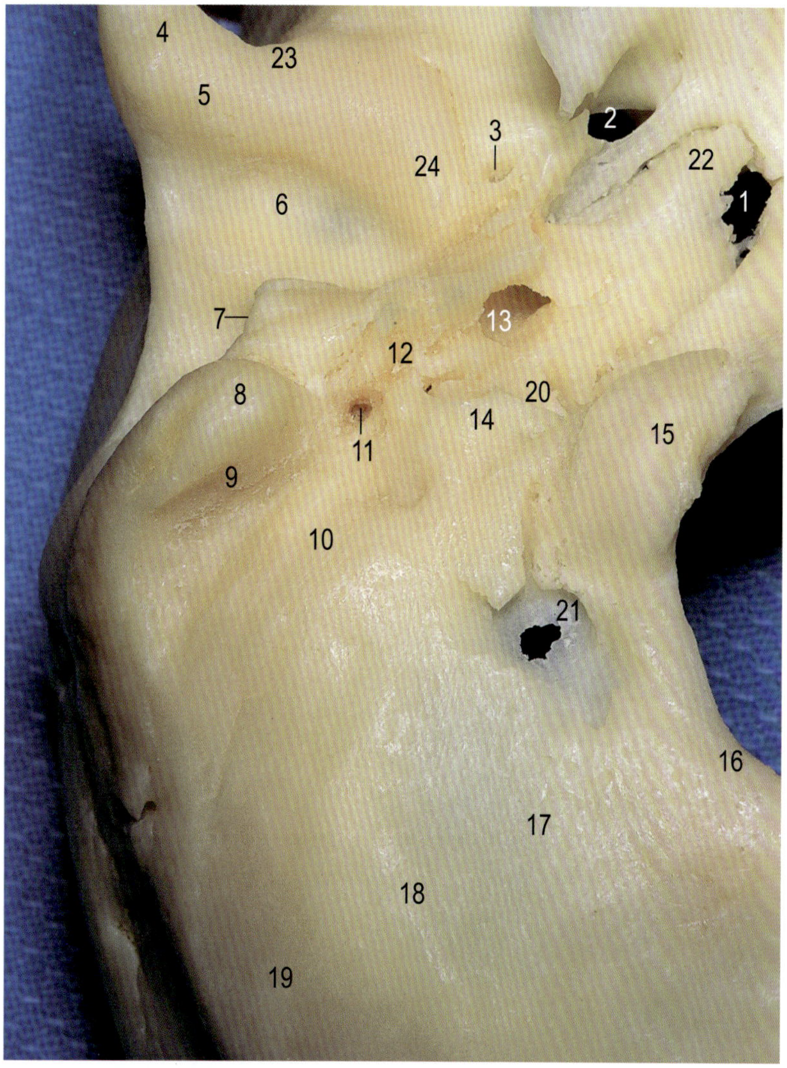

图 1-1-5 右侧中后颅底下面观（Right inferior view of the middle, posterior cranial bases）

1. 破裂孔 Lacerum foramen
2. 卵圆孔 Ovale foramen
3. 棘孔 Spinosum foramen
4. 颧弓根 Root of zygomatic arch
5. 关节结节 Articular tubercle
6. 下颌窝 Mandibular fossa
7. 外耳道 External auditory meatus
8. 乳突 Mastoid process
9. 二腹肌沟 Sulcus of digastric muscle
10. 枕动脉沟 Sulcus of occipital artery
11. 茎乳孔 Stylomastoid foramen
12. 颞骨鼓部 Tympanic part of temporal bone
13. 颈动脉管外孔 External foramen of carotid canal
14. 枕骨颈静脉突 Jugular process of occipital bone
15. 枕髁 Occipital condyle
16. 枕骨大孔后缘 Posterior margin of foramen magnum
17. 枕骨鳞部 Squamosal part of occipital bone
18. 下项线 Inferior nuchal line
19. 上项线 Superior nuchal line
20. 颈静脉孔 Jugular foramen
21. 髁后孔 Posterior condyle foramen
22. 岩骨尖 Petrous apex
23. 颧突前根 Zygomatic process anterior root
24. 颧突后根 Zygomatic process posterior root

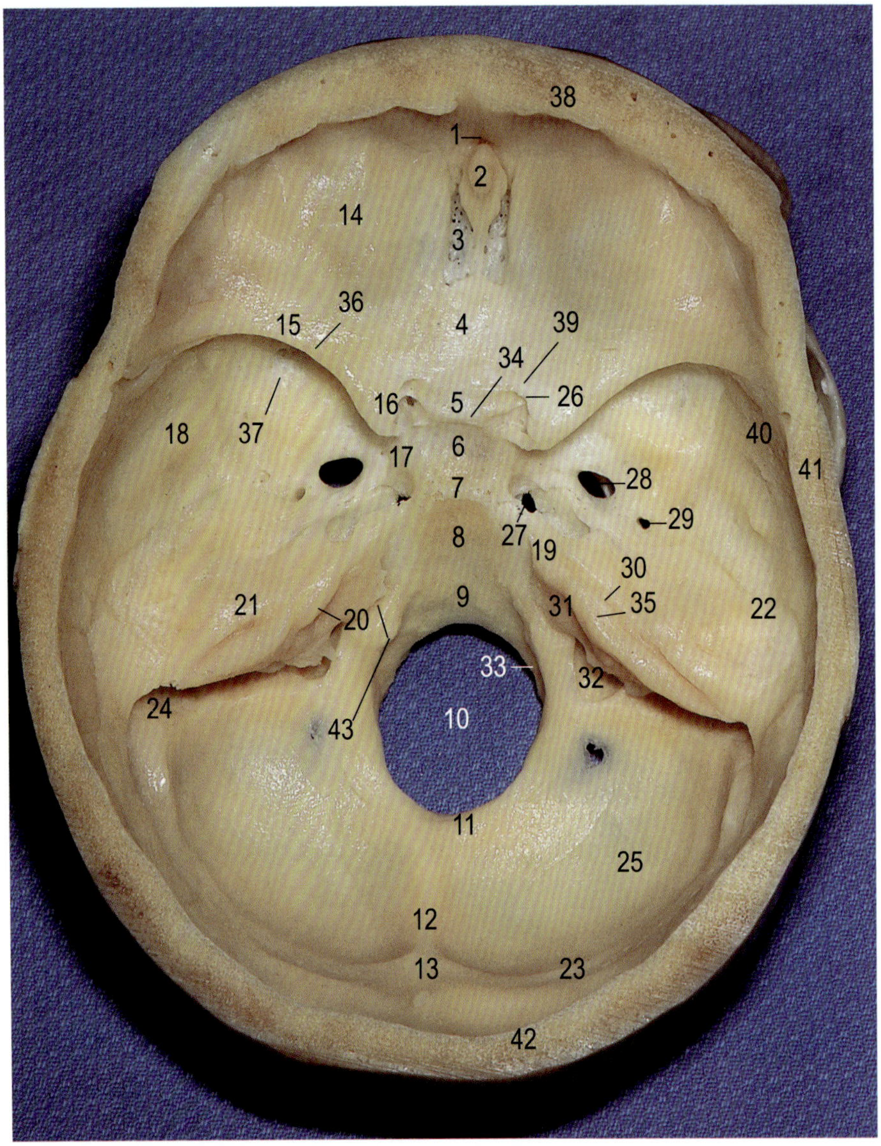

图 1-1-6　颅底内面观（Medial view of the cranial base）

1. 盲孔	Cecum foramen
2. 鸡冠	Crista galli
3. 筛板	Cribriform plate
4. 蝶骨平台	Planum sphenoidale
5. 视交叉沟	Prechiasmal sulcus
6. 垂体窝	Pituitary fossa
7. 鞍背	Dorsum sellae
8. 斜坡	Clivus
9. 枕骨大孔前缘	Anterior margin of foramen magnum
10. 枕骨大孔	Foramen magnum

11. 枕骨大孔后缘　Posterior margin of foramen magnum
12. 枕内嵴　Internal occipital crest
13. 枕内隆凸　Internal occipital protuberance
14. 前颅窝　Anterior cranial fossa
15. 蝶骨嵴　Sphenoid ridge
16. 前床突　Anterior clinoid process
17. 后床突　Posterior clinoid process
18. 中颅窝　Middle cranial fossa
19. 岩尖　Petrosal apex
20. 内耳门　Internal acoustic pore
21. 弓状隆起　Arcuate eminence
22. 鼓室盖　Tegmen tympani
23. 横窦沟　Sulcus of transverse sinus
24. 乙状窦沟　Sulcus of sigmoid sinus
25. 颅后窝　Posterior cranial fossa
26. 视神经管内口　Internal aperture of optic canal
27. 颈内动脉管内口（破裂孔）　Internal aperture of carotid canal（Lacerum foramen）
28. 卵圆孔　Ovale foramen
29. 棘孔　Spinosum foramen
30. 岩上窦沟　Sulcus of superior petrosal sinus
31. 岩下窦沟　Sulcus of inferior petrosal sinus
32. 颈静脉孔　Jugular foramen
33. 舌下神经孔　Hypoglossal foramen
34. 鞍结节　Tuberculum
35. 岩沟上嵴　Superior crest of petrosal groove
36. 蝶骨小翼　Sphenoid lesser wing
37. 蝶骨大翼　Sphenoid greater wing
38. 额骨　Frontal bone
39. 蝶骨　Sphenoid bone
40. 颞骨　Temporal bone
41. 顶骨　Parietal bone
42. 枕骨　Occipital bone
43. 岩骨枕骨裂　Petroclivus fissure

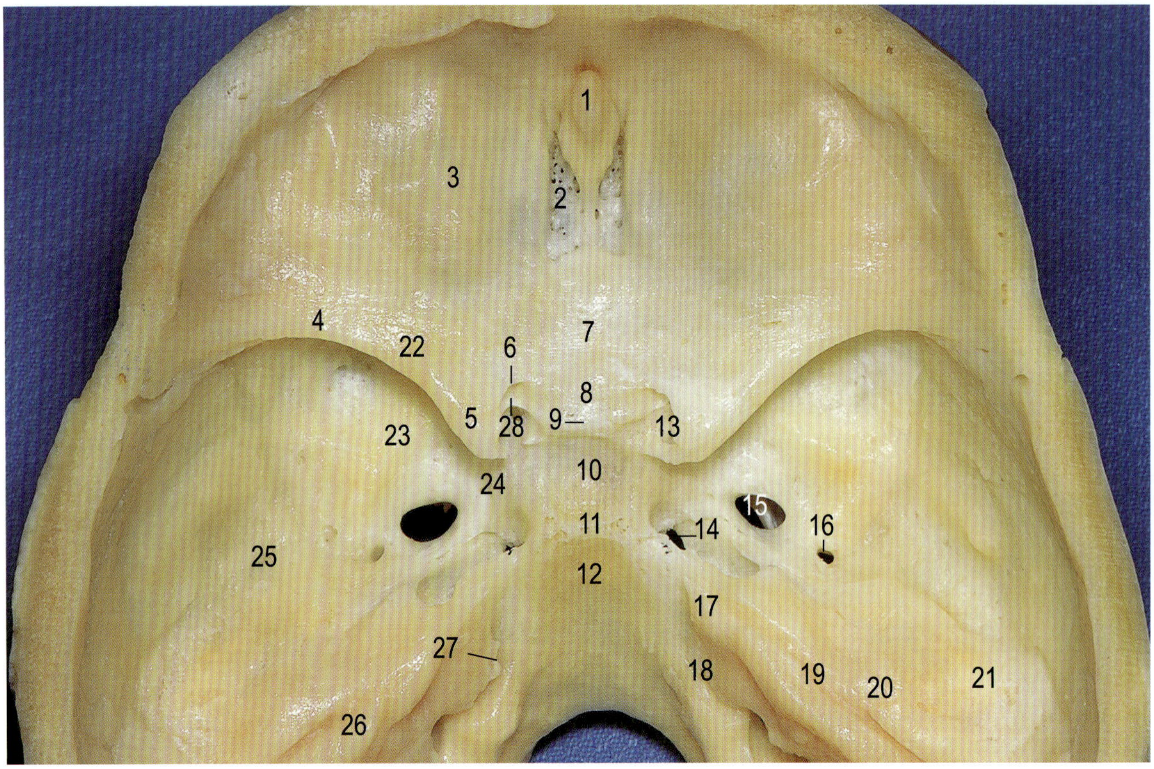

图 1-1-7　前中颅底局部观（Enlarged view of the anterior and middle cranial base）

1. 鸡冠	Crista galli	15. 卵圆孔	Ovale foramen
2. 筛板	Cribriform plate	16. 棘孔	Spinosum foramen
3. 前颅窝	Anterior cranial fossa	17. 岩尖	Petrosal apex
4. 蝶骨嵴	Sphenoid ridge	18. 岩下窦沟	Sulcus of inferior petrosal sinus
5. 前床突	Anterior clinoid process	19. 岩上窦沟	Sulcus of superior petrosal sinus
6. 视神经管内口	Internal aperture of optic canal	20. 弓状隆起	Arcuate eminence
		21. 鼓室盖	Tegmen tympani
7. 蝶骨平台	Sphenoid planum	22. 蝶骨小翼	Lesser wing of sphenoid bone
8. 视交叉前沟	Prechiasmal sulcus	23. 蝶骨大翼	Greater wing of sphenoid bone
9. 鞍结节	Sellar tuberculum		
10. 垂体窝	Pituitary fossa	24. 颈内动脉沟	Internal carotid artery sulcus
11. 鞍背	Sellae dorsum	25. 岩骨嵴	Petrosal ridge
12. 枕骨斜坡	Occipital clivus	26. 脑膜中动脉沟	Sulcus of middle meningeal artery
13. 颈内动脉床突孔	Caroticoclinoid foramen		
		27. 岩骨枕骨裂	Petroclivus fissure
14. 颈内动脉管内口	Internal aperture of carotid canal	28. 视柱	Optic strut

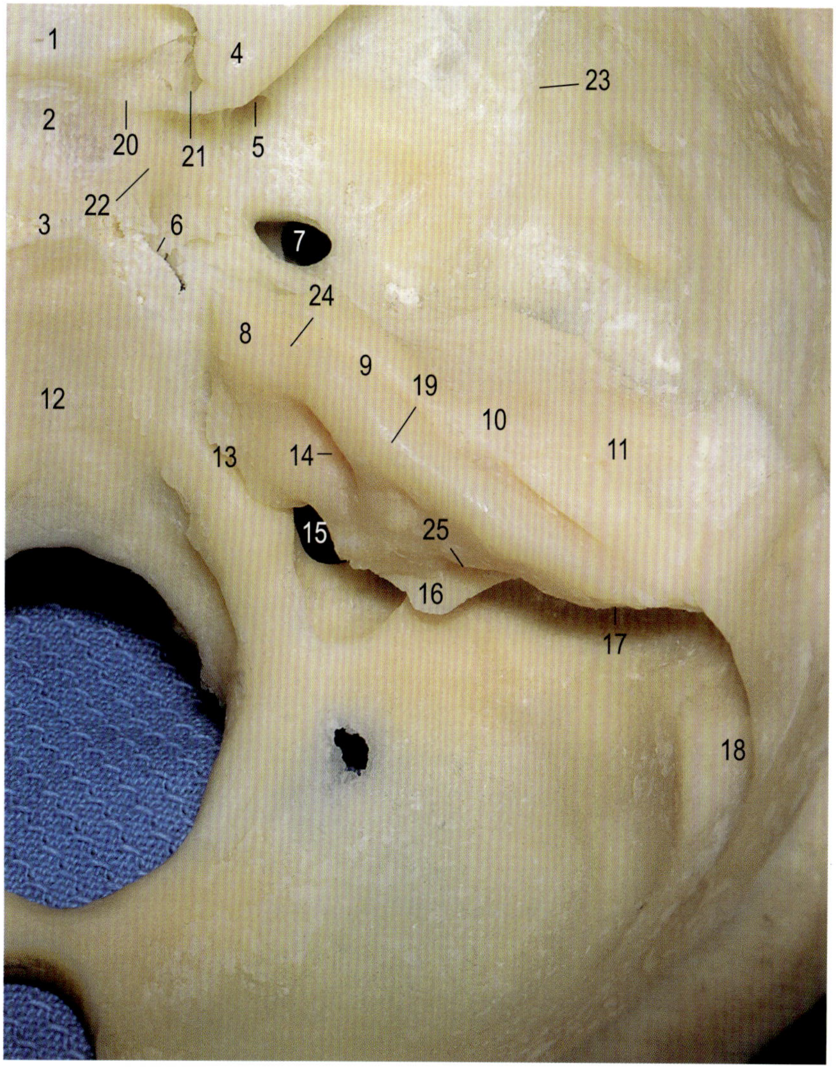

图 1-1-8　中后颅底内面观（Medial view of the middle and posterior cranial base）

1. 鞍结节	Sellae tuberculum
2. 垂体窝	Pituitary fossa
3. 鞍背	Dorsum Sellae
4. 前床突	Anterior clinoid process
5. 圆孔	Rotundum foramen
6. 颈动脉管内口	Internal foramen of carotid canal
7. 卵圆孔	Ovale foramen
8. 岩尖	Petrosal apex
9. 岩上窦沟	Sulcus for superior petrosal sinus
10. 弓状隆起	Arcuate eminence
11. 鼓室盖	Tegmen tympani
12. 枕骨斜坡	Occipital clivus
13. 岩下窦沟	Sulcus of inferior petrosal sinus
14. 内耳门	Internal acoustic pore
15. 颈静脉孔	Jugular foramen
16. 颈静脉孔内侧突	Medial process of jugular foramen
17. 乙状窦沟	Sulcus of sigmoid sinus
18. 横窦沟	Sulcus of transverse sinus
19. 岩骨嵴	Petrosal ridge
20. 中床突	Middle clionid process
21. 颈动脉床突孔	Caroitidoclioid foramen
22. 颈内动脉沟	Internal carotid sulcus
23. 脑膜中动脉沟	Sulcus of middle meningeal artery
24. 三叉神经节压迹	Trigeminal impression
25. 内淋巴管	Endolymphatic duct

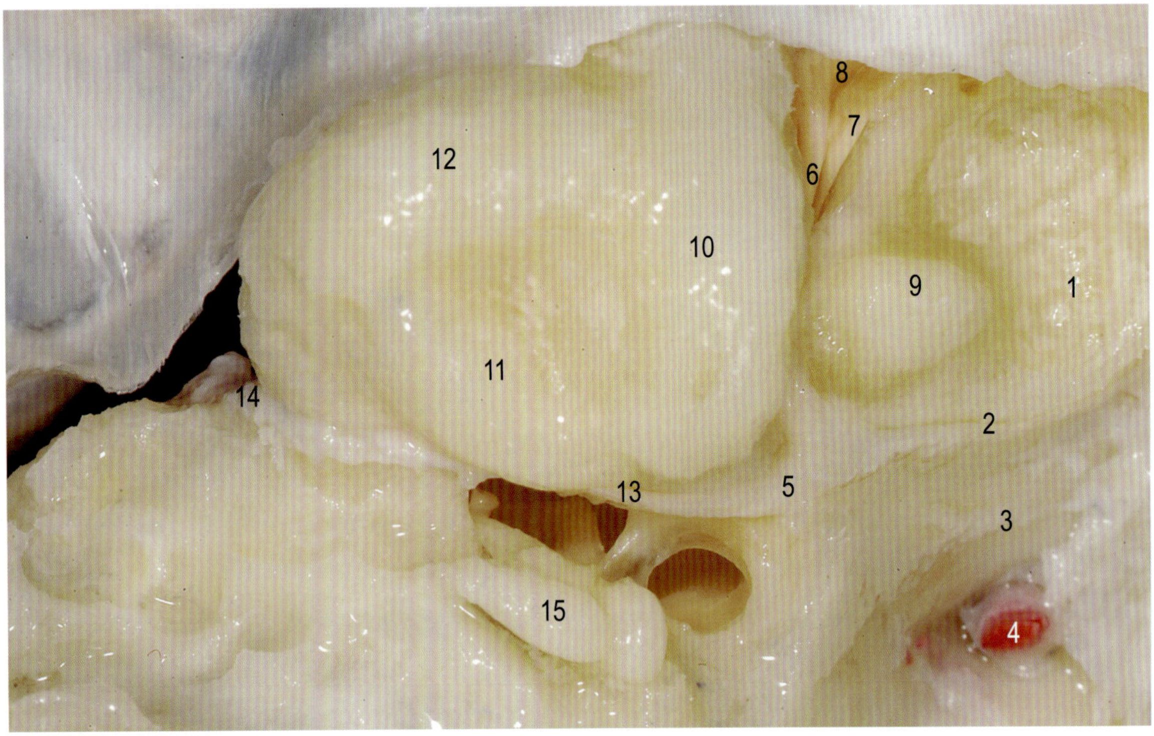

图 1-1-9 内听道磨开，右侧岩骨内部结构上面观（武警总医院王社军提供）（Superior view of the right intrapetrous structures with the internal acoustic meatus was opened）

1. 岩尖骨质（部分切除）	Petrous apex (cut surface)
2. 岩浅大神经	Greater superficial petrosal nerve
3. 岩浅小神经	Lesser superficial petrosal nerve
4. 脑膜中动脉	Middle meningeal artery
5. 膝状神经节	Geniculate ganglion
6. 面神经内听道段	Internal acoustic meatus of facial nerve
7. 蜗神经	Cochlear nerve
8. 前庭神经	Vestibular nerve
9. 耳蜗	Cochlear
10. 上半规管	Superior semicircular canal
11. 外半规管	Lateral semicircular canal
12. 后半规管	Posterior semicircular canal
13. 面神经鼓室段	Tympanum segment of facial nerve
14. 面神经乳突段	Mastoid segment of facial nerve
15. 听小骨	Auditory ossicles

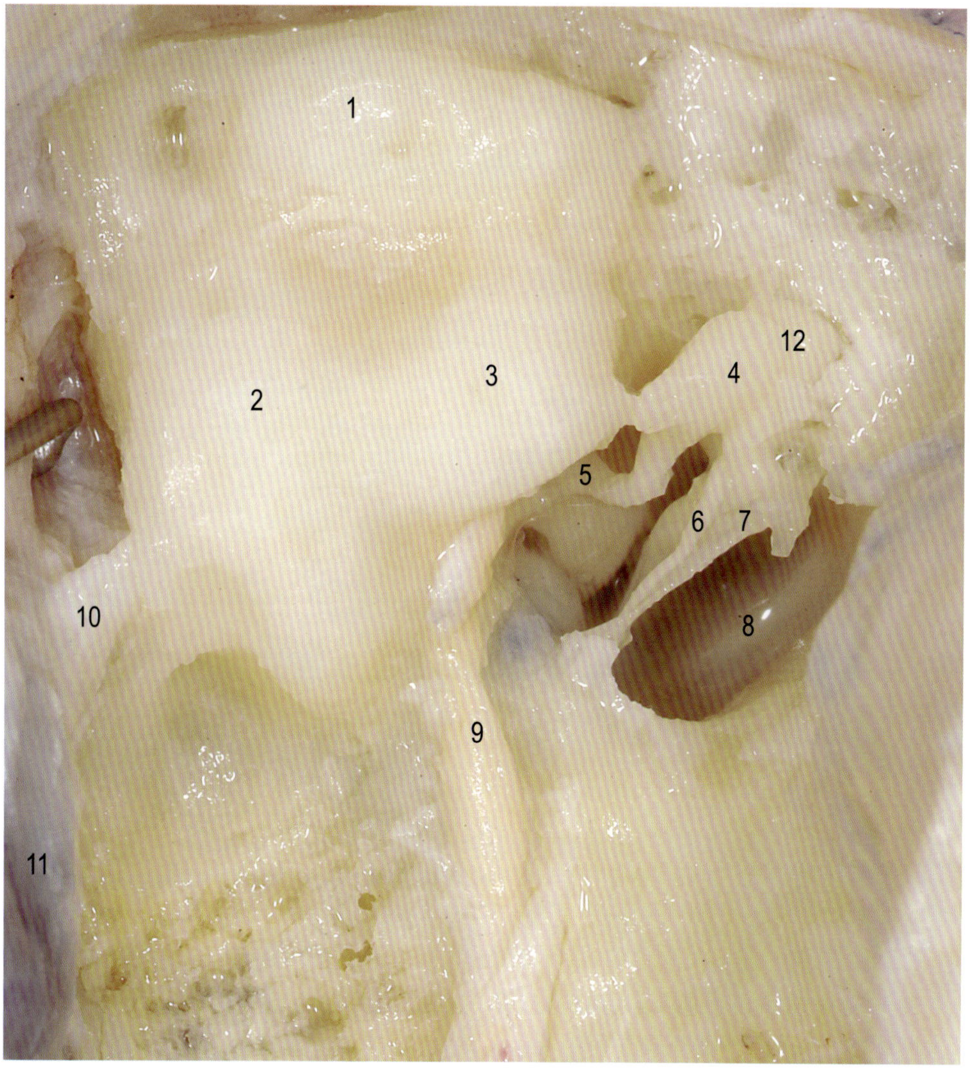

图 1-1-10　右侧岩骨内部结构外侧观（武警总医院王社军提供）（Lateral view of the right intrapetrous structures）

1. 上半规管	Superior semicircular canal
2. 后半规管	Posterior semicircular canal
3. 外半规管	Lateral semicircular canal
4. 砧骨	Incus
5. 镫骨	Stapes
6. 鼓索支	Chord tympani nerve
7. 鼓膜（部分切除）	Tympanic membrane(part removal)
8. 外耳道	External acoustic meatus
9. 面神经乳突段	Mastoid segment of facial nerve
10. 前庭导管	Vestibular aqueduct
11. 乙状窦	Sigmoid sinus
12. 锤骨	Malleus

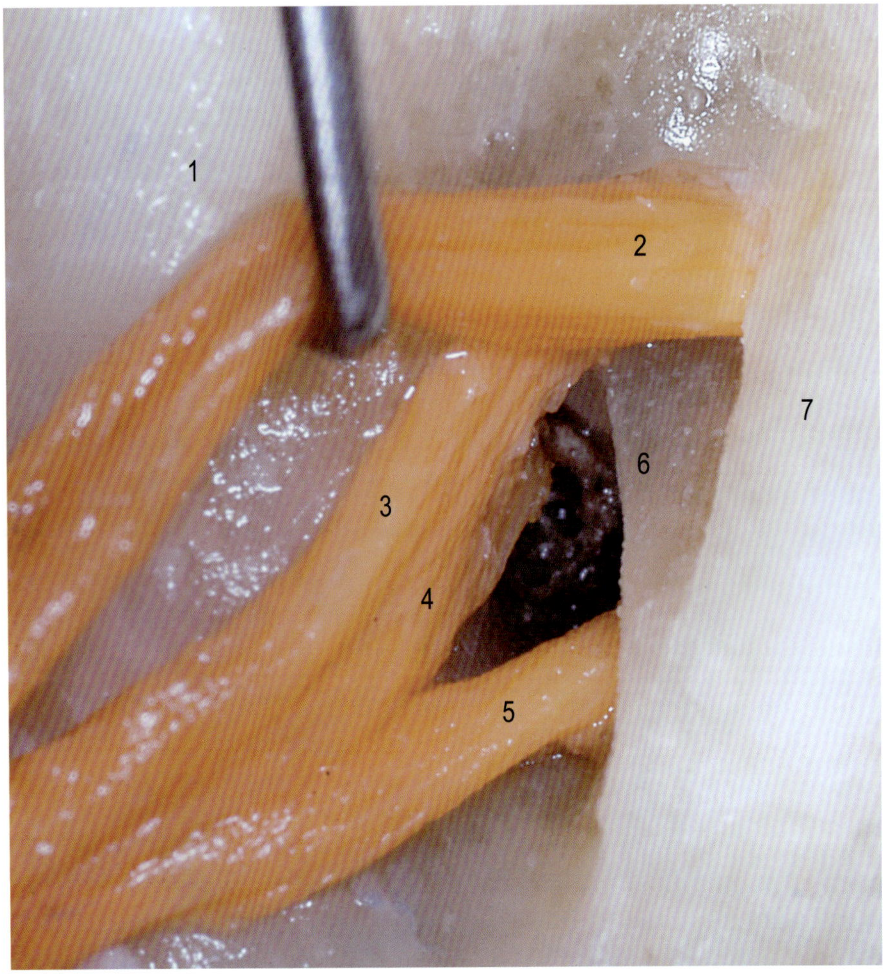

图 1-1-11 左侧内听道神经内面观（武警总医院王社军提供）（Medial view of left internal acoustic meatus nerves）

1. 内耳道前壁（部分磨除）	Anterior wall of internal acoustic meatus (part drilled)
2. 面神经	Facial nerve
3. 前庭上神经	Superior vestibular nerve
4. 前庭下神经	Inferior vestibular nerve
5. 蜗神经	Cochlear nerve
6. 横嵴	Transverse crest
7. 内耳道后壁（部分磨除）	Posterior wall of internal acoustic meatus (part drilled)

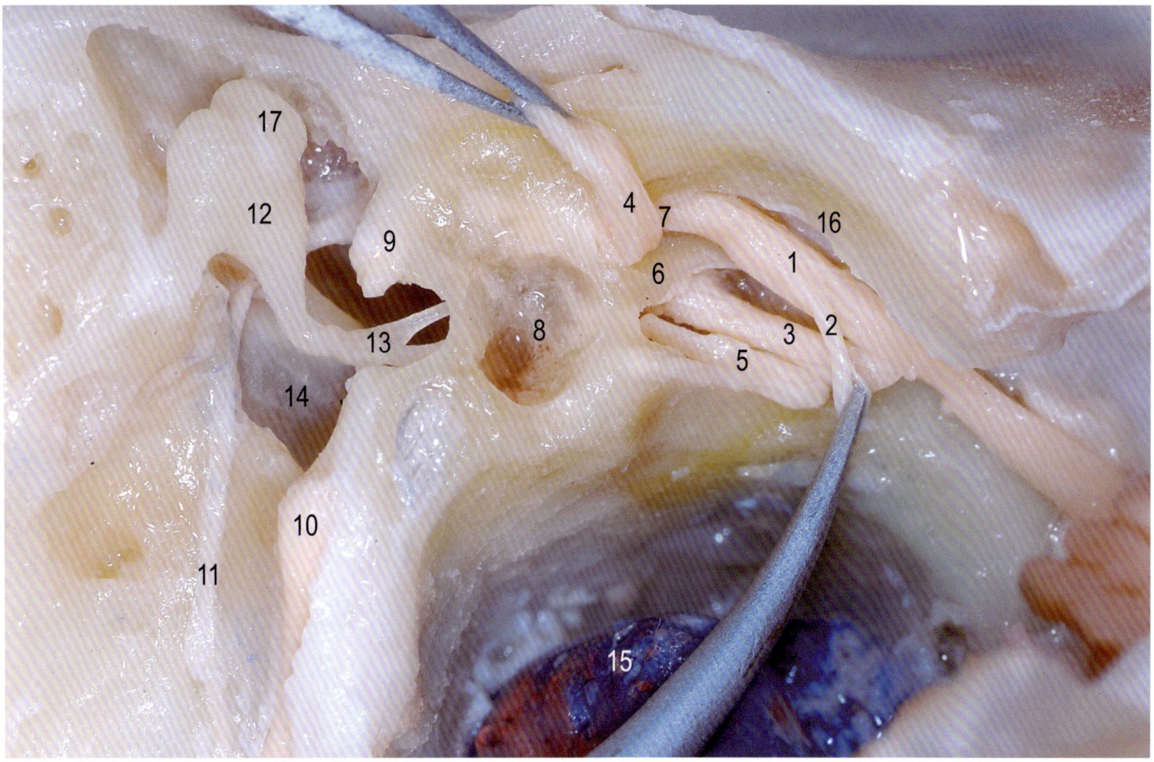

图 1-1-12 内听道磨开，左侧岩骨内部结构后外侧观（武警总医院王社军提供）(Posteriolateral view of the left intrapetrous structures with the internal acoustic meatus was opened)

1. 面神经内听道段	Internal acoustic meatus segment of facial nerve
2. 中间神经	Intermediate nerve
3. 蜗神经	Cochlear nerve
4. 前庭上神经	Superior vestibular nerve
5. 前庭下神经	Inferior vestibular nerve
6. 横嵴	Transverse crest
7. Bill 嵴	Vertical crest
8. 前庭窗	Fenestra vestibuli
9. 面神经鼓室段（切断）	Tympanum segment of facial nerve (cutting the nerve)
10. 面神经乳突段（切断）	Mastoid segment of facial nerve (cutting the nerve)
11. 鼓索神经	Chord tympani nerve
12. 砧骨	Incus
13. 镫骨	Stapes
14. 鼓膜	Tympanic membrane
15. 颈静脉球	Jugular bulb
16. 内耳道前壁	Anterior wall of internal acoustic meatus
17. 锤骨	Malleus

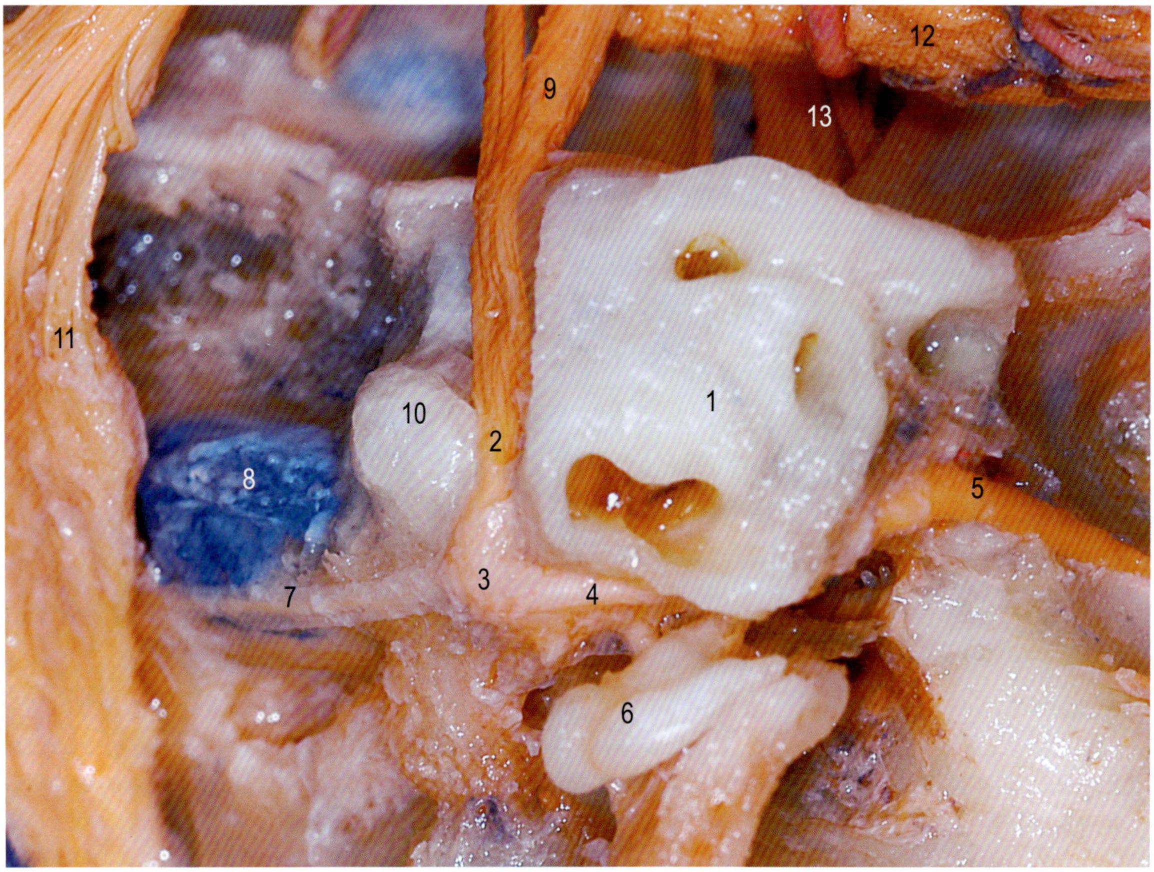

图 1-1-13 内听道磨开，左侧骨迷路上面观（武警总医院王社军提供）(Superior view of the left osseous labyrinth with the internal acoustic meatus was opened)

1. 半规管（部分磨除）	Semicircular canals (part drilled)
2. 面神经内听道段	Internal acoustic meatus segment of facial nerve
3. 膝状神经节	Geniculate ganglion
4. 面神经鼓室段	Tympanum segment of facial nerve
5. 面神经乳突段	Mastoid segment of facial nerve
6. 听小骨	Auditory ossicles
7. 岩浅大神经	Greater superficial petrosal nerve
8. 颈内动脉岩段表面静脉丛	The superficial venous plexus of petrosal segment of ICA
9. 前庭神经	Vestibular nerve
10. 耳蜗	Cochlear
11. 三叉神经	Trigeminal nerve
12. 小脑	Cerebellum
13. 后组颅神经	Lower cranial nerves

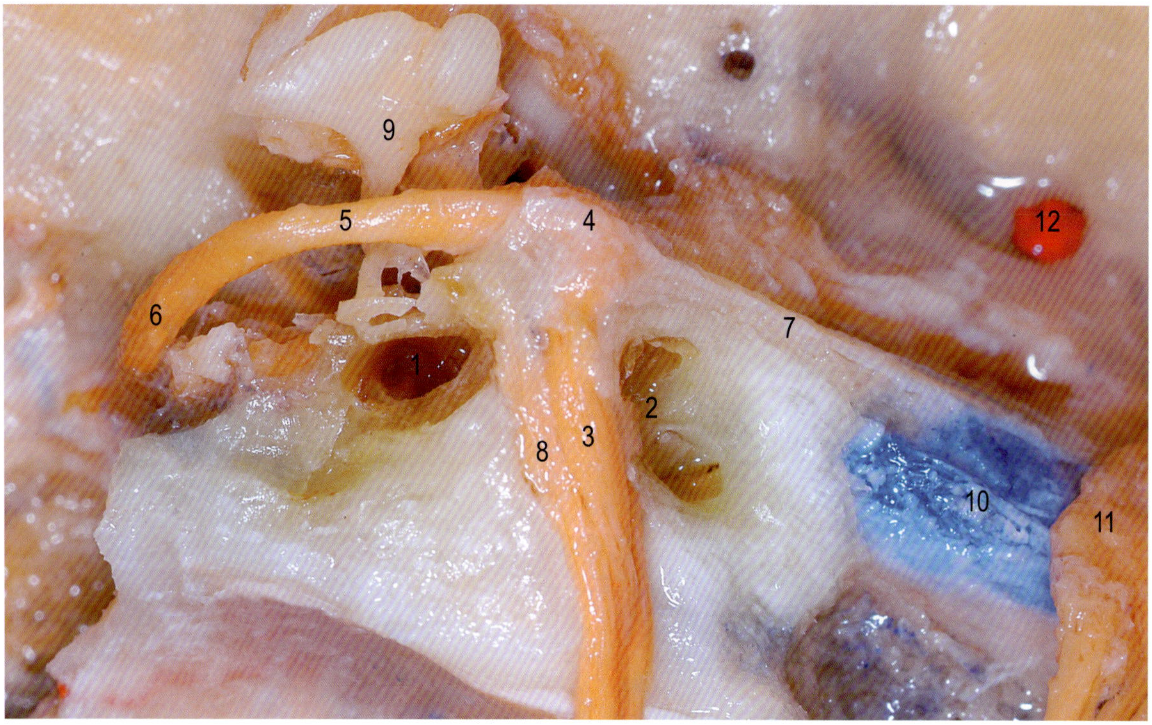

图 1-1-14 半规管、耳蜗磨除，左侧骨迷路后上面观（武警总医院王社军提供）(Posteriosuperior view of the left osseous labyrinth with the semicircular canals and cochlear were drilled)

1. 前庭窗	Fenestra vestibuli
2. 蜗窗	Cochlear window
3. 面神经内听道段	Internal acoustic meatus segment of facial nerve
4. 膝状神经节	Geniculate ganglion
5. 面神经鼓室段	Tympanum segment of facial nerve
6. 面神经乳突段	Mastoid segment of facial nerve
7. 岩浅大神经	Greater superficial petrosal nerve
8. 前庭神经	Vestibular nerve
9. 听小骨	Auditory ossicles
10. 颈内动脉岩段表面静脉丛	The superficial venous plexus of petrosal segment of internal carotid artery (ICA)
11. 三叉神经	Trigeminal nerve
12. 脑膜中动脉	Middle meningeal artery

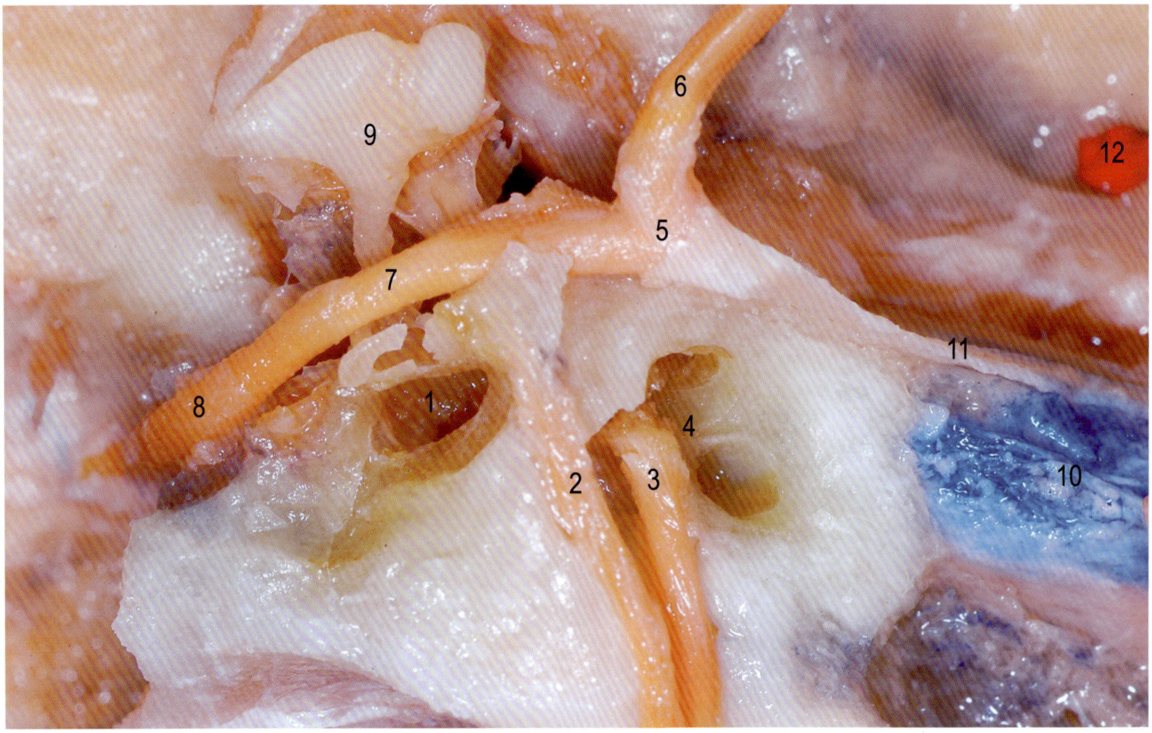

图 1-1-15 翻开面神经，左侧骨迷路后上面观（武警总医院王社军提供）(Posteriosuperior view of the left osseous labyrinth with reflection of the facial nerve)

1. 前庭窗	Fenestra vestibuli
2. 前庭神经	Vestibular nerve
3. 蜗神经	Cochlear nerve
4. 蜗窗	Cochlear window
5. 膝状神经节（翻开）	Geniculate ganglion (Reflection)
6. 面神经内听道段（翻开）	Internal acoustic meatus segment of facial nerve (reflection)
7. 面神经鼓室段	Tympanum segment of facial nerve
8. 面神经乳突段	Mastoid segment of facial nerve
9. 听小骨	Auditory Ossicles
10. 颈内动脉岩段表面静脉丛	The superface venous plexus of petrosal segment of ICA
11. 岩浅大神经	Greater superficial petrosal nerve
12. 脑膜中动脉	Middle meningeal artery

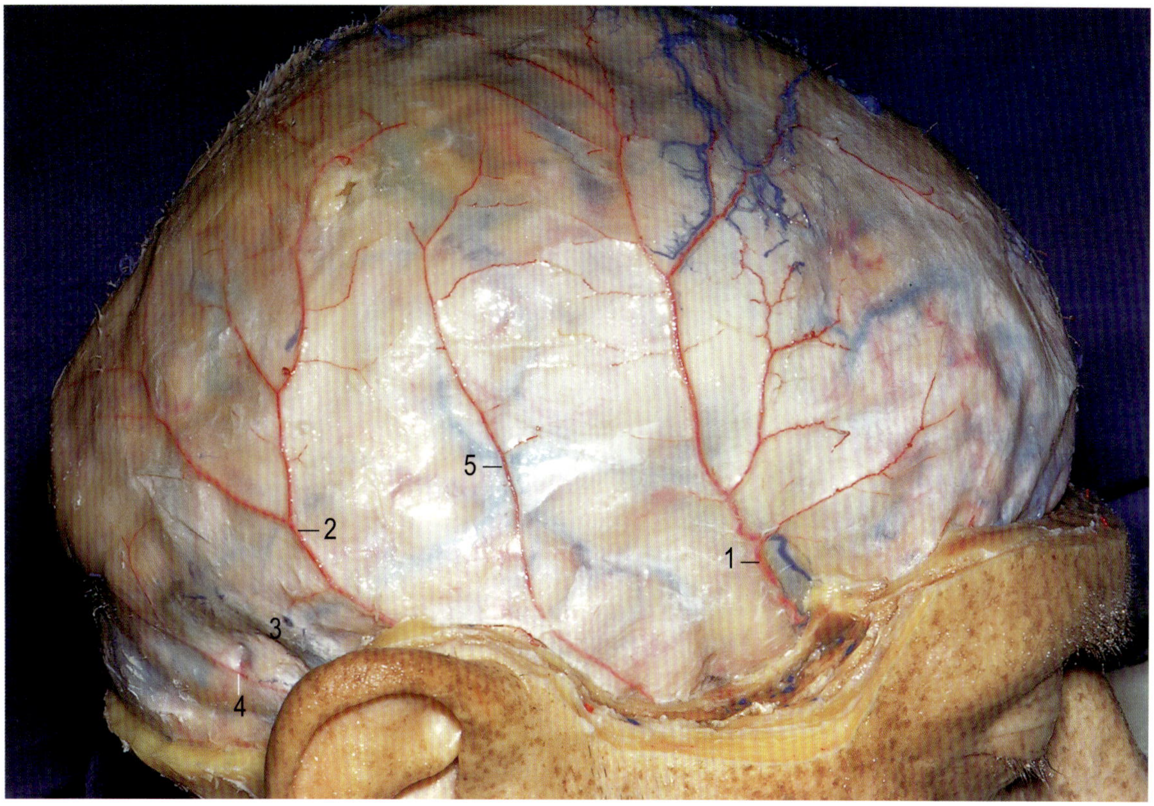

图 1-1-16 硬脑膜侧面观（Lateral view of the cranial dura mater）

1. 脑膜中动脉额支	Frontal branch of middle meningeal artery
2. 脑膜中动脉顶枕支	Parietooccipital branch of middle meningeal artery
3. 横窦	Transverse sinus
4. 脑膜后动脉	Posterior meningeal artery
5. 脑膜中动脉顶支	Parietal branch of middle meningeal artery

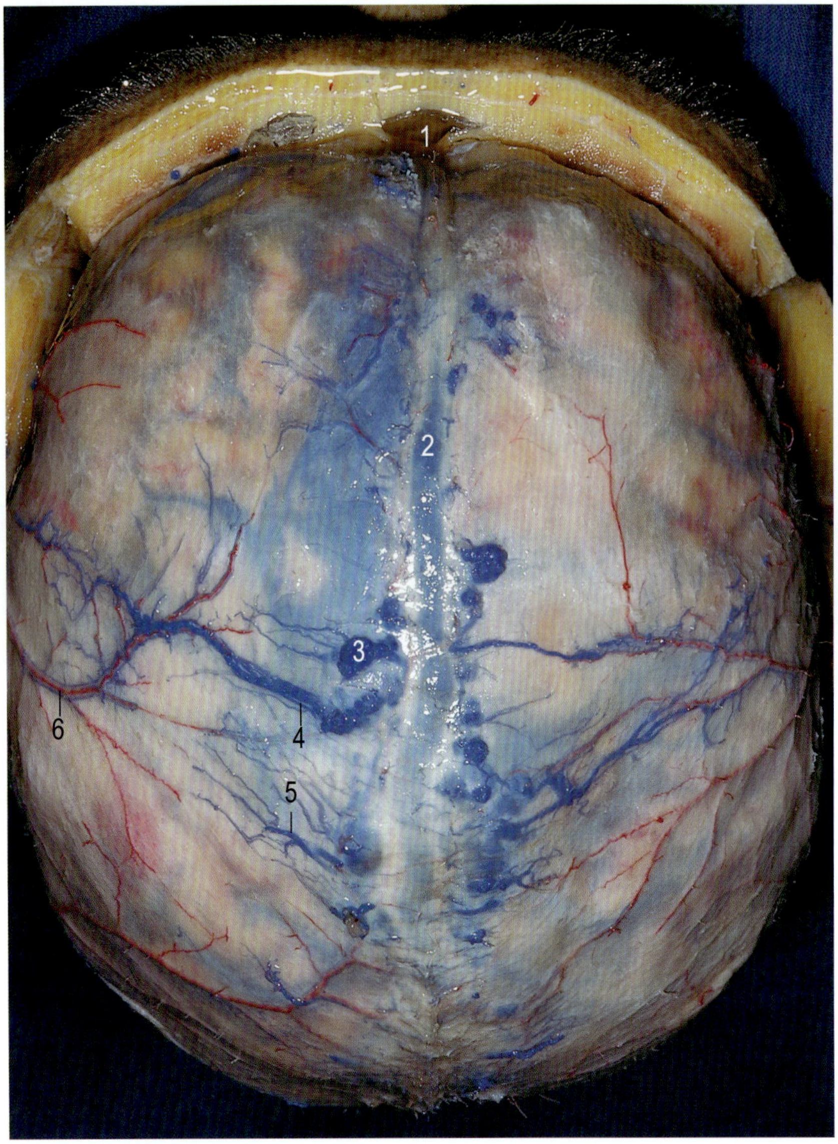

图 1-1-17　硬脑膜上面观（Superior view of the cranial dura mater）

1. 额窦	Frontal sinus
2. 上矢状窦	Superior sagittal sinus
3. 硬脑膜静脉腔	Meningeal venous lacuna
4. 顶前硬脑膜静脉窦	Anterior parietal meningeal vein sinus
5. 顶后硬脑膜静脉窦	Posterior parietal meningeal vein sinus
6. 脑膜中动脉	Middle meningeal artery

第二节　脑表面正常解剖

Hemispheric surface anatomy

大脑半球分成三个面：外侧面、内侧面和底面。外侧面亦称凸面，面向外侧颅盖骨。额、顶、枕叶内侧面与大脑镰毗邻，颞叶的内侧面与中脑外侧毗邻。大脑底面与前、中颅窝和小脑幕毗邻。半球三个面的界线明显。上界位于上矢状窦，即从额极到枕极的大脑纵裂上缘将内侧面和凸面分开。凸面和底面的分界为两部分。前部为额极底面外侧缘，向后延伸至外侧裂，将额叶分为外侧面和颅底的眶面。后部略向上凸，向后延伸与中颅窝底及小脑幕的外缘相一致，向前转向颞极，绕其上部到外侧裂。颞叶及枕叶的外侧面与底面分界于颅底的小脑幕。内侧面与底面的交界有额叶和枕叶两部分，分别由额极和枕极的内侧缘向后延续而成。额极内侧缘呈直线样向后延伸到终板，将额极内侧面与眶面分开。枕部的内侧缘位于大脑镰和小脑幕的交角上，与直窦平行，从枕叶延续到胼胝体压部下方，将枕极底面和内侧面分开。

额、颞、枕叶有内、外、底三个面，而顶叶只有内、外侧两个面。额叶约占大脑半球容积的 1/3，前界为额极，后界为中央沟。外侧裂将其外侧面与颞叶分开。额极内侧由胼胝体沟将其与胼胝体分开。中央沟的顶端向下垂直到胼胝体沟的连线将其与顶叶分界。与眶顶相邻的额叶部分称为额叶眶面。顶叶外侧面前界为中央沟，后界为顶枕沟顶点与枕前切迹的连线，该线又称外侧顶颞线。下界为外侧裂及延其长轴向后假想的连线，该线与后界相交。顶叶内侧面前界为中央沟顶点到胼胝体体部的垂线，后界为顶枕沟。枕叶外侧面是位于顶颞线以后的部分，内侧面是顶枕沟以后的部分。枕叶底面内侧是顶枕沟与禽距沟连接点到外侧枕前结节的连线。熟悉以上解剖结构对颅内病变手术有定位意义，术中可利用脑沟裂进入，处理或切除病灶，鉴别脑结构。

参见解剖图 1-2-1 ~ 图 1-2-13。

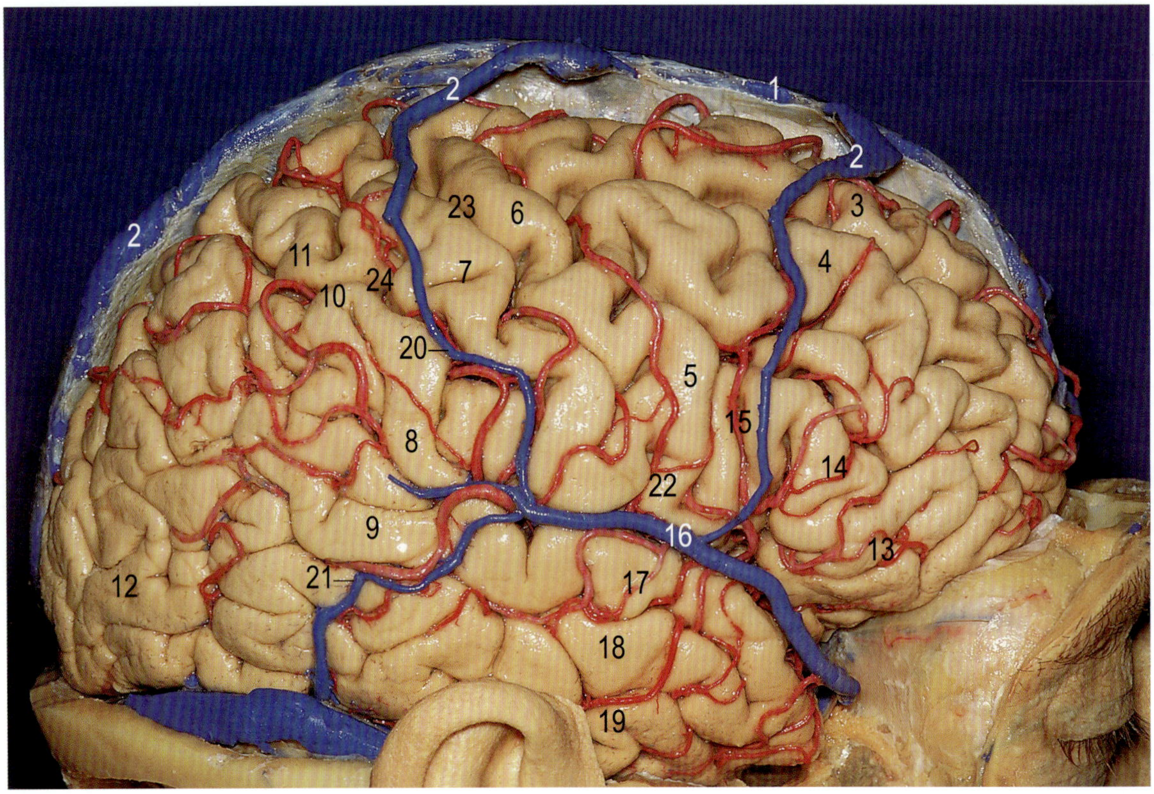

图 1-2-1　大脑半球侧面观（Lateral surface of the cerebral hemisphere）

1. 上矢状窦	Superior sagittal sinus
2. 大脑上静脉	Superior cerebral veins
3. 额上回	Superior frontal gyrus
4. 额中回	Middle frontal gyrus
5. 额下回	Inferior frontal gyrus
6. 中央前回	Precentral gyrus
7. 中央后回	Postcentral gyrus
8. 缘上回	Supramarginal gyrus
9. 角回	Angular gyrus
10. 顶下小叶	Inferior parietal lobule
11. 顶上小叶	Superior parietal lobule
12. 枕叶	Occipital lobe
13. 额下回眶支	Orbital branch of inferior frontal gyrus
14. 额下回三角部	Triangular part of inferior frontal gyrus
15. 额下回升支	Ascending branch of inferior frontal gyrus
16. 大脑中浅静脉	Superficial middle cerebral vein
17. 颞上回	Superior temporal gyrus
18. 颞中回	Middle temporal gyrus
19. 颞下回	Inferior temporal gyrus
20. 上吻合静脉	Superior anastomotic vein (Trolard's vein)
21. 下吻合静脉	Inferior anastomotic vein (Labbe's vein)
22. 顶盖部	Pars opercularis
23. 中央沟	Central sulcus
24. 中央后沟	Postcentral sulcus

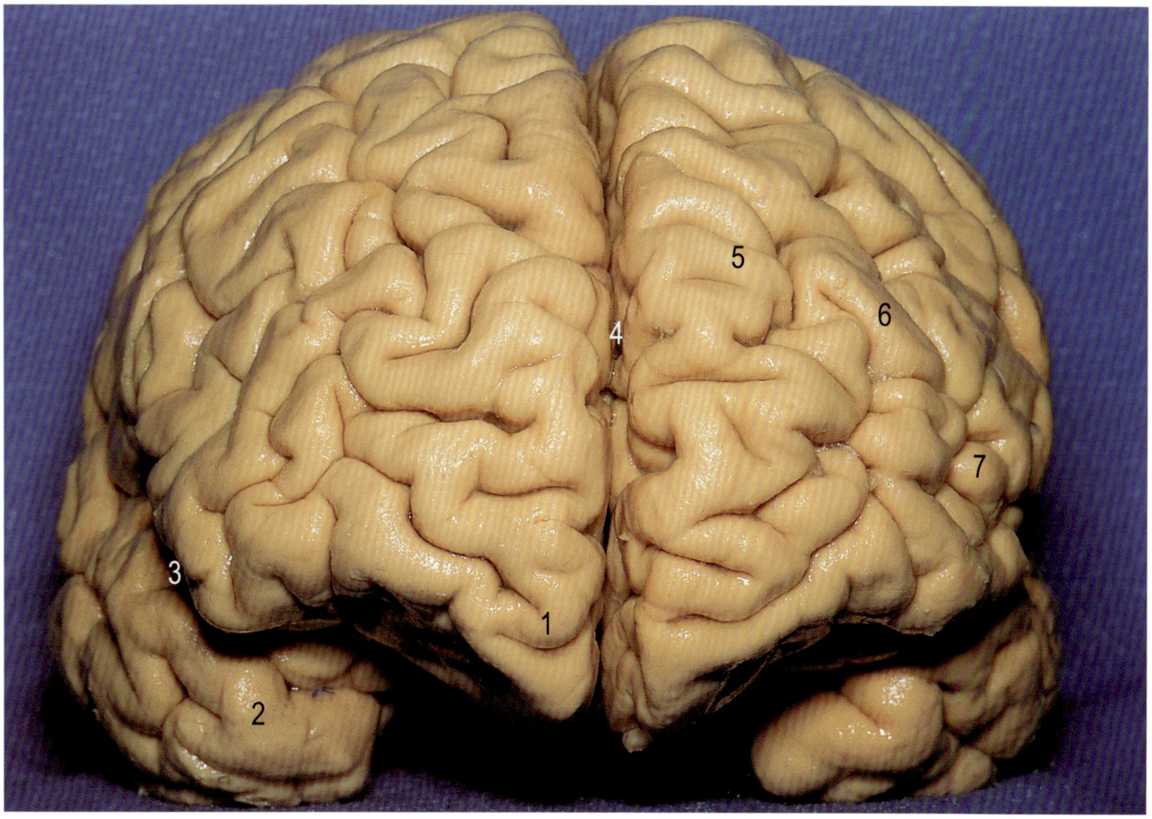

图 1-2-2 大脑半球前面观（Anterior surface of the cerebral hemisphere）

1. 额极	Frontal pole
2. 颞极	Temporal pole
3. 外侧裂	Sylvian fissure
4. 额部纵裂	Frontal longitudinal fissure
5. 额上回	Superior frontal gyrus
6. 额中回	Middle frontal gyrus
7. 额下回	Inferior frontal gyrus

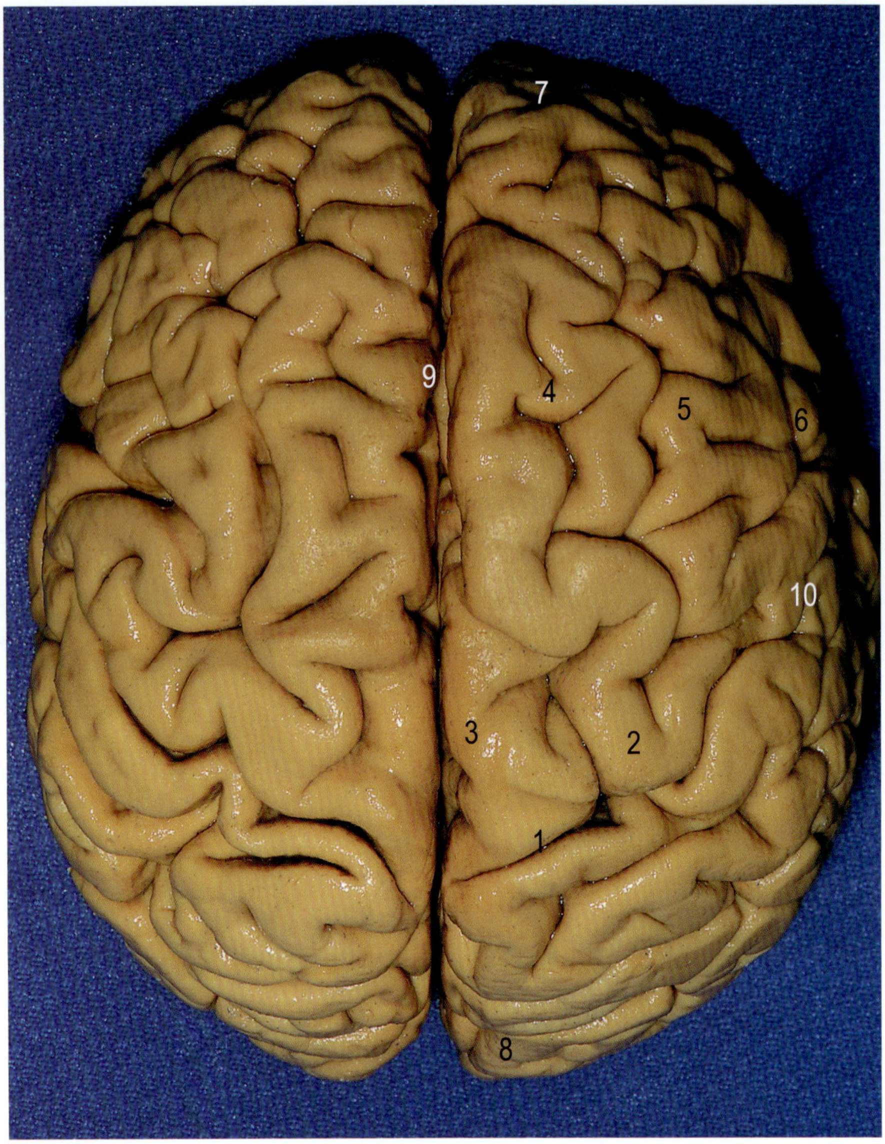

图 1-2-3 大脑半球上面观 (Anterior surface of the cerebral hemisphere)

1. 中央沟	Central sulcus
2. 中央前回	Precentral gyrus
3. 旁中央小叶	Paracentral lobule
4. 额上回	Superior frontal gyrus
5. 额中回	Middle frontal gyrus
6. 额下回	Inferior frontal gyrus
7. 额极	Frontal pole
8. 枕极	Occipital pole
9. 额部纵裂	Frontal longitudinal fissure
10. 缘上回	Superior marginal gyrus

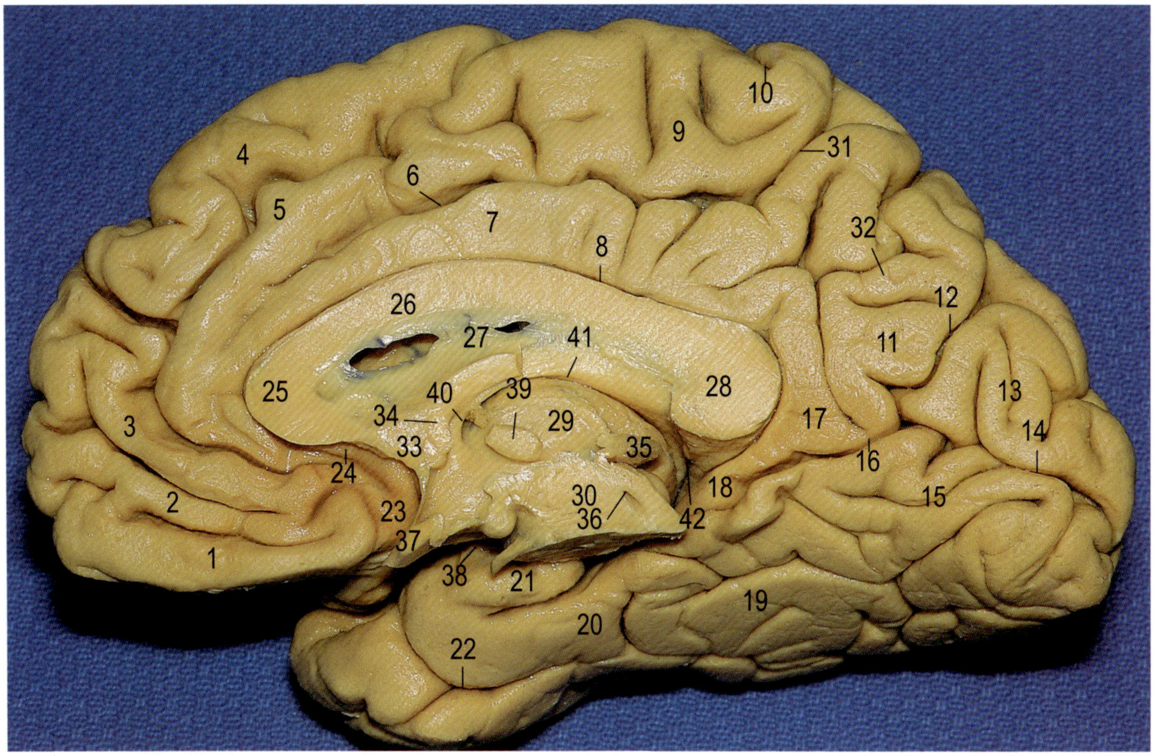

图 1-2-4　大脑半球内面观（Medial Surface of the cerebral hemisphere）

1. 额前内侧下回	Anterior medial inferior frontal gyrus	22. 鼻状沟	Rhinal sulcus
2. 额前内侧中回	Anterior medial middle frontal gyrus	23. 终板旁回	Paraterminal gyrus
3. 额前内侧上回	Anterior medial superior frontal gyrus	24. 胼胝体下回	Subcallosal gyrus
4. 内侧额上回	Medial superior frontal gyrus	25. 胼胝体膝	Genu of corpus callosum
5. 内侧额中回	Medial middle frontal gyrus	26. 胼胝体体	Body of corpus callosum
6. 扣带沟	Cingulate sulcus	27. 透明隔	Septum pellucidum
7. 扣带回	Cingulate gyrus	28. 胼胝体压部	Splenium of corpus callosum
8. 胼胝体沟	Callosal sulcus	29. 丘脑	Thalamus
9. 旁中央小叶	Paracentral lobule	30. 中脑	Mesencephalon
10. 中央沟	Central sulcus	31. 扣带升支沟	Ascending ramus of cingulate sulcus
11. 楔前叶	Precuneus	32. 楔前叶	Precuneus
12. 顶枕沟	Parieto-occipital sulcus	33. 前联合	Anterior commissure
13. 楔状叶	Cuneus	34. 穹窿柱	Column of fornix
14. 距状沟	Calcarine sulcus	35. 松果体	Pineal body
15. 舌状回	Lingual gyrus	36. 中脑导水管	Aqueduct of midbrain
16. 前距状沟	Anterior calcarine sulcus	37. 视交叉	Optic chiasma
17. 扣带回峡部	Isthmus of cingulate gyrus	38. 乳头体	Mamillary body
18. 束状回	Fasciolar gyrus	39. 中间块	Massa intermedia
19. 梭状回	Fusiform gyrus	40. 室间孔	Monro foramen
20. 海马旁回	Parahippocampal gyrus	41. 脉络膜裂	Choroid fissure
21. 钩回	Uncus	42. 齿状回	Dentate gyrus

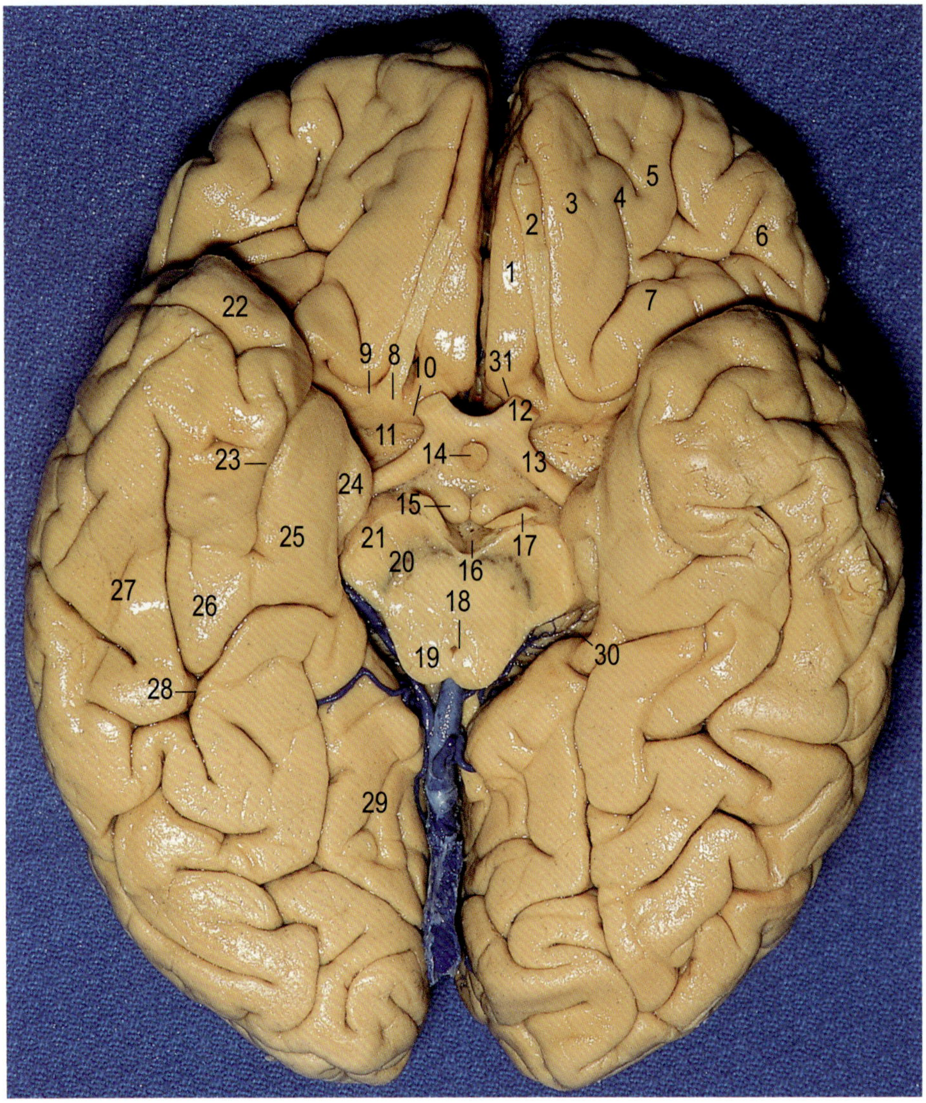

图 1-2-5　大脑半球底面观（Inferior surface of the cerebral hemisphere）

1. 直回	Gyrus rectus
2. 嗅束	Olfactory tract
3. 内侧眶回	Medial orbital gyrus
4. 眶沟	Orbital sulcus
5. 前眶回	Anterior orbital gyrus
6. 外侧眶回	Lateral orbital gyrus
7. 后眶回	Posterior orbital gyrus
8. 嗅三角	Olfactory triangle
9. 外侧嗅纹	Lateral olfactory stria
10. 内侧嗅纹	Medial olfactory stria
11. 前穿质	Anterior perforated substance
12. 视神经	Optic nerve
13. 视束	Optic tract
14. 漏斗	Infundibulum
15. 乳头体	Mamillary body
16. 后穿质	Posterior perforated substance
17. 动眼神经	Oculomotor nerve
18. 中脑导水管	Aqueduct of mesencephalon
19. 上丘	Superior colliculus
20. 黑质	Substantia nigra
21. 大脑脚	Cerebral peduncle
22. 颞极	Temporal pole
23. 侧副沟	Collateral sulcus
24. 钩回	Uncus
25. 海马旁回	Parahippocampal gyrus
26. 枕颞内侧回	Medial occipitotemporal gyrus
27. 枕颞外侧回	Lateral occipitotemporal gyrus
28. 枕颞沟	Occipitotemporal sulcus
29. 舌回	Lingual gyrus
30. 海马裂	Hippocampal fissure
31. 终板旁回	Paraterminal gyrus

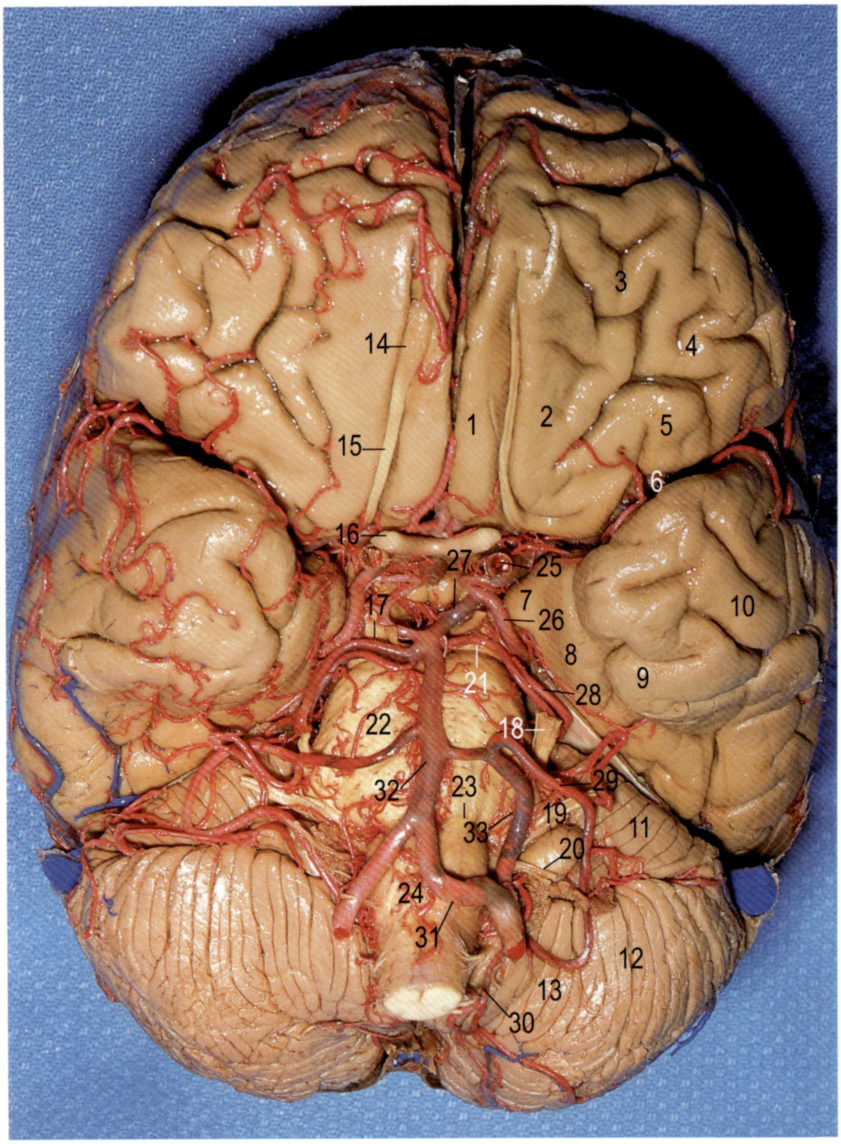

图 1-2-6　脑及脑动脉下面观 (Inferior surface of the cerebral hemisphere and cerebral artery)

1. 直回	Gyrus rectus
2. 眶内侧回	Medial orbital gyrus
3. 前眶回	Anterior orbital gyrus
4. 后眶回	Posterior orbital gyrus
5. 眶外侧回	Lateral orbital gyrus
6. 外侧裂	Sylvian fissure
7. 钩回	Uncus
8. 海马旁回	Parahippocampal gyrus
9. 颞枕回	Occipital temporal gyrus
10. 颞中回	Middle temporal gyrus
11. 上半月叶	Superior semilunar lobule
12. 下半月叶	Inferior semilunar lobule
13. 二腹叶	Lobulus biventei
14. 嗅球	Olfactory bulb
15. 嗅束	Olfactory tract
16. 视神经	Optic nerve
17. 动眼神经	Oculomotor nerve
18. 三叉神经	Trigeminal nerve
19. 面听神经	Acoustic-facial nerve
20. 舌咽神经	Glossopharyngeal nerve
21. 中脑脑桥沟	Pontine-mesencephalon sulcus
22. 脑桥	Pons
23. 脑桥延髓沟	Pontine-medullary sulcus
24. 延髓	Medulla oblongata
25. 颈内动脉	Internal carotid artery
26. 大脑后动脉 P_2 段	P_2 segment of the posterior cerebral artery
27. 大脑后动脉 P_1 段	P_1 segment of the posterior cerebral artery
28. 小脑上动脉	Superior Cerebellar artery
29. 小脑前上动脉	Anteroinferior Cerebellar artery
30. 小脑后下动脉	Posteroinferior Cerebellar artery
31. 椎动脉	Vertebral artery
32. 基底动脉	Basilar artery
33. 椎小脑前下吻合动脉（旁基底动脉）	Anastomosis of vertebaoanteroinferior cerebellar arteries (Parabasilar artery)

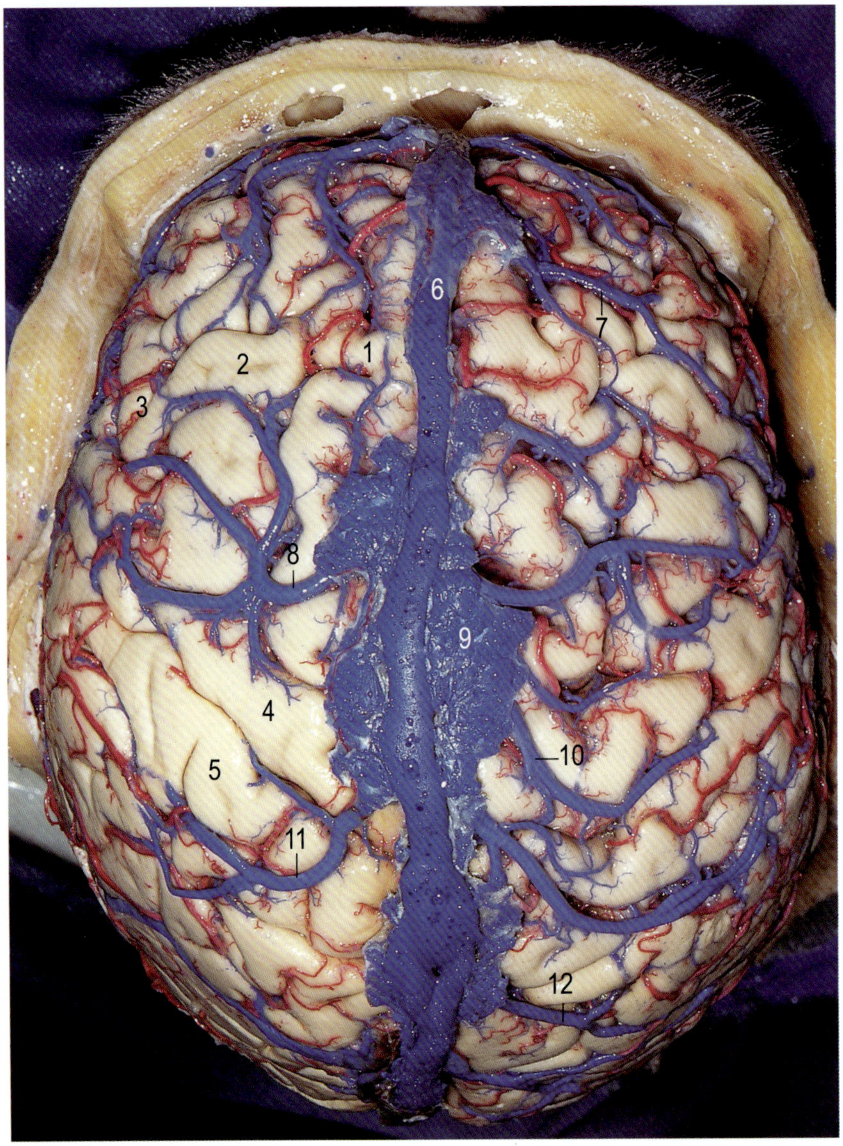

图 1-2-7 上矢状窦及桥静脉（Superior sagittal sinus and its bridge vein）

1. 额上回	Superior frontal gyrus	7. 额前桥静脉	Anterior frontal bridging vein
2. 额中回	Middle frontal gyrus	8. 额后桥静脉	Posterior frontal bridging vein
3. 额下回	Inferior frontal gyrus	9. 静脉湖（腔）	Veneous lake (lacuna)
4. 中央前回	Precentral gyrus	10. 中央前回静脉	Precentral gyrus vein
5. 中央后回	Postcentral gyrus	11. 中央后回静脉	Postcentral gyrus vein
6. 额部上矢状窦	Frontal part of superior sagittal sinus	12. 顶前桥静脉	Preparietal bridging vein

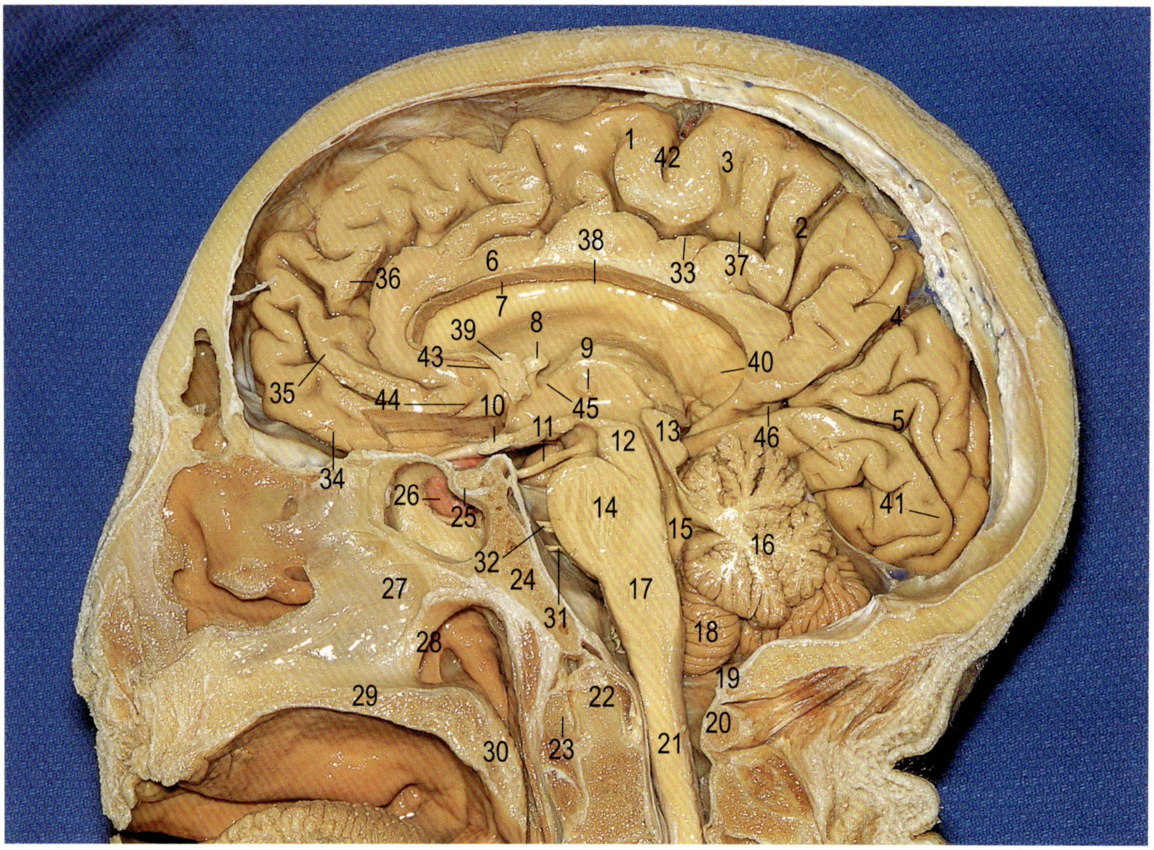

图 1-2-8　颅脑正中矢状面内侧观（Midsagittal section of the craniocerebra）

1. 旁中央小叶	Paracentral lobule
2. 扣带升支沟	Ascending ramus of cingulate sulcus
3. 中央后回	Postcentral gyrus
4. 顶枕沟	Parieto-occipital sulcus
5. 距状沟	Calcarine sulcus
6. 扣带回	Cingulate gyrus
7. 胼胝体沟	Corpus callosum sulcus
8. 穹窿柱	Column of fornix
9. 中间块	Massa intermedia
10. 视交叉	Optic chiasm
11. 动眼神经	Oculomotor nerve
12. 中脑	Mesencephalon
13. 顶盖	Tectum
14. 脑桥	Pons
15. 第四脑室	Fourth ventricle
16. 小脑	Cerebellum
17. 延髓	Medulla oblongata

18. 小脑扁桃体	Tonsil of cerebellum
19. 枕骨大孔后唇	Posterior lip of occipital magnum
20. 寰椎后弓	Posterior arch of atlas
21. 上颈髓	Superior cervical spinal cord
22. 齿状突	Dental process
23. 寰椎前弓	Anterior arch of atlas
24. 枕骨斜坡	Occipital clivus
25. 垂体	Hypophysis
26. 颈内动脉	Internal carotid artery
27. 鼻中隔	Nasal septum
28. 鼻后孔	Posterior nasal aperture
29. 硬腭	Hard palate
30. 软腭	Soft palate
31. 外展神经	Abducent nerve
32. 三叉神经	Trigeminal nerve
33. 扣带回沟	Cingulate sulcus
34. 额前内侧下回	Anteriomedial inferior frontal gyrus
35. 额前内侧中回	Anteriomedial middle frontal gyrus
36. 额前内侧上回	Anteriomedial superior frontal gyrus
37. 旁中央前回	Paracentral anterior gyrus
38. 胼胝体体部	Body of corpus callsum
39. 前联合	Anterior commissure
40. 胼胝体压部	Splenium
41. 舌状回	Linguate gyrus
42. 旁中央沟	Paracentral gyrus
43 . 终板旁回	Paraterminal gyrus
44. 嗅旁回	Paraolfactory gyrus
45. 室间孔	Interventricular foramen
46. 禽距前沟	Anterior calcarine sulcus

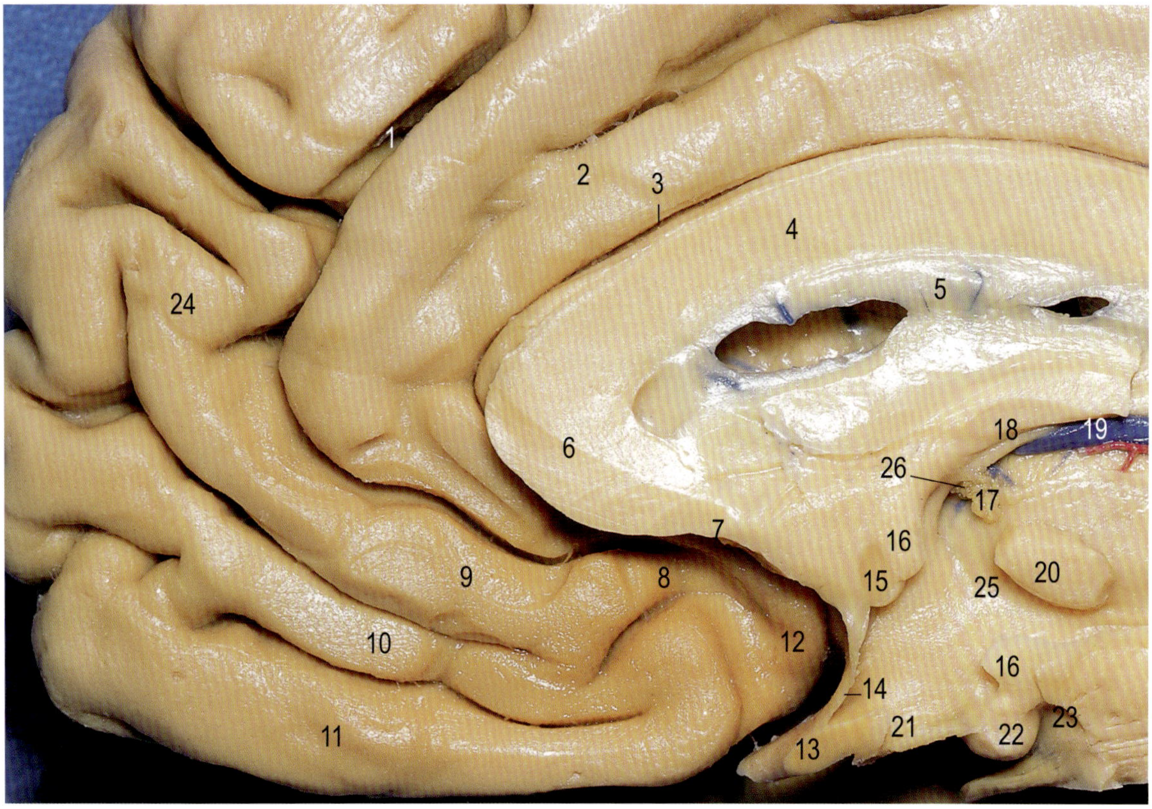

图 1-2-9 脑内侧面中前部结构（Anterior surface of the medial cerebral structures）

1. 扣带沟	Cingulate sulcus	14. 终板	Lamina terminalis
2. 扣带回	Cingulate gyrus	15. 前联合	Anterior commissure
3. 胼胝体沟	Callosal sulcus	16. 穹窿柱	Column of fornix
4. 胼胝体体	Body of corpus callosum	17. 脉络丛	Choroid plexus
5. 透明隔	Septum pellucidum	18. 穹窿体	Body of fornix
6. 胼胝体膝	Genu of corpus callosum	19. 大脑内静脉	Internal cerebral vein
7. 胼胝体嘴	Rostrum of corpus callosum	20. 中间块	Massa intermedia
8. 胼胝体下回	Subcallosal gyrus	21. 漏斗隐窝	Infundibular recess
9. 嗅旁回	Paraolfactory gyrus	22. 乳头体	Mamillary body
10. 额前内侧中回	Anteriomedial middle frontal gyrus	23. 脚间窝	Interpeduncular fossa
11. 额前内侧下回	Anteriomedial inferior frontal gyrus	24. 额前内侧上回	Anteriomedial superior frontal gyrus
12. 终板旁回	Paraterminal gyrus	25. 下丘脑沟	Hypothalmic sulcus
13. 视交叉	Optic chiasma	26. 室间孔	Interventricular foramen

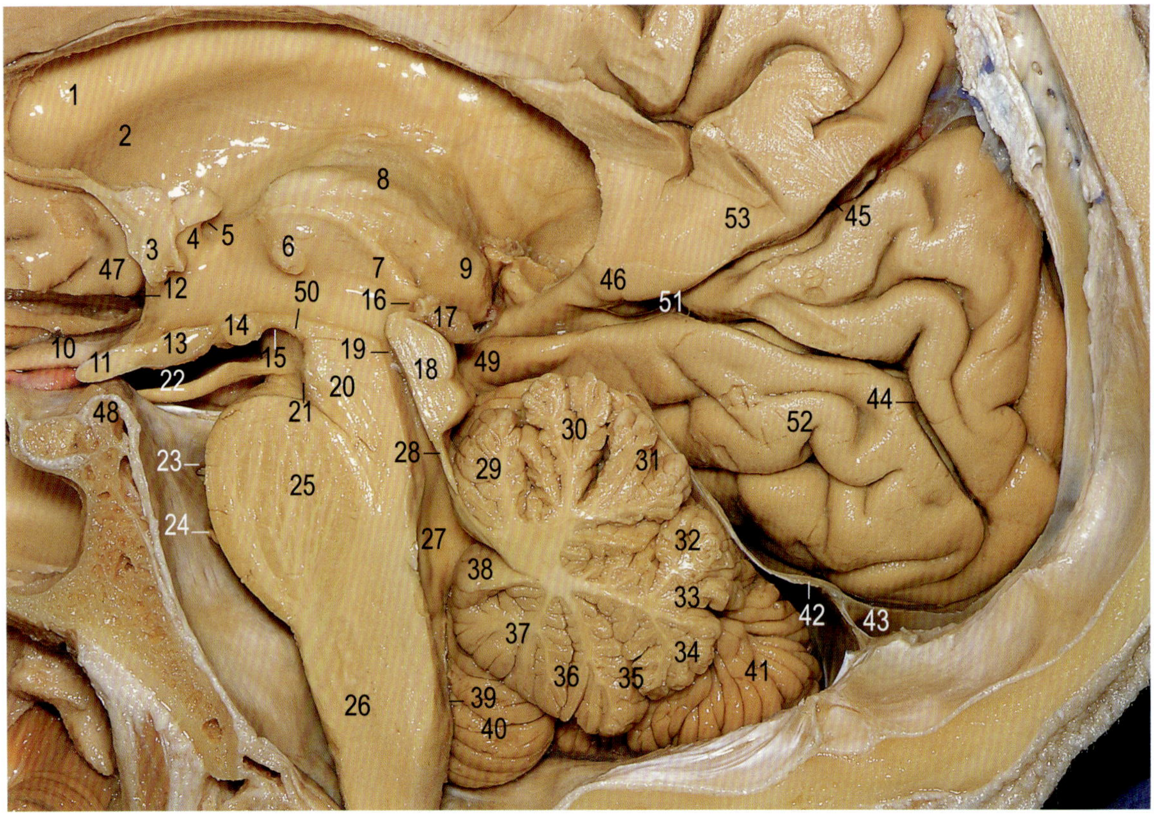

图 1-2-10　脑内侧面中后部结构（Medial surface of the posterior middle cerebral structures）

1. 胼胝体	Corpus callosum
2. 尾状核头部	Head of caudate nucleus
3. 前联合	Anterior commissure
4. 穹窿柱	Column of fornix
5. 室间孔	Interventricular foramen
6. 中间块	Massa intermedia
7. 僵三角	Habenular trigone
8. 丘脑纹状体沟	Thalamostriate sulcus
9. 丘脑枕	Pulvinar
10. 视神经	Optic nerve
11. 视交叉	Optic chiasm
12. 终板	Lamina terminalis
13. 第三脑室底	Bottom of third ventricle
14. 乳头体	Mamillary body
15. 后穿质	Posterior perforated substance
16. 松果体隐窝	Pineal recess
17. 松果体	Pineal body

18. 四叠体	Corpora quadrigemina
19. 中脑导水管	Aqueduct of midbrain
20. 中脑	Mesencephalon
21. 脚间窝	Interpeduncular fossa
22. 动眼神经	Oculomotor nerve
23. 三叉神经	Trigeminal nerves
24. 外展神经	Abducent nerve
25. 脑桥	Pons
26. 延髓	Medulla oblongata
27. 第四脑室	Fourth ventricle
28. 上髓帆	Superior medullary velum
29. 中央小叶	Central lobule
30. 山顶	Culmen
31. 原裂	Primary fissure
32. 山坡	Declive
33. 蚓叶	Folium of vermis
34. 蚓结节	Tuber of vermis
35. 椎前裂	Pre-mallet fissure
36. 次裂	Secondary fissure
37. 蚓垂	Uvula of vermis
38. 小结	Cerebellar nodule
39. 小脑延髓裂	Cerebellomedullary fissure
40. 小脑扁桃体	Cerebellar tonsil
41. 下半月叶	Inferior semilunar lobule
42. 小脑幕	Cerebellar tentorium
43. 窦汇	Confluence of sinuses
44. 距状裂	Calcarine fissure
45. 顶枕沟	Parieto-occipital sulcus
46. 扣带回峡部	Isthmus of cingulated gyrus
47. 终板旁回	Paraterminal gyrus
48. 鞍背	Dorsum
49. 齿状回	Dentate gyrus
50. 后穿质	Posterior perforated substance
51. 禽距前沟	Anterior calcarine sulcus
52. 舌状回	Lingual gyrus
53. 扣带峡	Isthmus of cingular gyrus

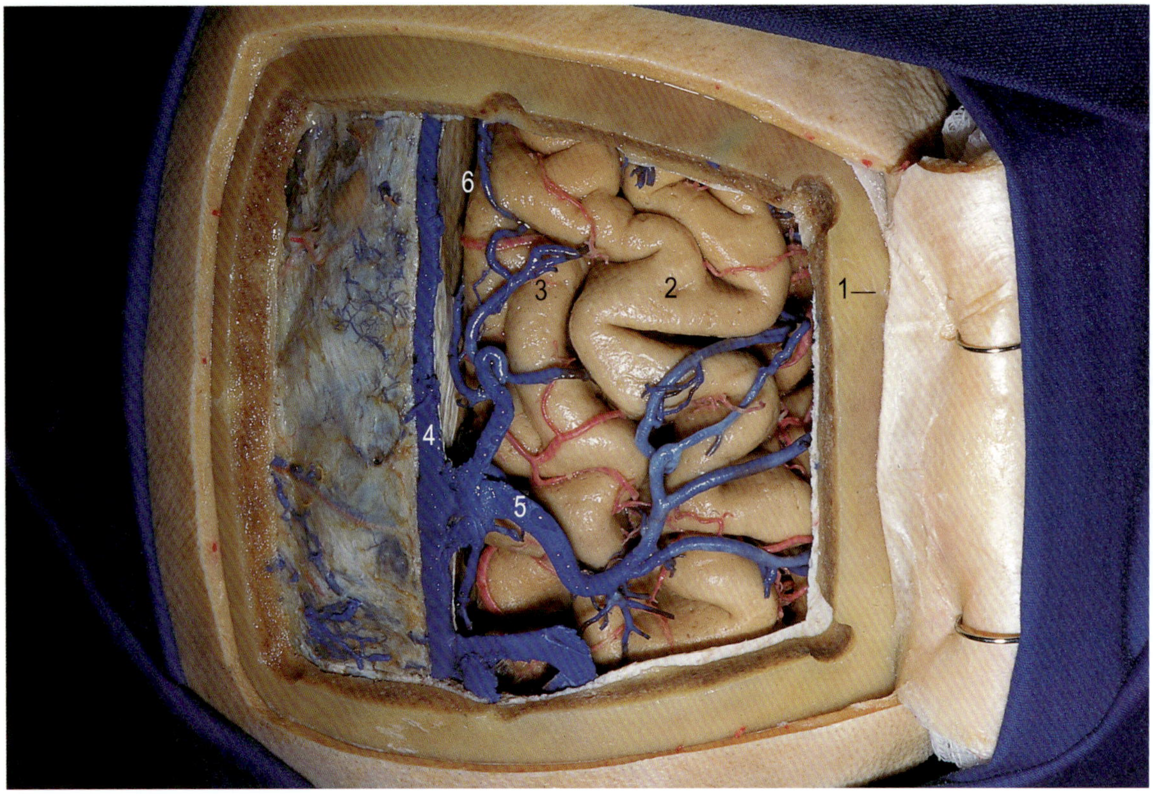

图 1-2-11 右侧冠状缝后开颅显露纵裂及额后桥静脉 (Craniotomy posterior to right coronal suture for exposing the sagittal fissure and bridge vein of posterior frontal lobe)

1. 冠状缝	Coronal suture
2. 额中回	Middle frontal gyrus
3. 额上回	Superior frontal gyrus
4. 上矢状窦	Superior sagittal sinus
5. 额后桥静脉	Posterior frontal bridging vein
6. 大脑纵裂	Cerebral longitudinal fissure

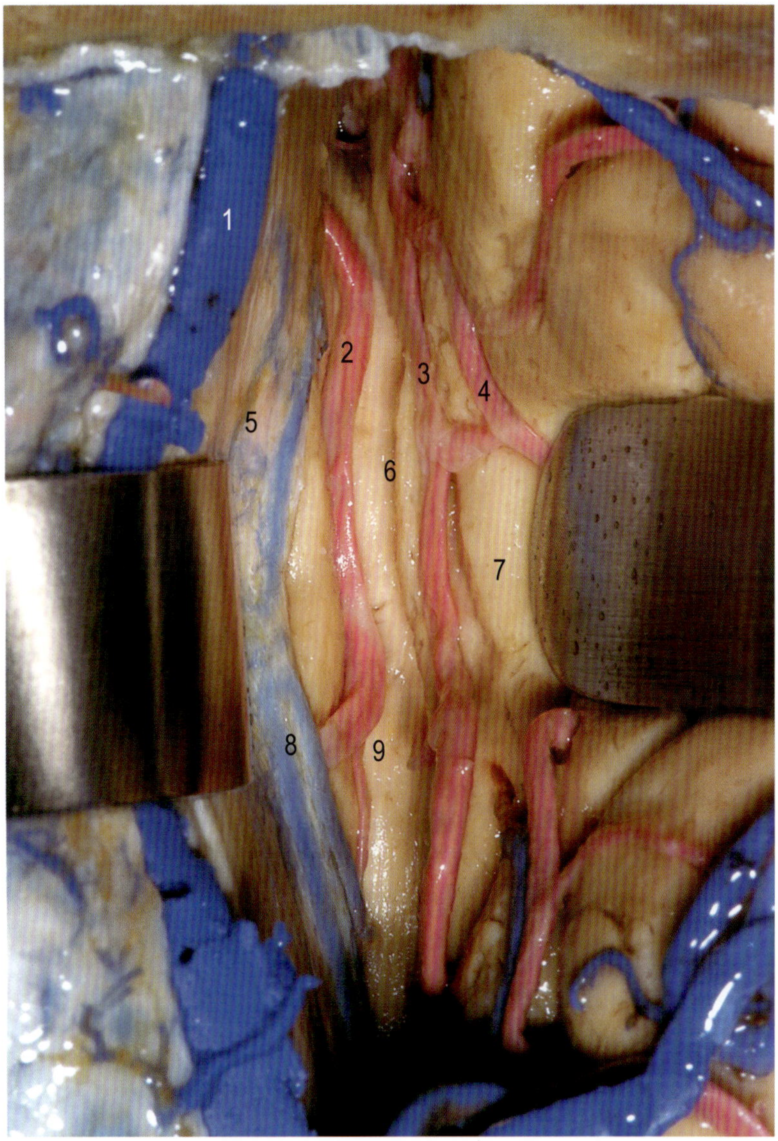

图 1-2-12　分开纵裂显露纵裂内结构（Exposing medial surface of the cerebral structures and the arteries by retracting the longitudinal fissure)

1. 上矢状窦	Superior sagittal sinus
2. 左侧大脑前动脉	Right anterior cerebral artery
3. 右侧大脑前动脉	Left anterior cerebral artery
4. 胼缘动脉	Callosomarginal artery
5. 大脑镰	Cerebral falx
6. 胼胝体沟	Corpus callosum sulcus
7. 扣带回	Callosal gyrus
8. 下矢状窦	Inferior sagittal sinus
9. 胼胝体	Body of corpus callosum

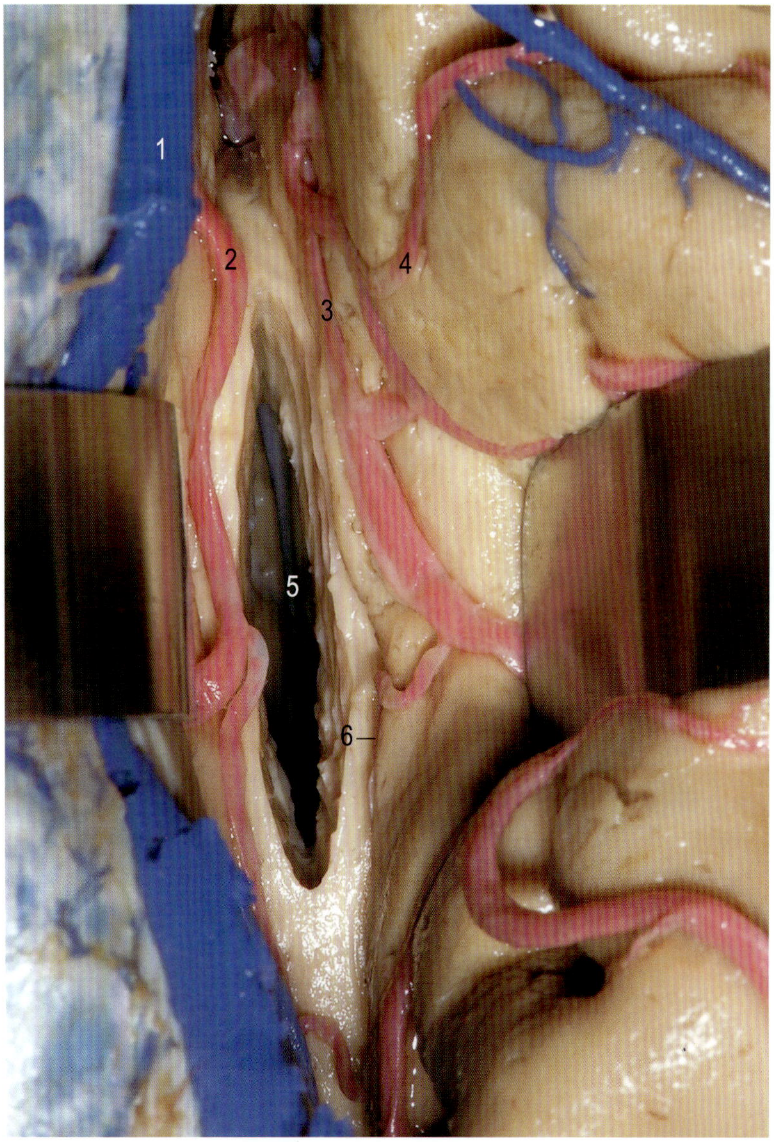

图 1-2-13 分开纵裂，切开胼胝体体部 (Sagittal section of the anterior part of the body of the corpus callosum after retracting the longitudinal fissure)

1. 上矢状窦	Superior sagittal sinus
2. 左侧大脑前动脉	Right anterior cerebral artery
3. 右侧大脑前动脉	Left anterior cerebral artery
4. 胼缘动脉	Callosomarginal artery
5. 第三脑室	Third ventricle
6. 右侧胼胝体沟	Right corpus callosum sulcus

外科解剖要点（Microsurgical key points）

除了大脑纵裂、脑底裂和外侧裂常用的脑深部病灶手术入路外，了解脑表与脑深部结构之间的关系对脑深部结构的手术有很大的帮助。在半球表面，侧室间孔（Monro 氏孔）约位于颅骨冠状缝下 1/3；内侧面，位于翼点上 2cm 水平；在脑表，位于额下回岛盖中央的深部；在岛叶平面，位于岛叶第二短回中央部的深部。松果体位于颞中回后部的水平高度。丘脑位于室间孔和松果体之间半球的中心部位；同样，松果体和室间孔在脑表之间的脑表标志也是深部第三脑室的位置。室间孔是丘脑的前上缘标志，松果体是丘脑后缘标志，丘脑也位于中央前后回的下部和近颞上沟的深部。颞角位于颞中回的深部，侧脑室三角部位于缘上回的深部，额角位于额下回的深部。胼胝体压部和侧脑室体部分的后端位于中央前后回的深部。对大脑半球手术入路最可靠的解剖标志是额极、颞极、枕极、外侧裂、大脑半球上外侧、内侧缘和中央沟。如果在这些明显的解剖标志以外的皮层表面手术，因其他脑沟回的解剖标志和变异，手术入路的准确程度会受到影响。脑表除外侧裂外，中央沟是相对可靠的解剖标志，在切开硬膜后，邻近外侧裂中央前、后回之间，它前方有岛盖和中央前回，后方有缘上回和中央后回。中央前回位于岛盖后部，中央后回位于缘上回前缘。额极和颞极周围是深部病变手术入路相对安全的部位，枕极切开有损伤视路的危险。如需通过皮层表面到达大脑中央部位或经脑表病灶部位不能到达大脑中央部位时，较好的皮层入路可选择额中回和额上回。顶上小叶、顶内沟或颞叶下外侧和颞叶底面大脑半球凸面，尚有一些适合脑深部手术入路的脑沟，它包括额上部、颞下部、颞枕部三角区和顶内侧沟。

在经纵裂经终板切除第三脑室前部肿瘤，如颅咽管瘤、前交通动脉瘤和大脑前部动脉 A_2 段动脉瘤时，常涉及到额前部纵裂的解剖结构，其中胼胝体膝部是大脑前动脉 A_2 段末端的标志。胼胝体嘴部是到达终板和前交通动脉区的解剖标志，并且嗅旁回、胼胝体下回和终板旁回损伤术后常出现较严重的额叶精神症状。

第三节　额部皮样囊肿切除术

Surgical management of epidermoid cyst of the frontal skull

病例简介

患儿男性，12 岁。主因“发现额部肿物 3 年”，门诊以“额骨肿物”收入院。查体可见额部正中质韧肿物，边界清楚，无压痛。行 CT 及 MRI 检查（图 1-3-1 ~ 图 1-3-3）。

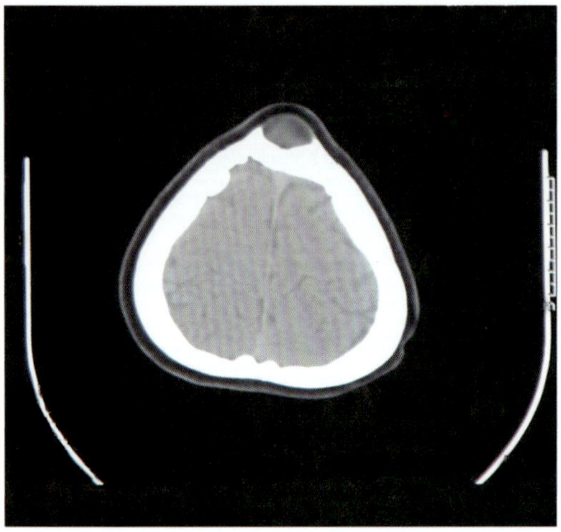

图 1-3-1　CT 平扫可见顶骨中线位置颅骨外板破坏，内嵌一略低密度肿物，边界清楚，内容未见钙化

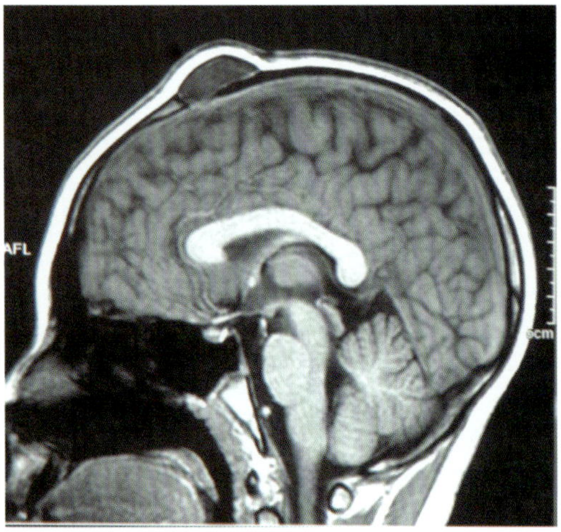

图 1-3-2　MR 增强扫描 T_1 像矢状位

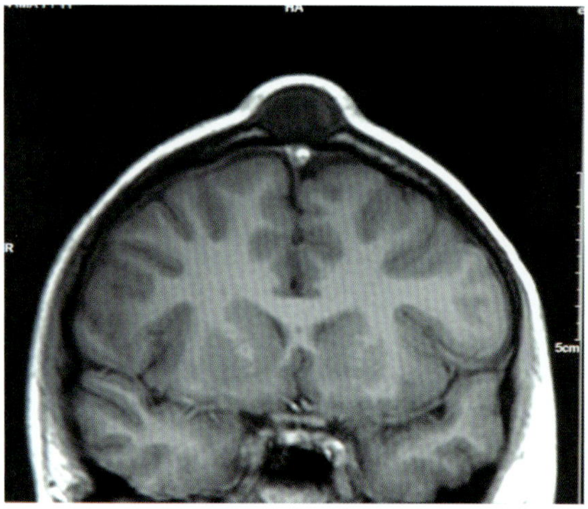

图 1-3-3　MR 增强扫描 T_1 像冠状位

MR 可见顶骨正中略低信号椭圆形肿物，边界清楚，基底已有小部分侵入颅骨内板。参见手术图 1-3-4 ~ 图 1-3-7。

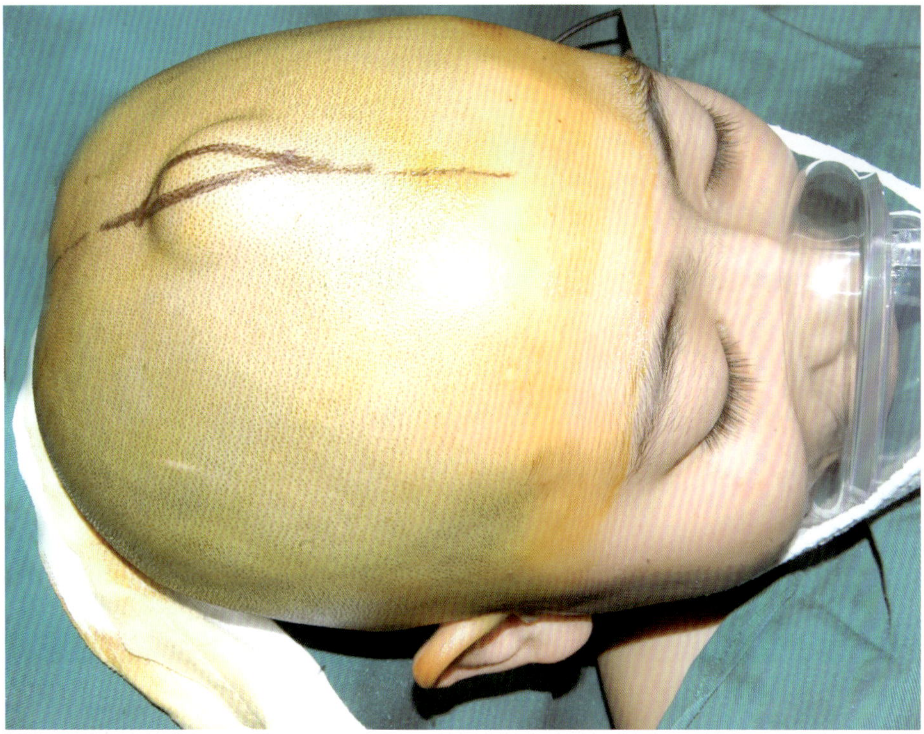

图 1-3-4　在肿物中心做梭形切口

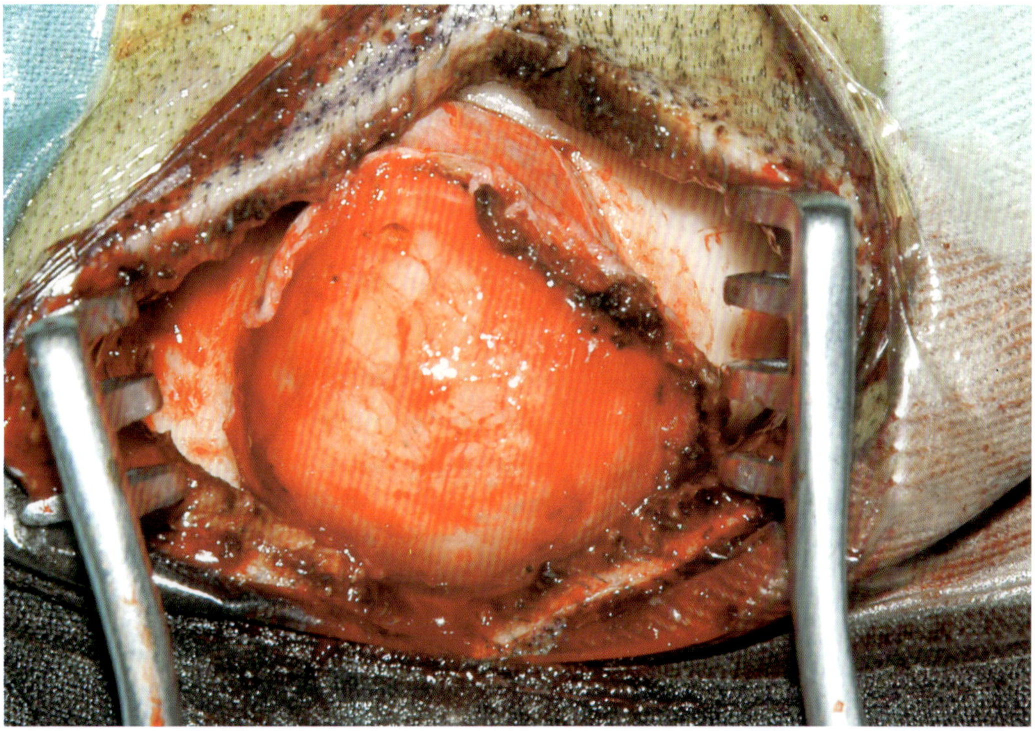

图 1-3-5　切开皮肤及皮下组织，牵开后见颅骨外板吸收，肿物突出于颅骨表面，边界清楚，质地韧

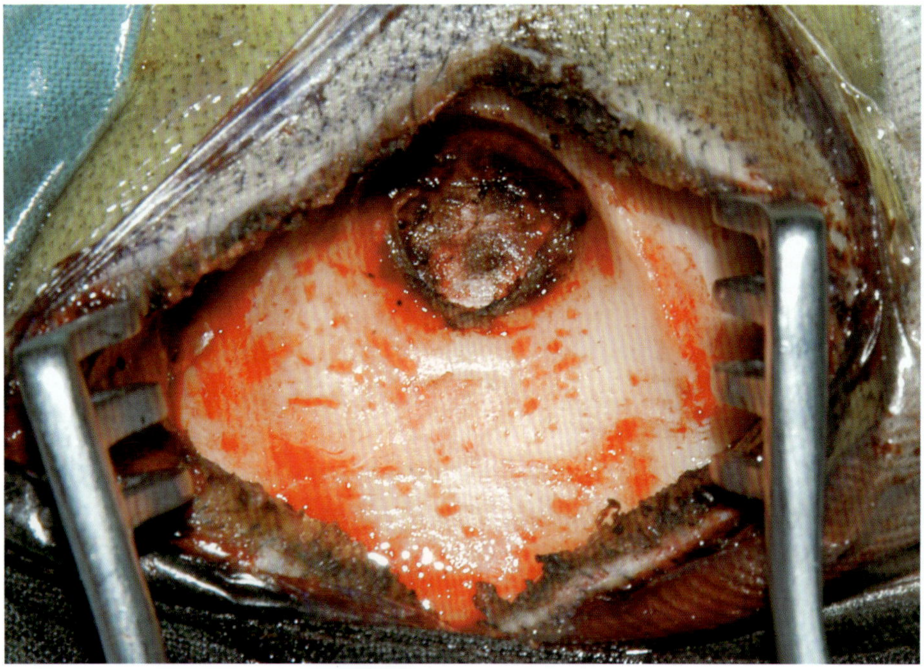

图 1-3-6　肿物切除后颅骨内板光滑完整

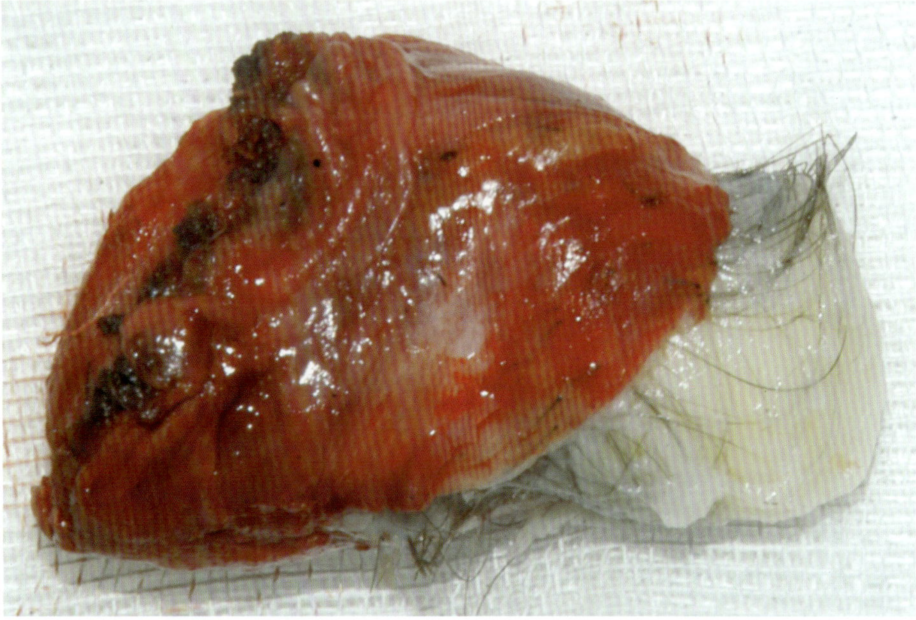

图 1-3-7　肿物剖开后可见脂腻感豆渣样内容物，内含毛发。术后病理诊断为皮样囊肿

手术点评（Surgical comments）

1. 仔细分离肿物，尤其在分离底面时要小心有无硬膜侵犯。如果硬脑膜受累，连同硬磨切除，再用骨膜修补缺损硬脑膜。

2. 完整切除肿瘤，防止残留复发，不必分块切除。

3. 当肿瘤累及中线上矢状窦时，注意静脉窦和桥静脉的保护。

第四节　右额骨纤维异常增殖症切除术

Surgical management of fibrous dysplasia of the right frontal skull

病例简介

患者女性，17 岁。主因“右额部及右眼球突出 3 年半”收入院。查体可见右额部骨性包块，范围 10cm × 7cm，右侧额部明显隆起。行 CT 检查（图 1-4-1 ~ 图 1-4-4）。

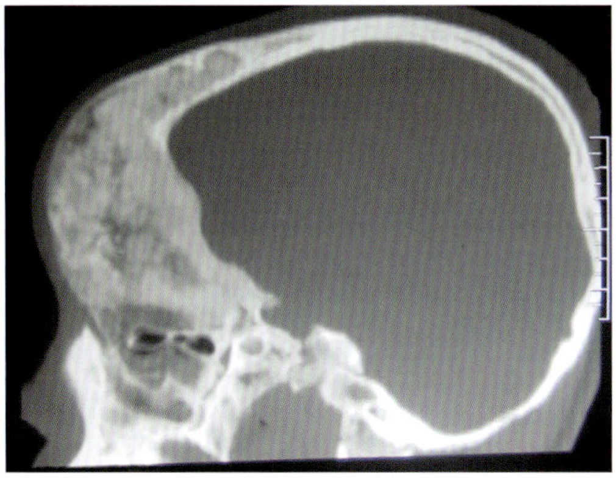

图 1-4-1　CT 平扫骨窗像矢状位

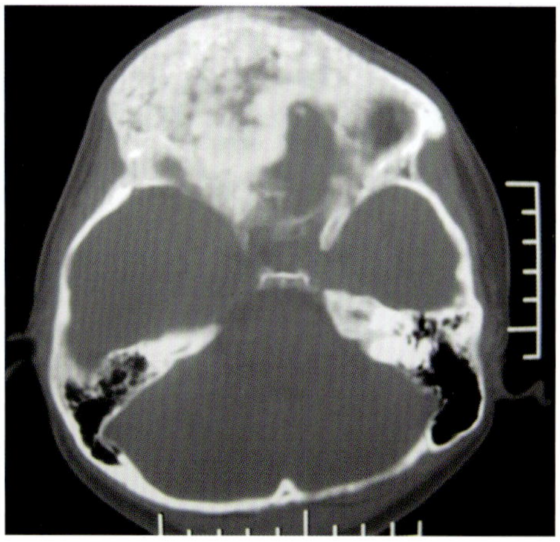

图 1-4-2　CT 平扫骨窗像轴位

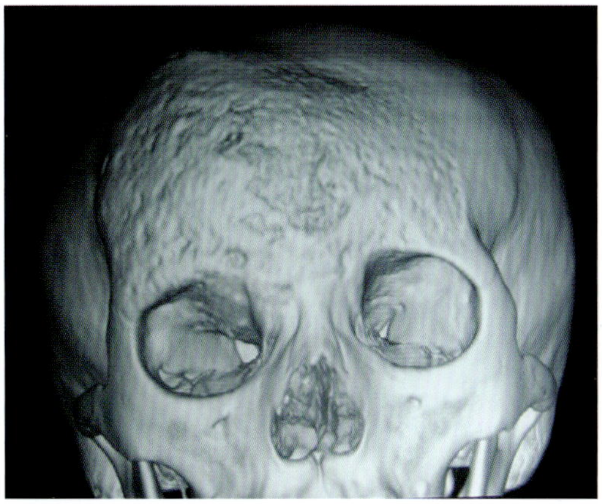

图 1-4-3　三维 CT 颅骨前面观

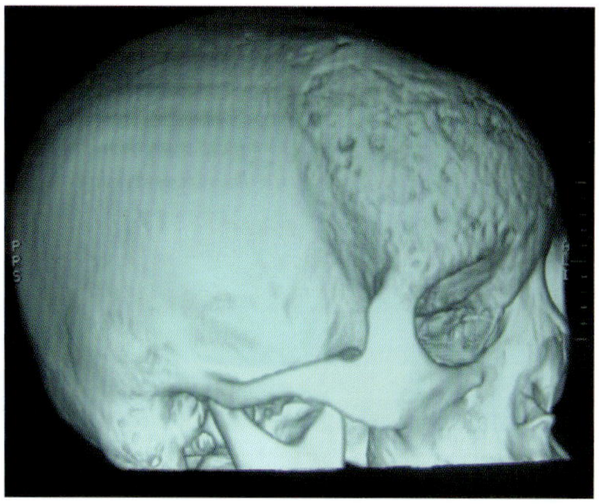

图 1-4-4　三维 CT 颅骨右侧面观

头部 CT 及三维 CT 成像示：右眶顶、额骨骨质异常增生，并向左侧发展，右侧颅底异常增生骨质向右眶内生长，眶腔容积变小，骨板结构消失，部分呈蜂窝状改变。

参见手术图 1-4-5 ~ 图 1-4-8。

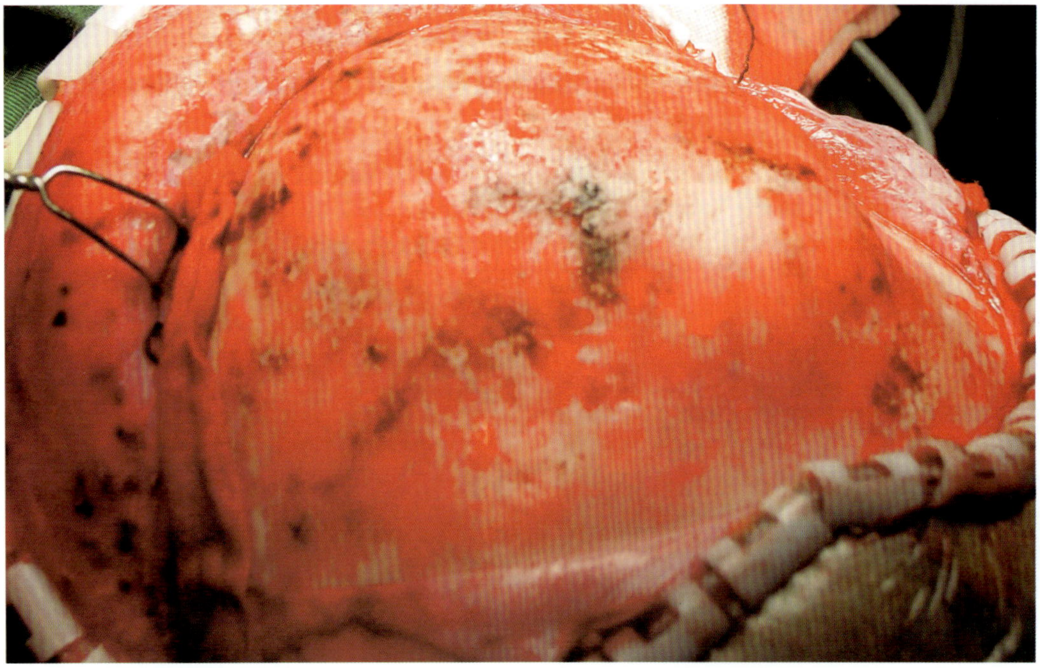

图 1-4-5　双额冠状头皮切开，皮瓣向前下翻，可见双侧额骨、右眶缘明显隆起、变形

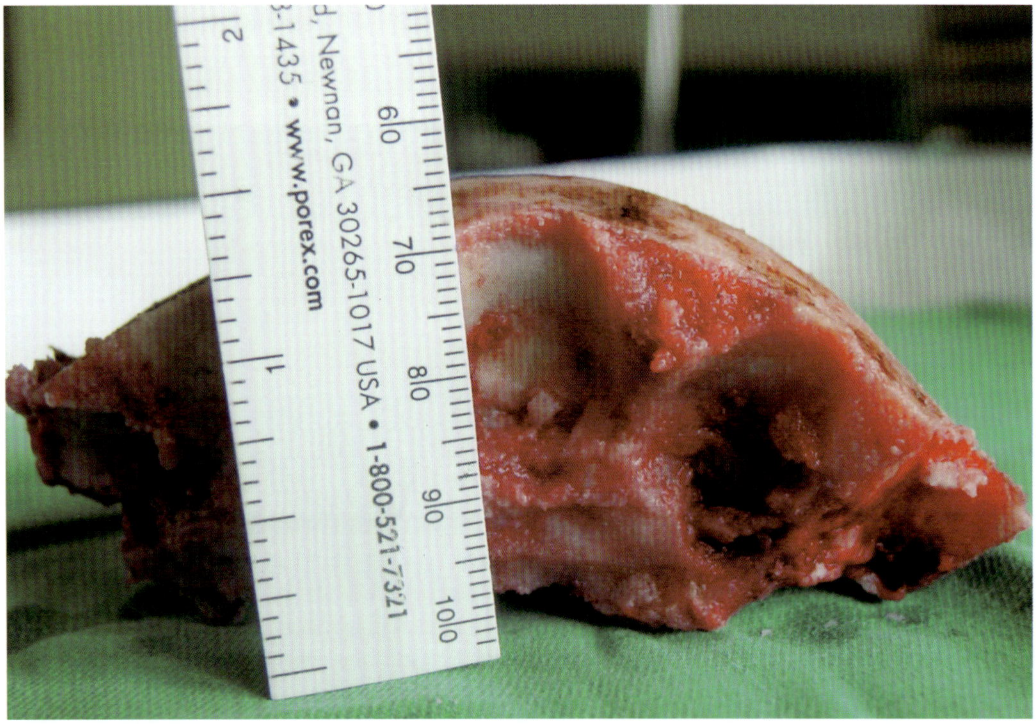

图 1-4-6　术中切除异常增生的颅骨标本可见：双侧额骨、右蝶骨、右眶骨骨板结构消失，板障增生明显，最厚处达 4.0cm，呈沙砾样改变，颅骨内、外板结构消失，粗糙不光滑

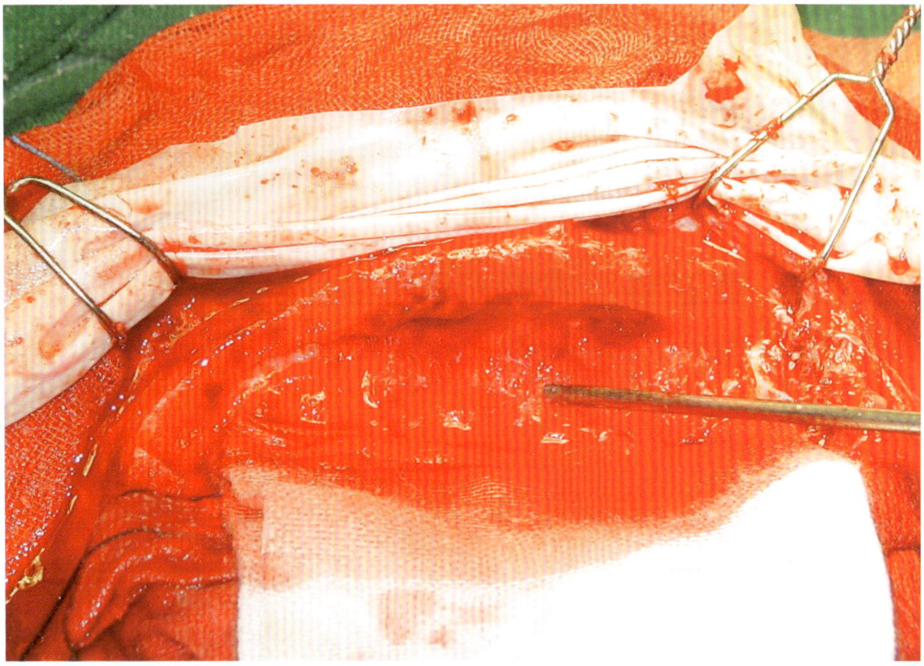

图 1-4-7　增生颅骨磨除后，眶顶重建，复回眶缘

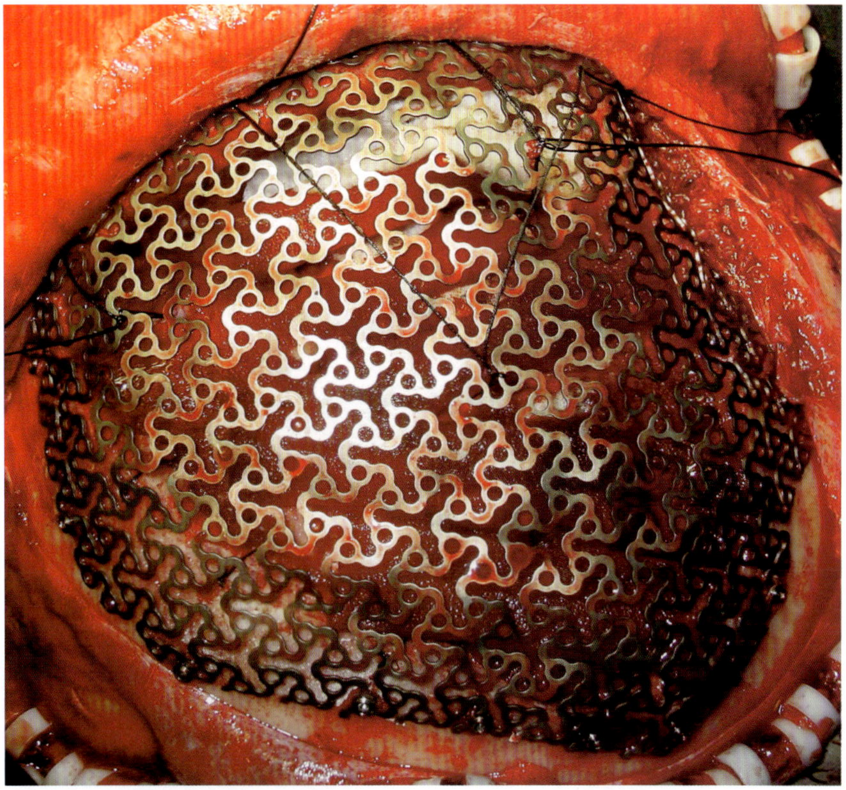

图 1-4-8　三维钛网修复缺损颅骨

手术点评（Surgical comments）

骨纤维异常增殖症手术目的：一是要解除骨质增生对脑神经的压迫，特别是视神经管的减压要充分，扩大眶腔应矫枉过正些，彻底缓解眶内容物的压迫；二是磨除增生的骨质，矫正面部畸形。在矫正面部畸形术中，应将恢复眶缘和前额部正常形态作为矫正面部畸形的重点。

第五节　右额凸面脑膜瘤切除术

Surgical resection of convexity meningiomas of the right frontal lobe

病例简介

患者女性，41 岁。主因“头痛半年”，门诊以“脑膜瘤”收入院。查体无明显神经系统阳性体征。行 MRI 检查（图 1-5-1 ~ 图 1-5-3）。

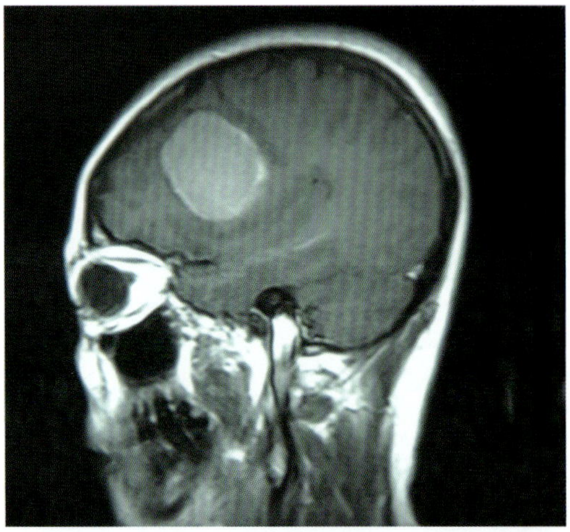

图 1-5-1　MR 增强扫描 T_1 像矢状位

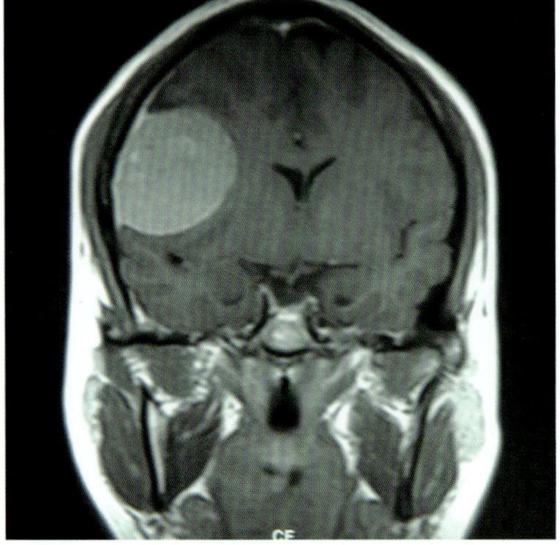

图 1-5-2　MR 增强扫描 T_1 像冠状位

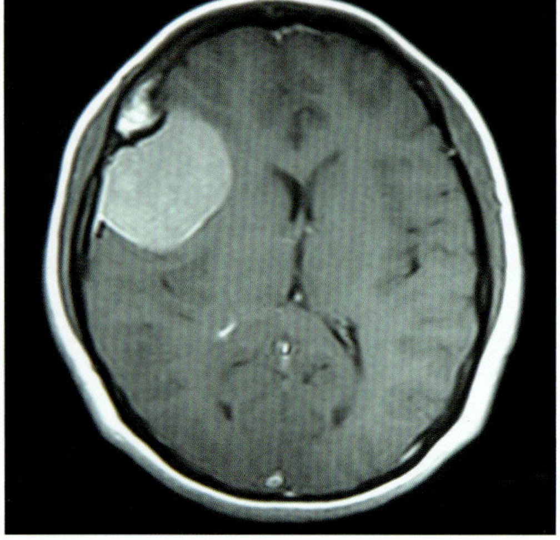

图 1-5-3　MR 增强扫描 T_1 像轴位

MR 增强影像矢、冠、轴位可见右额叶凸面有类圆形肿瘤影，大小约 4cm × 4cm × 4cm，边界清楚，与硬脑膜附着，肿瘤均匀强化，以硬脑膜强化明显。右额叶受压左移，中线略左偏。

参见手术图 1-5-4 ~ 图 1-5-6。

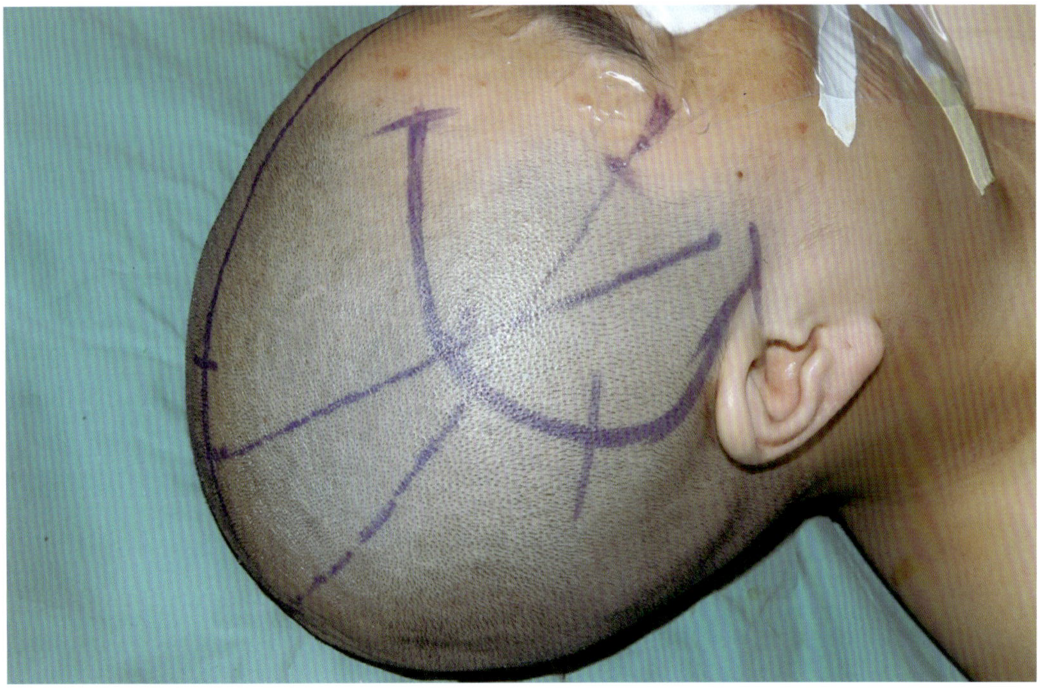

图 1-5-4　取右额颞马蹄形头皮切口，标记中央沟和侧裂的体表投影

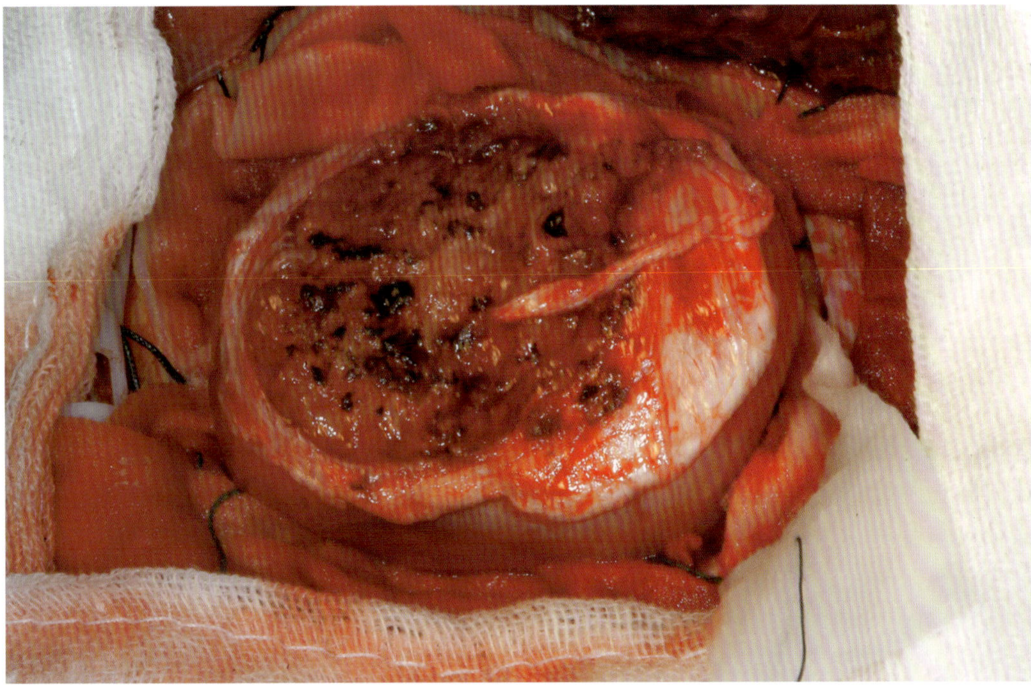

图 1-5-5　完整分离肿瘤，肿瘤与脑表面边界清楚

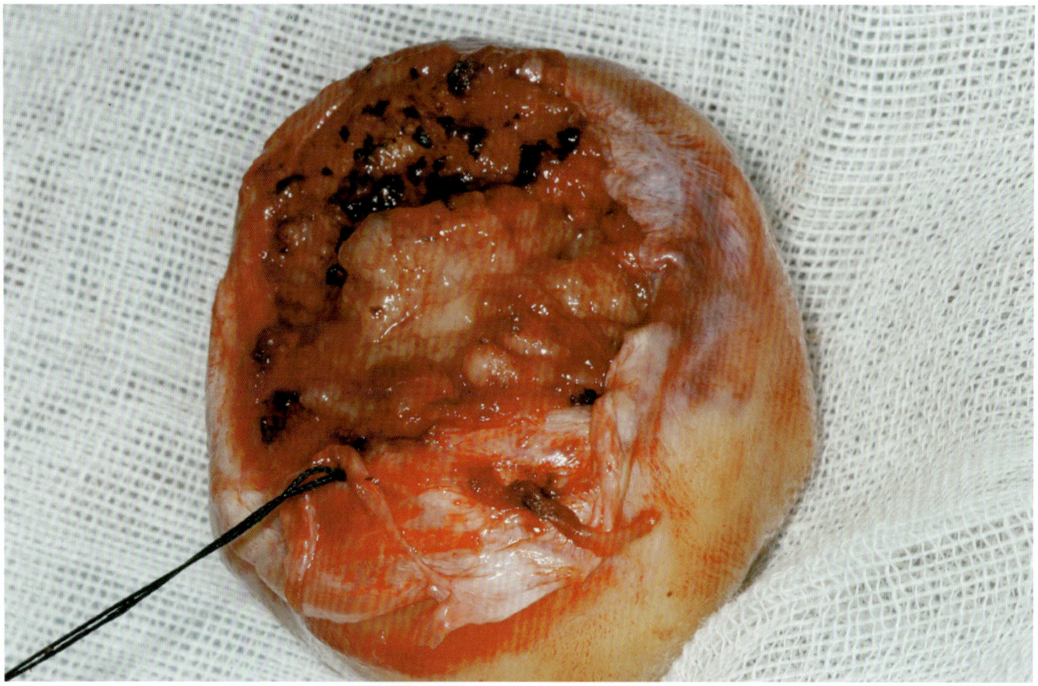

图 1-5-6　肿瘤完全切除，外壁光滑，有包膜

手术点评（Surgical comments）

目前脑膜瘤的手术切除程度分级采用 Simpson 分级，如表 1-5-1。

表 1-5-1　脑膜瘤切除程度的 Simpson 分级

分级	切除程度
Ⅰ级	肿瘤肉眼全切，并切除肿瘤累及的颅骨和硬膜（如静脉窦受累，也应切除）
Ⅱ级	肉眼全切肿瘤，用电凝或激光热灼肿瘤累及的硬膜
Ⅲ级	肿瘤全切除，不用处理肿瘤累及的硬膜
Ⅳ级	部分切除肿瘤
Ⅴ级	只进行肿瘤减压或活检

对于大脑半球凸面的脑膜瘤应做到肿瘤Ⅰ级切除，当肿瘤切除后要把所有受到肿瘤累及的硬膜切除，并要磨除受到肿瘤累及的骨板，特别是伴有增生内板和板障，为此，在皮瓣设计时，手术切口要比肿瘤适当大些，把肿瘤侵袭的硬脑膜切除。大脑半球凸面的脑膜瘤有时会有大脑皮层动脉参与肿瘤血供，分离肿瘤时应注意保护，以免造成皮层缺血，引起神经功能缺失。同时，脑表静脉可被压迫到肿瘤深部，特别是矢状窦旁深部的肿瘤，在分离肿瘤深部时要避免较大的桥静脉损伤，避免术后脑水肿和神经功能缺失的发生。

第六节　右额镰旁脑膜瘤切除术

Surgical resection of meningioma of the right frontal Parafalcine

病例简介

患者女性，56 岁。主因“头痛 7 年，加重 10 天”，门诊以“脑膜瘤”收入院。查体无明显神经系统阳性体征。行 MRI 检查（图 1-6-1 ~ 图 1-6-3）。

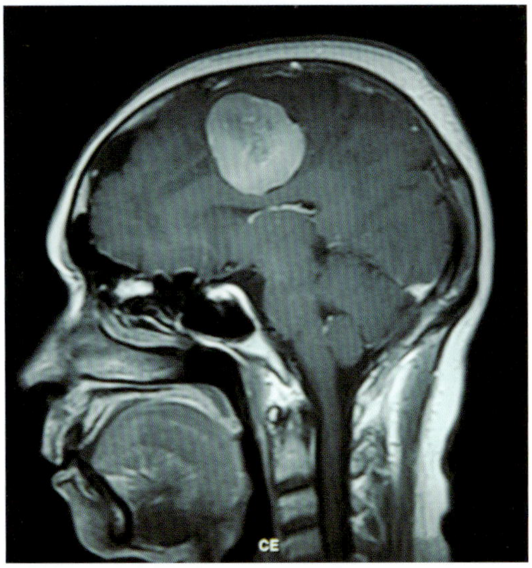

图 1-6-1　MR 增强扫描 T_1 像矢状位

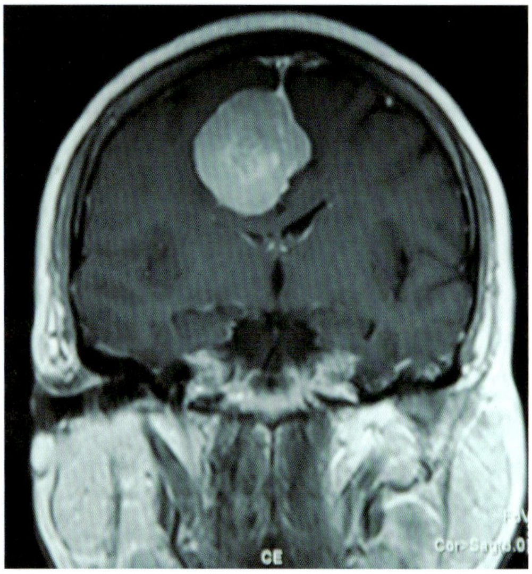

图 1-6-2　MR 增强扫描 T_1 像冠状位

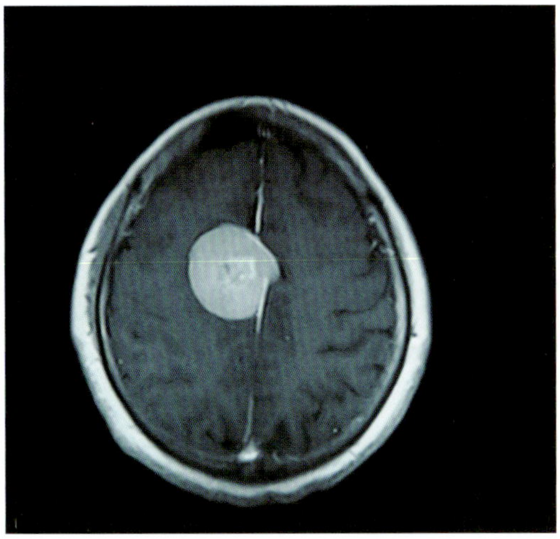

图 1-6-3　MR 增强扫描 T_1 像轴位

MR 增强影像矢、冠、轴位可见右额顶叶大脑镰旁类圆形肿瘤，约 3cm × 3cm × 3cm，边界清楚，均匀强化，部分瘤体破坏大脑镰向对侧生长。

参见手术图 1-6-4 ~ 图 1-6-10。

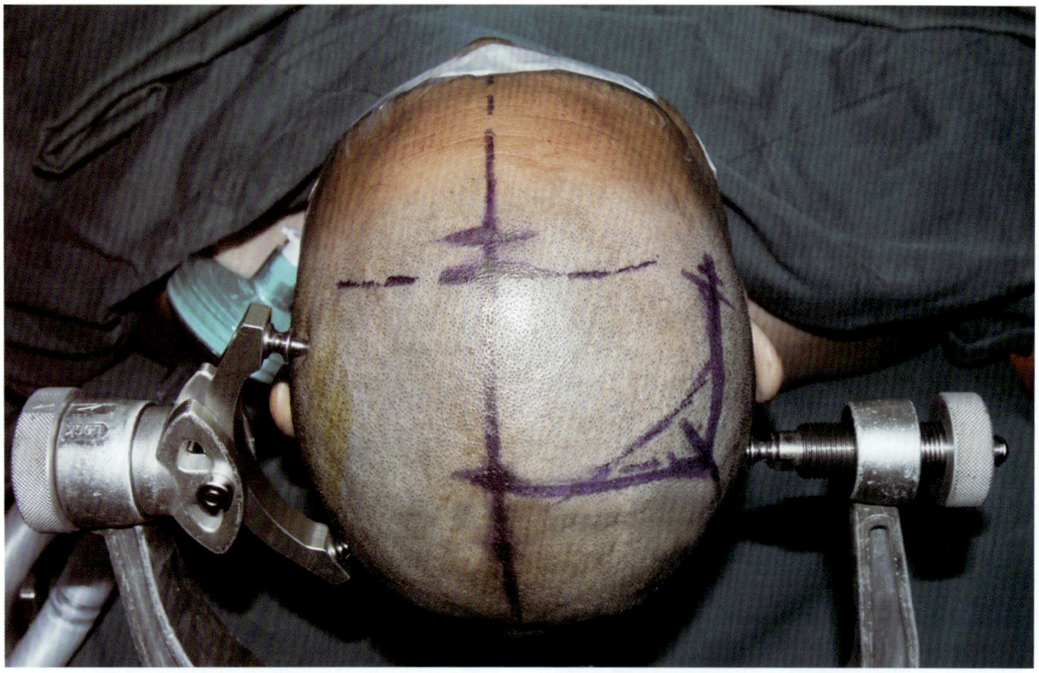

图 1-6-4　患者仰卧位，取右额顶马蹄形头皮切口，皮瓣向额部翻，标记中央沟和冠状缝

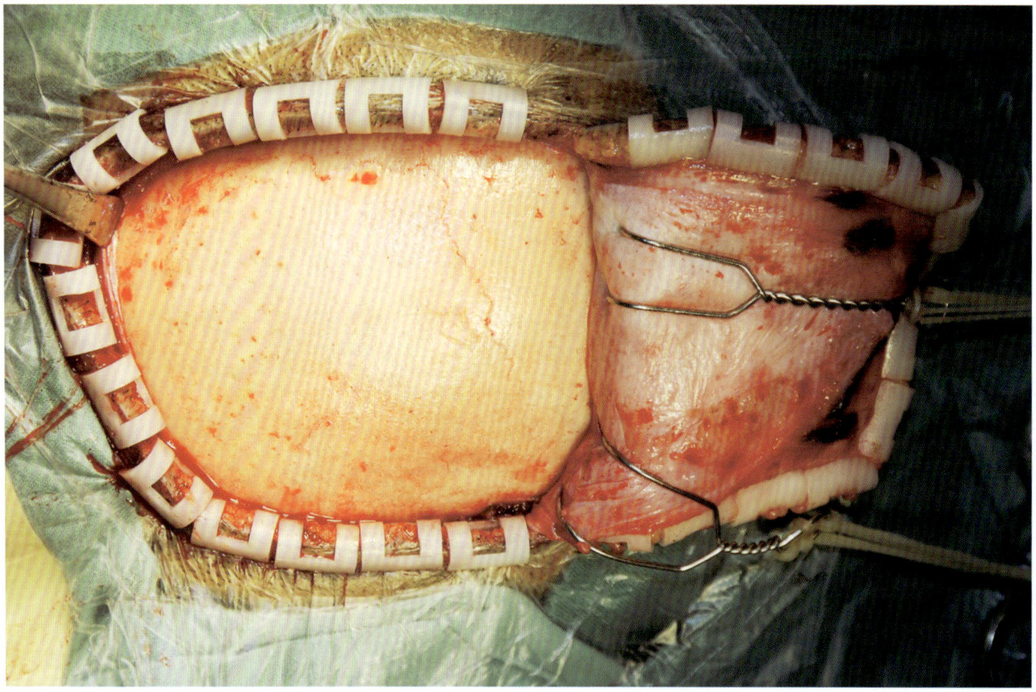

图 1-6-5　皮瓣翻向额部，可见矢状缝和冠状缝

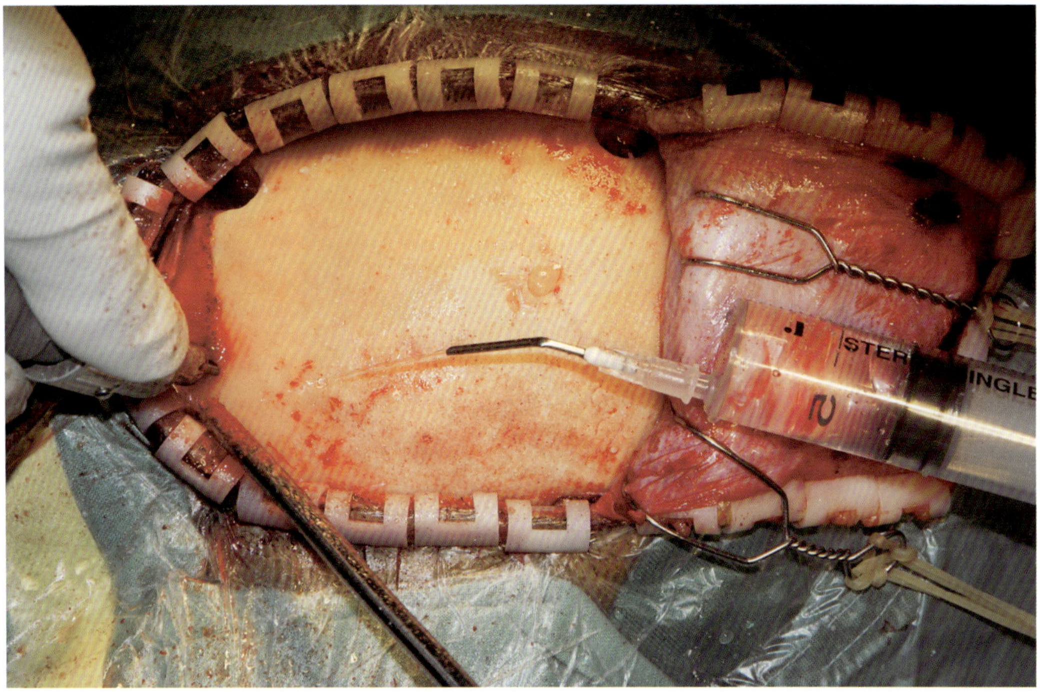

图 1-6-6　位于矢状缝钻两骨孔，铣刀铣下骨瓣

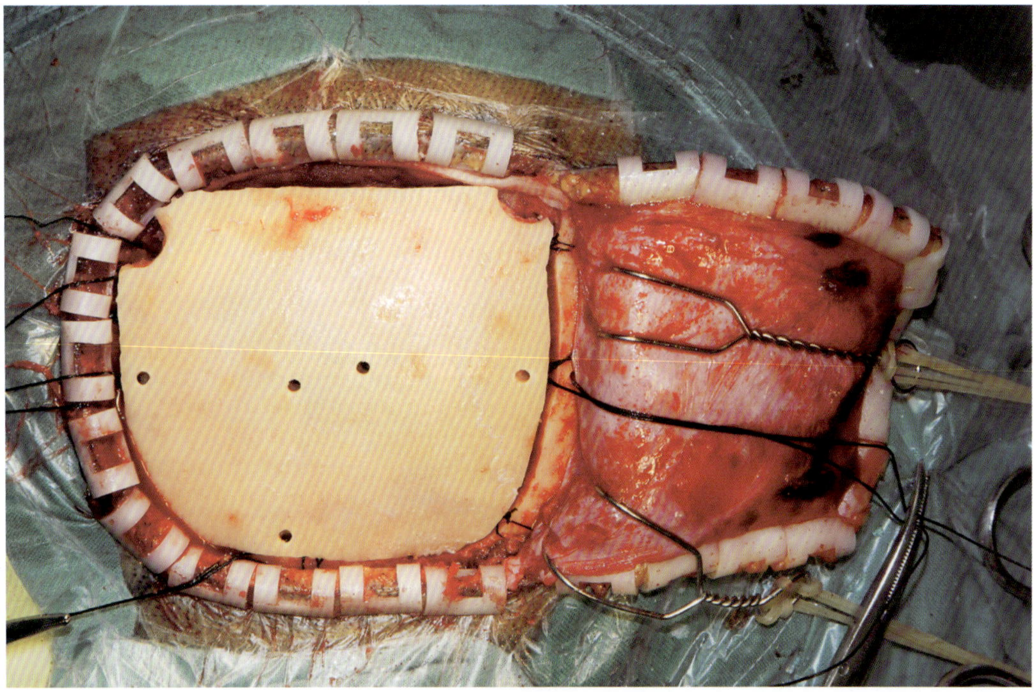
图 1-6-7　骨瓣边缘及中央打孔，用于固定及悬吊硬膜

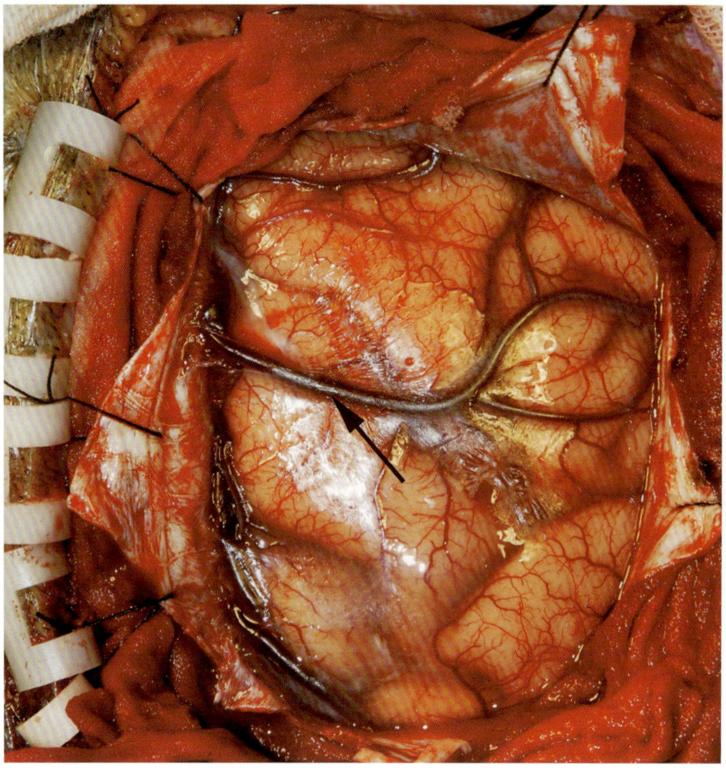

图 1-6-8 “十”字剪开硬膜并悬吊，显露脑表面，见中央前回桥静脉位于手术区中央（箭头所示）

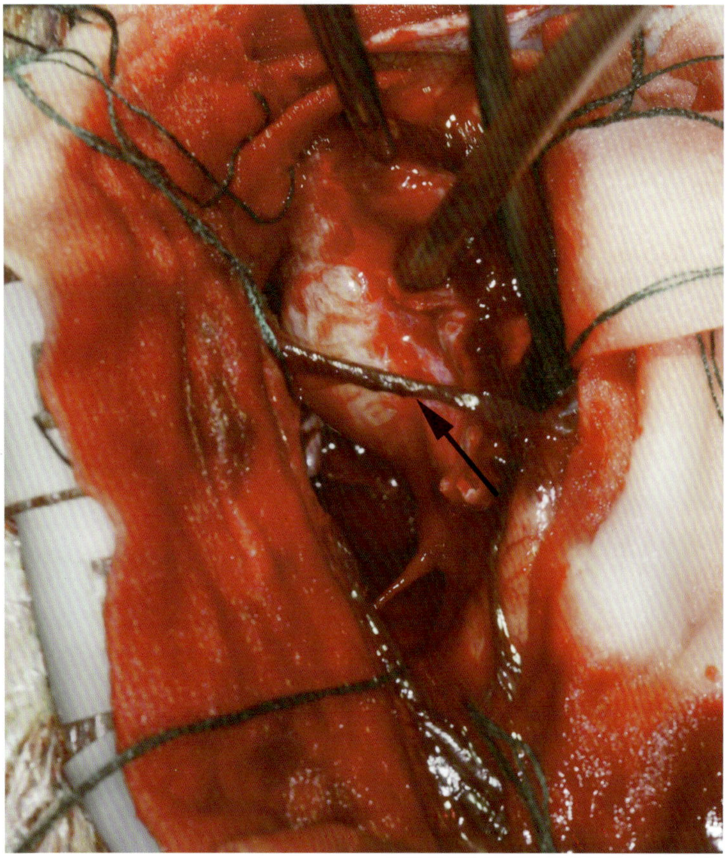

图 1-6-9 额顶叶经纵裂间向外牵开，显露肿瘤，分块大部切除，保护好中央前回桥静脉（箭头所示）

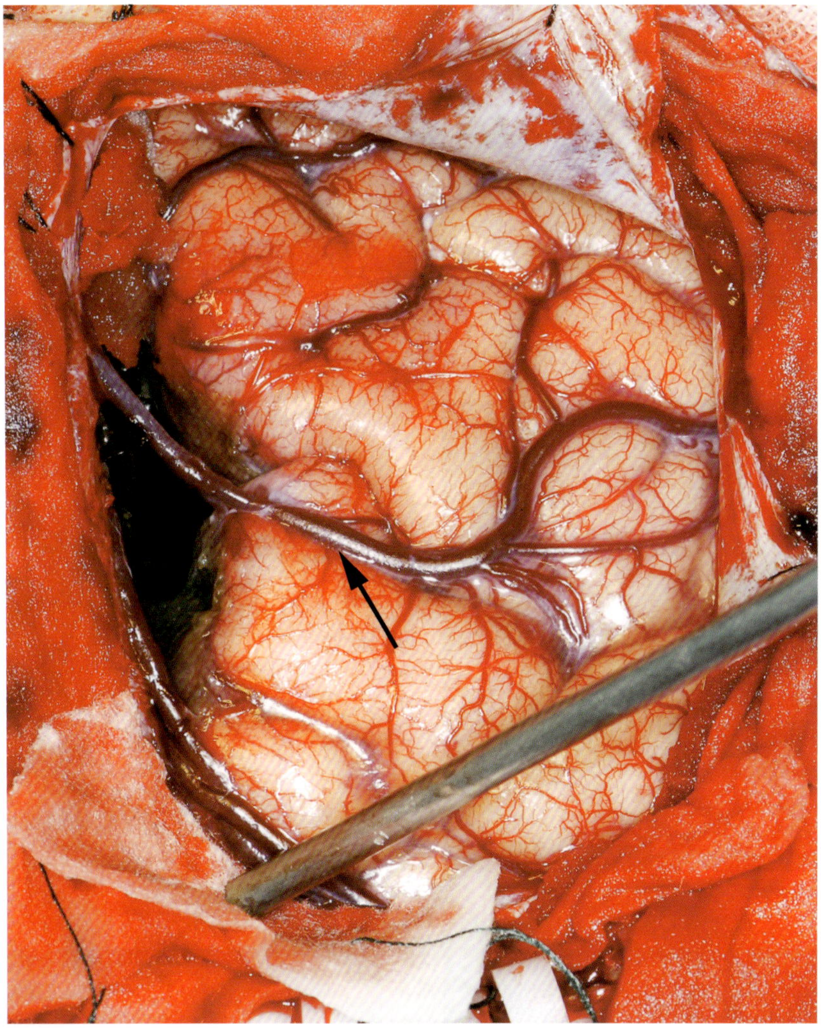

图 1-6-10　切除肿瘤以后，向外牵开额顶叶复位，保护好中央前回桥静脉（箭头所示）

手术点评（Surgical comments）

1. 开颅骨瓣要达中线，有利减少脑组织的牵拉，充分显露肿瘤。
2. 避免矢状窦及桥静脉的损伤。
3. 分块切除肿瘤后，把肿瘤侵袭的大脑镰切除，生长到大脑镰对侧的肿瘤易于切除。
4. 注意保护旁中央小叶，以免术后排尿困难。

第七节　双额硬脑膜动静脉瘘切除术

Surgical resection of bifrontal dural-cerebral arteriovenous fistulas

病例简介

患者男性，58 岁。主因“反复发作左侧肢体抽搐 5 个月”，门诊以“硬脑膜动静脉瘘”收入院。查体左侧肢体肌力 2 级，肌张力下降，腱反射亢进。行 MRI 及 DSA 检查（图 1-7-1 ~ 图 1-7-3）。

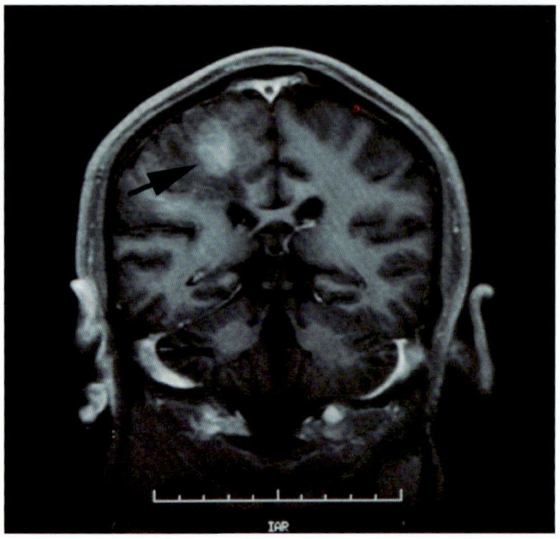

图 1-7-1　MR 增强扫描 T_1 像冠状位可见右侧顶叶皮层内血肿信号（箭头所示）

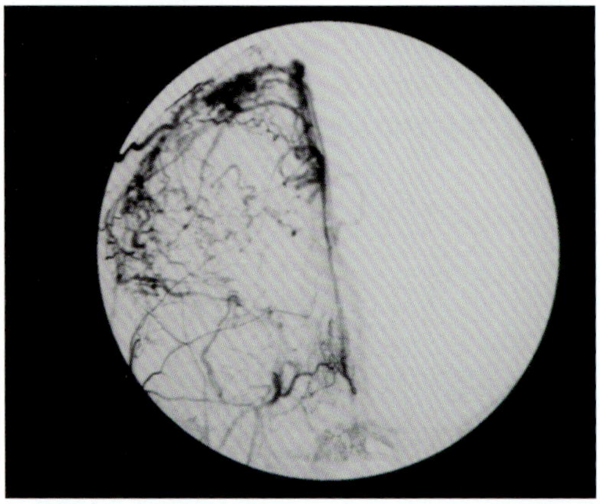

图 1-7-2　DSA 右侧颈外动脉造影正位

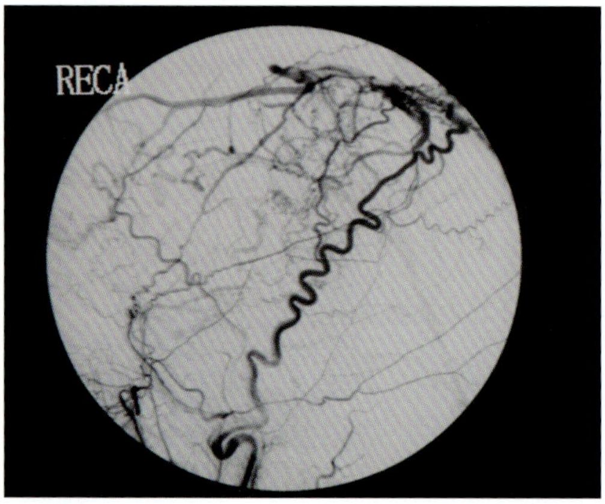

图 1-7-3　DSA 右侧颈外动脉造影侧位

右侧颈外动脉造影（DSA）示：右侧脑膜中动脉和颞浅动脉迂曲增粗，经脑皮层桥静脉形成瘘口，呈片状染色，引流入上矢状窦。

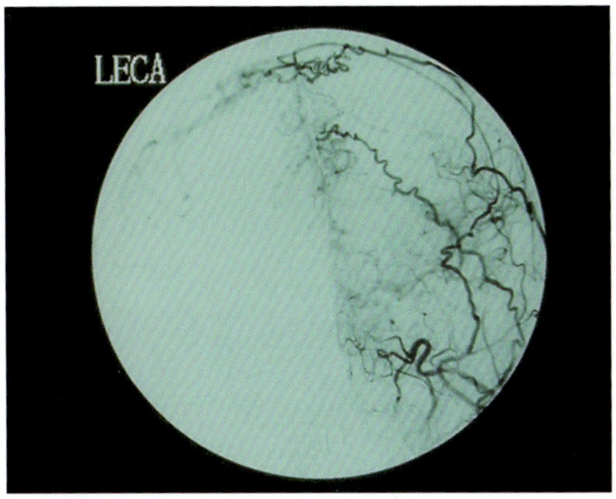

图 1-7-4　DSA 左侧颈外动脉造影正位

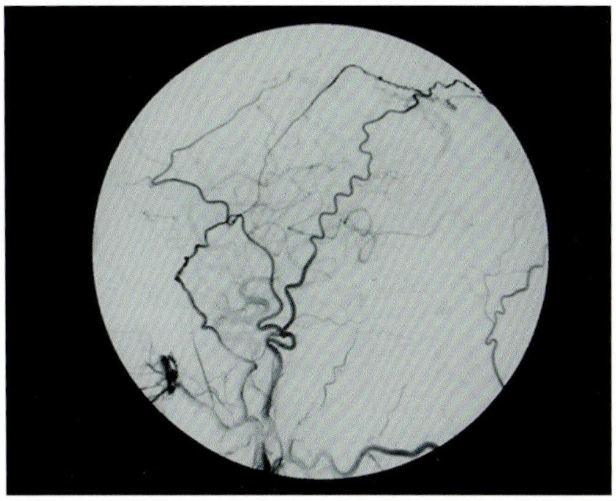

图 1-7-5　DSA 左侧颈外动脉造影侧位

图 1-7-4、图 1-7-5 DSA 可见左侧脑膜中动脉迂曲增粗，与上矢状窦形成瘘口引流，枕动脉扩张与上矢状窦形成直接瘘口引流。

参见手术图 1-7-6 ~ 图 1-7-13。

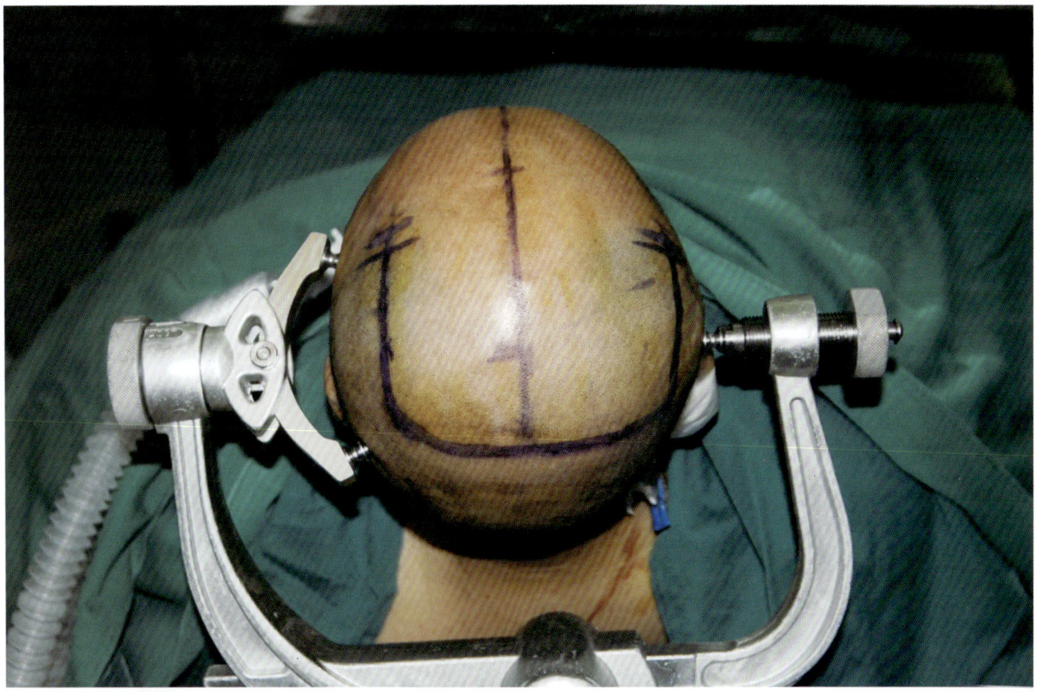

图 1-7-6　患者仰卧位，头抬高 40°，取双侧额顶马蹄形切口，皮瓣向额部翻

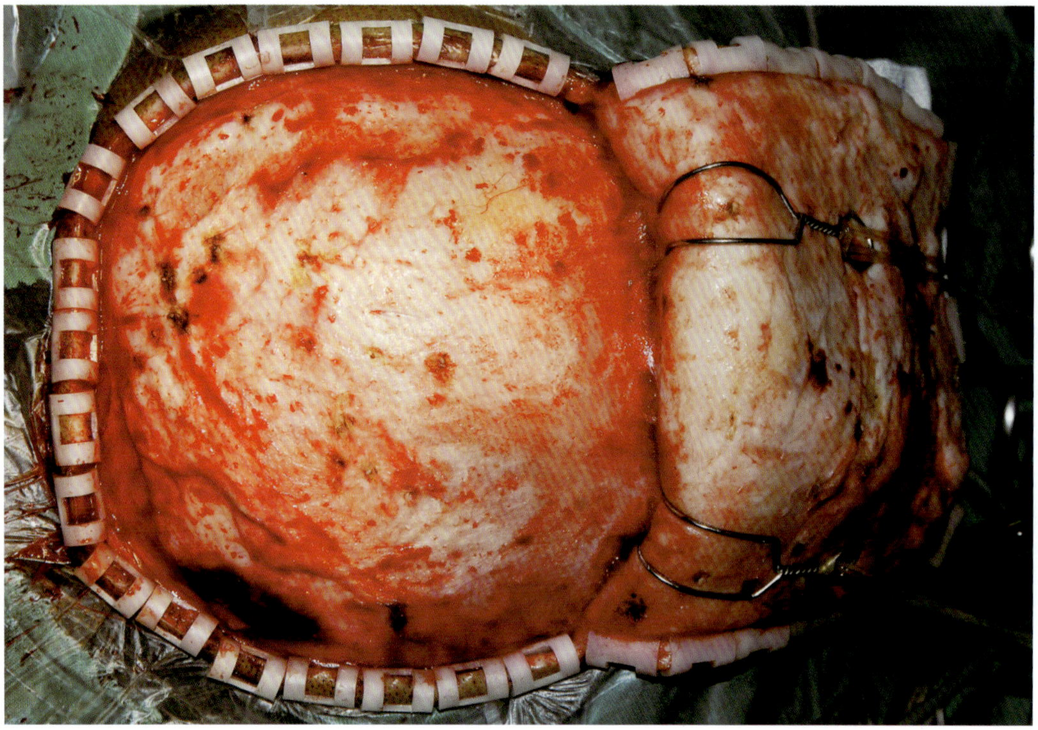

图 1-7-7　切开头皮翻向额部，分离帽状腱膜下层，显露骨膜

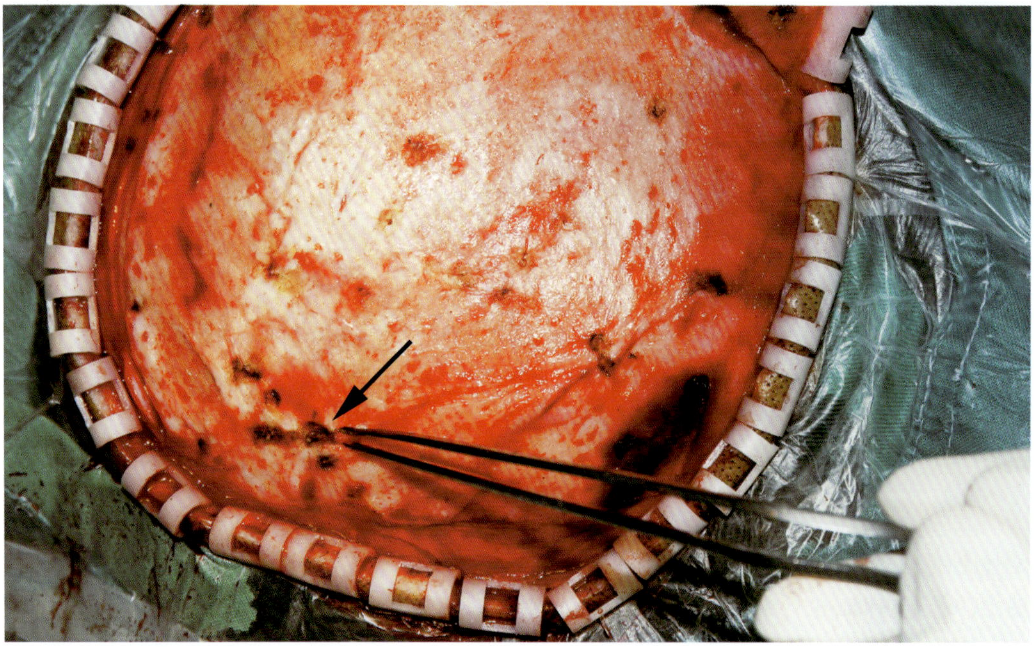

图 1-7-8　穿出骨膜异常扩张的畸形血管，用电凝烧闭（箭头所示）

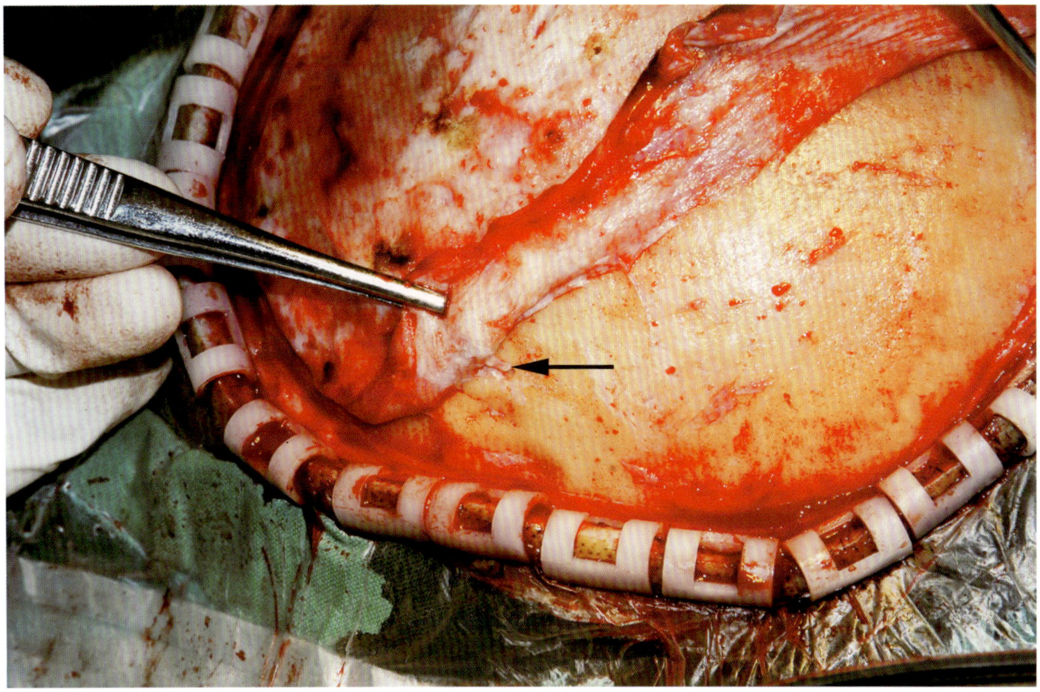

图 1-7-9　分离开骨膜，可见异常导血管经颅骨内外沟通（箭头所示）

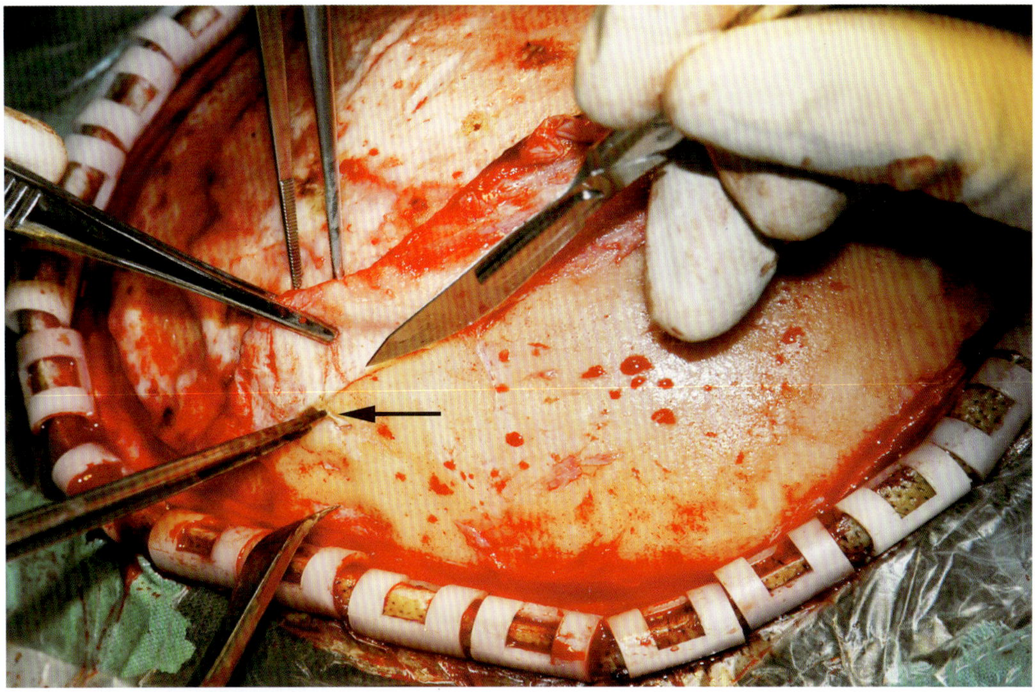

图 1-7-10　异常颅骨导血管电凝后切断（箭头所示）

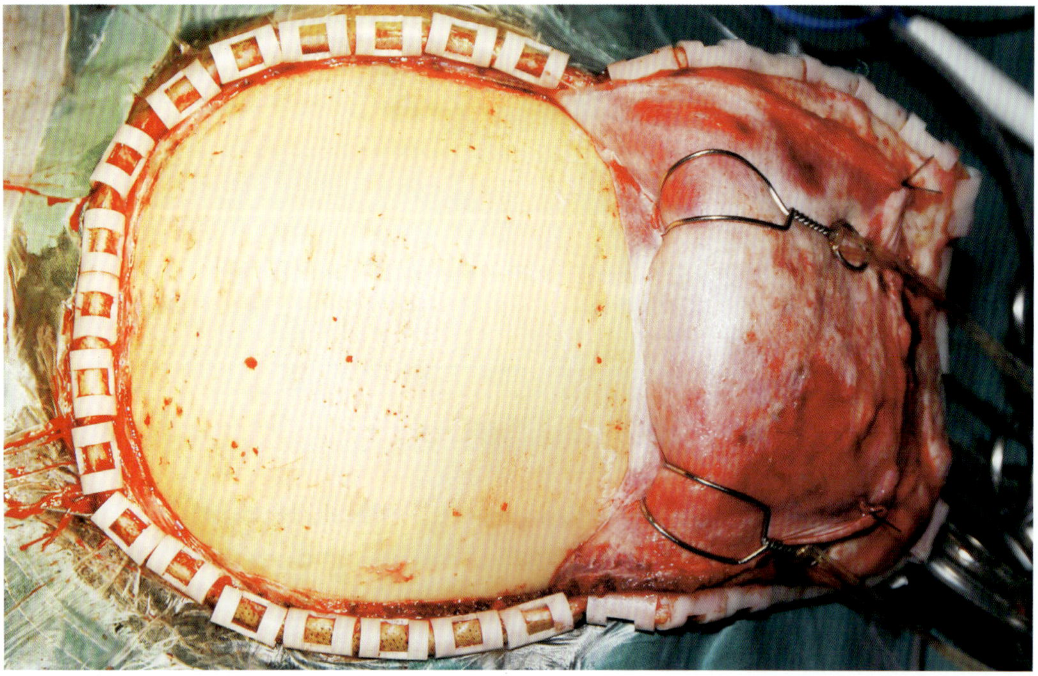

图 1-7-11　完整剥离骨膜后，可见骨表面异常导血管孔

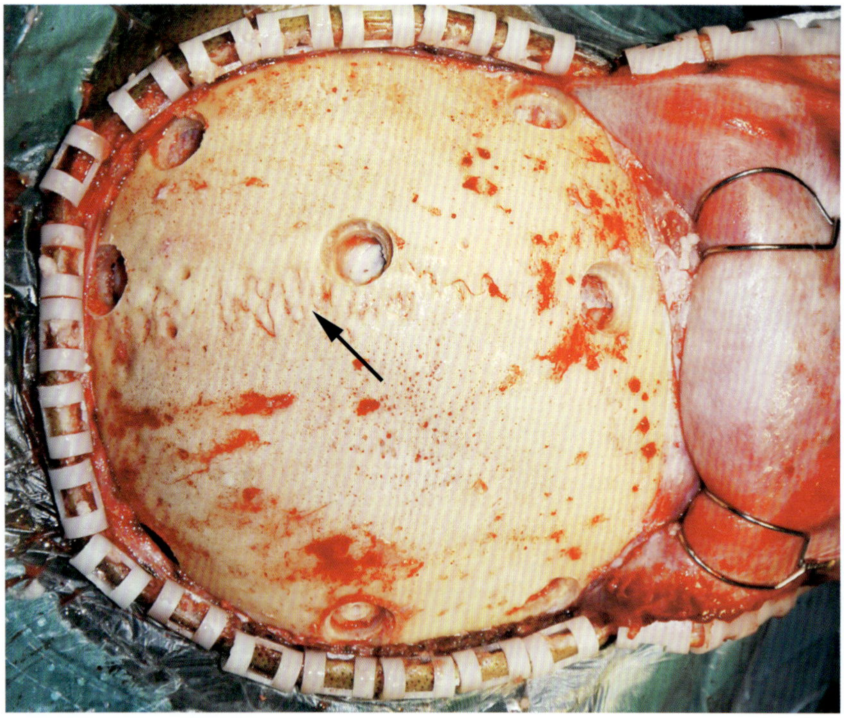

图 1-7-12　为防止整块骨瓣取下后硬脑膜出血过多，钻多个骨孔，分多块铣下骨瓣，可见矢状缝（箭头所示）

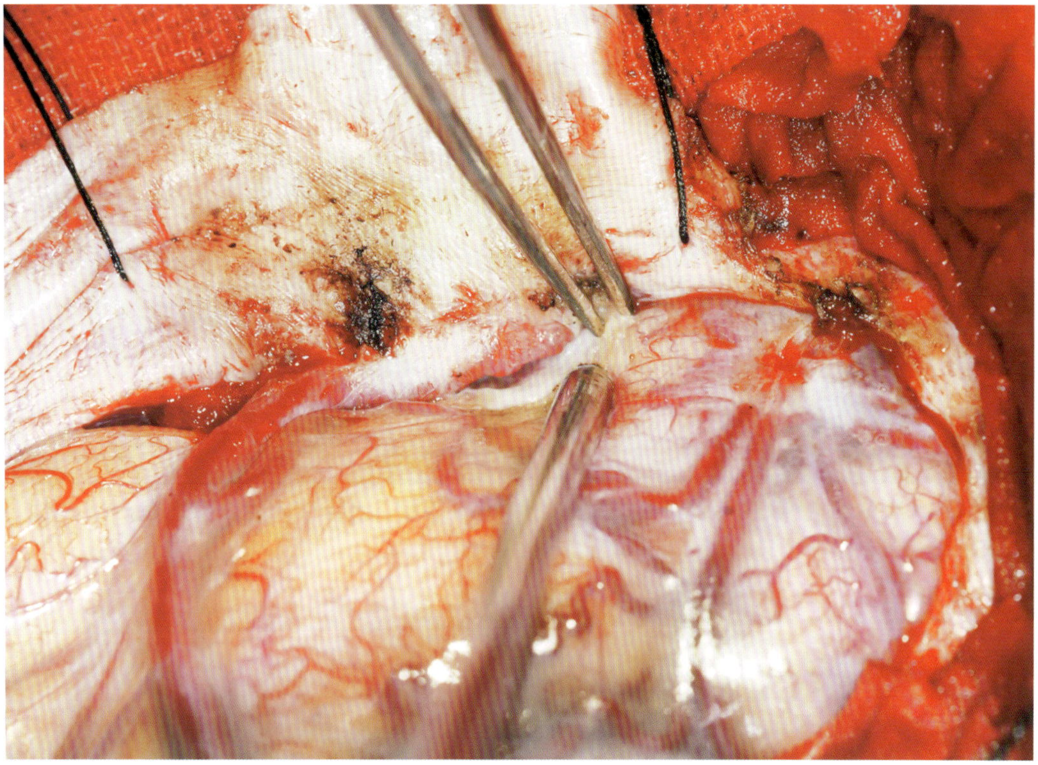

图 1-7-13　电凝切断引流入矢状窦的动脉化桥静脉

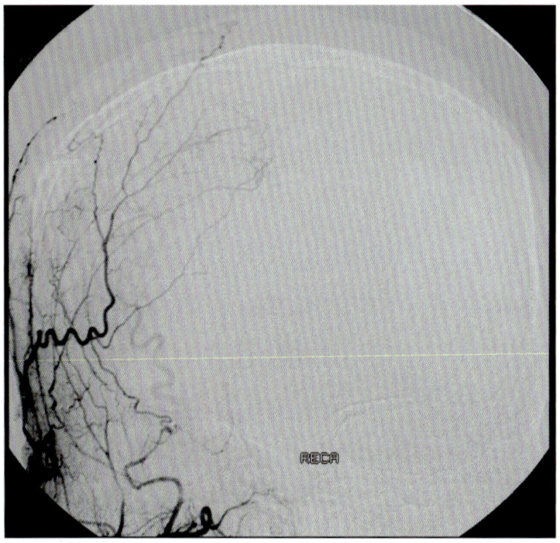

图 1-7-14　术后 DSA 右侧颈外动脉造影正位

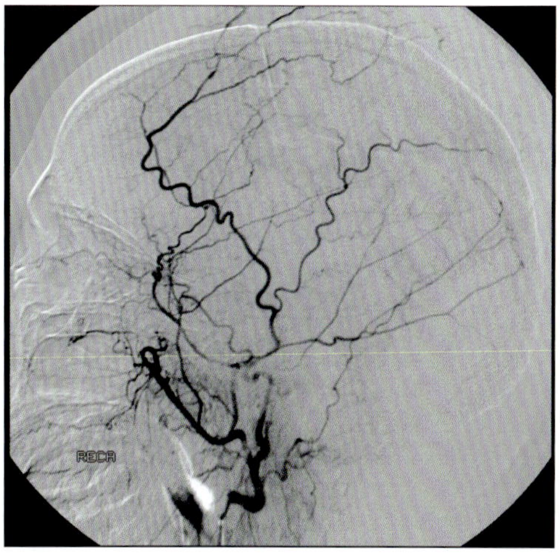

图 1-7-15　术后 DSA 右侧颈外动脉造影侧位

术后 DSA 示：右侧脑膜中动脉和颞浅动脉向矢状窦引流消失（图 1-7-14 ~ 图 1-7-15）。

术后 DSA 示：左侧脑膜中动脉、颞浅动脉和枕动脉向矢状窦引流消失（图 1-7-16 ~ 图 1-7-17）。

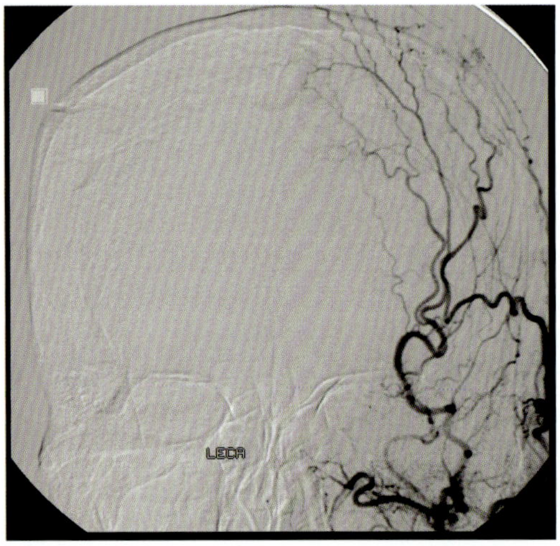

图 1-7-16　术后 DSA 左侧颈外动脉造影正位

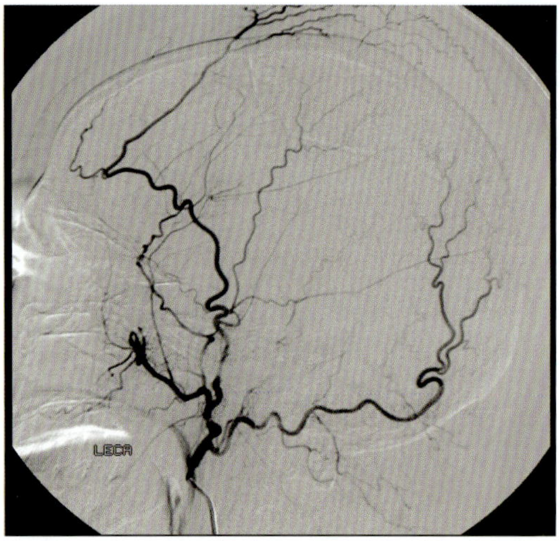

图 1-7-17　术后 DSA 左侧颈外动脉造影侧位

手术点评（Surgical comments）

对于手术切除硬脑膜动静脉瘘需要了解病灶部位和供血动脉的来源。前颅窝底为主的病灶供血动脉多来自眼动脉发出的筛前动脉、筛后动脉、颈外动脉发出的眶上动脉和滑车上动脉供血幕缘支。中颅窝(海绵窦) 病灶来自颈内动脉的垂体下动脉支、颈外动脉发出的脑膜中动脉颞底支、面动脉的耳前支和鼓室前动脉。大脑凸面硬脑膜病灶来自颈外动脉发出的脑膜中动脉额顶支和颞支以及枕动脉支的供血。小脑幕缘来自颈内动脉幕缘支、大脑后动脉和小脑上动脉的脑膜支。上矢状窦病灶供血动脉来自颈外动脉的头皮支和脑膜支。斜坡和岩骨病灶来自颈外动脉咽升动脉脑膜支、颈内动脉的脑膜垂体干支和椎动脉发出的后脑膜动脉。术前应认真分析脑血管造影的病变血管形态、部位和血液动力学，确定 AVF 的供血动脉和动脉化的分流静脉及扩张情况(动脉化静脉)，设计手术切口时应将病变血管完全包括在手术区内。手术时要避免较大的供血动脉骑跨在骨缘，以免翻开骨瓣时撕裂畸形血管，止血困难。对于骨瓣内有多个较大畸形血管或扩张动脉时，可用铣刀分块游离骨瓣，逐一分块取下，以免整块骨瓣翻开后，多处病变血管同时出血，出现急性大失血的危险。对于出血不太严重时可用凝胶海绵压迫止血，并用双极电凝止血。对病灶出血凶猛，难以用海绵压迫止血及双极电凝止血时，可先在出血周围将硬脑膜切开，在接近病变血管时，双极电凝全层电凝病灶处的硬脑膜，即可做到有效止血。对已完全动脉化的有明显逆流的硬脑膜动静脉瘘在不能确定分流瘘口部位时，可将反流入皮层表面的动脉化静脉电凝切断，以降低脑内静脉压，改善脑静脉回流。因为已动脉化的静脉窦已经失去了正常的静脉引流功能(正常的静脉血回流功能已由其他静脉系统代偿)。相反，这时高压动脉血通过它逆流入脑内只能使脑内静脉压升高，脑液循环受阻，从而导致脑水肿、脑积水、颅压高。切断这些已动脉化的静脉窦可使颅内静脉系统的压力恢复正常，减轻脑水肿，降低颅内压，而并不会引起静脉血回流障碍。对于双侧病灶，应先选择病灶较大侧手术切除。然后，间隔 3 ~ 4 周切除另一侧病灶。两次手术间隔时间最好不要超过 3 个月，以免因 DAVF 瘘口的唧筒效应，使原残余细小的动脉分支扩张致病情复发。对于累及一侧的额颞枕、大脑镰和小脑幕较大的病灶，以及瘘口广泛和有多支供血动脉的病灶，应将病灶切除。

MAOC 2

外侧裂、基底节、海绵窦及鞍区的解剖与手术点评

Sylvian fissure, basal ganglia, sellar and cavernous sinus structures anatomy and microsurgical comments

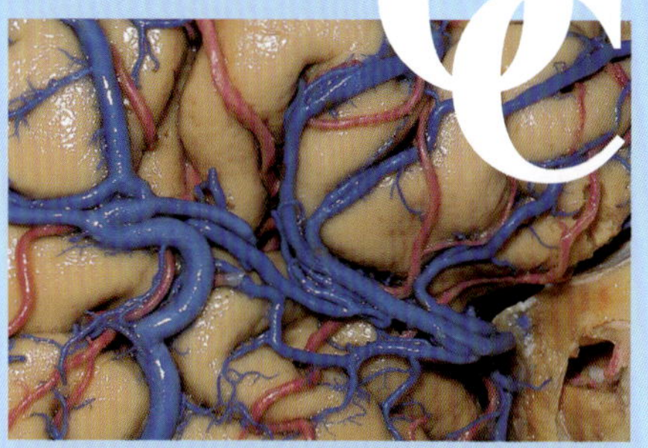

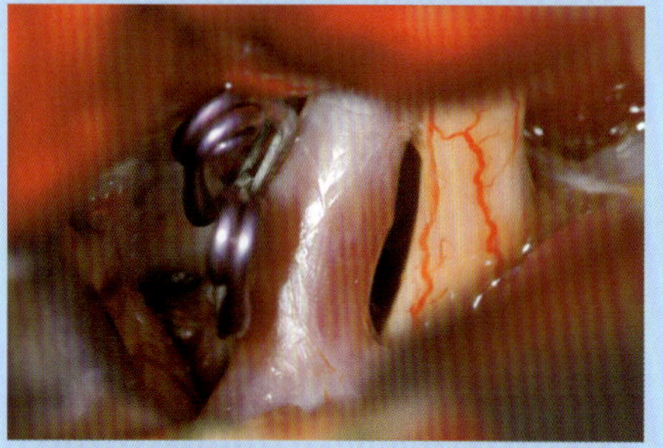

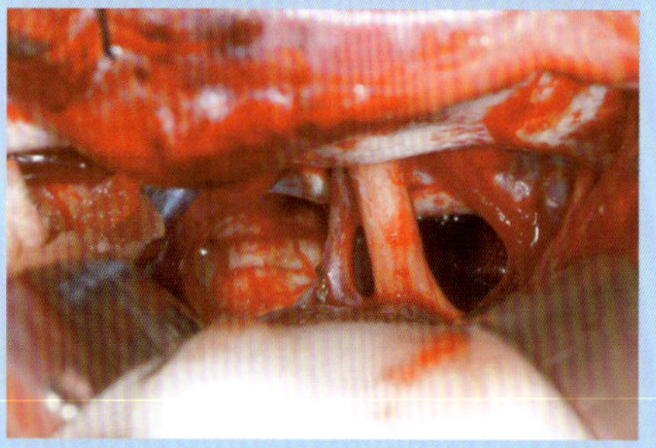

第一节 外侧裂和基底节正常解剖

Sylvian fissure and basal ganglia structures

外侧裂和中央沟是大脑半球外侧面最重要的解剖标志，也是最明显和恒定的解剖标志。外侧裂内有大脑中动脉及其分支，它是大脑半球外侧面通向前部半球底面和脑底的手术路径。外侧裂是大脑半球外面和底面的交界处，分为深浅两部分。浅部位于脑表，分为 1 个干和 3 个支部。主干起始于前床突内侧，沿蝶骨嵴行于额颞叶之间，达翼点处之后分为前水平部、前升部和后支干部三个部分。后支干部最长，向后延续成侧裂，指向后上方，将额叶、顶叶和颞叶下部分开。末端转向上，终止于顶下小叶，缘上回绕外侧裂上半终止处。外侧裂深部隐藏在脑表下，又称侧裂池，较浅部复杂，分为蝶部和岛盖部两个间腔。蝶间腔起始于颈动脉池，向外行于额叶和颞叶之间。额叶眶面后部和前穿质形成蝶间腔的顶部的一部分，其上方有尾状核、豆状核和内囊前肢。颞极上部无回区和颞极平台前部构成蝶间腔顶部的另一部分，该处有大脑中动脉走行，形成峡口状。沟回的前段，杏仁核位于蝶间腔底的内侧部分。岛域，扣带回隆起，额、颞叶间的联络纤维束状突位于蝶间腔的外缘。该间腔内的大脑中动脉表面的蛛网膜下腔将外侧裂与视神经池和颈动脉池互相沟通。岛盖间腔是由岛叶和顶盖的裂隙形成的间腔，岛盖裂隙是额、顶叶构成的上部侧裂面与颞叶构成的下部侧裂面之间的间隙。额、颞、顶三脑叶深面都面向岛叶的外侧面。岛叶间隙的上肢位于额盖、顶盖和岛叶之间，下肢位于颞盖与岛叶之间。在此间隙的前部，上肢深于下肢，而在后部，下肢深度大于上肢或两者相同。岛盖的上唇由额叶和顶叶脑回形成，向内侧转为外侧裂上缘，形成外侧裂池顶，由前向后依次为眶部、三角部、顶盖部、中央前回、中央后回和缘上回。岛盖的下唇由后向前依次为颞横回、Heschl's 回构成的颞平板和岛叶外侧的极平台前部。Heschl's 回和邻近的颞上回为听觉接受区。岛叶表面向后深部延伸接近到丘脑枕部后缘位置，颞横回从岛叶后缘向前外侧渐进增宽，呈放射状，达颞叶外侧面。颞叶平板水平向前下倾斜到极平台。

将外侧裂上下唇分开时，可见岛叶外侧面形成外侧裂内侧壁。手术开放外侧裂多从岛盖三角部向上牵拉显露岛叶外侧面。向上牵拉岛盖三角部顶点被视为术中开放外侧裂浅间腔最安全的部位，其下为岛叶球状回，前下方为基底节尾状核头前界。

基底节是指位于岛叶和中线之间的大脑半球的中央核团。它位于额下回的顶盖、三角部、中央前后回的下部、缘上回的前部和颞上回等结构的深部。这些中央核团有内囊、外囊、最外囊、尾状核、豆状核、屏状核、丘脑和穹窿。大脑半球、脑干和脊髓之间的所有信息都经过基底节核团整合。岛叶的前内侧部是由尾状核的大部和部分豆状核组成，此两核之间的白质为内囊前肢。在岛叶前中部室间孔的外侧，尾状核明显减少，主要核团为豆状核。岛叶中后部豆状核结构减少，丘脑成为主要结构。豆状核和丘脑之间的白质为内囊后肢。

参见解剖图 2-1-1 ~ 图 2-1-7。

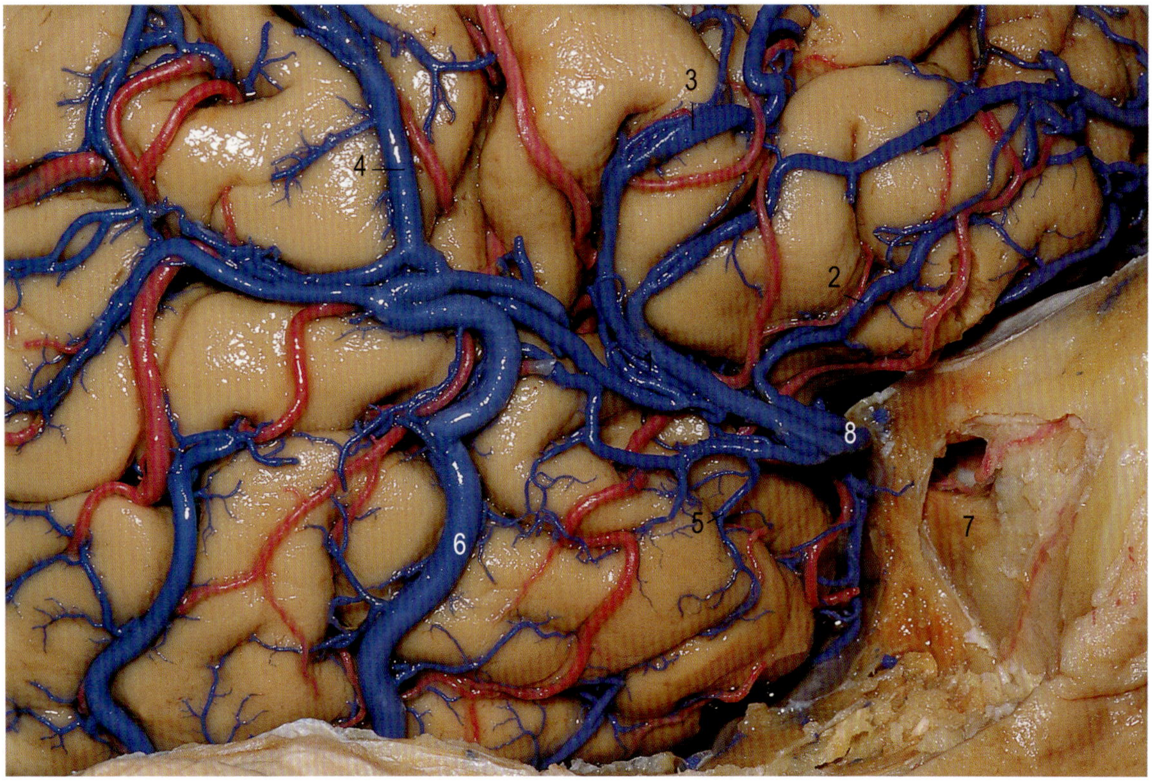

图 2-1-1　外侧裂表层静脉血管右侧观（Right view of superficial veins of the sylvian fissure）

1. 大脑中浅静脉	Superficial middle cerebral vein
2. 额极浅静脉	Superficial vein of frontal pole
3. 额中部浅静脉	Superficial vein of middle frontal lobe
4. 额后浅静脉	Superficial vein of posterior frontal lobe
5. 颞极浅静脉	Superficial vein of temporal pole
6. 颞中浅静脉	Superficial vein of middle temporal lobe
7. 眶内直肌	Orbital rectus muscle
8. 颞极桥静脉	Bridge vein of temporal pole

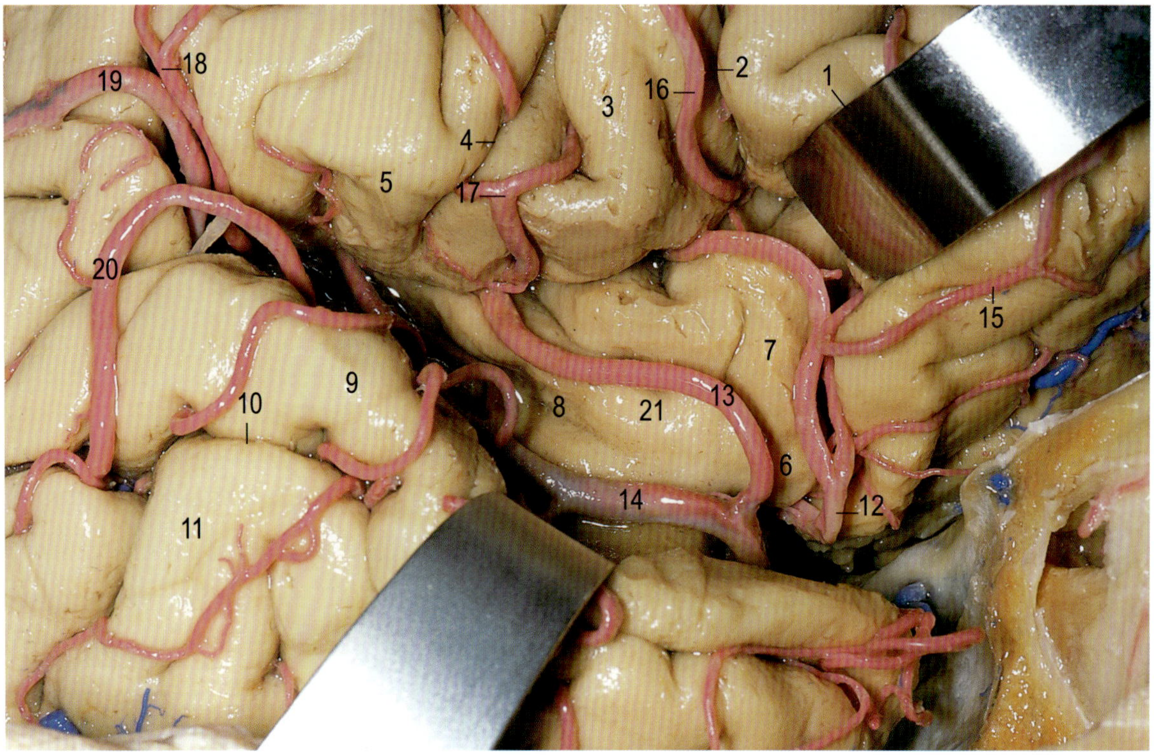

图 2-1-2　分开外侧裂，侧面观外侧裂内动脉（Lateral view of the arteries of the sylvian fissure by retracting the sylvian fissure）

1. 额下回眶支	Orbital branch of inferior frontal gyrus
2. 外侧裂前升支	Anterior ascending branch of Sylvian fissure
3. 额下回升支	Ascending branch of inferior frontal gyrus
4. 中央沟	Central sulcus
5. 额下回岛盖部	Opercular part of inferior frontal gyrus
6. 岛域	Limen insula
7. 岛叶短回	Short gyrus of insula
8. 岛叶长回沟	Sulcus for long gyrus of insula
9. 颞上回	Superior temporal gyrus
10. 颞上沟	Superior temporal sulcus
11. 颞中回	Middle temporal gyrus
12. 眶额动脉	Orbitofrontal artery
13. 中央沟动脉	Artery of central sulcus
14. 颞枕动脉	Temporo-occipital artery
15. 额前动脉	Anterior frontal artery
16. 中央沟前动脉	Precentral sulcus artery
17. 中央沟动脉分叉	Bifurcation of central sulcus artery
18. 角回动脉	Angular artery
19. 颞后动脉	Posterior temporal artery
20. 颞中动脉	Middle temporal artery
21. 岛叶长回	Long gyrus of insula

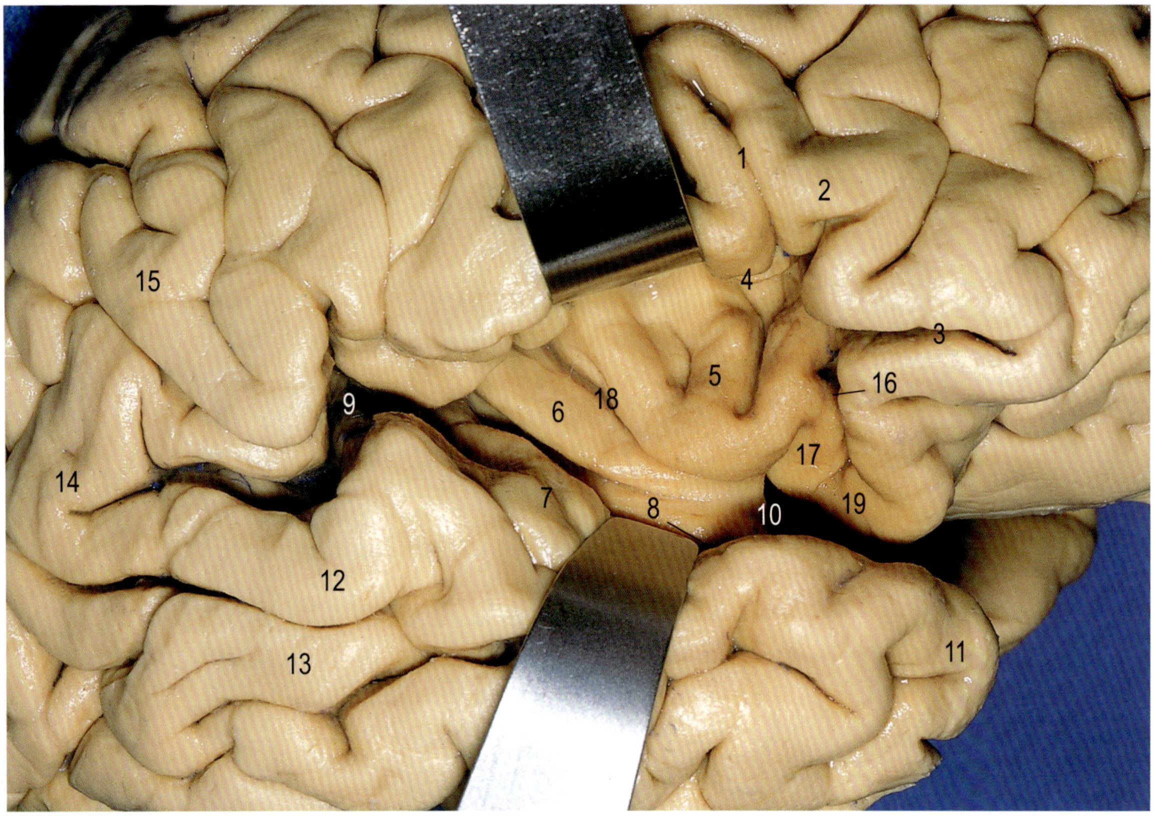

图 2-1-3　分开右侧外侧裂，侧面观岛叶表面结构（Lateral view of superficial structures of the insula by retracting the sylvian fissure）

1. 额下回升支	Ascending branch of inferior frontal gyrus
2. 额下回三角部	Triangular part of inferior frontal gyrus
3. 额下回眶支	Orbital branch of inferior frontal gyrus
4. 岛叶环状回	Annular gyrus of insular lobe
5. 岛叶短回	Short gyrus of insula
6. 岛叶长回	Long gyrus of insula
7. 颞横回	Transverse temporal gyrus
8. 岛域下沟	Inferior limen sulcus
9. 侧裂后支	Posterior ramus of lateral sulcus
10. 岛域	Limen insula
11. 颞极	Temporal pole
12. 颞上回	Superior temporal gyrus
13. 颞中回	Middle temporal gyrus
14. 角回	Angular gyrus
15. 缘上回	Supramarginal gyrus
16. 岛域前沟	Anterior limen sulcus
17 . 附回	Accessary gyrus
18. 岛叶中央沟	Centeral insular sulcus
19 . 横回（束状回）	Transverse (Tract) gyrus

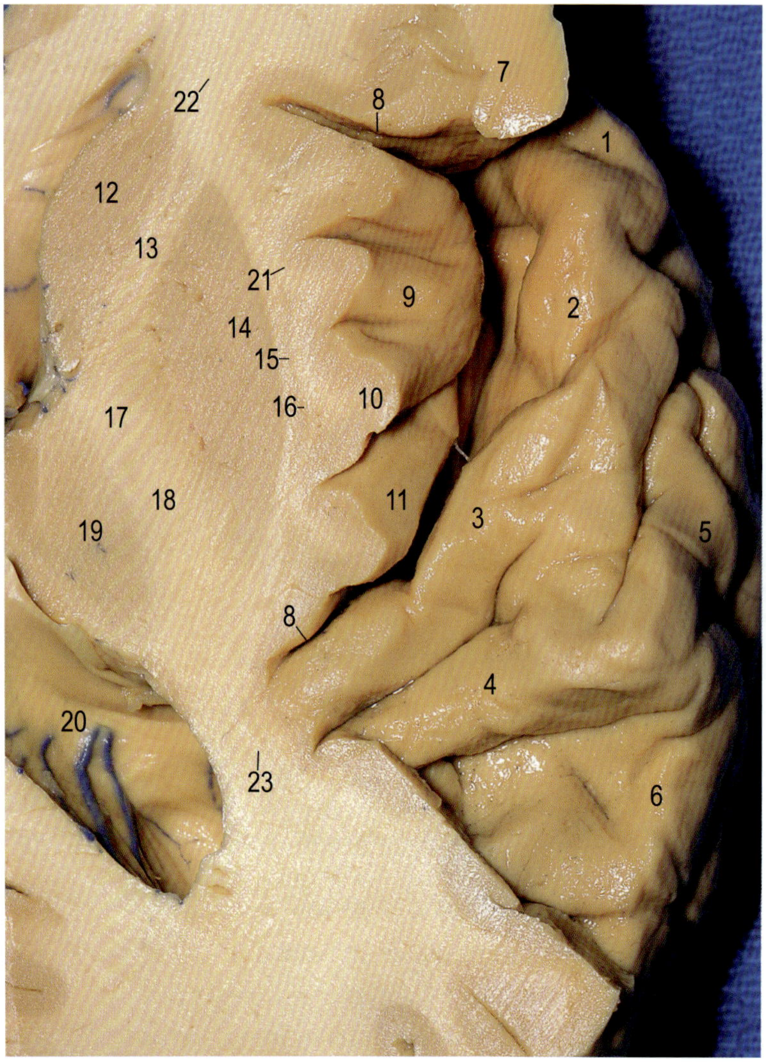

图 2-1-4 外侧裂后部水平断面，上面观基底节及岛叶结构
(Superior view of the basilar ganglia and insula by sectioning horizontally at the posterior sylvian fissure)

1. 颞极	Temporal pole		13. 内囊前肢	Anterior limb of internal capsule
2. 前颞横回	Anterior transverse temporal gyrus		14. 壳核	Putamen
3. 中颞横回	Middle transverse temporal gyrus		15. 外囊	External capsule
4. 后颞横回	Posterior transverse temporal gyrus		16. 屏状核	Claustrum
5. 颞上回	Superior temporal gyrus		17. 内囊膝	Genu of internal capsule
6. 颞中回	Middle temporal gyrus		18. 内囊后肢	Posterior limb of internal capsule
7. 额叶	Frontal lobe		19. 丘脑	Thalamus
8. 岛叶环沟	Circular sulcus of insula		20. 侧脑室三角部	Triangular part of lateral ventricle
9. 岛叶短回	Short gyrus of insula		21. 最外囊	Extreme capsule
10. 岛叶皮层	Cortex of insula		22 . 前峡部	Anterior isthmus
11. 岛叶长回	Long gyrus of insula		23 . 后峡部	Posterior isthmus
12. 尾状核头	Head of caudate nucleus			

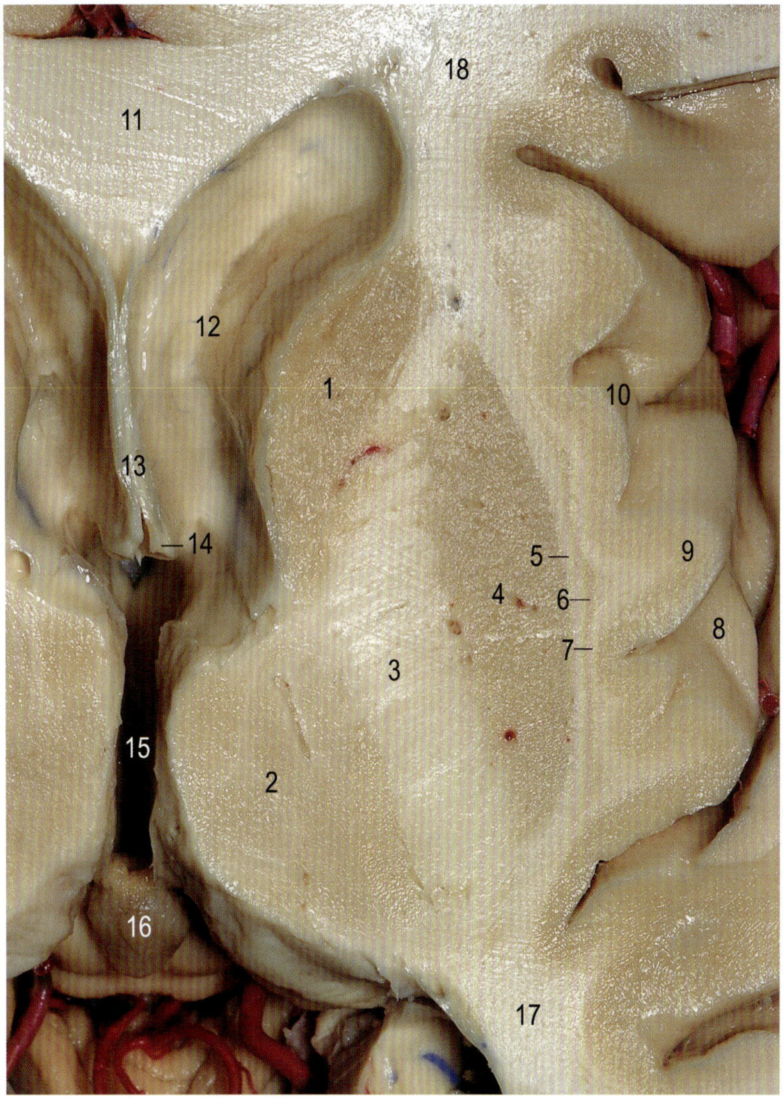

图 2-1-5　外侧裂后部水平断面，上面观内囊及周围结构（Superior view of the internal capsule and the its adjacent structures by sectioning horizontally at the posterior sylvian fissure）

1. 尾状核头	Head of caudate nucleus	10. 岛叶短回	Short gyrus of insula
2. 丘脑	Thalamus	11. 胼胝体嘴	Rostrum of corpus callosum
3. 内囊	Internal capsule	12. 侧脑室额角	Frontal horn of lateral ventricle
4. 壳核	Putamen	13. 透明隔	Septum pellucidum
5. 外囊	External capsule	14. 穹窿柱	Column of fornix
6. 屏状核	Claustrum	15. 第三脑室	Third ventricle
7. 最外囊	Extreme capsule	16. 松果体	Pineal body
8. 岛叶长回	Long gyrus of insula	17. 胼胝体毯	Tapetum of corpus callosum
9. 岛叶皮质	Insular cortex	18. 前峡部	Anterior isthmus

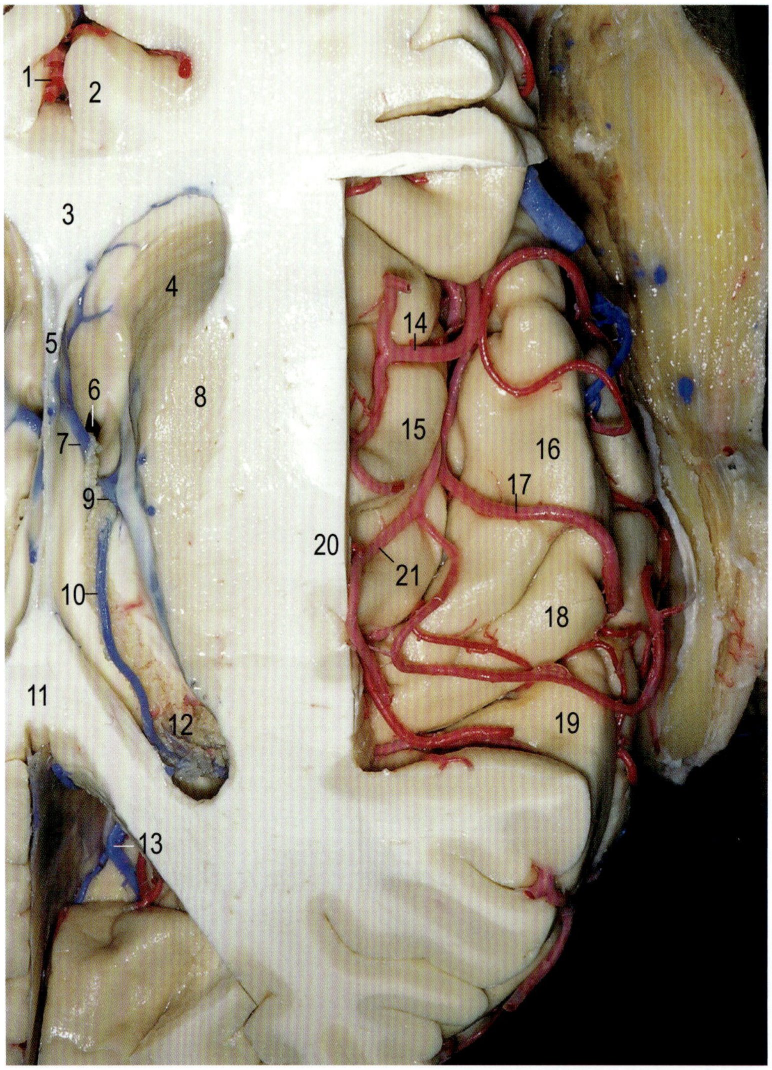

图 2-1-6　右外侧裂后部 1cm 断面，上面观侧脑室、岛叶及颞叶上面结构
(Superior view of the lateral ventricle, insula, and upper portions of the temporal lobe by cutting hornzontally 1 cm above the posterior end of the long axis of the right sylvian fissure)

1. 大脑前动脉	Anterior cerebral artery	12. 脉络丛	Choroid plexus
2. 扣带回嘴部	Rostrum of cingulate gyrus	13. 枕后内侧静脉	Posterior medial occipital vein
3. 胼胝体膝	Genu of corpus callosum	14. 岛叶动脉	Artery of insula
4. 额角	Frontal horn	15. 岛叶短回	Short gyrus of insula
5. 透明隔	Septum pellucidum	16. 前颞横回	Anterior transverse temporal gyrus
6. 室间孔	Interventricular foramen	17. 颞横动脉	Transverse temporal artery
7. 透明隔静脉	Septal vein	18. 中颞横回	Middle transverse temporal gyrus
8. 尾状核头	Head of caudate nucleus	19. 后颞横回	Posterior transverse temporal gyrus
9. 丘脑纹状体静脉	Thalamostriate vein		
10. 脉络丛上静脉	Superior choroid vein	20. 顶叶白质	White matter of parietal lobe
11. 胼胝体压部	Splenium of corpus callosum	21. 颞枕动脉	Occipitotemporal artery

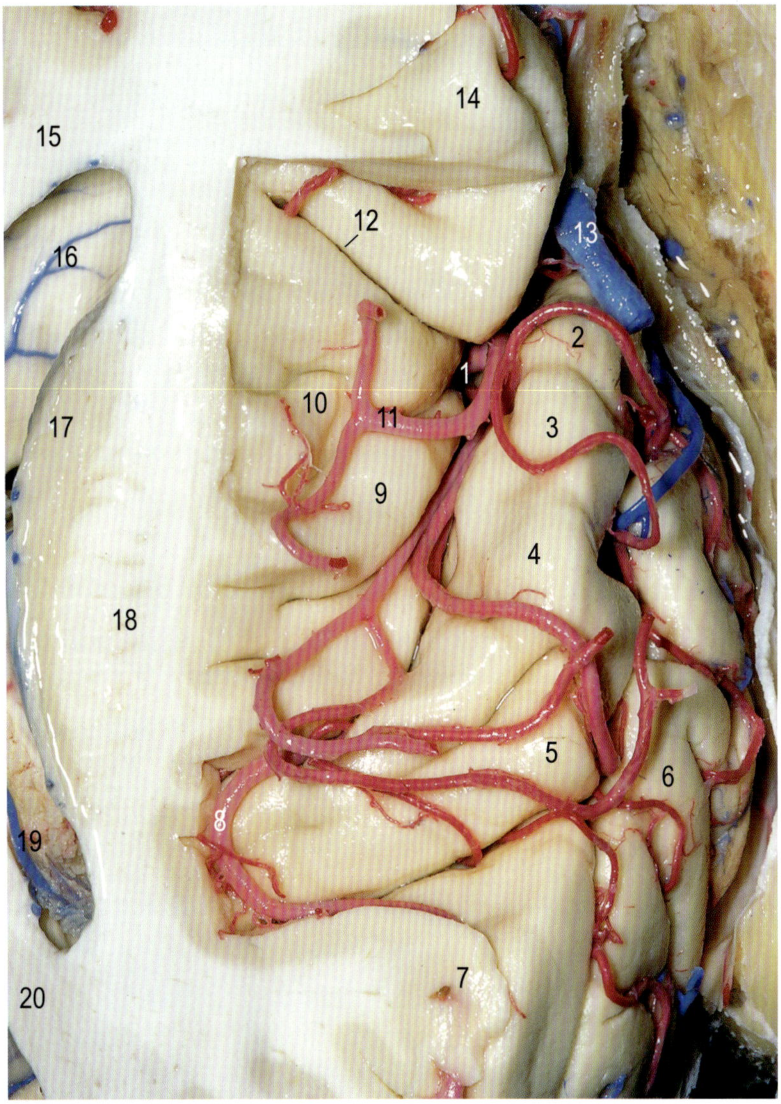

图 2-1-7　右外侧裂后部上 1cm 断面，上面观岛叶和颞叶结构
(Superior view of the insula, and upper portions of the temporal lobe by cutting hornzontally 1 cm above the posterior end of the long axis of the right sylvian fissure)

1. 外侧裂	Sylvian fissure	11. 岛叶动脉	Artery of insula
2. 颞极	Temporal polar	12. 环岛叶沟	Circular sulcus of insula
3. 前颞横回	Anterior transverse temporal gyrus	13. 颞极桥静脉	Bridging vein of temporal pole
4. 中颞横回	Middle transverse temporal gyrus	14. 额叶	Frontal lobe
5. 后颞横回	Posterior transverse temporal gyrus	15. 胼胝体膝	Genu of corpus callosum
6. 颞上回	Superior temporal gyrus	16. 额角	Frontal horn
7. 顶叶	Parietal lobe	17. 尾状核头	Head of caudate nucleus
8. 颞枕动脉	Occipito-temporal artery	18. 顶叶白质	White matter of parietal lobe
9. 岛叶长回	Long gyrus of insula	19. 脉络丛	Choroid plexus
10. 岛叶短回	Short gyrus of insula	20. 胼胝体压部	Splenium of corpus callosum

第二节　鞍区及海绵窦正常解剖

Anatomy of sellar region and cavernous sinus

鞍区

垂体和蝶鞍位于颅底的中央、大脑半球中心的下部。蝶鞍上方有视神经、视交叉和 Willi's 环，两侧有海绵窦和颈内动脉，后方为中脑和基底动脉。为了保护好上、外侧和后部这些重要结构，对垂体和鞍区的手术入路常用经口鼻蝶下方入路、经额叶及前颅窝底的前方入路和经翼点的侧方入路。鞍上病变的手术常涉及鞍上诸多结构的保护和处理，神经外科医师应当充分理解相关的重要解剖结构。

了解视交叉和鞍结节的关系是额下入路显露垂体窝的关键。正常型视交叉是在鞍膈和垂体上。前置型视交叉是指视交叉位于鞍结节上，后置型视交叉是指视交叉位于鞍背上。约 70% 的病例为正常型视交叉，视交叉前置型和后置型各为 15%。鞍结节的凸起程度也可影响正常视交叉型的额下入路手术。鞍结节多为扁平型，但当鞍结节向视交叉前缘凸出 3mm 以上时为凸出型鞍结节。颈内动脉和视神经位于前床突内侧。双侧颈内动脉在海绵窦下从视神经外侧发出。视神经向内上走行汇于视交叉，颈内动脉向后外侧走行，在视交叉上缘水平分为大脑中动脉和大脑前动脉。视神经在进入视神经管处有硬脑膜返折其上方，称为镰状突或称镰状韧带，从前床突内侧覆盖在神经上方。该韧带只存在于视神经管的颅内段，但覆盖在视神经上长度变化较大，一般为 1 ~ 10mm。电凝视神经管上硬膜时，因无骨结构保护可引起视神经损伤。如果镰状韧带的锐缘压迫视神经时，即使在认为压迫不甚严重的情况下，也可产生视野缺损。视神经管纵向为锥形，平均长度为 5mm，最狭窄的部分在接近眶内的部分。因此，视神经管减压时，骨性视神经管全长都应开放。眼动脉位于视神经管内下方骨膜下。

鞍区构成 Willi's 环的各动脉以及颈内动脉邻近 Willi's 环发出的穿通动脉，这些结构均十分重要，它们都可参与鞍上肿瘤供血。床突上部的颈内动脉发出的后交通动脉、脉络膜前动脉、垂体上动脉和一些细小的穿通动脉分布于视神经、视交叉、下丘脑前部和前穿质。Willi's 环后部和基底动脉上部也发出一些穿通动脉，经过鞍上区进入中脑和间脑。从 Willi's 环后部发出的最大的穿通动脉有丘脑后穿通动脉和脉络膜后内侧动脉。这些穿通动脉有时可受鞍上肿瘤牵拉和压迫，参与肿瘤供血。起始部和近端的眼动脉不牵拉视神经即可显露。大多数情况下，眼动脉从海绵窦外部发出，有些是在海绵窦内的颈内动脉发出，少数可缺如。后交通动脉从颈内动脉后内侧壁发出，向后内上走行达大脑后动脉，于动眼神经内侧到脚间窝，发出穿通动脉，主要是旁穿质动脉，并可参与肿瘤供血。脉络膜前动脉在后交通动脉和颈内动脉分叉之间发出，走行在视束后外下方。鞍区肿瘤可令该动脉向外上方移位。每侧大脑前动脉走行在视神经或视交叉的上面，连接左右侧前动脉 A_1 段的前交通动脉位于视交叉上方。一般情况下，较短侧 A_1 段紧张的位于视交叉上，而较长侧 A_1 段在视神经前上方。在有些情况下，鞍区肿瘤压迫视神经引起视力损害之前，可因前动脉对视神经或视交叉的栓系使得后者移位引起视野缺损。前动脉 A_1 段和前交通动脉走行时可以扭曲或增长，向前走行于鞍结节或蝶骨平台上。前交通动脉和双侧大脑前动脉发出多支穿通动脉分布在视交叉上面、下丘脑前部、前穿质和视束。Heubner 回返动脉在大脑前动脉接近前交通动脉处发出，约 2/3 的回返动脉走行于大脑前动脉的前方。鞍膈构成蝶鞍顶部，中央的鞍膈孔有垂体柄穿行，其余覆盖在垂体上方。绝大部分鞍膈为多边形，并非全部为圆形。其表面凸出或凹陷，少数呈扁平状，中央部较薄，周边较厚。鞍膈孔约腺垂体大小。因鞍膈是较薄的硬膜样结构，经蝶外科手术时应防止鞍膈上结构受损。

垂体腺分为垂体后叶和垂体前叶。垂体后叶的上面略突出垂体前叶，垂体前叶的上部包绕垂体柄下部形成结节部。如将垂体前叶从蝶鞍内切除，会发现垂体后叶与蝶鞍壁紧密粘连。多数标本腺垂体两侧径大于前后径和上下深度。垂体下面与鞍底形态一致。因两侧和上缘的软组织略多，垂体两侧和上缘的形态变异较大。将鞍膈切除可见垂体上面。垂体上面是以垂体柄为中心，周围凹陷，并且可因颈内动脉挤压呈三角形。将前叶与后叶分开时，可见间叶的囊性间隙。结节部往往与后叶附着，颈内动脉内缘与垂体外侧表面的间隔为 1 ~ 3mm。在有些标本中，颈内动脉可突入垂体内侧或呈齿状进入垂体内。在经蝶窦切除垂体瘤时，如果损伤颈内动脉分支，如垂体下动脉或肿瘤囊壁上的来自颈内动脉的供血动脉，可引起严重的术中出血。

海绵间窦是位于鞍膈边缘和垂体周围的静脉窦。前海绵间窦在垂体前叶走行，后海绵间窦在垂体后叶后方走行。但实际标本中，海绵间窦可在垂体前后、上下任何部位走行，前海绵间窦多数情况下大于后海绵间窦，也可缺如。前后海绵间窦相互连接，也称海绵环窦。手术中垂体窝内的海绵间窦出血用电凝和明胶海绵压迫均可有效地止血。大的海绵间窦可与后部鞍背和上斜坡的基底静脉窦相连，同时也可与海绵窦后部相通，并在岩上窦和岩下窦参与引流。此处会有外展神经经基底静脉窦进入海绵窦。

蝶窦的大小和形态取决于蝶窦的分化程度，出生时很小，在性成熟后发育。在儿童期，蝶窦主要位于蝶鞍前方，逐渐向蝶鞍下后分化发育。较大的蝶窦可部分包绕视神经管。随着年龄增长和蝶窦骨质吸收，蝶窦内的黏膜可直接与硬膜相贴。在标本中，蝶鞍前型蝶窦为 24%，蝶鞍型蝶窦为 75%，甲介质型无分化蝶窦少见。颈内动脉常突入蝶窦壁并沿着蝶鞍前缘走行。视神经管突出于蝶窦壁的上外侧。三叉神经的二、三支在蝶窦侧壁的外下方。位于颈内动脉和视神经隆起之间的憩室称为颈内动脉视神经隐窝。切除海绵窦外侧壁和骨质可显露海绵窦内侧面黏膜和视神经管。开放海绵窦内侧硬膜可见颈内动脉、视神经和三叉神经位于海绵窦内。外展神经位于颈内动脉外侧和三叉神经眼支内侧。切开蝶窦外侧壁，三叉神经上颌支和下颌支位于窦壁下缘。约有近1/2的蝶窦壁骨质很薄，厚度不足0.5mm，并且蝶窦黏膜与颈内动脉、视神经、三叉神经粘连。蝶窦侧壁缺乏骨质时，经蝶窦手术应避免这些血管神经损伤。蝶窦隔与鞍底的关系可以是完全分隔或部分分隔。蝶窦隔的大小、形态和厚度变化很大，很少见到蝶窦隔将窦腔对称分隔，而常见到偏离中线分隔窦腔。有文献报告，单一蝶窦隔将蝶窦分成两个腔的比例为 68%，并常偏离中线分隔。

海绵窦

海绵窦位于近颅底中心的蝶鞍、垂体和蝶窦两侧（表 2-2-1）。每侧海绵窦是由硬脑膜壁围成的静脉窦腔，其内走行颈内动脉海绵窦段。海绵窦前方为眶上裂，后方为鞍背外侧。前嵴附着在眶上裂缘，后壁内侧为鞍背，外侧为骨性三叉神经压迹。动眼神经、滑车神经和三叉神经眼支走行在外侧壁。外展神经走行在三叉神经眼支内侧，即眼支和颈内动脉之间。外侧壁与颞叶相邻。顶部与基底池相邻，内侧壁与蝶鞍、垂体、蝶骨体和颈内动脉海绵窦水平段相邻。海绵窦内的静脉丛与大脑、小脑、脑干、面部、眼、眶、鼻咽部、乳突和中耳的静脉相通。由于海绵窦与颈内动脉、外展神经及垂体的复杂关系，受到眼科、耳鼻喉科、神经科和内分泌科共

表 2-2-1　海绵窦解剖三角

名称	范围			内容
	内边	外边	底边	
前内侧三角	视神经	动眼神经	位于前方，岩骨床突邹襞	前床突，颈内动脉环，颈内动脉前襻部和水平段
旁内侧三角	动眼神经	滑车神经	位于前方，岩骨床突邹襞	颈内动脉水平段及下外支（干）
Parkinson三角	滑车神经	三叉神经眼支	位于前方，岩骨床突邹襞	内侧襻，远段颈内动脉水平部，外展神经
前外侧三角（Mulleu's triangle）	三叉神经眼支	三叉神经上颌支	眶上裂到圆孔连线	颈内动脉水平段，外展神经
外侧三角	三叉神经上颌支	三叉神经下颌支	圆孔到卵圆孔连	颈内动脉外侧襻
后外侧三角（Glasscook's triangle）	岩浅大神经	弓状隆起到棘孔	线三叉神经下颌支外缘	颈内动脉后襻和外侧襻，鼓膜张肌外侧半规管
后内侧三角（Kawase's triangle）	三叉神经下颌支岩大神经节尖	岩浅大神经	岩尖	颈内动脉内侧襻后面，三叉神经半月节及岩尖，后颅窝硬膜

同的关注。

在中颅窝底硬膜间腔的海绵窦内，除有颈内动脉海绵窦段外，尚有广泛的静脉丛接受静脉回流。静脉血来自眶部、外侧裂、前颅窝、中颅窝底，并与基底窦、岩上窦、岩下窦和海绵间窦形成广泛交通。整个海绵窦形态如船样，窄部头部位于眶上裂，宽部尾部位于鞍背外侧和岩尖上方。海绵窦有四个壁，即顶壁、内壁、外壁和后壁。顶部面向上，其下缘由内外侧壁连接而成，其下有颈内动脉海绵窦段，横断面呈三角形。海绵窦顶部由前床突下缘前方附着的硬脑膜和部分硬膜形成，又称动脉神经三角。该三角内侧边为前、后床突之间的硬膜皱襞，外侧边为前床突到岩骨间的硬膜皱襞，底为后床突到岩尖形成的硬膜皱襞。动眼神经从海绵窦顶部进入海绵窦。海绵窦后壁宽平，与基底窦后外侧部分相邻，窦内静脉丛延伸到鞍背和上斜坡。基底静脉窦是与双侧海绵窦相通的最大静脉回流通道。海绵窦后部与基底静脉窦广泛交通。岩上窦和岩下窦进入外侧基底静脉窦。这样，海绵窦后壁成为海绵窦、岩上窦、岩下窦和基底静脉窦相互交通的部位，使得鞍背外侧部的基底静脉窦经海绵窦可进入岩上窦和岩下窦。海绵窦后壁的下缘为颞骨和蝶骨连接处的岩斜裂的上部。外展神经从海绵窦的后壁下缘和岩骨蝶骨韧带下方进入海绵窦。后壁的上缘位于岩骨床突硬脑膜返折，即岩尖后床突韧带。后壁的外缘位于骨性三叉神经半月节压迹的内侧，后壁的内缘位于鞍背的外缘。外侧壁后界为三叉神经半月节压迹内缘，前界为眶上裂外侧缘，其上方为床突岩骨硬脑膜返折的前部，下方为颈内动脉沟下缘。颈内动脉沟是颈内动脉沿蝶骨外侧走行形成的骨沟。构成海绵窦外侧壁后部的硬膜同时构成三叉神经半月节内侧壁的 1/3。该处硬膜将海绵窦外侧壁与后壁分开。海绵窦内侧壁是覆盖在蝶骨体外面和蝶鞍外侧壁的硬膜；后为鞍背的外侧缘，前为眶上裂的内侧缘；上界为双侧床突间的硬膜返折，下界为颈动脉沟下缘。海绵窦内外侧壁相遇形成下缘。走行于海绵窦外侧壁的三叉神经眼支位于其上方，并逐渐向后经加塞神经节（Gasserian 神经节，为交感神经节）上中 1/3 的内侧斜向上行，到达三叉神经半月节压迹。在三叉神经半月节发出眼支之后，海绵窦内外侧壁的下缘合并在三叉神经半月节上部，其内侧为颈内动脉沟的外侧缘。只有三叉神经半月节的上部和加塞神经节直接位于海绵窦外侧壁。这样全部的三叉神经半月节均位于海绵窦后部的下外侧后部分。三叉神经半月节压迹起自后颅窝向前，骨性部分下方为岩骨嵴内侧，上方为岩上窦，内侧为海绵窦外侧缘，蛛网膜下腔伸入到三叉神经半月节囊内。颈内动脉岩骨段的末端从颈内动脉管穿行，途经三叉神经半月节和岩骨床突韧带的下方，向上进入海绵窦后部。颈内动脉从破裂孔处穿出，向上走行少许，再经床突岩骨韧带下方，达到蝶骨体外侧的颈内动脉沟。该部动脉只有海绵窦硬膜覆盖和包裹。上颌神经不同于三叉神经眼支走行于外侧壁上，它走行在海绵窦内、外侧壁在眼支下缘结合处的中颅窝硬膜下。眼上静脉沿眼支和上颌支之间的蝶骨体向后走行，到达海绵窦的前下部。将眼支和上颌支处的中颅窝底硬膜翻开，只有眼支的内侧有静脉窦，而上颌支内侧与骨膜附着，位于海绵窦前部的下缘。大量的静脉血管沿蝶鞍外缘、中颅窝底内侧、眶上裂、眶下裂、卵圆孔、圆孔、棘孔和垂体周围走行。这些静脉汇集在海绵窦，以往会被错误地认为是海绵窦的一部分，但实际上这些静脉汇集血管不是在海绵窦内，而是在硬脑膜包裹的颈内动脉外侧。这些静脉血管属于海绵窦外周静脉血管丛，通过细小孔道进入海绵窦内部，不属于真正在海绵窦内的结构。海绵窦肿瘤分类多按三叉神经半月节、岩尖和前床突等部位进行划分，如岩尖脑膜瘤、前床突神经鞘瘤。这些部位的肿瘤都可累及海绵窦区。

参见解剖图 2-2-1 ~ 图 2-2-27。

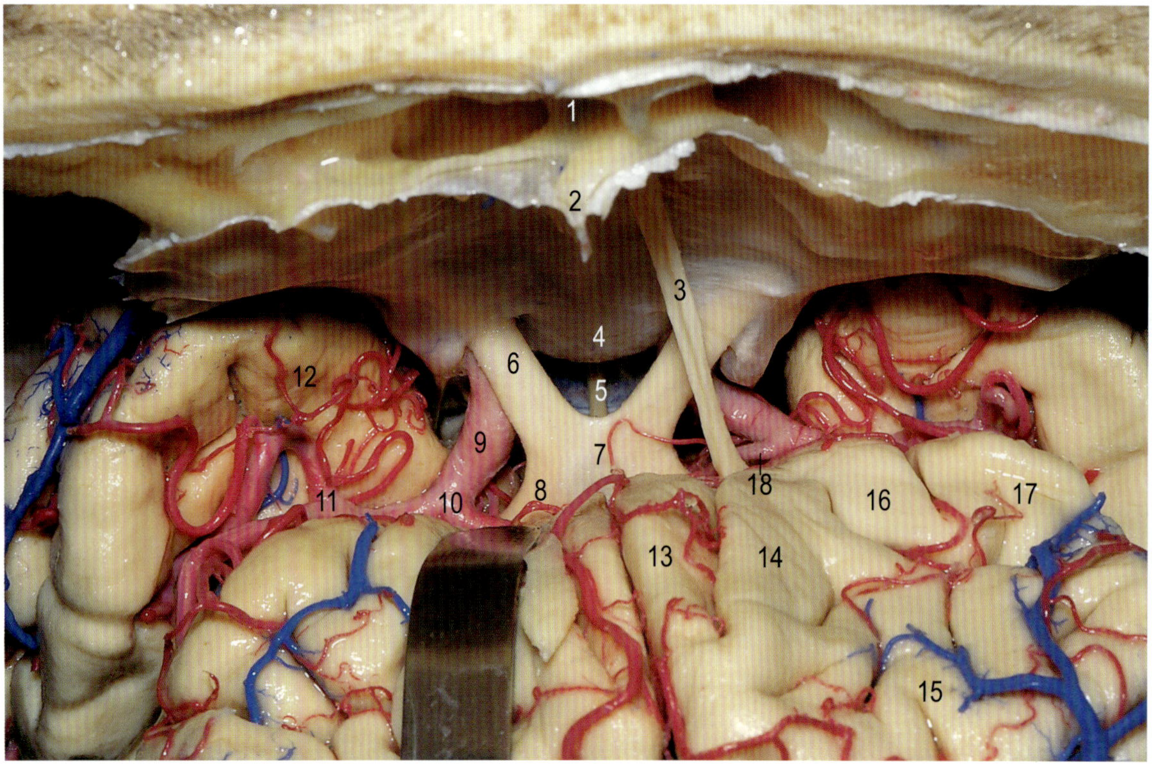

图 2-2-1　抬起双侧额叶，前上面观鞍区结构（Anterior view of the sellar structures by elevating the bifrontal lobe）

1. 额窦	Frontal sinus
2. 额骨内侧及鸡冠	Medial part of frontal bone and crista galli
3. 嗅束	Olfactory tract
4. 鞍结节	Tuberculum sellae
5. 垂体柄	Pituitary stalk
6. 视神经	Optic nerve
7. 视交叉	Optic chiasm
8. 视束	Optic tract
9. 颈内动脉	Intenal carotid artery
10. 颈内动脉分叉部	Bifurcation of internal carotid artery
11. 大脑中动脉	Middle cerebral artery
12. 颞极	Temporal pole
13. 直回	Rectus gyrus
14. 眶内侧回	Medial orbital gyrus
15. 眶前回	Anterior orbital gyrus
16. 眶后回	Posterior orbital gyrus
17. 眶外侧回	Lateral orbital gyrus
18. 大脑前动脉	Anterior cerebral artery

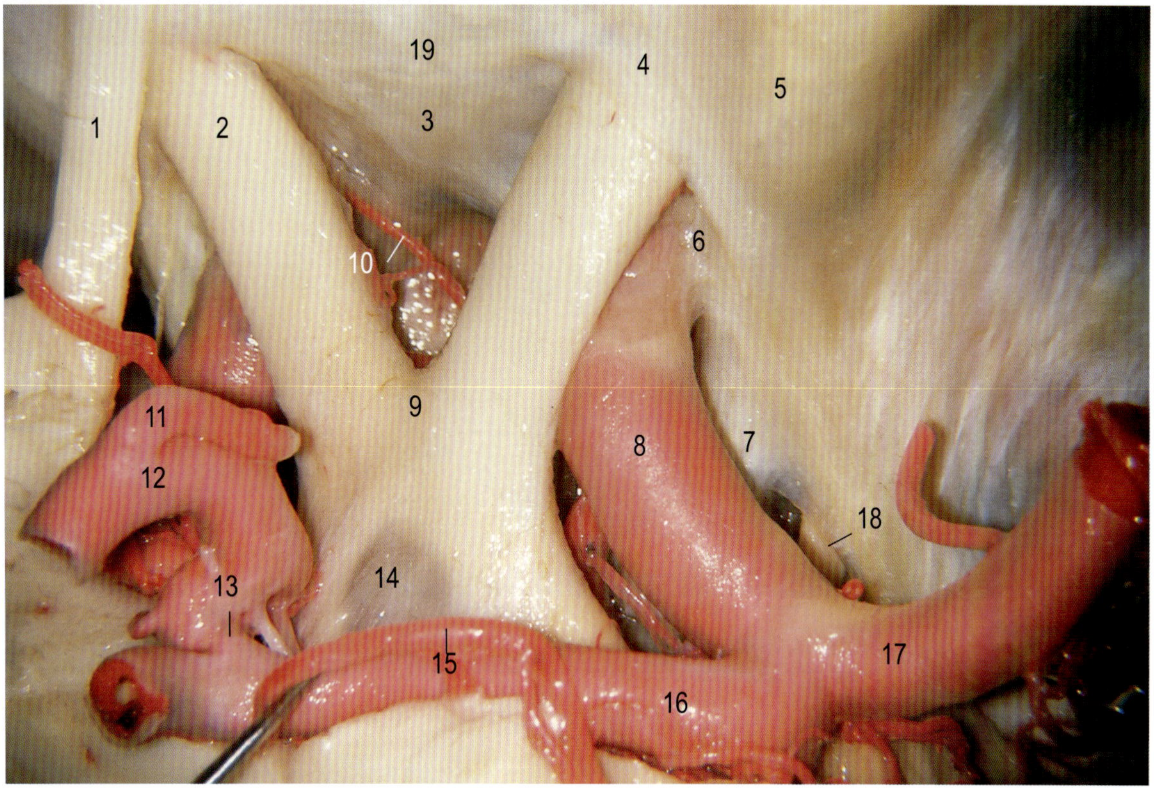

图 2-2-2　抬起双侧额叶，前上面观鞍区局部神经血管（Anterior enlarged view of the sellar structures after elevating the bifrontal lobe）

1. 嗅束	Olfactory tract
2. 视神经	Left optic nerve
3. 鞍结节	Tuberculum sellae
4. 视神经管膜部	Membranous part of optic canal
5. 右侧前床突	Right anterior clinoid process
6. 颈内动脉隐窝	Crypts of internal carotid artery
7. 后床突	Posterior clinoid process
8. 颈内动脉	Internal carotid artery
9. 视交叉	Optic chiasm
10. 垂体上动脉	Superior hypophysial artery
11. 左侧回返动脉	Left recurrent artery of Heubner
12. 左侧大脑前动脉 A_2 段	Left anterior cerebral artery, A_2 segment
13. 前交通动脉	Anterior communicating artery
14. 终板	Lamina terminalis
15. 右侧回返动脉	Right recurrent artery of Heubner
16. 右侧大脑前动脉 A_1 段	Right anterior cerebral artery， A_1 segment
17. 右侧大脑中动脉	Right middle cerebral artery
18. 动眼神经	Oculomotor nerve
19. 视交叉前沟	Prechiasmatic sulcus

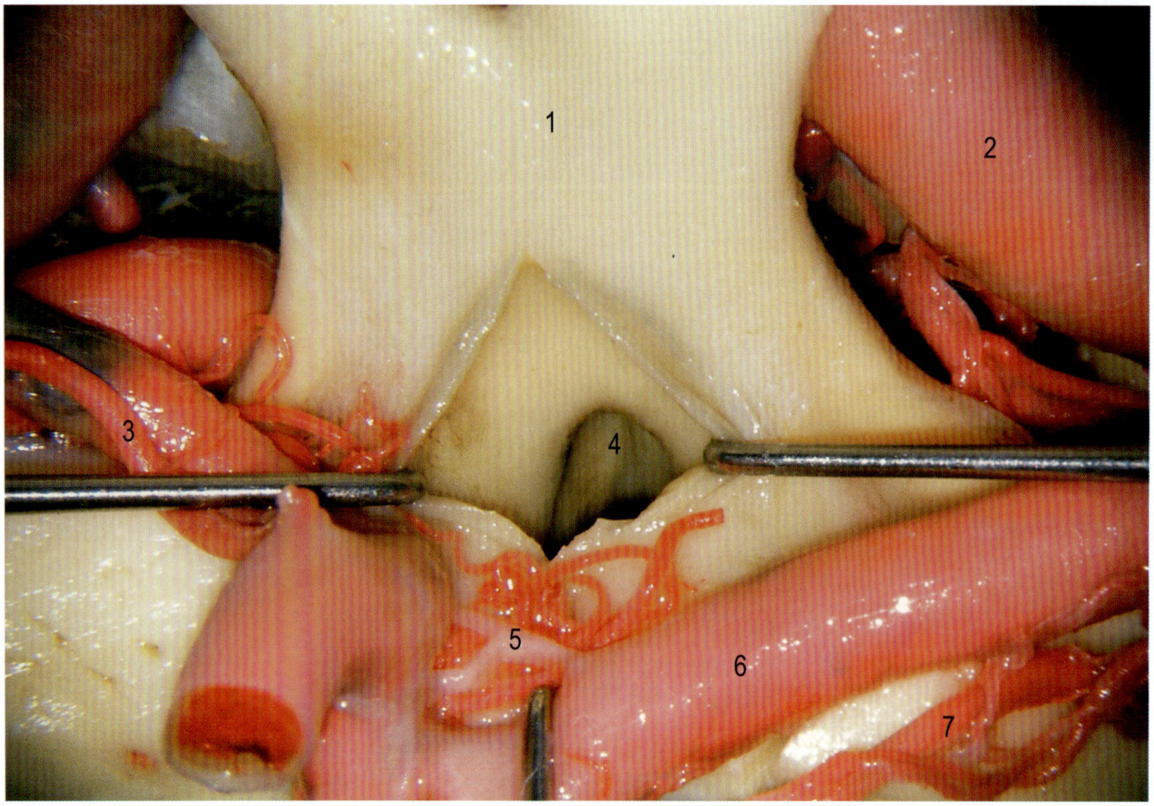

图 2-2-3 切开终板，前上面观鞍区及第三脑室内结构（Anteriosuperior view of the sellar region and the medial structures of the third ventricle through opening the laminal terminalis）

1. 视交叉	Optic chiasm
2. 右侧颈内动脉	Right internal carotid artery
3. 左侧回返动脉	Left recurrent artery of Heubner
4. 第三脑室	Third ventricle
5. 前交通动脉窗畸形部分	Part of deformed fenestration of anterior communicating artery
6. 右侧大脑前动脉	Right anterior cerebral artery
7. 右侧回返动脉	Right recurrent artery of Heubner

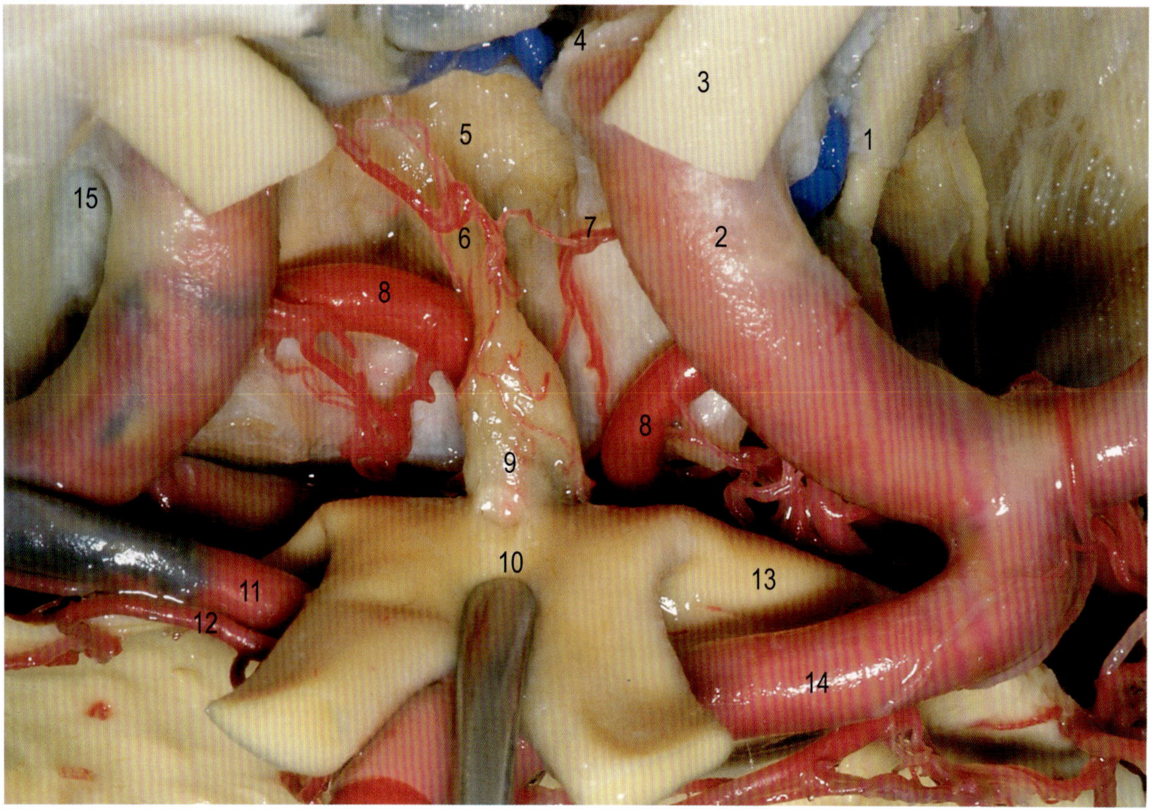

图 2-2-4　切断双侧视神经并牵向后上方，前上面观鞍区结构（Anteriosuperior view of the sellar structures through retracting posteriorly the bilateral optic nerves after incising the nerves）

1. 动眼神经	Oculomotor nerve
2. 颈内动脉	Internal carotid artery
3. 视神经	Optic nerve
4. 颈内动脉上环	Upper ring of internal carotid artery
5. 垂体	Pituitary gland
6. 垂体柄	Pituitary stalk
7. 垂体上动脉	Superior hypophysial artery
8. 后交通动脉	Posterior communicating artery
9. 漏斗	Infundibulum
10. 视交叉	Optic chiasm
11. 左侧大脑前动脉 A_1 段	A_1 segment of left anterior cerebral artery
12. 回返动脉	Recurrent artery of Heubner
13. 视束	Optic tract
14. 右侧大脑前动脉 A_1 段	A_1 segment of right anterior cerebral artery
15. 颈内动脉隐窝	Recess of internal carotid artery

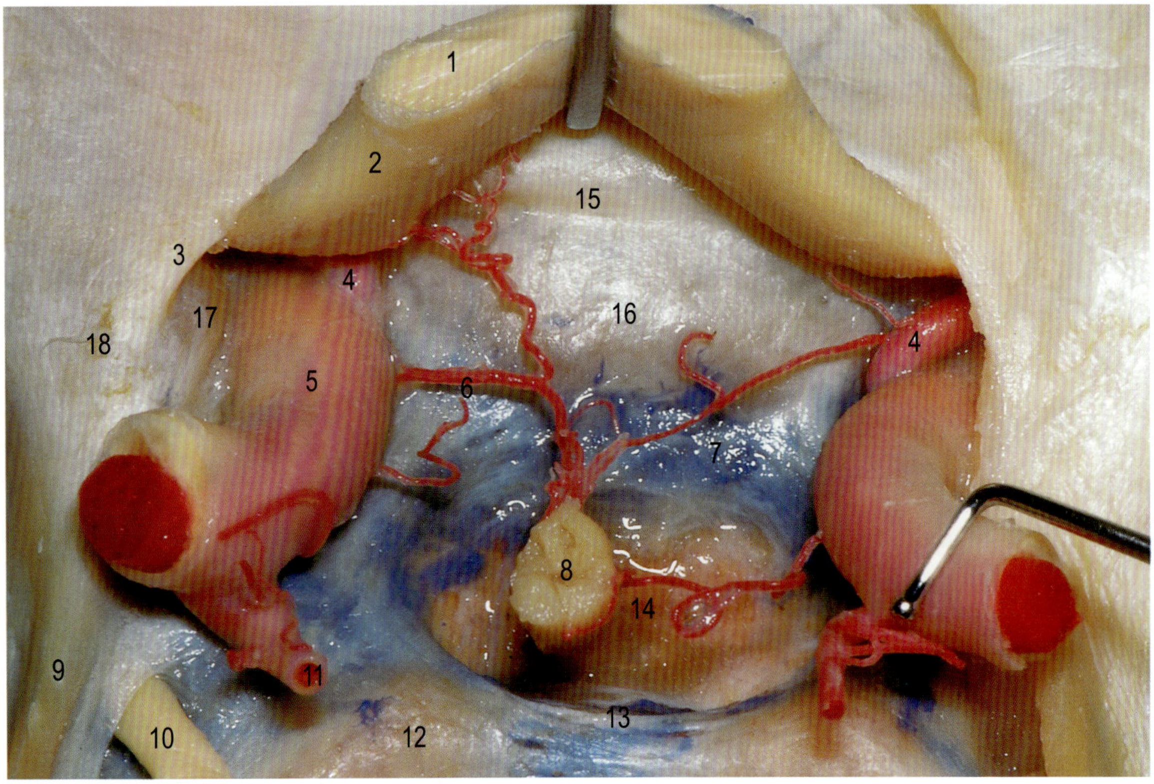

图 2-2-5 切断视交叉并牵向前方，后上方观鞍区结构（Posterioosuperior view of the sellar structures through retracting anteriorly the optic chiasm after incising the chiasm）

1. 视交叉	Optic chiasm
2. 视神经	Optic nerve
3. 镰状韧带	Falciform ligament
4. 眼动脉	Ophthalmic artery
5. 颈内动脉	Internal carotid artery
6. 垂体上动脉	Superior hypophysial artery
7. 海绵间窦	Intercavernous sinus
8. 垂体柄	Pituitary stalk
9. 前岩床皱襞	Anterior petroclinoid fold
10. 动眼神经	Oculomotor nerve
11. 后交通动脉	Posterior communicating artery
12. 后床突	Posterior clinoid process
13. 鞍隔	Diaphragma sellae
14. 垂体	Pituitary gland
15. 视交叉沟	Sulcus of optic chiasm
16. 鞍结节	Sellae tuberculum
17. 颈内动脉隐窝	Recess of internal carotid artery
18. 前床突	Anterior clinoid process

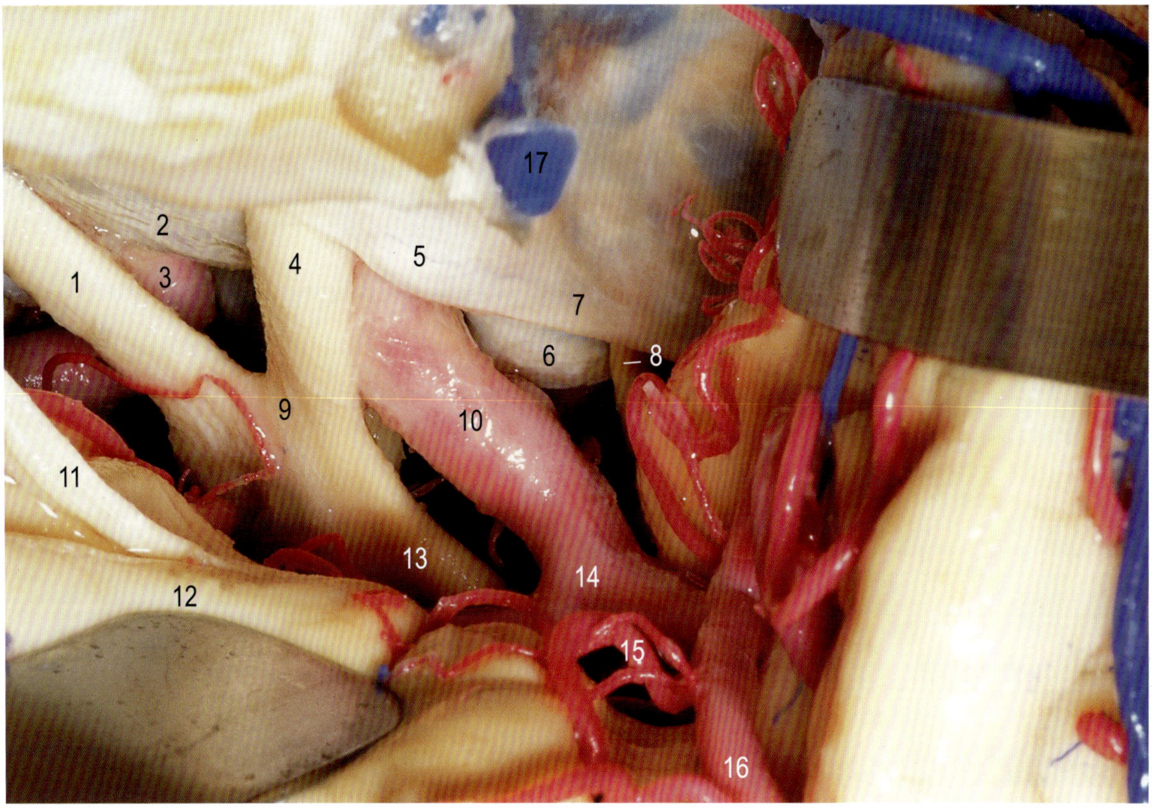

图 2-2-6 分开外侧裂，右前上方观鞍区结构（Right lateral view of the sellar structure through retracting the sylvian fissure）

1. 左侧视神经	Left optic nerve
2. 鞍结节	Tuberculum sellae
3. 左侧颈内动脉	Left internal carotid artery (ICA)
4. 右侧视神经	Right optic nerve
5. 前床突	Anterior clinoid process
6. 后床突	Posterior clinoid process
7. 前岩床皱襞	Anterior petroclinoid fold
8. 动眼神经	Oculomotor nerve
9. 视交叉	Optic chiasm
10. 右侧颈内动脉	Right internal carotid artery
11. 嗅束	Olfactory tract
12. 眶后回	Posterior orbital gyrus
13. 视束	Optic tract
14. 颈内动脉分叉	Bifurcation of internal carotid artery
15. 内侧豆纹动脉	Medial lenticulostriate arteries
16. 大脑中动脉	Middle cerebral artery
17. 蝶顶窦	Sphenoparietal sinus

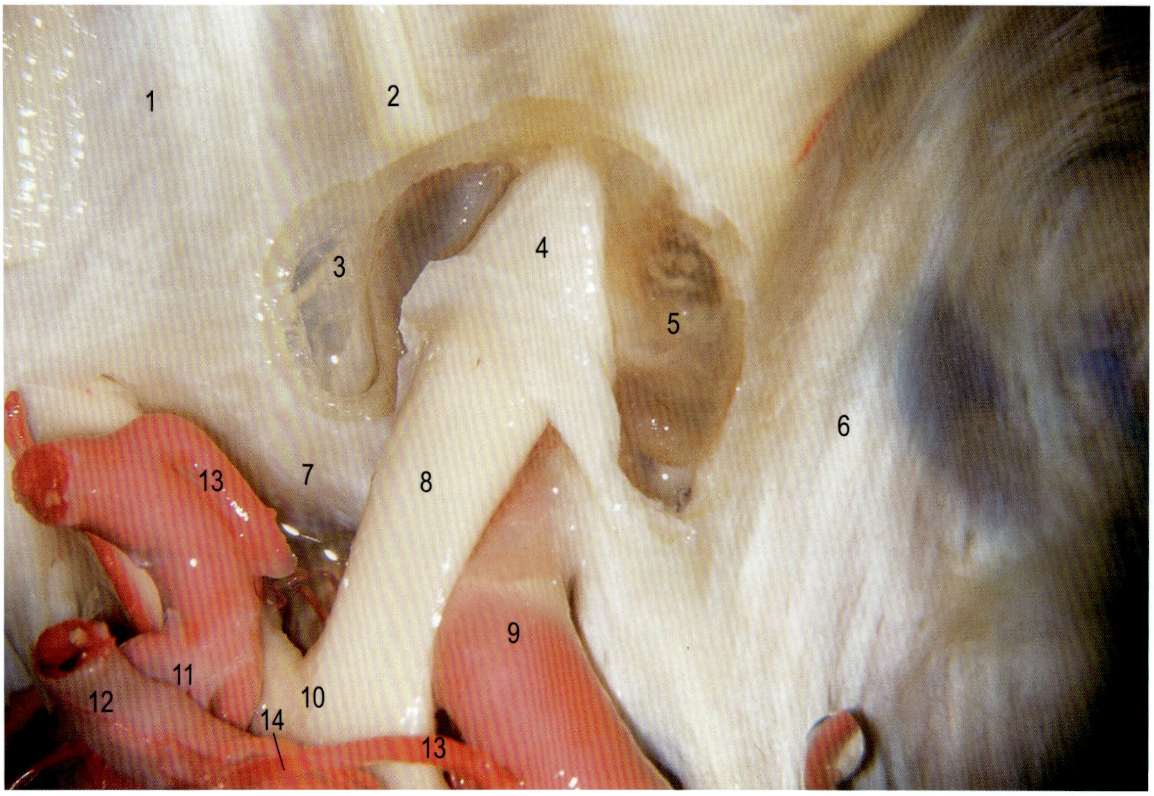

图 2-2-7 部分切开视神经管，外上方观局部结构（Superiolateral view of the part of the optic canal structures through opening the optic canal）

1. 蝶骨平台	Sphenoid planum
2. 嗅束	Olfactory tract
3. 蝶窦黏膜	Mucosa of sphenoid sinus
4. 视神经鞘	Sheath of optic nerve
5. 筛窦黏膜	Mucosa of ethmoid sinus
6. 海绵窦外侧壁	Lateral wall of cavernous sinus
7. 鞍结节	Sellar tuberculum
8. 视神经	Optic nerve
9. 颈内动脉	Internal carotid artery
10. 视交叉	Optic chiasm
11. 前交通动脉	Anterior communicating artery
12. 大脑前动脉 A_2 段	A_2 segment of anterior cerebral artery
13. 回返动脉	Recurrent artery of Heubner
14. 大脑前动脉 A_1 段	A_1 segment of anterior cerebral artery

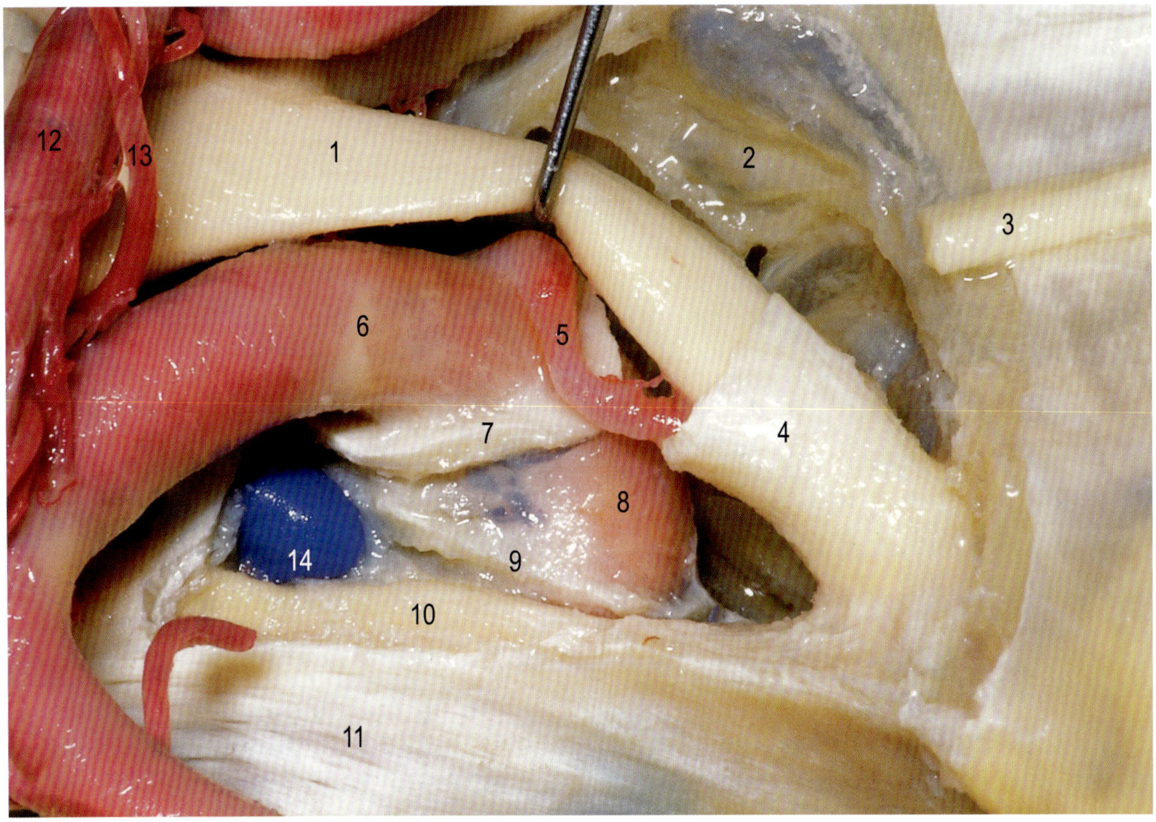

图 2-2-8　切除右侧前床突，右上方观床突下颈内动脉及周围结构（Superiolateral view of the right internal carotid artery under the anterior clinoid process through removing the right anterior clinoid process）

1. 视神经	Optic nerve
2. 筛窦	Ethmoid sinus
3. 嗅束	Olfactory tract
4. 视神经鞘	Sheath of optic nerve
5. 眼动脉	Ophthalmic artery
6. 颈内动脉	Internal carotid artery (ICA)
7. 颈内动脉上环	Upper ring of internal carotid artery
8. 颈内动脉床突下段	Inferior clinoid segment of internal carotid artery
9. 颈内动脉下环	Inferior ring of internal carotid artery
10. 动眼神经	Oculomotor nerve
11. 海绵窦外侧壁	Lateral wall of cavernous sinus
12. 大脑前动脉 A_1 段	A_1 segment of anterior cerebral artery
13. 回返动脉	Recurrent artery of Heubner
14. 海绵窦内侧部	Medial portion of the cavernous sinus

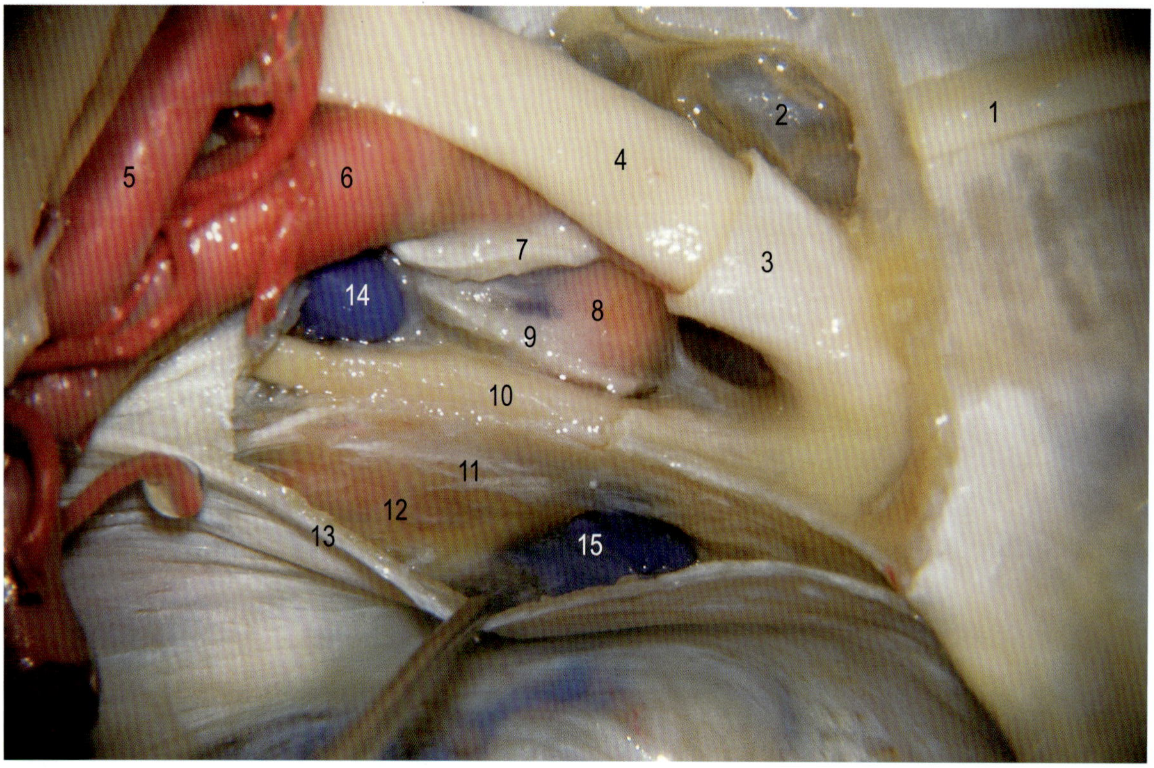

图 2-2-9 切除右侧前床突，右上方观床突下颈内动脉及海绵窦前部结构（Superiolateral view of the right internal carotid artery under the anterior clinoid process and anterior part of the cavernous sinus through removing the right anterior clinoid process）

1. 嗅束	Olfactory tract
2. 蝶窦	Sphenoid sinus
3. 视神经鞘	Sheath of optic nerve
4. 视神经	Optic nerve
5. 大脑前动脉	Anterior cerebral artery
6. 颈内动脉	Internal carotid artery (ICA)
7. 颈内动脉上环	Upper ring of internal carotid artery
8. 颈内动脉床突段	Clinoid segment of internal carotid artery
9. 颈内动脉下环	Inferior ring of internal carotid artery
10. 动眼神经	Oculomotor nerve
11. 海绵窦外侧壁内膜	Internal membrane of lateral wall of carvernous sinus
12. 颈内动脉海绵窦段	Carvernous segment part of internal carotid artery
13. 前岩床皱襞	Anterior petroclinoid fold
14. 海绵窦内侧部	Medial part of carvernous sinus
15. 海绵窦前外侧	Anterior lateral part of cavernous sinus

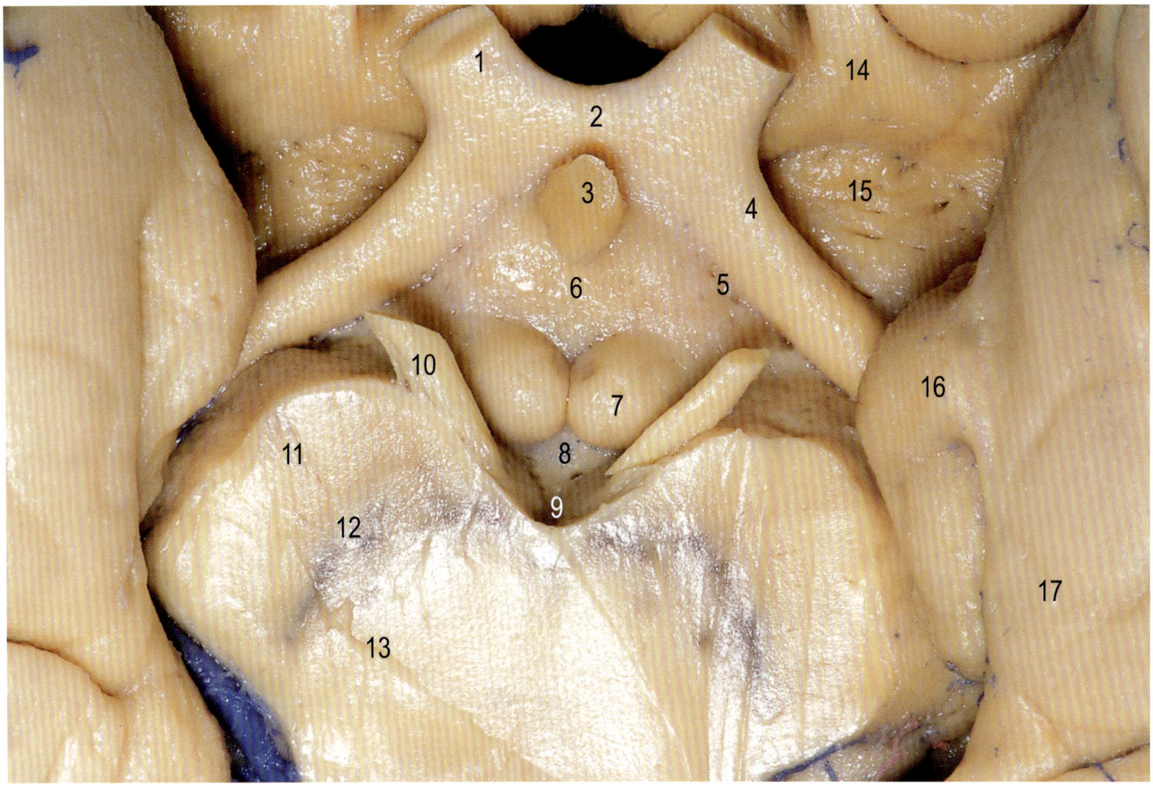

图 2-2-10　鞍区结构下面观（Inferior view of the sellar structures）

1. 视神经　Optic nerve
2. 视交叉　Optic chiasma
3. 漏斗　Infundibulum
4. 视束　Optic tract
5. 旁穿质　Premamillary perforated substance
6. 灰结节　Cinereum tuber
7. 乳头体　Mamillary body
8. 后穿质　Posterior perforated substance
9. 脚间窝　Interpeduncular fossa
10. 动眼神经　Oculomotor nerve
11. 大脑脚　Cerebral peduncle
12. 黑质　Substantia nigra
13. 红核　Red nucleus
14. 嗅三角　Olfactory trigone
15. 前穿质　Anterior perforated substance
16. 钩回　Uncus
17. 海马旁回　Parahippocampal gyrus

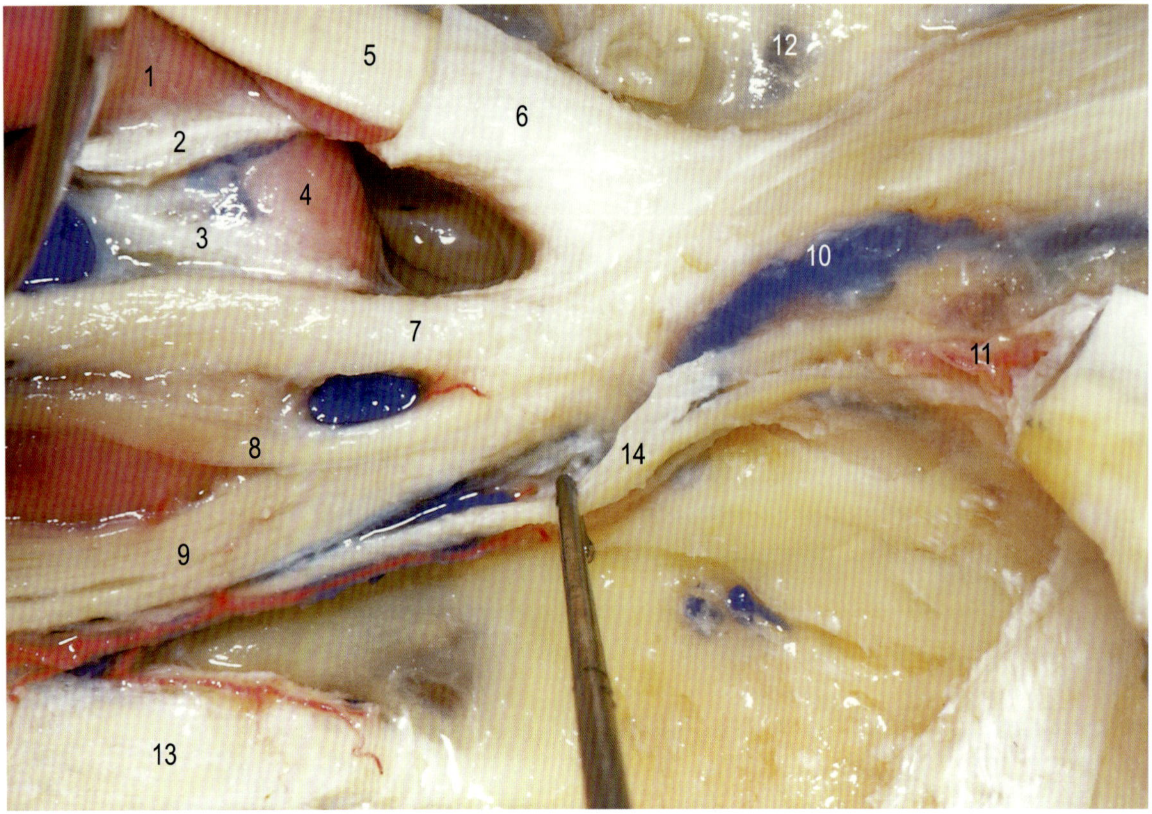

图 2-2-11　外面观海绵窦前部结构（Lateral view of the anterior part of the cavernous sinus）

1. 颈内动脉	Internal carotid artery (ICA)
2. 颈内动脉上环	Upper ring of Internal carotid artery
3. 颈内动脉下环	Inferior ring of the surrounding structures
4. 颈内动脉床突下段	Infraclinoid segment of the surrounding structures
5. 视神经	Optic nerve
6. 视神经鞘	Sheath of optic nerve
7. 动眼神经	Oculomotor nerve
8. 滑车神经	Trochlear nerve
9. 三叉神经眼支	Ophthalmic nerve
10. 眶下静脉	Infraorbital vein
11. 眶脑膜动脉	Orbitomeningeal artery
12. 蝶窦	Sphenoid sinus
13. 三叉神经上颌支	Maxillary nerve
14. 泪腺神经	Lacrimal nerve

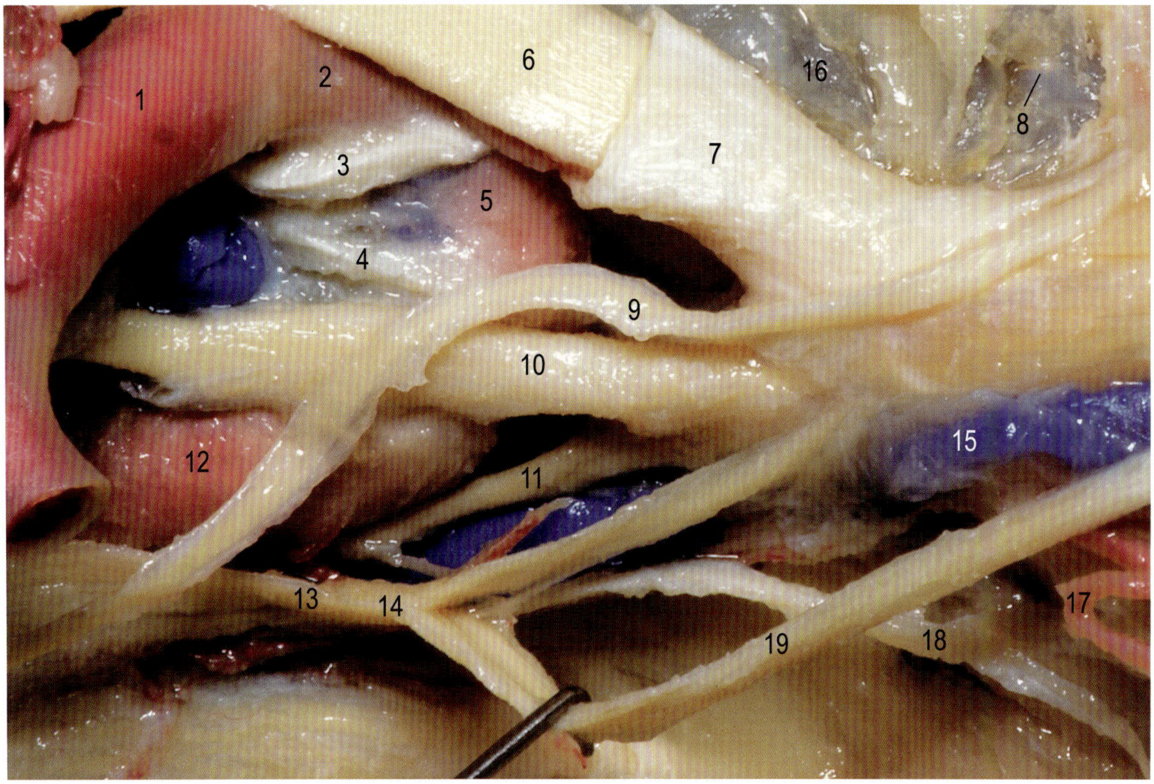

图 2-2-12　海绵窦前中部结构外侧观（Lateral view of the anteriomiddle part of the cavernous sinus）

1. 颈内动脉颅内段	Intracranial segment of internal carotid artery (ICA)
2. 颈内动脉床突段	Clinoid segment of ICA
3. 颈内动脉上环	Upper ring of ICA
4. 颈内动脉下环	Inferior ring of ICA
5. 颈内动脉床突下段	Infraclinoid segment of ICA
6. 视神经	Optic nerve
7. 视神经鞘	Sheath of optic nerve
8. 后组筛窦	Posterior ethmoid sinus
9. 滑车神经	Trochlear nerve
10. 动眼神经	Oculomotor nerve
11. 外展神经	Abducent nerve
12. 颈内动脉海绵窦段	Cavernous segment of internal carotid artery
13. 垂体下动脉	Inferior hypophysial artery
14. 三叉神经眼支	Ophthalmic nerve
15. 眶下静脉	Infraorbital vein
16. 蝶窦	Sphenoid sinus
17. 眶脑膜动脉	Orbitomeningeal artery
18. 泪腺神经	Lacrimal nerve
19. 额神经	Frontal nerve

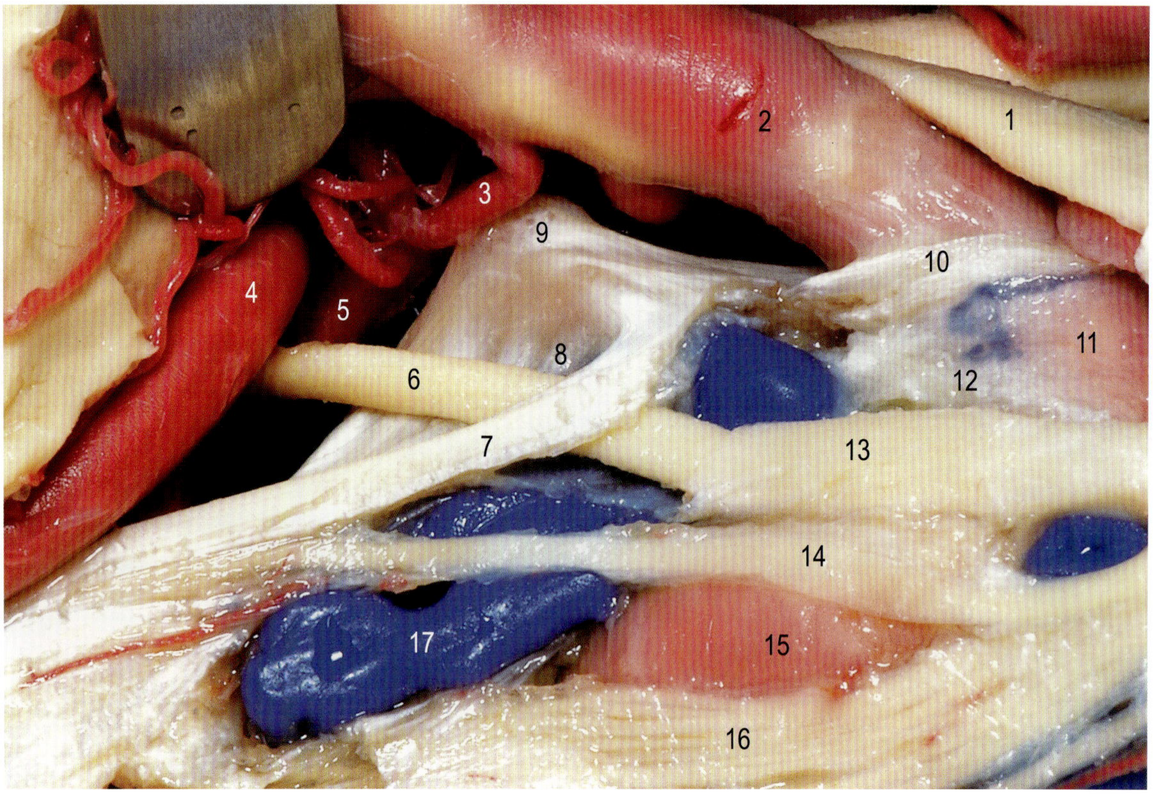

图 2-2-13　海绵窦中后上部结构外面观（Lateral view of the posterio superior part of the middle cavernous sinus）

1. 视神经	Optic nerve
2. 颈内动脉床突段	Clinoid segment of internal carotid artery (ICA)
3. 后交通动脉	Posterior communicating artery
4. 大脑后动脉 P_2 段	P_2 segment of posterior cerebral artery
5. 小脑上动脉	Superior cerebellar artery
6. 动眼神经颅内段	Intracranial segment of oculomotor nerve
7. 前岩床皱襞	Anterior petroclinoid fold
8. 动眼神经隐窝	Recess of oculomotor nerve
9. 后床突	Posterior clinoid process
10. 颈内动脉上环	Upper ring of internal carotid artery
11. 颈内动脉床突下段	Infraclinoid segment of internal carotid artery
12. 颈内动脉下环	Inferior ring of internal carotid artery
13. 动眼神经海绵窦段	Carvernous segment of oculomotor nerve
14. 滑车神经	Trochlear nerve
15. 颈内动脉海绵窦段	Carvernous segment of internal carotid artery
16. 三叉神经眼支	Ophthalmic nerve
17. 海绵窦静脉丛	Venous plexus of carvernous sinus

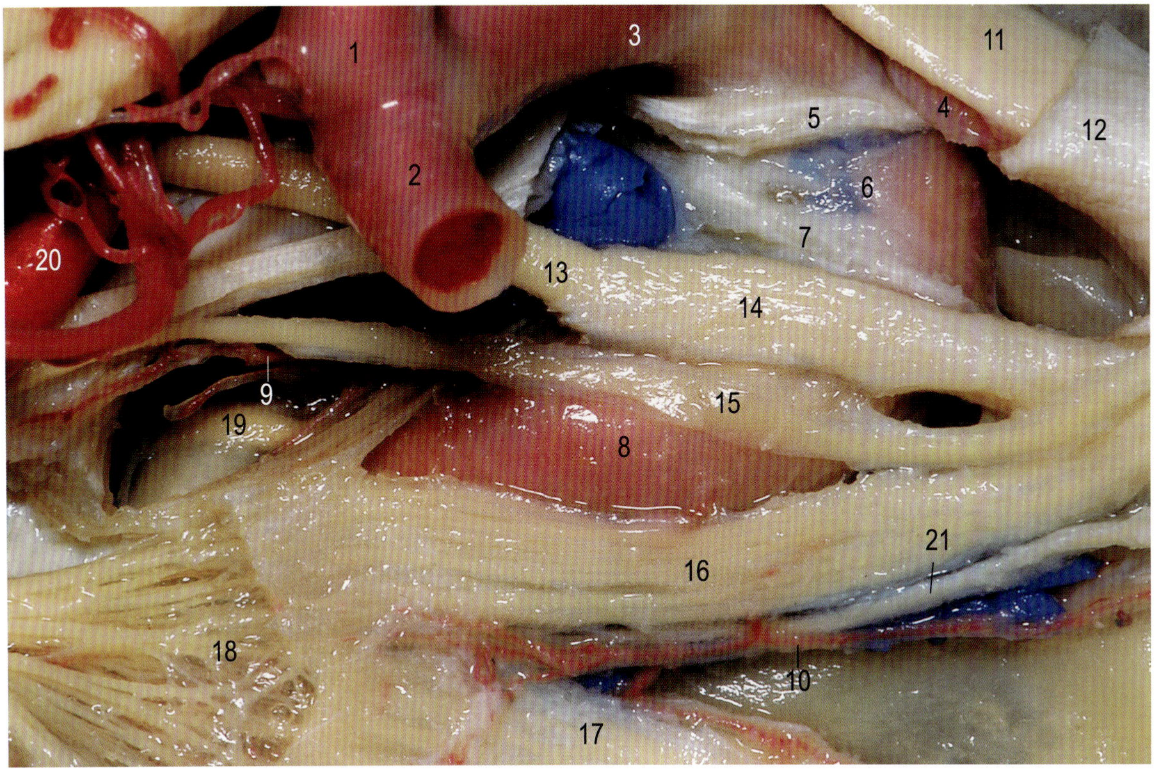

图 2-2-14 海绵窦中后部结构外面观（Lateral view of the posteriomiddle part of the cavernous sinus）

1. 大脑前动脉	Anterior cerebral artery
2. 大脑中动脉	Middle cerebral artery
3. 颈内动脉	Internal carotid artery
4. 眼动脉	Olphthalmic artery
5. 颈内动脉上环	Upper ring of internal carotid artery
6. 颈内动脉前膝部	Anterior lap part of internal carotid artery
7. 颈内动脉下环	Inferior ring of internal carotid artery
8. 颈内动脉水平段	Horizontal segment of internal carotid artery
9. 脑膜垂体动脉分支	Branch of meningohypophyseal artery
10. 颈内动脉海绵窦外侧支	Lateral carvernous branch of internal carotid artery
11. 视神经	Optic nerve
12. 视神经鞘	Sheath of optic nerve
13. 动眼神经	Oculomotor nerve
14. 动眼神经鞘	Sheath of oculomotor nerve
15. 滑车神经	Trochlear nerve
16. 三叉神经眼支	Ophthalmic nerve
17. 三叉神经上颌支	Maxillary nerve
18. 三叉神经节	Trigeminal ganglion
19. 外展神经	Abducent nerve
20. 大脑后动脉	Posterior cerebral artery
21. 泪腺神经	Lacrimal nerve

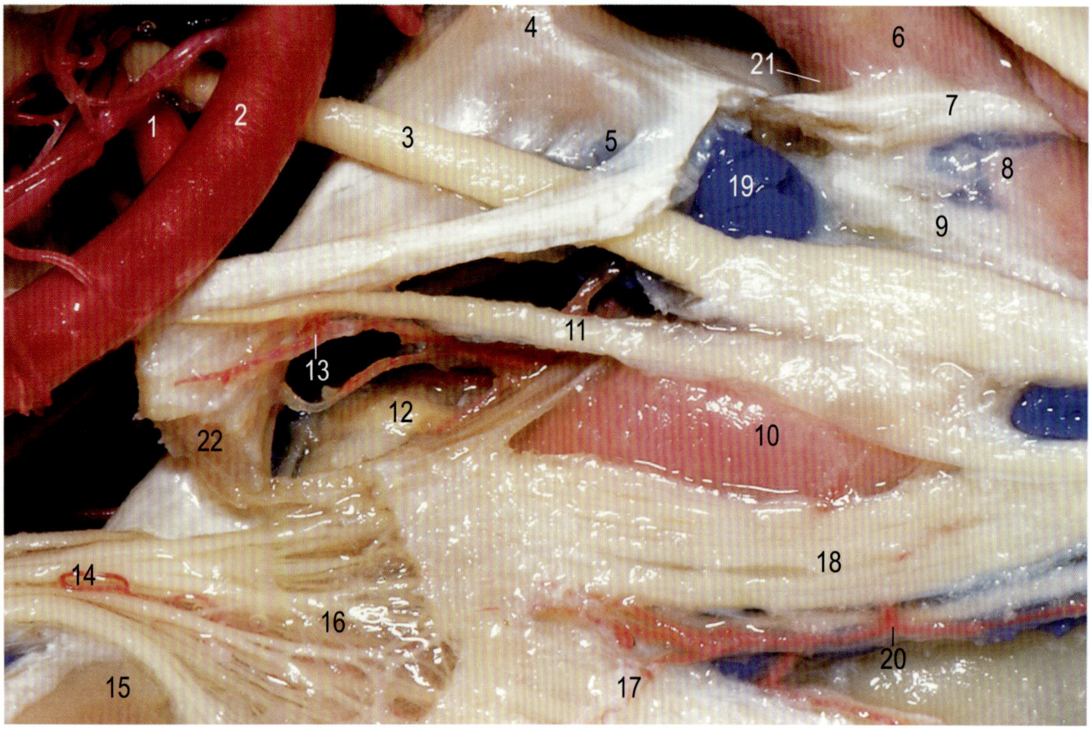

图 2-2-15　海绵窦中后部结构外面观（Lateral view of the posteriomiddle part of the cavernous sinus）

1. 小脑上动脉	Superior cerebellar artery
2. 大脑后动脉	Posterior cerebral artery
3. 动眼神经颅内段	Intracranial segment of oculomotor nerve
4. 后床突	Posterior clinoid process
5. 动眼神经隐窝	Crypts of oculomotor nerve
6. 颈内动脉床突段	Clinoid segment of internal carotid artery
7. 颈内动脉上环	Upper ring of internal carotid artery
8. 颈内动脉床突下段	Infraclinoid segment of internal carotid artery
9. 颈内动脉下环	Inferior ring of internal carotid artery
10. 颈内动脉海绵窦段	Cavernous segment of internal carotid artery
11. 滑车神经	Trochlear nerve
12. 外展神经	Abducent nerve
13. 小脑幕缘动脉	Marginal tentorial artery
14. 三叉神经后根	Posterior root of trigeminal nerve
15. 岩尖	Petrosal apex
16. 三叉神经节	Trigeminal ganglion
17. 三叉神经上颌支	Maxillary nerve
18. 三叉神经眼支	Ophthalmic nerve
19. 海绵窦静脉丛	Cavernous venous plexus
20. 颈内动脉海绵窦外侧支	Lateral cavernous branch of internal carotid artery
21. 颈内动脉凹	Carotid cave
22. 后床突皱襞	Posterior petroclinoid fold

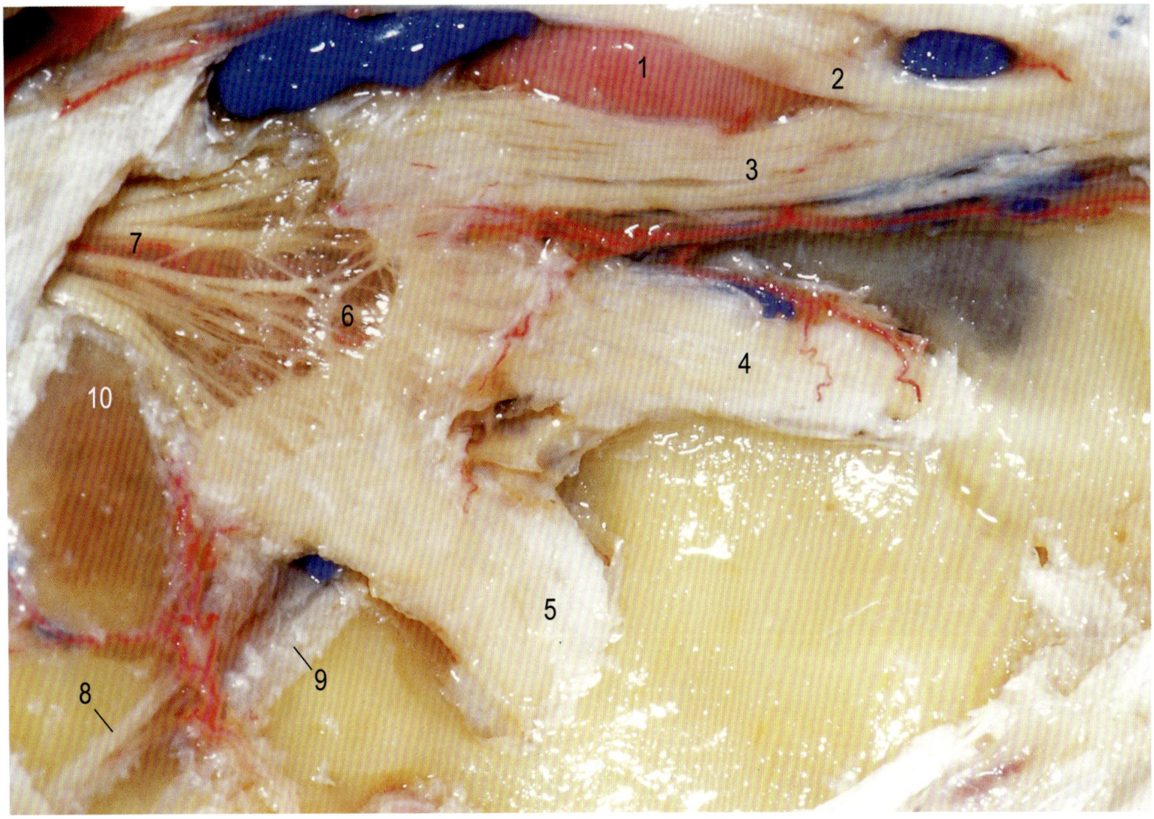

图 2-2-16　海绵窦后下部结构外面观（Lateral view of the posterioinferior part of the cavernous sinus）

1. 颈内动脉水平段	Horizonal segment of internal carotid artery
2. 滑车神经	Trochlear nerve
3. 三叉神经眼支	Ophthalmic nerve
4. 三叉神经上颌支	Maxillary nerve
5. 三叉神经下颌支	Mandibular nerve
6. 三叉神经半月节	Trigeminal ganglion
7. 三叉神经根	Root of trigeminal nerve
8. 岩浅大神经	Greater superficial petrosal nerve
9. 岩浅小神经	Lesser superficial petrosal nerve
10. 岩尖	Petrosal apex

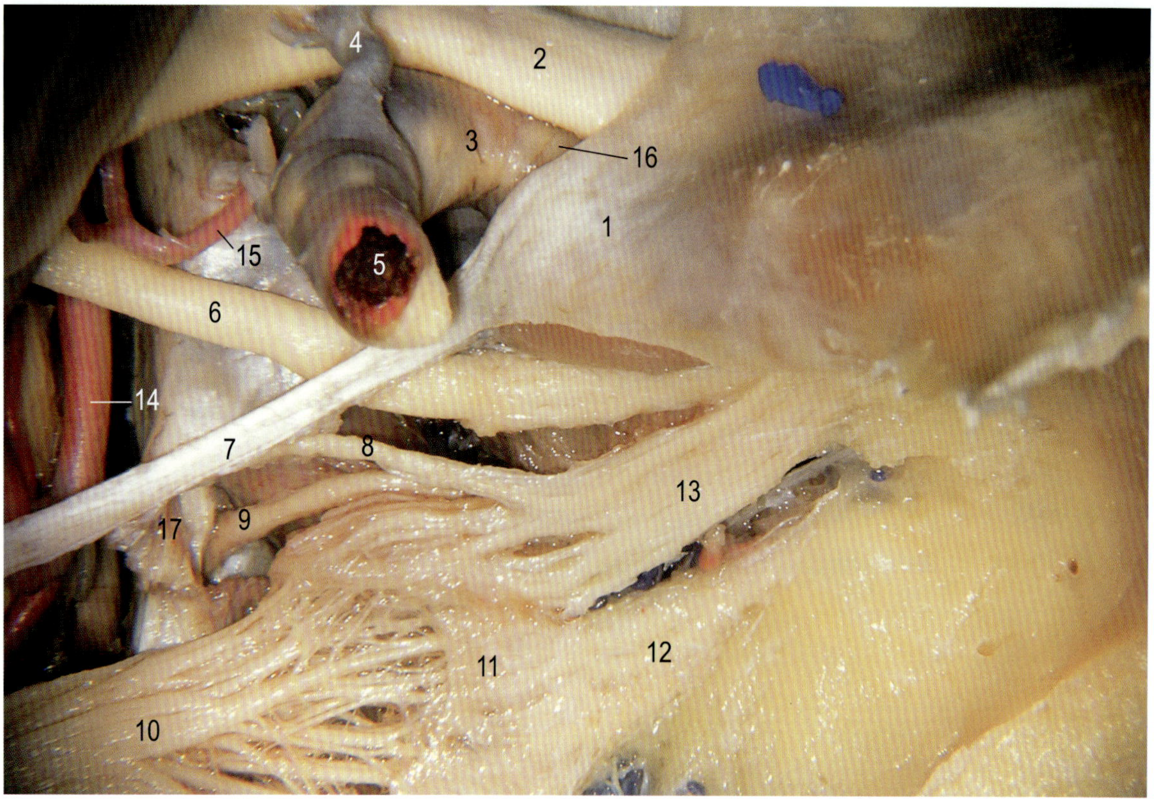

图 2-2-17 海绵窦后上部结构外面观（Lateral view of the superioposterior part of the cavernous sinus）

1. 前床突	Anterior clinoid process
2. 视神经	Optic nerve
3. 颈内动脉	Internal carotid artery
4. 大脑前动脉	Anterior cerebral artery
5. 大脑中动脉	Middle cerebral artery
6. 动眼神经	Oculomotor nerve
7. 前岩床皱襞	Anterior petroclinoid fold
8. 滑车神经	Trochlear nerve
9. 外展神经	Abducent nerve
10. 三叉神经后根	Posterior root of trigeminal nerve
11. 三叉神经半月节	Trigeminal ganglion
12. 三叉神经上颌支	Maxillary nerve
13. 三叉神经眼支	Ophthalmic nerve
14. 大脑后动脉	Posterior cerebral artery
15. 后交通动脉	Posterior communicating artery
16. 颈内动脉凹	Carotid cave
17. 后床突皱襞	Posterior petroclinoid fold

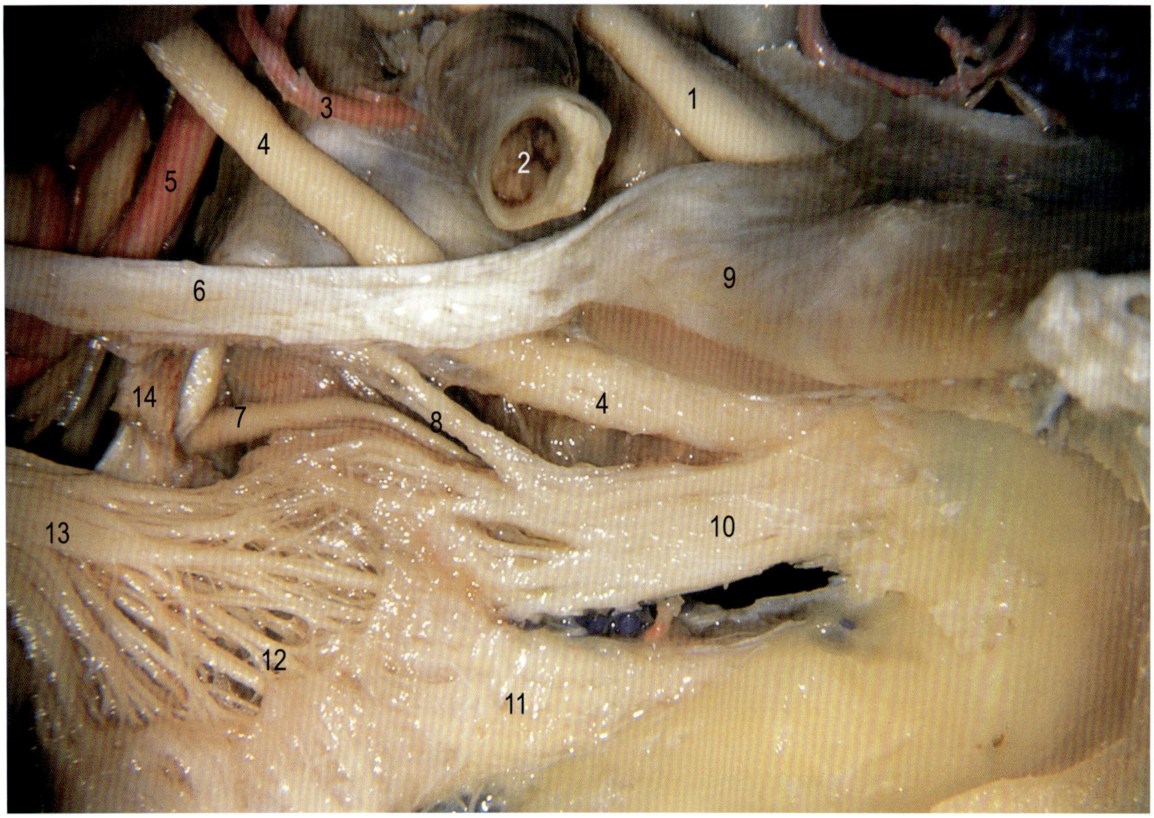

图 2-2-18　海绵窦后上部结构外面观（Lateral view of the superioposterior part of the cavernous sinus）

1. 视神经	Optic nerve
2. 大脑中动脉	Middle cerebral arterty
3. 后交通动脉	Posterior communicating artery
4. 动眼神经	Oculomotor nerve
5. 大脑后动脉	Posterior cerebral artery
6. 前岩床皱襞	Anterior petroclinoid fold
7. 外展神经	Abducent nerve
8. 滑车神经	Trochlear nerve
9. 前床突	Anterior clinoid process
10. 三叉神经眼支	Ophthalmic nerve
11. 三叉神经上颌支	Maxillary nerve
12. 三叉神经半月节	Trigeminal ganglion
13. 三叉神经后根	Posterior root of trigeminal nerve
14. 后岩床皱襞	Posterior petroclinoid fold

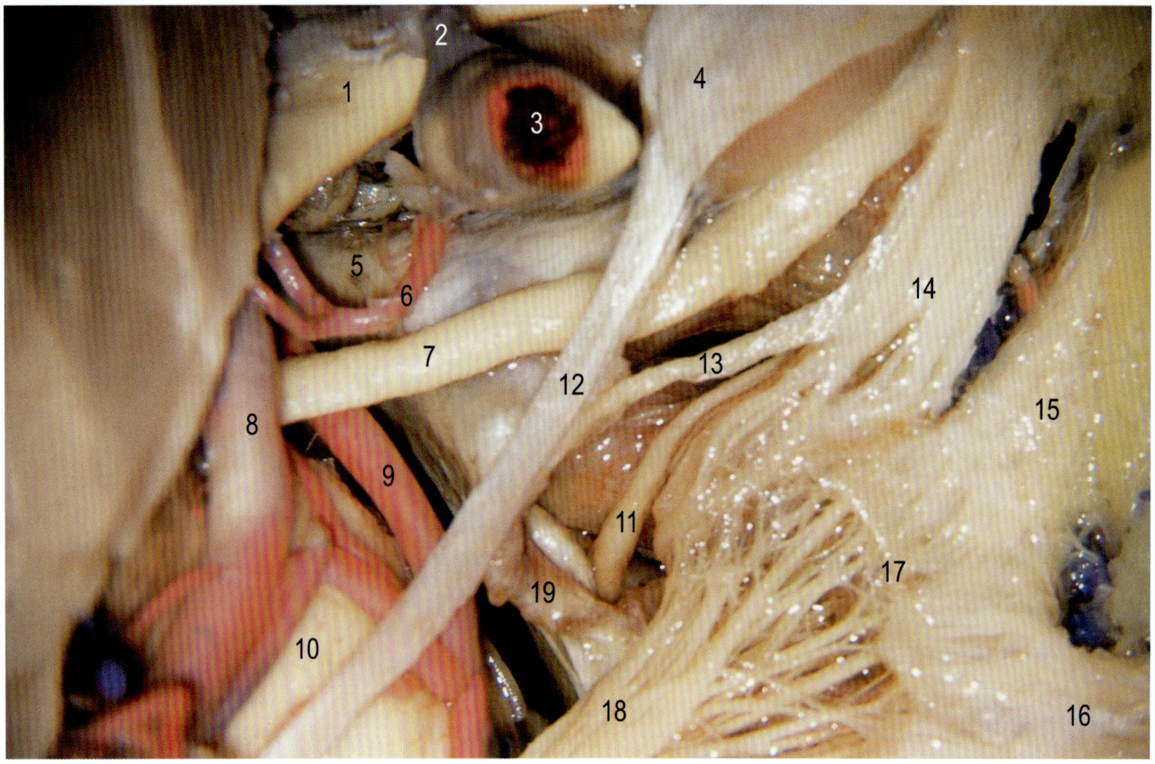

图 2-2-19　海绵窦后上部结构外侧观（Lateral view of the superioposterior part of cavernous sinus）

1. 视束	Optic tract
2. 大脑前动脉	Anterior cerebral artery
3. 大脑中动脉	Middle cerebral artery
4. 前床突	Anterior clinoid process
5. 鞍背	Dorsum sellae
6. 后交通动脉	Posterior communicating artery
7. 动眼神经	Oculomotor nerve
8. 大脑后动脉	Posterior cerebral artery
9. 小脑上动脉	Superior cerebellar artery
10. 脑桥	Pons
11. 外展神经	Abducent nerve
12. 前岩床皱襞	Anterior petroclinoid fold
13. 滑车神经	Trochlear nerve
14. 三叉神经眼支	Ophthalmic nerve
15. 三叉神经上颌支	Maxillary nerve
16. 三叉神经下颌支	Mandibular nerve
17. 三叉神经半月节	Trigeminal ganglion
18. 三叉神经后根	Posterior root of trigeminal nerve
19. 后岩床皱襞	Posterior petroclinoid fold

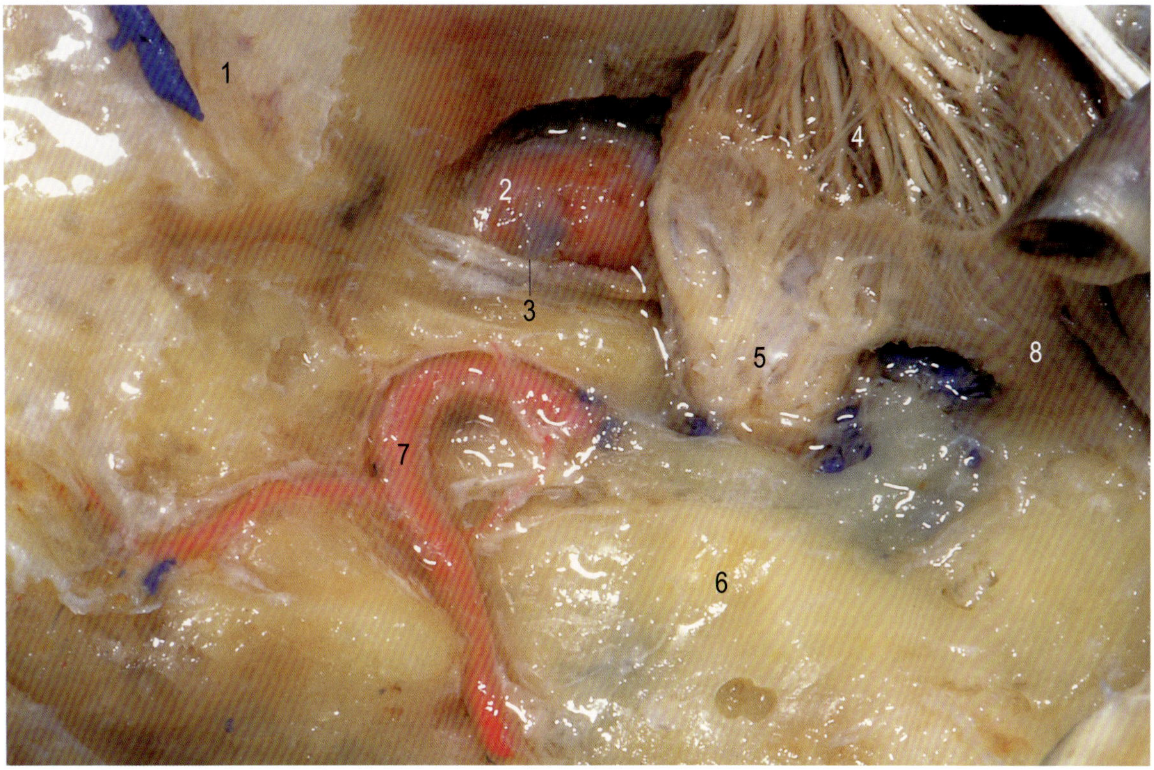

图 2-2-20　海绵窦后下部结构外侧观（Lateral view of the posterioinferior part of the cavernous sinus）

1. 岩骨尖部	Apex of petrosal bone
2. 颈内动脉海绵窦段	Cavernous segment of internal carotid artery
3. 岩浅大神经	Greater superficial petrosal nerve
4. 三叉神经半月节	Trigeminal ganglion
5. 下颌神经	Mandibular nerve
6. 颞窝	Temporal fossa
7. 脑膜中动脉	Middle meningeal artery
8. 三叉神经上颌支	Maxillary nerve

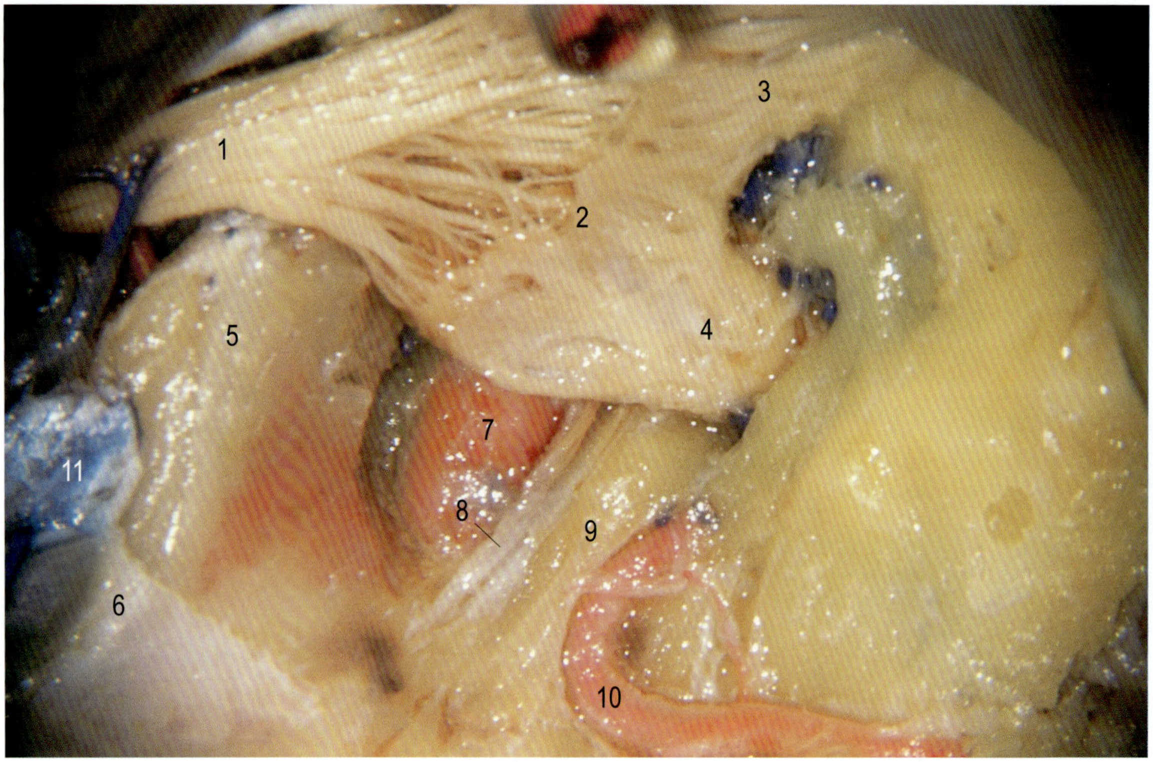

图 2-2-21 海绵窦后下部结构外侧观（Lateral view of the posterioinferior part of the cavernous sinus）

1. 三叉神经后根	Posterior root of trigeminal nerve
2. 三叉神经半月节	Trigeminal ganglion
3. 上颌神经	Maxillary nerve
4. 下颌神经	Mandibular nerve
5. 岩骨尖部	Apex of petrosal bone
6. 岩上嵴	Suprapetrosal ridge
7. 颈内动脉岩骨段	Petrosal segment of internal carotid artery
8. 岩浅大神经	Greater superficial petrosal nerve
9. 岩浅小神经	Lesser superficial petrosal nerve
10. 脑膜中动脉	Middle meningeal artery
11. 岩上窦	Superior petrosal sinus

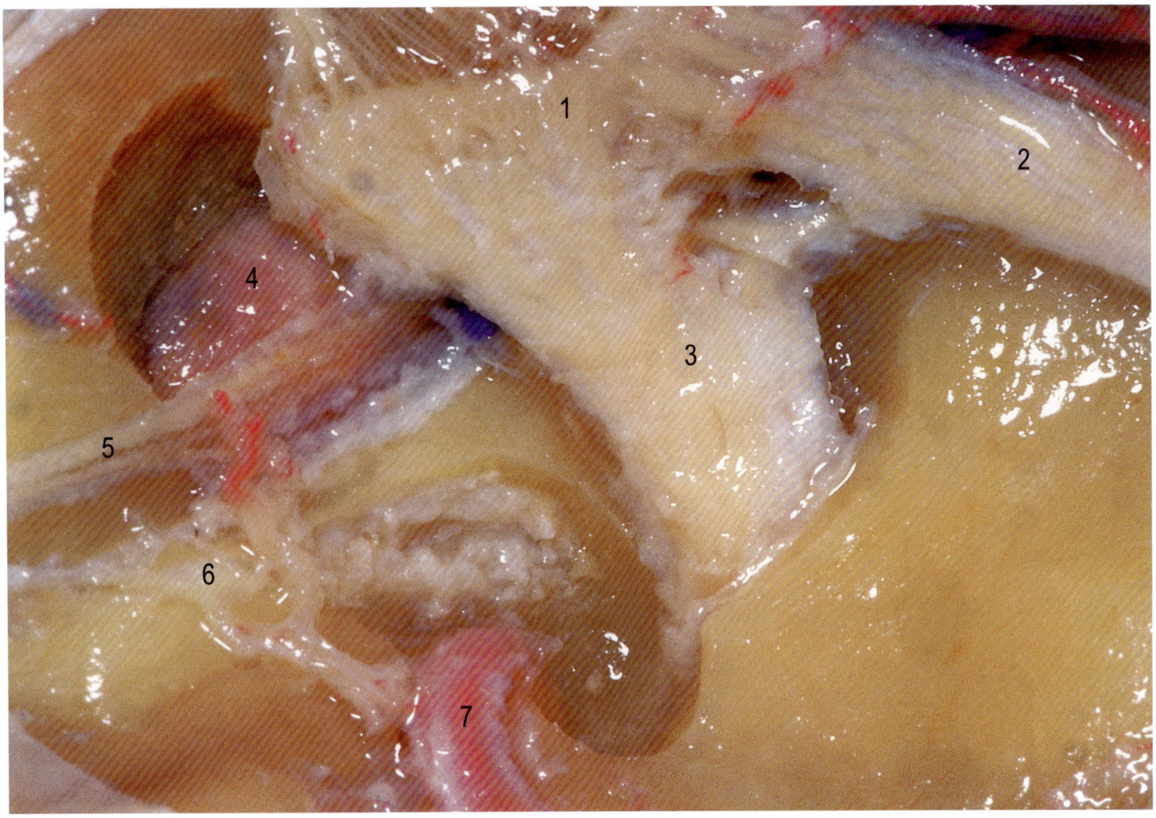

图 2-2-22 海绵窦后下部结构外侧观（Lateral view of the posterioinferior part of the cavernous sinus）

1. 三叉神经半月节	Trigeminal ganglion
2. 上颌神经	Maxillary nerve
3. 下颌神经	Mandibular nerve
4. 颈内动脉岩骨段	Petrosal segment of internal carotid artery
5. 岩浅大神经	Greater superficial petrosal nerve
6. 岩浅小神经	Lesser superficial petrosal nerve
7. 脑膜中动脉	Middle meningeal artery

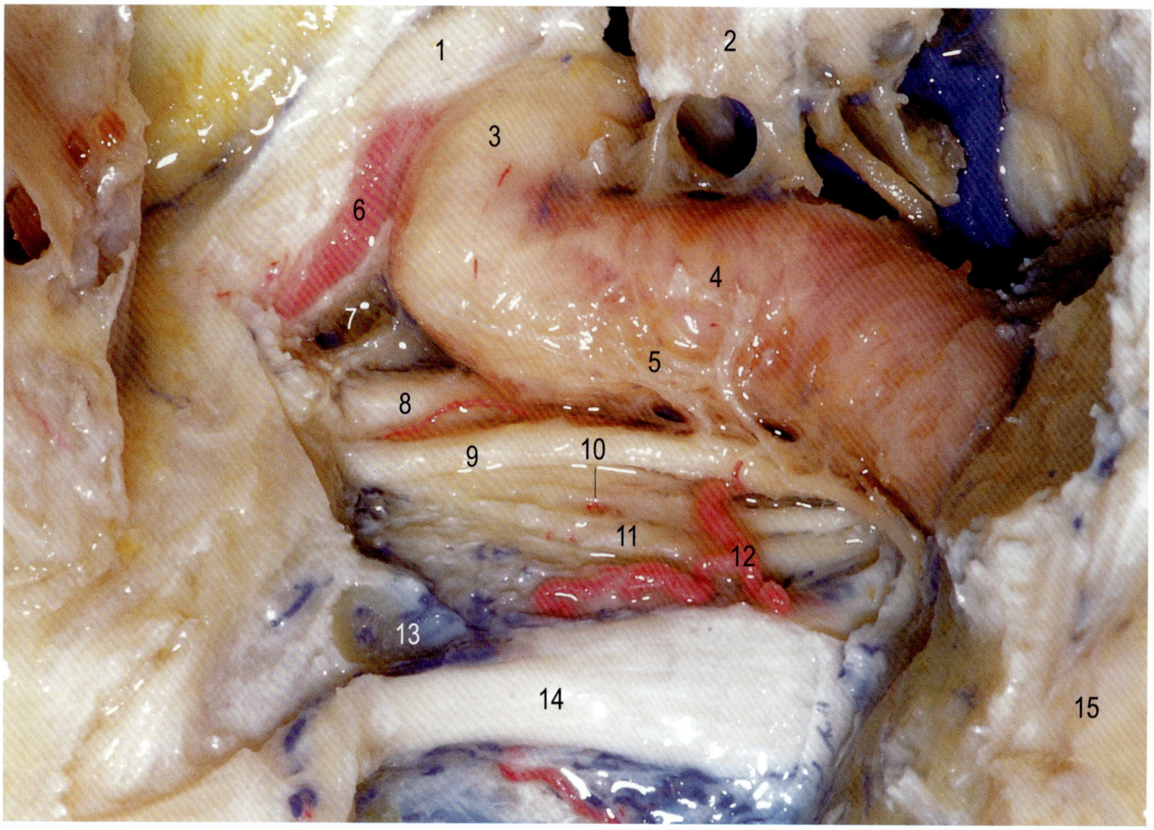

图 2-2-23 海绵窦内结构内面观（Medial view of the structures of the cavernous sinus）

1. 视神经	Optic nerve
2. 垂体	Pituitarry gland
3. 颈内动脉床突下段	Infraclinoid segment of internal carotid artery
4. 颈内动脉水平段	Horizontal segment of internal carotid artery
5. 颈内动脉壁上的交感神经丛	Sympathetic plexus on the wall of internal carotid artery
6. 眼动脉	Ophthalmic artery
7. 视柱	Optic strut
8. 动眼神经	Oculomotor nerve
9. 外展神经	Abducent nerve
10. 滑车神经	Trochlear nerve
11. 三叉神经眼支	Ophthalmic nerve
12. 下垂体动脉	Inferior hypophyseal artery
13. 海绵窦内侧壁	Medial wall of cavernous sinus
14. 三叉神经上颌支	Maxillary nerve
15. 上斜坡	Upper clivus

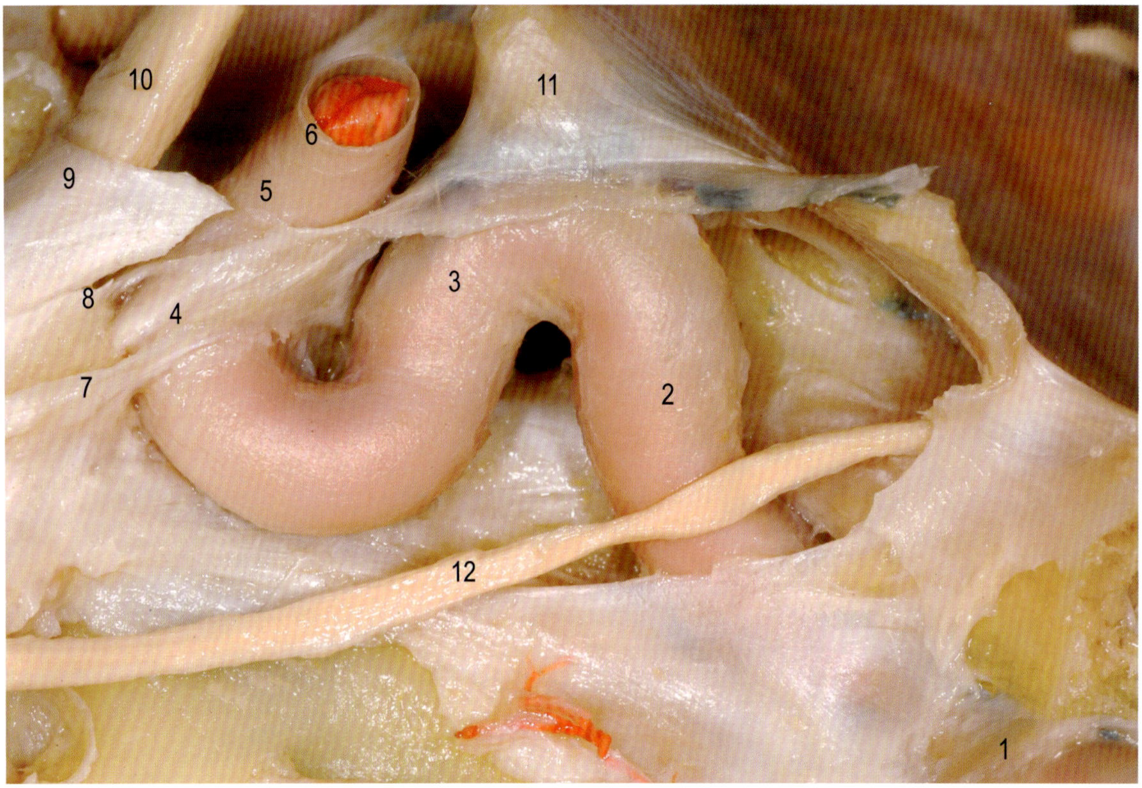

图 2-2-24　海绵窦内颈内动脉（Internal carotid artery of the carvernous sinus）

1. 颈内动脉岩骨段	Petrosal segment of internal carotid artery
2. 颈内动脉后垂直段	Posterior vertical segment of internal carotid artery
3. 颈内动脉水平段	Horizontal segment of internal carotid artery
4. 颈内动脉床突下段	Inferior clinoid segment of internal carotid artery
5. 颈内动脉床突段	Clinoid segment of internal carotid artery
6. 颈内动脉颅内段	Intracranial segment of internal carotid artery
7. 颈内动脉近环	Upper ring of Internal carotid artery
8. 颈内动脉远环	Inferior ring of internal carotid artery
9. 视神经鞘	Sheath of optic nerve
10. 视神经	Optic nerve
11. 后床突	Posterior clinoid process
12. 展神经	Abducent nerve

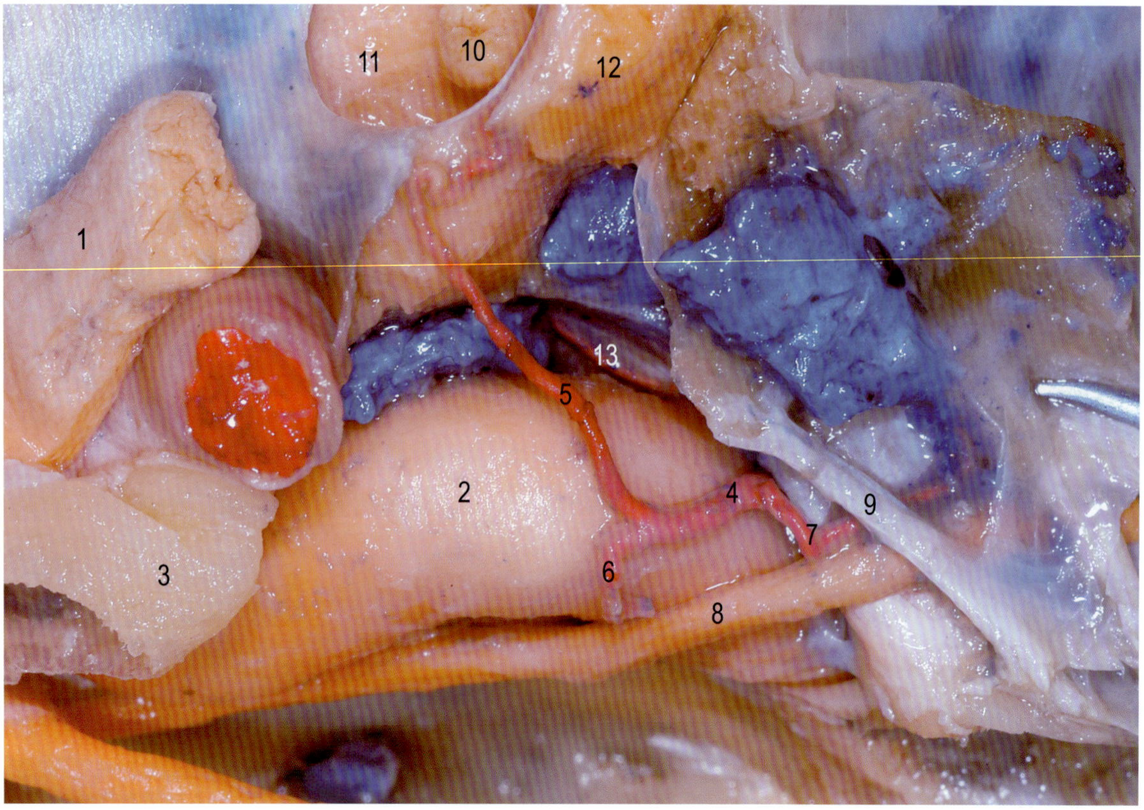

图 2-2-25 脑膜垂体干（Meningeohypophyseal artery）

1. 视神经	Optic nerve
2. 颈内动脉海绵窦段	Carvernous segment part of internal carotid artery
3. 前床突	Anterior clinoid process
4. 脑膜垂体干	Meningeohypophyseal artery
5. 垂体下动脉	Inferior hypophysial artery
6. 小脑幕动脉	Tentorial artery
7. 脑膜背动脉	Dorsal meningeal artery
8. 展神经	Abducent nerve
9. 岩床突韧带	Petrocliniod ligament
10. 垂体柄	Pituitary stalk
11. 垂体前叶	Anterior pituitary gland
12. 垂体后叶	Posterior pituitary gland
13. McConell 被囊动脉	McConell capsular artery

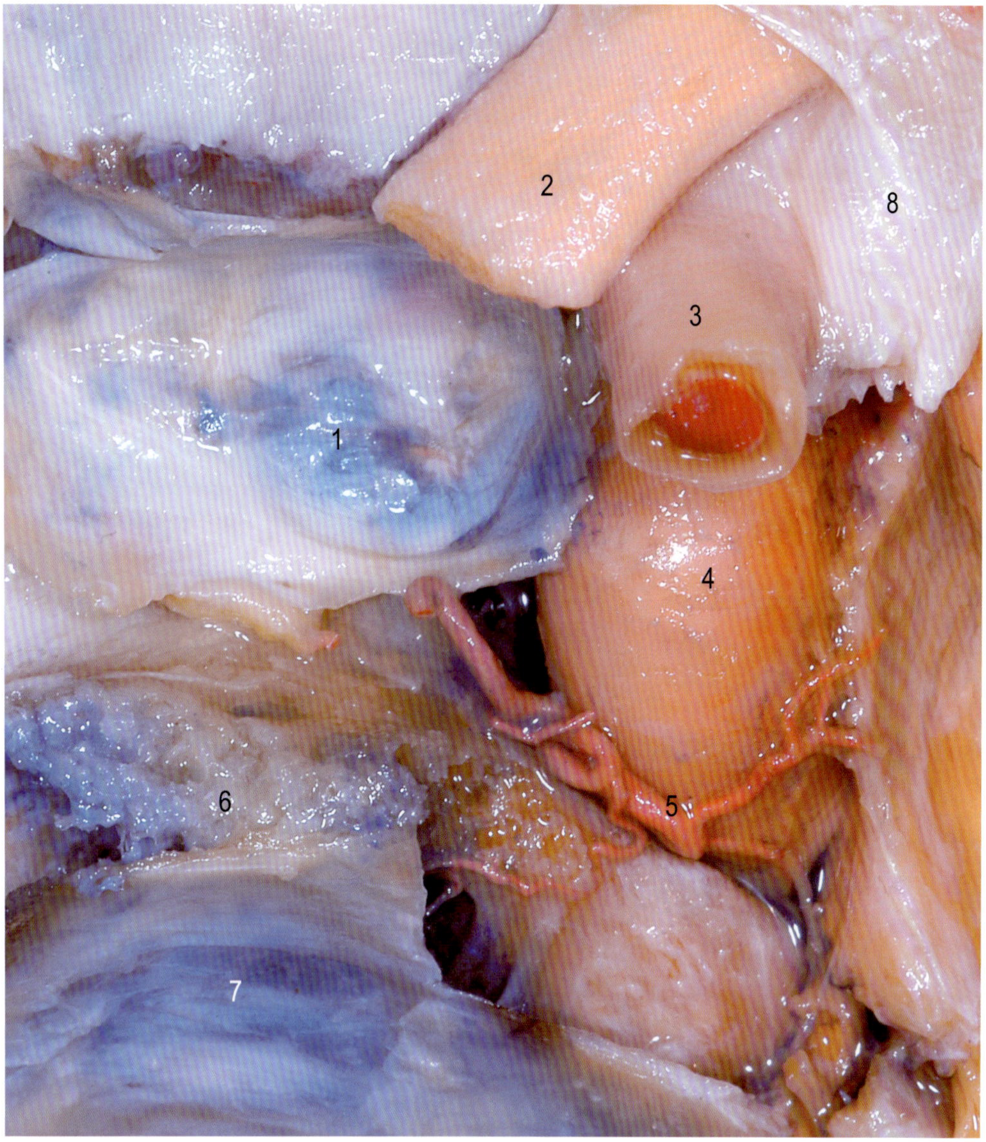

图 2-2-26　下海绵间窦（Inferior intercarvernous sinus）

1. 下海绵间窦	Inferior intercarvernous sinus
2. 视神经	Optic nerve
3. 颈内动脉床突上段	Clinoid segment of internal carotid artery (ICA)
4. 颈内动脉海绵窦段	Carvernous segment part of internal carotid artery
5. 脑膜垂体干	Meningeohypophyseal artery
6. 鞍背（部分切除）	Dorsum sellae（removing part of it）
7. 基底窦	Basilar sinus
8. 前床突	Anterior clinoid process

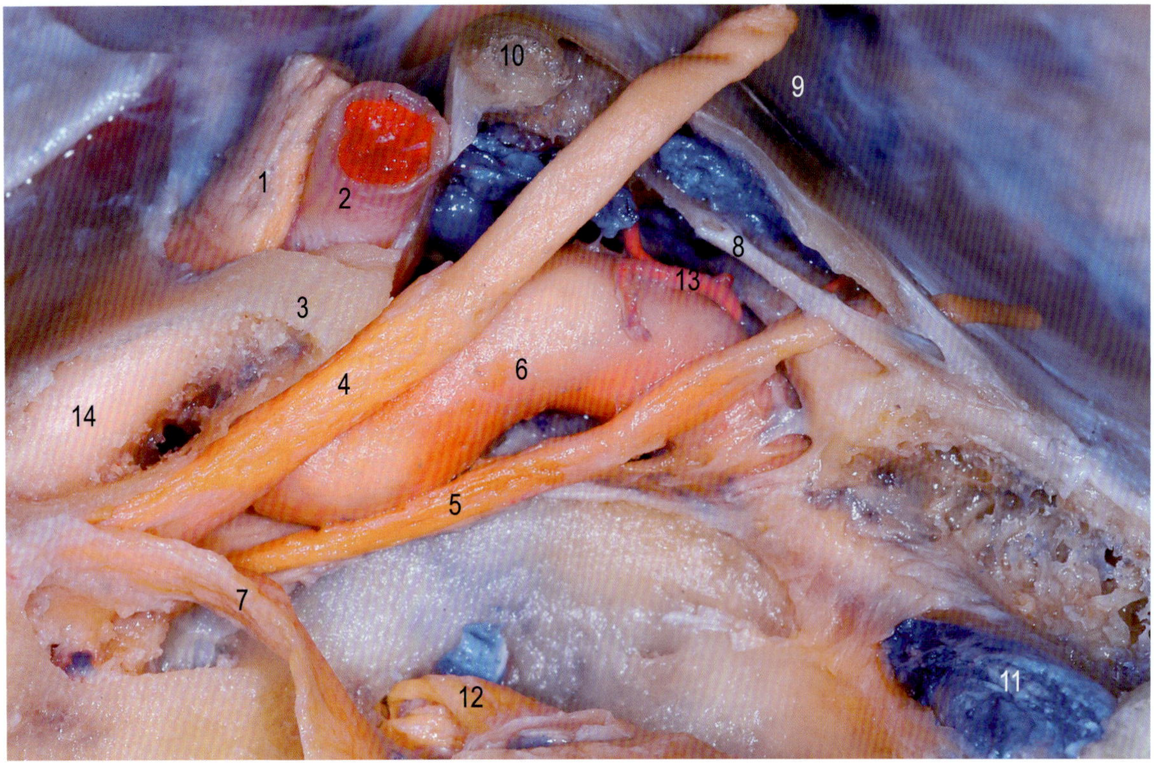

图 2-2-27　海绵窦外侧观（Lateral view of the carvernous sinus）

1. 视神经	Optic nerve
2. 颈内动脉	Internal carotid artery
3. 前床突	Anterior clinoid process
4. 动眼神经	Oculomotor nerve
5. 展神经	Abducent nerve
6. 颈内动脉海绵窦段	Carvernous segment part of internal carotid artery
7. 三叉神经眼支（牵开）	Ophthalmic nerve (retracting)
8. 岩床突韧带	Petrocliniod ligament
9. 基底窦	Basilar sinus
10. 后床突	Posterior clinoid process
11. 颈内动脉岩骨段表面静脉丛	The superface venous plexus of petrosal segment of ICA
12. 上颌神经（牵开）	Maxillary nerve (retracting)
13. 脑膜垂体干	Meningeohypophyseal artery
14. 视神经	Optic nerve

外科解剖要点（Microsurgical key points）

图 2-2-6、图 2-2-7 和图 2-2-8 分别显示磨开视神经管和前床突后的解剖结构。在手术处理眶尖、床突段颈内动脉段和海绵窦前部病变时常涉及到该部位解剖，其中磨开视神经管时要注意有无蝶窦和筛窦黏膜损伤，以防止脑脊液漏的发生。在做视神经管减压时要剪开镰状韧带。眼动脉多从颈内动脉内上壁发出向外行于视神经下外侧进入视神经管，入眶后分支成翼状动脉和视神经中央动脉供眶内和视网膜血运。眼动脉与后交通动脉段之间的颈内动脉动脉瘤称眼动脉瘤，手术时，往往需要磨开视神经管，开放眶突段颈内动脉上环，方能充分显露动脉瘤颈，从而达到满意夹闭。夹闭海绵窦段颈内动脉瘤时常常需要彻底磨除前床突，显露颈内动脉下环，才能较好地进入海绵窦，夹闭动脉瘤。在处理颈内动脉下环时应注意对动眼神经的保护，此时动眼神经在颈内动脉下环的外侧、前床突下内侧，即眶上裂内上方入眶。手术切除眶尖和海绵窦前内侧病变时，需要磨除前床突达视柱，同时也要磨开视神经管上壁。剪开颈内动脉下环，才能进入海绵窦，处理肿瘤或夹闭动脉瘤。

颈内动脉床突孔是由中床突和前床突骨性连接形成，在绝大多数的解剖标本中中床突退化。中床突和前床突之间为颈内动脉切迹，是蝶骨颈动脉沟的延续部分。在处理海绵窦肿瘤或床突下段颈内动脉瘤时需要磨除前床突，显露床突下段颈动脉时应注意过长的中床突和前床突或它们的骨性连接，以免骨折损伤颈内动脉。前床突是由环状骨密质构成，内含有骨松质和小导静脉。这些导静脉可与海绵窦和眶顶的板障静脉相通，少数情况下，前床突部分气化呈蜂窝状或呈骨窦样，经视柱与蝶窦相通，类似骨性导管，术前 C T 扫描可以发现此种情况，术中磨除前床突时应防止脑脊液漏发生。与前床突相连的硬脑膜返折有：①镰状韧带，从前床突基底部跨视神经管顶部到蝶骨平板结节；②小脑幕内侧面；③床突岩骨前后韧带；④床突内侧硬膜返折。

海绵窦区手术的要点是经鞍上、鞍内、鞍旁可以显露海绵窦各壁。一般采用翼点式眶颧入路，可显露海绵窦顶部和外侧壁，同时也可达到邻近的眶部和鞍上部位。海绵窦外侧也可经颞下入路，但欲较好显露海绵窦顶部则需要过多牵拉颞叶，且手术视野也不适合海绵窦顶部的操作。眶颧骨入路可视为扩大的额颞开颅，将额颞开颅的骨瓣扩大到眶上缘和眶外侧壁，并将颧弓单独离断抬起，也可与额颞骨瓣一体取下，此入路能较好地显露海绵窦眶部以及通过眶上裂和视神经管的结构。额颞开颅多用于颅内鞍上和鞍旁病变的手术。采用额颞和眶颧入路经硬膜外可将海绵窦外侧壁的神经显露分离，其结构特征为经过海绵窦外侧壁的各脑神经外敷有菲薄质脆的硬膜内层。海绵窦外侧壁的硬膜层并非紧密相贴，内外层容易分离，故可以免除这些经过海绵窦的脑神经的损伤。剥离硬膜外层可先从蝶骨大、小翼的骨表面开始，而在眶上裂的外缘，中颅窝硬膜与眶周硬膜合为一层，该处硬膜很难做到内外层分离，术中可用锐剪刀或尖刀从外界开始切断眶上裂外侧缘的纤维索条，向后沿海绵窦外侧壁将硬膜外层与贴附在动眼、滑车和眼神经表面的硬膜内层分离翻起，上界为海绵窦顶外缘的床突岩骨返折硬膜的前部，后界为岩骨嵴。在后内侧部分，从中颅窝底分离硬膜外层可显露上颌神经、岩大神经和三叉神经半月节外侧壁，三叉神经半月节上部分位于海绵窦后部的外侧。在三叉神经半月节外侧中颅窝底的硬膜外层分开后即可显露颈内动脉岩骨段和岩大神经。

第三节　额下入路切除鞍区巨大颅咽管瘤

Surgical resection of huge craniopharyngioma via the subfrontal approach

病例简介

患儿男性，6 岁。主因“头痛 3 个月伴视力下降”，门诊以“颅咽管瘤”收入院。查体有明显视力下降和视野缺损，双侧眼底原发性视乳头萎缩。行 CT（图 2-3-1）及 MRI 检查。

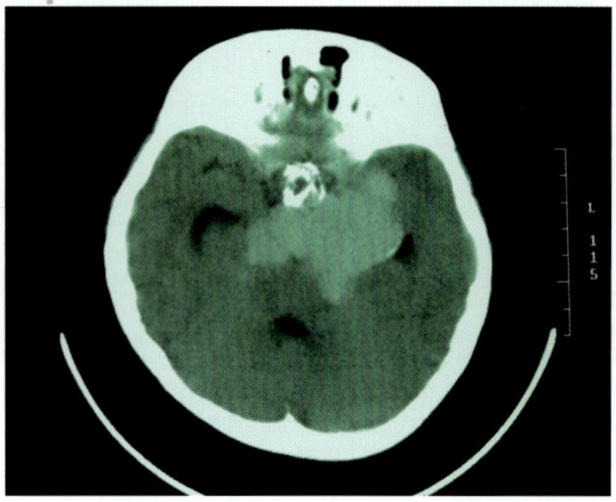

图 2-3-1　CT 平扫可见鞍上，鞍旁，左侧中、后颅窝囊性占位性病变，鞍上部位有大块钙化表现

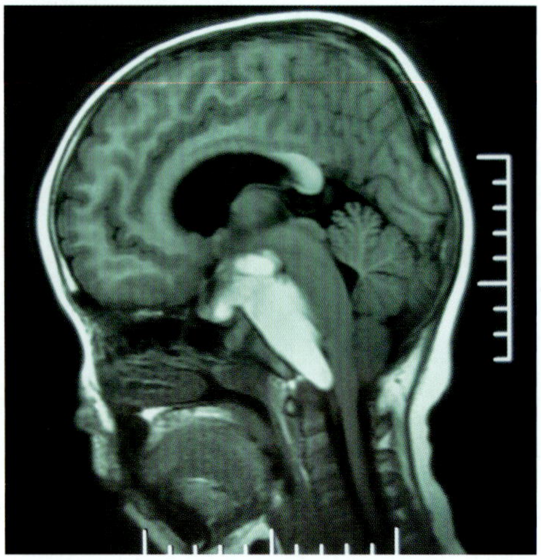

图 2-3-2　MR 平扫 T_1 像矢状位

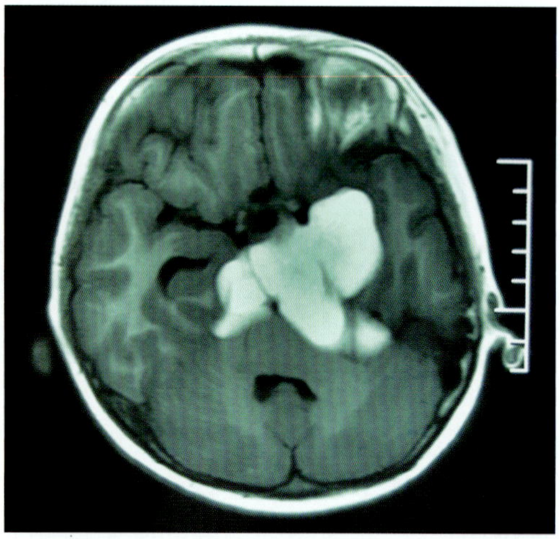

图 2-3-3　MR 平扫 T_1 像轴位

图 2-3-2、图 2-3-3MR 矢状和轴位影像示：鞍上、鞍内囊性病变，向双侧鞍旁并沿斜坡向下生长达后颅窝，下端接近枕骨大孔，脑干腹侧受压，伴脑室扩大。

手术方式：冠状切口左额开颅额下入路颅咽管瘤全切除术（图 2-3-4 ~ 图 2-3-6）。

图 2-3-7 ~ 图 2-3-12 为术中图。

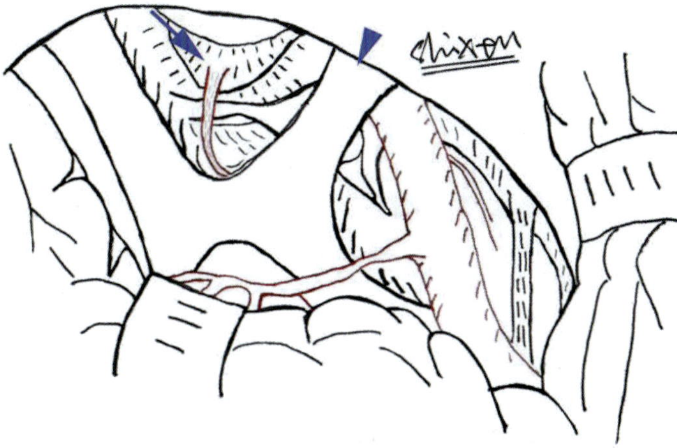

图 2-3-4　显示额下入路常用切除肿瘤的神经血管间隙

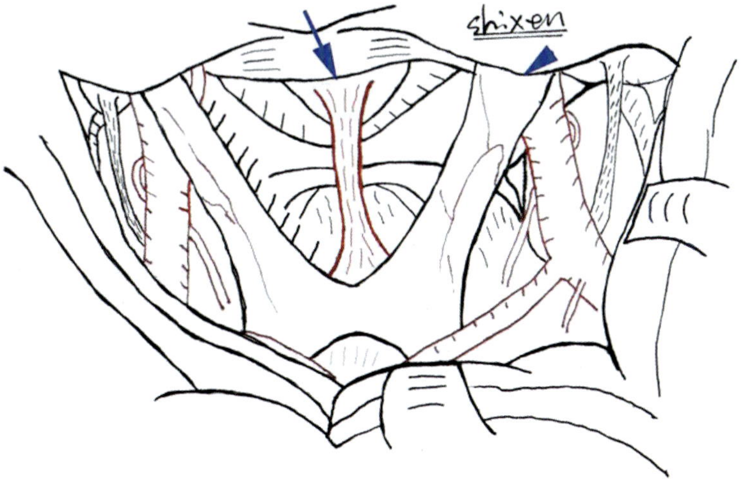

图 2-3-5　额下入路重要解剖结构，长箭头指垂体柄，短箭头指视神经

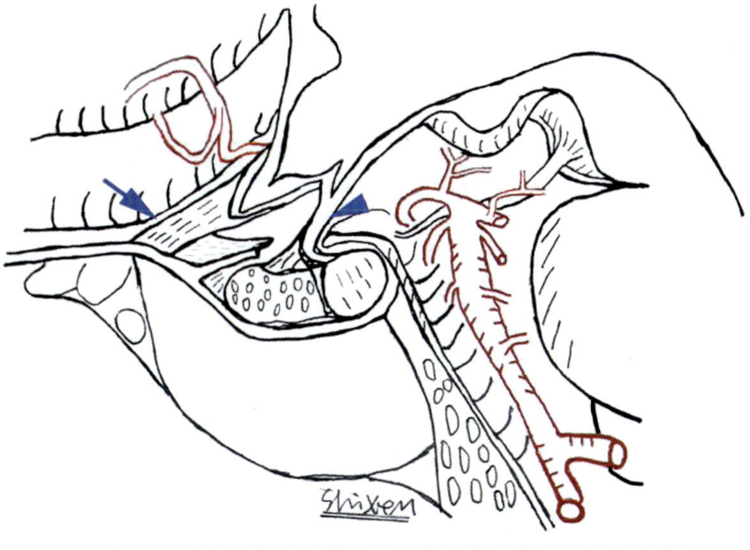

图 2-3-6　额下入路矢状位解剖结构，长箭头为视神经，短箭头为垂体柄

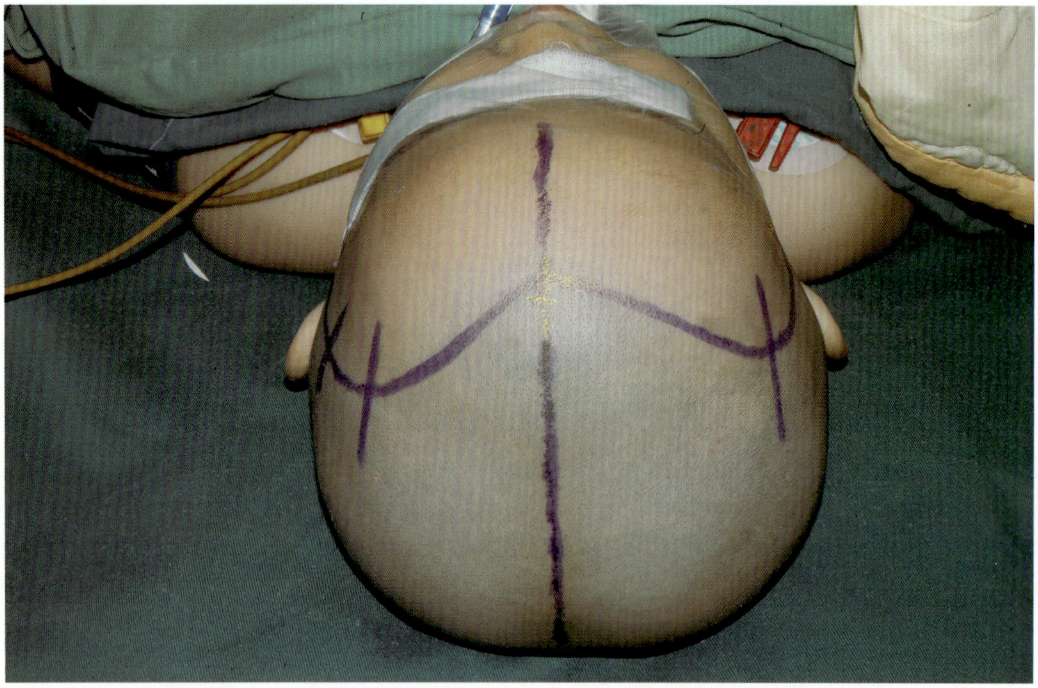

图 2-3-7 手术取仰卧位，双额冠状头皮切口，切口位于发际内约 1cm

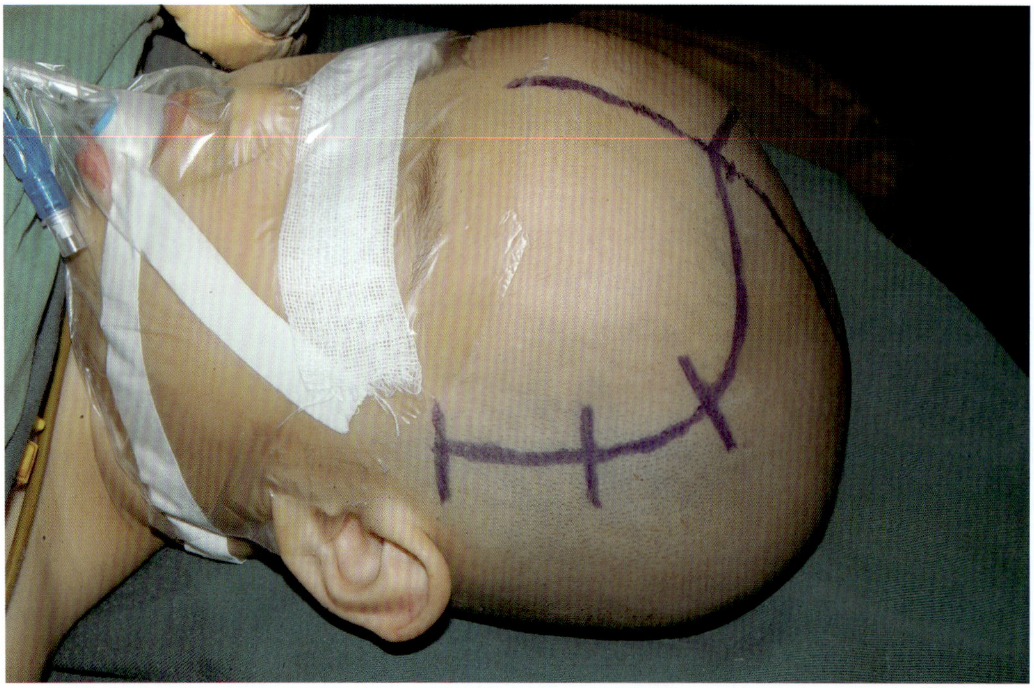

图 2-3-8 左额切口下缘平左眉水平即可，不必低达颧弓

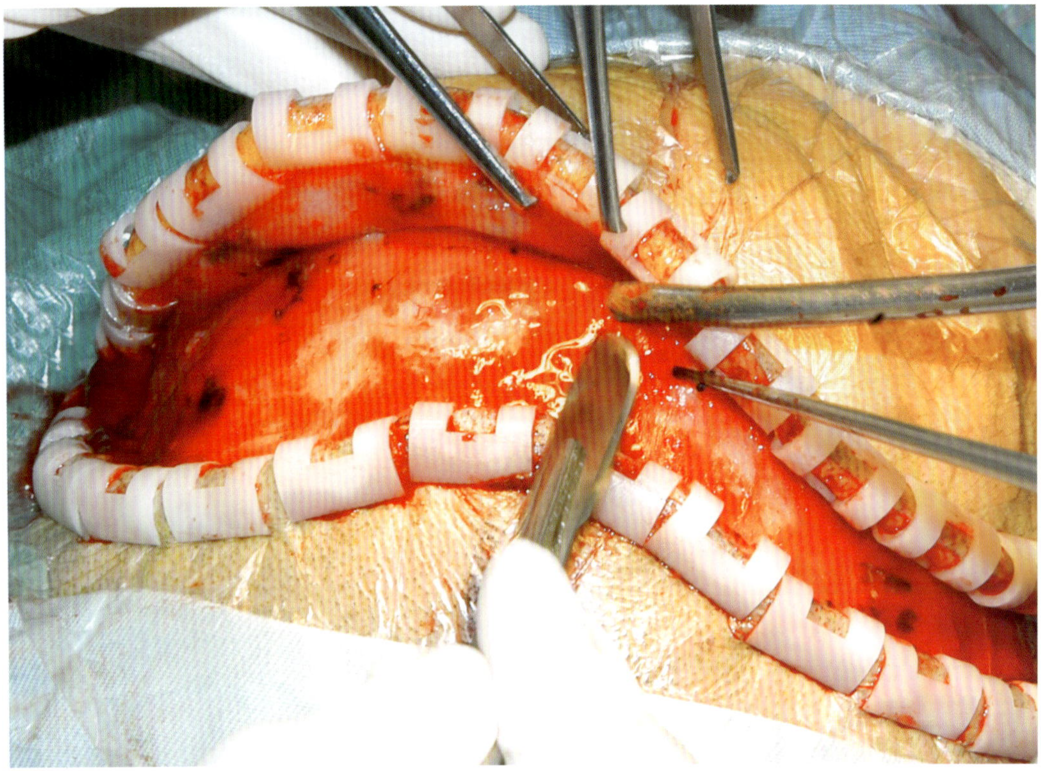

图 2-3-9　沿帽状腱下层锐性分离皮瓣

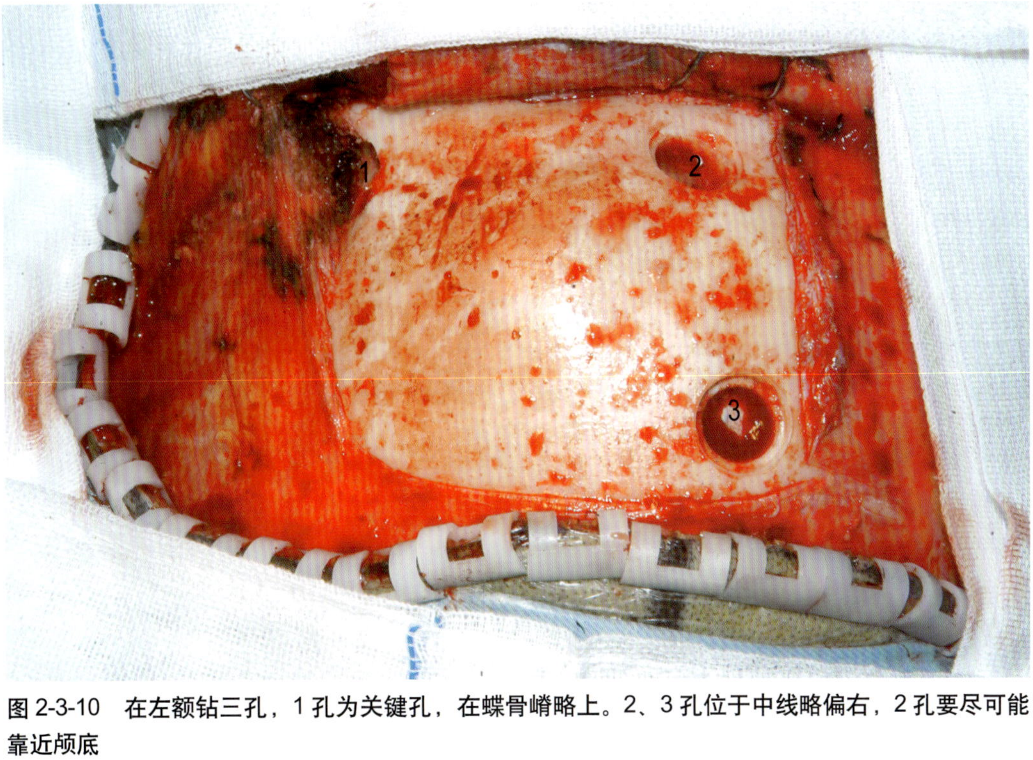

图 2-3-10　在左额钻三孔，1 孔为关键孔，在蝶骨嵴略上。2、3 孔位于中线略偏右，2 孔要尽可能靠近颅底

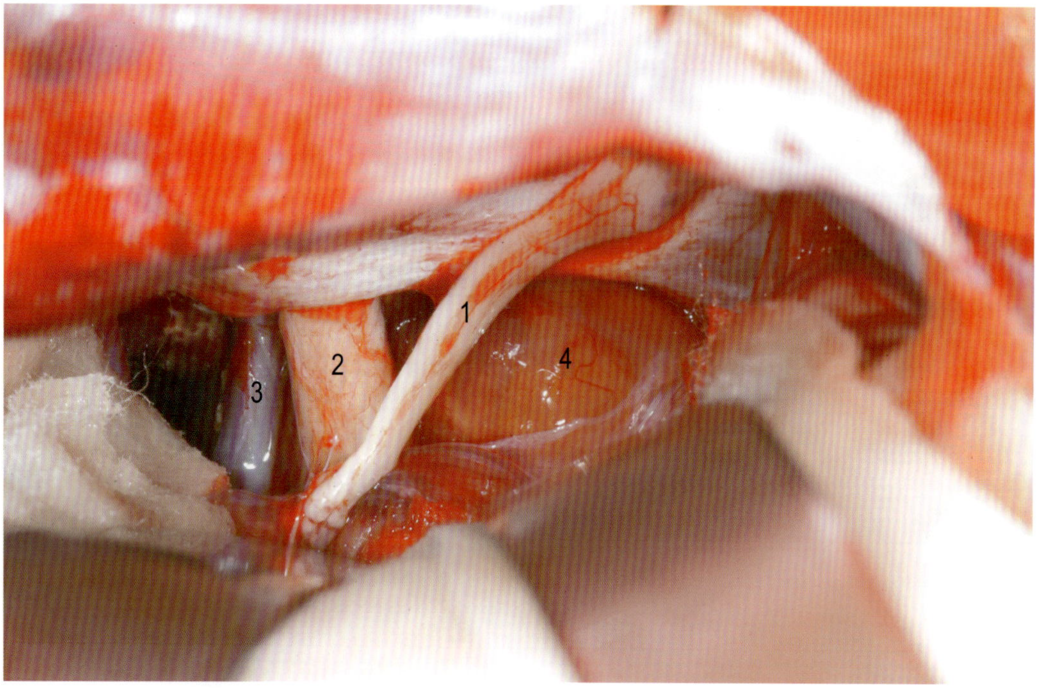

图 2-3-11　抬起左侧额底，显露的结构有：1 嗅束；2 视神经；3 颈内动脉；4 视交叉前间隙内的肿瘤

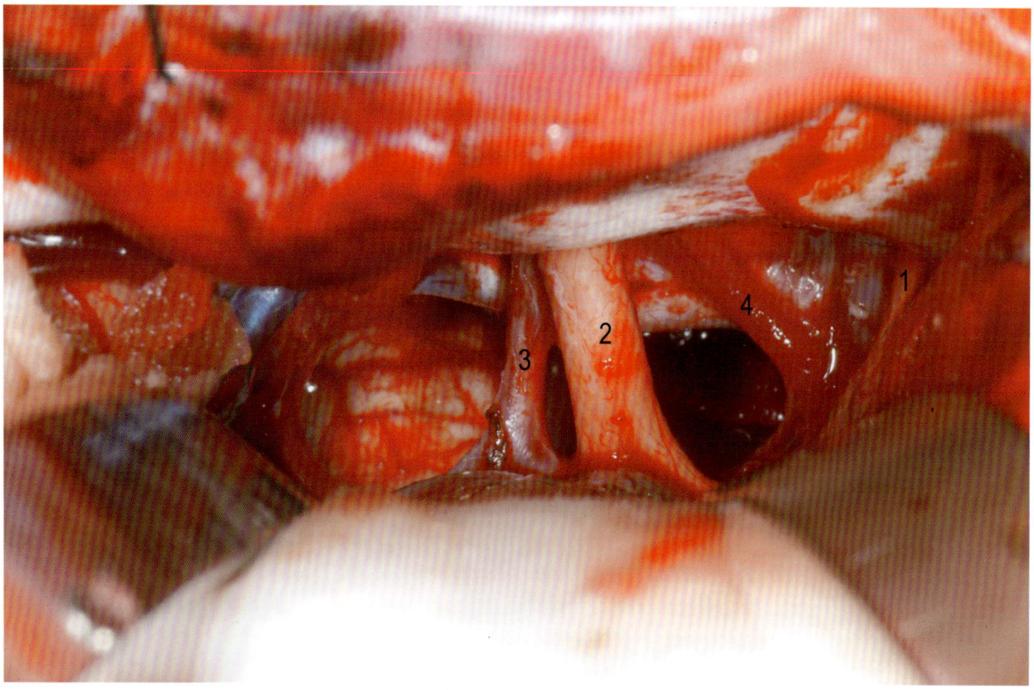

图 2-3-12　切除肿瘤之后手术区显露的结构：1 嗅束；2 视神经；3 颈内动脉；4 垂体柄

术后复查 MRI：

图 2-3-13 ~ 图 2-3-15 MR 复查矢、冠、轴位可见肿瘤完全切除。

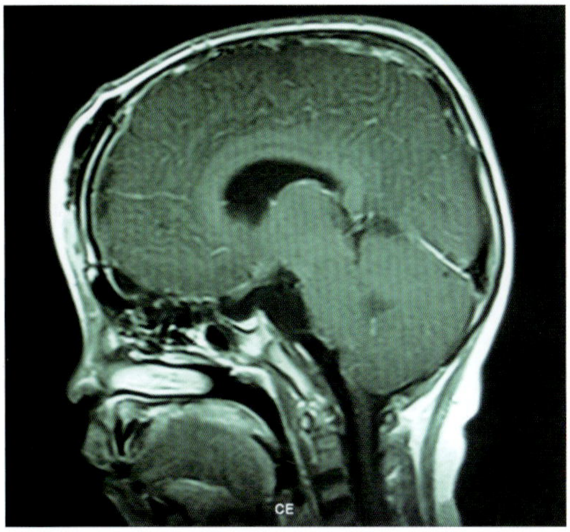

图 2-3-13　MR 增强扫描 T_1 像矢状位

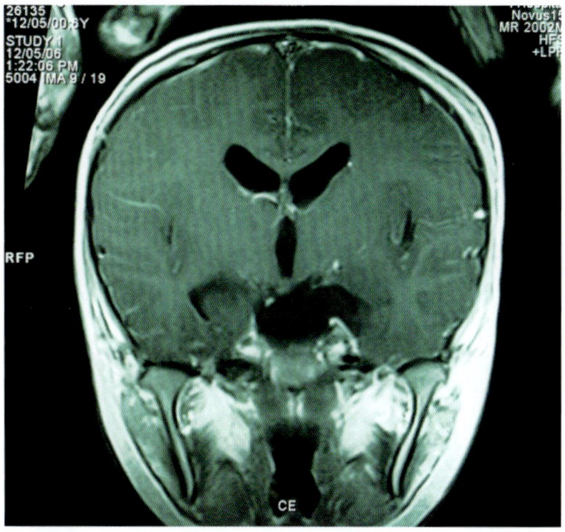

图 2-3-14　MR 增强扫描 T_1 像冠状位

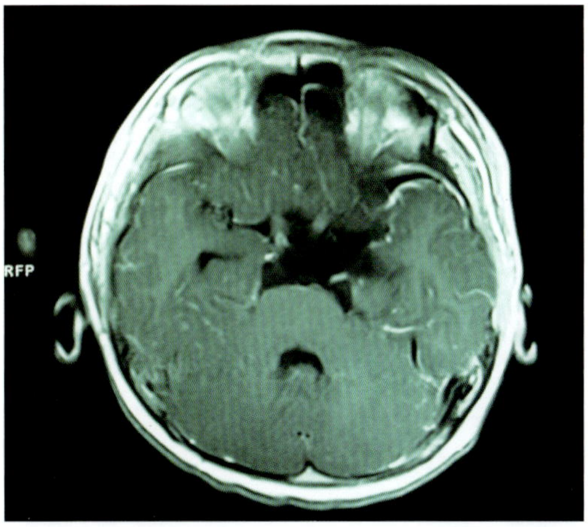

图 2-3-15　MR 增强扫描 T_1 像轴位

手术点评（Surgical comments）

1. 开颅要达前颅底和中线。

2. 分块切除肿瘤，保护下丘脑和垂体柄。

3. 经视交叉前间隙、视交叉－颈内动脉间隙、颈内动脉－动眼神经间隙切除肿瘤时，除注意对视神经、颈内动脉和动眼神经的保护外，尚要注意对脑底穿通动脉的保护。

4. 对于钙化部分要采用“碎切”方式切除，不要强行大块切除。

第四节　额底纵裂入路切除鞍区颅咽管瘤

Surgical resection of huge seller craniopharyngiomas via subfrontal basal interhemispheric approach

病例简介

患者女性，30 岁。主因“头痛 1 个月”，门诊以“颅咽管瘤”收入院。查体右眼视力 0.1，颞侧视野缺损，左眼视力 0.8。行 CT（图 2-4-1）及 MRI 检查。

图 2-4-2、图 2-4-3 MR 可见鞍上囊性占位性病变，充满第三脑室，向上挤压侧脑室，囊壁强化明显，向右侧生长为主。

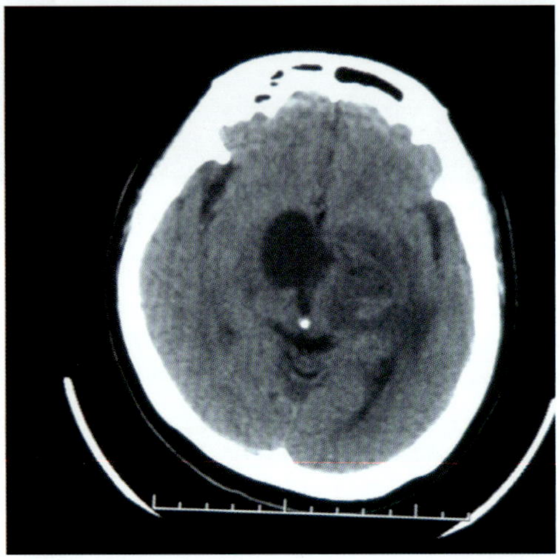

图 2-4-1　CT 平扫可见鞍上偏右侧囊性占位性病变，无钙化

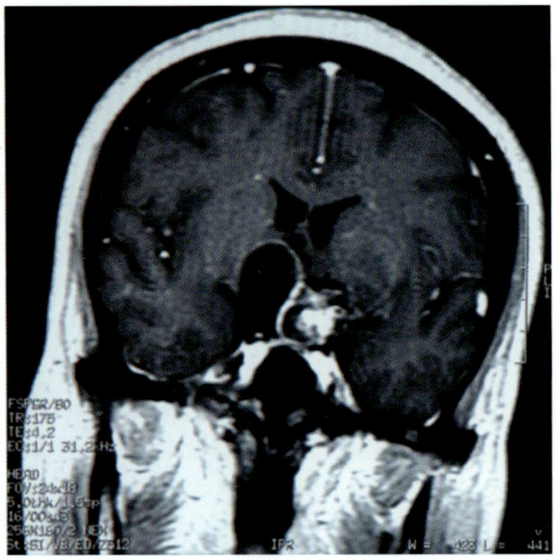

图 2-4-2　MR 增强扫描 T_1 像冠状位

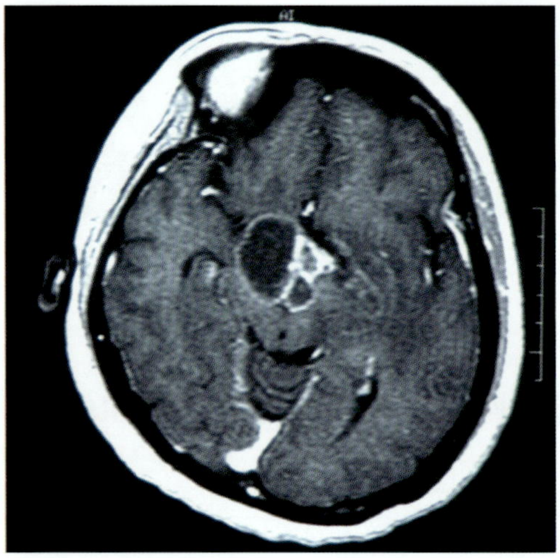

图 2-4-3　MR 增强扫描 T_1 像轴位

手术方式：冠状切口右额开颅额底纵裂入路颅咽管瘤全切除术。头皮切口及开颅要点同额下入路。开颅仍需显露前颅底和矢状窦（图 2-4-4 ~ 图 2-4-7）。

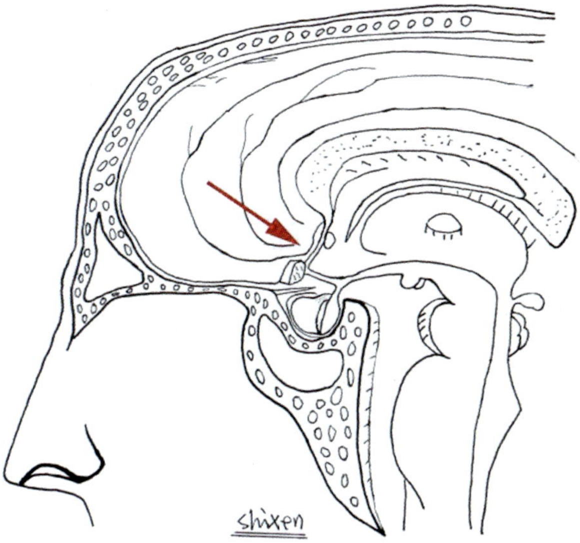

图 2-4-4 额底纵裂入路切除第三脑室前部肿瘤示意图。箭头方向为经额底纵裂入路，达视交叉后和第三脑室前部的肿瘤

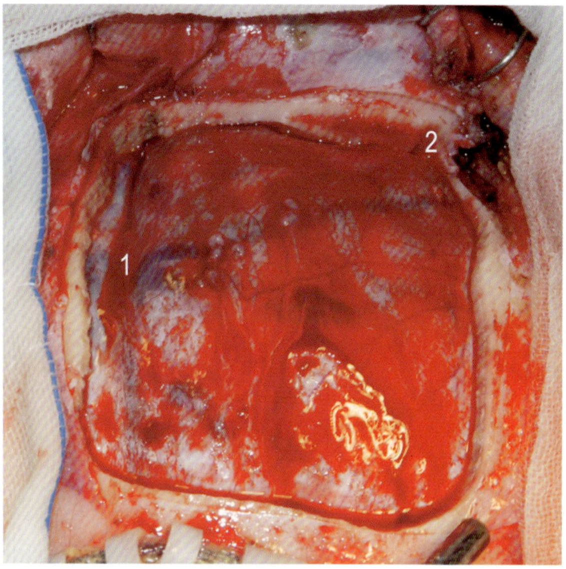

图 2-4-5 冠状切开皮瓣向额下翻开，铣刀右额骨瓣成形去除后，显露额部硬脑膜。1 上矢状窦；2 蝶骨嵴处的关键孔

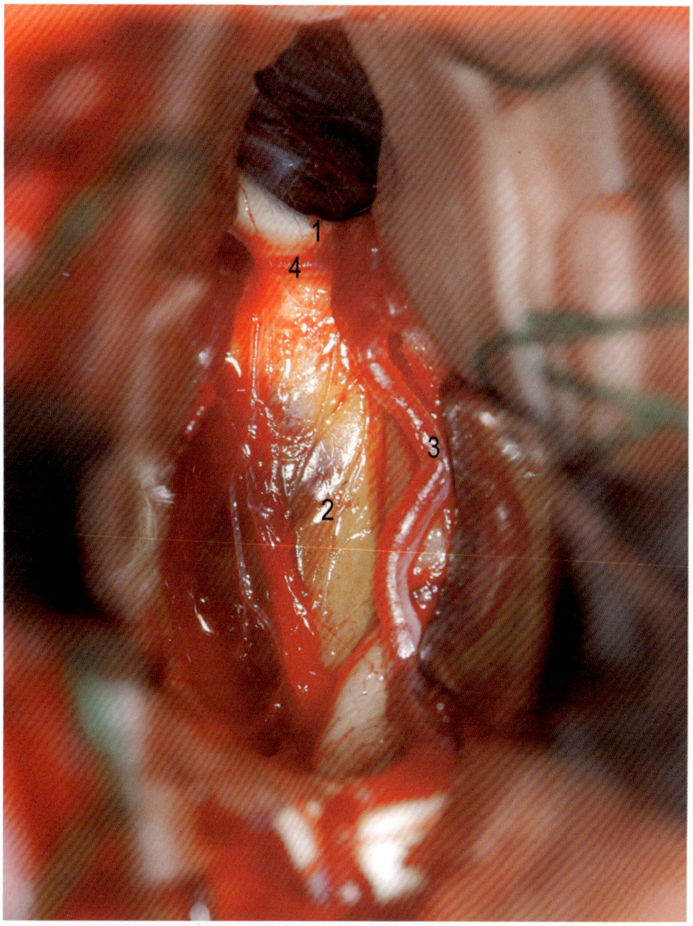

图 2-4-6 解剖开额底纵裂，显露中线额底、视交叉和终板。1 视交叉；2 终板；3 右侧大脑前动脉；4 前交通动脉

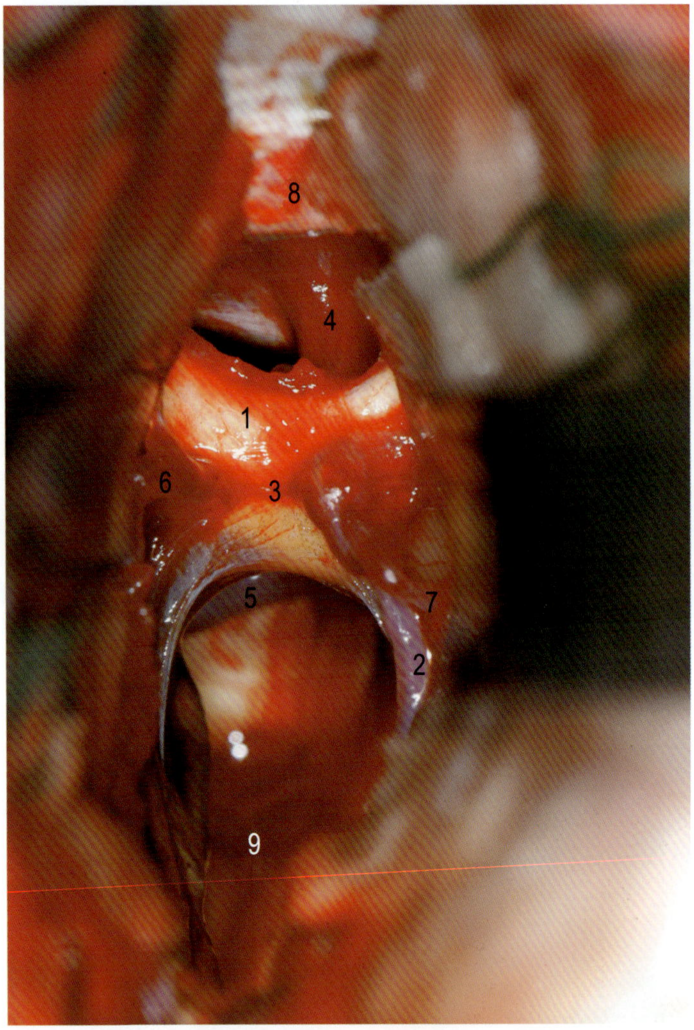

图 2-4-7　切除肿瘤之后，可见：1 视交叉；2 右侧大脑前动脉；3 前交通动脉；4 垂体柄；5 左侧大脑后动脉；6 左侧 Heubner 回返动脉；7 右侧 Heubner 回返动脉；8 鞍结节；9 中脑

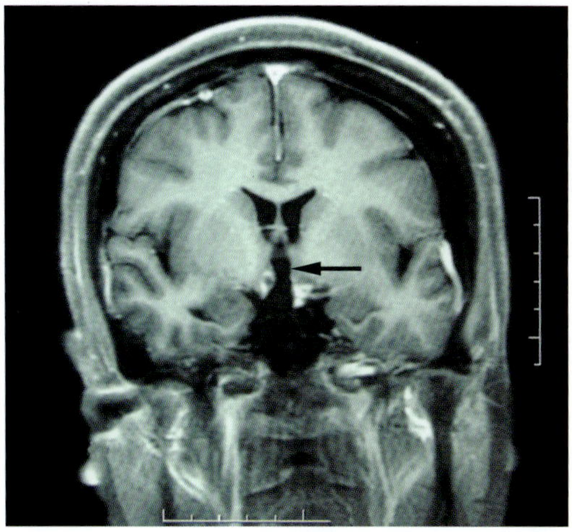

图 2-4-8　术后 MR 增强扫描 T_1 像冠状位（箭头所示为第三脑室）

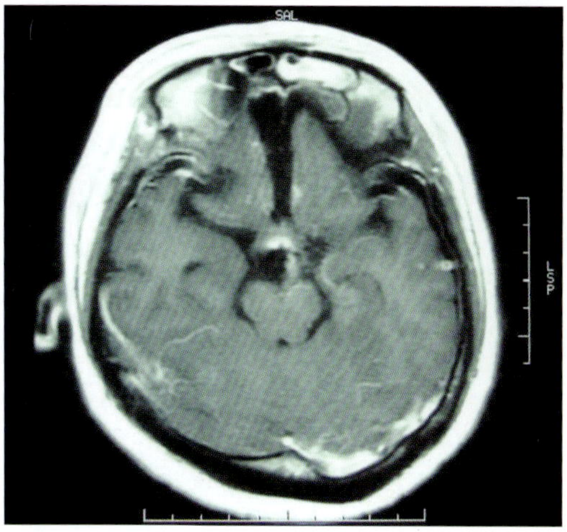

图 2-4-9　术后 MR 增强扫描 T_1 像轴位

图 2-4-8、图 2-4-9 MR 冠、轴位可见肿瘤完全消失，第三脑室结构保护良好。

手术点评（Surgical comments）

开颅要达前颅底和中线，分离额部纵裂过程中应保护额部主要引流桥静脉，切除肿瘤利用的间隙是视交叉前间隙和终板间隙。该手术入路仍适用于经第三脑室切除脑肿瘤。当切开终板分离肿瘤顶部和两侧时，要避免损伤第三脑室前隐窝两侧的视旁核和上核的损伤；从上向下分离切除第三脑室底两侧肿瘤时，要防止向两侧移位的下丘脑底核团，如乳头体和灰结节。分离视交叉后部肿瘤时，要注意保护两侧的视旁核和视上核发出的到垂体柄的视上垂束结构，否则会导致视旁核和视上核的损伤，使抗利尿激素分泌障碍，患者出现永久性尿崩症。如有渗透压感受器或口渴中枢损伤，患者在出现多饮多尿和高血钠同时，还会有无口渴感的觅水功能障碍血钠潴留症。在保护下丘脑神经结构的同时，也要避免损伤下丘脑的穿通动脉，这对下丘脑功能的保护具有同样重要的作用。利用终板间隙切除肿瘤时，要注意避免损伤大脑前动脉发出的回返动脉、前交通动脉发出的终板动脉，利用视交叉和视神经外侧间隙切除肿瘤时，要避免损伤垂体上动脉和乳头体旁动脉，在处理脚间窝的肿瘤时，勿损伤丘脑后穿通动脉。

第五节 翼点入路夹闭右侧后交通动脉瘤

Surgical clipping the aneurysm of right posterior communicating artery through pterional approach

病例简介

患者女性，40 岁。主因“突发头痛 1 周”，门诊以“双侧颈内动脉动脉瘤”收入院。查体可有颈项强直，Hunt-Hess 分级为 2 级。行全脑血管造影 (DSA) 检查（图 2-5-1、图 2-5-2）。

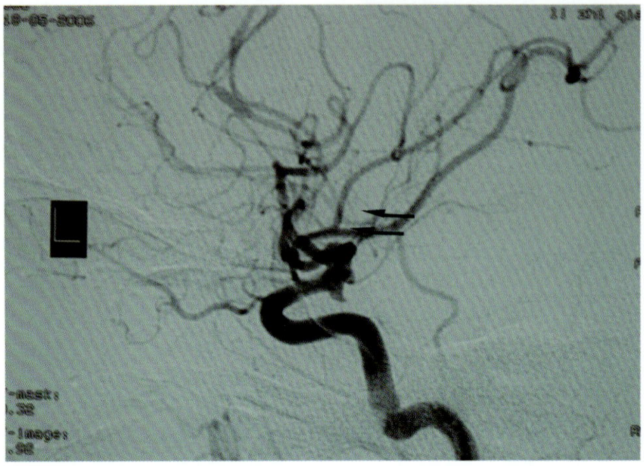

图 2-5-1 DSA 左侧颈内动脉造影，可见后交通段 2 个囊状动脉瘤（箭头所示），直径约 0.3cm

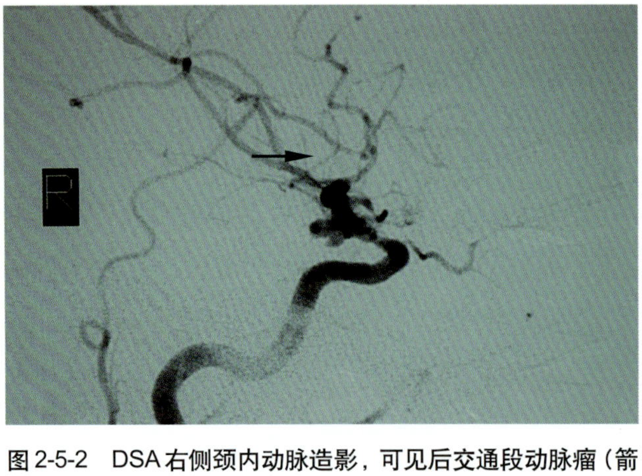

图 2-5-2 DSA 右侧颈内动脉造影，可见后交通段动脉瘤（箭头所示），直径约 0.5cm

手术方式：翼点入路后交通动脉瘤夹闭术图 2-5-3、图 2-5-4。

患者入院后急诊行右侧翼点入路右侧后交通动脉瘤夹闭术，术后恢复良好，第 18 天行左侧翼点入路左侧后交通动脉瘤夹闭术。图 2-5-5 ~ 图 2-5-11 为第 2 次手术照片。

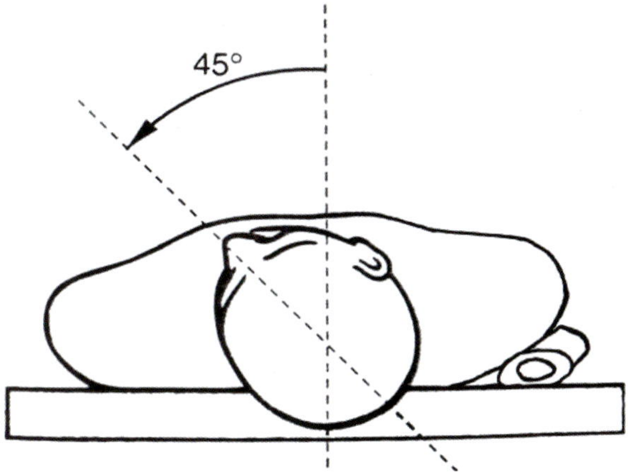

图 2-5-3　翼点入路开颅的体位，平卧位，头转向对侧 45°，同侧肩部略垫起约 40~50cm，减少颈部扭曲，如上图所示

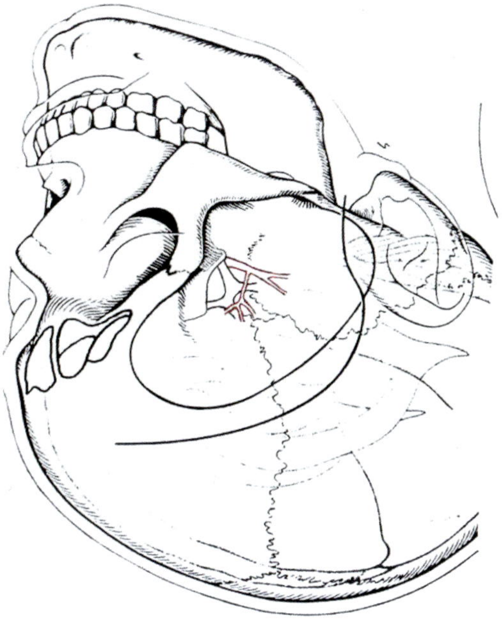

图 2-5-4　常规翼点开颅需要彻底咬除蝶骨嵴，达到额底外侧和颞底前部平坦，成为一个平面，继续打开视神经－颈内动脉间隙，还可以见到后循环血管

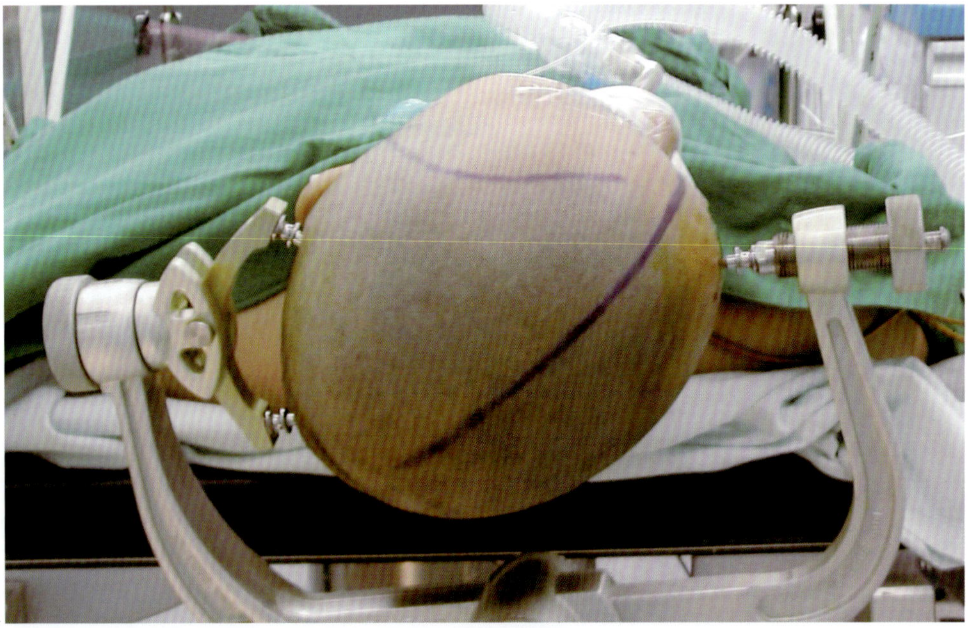

图 2-5-5　手术取仰卧位，头右偏约 45°，上头架固定

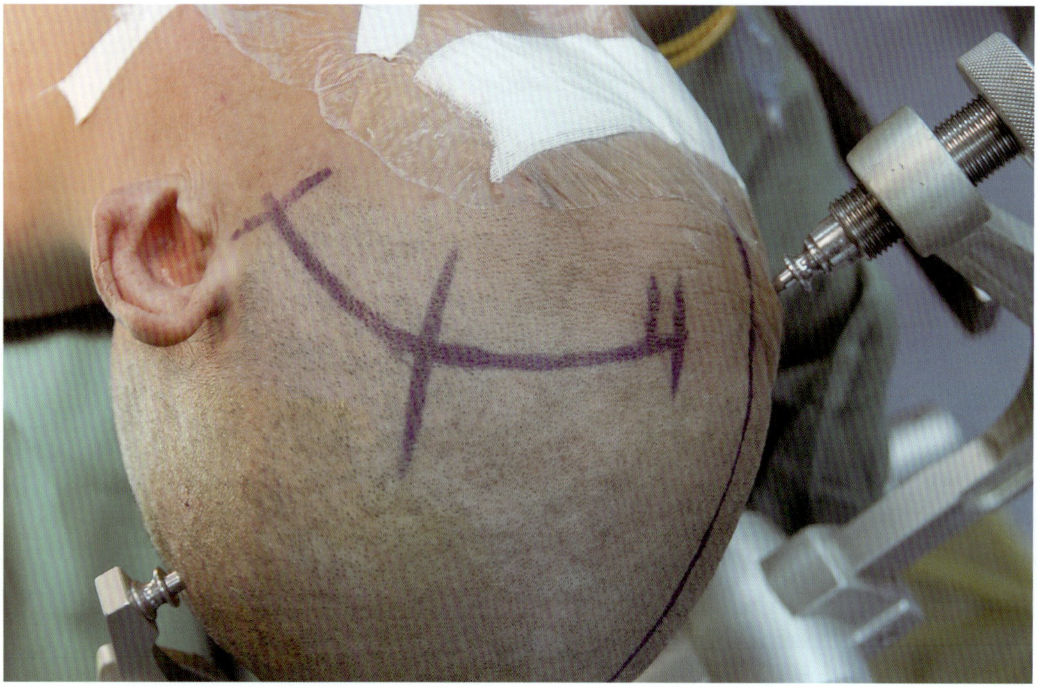

图 2-5-6　切口为弧形，沿发际内走行，下端达颧弓，上端距中线约 2cm

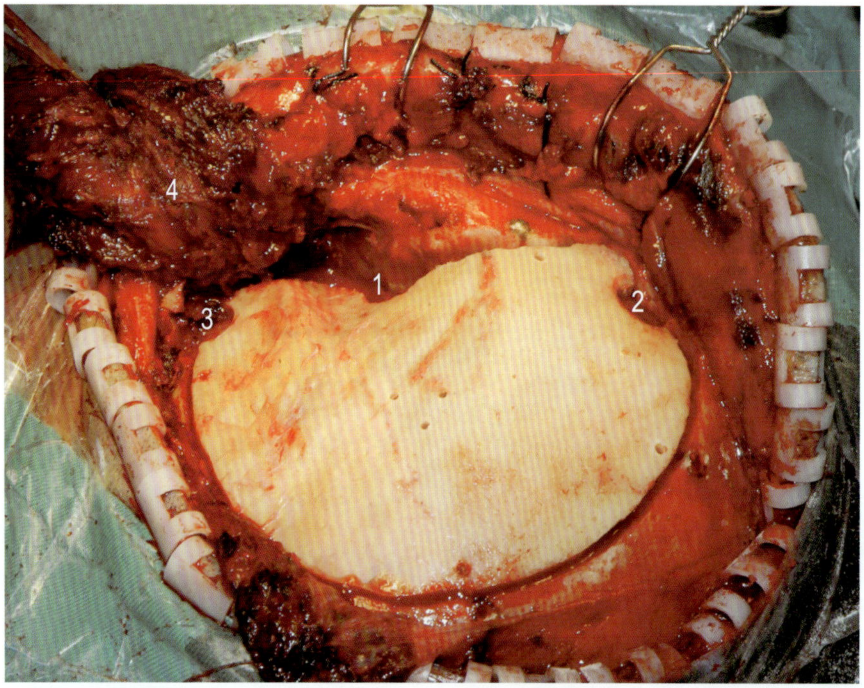

图 2-5-7　切开颞肌后，钻三孔铣下骨瓣。1 关键孔；2 额部骨孔；3 颞部骨孔；4 颞肌

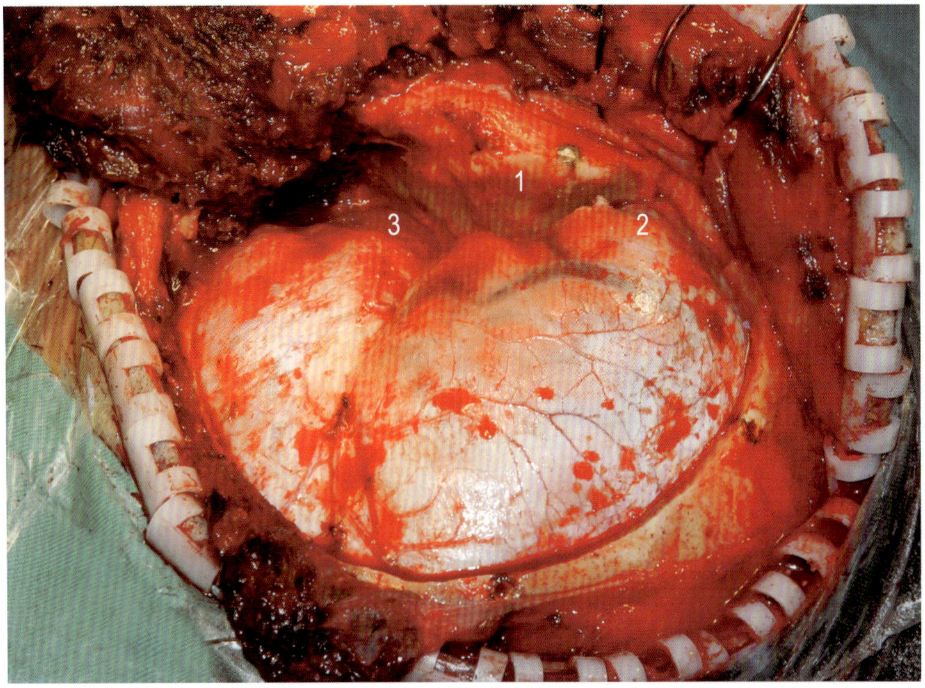

图 2-5-8　切下骨瓣，咬除蝶骨嵴。可见：1 蝶骨嵴残面；2 额叶硬膜；3 颞极硬膜

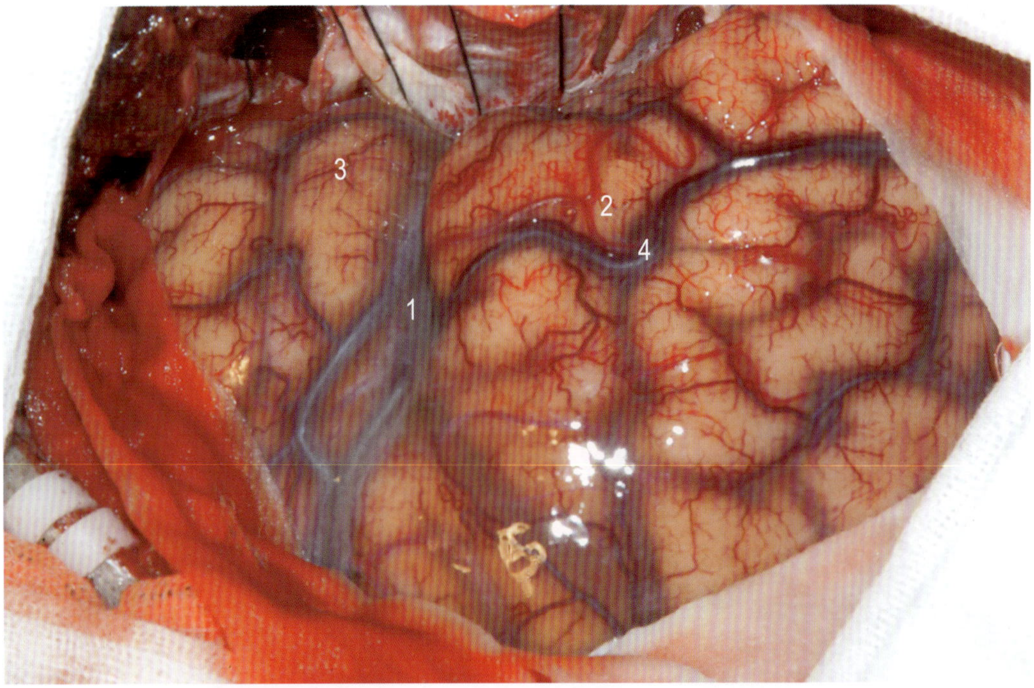

图 2-5-9　剪开并悬吊硬膜后，显露颞上、中回前部，额中、下回后部及外侧裂。1 外侧裂静脉；2 额叶；3 颞极；4 额上吻合静脉

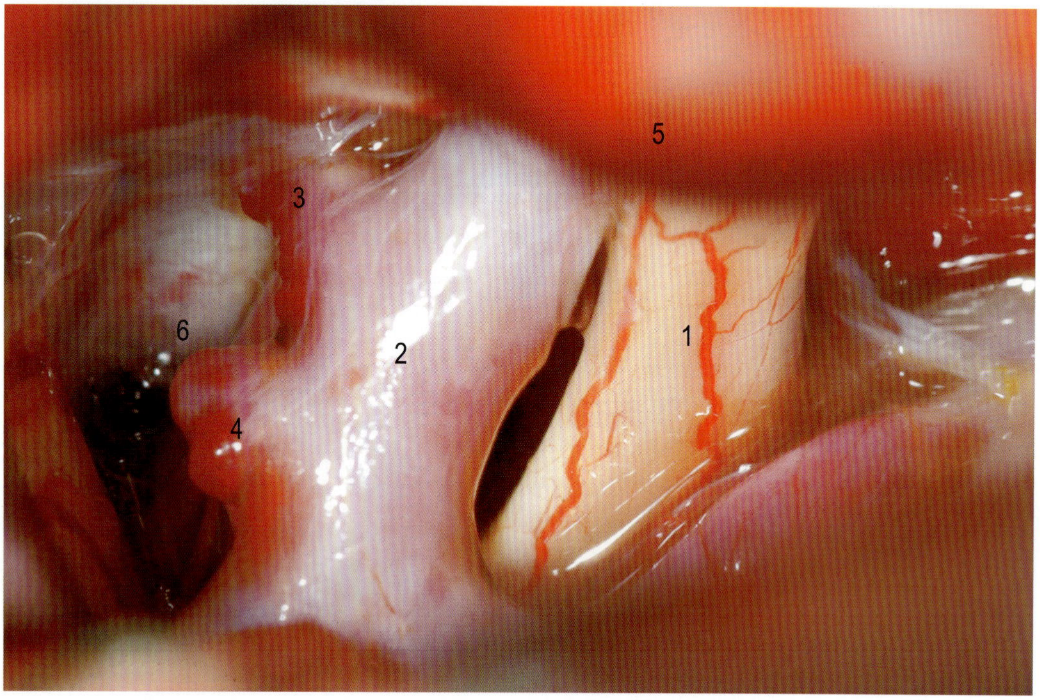

图 2-5-10　外侧裂池分开后，牵开达鞍上池，剪开鞍上池蛛网膜和颈内动脉池，显露颈内动脉内、外侧间隙和视交叉前间隙。可见颈内动脉分叉前外侧壁囊状突起的动脉瘤。1 左侧视神经；2 左侧颈内动脉；3 和 4 均为动脉瘤；5 前床突；6 中床突

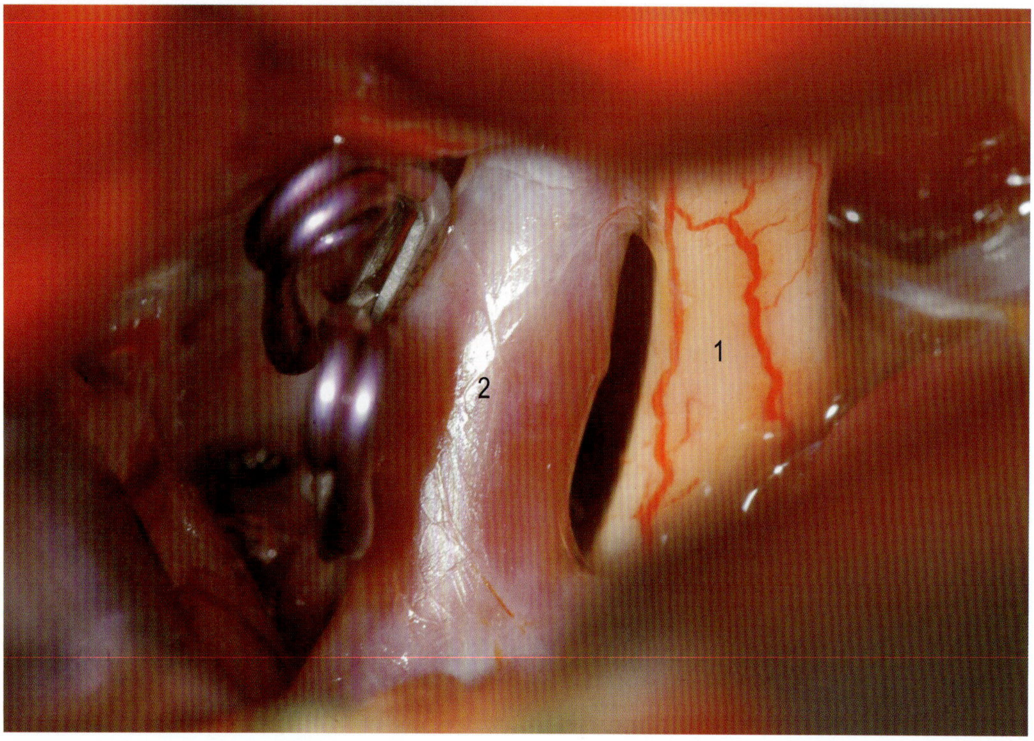

图 2-5-11　用 2 枚微型动脉瘤直夹分别夹闭 2 个动脉瘤。1 左侧视神经；2 左侧颈内动脉

手术点评（Surgical comments）

翼点入路开颅包含的手术过程：①向前额颞部分离皮瓣，剥离颞肌达颧弓，向颞后翻起；②铣开骨瓣，磨除蝶骨嵴，使前、中颅窝之间平坦延续；③剪开硬脑膜，分开外侧裂池达鞍区，分离鞍上池，通过鞍上血管神经间隙可见到鞍区结构——垂体柄、下丘脑、颈内动脉等。因此常用于鞍区肿瘤切除术及前循环动脉瘤夹闭术。

1. 开颅要尽可能达到前颅底和中颅底，切除蝶骨嵴尽量完全，以减轻显露时对脑组织的牵拉。

2. 开放外侧裂池要精细，避免脑组织和侧裂血管损伤。

3. 解剖鞍上池和颈内动脉池，应先从视交叉池起，向外侧到颈内动脉内侧池，再开放颈内动脉外侧池的近端，最后到动脉瘤颈。

4. 动脉瘤夹闭要准确，一次成功，避免反复触碰动脉瘤颈。

第六节　翼点入路切除颅咽管瘤

Surgical resection of craniopharyngioma through pterional approach

病例简介

患者女性，30 岁。主因“多饮多尿半年”，门诊以“颅咽管瘤”收入院。查体口唇发干，全身皮肤干燥无光泽，余无明显神经系统阳性体征。行 CT 及 MR 检查（图 2-6-1 ~ 图 2-6-4）。

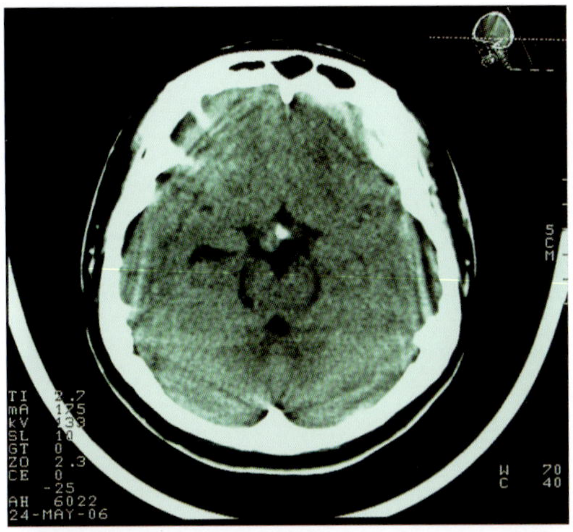

图 2-6-1　CT 平扫可见鞍上混杂密度占位性病变，略偏右，有钙化

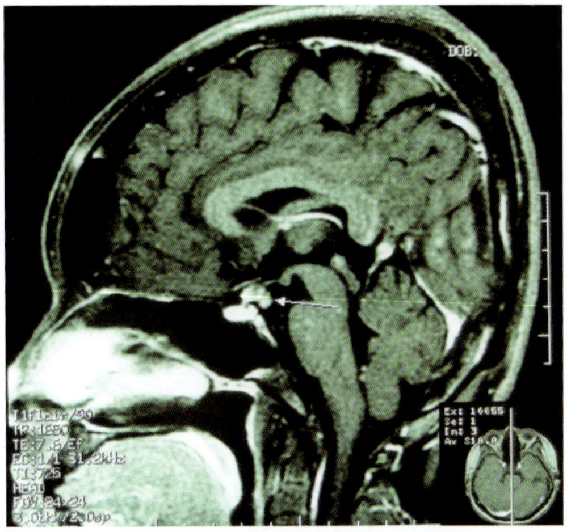

图 2-6-2　MR 增强扫描 T_1 像矢状位，见鞍上、视交叉下不均匀强化高信号影，垂体及垂体柄结构清晰（箭头所示）

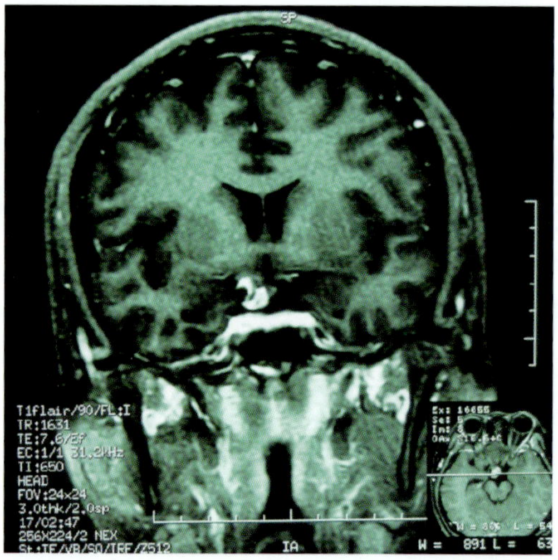

图 2-6-3 MR 增强扫描 T_1 像冠状位，见鞍上偏右，视交叉下不均匀强化高信号影

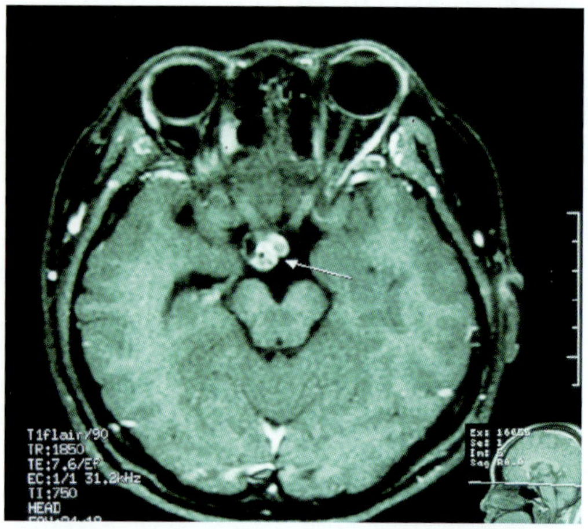

图 2-6-4 MR 增强扫描 T_1 像轴位，见鞍上不均匀强化高信号影（箭头所示）

手术方式采用右翼点入路颅咽管瘤切除术。患者的开颅过程不再重复（图 2-6-5 ~ 图 2-6-6）。

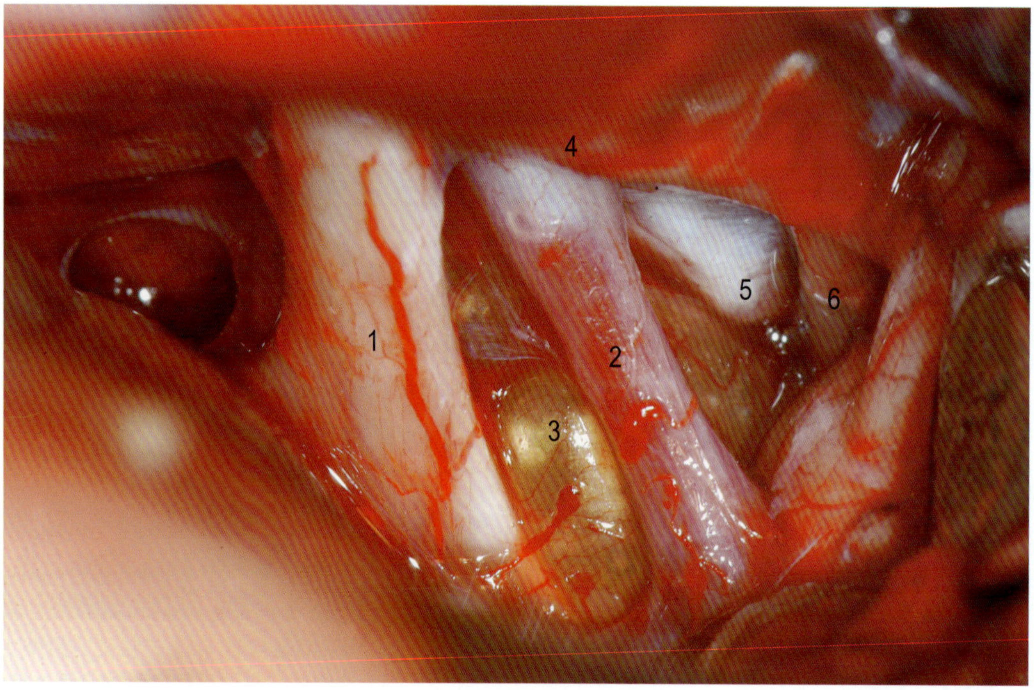

图 2-6-5 分开外侧裂池，牵开外侧裂，解剖鞍上池和颈内动脉池后，可见肿瘤位于视神经－颈内动脉间隙及颈内动脉外侧间隙。1 右侧视神经；2 右侧颈内动脉；3 肿瘤后外侧部分；4 前床突；5 后床突；6 动眼神经

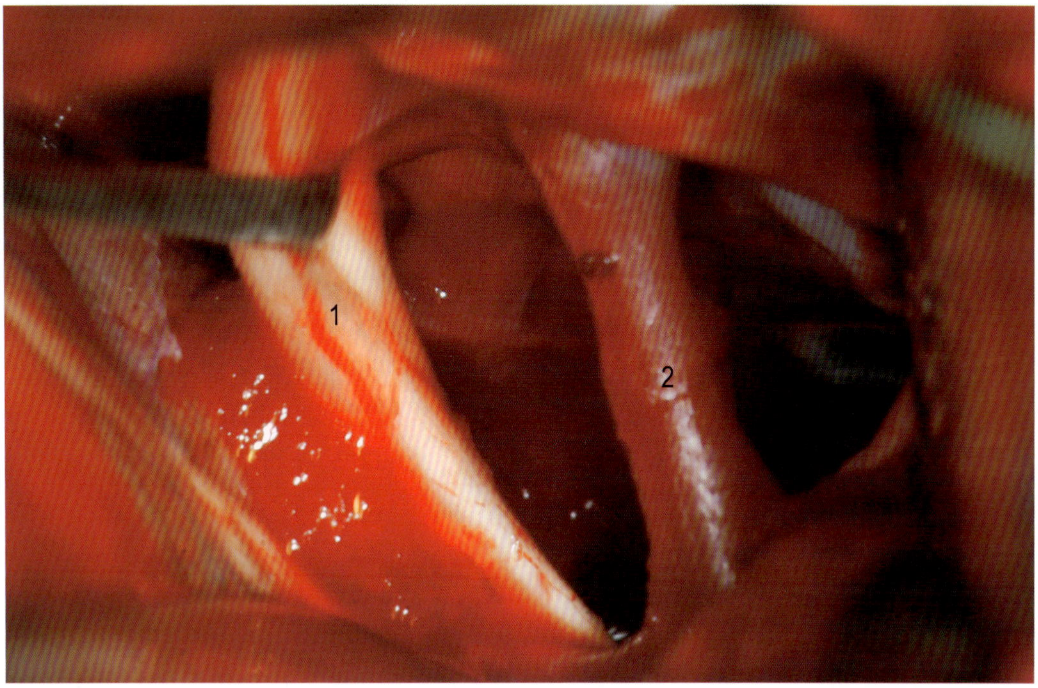

图 2-6-6 完全切除肿瘤以后，显露视神经外侧间隙和颈内动脉外侧间隙。1 右侧视神经；2 右侧颈内动脉

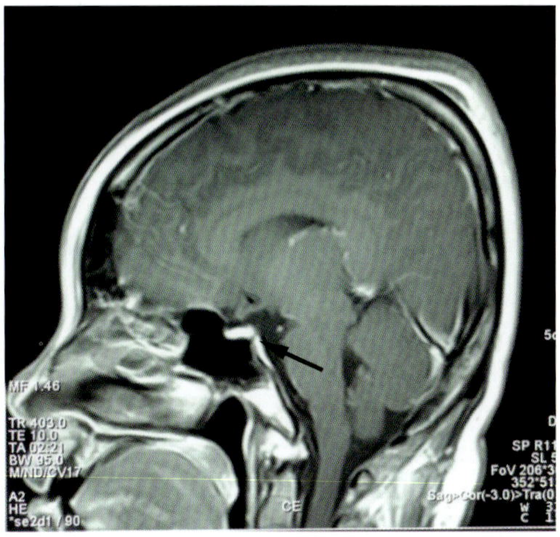

图 2-6-7 术后 MR 增强扫描 T_1 像矢状位，垂体结构保护良好（箭头所示）

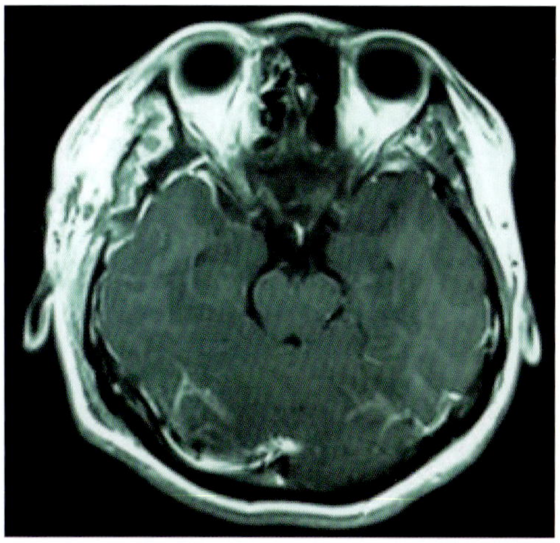

图 2-6-8 术后 MR 增强扫描 T_1 像轴位

图 2-6-7、图 2-6-8 术后 MR 复查可见肿瘤完全消失。

手术点评（Surgical comments）

手术首先要分开侧裂，充分显露鞍上池的视神经和颈内动脉，充分显露视神经与颈内动脉之间的结构，利用视神经前间隙、视神经－颈内动脉间隙、颈内动脉－动眼神经间隙、颈内动脉分叉部间隙、终板间隙等切除肿瘤。由于这种手术入路为从侧面观察肿瘤提供了良好的视角，尤其适用于鞍旁、鞍上偏一侧的肿瘤，特别是在肿瘤位于视交叉后造成视交叉前置时。切除瘤体的步骤是：先抽吸肿瘤的囊液，分离囊壁，分块切除肿瘤。实性肿瘤要碎块切除，较大的肿瘤钙化多与周围结构粘连，应碎块切除，切忌整块分离较大的钙化灶，以免损伤肿瘤周围神经血管结构。术中要保护下列结构：视交叉、视束、下丘脑底的细小穿通动脉、垂体柄。术中可见纵行于垂体柄的髓纹样结构，它是由垂体门脉系统经过所形成，可作为鉴别标志。如果肿瘤术中易于从这些结构分离，可将肿瘤切除。对粘连严重的肿瘤不可勉强切除，以免损伤下丘脑结构，现将几种手术入路的体会列入（表 2-6-1）。

表 2-6-1　鞍区常见手术入路的对比

手术特征	翼点入路	额底纵裂入路	额下入路	纵裂经透明隔入路	蝶窦入路
利用间隙	视神经外侧为主，视交叉外侧为辅	终板为主，视交叉前为辅	视交叉前为主，视神经外侧为辅	透明隔间腔	开放鞍底
显露范围	肿瘤外侧和后部	肿瘤顶和前中部	肿瘤前部或顶部	肿瘤顶部和前上部	肿瘤底部
优点	多方位显露	术野开阔，便于操作	开颅简便	术野开阔，便于操作	创伤小，无牵拉脑组织
不足	开颅相对困难，需要牵拉血管、神经	前交通复合，可妨碍操作	显露局限，垂体柄妨碍操作	需切开胼胝体，视交叉部和鞍内显露困难	术野局限，鞍隔上切除困难

第七节　经翼点入路切除前床突脑膜瘤

Surgical resection of meningioma of the anterior clinoid process via pterional approach

病例简介

患者女性，61 岁。主因“双眼视力下降 50 天”，门诊以“右侧前床突脑膜瘤”收入院。查体双侧视乳头边界不清。行 CT 及 MRI 检查（图 2-7-1 ~ 图 2-7-4）。

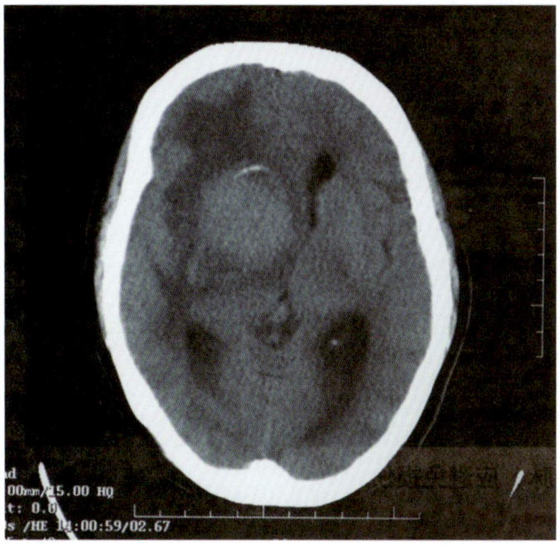

图 2-7-1　CT 平扫可见右侧蝶骨嵴内侧略高密度占位性病变，右侧脑室额角受压，周围脑组织水肿明显

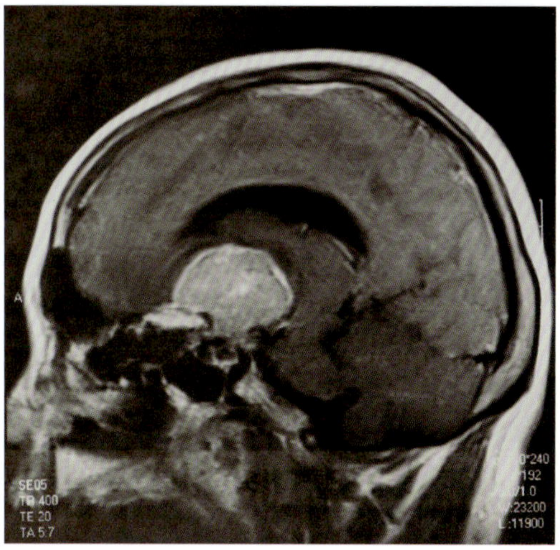

图 2-7-2　MR 增强扫描 T_1 像矢状位

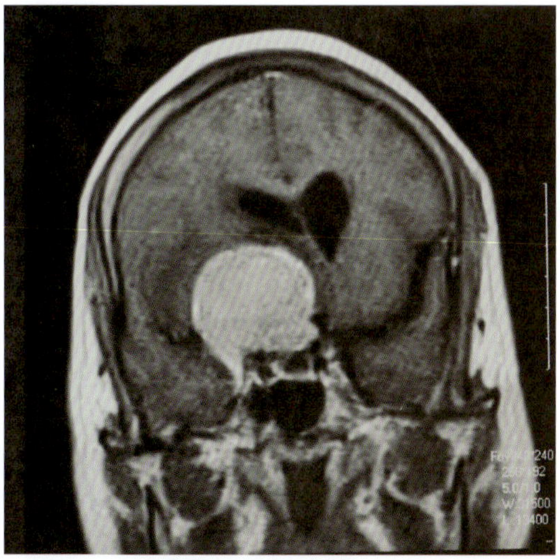

图 2-7-3　MR 增强扫描 T_1 像冠状位

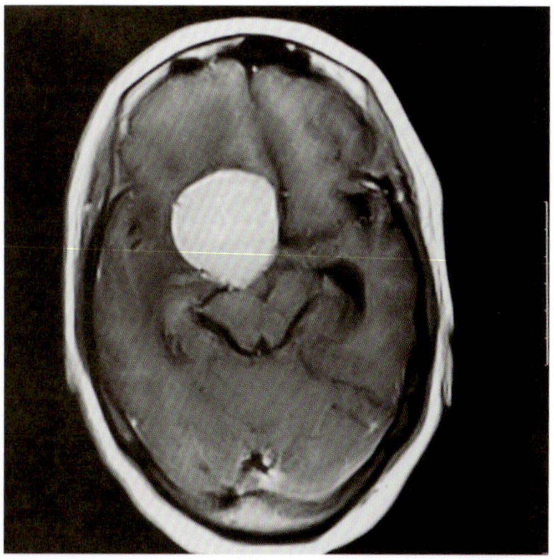

图 2-7-4　MR 增强扫描 T_1 像轴位

图 2-7-2 ~ 图 2-7-4 MR 可见自右侧前床突生长出类圆形肿物，边界清楚，均匀强化，并有沿前床突生长的“脑膜尾征”。第三脑室和侧脑室受压。

参见手术图 2-7-5~图 2-7-8。

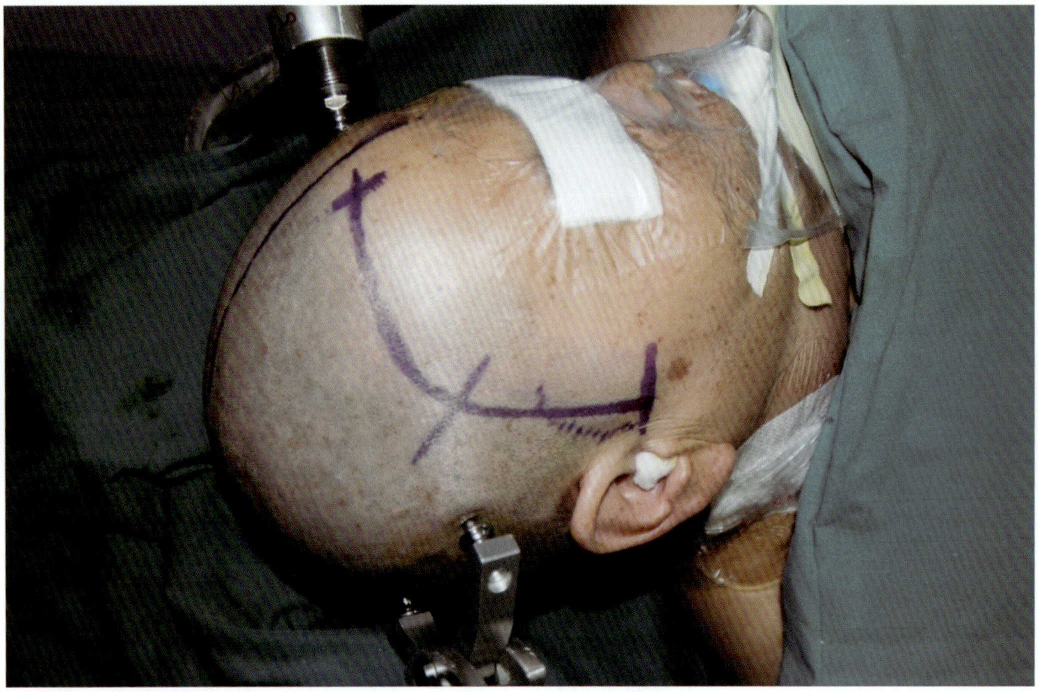

图 2-7-5　取右额颞弧形头皮切口，虚线标记为颞浅动脉，应避免损伤

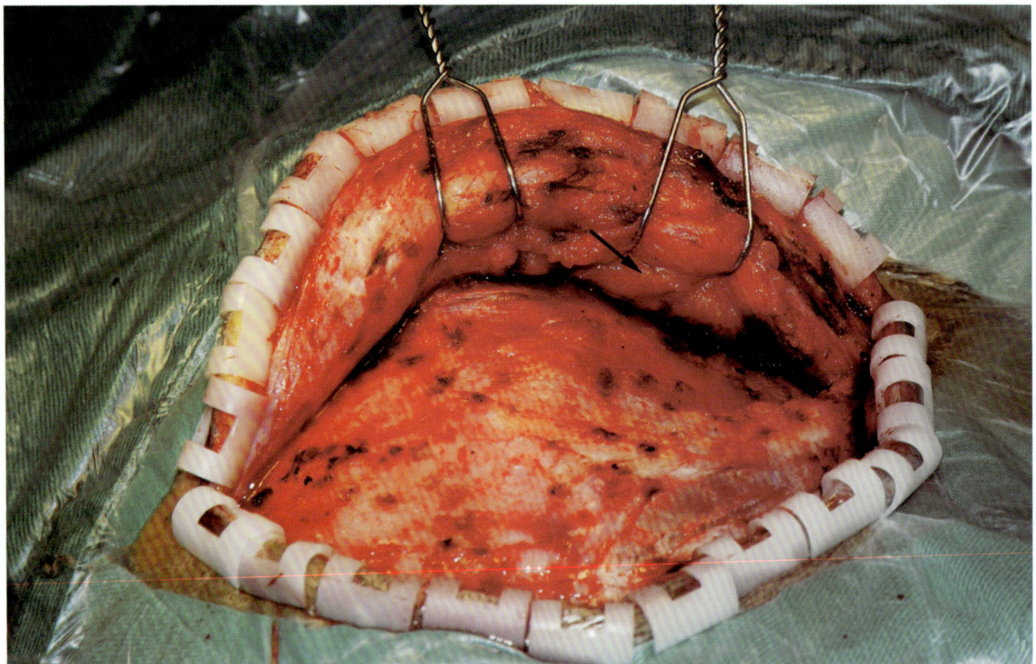

图 2-7-6　开颅时注意将箭头指示的颞浅筋膜浅层（脂肪层）与皮下组织一同向上翻起，以免损伤其中的面神经颞支

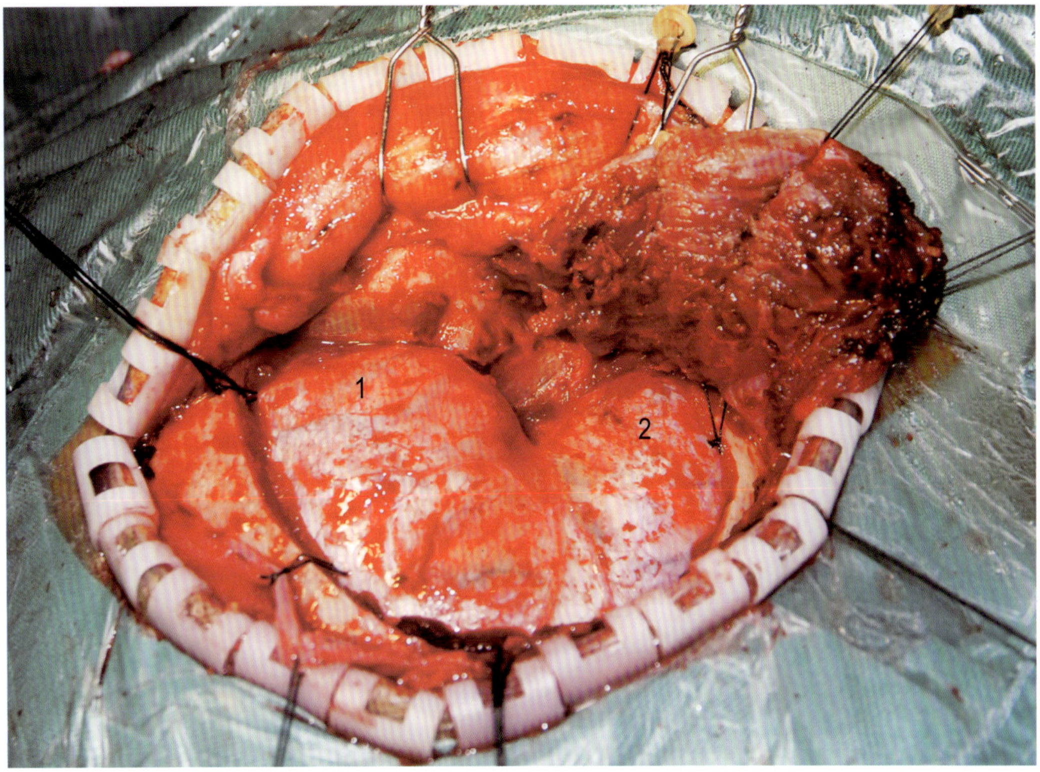

图 2-7-7　骨瓣除去后，咬除蝶骨嵴达到前床突，显露部分额极和颞极的硬脑膜。1 额极；2 颞极

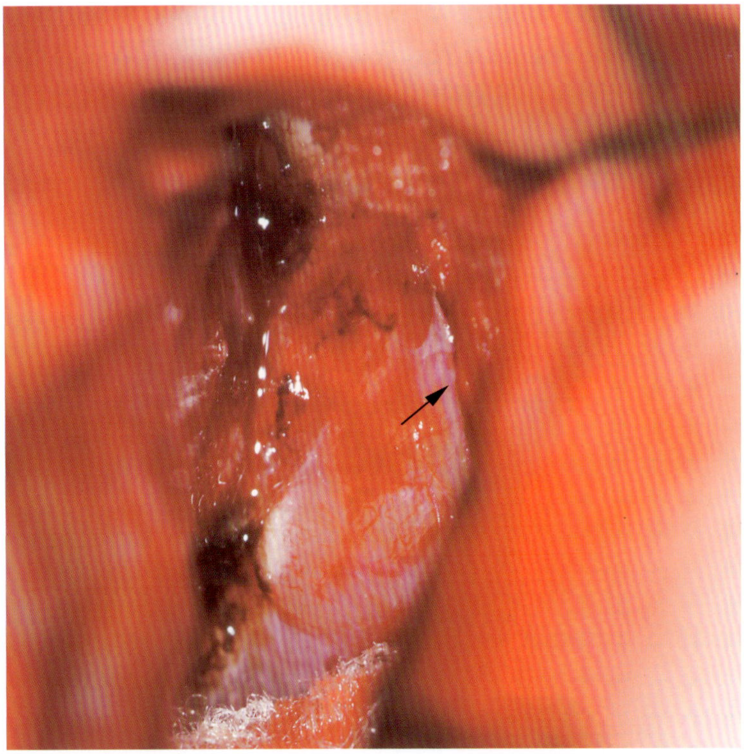

图 2-7-8　分开外侧裂池可见肿瘤，箭头所示为肿瘤基底

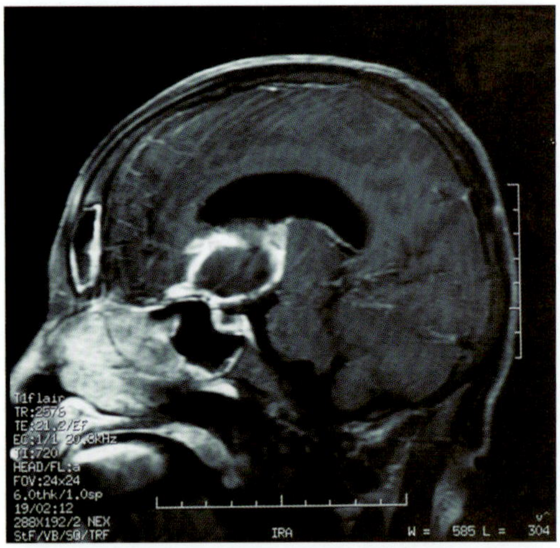

图 2-7-9 术后 MR 增强扫描 T_1 像矢状位

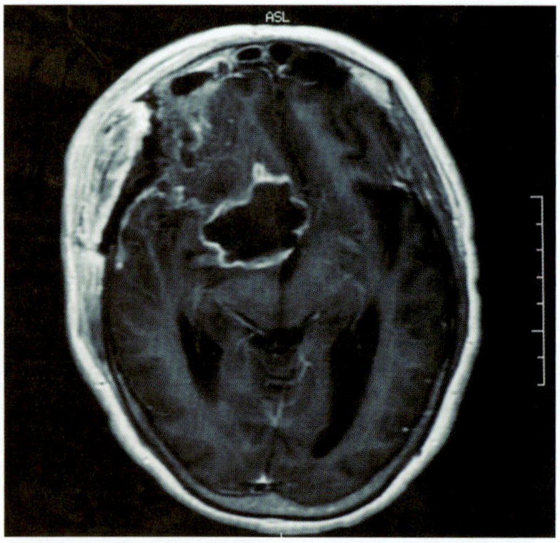

图 2-7-10 术后 MR 增强扫描 T_1 像轴位

图 2-7-9、图 2-7-10 MR 可见肿瘤完全切除。

手术点评（Surgical comments）

前床突肿瘤常包裹颈内动脉、大脑中动脉和大脑前动脉，肿瘤内侧通常与视神经粘连。开颅时应完全咬除蝶骨嵴并达到前床突，分离其周围的硬脑膜，电凝肿瘤附着的硬脑膜，减少肿瘤的供血，并可使肿瘤体积缩小。切开硬脑膜可首先分开外侧裂显露肿瘤，把肿瘤与额颞叶分离，大脑中动脉位于肿瘤的后外，位置较表浅，沿大脑中动脉从远端向近端分离，分块切除肿瘤可做到术中血管解剖标志明确，避免对颈内动脉大血管的损伤。多数情况下肿瘤与颈内动脉、大脑中动脉和大脑前动脉可做到分离切除。对于分离困难的复发性肿瘤，可用磨除前床突显露颈内动脉床突段的方法，有利于完全切除包裹颈内动脉的肿瘤。

MAOC 3

颞叶、海马、脑室系统的解剖与手术点评

Temporal,hippocamal and ventricular system structures anatomy and microsurgical comments

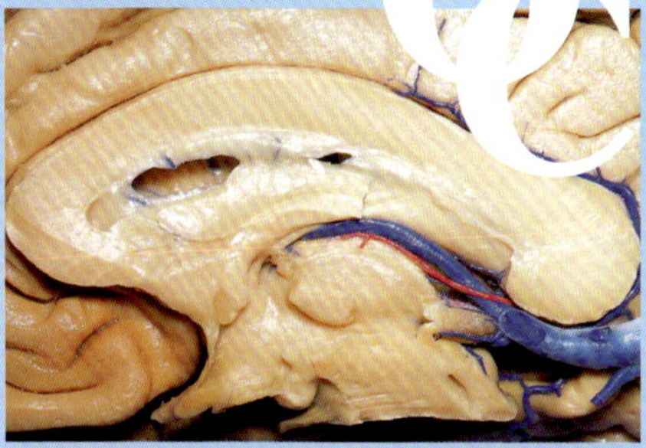

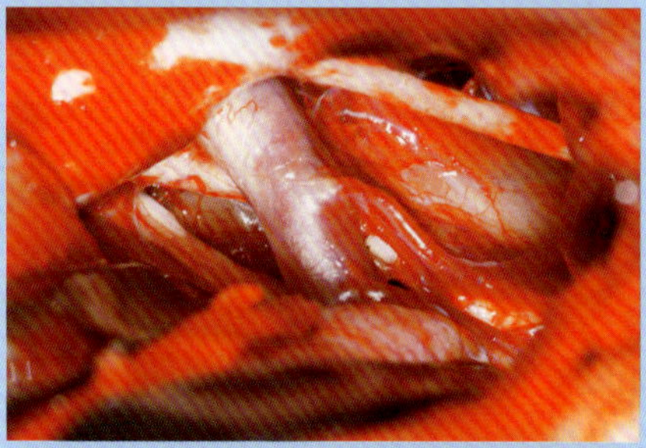

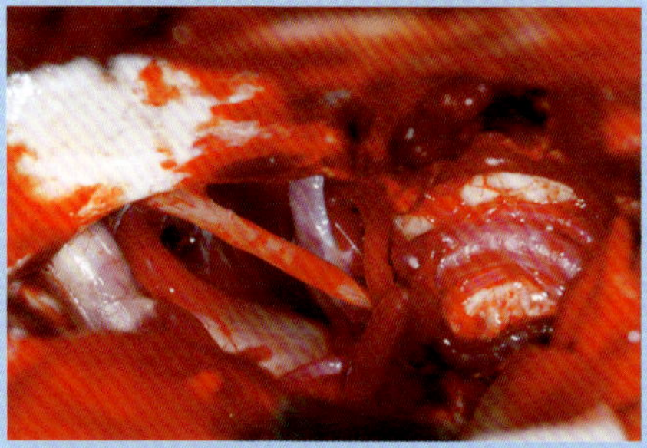

第一节　颞叶及海马的正常解剖

Temporl and Hippocamal structures

在手术治疗难治性癫痫中，颞叶是最重要的解剖结构，颞叶前下部分以中颅窝底为界，上界为外侧裂，内侧界有外侧裂、颞叶上部的岛叶和颞叶下部的小脑幕缘和环池，多数学者将后界定为顶枕沟和枕前切迹的连线，此线与外侧裂向后的延长线相交。颞叶内部结构对癫痫的发生有特殊意义，用深部电极测定难治性颞叶癫痫患者显示，癫痫发作最常发生在颞叶内部。颞叶内部结构不同于颞叶新皮质结构，而是属于旧皮质细胞结构。颞叶分为内、外、上、下四个面。颞叶外侧面由颞上回、颞中回、颞下回构成。外侧裂到颞上沟之间的脑回为颞上回。颞上沟和颞中沟之间的脑回为颞中回。颞下沟以下的脑回为颞下回。颞叶外侧面最重要的功能是优势半球的语言区，术中电刺激后，颞上回后部及邻近外侧裂部分顶部皮质，脑电图记录的直径2.5cm 范围为 Broca 区。其他功能为形态记忆功能（即视觉与语言转化记忆）。在颞叶下面，由部分颞下回和枕颞回构成海马旁回，与颞下回相比邻。颞叶上面包括有 Heschel 回（颞横回）和颞平板。颞横回是原始听觉皮质中枢。高频语音信号处理区位于枕内侧部位，低频语音处理区在额外侧部位，为双侧功能支配。一侧颞横回损伤不会影响听觉功能，但会有细致的语音分辨功能障碍。颞平板后部位于颞横回，与语音的整合功能有关，优势半球的颞平板明显大于非优势半球。颞叶内侧面外侧界为颞下副沟的下外侧，内侧为环池和小脑幕，上内界为脉络膜裂，上外界为侧脑室。颞叶内侧结构为边缘系统的一部分，确切功能不甚明确，但在颞叶切除后神经精神测试发现颞叶内侧与特殊记忆的保持有关。侧脑室颞角顶部切开可显露颞叶内侧结构。颞角底外侧为旁沟上面的旁突起，内侧则是海马，海马伞由海马白质薄层延伸而成，并以脉络膜裂形成边界。颞角底上界有盖在脉络膜裂上的脉络丛。颞内结构前部有杏仁核和钩回。杏仁核位于海马的上外侧部位，又称海马脚。杏仁核内上方为基底节。尾状核尾部和终板走行于颞角顶部的内侧，尾状核的尾部与杏仁核中央核相连接。终纹将杏仁核皮质部分的信息传递到终板核。钩回位于颞角最内侧，围绕大脑脚弧形向前内侧开放，与小脑幕裂孔前间隙密切相接。海马前沟将前海马旁回与钩回分开。在冠状面上海马呈“S”形，外侧为海马旁回延续，依次为旁下托、下托和前下托。其皮层构筑从海马旁回 6 层新皮质逐步过渡到齿状回和海马回的 3 层皮质，即浅部的分子层、中部的锥体细胞层和深部的多形层。内嗅皮质占据海马旁回前部和邻近钩回，但在人类的海马，这些皮层结构过渡、没有明显边界。海马旁回外界为鼻状沟，外侧为海马旁回延续，依次为旁下托（presubiculum）、下托 (subiculum) 和前下托 (prosubiculum)。

参见解剖图 3-1-1 ~ 图 3-1-5。

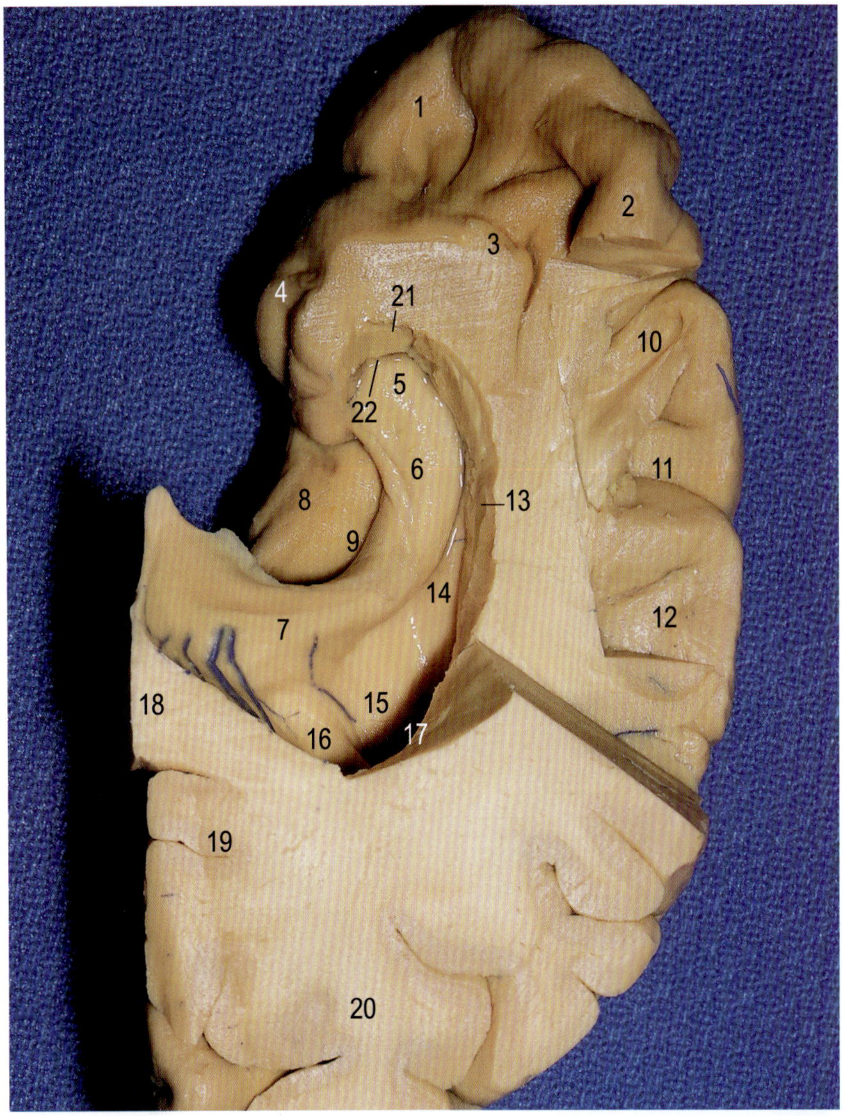

图 3-1-1 右侧颞角上面观，显露海马结构 (Superior view of the hippocampus through opening the right temporal horn)

1. 鼻状回	Rhinal gyrus	13. 颞叶干	Temporal trunk
2. 颞上面	Superior surface of temporal lobe	14. 颞角	Temporal horn
3. 岛阈	Limen of insula	15. 侧副三角	Collateral trigone
4. 钩回	Uncus	16. 后角球	Bulb of posterior horn
5. 海马头	Head of hippocampus	17. 侧脑室三角部外侧壁	Lateral wall of triangular part of lateral ventricle
6. 海马体	Body of hippocampus		
7. 海马伞	Fimbria of hippocampus	18. 胼胝体压部	Splenium of corpus callosum
8. 海马旁回	Parahippocampal gyrus		
9. 齿状回	Dentate gyrus	19. 禽距	Calcar avis
10. 前颞横回	Anterior transverse temporal gyrus	20. 楔状叶	Cuneiform lobe
11. 中颞横回	Middle transverse temporal gyrus	21. 杏仁核	Amygdala
12. 后颞横回	Posterior transverse temporal gyrus	22. 钩隐窝	Uncal recess

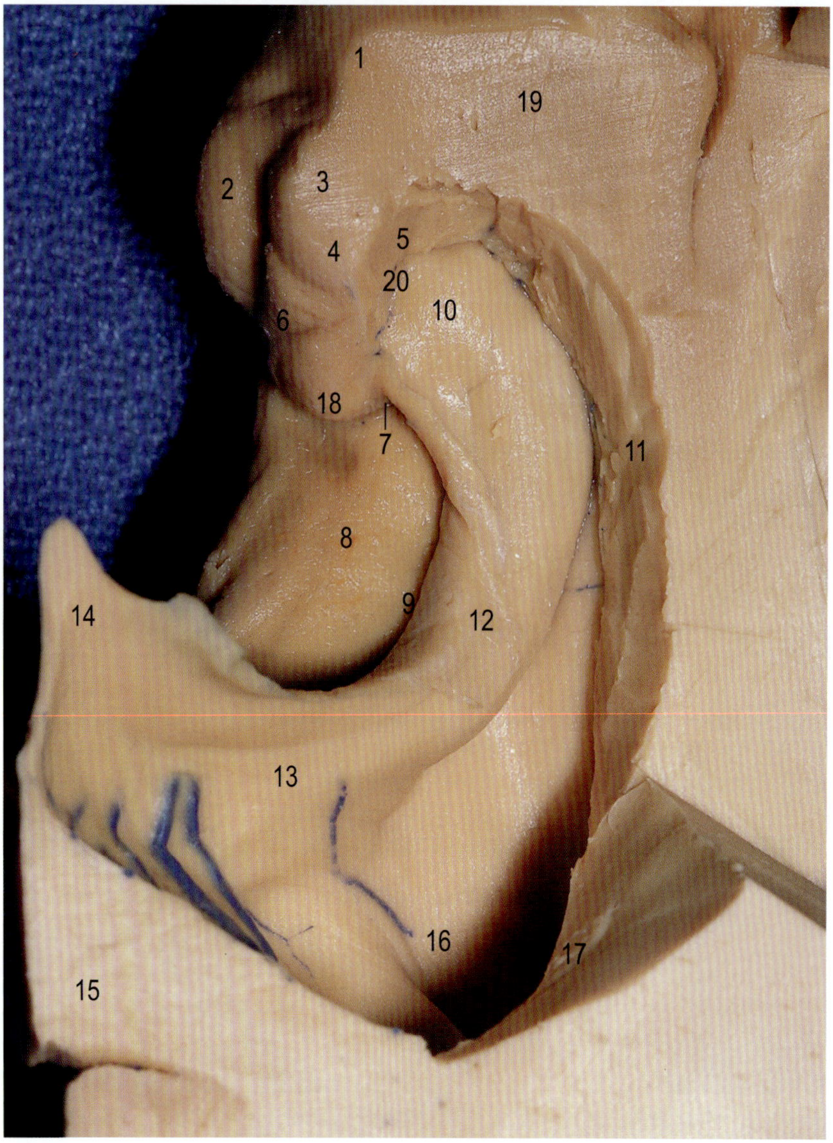

图 3-1-2 右侧颞角上面观，显露海马结构 (Superior view the hippocampus through opening the right temporal horn)

1. 钩回前段 Anterior segment of uncus
2. 钩回尖 Apex of uncus
3. 半月回 Semilunar gyrus
4. 鼻状回 Rhinal gyrus
5. 杏仁核 Amydaloid nucleus
6. 钩回后段 Posterior segment of uncus
7. 钩回隐窝 Uncus recess
8. 海马旁回 Parahippocampal gyrus
9. 齿状回 Dentate gyrus
10. 海马头 Head of hippocampus
11. 颞叶干 Temporal trunk
12. 海马体 Body of hippocampus
13. 海马伞 Fimbria of hippocampus
14. 穹窿脚 Crus of fornix
15. 胼胝体压部 Splenium of corpus callosum
16. 侧脑室三角部 Triangular part of lateral ventricle
17. 侧脑室三角部外侧壁 Lateral wall of triangular part of lateral ventricle
18. 钩回结节 Uncal notch
19. 豆状核 Lentiform nucleus
20. 钩隐窝 Uncal recess

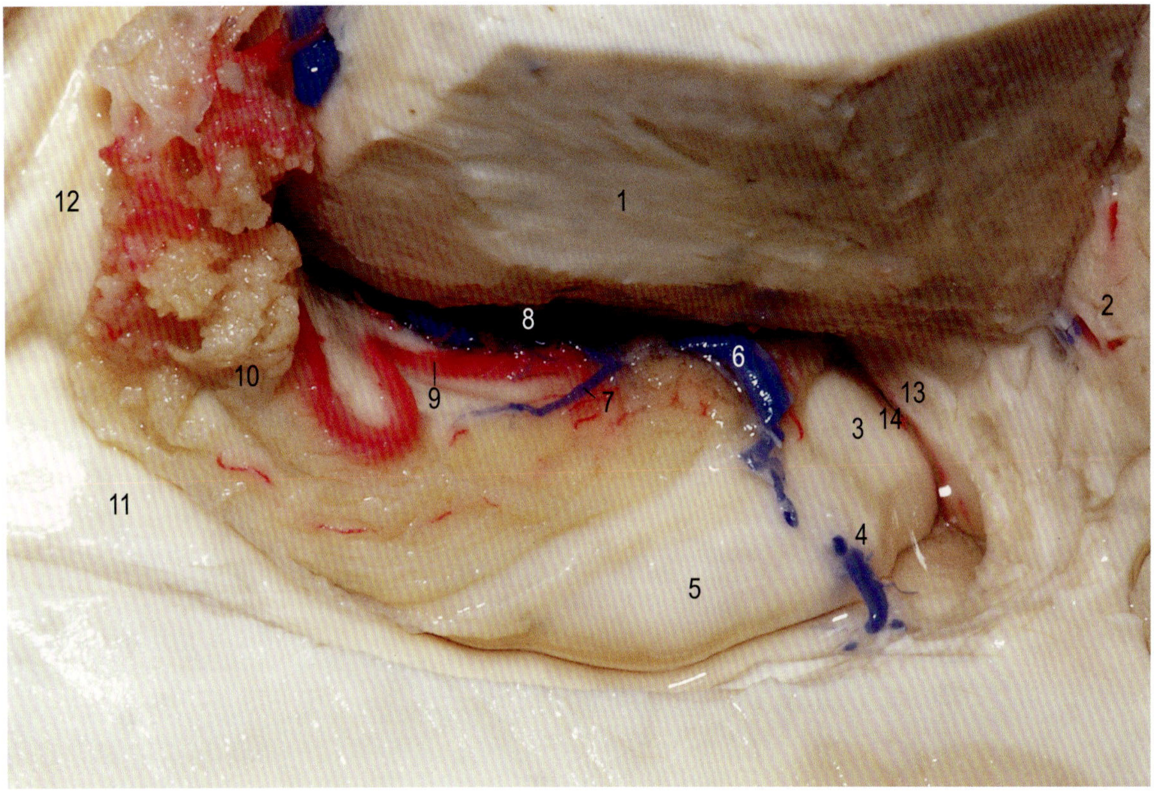

图 3-1-3 右侧颞角开放，部分外侧丘脑切除，显露海马表面及脉络膜裂结构 (Exposing the surface structures of the hippocampus and the choroids fissure through removal of the part of the lateral thalamus with used of the temporal approach)

1. 丘脑（部分切除）	Thalamus (cut surface)
2. 岛叶	Insula
3. 海马头	Head of hippocampus
4. 旁突	Collateral eminance
5. 海马体	Body of hippocampus
6. 海马横静脉	Transverse vein of hippocampus
7. 脉络膜下静脉	Inferior choroid vein
8. 脉络膜裂	Choroid fissure
9. 脉络膜前动脉	Anterior choroid artery
10. 脉络丛	Choroid plexus
11. 禽距	Calcar avis
12. 胼胝体球部	Glomus of corpus callosum
13. 杏仁核	Amydaloid nucleus
14. 钩隐窝	Uncal recess

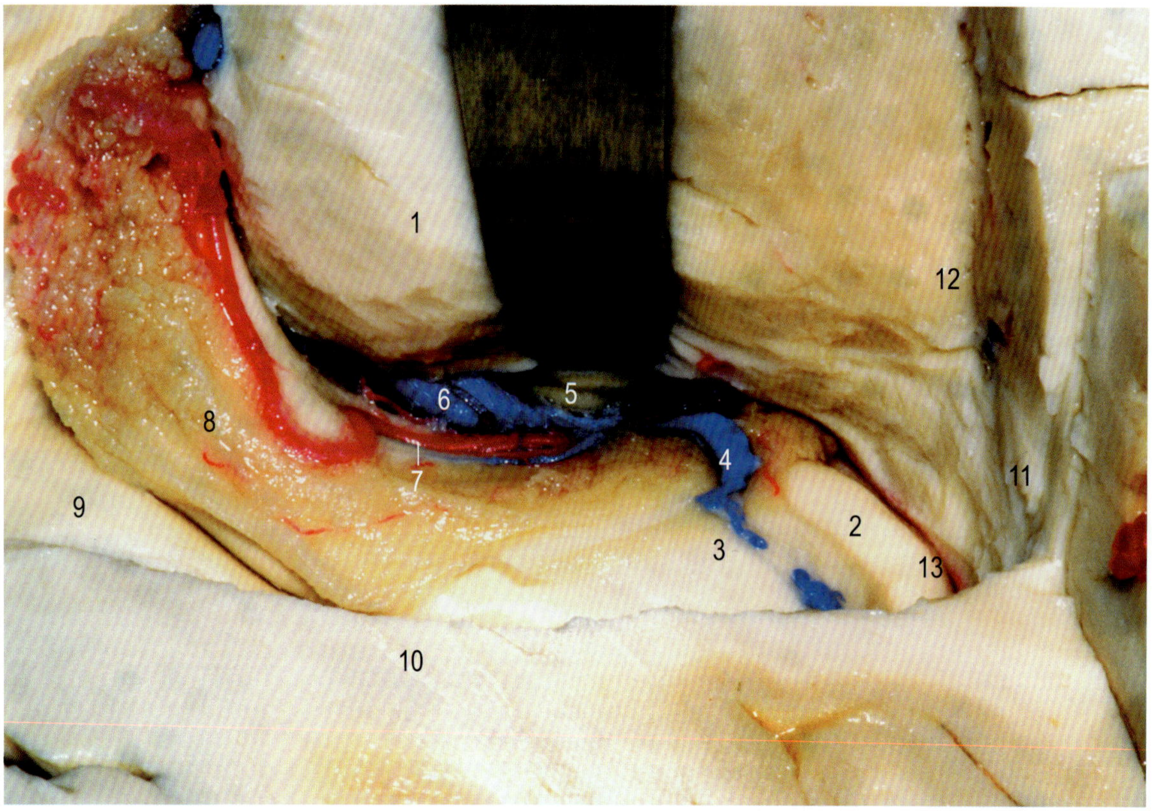

图 3-1-4　右侧颞角开放，部分外侧丘脑切除，分开脉络膜裂，显露海马表面及部分环池结构 (Exposing the surface of the hippocampus and the adjacent structures of the ambient cistern through removal of the part of the lateral thalamus and opening the choroid fissure with used of the temporal approach)

1. 丘脑（部分切除）	Thalamus (cut surface)
2. 海马头	Head of hippocampus
3. 海马体	Body of hippocampus
4. 海马横静脉	Transverse vein of hippocampus
5. 脑桥外侧	Lateral part of pons
6. 基底静脉	Basilar vein
7. 脉络膜前动脉颞角支	Temporal branch of anterior choroid artery
8. 脉络丛	Choroid plexus
9. 禽距	Calcar avis
10. 颞中回	Middle temporal gyrus
11. 杏仁核	Amygdala
12. 豆状核	Lentiform nucleus
13. 钩隐窝	Uncal recess

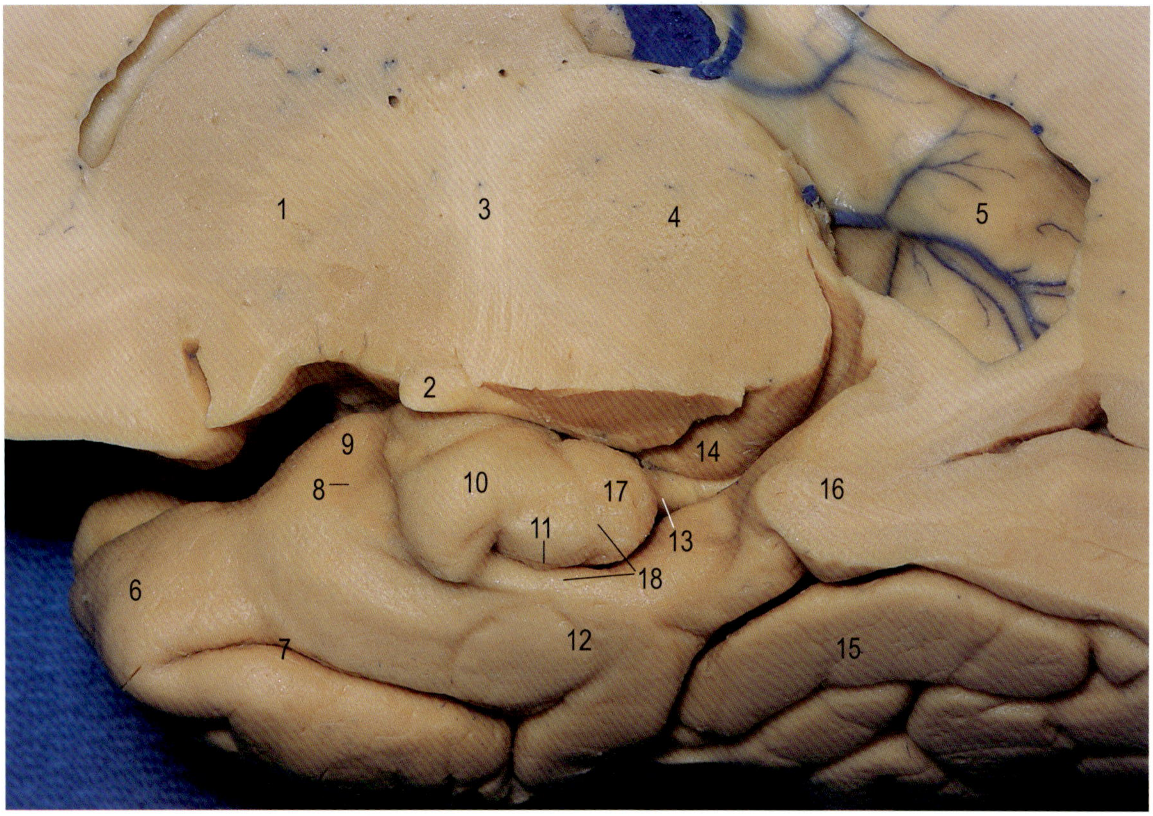

图 3-1-5　右侧颞叶及钩回内侧面观 (Medial view of the right temporal lobe and the uncus)

1. 壳核	Putamen
2. 视束	Optic tract
3. 内囊	Internal capsule
4. 丘脑	Thalamus
5. 侧脑室三角部	Collateral trigone
6. 颞极	Temporal pole
7. 鼻状沟	Rhinal sulcus
8. 半月回沟	Semilunar sulcus
9. 半月回	Semilunar gyrus
10. 钩回前段	Anterior segment of the uncus
11. 钩回切迹	Uncal notch
12. 海马旁回	Parahippocampal gyrus
13. 海马伞	Fimbria of hippocampus
14. 齿状回	Dentate gyrus
15. 棱状回	Fusiform gyrus
16. 束状回	Fasciolar gyrus
17. 钩回结节	Uncal notch
18. 钩回后段	Posterior segment of the uncus

外科解剖要点（Microsurgical key points）

一些神经外科手术涉及对颞叶的手术处理，特别是在治疗难治性癫痫手术中，需要进行海马、杏仁核或颞叶切除。在解剖结构方面，需要了解钩回到杏仁核和海马及钩回到颞角之间的关系。杏仁核主要是由钩回前段和颞角前壁形成，并与颞角顶部相邻，位于钩回前段的内侧面，颈内动脉的外侧。钩回前段和杏仁核在大脑中动脉上方跨过。脉络膜前动脉从颈动脉发出后位于钩回前段的内侧，上行沿钩回前段内侧面后行，达内侧钩尖处，位于动眼神经和后交通动脉的外侧。钩回与海马前端向内侧突出，明显形成前后两段，钩回后段向后内与大脑脚相对，并被钩回切迹分成上下两部分。海马头位于颞角底并转向内侧形成钩回后段上半部分。在海马头前部和颞角顶上部，杏仁核向上与豆状核下缘相连。在海马头和杏仁核脑室面形成向内侧突的狭窄称为钩回隐窝。在行颞叶切除时，根据切除颞叶的范围可以从颞中沟、颞下沟和颞底面进入颞角，正常从颞极向后约 2.5cm 即可进入颞角。颞叶切除分为以下几步：首先将颞叶外侧面切开或皮层切除，其次从脉络膜裂分开，内侧离断海马，从杏仁核将海马头分离。然后，将后部海马和海马回离断。最后在钩回隐窝前方切除杏仁核。杏仁核上部与视束、脉络膜前动脉分支、大脑后动脉和豆状核下面相连。一般情况下，核上部可以少许保留。

如按照 Yasargil 采用从外侧裂下部至颞上回内侧的岛叶环状沟下部切开达到杏仁核和海马切除。从解剖上看，显露钩回前段的杏仁核可以切除外下部分的杏仁核，而邻近屏状核（claustrum）的视束、豆状核不可损伤和切除。切除钩回前部时要防止损伤脉络膜前动脉、后交通动脉、动眼神经、基底静脉及视束。在显露颞角前部和大脑脚外侧分开脉络膜裂时要注意保护前脉络膜动脉、视束和基底静脉。切开海马外侧时可沿鼻状沟和副沟进行，于大脑脚后缘、膝状体外侧和海马伞上升形成穹窿脚处，横切断海马和海马旁回，将海马全部切除。

第二节　脑室系统正常解剖

Ventricular system

正常情况下，脑室系统包括左右大脑半球内的侧脑室、位于中线的第三脑室和第四脑室。第三脑室与第四脑室由中脑水管相连。左右侧脑室由室间孔（Monro 孔）与第三脑室相连接。每侧室间孔呈新月形，亏损部位于中线，除去透明隔两侧，室间孔为一个整圆形。左右侧脑室分别由内侧的透明隔分开，两侧透明隔间为潜在间隙，间腔明显时也可称第五脑室，可利用此间隙作为到第三脑室的手术入路。

侧脑室前部由额角构成。额角位于室间孔前方，内侧壁由透明隔构成，前壁和顶部由胼胝体膝部构成，外侧壁为尾状核头部，狭窄的底部由胼胝体嘴构成。穹窿柱走行于室间孔前部，构成额角内侧壁的后下部分。侧脑室体部起于室间孔后缘，结束于透明隔消失处，即胼胝体与穹窿相连部。侧脑室顶由胼胝体构成，内侧壁由上部的透明隔和下部的穹窿体构成。尾状核体部构成外侧壁，底由丘脑构成。丘脑纹状体沟、终纹和丘脑纹状体静脉走行其间，为丘脑和尾状核的分界。

三角部和枕角构成三角形脑室腔。其顶点在枕叶后部，底在前部丘脑枕。三角部在丘脑上部向前与侧脑室体部相连通，于丘脑的前下部与颞角连通，向后与枕角连通。三角部顶由胼胝体的体部、压部和毯部形成。内侧壁是由两个上下水平排列的隆凸构成，上部隆凸为胼胝体球部，因其内聚集大量的纤维束，又称大钳状体。下部隆凸又称禽距，其下方为禽距沟的深层。外侧壁前部由包裹丘脑枕部外缘的尾状核构成，后部由分布在侧脑室外侧缘的胼胝体毯部纤维构成。前壁分为内侧和外侧两部分。内侧部位于丘脑枕部后部的穹窿脚。外侧由丘脑枕构成。三角部底是由旁沟后端上部膨大的三角区域即旁三角部构成 。三角部的脉络丛成簇状又称脉络膜球。从三角部向后进入枕叶部分叫枕角，两侧枕角可以大小不同，枕角内侧壁由胼胝体压部和禽距构成，顶和外侧壁由胼胝体毯部构成，底由旁三角部构成。

颞角由丘脑枕下方后部形成颞角前壁，颞角底内侧由海马的隆突构成，外侧由颞叶旁沟在颞角内形成的旁隆突构成。颞角顶的内侧部分由丘脑下面尾状核尾部构成，胼胝体毯构成顶外侧部，并向下分布构成颞角外侧壁。胼胝体毯将颞角与视放射纤维分隔。内侧壁形成狭窄间隙即脉络膜裂，位于下外侧丘脑和穹窿伞之间。

第三脑室为漏斗狭腔，前上缘通过室间孔与两侧脑室相交通。后部通过中脑导水管与第四脑室相连。它有顶、底、前后壁和两外侧壁。第三脑室顶前从室间孔起始向上略弧形向上隆起，终止于松果体上隐窝。第三脑室顶由四层构成：一层为穹窿组成的神经结构层；二层是脉络膜组成的薄膜；三层为双侧大脑内静脉和动脉组成的血管层；第四层是薄膜性脉络膜血管下层。脉络膜裂位于第三脑室顶的两外侧缘，穹窿体构成第三脑室顶前部的上层，海马连合和穹窿脚构成第三脑室顶的后半部分。透明隔附着在穹窿体的上部。第三脑室底前部从视交叉开始，后部到中脑水管开口。底的前半部分由间脑结构组成，底后半部分由中脑结构组成。第三脑室下面观从前向后依次为：视交叉，下丘脑的漏斗、灰结节、乳突体、后穿质中脑被盖。视交叉是第三脑室底结合部和第三脑室前壁，视交叉的下面构成第三脑室底前部，视交叉上面组成第三脑室的前壁的下部。视束从视交叉后外侧发出，向后外斜向离开第三脑室底到中脑外侧。在第三脑室前外侧的视交叉、视束和后方的大脑脚的范围内，漏斗、灰结节、乳突体和后穿质前后依次排列。第三脑室的前缘从上部的室间孔到下部的视交叉构成其前壁。在脑表面只能见到前壁的 2/3，上 1/3 隐藏于胼胝体嘴部的后方，可见的第三脑室前壁为视交叉和终板两部结构。终板为视交叉和胼胝体之间的薄片灰质及软膜结构。第三脑室内侧观从上到下依次为：穹窿柱、室间孔前连合、终板、视隐窝、视交叉。后壁：第三脑室后壁从上部的松果体隐窝到下部中脑导水管。第三脑室前面观：第三脑室内从上到下依次为松果体上隐窝，缰联合、松果体、松果体隐窝、后联合和中脑导水管。第三脑室外侧壁隐埋在大脑半球内，在脑外表不能见到。第三脑室下部由下丘脑构成，上部由丘脑构成，外形如张嘴的鸟头样。中间块在侧壁的上半部，多与对侧相连（中间块约 75% 存在侧壁，约 25% 侧壁缺如），位于室间孔后 2.5 ~ 6.0mm，穹窿柱在室间孔下方的侧壁形成明显隆起，向下逐渐消失。

第三脑室位于头颅的中央，胼胝体和侧脑室体的下方，蝶鞍、垂体和中脑的上方，两侧大脑半球、丘脑和下丘脑之间。脑底 Willi’s 环及其分支及大脑大静脉与第三脑室有着密切的关系。第三脑室区肿瘤在神经外科手术显露中最为困难。由于损伤第三脑室侧壁可产生下丘脑功能不全，表现为意识障碍、体温调节异常、呼吸异常、垂体内分泌障碍、视交叉和视束损伤视力障碍。穹窿柱损伤引起记忆力丧失等（第四脑室详见后颅窝解剖章节）。

参见解剖图 3-2-1 ~ 图 3-2-17。

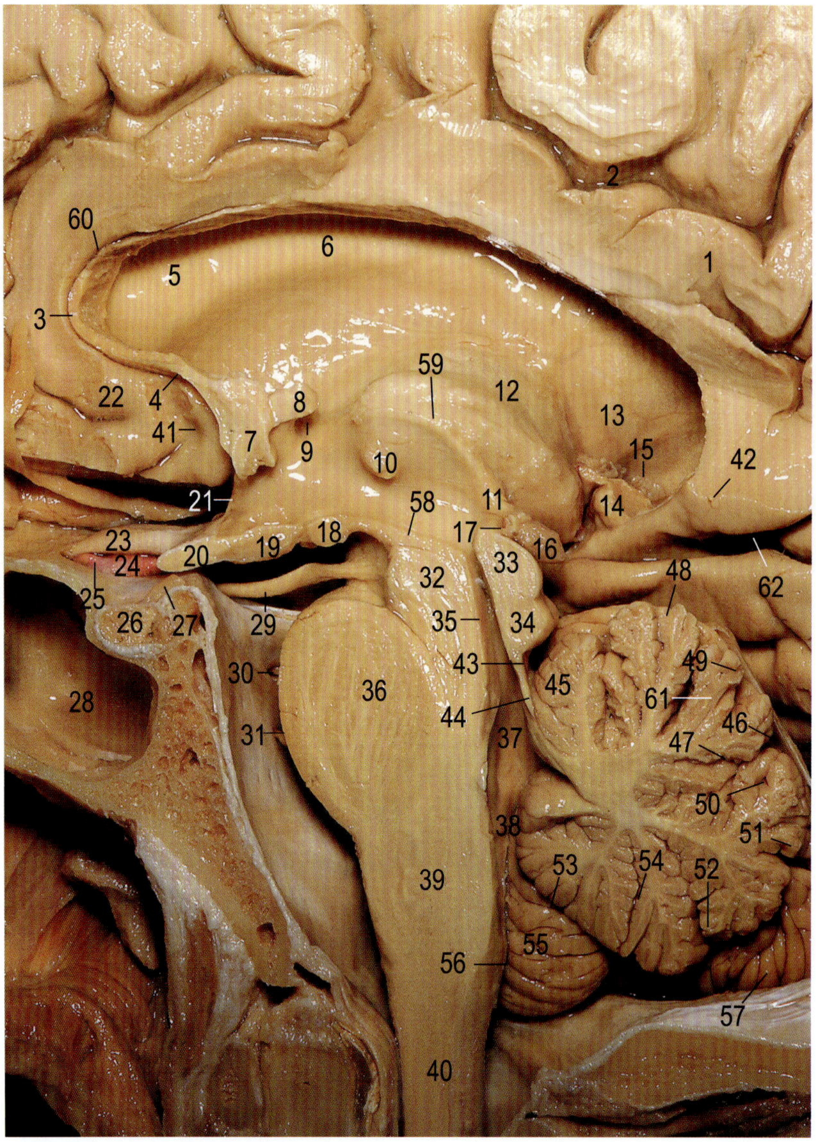

图 3-2-1　脑室系统内侧面观 (Medial view of the ventricular system)

1. 扣带回 Cingulate gyrus
2. 扣带沟 Cingulate sulcus
3. 胼胝体膝 Genu of corpus callosum
4. 胼胝体嘴 Rostrum of corpus callosum
5. 尾状核头 Head of caudate nucleus
6. 尾状核体 Body of caudate nucleus
7. 前联合 Anterior commissure
8. 穹窿柱 Column of fornix
9. 室间孔 Interventricular foramen
10. 中间块 Massa intermedia
11. 缰三角 Habenular trigone
12. 丘脑纹状体沟 Thalamostriate sulcus
13. 丘脑枕 Pulvinar
14. 海马联合 Hippocampal commissure
15. 脉络丛 Choroid plexus
16. 松果体 Pineal body
17. 松果体隐窝 Pineal recess
18. 乳头体 Mamillary body
19. 灰结节 Tuber cinereum
20. 视交叉 Optic chiasm
21. 终板 Lamina terminalis
22. 胼胝体下回 Subcallosal gyrus
23. 视神经 Optic nerve
24. 颈内动脉 Internal carotid artery
25. 眼动脉 Ophthalmic artery
26. 垂体 Pituitary gland
27. 垂体柄 Pituitary stalk
28. 蝶窦 Sphenoid sinus
29. 动眼神经 Oculomotor nerve
30. 三叉神经 Trigeminal nerve
31. 外展神经 Abducent nerve
32. 中脑 Mesencephalon
33. 上丘 Superior colliculus
34. 下丘 Inferior colliculus
35. 中脑导水管 Aqueduct of midbrain
36. 脑桥 Pons
37. 第四脑室 Fourth ventricle
38. 第四脑室正中孔 Foramen of magendie
39. 延髓 Medulla
40. 上颈髓 Upper cervical spinal cord
41. 终板旁回 Paraterminal gyrus
42. 扣带峡部 Isthmus
43. 上髓帆 Superior medullary velum
44. 小舌 Lingula
45. 中央小叶 Central lobule
46. 小脑幕 Cerebellar tentorial
47. 原裂 Primary fissure
48. 山顶 Culment
49. 山坡 Declive
50. 下蚓叶 Inferior vermian folium
51. 蚓小节 Vermian tuber
52. 蚓锥体 Vermian pyramid
53. 蚓垂 Vermian uvula
54. 次裂 Minor fissure
55. 小脑扁桃体 Cerebellar Tonsil
56. 小脑延髓裂 Cerebellomedullary fissure
57. 二腹叶 Biventral lobues
58. 丘脑中脑沟 Thalamomesencephphalic sulcus
59. 丘脑直髓纹 Straight medullary thalamus
60. 胼胝体沟 Corpus callosum sulcus
61. 上蚓叶 Superior vermian folium
62. 禽距前沟 Anterior calcarine sulcus

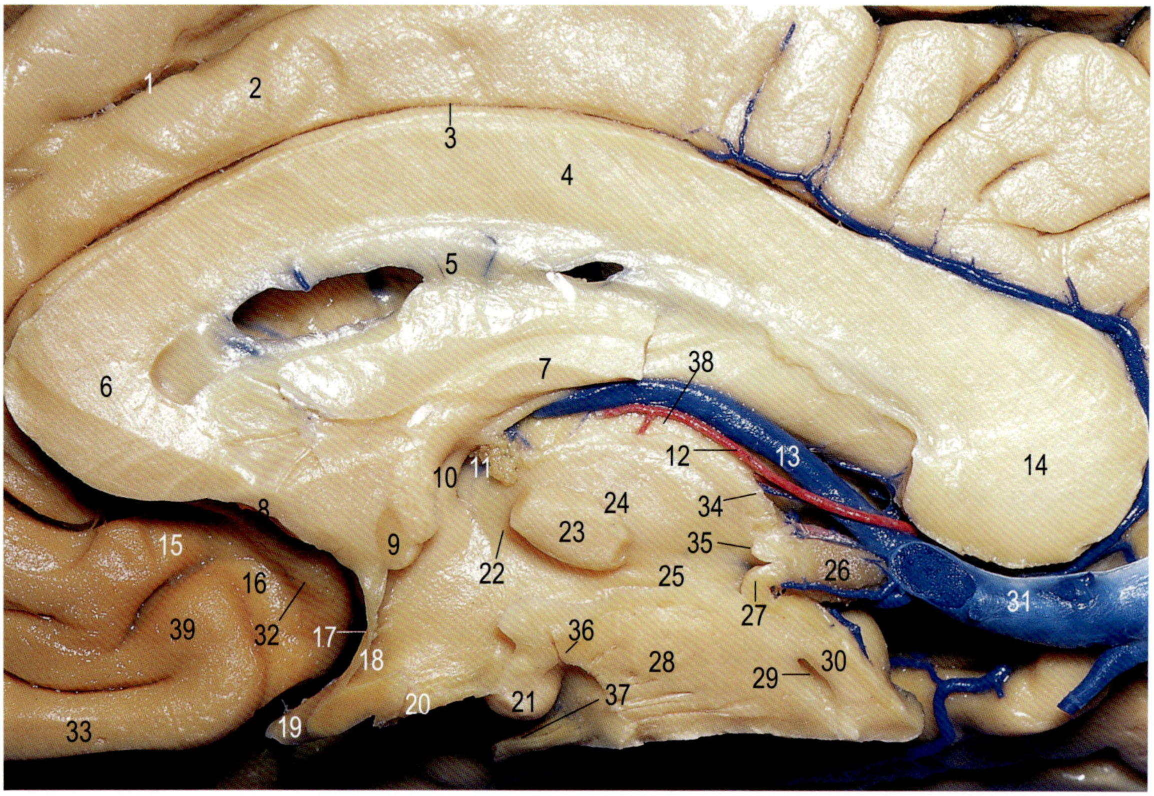

图 3-2-2 侧脑室中线及第三脑室侧面观（Lateral view of the middle line structure of the lateral ventricle and the third ventricle）

1. 扣带内沟	Internal sulcus of cingulum	20. 灰结节	Tuber cinereum
2. 扣带回	Cingulate gyrus	21. 乳头体	Mamillary body
3. 胼胝体沟	Sulcus of corpus callosum	22. 下丘脑沟	Hypothalamic sulcus
4. 胼胝体体部	Body of corpus callosum	23. 中间块	Massa intermedia
5. 透明隔	Septum pellucidum	24. 丘脑	Thalamus
6. 胼胝体膝	Genu of corpus callosum	25. 丘脑中脑沟	Mesencephalothalamus sulcus
7. 穹窿体	Body of fornix	26. 松果体	Pineal body
8. 胼胝体嘴	Rostrum of corpus callosum	27. 后联合	Posterior commissure
9. 前联合	Anterior commissure	28. 中脑	Mesencephalon
10. 穹窿柱	Column of fornix	29. 中脑导水管	Aqueduct of midbrain
11. 室间孔	Interventricular foramen	30. 中脑顶盖	Tectum of Mesencephalon
12. 脉络膜后内侧动脉	Posterior medial choroidal artery	31. 大脑大静脉	Galen vein
13. 大脑内静脉	Internal cerebral vein	32. 终板旁回	Paraterminal gyrus
14. 胼胝体压部	Splenium of corpus callosum	33. 内侧额下回	Medial-inferior frontal gyrus
15. 胼胝体旁回	Paracallosal gyrus	34. 缰联合	Habenular commissure
16. 海马前遗迹	Prehippocampal rudiment	35. 松果体隐窝	Pineal recess
17. 终板	Lamina terminalis	36. 后穿质	Posterior perforated substance
18. 视交叉隐窝	Optic chiasma recess	37. 动眼神经	Oculomotor nerve
19. 视交叉	Optic chiasma	38. 丘脑直髓纹	Straight medullary thalamus
		39. 嗅旁回	Paraolfactory gyrus

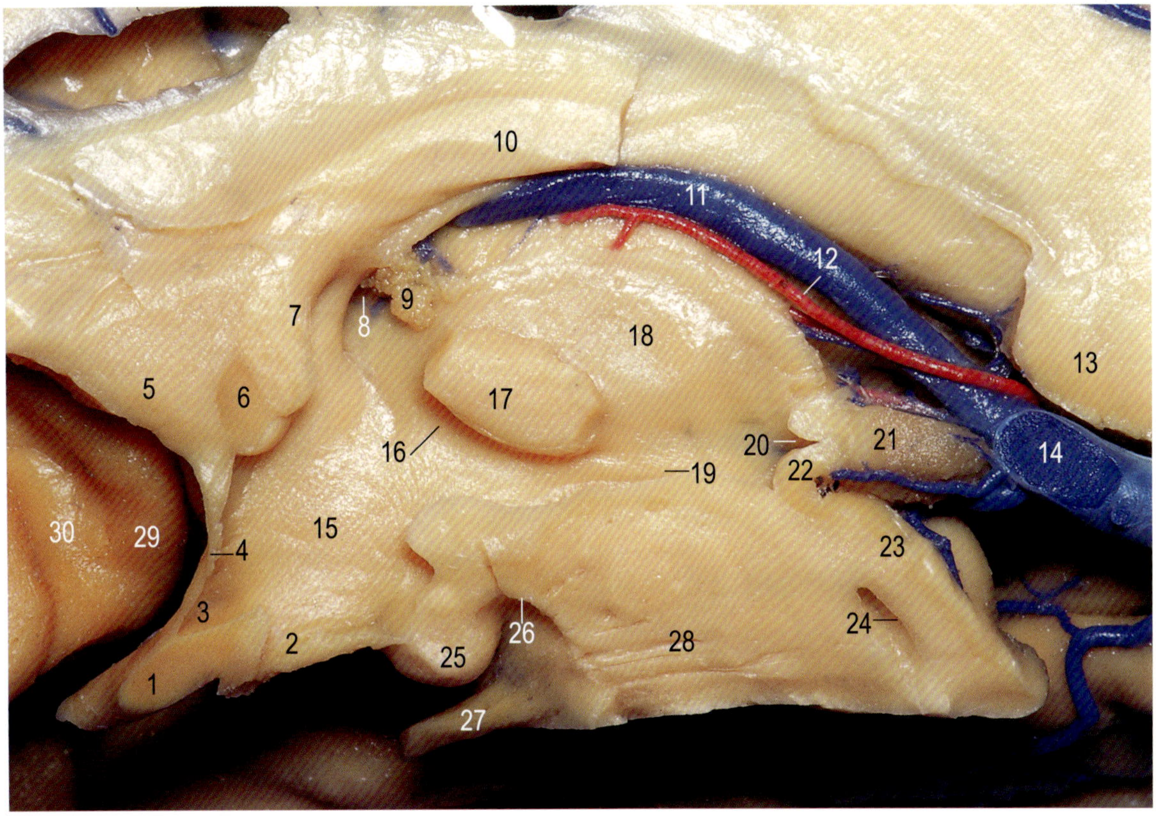

图 3-2-3 第三脑室内侧面观（Medial view of the third ventricle）

1. 视交叉	Optic chiasma	16. 下丘脑沟	Hypothalamic sulcus
2. 漏斗隐窝	Infundibulum recess	17. 中间块	Massa intermedia
3. 视交叉隐窝	Optic chiasma recess	18. 丘脑	Thalamus
4. 终板	Lamina terminalis	19. 丘脑中脑沟	Mesencephalothalamus sulcus
5. 胼胝体嘴	Rostrum of corpus callosum	20. 松果体隐窝	Pineal recess
6. 前联合	Anterior commissure	21. 松果体	Pineal body
7. 穹窿柱	Column of fornix	22. 后联合	Posterior commissure
8. 室间孔	Interventricular foramen	23. 顶盖	Tectum
9. 脉络丛	Choroid plexus	24. 中脑导水管	Aqueduct of midbrain
10. 穹窿体	Body of fornix	25. 乳头体	Mamillary body
11. 大脑内静脉	Internal cerebral vein	26. 后穿质	Posterior perforated substance
12. 脉络膜后内侧动脉	Posterior medial choroidal artery	27. 动眼神经	Oculomotor nerve
		28. 中脑	Mesencephalon
13. 胼胝体压部	Splenium of corpus callosum	29. 终板旁回	Paraterminal gyrus
14. 大脑大静脉	Galen's vein	30. 嗅旁回	Paraolfactory gyrus
15. 下丘脑	Hypothalamus		

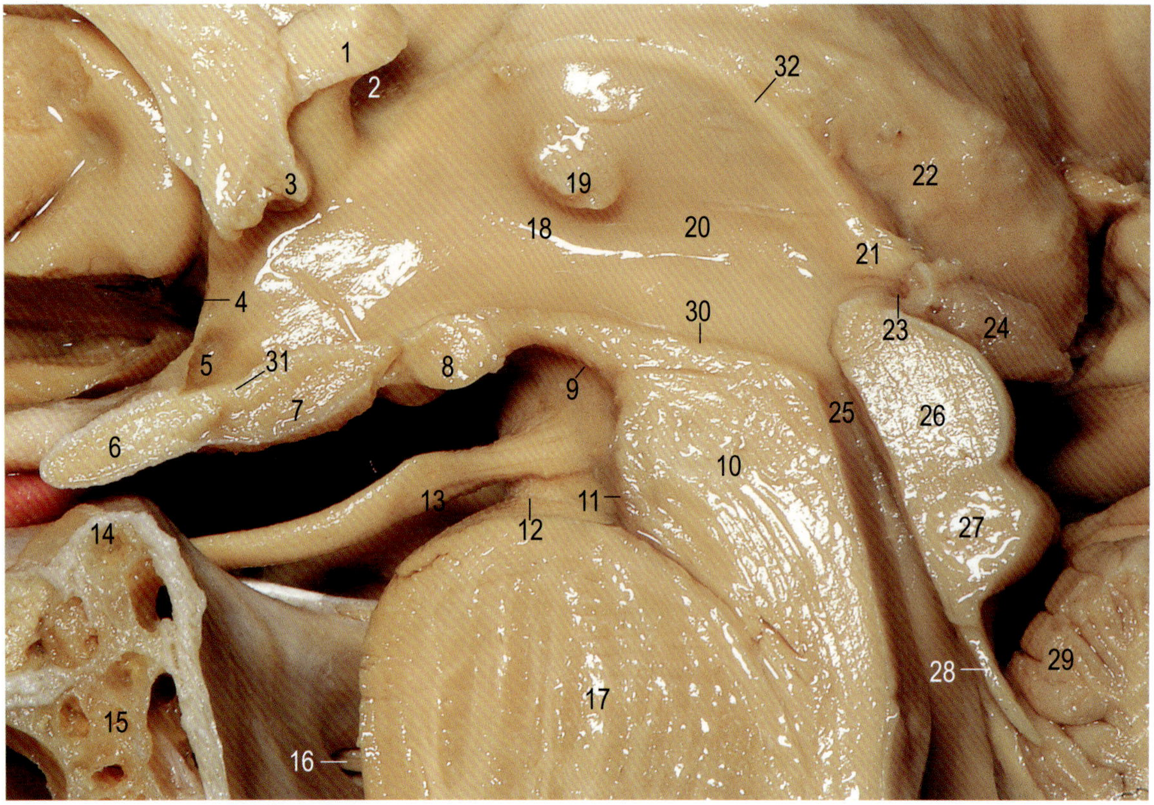

图 3-2-4　第三脑室及周围结构内侧面观（Medial view of the third ventricle）

1. 穹窿柱	Column of fornix	17. 脑桥	Pons
2. 室间孔	Interventricular foramen	18. 下丘脑沟	Hypothalamic sulcus
3. 前联合	Anterior commissure	19. 中间块	Massa intermedia
4. 终板	Lamina terminalis	20. 丘脑内侧壁	Medial wall of thalamus
5. 视交叉隐窝	Opitc chiasma recess	21. 缰三角	Habenular trigone
6. 视交叉	Opitc chiasm	22. 海马联合	Hippocampal commissure
7. 灰结节	Tuber cinereum	23. 松果体隐窝	Pineal recess
8. 乳头体	Mamillary body	24. 松果体	Pineal body
9. 后穿质	Posterior perforated substance	25. 中脑导水管	Aqueduct of midbrain
10. 中脑	Mesencephalon	26. 上丘	Superior colliculus
11. 脚间窝	Interpeduncular fossa	27. 下丘	Inferior colliculus
12. 中脑脑桥沟	Ponomesencephalon sulcus	28. 上髓帆	Cranial medullary velum
13. 动眼神经	Oculomotor nerve	29. 中央小叶	Central lobule
14. 鞍背	Dorsum sellae	30. 丘脑中脑沟	Thalamomesencephalon sulcus
15. 蝶骨斜坡	Clivus ossis sphenoidalis	31. 下丘脑沟	Hypothalamic sulcus
16. 三叉神经	Trigeminal nerve	32. 丘脑直髓纹	Straight medullary thalamus

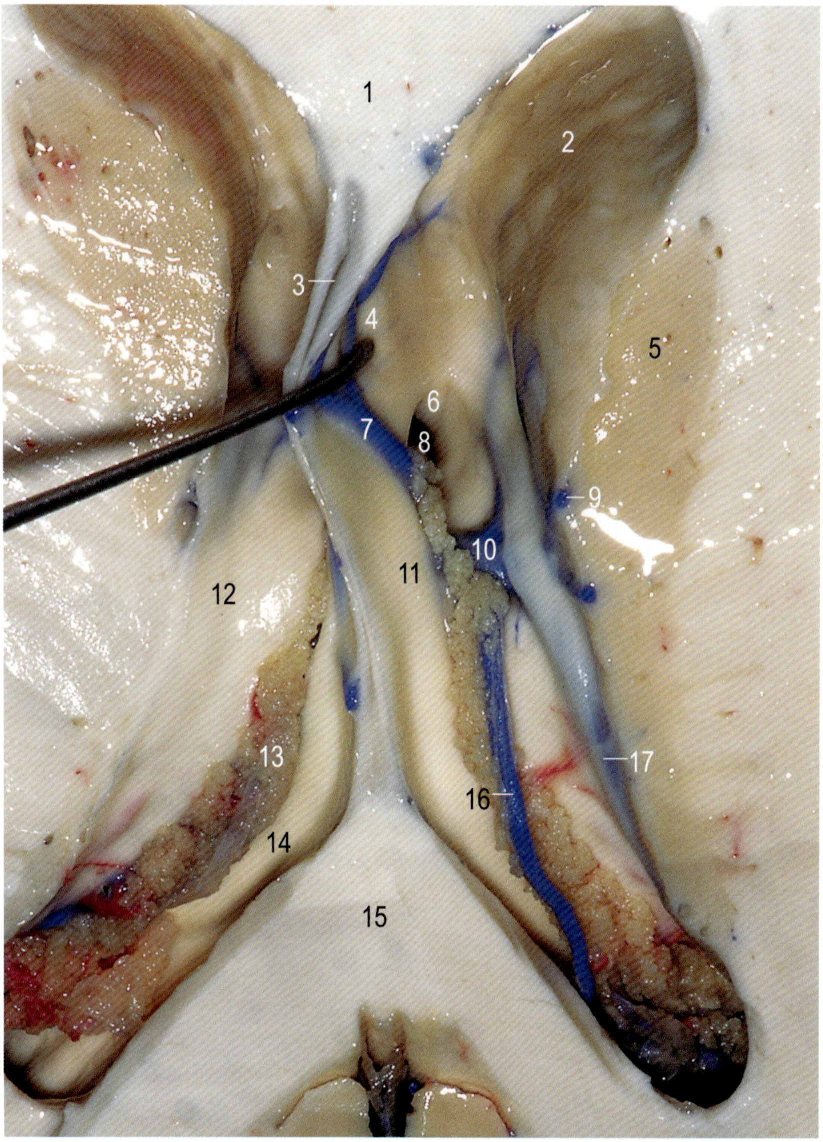

图 3-2-5　外侧裂后部上方 1cm 水平断面，上面观双侧侧脑室内结构
(Superior view of the bilateral ventricular structures by cutting hornzontally 1cm above the posterior end of the long axis of the sylvian fissure)

1. 胼胝体膝	Genu of corpus callosum	10. 丘脑纹状体静脉	Thalamostriate vein
2. 额角	Frontal horn	11. 穹窿体	Body of fornix
3. 透明隔间腔	Intercavity of septum pellucidum	12. 丘脑纹状体沟	Thalamostriate sulcus
4. 透明隔	Septum pellucidum	13. 脉络丛	Choroid plexus
5. 尾状核头	Head of caudate nucleus	14. 穹窿脚	Crus of fornix
6. 穹窿柱	Column of fornix	15. 胼胝体压部	Splenium of corpus callosum
7. 透明隔静脉	Septum pellucidum veins	16. 脉络膜上静脉	Superior choroid vein
8. 室间孔	Interventricular foramen	17. 尾状核头后静脉	Posterior vein of head of caudate nucleus
9. 尾状核头静脉	Vein of head of caudate nucleus		

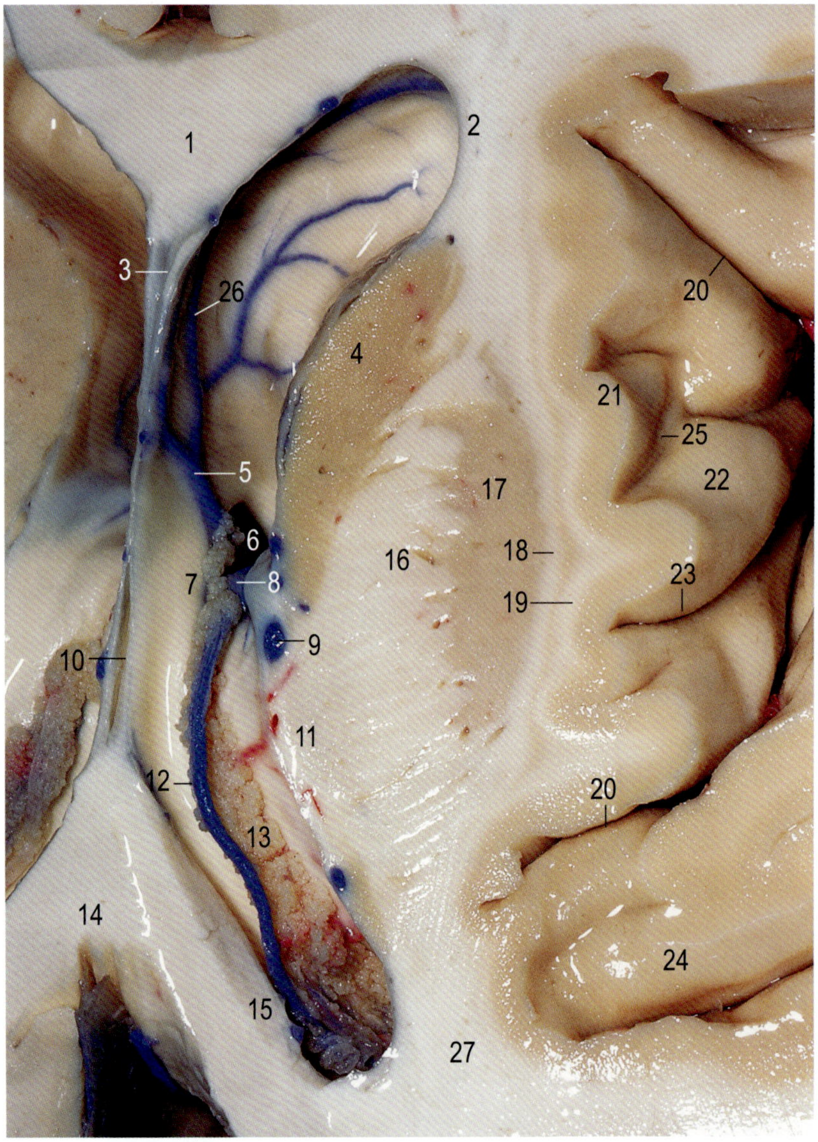

图 3-2-6 外侧裂后部上方 1cm 水平断面，上面观侧脑室及右侧基底节结构
(Superior view of the right lateral ventricle and basal ganglia structures by cutting hornzontally 1cm above the posterior end of the long axis of the sylvian fissure)

1. 胼胝体膝 Genu of corpus callosum
2. 额角外侧壁 Lateral wall of frontal horn
3. 透明隔间腔 Intercavity of septum pellucidum
4. 尾状核头 Head of caudate nucleus
5. 透明隔静脉 Septum pellucidum vein
6. 室间孔 Interventricular foramen
7. 穹窿体 Body of fornix
8. 丘脑纹状体静脉 Thalamostriate vein
9. 丘脑静脉 Thalamic vein
10. 穹窿间隙 Interfornix cavity
11. 丘脑 Thalamus
12. 脉络膜上静脉 Superior choroid vein
13. 脉络丛 Choroid plexus
14. 胼胝体压部 Splenium of corpus callosum
15. 胼胝体球部 Glomus of corpus callosum
16. 内囊 Internal capsule
17. 豆状核 Lenticular nucleus
18. 外囊 Lateral capsule
19. 最外囊 Extreme capsule
20. 岛叶环沟 Circular sulcus of insula
21. 岛叶短回 Short gyrus of insula
22. 岛叶长回 Long gyrus of insula
23. 岛叶长沟 Long sulcus of insula
24. 角回深部 Deep part of angular gyrus
25. 岛叶短沟 Short sulcus of insula
26. 透明隔前静脉 Anterior septal vein
27. 后峡部 Posterior isthmus

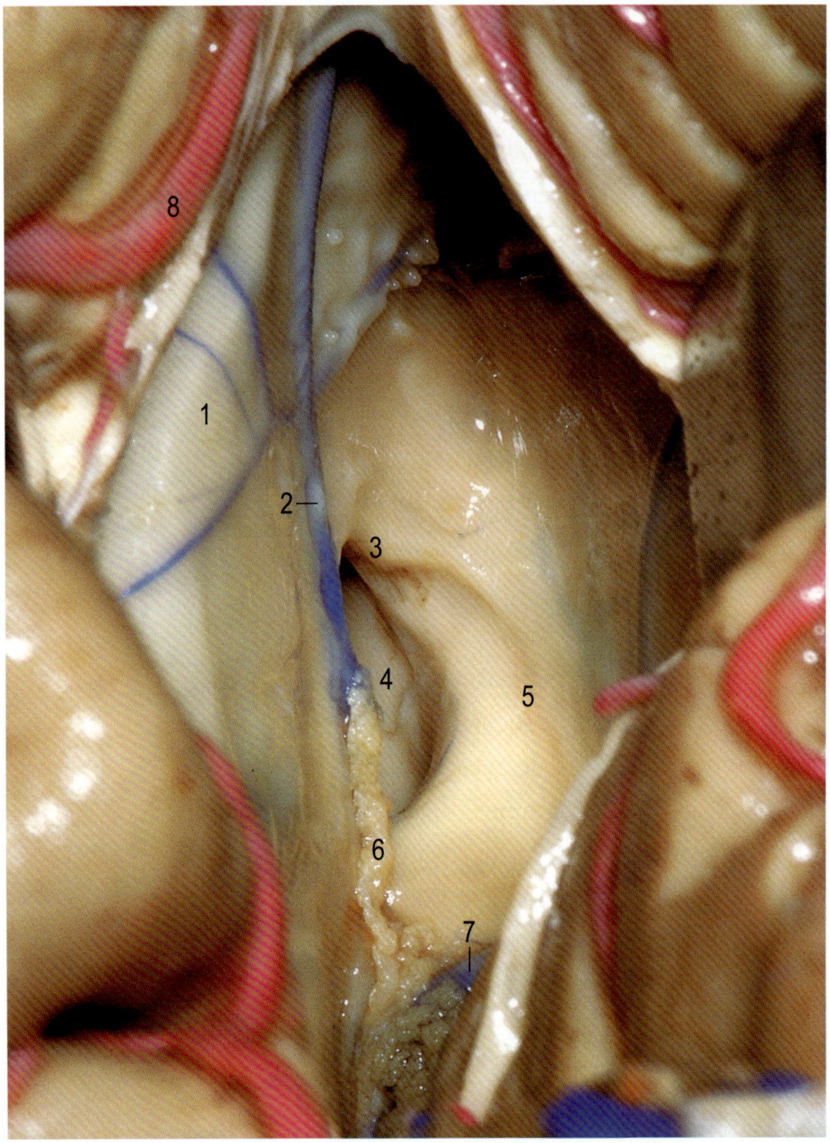

图 3-2-7 分开纵裂，切开胼胝体前部，上面观右侧侧脑室和室间孔结构
(Superior view of the right lateral ventricle and the interventricular foramen by retracting the longitudinal fissure, then opening the anterior portion of the body of the corpus callosum)

1. 透明隔	Septum pellucidum
2. 透明隔静脉	Vein of septum pellucidum
3. 穹窿柱	Column of fornix
4. 室间孔	Interventricular foramen
5. 丘脑纹状体沟	Thalamostriate sulcus
6. 脉络丛	Choroid plexus
7. 丘脑纹状体静脉	Thalamostriate vein
8. 大脑前动脉	Anterior cerebral artery

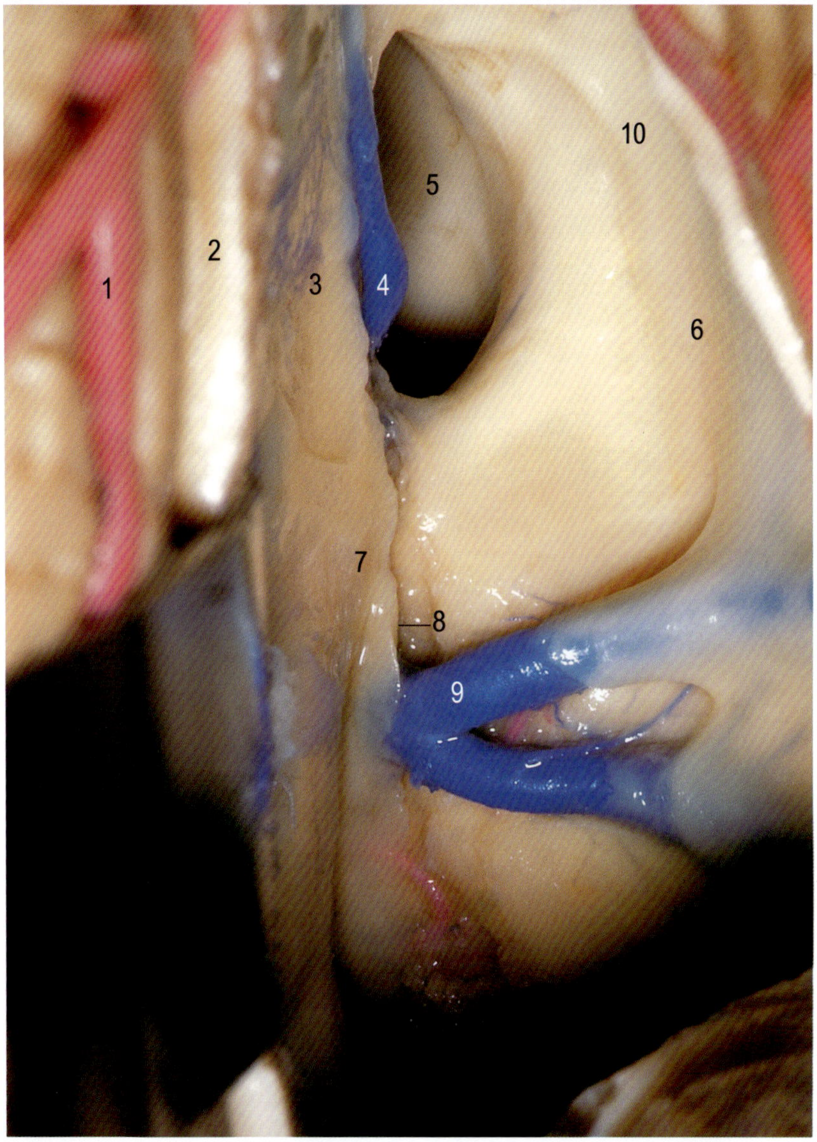

图 3-2-8 分开纵裂，切开胼胝体中部，上面观右侧侧脑室体前部结构
(Superior view of the anterior portion of the body of the right lateral ventricle by retracting the longitudinal fissure, then opening the middle portion of the body of the corpus callosum)

1. 大脑前动脉	Anterior cerebral artery
2. 胼胝体	Corpus callosum
3. 透明隔	Septum pellucidum
4. 透明隔静脉	Vein of septum pellucidum
5. 室间孔	Interventricular foramen
6. 丘脑纹状体沟	Thalamostriate sulcus
7. 穹窿体	Body of fornix
8. 脉络膜裂	Choroid fissure
9. 丘脑纹状体静脉	Thalamostriate vein
10. 尾状核头部	Head of caudate nucleus

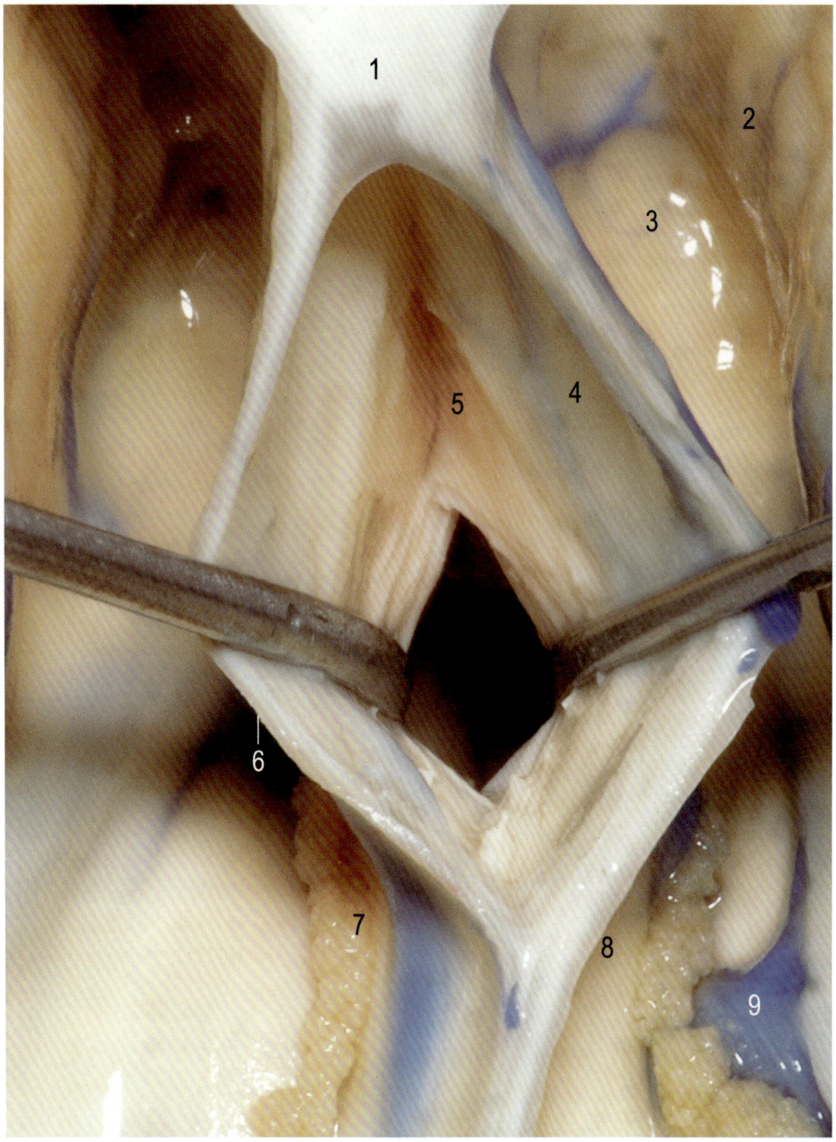

图 3-2-9 外侧裂后部上方 1cm 水平断面，分开透明隔及穹窿，进入第三脑室
(Retracting laterally each half of the body of the fornix and a part of the septum pellucidum to reach the third ventricle through axial cross sections of 1cm above the posterior end of the long axis of the sylvian fissure)

1. 胼胝体膝	Genu of corpus callosum
2. 尾状核头	Head of caudate nucleus
3. 额角	Frontal horn
4. 透明隔	Septum pellucidum
5. 穹窿柱	Column of fornix
6. 室间孔	Interventricular foramen
7. 脉络丛	Choroid plexus
8. 穹窿体	Body of fornix
9. 丘脑纹状体静脉	Thalamostriate vein

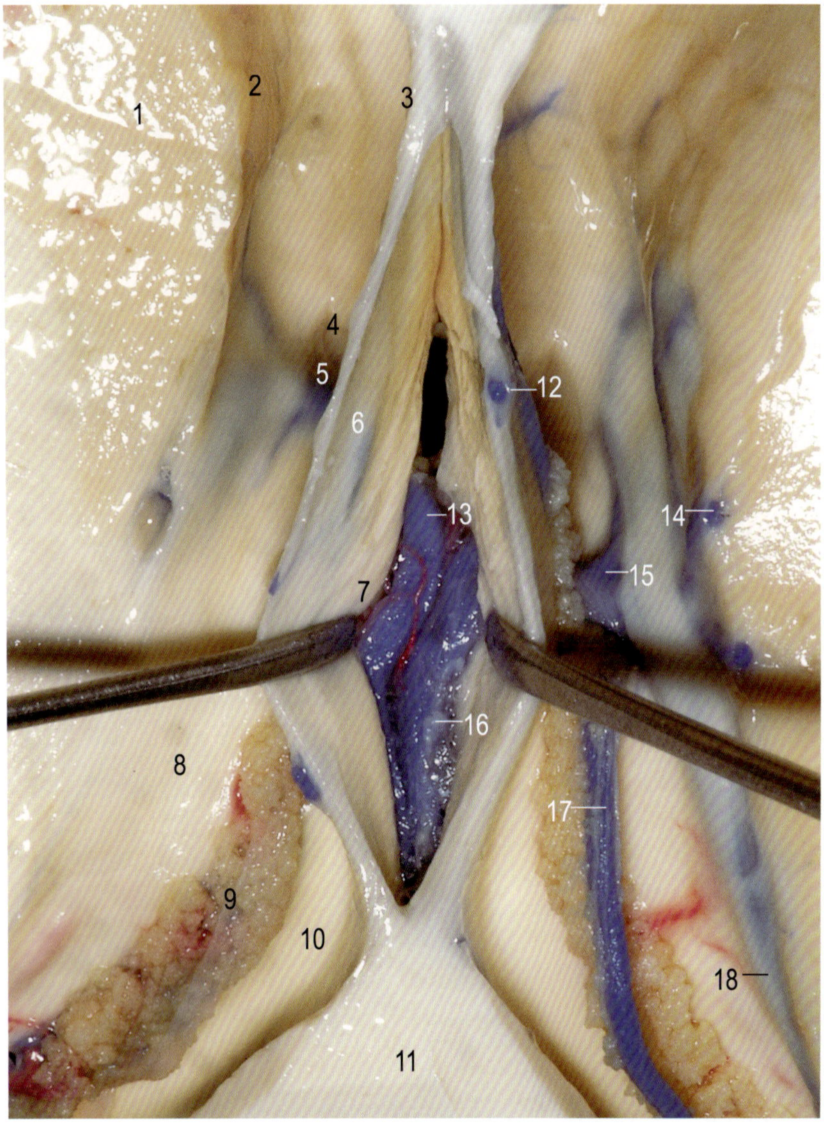

图 3-2-10 外侧裂后部上方 1cm 水平断面，分开透明隔及穹窿间隙，显露第三脑室顶部结构 (Retracting laterally each half of the body of the fornix and part of the septum pellucidum to expose the structures of the third ventricular roof through axial cross sections of 1cm above the posterior end of the long axis of the sylvian fissure)

1. 尾状核头	Head of caudate nucleus	10. 穹窿脚	Crus of fornix
2. 额角外侧壁	Lateral wall of frontal horn	11. 胼胝体压部	Splenium of corpus callosum
3. 额角内侧壁	Medial wall of frontal horn	12. 透明隔静脉	Vein of septum pellucidum
4. 穹窿柱	Column of fornix	13. 左侧大脑内静脉	Left internal cerebral vein
5. 室间孔	Interventricular foramen	14. 尾状核头静脉	Vein of head of caudate nucleus
6. 透明隔	Septum pellucidum	15. 丘脑纹状体静脉	Thalamostriate veins
7. 穹窿体	Body of fornix	16. 右侧大脑内静脉	Right internal cerebral vein
8. 丘脑纹状体沟	Thalamostriate sulcus	17. 脉络膜上静脉	Superior choroid vein
9. 脉络丛	Choroid plexus	18. 丘脑上静脉	Superior thalamic vein

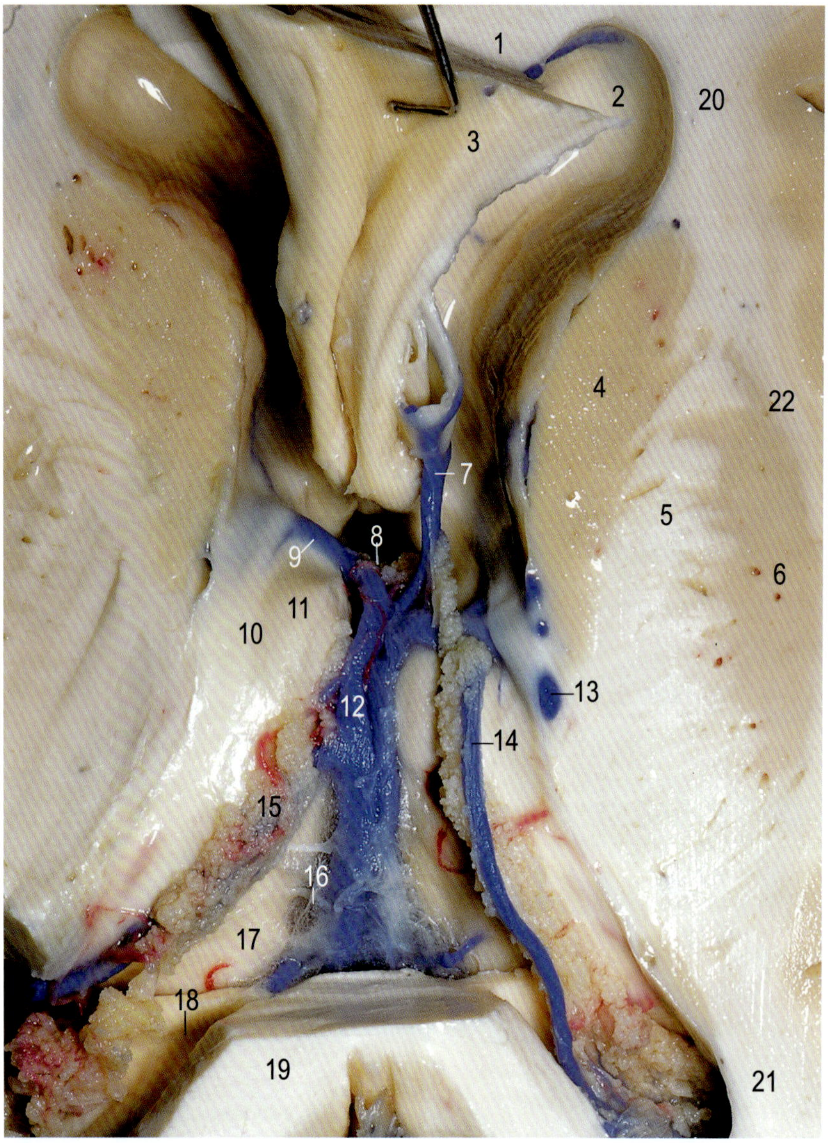

图 3-2-11　外侧裂后部上方 1cm 水平断面，切开穹窿体后部并翻向前方，显露第三脑室顶部结构（Incision of the posterior part of body of the fornix and retracting anteriorly to expose the structures of the third ventricular roof through axial cross sections of 1cm above the posterior end of the long axis of the sylvian fissure）

1. 胼胝体膝	Genu of corpus callosum
2. 额角	Frontal horn
3. 穹窿体（上翻）	Body of fornix (displaced upward)
4. 尾状核头	Head of caudate nucleus
5. 内囊	Internal capsule
6. 豆状核	Lenticular nucleus
7. 透明隔静脉	Septum pellucidum vein
8. 室间孔	Interventricular foramen
9. 丘脑纹状体静脉	Thalamostriate vein
10. 丘脑纹状体沟	Thalamostriate sulcus
11. 丘脑	Thalamus
12. 大脑内静脉	Internal cerebral vein
13. 纹状体上静脉	Superior striate vein
14. 脉络膜上静脉	Superior choroid vein
15. 脉络丛	Choroid plexus
16. 第三脑室脉络膜	Choroid membrane of third ventricle
17. 丘脑枕	Pulvinar
18. 穹窿脚	Crus of fornix
19. 胼胝体压部	Splenium of corpus callosum
20. 前峡部	Anterior isthmus
21. 后峡部	Posterior isthmus
22. 外囊	External capsule

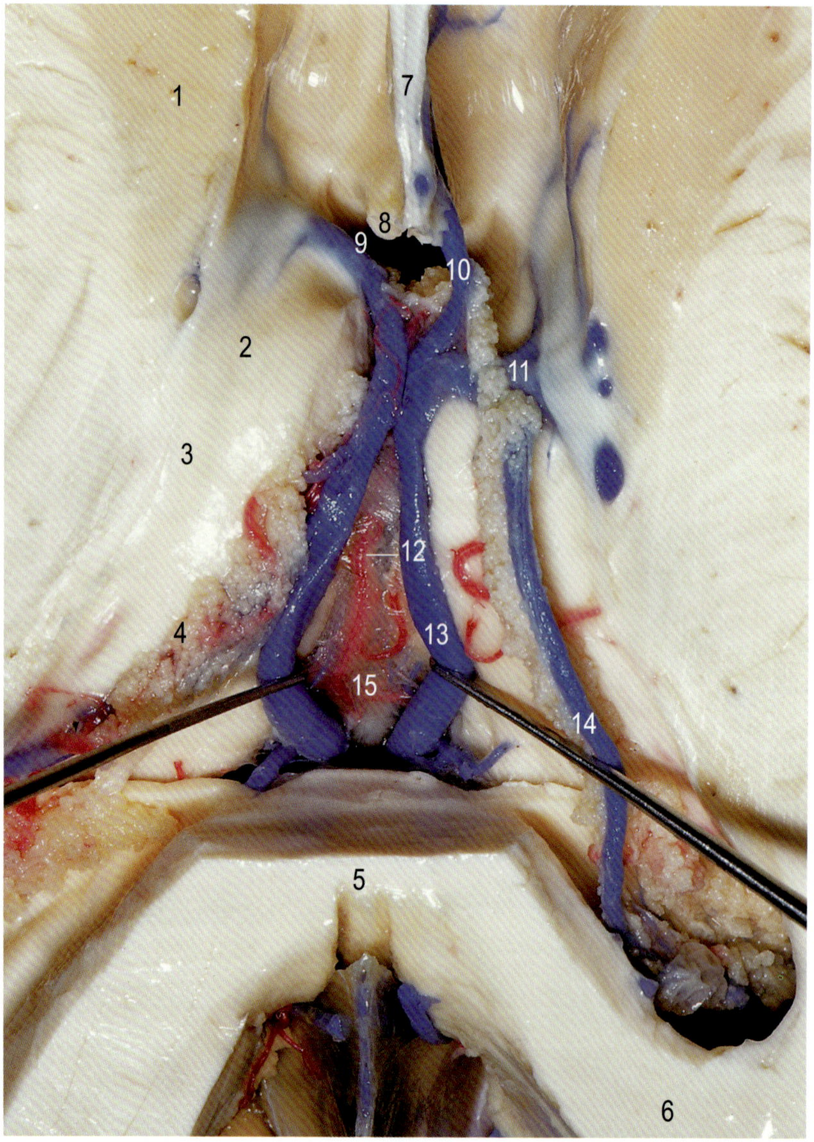

图 3-2-12 外侧裂后部上方 1cm 水平断面，切除穹窿体部，分开双侧大脑内静脉，显露脉络膜后内侧动脉（Removal of the body of the fornix and retracting and then retracting laterally the internal cerebral veins to expose the medial posterior choroidal arteries through axial cross sections of 1cm above the posterior end of the long axis of the sylvian fissure）

1. 尾状核头	Head of caudate nucleus	9. 室间孔	Interventricular foramen
2. 丘脑纹状体沟	Thalamostriate sulcus	10. 透明隔静脉	Septum pellucidum vein
3. 丘脑	Thalamus	11. 丘脑纹状体静脉	Thalamostriate vein
4. 脉络丛	Choroid plexus	12. 脉络膜后内侧动脉	Media posterior l choroidal artery
5. 胼胝体压部	Splenium of corpus callosum	13. 大脑内静脉	Internal cerebral vein
6. 胼胝体球部	Glomus of corpus callosum	14. 脉络膜上静脉	Superior choroid vein
7. 透明隔	Septum pellucidum	15. 第三脑室膜组织	Third ventricular tela
8. 穹窿柱	Column of fornix		

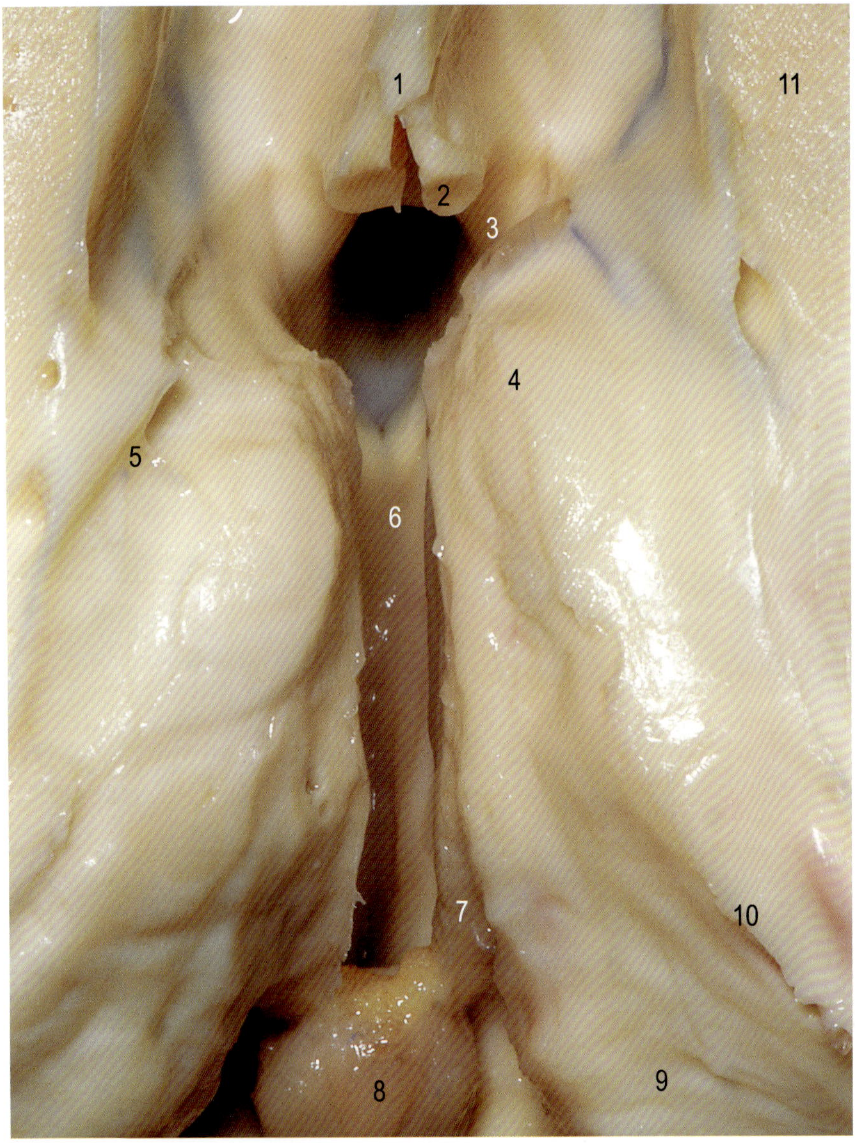

图 3-2-13 切除穹窿，上面观第三脑室神经结构（Superior view of the neural structures of the third ventricle through removing the body of the fornix）

1. 透明隔	Septum pellucidum	7. 缰三角	Habenular trigone
2. 穹窿柱	Column of fornix	8. 松果体	Pineal body
3. 室间孔	Interventricular foramen	9. 丘脑枕	Pulvinar
4. 丘脑前结节	Anterior thalamic tubercle	10. 丘脑	Thalamus
5. 丘脑纹状体沟	Thalamostri ate sulcus	11. 尾状核头	Head of caudate nucleus
6. 第三脑室	Third ventricle		

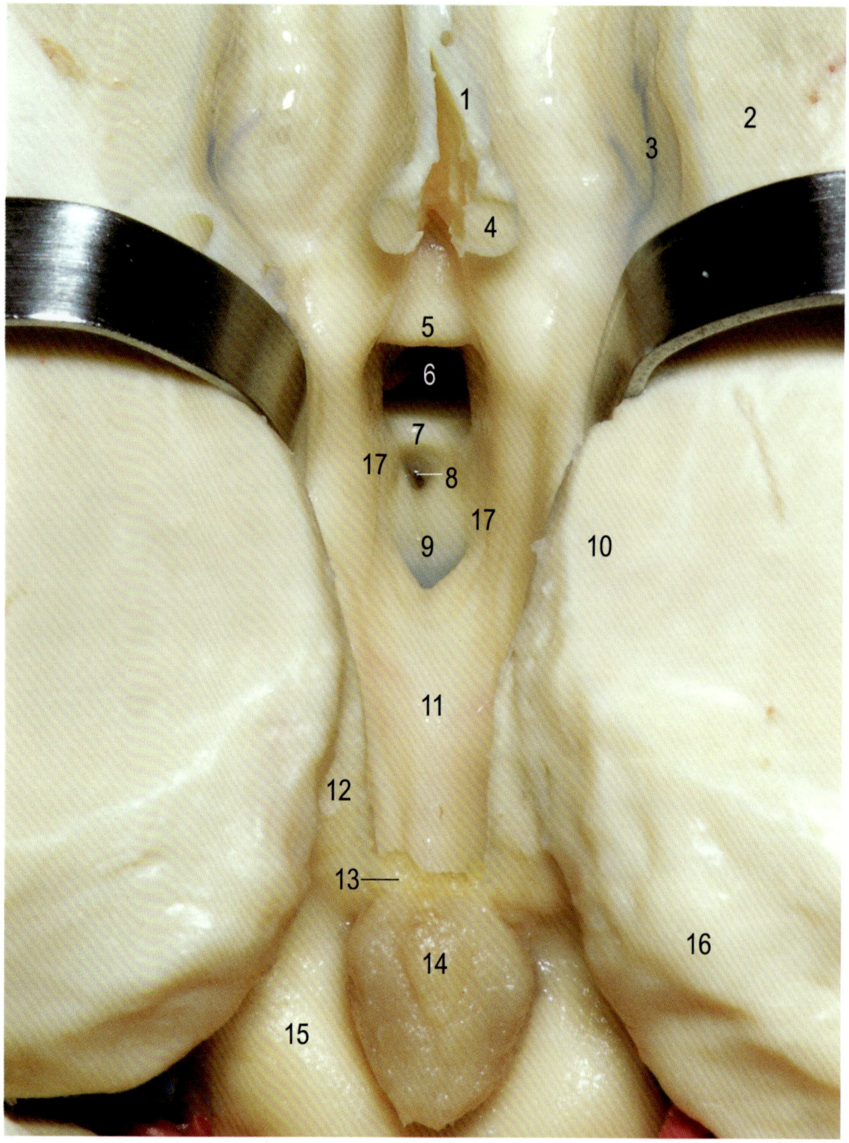

图 3-2-14 切除穹窿体，上面观第三脑室底神经结构（Superior view of the neural structures of the third ventricular floor through removing the body of the fornix）

1. 透明隔	Septum pellucidum	10. 丘脑内侧部	Medial part of thalamus
2. 尾状核头	Head of caudate nucleus	11. 中脑上部	Superior part of mesencephalon
3. 额角	Frontal horn	12. 缰三角	Habenular trigone
4. 穹窿柱	Column of fornix	13. 缰联合	Habenular commissure
5. 前联合	Anterior commissure	14. 松果体	Pineal body
6. 视交叉隐窝	Optic chiasm recess	15. 上丘	Superior colliculus
7. 视交叉	Optic chiasma	16. 丘脑枕	Pulvinar
8. 漏斗隐窝	Infundibulum recess	17. 下丘脑沟	Hypothalamic sulcus
9. 灰结节	Tuber cinereum		

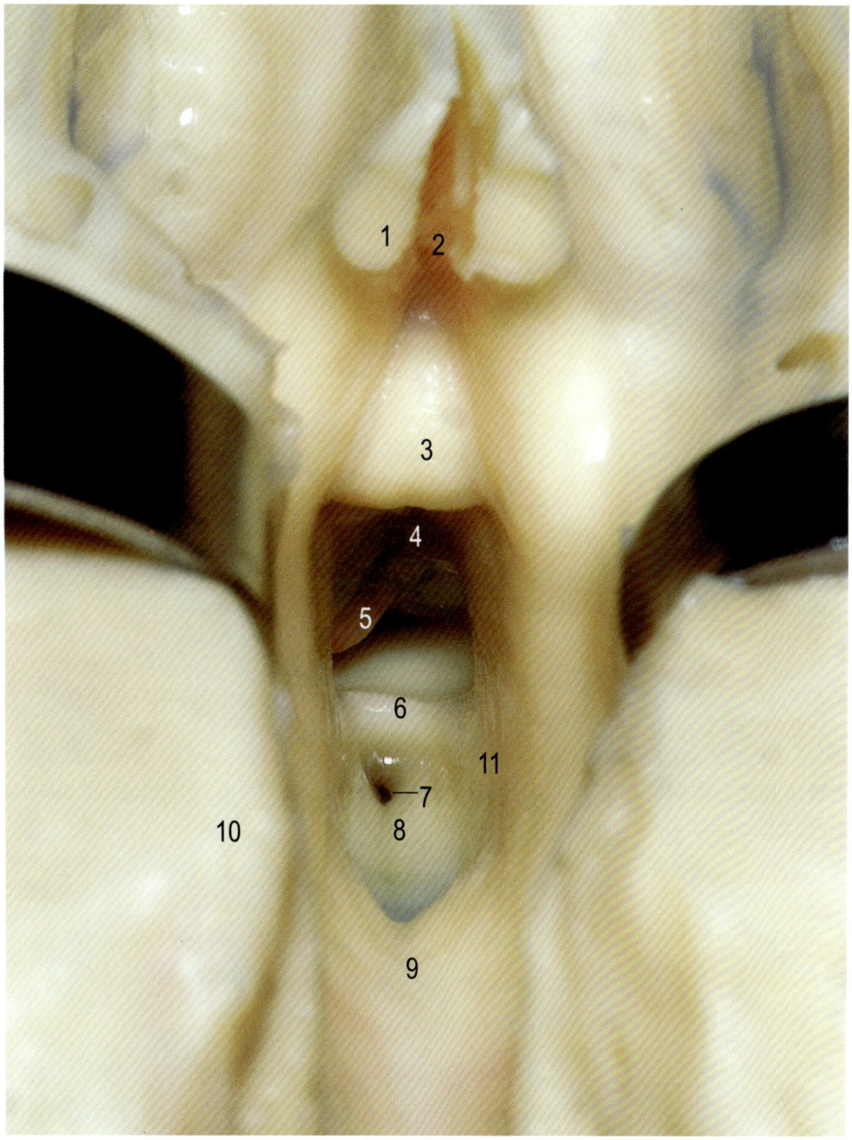

图 3-2-15　切除穹窿体，上面观第三脑室底局部结构 (Superior enlarge view of the neural structures of the third ventricular floor through removing the body of fornix)

1. 穹窿柱	Column of fornix	7. 漏斗	Infundibulum
2. 穹窿柱间隙	Crevice of columns of fronix	8. 灰结节	Tuber cinereum
3. 前联合	Anterior commissure	9. 第三脑室底	Third ventricular floor
4. 终板	Lamina terminalis	10. 丘脑	Thalamus
5. 大脑前动脉	Anterior cerbral artery	11. 下丘脑沟	Hypothalamic sulcus
6. 视交叉	Optic chiasma		

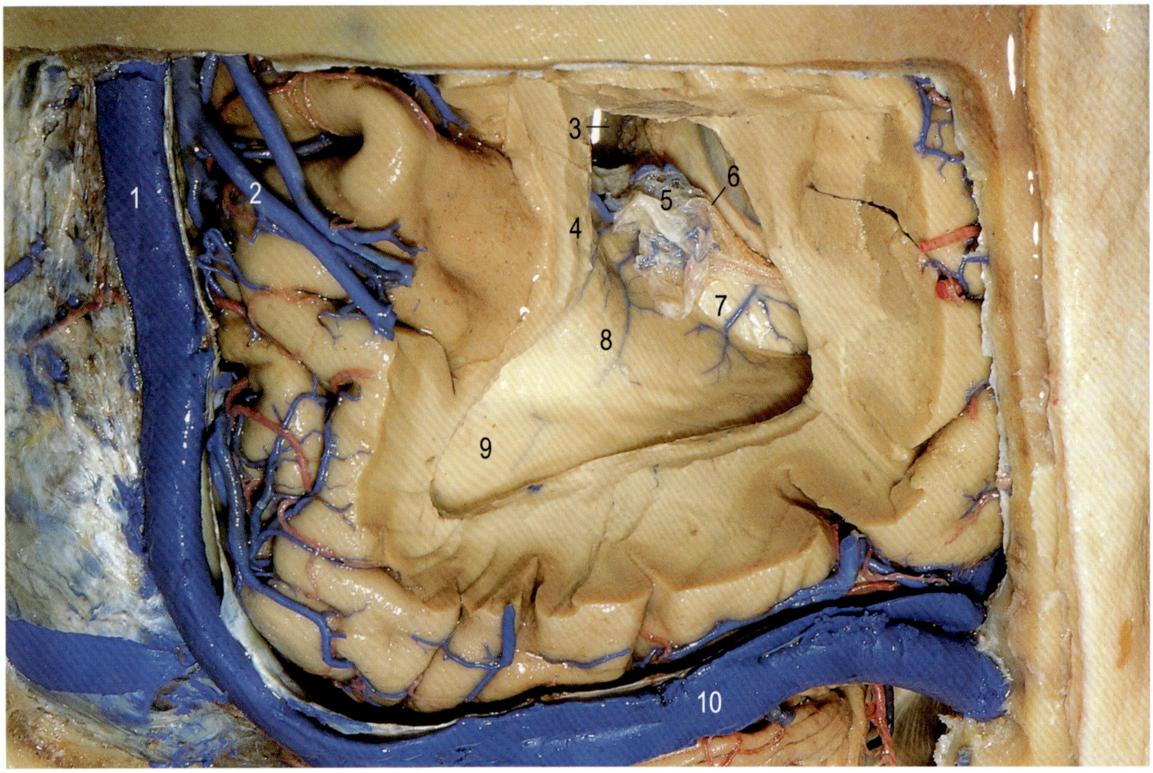

图 3-2-16 右侧枕角开放，显露侧脑室枕角及三角部结构（Exposure of the structures of the occipital horn and the atrium through incision of the occipital lobe）

1. 上矢状窦	Superior sagittal sinus
2. 枕上桥静脉	Superior occipital bridging vein
3. 穹窿体	Body of fornix
4. 胼胝体球部	Glomus of corpus callosum
5. 脉络膜	Choroid membrane
6. 脉络膜裂	Choroid fissure
7. 穹窿脚	Crus of fornix
8. 禽距	Calcar avis
9. 枕角	Occipital horn
10. 横窦	Transverse sinus

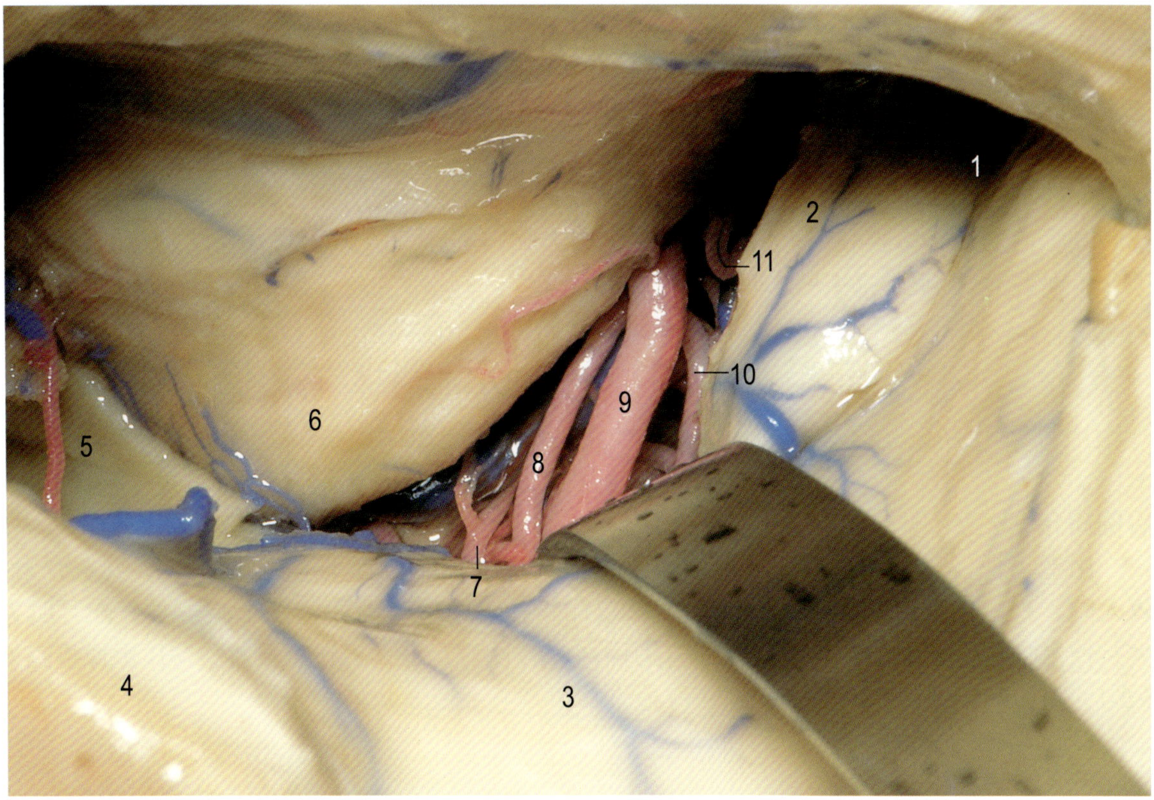

图 3-2-17　右侧枕角开放，分离脉络膜裂，显露环池后外侧部动脉（Exposing the posteriolateral arteries of the ambient cistern through opening the choroidal fissure, with used of the right occipital approach）

1. 颞角	Temporal horn
2. 海马尾	Tail of hippocampus
3. 侧脑室三角部	Triangular part of lateral ventricle
4. 胼胝体球部	Glomus of corpus callosum
5. 穹窿脚	Crus of fornix
6. 丘脑枕	Pulvinar
7. 脉络膜后内侧动脉	Posterior medial choroidal artery
8. 脉络膜后外侧动脉	Posterior lateral choroidal artery
9. 大脑后动脉	Posterior cerebral artery
10. 小脑上动脉	Superior cerebellar artery
11. 环池长旋动脉	Long circumflex arteries of ambiens cistern

外科解剖要点（Microsurgical key points）

室间孔（Monro）在鉴别脑室内手术和认识脑室解剖结构方面有临床意义。每侧室间孔呈半月形，其解剖结构前界为穹窿柱，外界为尾状核头下部，后界为前丘脑结节，内上方为穹窿体前部。附着脉络膜裂表面的侧脑室脉络膜毗邻室间孔后缘的内侧。丘脑纹状体静脉位于室间孔后方，内侧经脉络膜裂汇入第三脑室顶部的大脑内静脉，成为室间孔和侧脑室的解剖标志。进一步理解请参考图 3-2-4～图 3-2-8。

第三节　经颞枕入路切除斜坡脊索瘤

Surgical resection of clivus chordoma via subtemporal-occipital approach

病例简介

患者男性，52 岁。主因“斜坡脊索瘤术后 9 年，不能行走 1 周”，门诊以“复发脊索瘤”收入院。查体可见患者部分运动性失语，双侧瞳孔对光反射消失，左上睑下垂，左耳听力丧失，饮水呛咳，伸舌右偏，双下肢肌张力增高，腱反射亢进，巴氏征阳性。MR 影像检查如图 3-3-1～图 3-3-3 示。

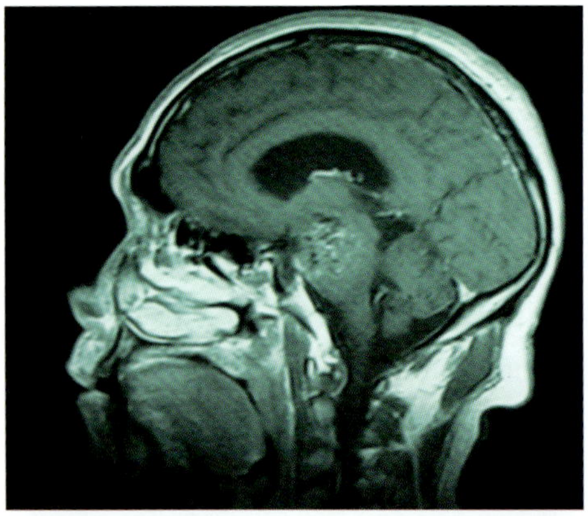

图 3-3-1　MR 增强扫描 T_1 像矢状位

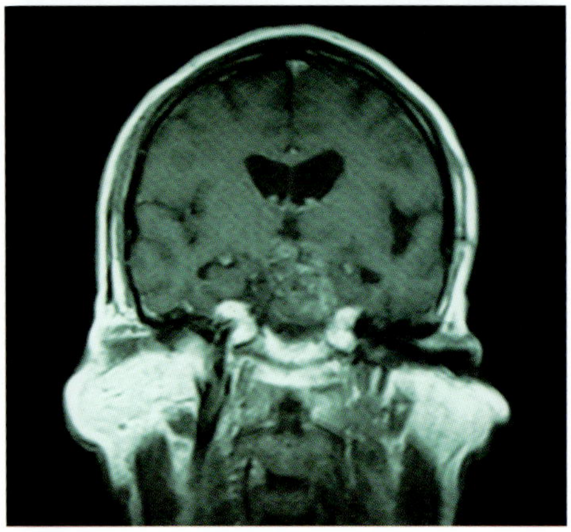

图 3-3-2　MR 增强扫描 T_1 像冠状位

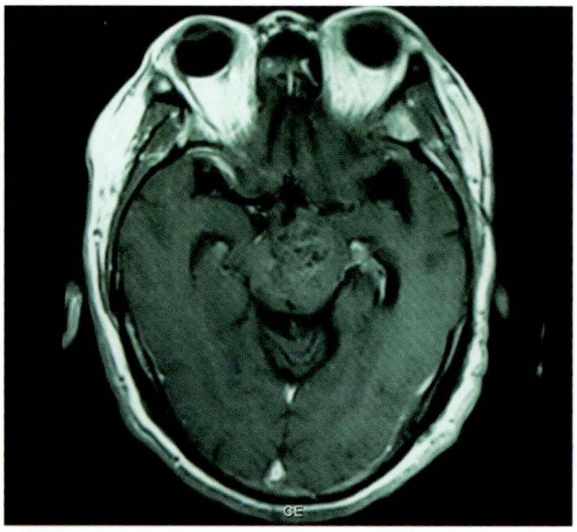

图 3-3-3　MR 增强扫描 T_1 像轴位

MR 矢、冠、轴位可见上斜坡不均匀信号影，不规则强化。侵犯脑桥，伴有斜坡骨质破坏。参见手术图 3-3-4 ~ 图 3-3-7。

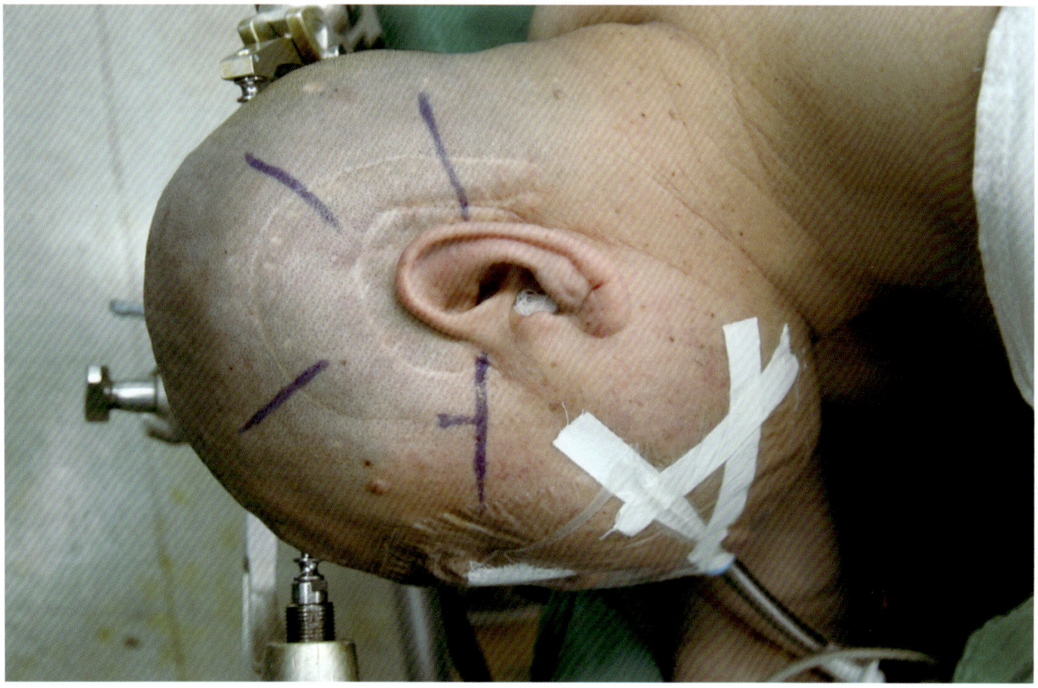

图 3-3-4　患者右侧卧位，头皮可见原来两次手术瘢痕。本次手术沿用原较大皮瓣的切口

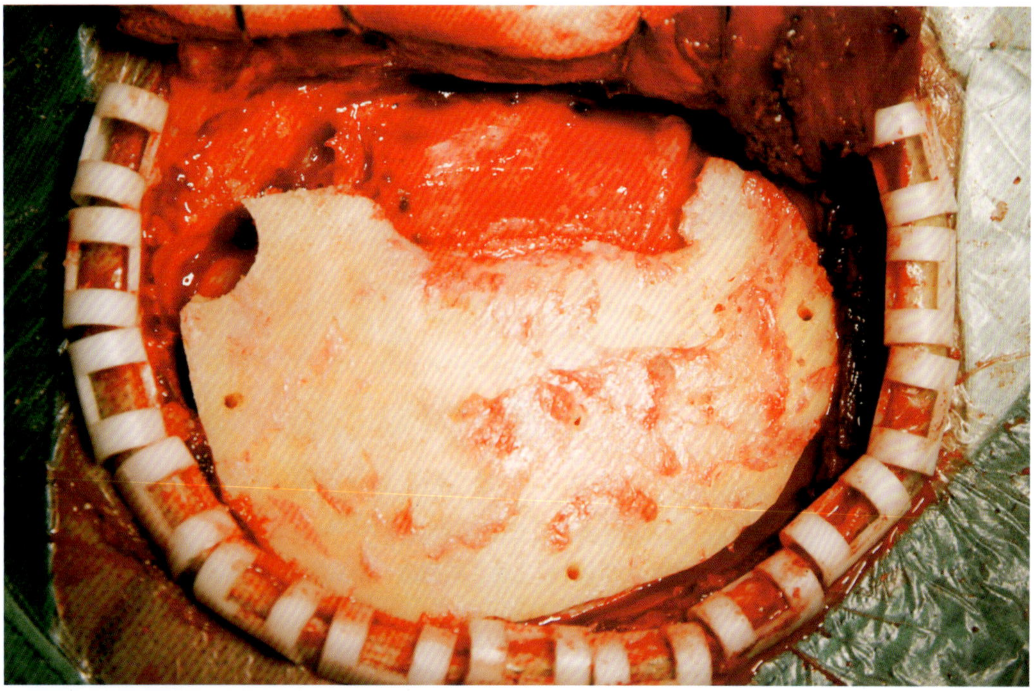

图 3-3-5　翻开皮瓣，铣开左颞枕部骨瓣

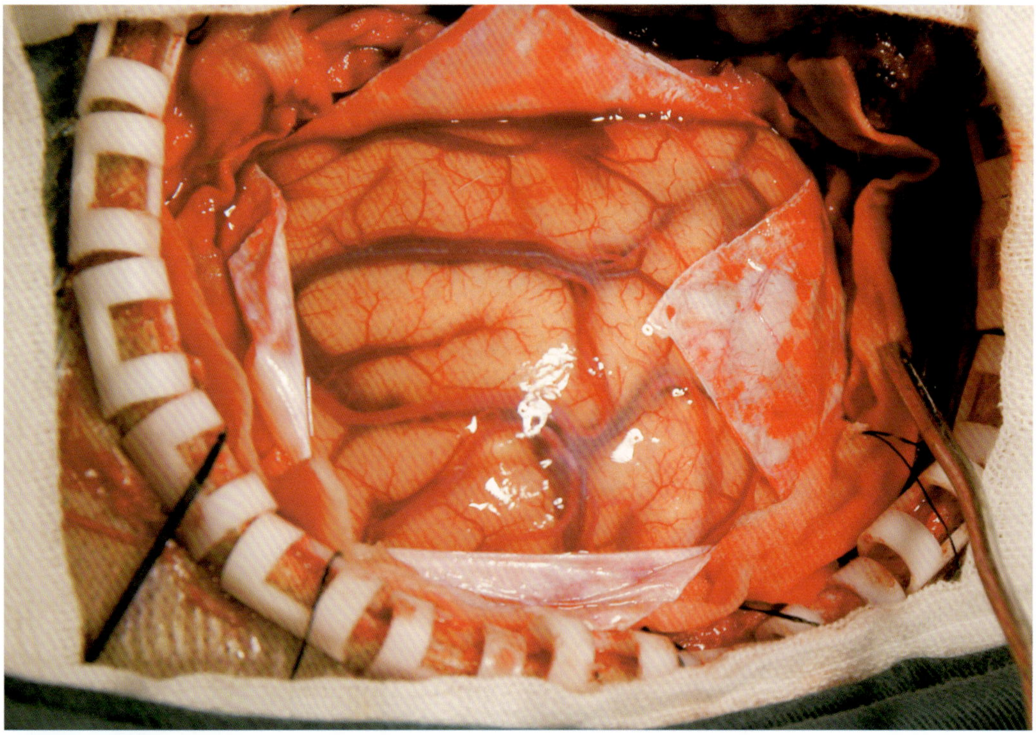

图 3-3-6　硬膜放射状剪开，显露颞枕皮层，抬起颞枕底面到环池切除肿瘤

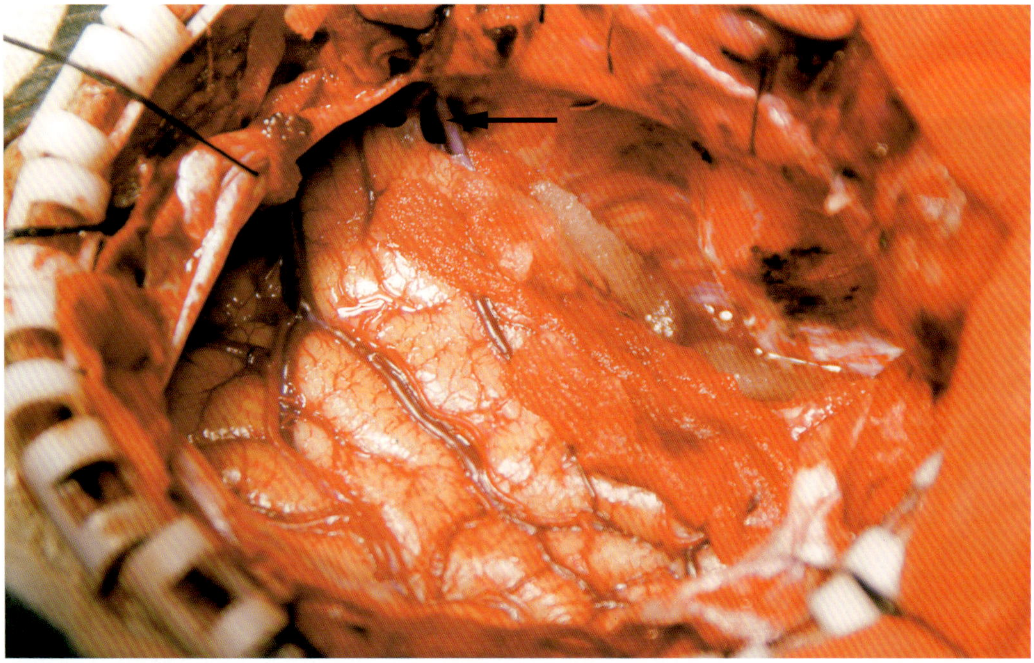

图 3-3-7　抬起颞枕底到环池切除肿瘤，切除肿瘤之后，脑回缩，箭头所示为 Labbe 静脉

手术点评(Surgical comments)

颅底骨性斜坡和硬脑膜发生的肿瘤以脊索瘤、脑膜瘤和骨软骨瘤为常见，根据手术入路的选择，我们把肿瘤分为上斜坡、中斜坡和下斜坡肿瘤。对于肿瘤累及鞍旁和中斜坡的不同，可选择额颞入路或颞枕入路，对于中斜坡和下斜坡的肿瘤，依据其向对侧生长的程度，可选择乙状窦前入路或乙状窦后入路和远外侧入路。对于手术切除中上斜坡肿瘤的颞枕入路，皮瓣要达到外耳道上缘，骨瓣应尽可能抵达岩骨上嵴，也可将部分外侧岩上嵴磨除，这样能减少抬起颞底时对脑组织和 Labbe 静脉的牵拉。要较完全地解剖环池，释放脑脊液，可使脑组织进一步回缩，增大手术间隙。切开小脑幕处理幕下肿瘤时，应避开幕内静脉窦，从外向内切开小脑幕，可避免对环池内的滑车神经和大脑后动脉及其旋支穿通动脉的损伤。脊索瘤多为骨性增生组织中混杂质地不均的软组织，手术策略应是先切除质地软脆组织，待释放一定的手术空间后再处理骨性条索或蜂窝性小梁硬韧组织。显微剪刀切除肿瘤困难时，要用毫米开口的标本钳或锥板咬骨钳切除肿瘤，手术操作幅度不宜过大，要娴熟稳实。二次手术切除复发性斜坡肿瘤，往往会有正常解剖结构的紊乱，要仔细地识别，避免对环池内血管神经和脑干的损伤。

第四节　经颞枕入路切除中脑海绵状血管瘤

Surgical resection of cavernoma of the mesencephalon via subtemporal-occipital approach

病例简介

患者男性，58 岁。主因“出现幻觉 1 周”，门诊以“右侧中脑海绵状血管瘤”收入院。查体可见患者有幻觉，言语流利，左侧上肢肌力Ⅲ级，手握力Ⅱ级。行 CT 及 MR 检查（图 3-4-1 ~ 图 3-4-3）。

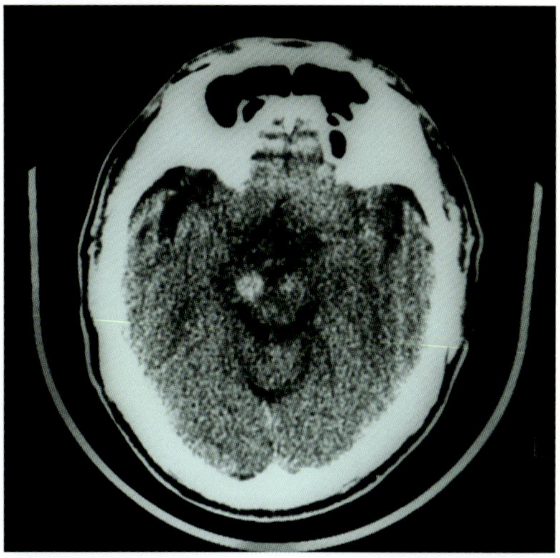

图 3-4-1　CT 平扫可见右侧大脑脚圆形高密度影，提示有新鲜出血

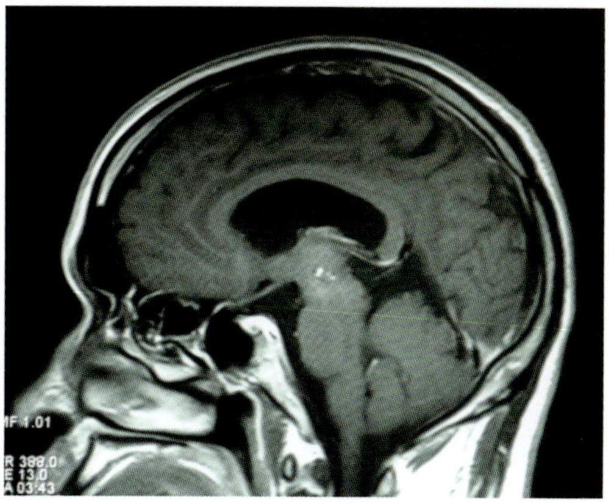

图 3-4-2　MR 增强扫描 T_1 像矢状位

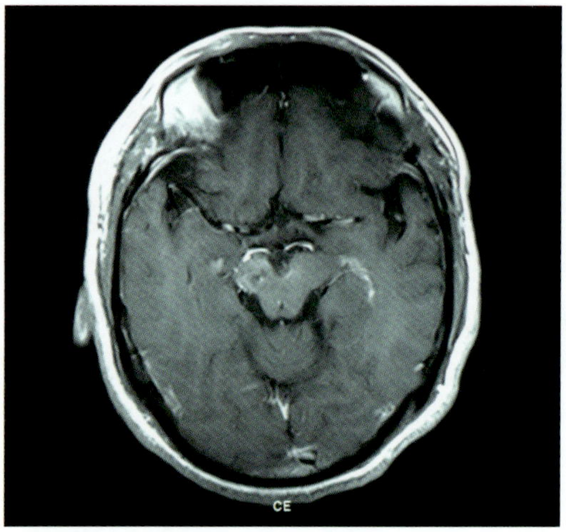

图 3-4-3 MR 增强扫描 T_1 像轴位

图 3-4-2、图 3-4-3 MR 可见右侧中脑混杂信号影伴点状强化。

参见手术图 3-4-4 ~ 图 3-4-6。

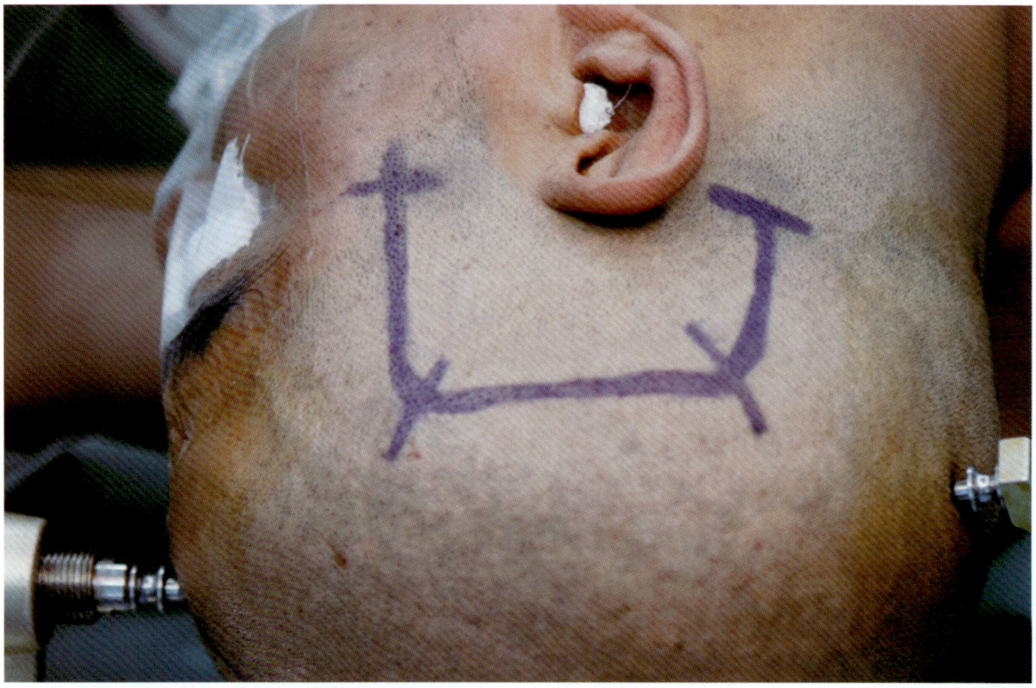

图 3-4-4 患者左侧卧位，取右颞枕马蹄形头皮切口

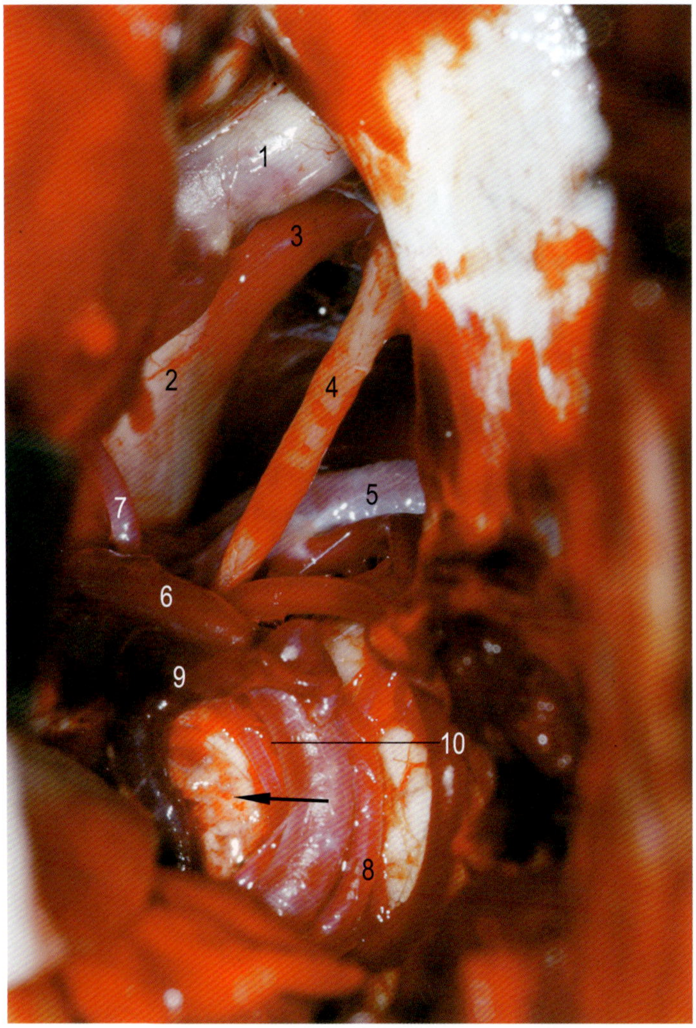

图 3-4-5　向上抬起颞叶底面，显露脚间池结构，可见中脑外侧表面出血外渗出略有突起，无光泽（箭头所示）。1 颈内动脉；2 漏斗；3 垂体柄；4 动眼神经；5 基底动脉；6 大脑后动脉；7 后交通动脉；8 小脑上动脉；9 基底静脉；10 中脑长旋动脉

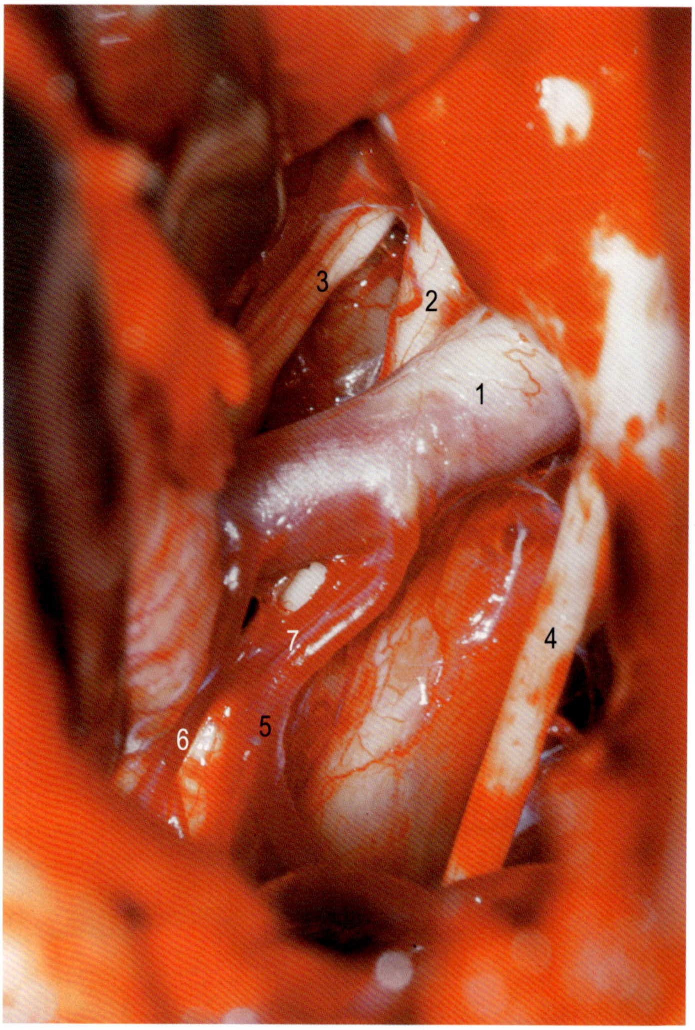

图 3-4-6 切除海绵状血管瘤后，显示手术周围结构。1 颈内动脉；2 视神经；3 嗅束；4 动眼神经；5 后交通动脉；6 脉络膜前动脉；7 乳头体旁动脉

手术点评 (Surgical comments)

脑干海绵状血管瘤属先天性血管畸形，占脑血管畸形的 5% ~ 16%，海绵状血管瘤在脑干发生率由高到低依次为脑桥、中脑和延髓三部位，其中以脑桥为常见。对于不同部位的肿瘤要选择适合的手术入路。病变位于中脑，可行颞枕开颅经小脑幕入路；病变位于脑桥、延髓腹侧，可行乙状窦前入路；位于偏一侧的病变，可选用乙状窦后入路；病变位于脑桥和延髓背侧，可采用枕下正中开颅，经小脑扁桃体裂达第四脑室底，第四脑室底面丘上、丘下三角被认为是手术的安全区域。无论何种手术入路，术中尽可能地选择有明显隆起及黄染的地方进入，尽量全切病灶，减少电凝对病灶周围的损伤。手术尽可能地做到肿瘤完整切除，分块切除易造成出血和病灶残留。从病理上讲，海绵状血管瘤呈细小血管样病变向脑干组织内侵袭性生长。病灶中央多为肿瘤出血坏死和机化形成的组织。当血肿清除后，应在高倍镜下对病灶周围仔细观察，将侵袭脑干内的细小血管样病变彻底清除，否则容易发生术后肿瘤渗血，产生血肿并有肿瘤复发，但术中尽可能保留引流静脉。

第五节　经侧脑室三角区入路后脑室内巨大脑膜瘤切除术

Surgical resection of huge intraventricular meningioma via atrium approach

病例简介

患者女性，16 岁。主因“右手写字时抖动 2 个月”，门诊以“左侧脑室脑膜瘤”收入院。查体可见患者双侧视乳头边界不清。行 MR 检查。

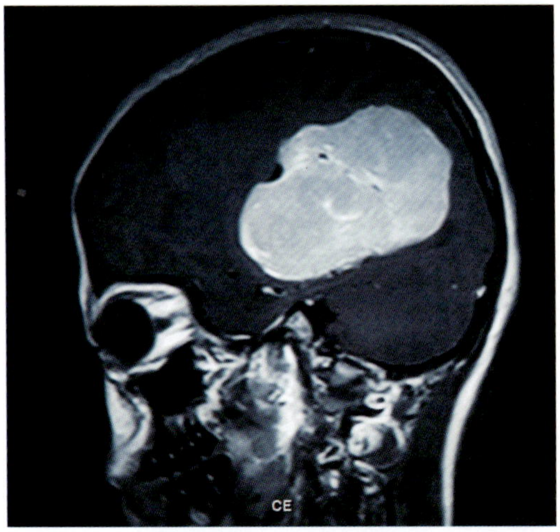

图 3-5-1　MR 增强扫描 T_1 像矢状位

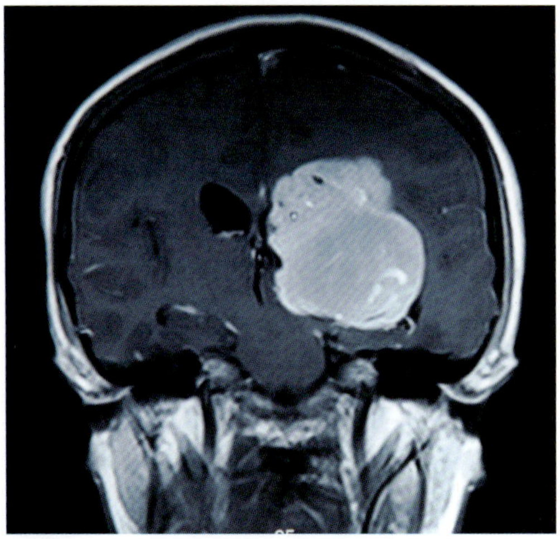

图 3-5-2　MR 增强扫描 T_1 像冠状位

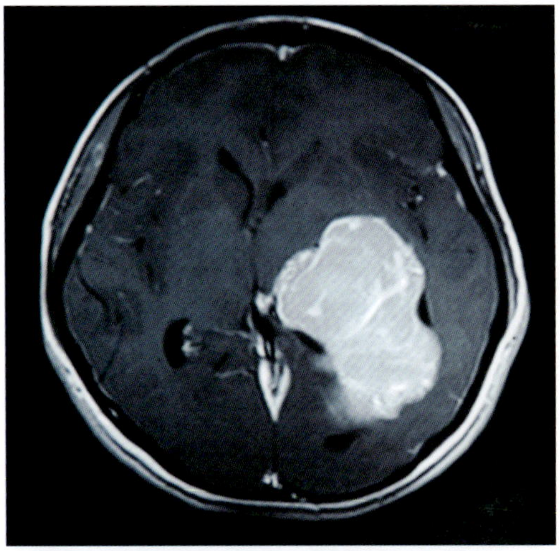

图 3-5-3　MR 增强扫描 T_1 像轴位

图 3-5-1 ~ 图 3-5-3 MR 增强影像矢、冠、轴位均见左侧脑室三角区有不规则高信号病变，边界清楚，均匀强化，内有血管流空，中线结构右移。

参见手术图 3-5-4 ~ 图 3-5-10。

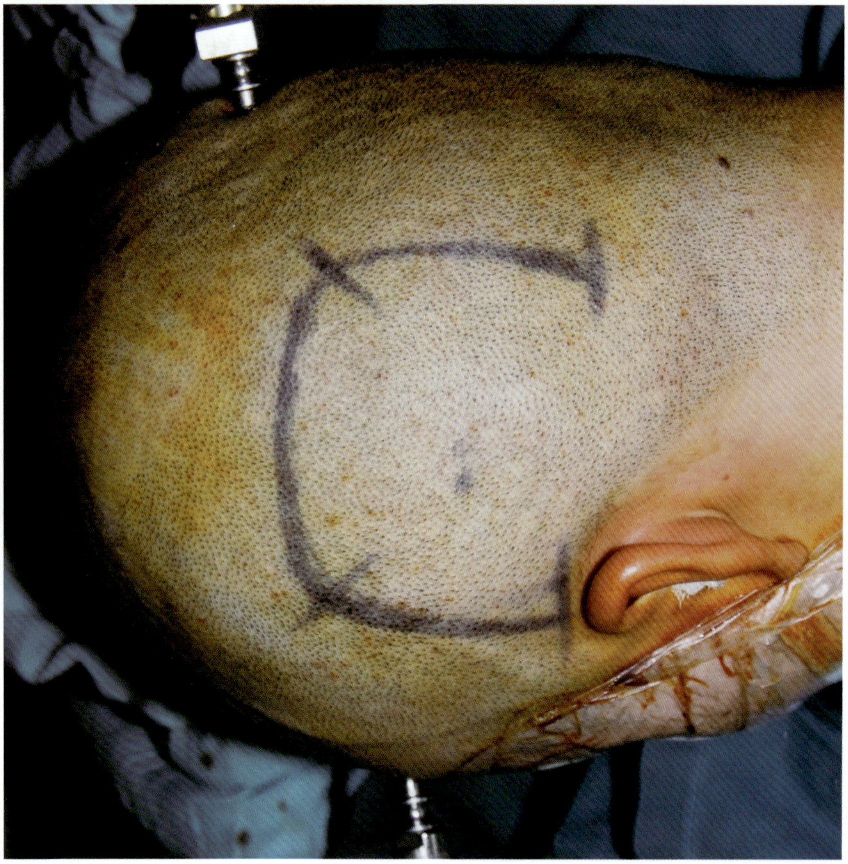

图 3-5-4　患者右侧卧位，取左颞顶枕马蹄形头皮切口

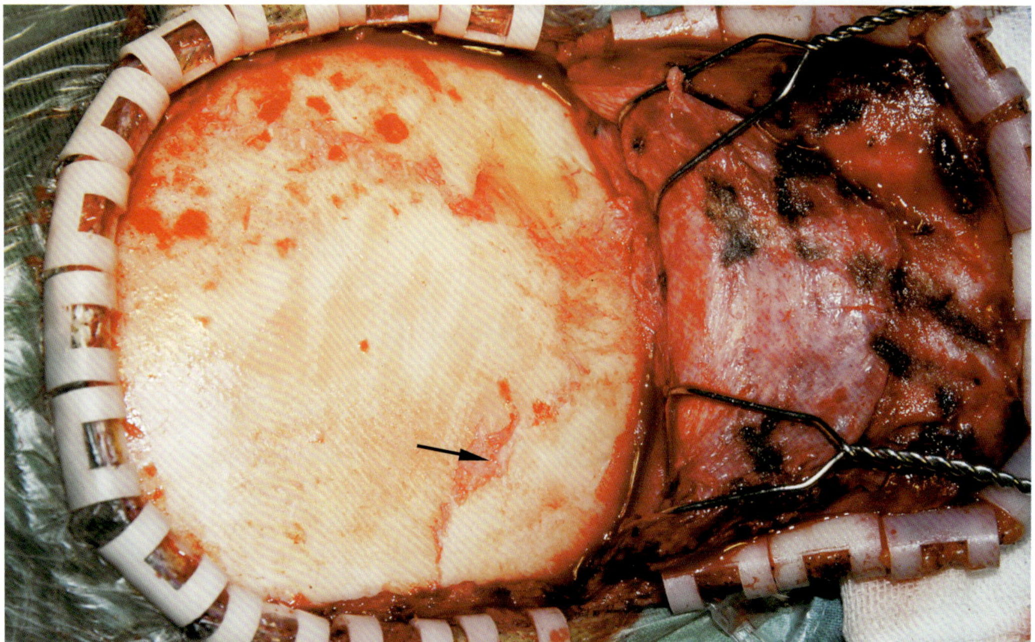

图 3-5-5　从骨膜层剥离皮瓣，向下翻起，显露骨瓣（箭头所示）

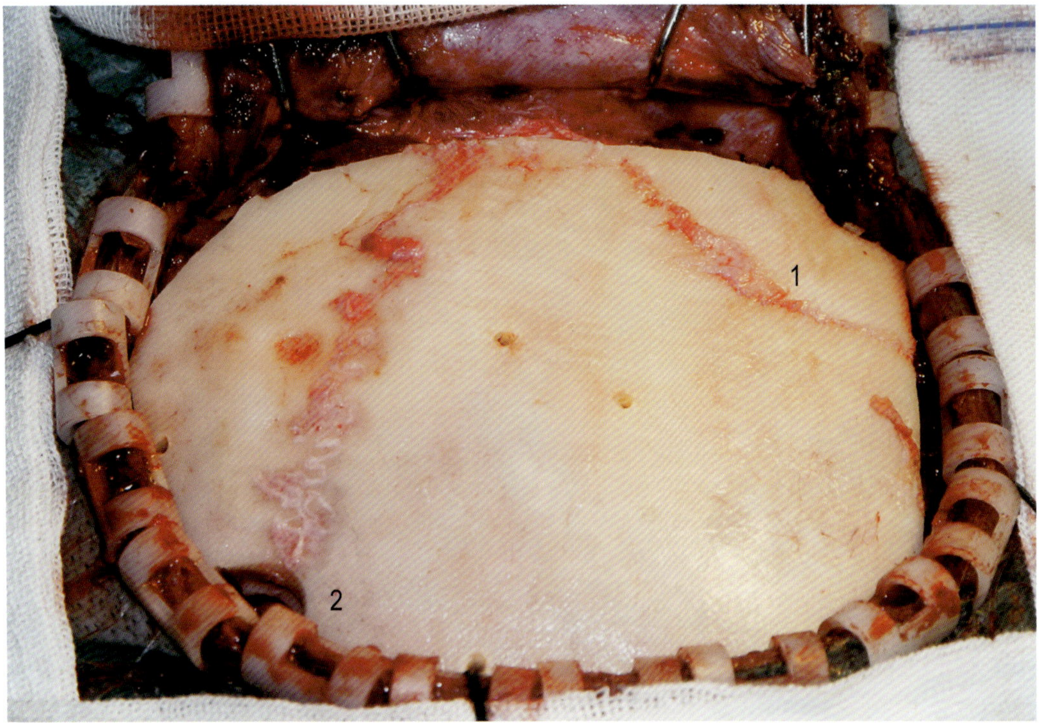

图 3-5-6　骨瓣钻 2 孔后，铣下骨瓣。1 颞骨下缘骨孔；2 顶骨骨孔

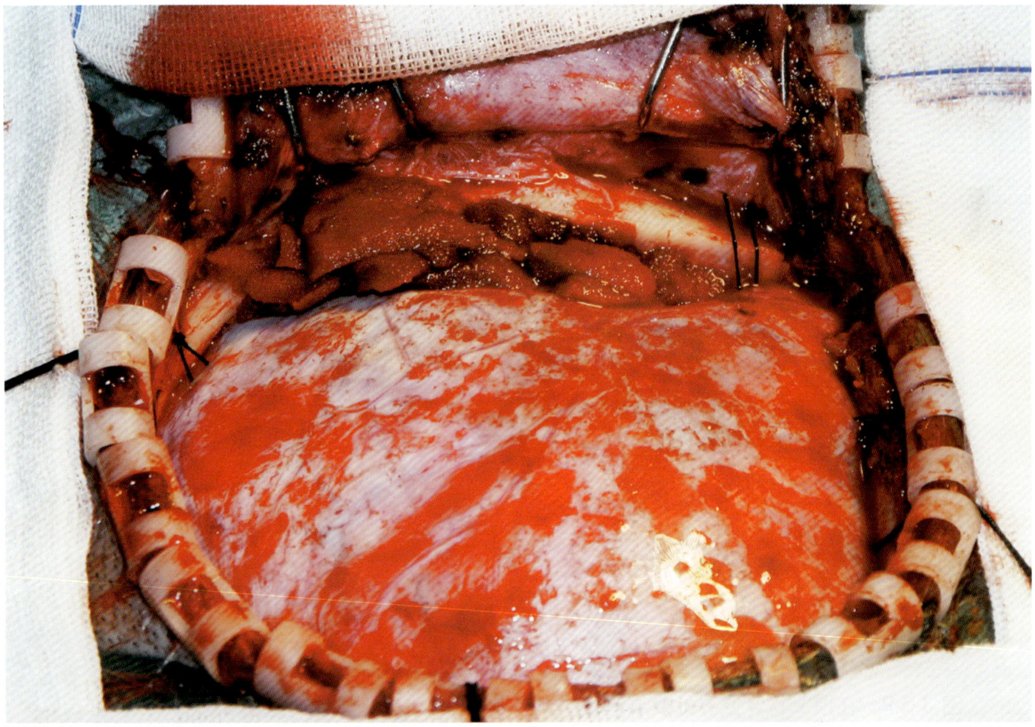

图 3-5-7　切除骨瓣，显露颞、顶、枕部硬膜

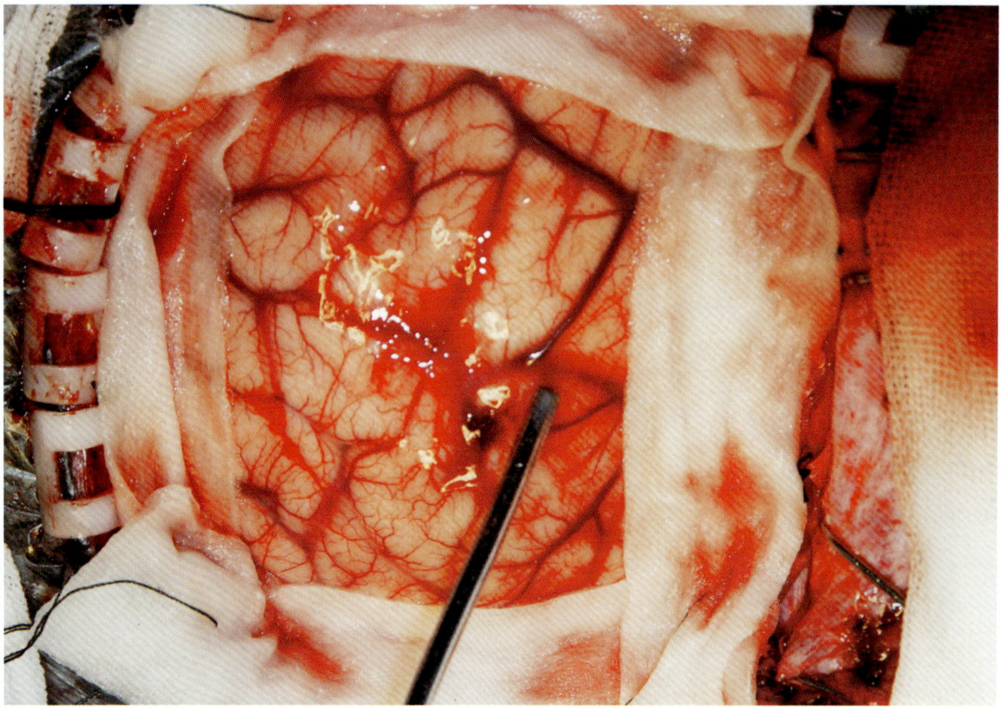

图 3-5-8 “X”形剪开硬膜，显露脑表面，其张力较高

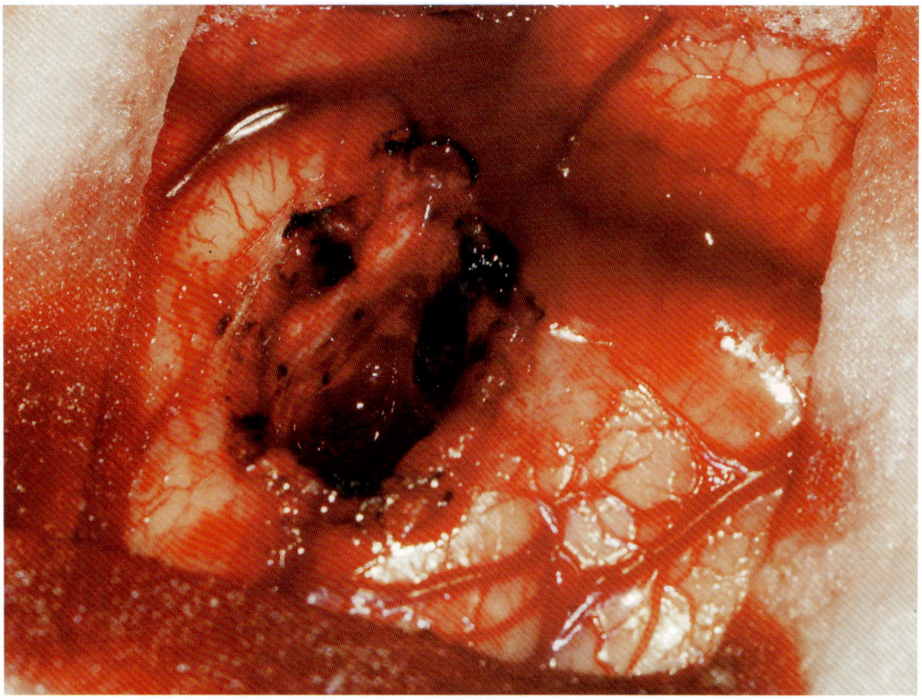

图 3-5-9 在顶－枕叶交界处皮层造瘘，切除肿瘤

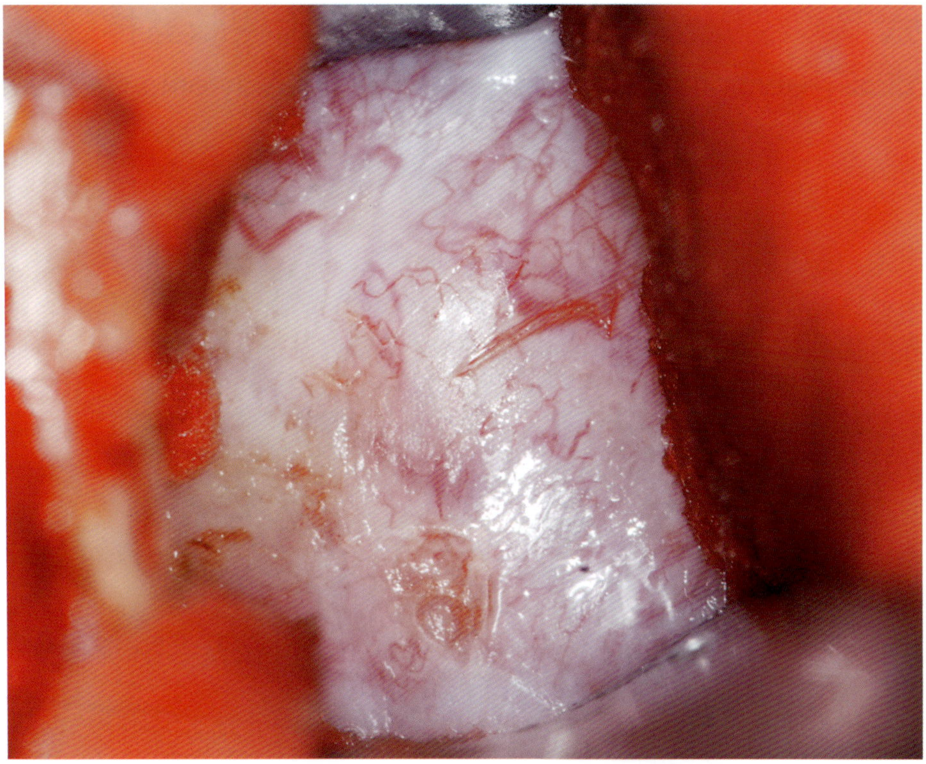

图 3-5-10　顶－枕叶交界处皮层造瘘后，牵开瘘口显露脑膜瘤表面

手术点评（Surgical comments）

侧脑室三角区处脑膜瘤，临床并不少见，由于肿瘤生长于脑室内，神经系统示位体征往往不明显，只有当肿瘤长到一定程度，有颅内压增高产生头痛或视力改变时才就诊治疗，此时往往肿瘤体积很大。该部位肿瘤应取颞顶枕开颅，顶枕颞交界处皮层造瘘，切除肿瘤。皮层造瘘的选择既要取皮层较薄的部位，又要充分权衡顶枕颞各个部位的功能进行取舍，造瘘口多在1cm左右，不要太大，尽可能减少大脑皮层各叶的损伤。当在优势半球皮质造瘘时，要避免损伤角回和缘上回语言区，造瘘口要适当向后下。采取边分离边切除的方法分块切除肿瘤。随着肿瘤的逐步切除，体积减小，颅内压的下降和大脑皮层张力的减小，皮层造瘘口可有一定程度的扩大，会使分离和切除肿瘤变得容易。在术中要注意防止损伤脑室壁，特别是肿瘤中线处的穹窿、丘脑和第三脑室结构。肿瘤供血多来自脉络膜动脉，较大的肿瘤常有供血动脉的扩张增粗，位于瘤体的深部，只有将肿瘤大部切除后才能发现供血动脉，并由于肿瘤体积缩小，供血动脉张力降低，术中容易分离和阻断。在切除肿瘤的早期过程中，切忌过度提起或牵拉肿瘤，此时可造成深部的供血动脉撕裂出血，术中难以控制。

第六节　经侧脑室三额角区入路切除侧脑室神经细胞瘤

Surgical resection of the intraventricular neurocytoma via the frontal ventricular approach

病例简介

男，28岁。主因“间断头痛一月，视物重影1周”收入院。入院查体：神志清楚，语言流利。双眼视乳头水肿，右眼外展受限。四肢肌力Ⅴ级。CT扫描见：右侧脑室额角有一约5cm×5cm病灶，边界清楚，实性无钙化，中线结构左移，伴有部分脑室系统阻塞，见图3-6-1~图3-6-4。

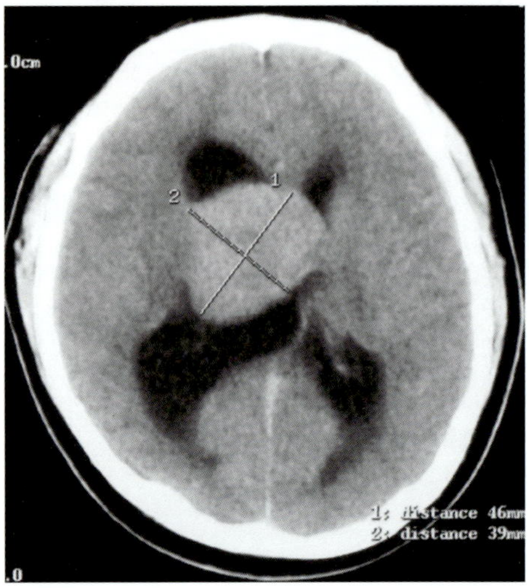

图3-6-1　轴位CT增强扫描见右侧脑室额角有一4cm×4cm类圆形病灶，边界清楚，伴有部分脑室扩大，略有强化反应

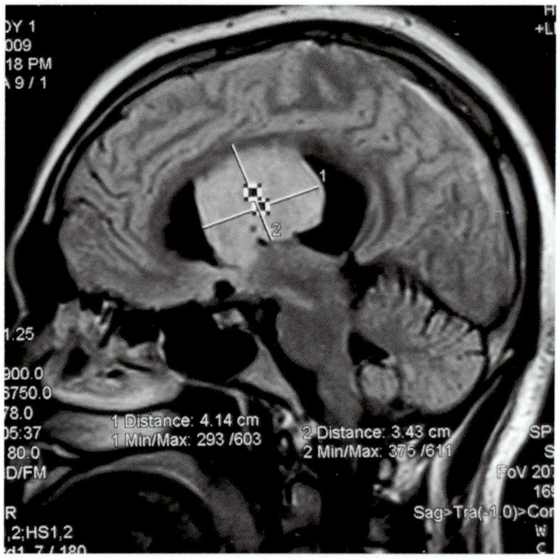

图3-6-2　矢状位MR T_1加权影像见右侧脑室额角有一4cm×4cm类圆形短T_1信号病灶，边界清楚，伴有部分脑室扩大

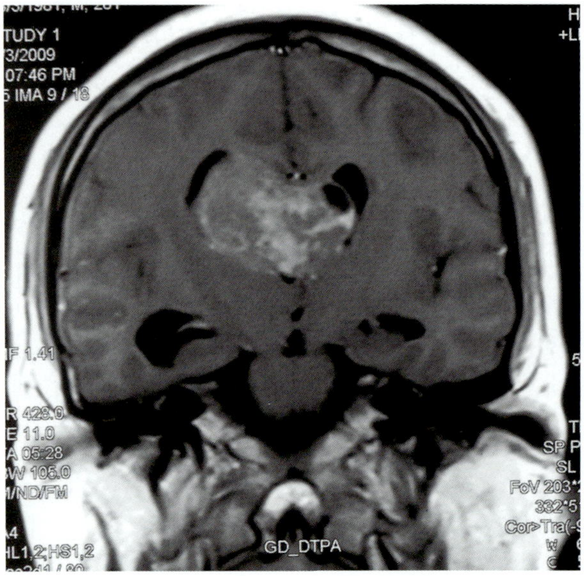

图3-6-3　冠状位MR增强影像见右侧脑室额角有一4cm×4cm类圆形病灶，边界清楚，伴有部分脑室扩大，病灶内有散在强化反应

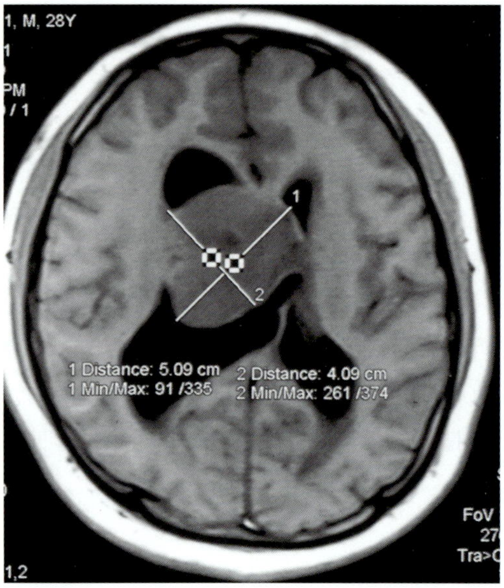

图3-6-4　轴位MR T_1影像见右侧脑室额角有一4cm×4cm类圆形长T_1病灶，边界清楚，伴有部分脑室扩大

手术情况

患者全麻后，仰卧位，右侧额冠状缝前蹄形切口，皮瓣约4cm × 4cm。皮瓣翻向额前，骨瓣游离取下，悬吊硬膜后放射状剪开。冠状缝前1cm，中线旁2.5cm，皮质造瘘约2.5cm × 2.5cm，垂直向脑皮层内深约3cm，达脑室内，见肿瘤位于脑室内，灰红色质地软，血供丰富，与右侧透明隔附着粘连紧，与右侧脑室外壁粘连不紧，先从肿瘤表面造切开，分块切除肿瘤，随着肿瘤体积缩小，逐步达肿瘤边缘，注意保护脑室壁结构及脑室壁静脉（图3-6-5~图3-6-8）。肿瘤切除后，脑室置管外引流，引流管潜行皮下走行约3cm引出，逐层缝合硬膜及头皮。

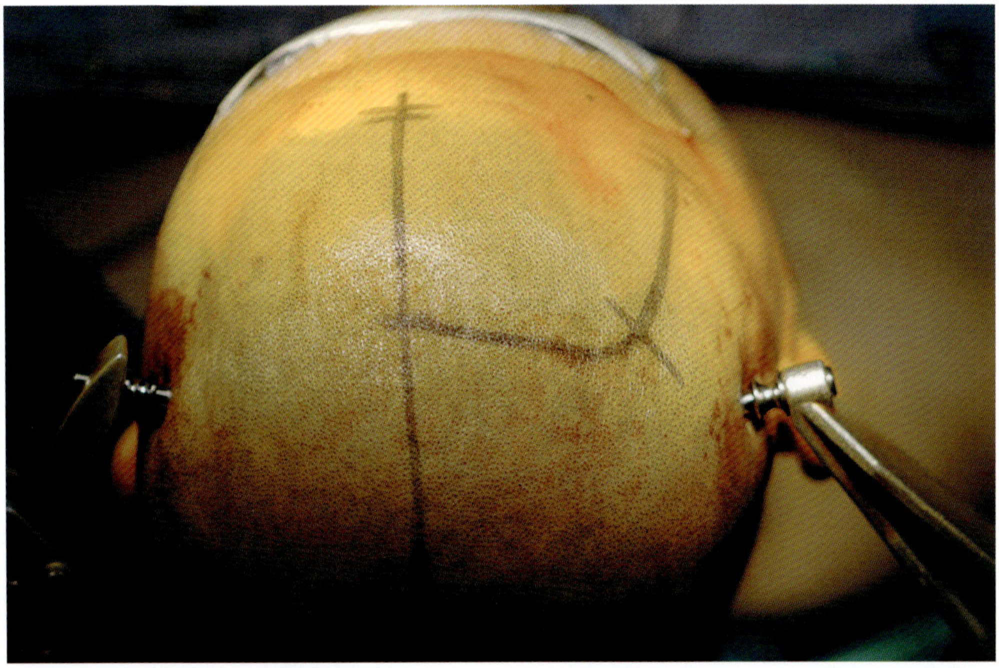

图3-6-5 患者手术的体位和切口

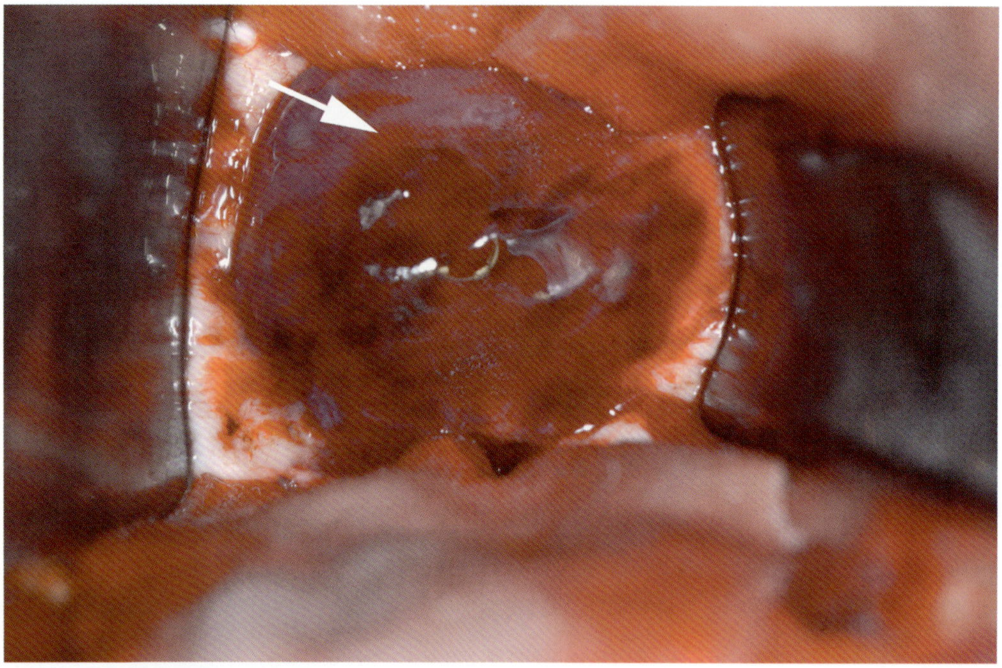

图 3-6-6　右额冠状缝前皮质造瘘，见侧脑室内灰红色肿瘤，箭头示

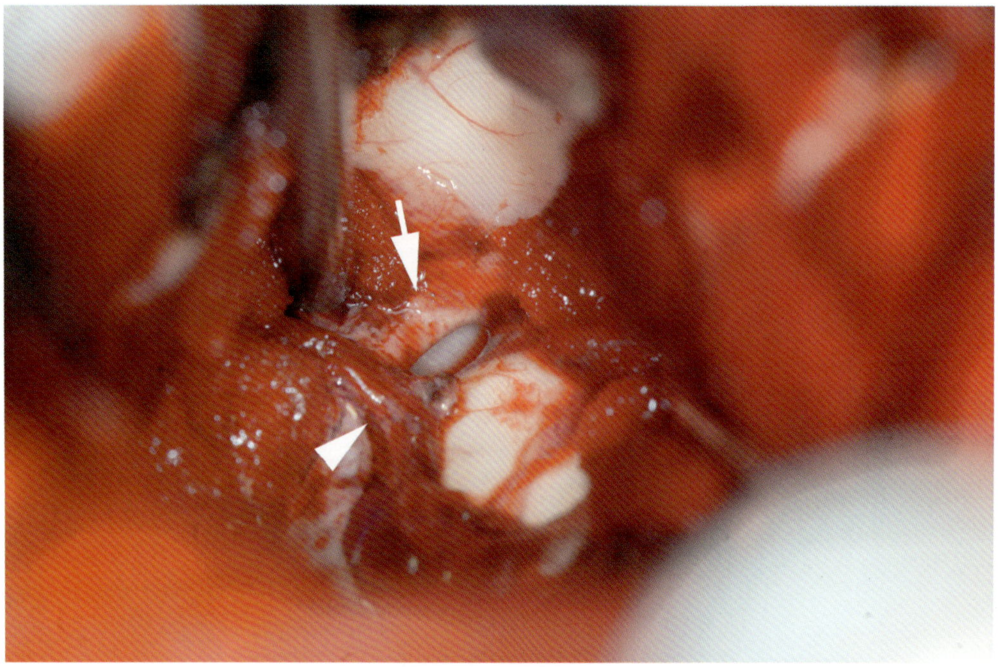

图 3-6-7　肿瘤切除后见侧脑室丘脑纹状体静脉，短箭头示；室间孔，长箭头示

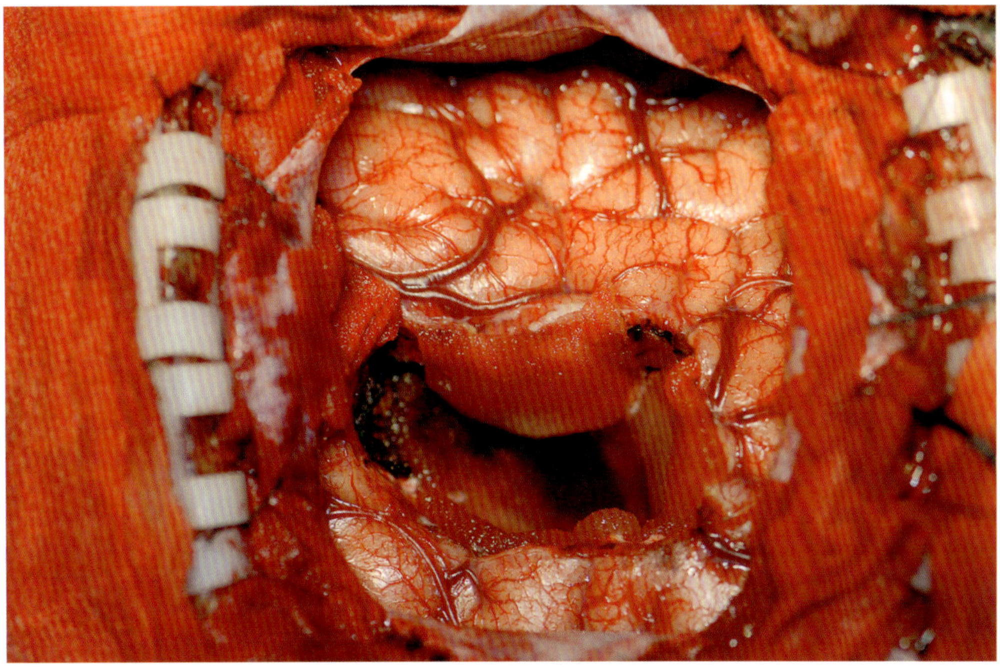

图 3-6-8　肿瘤切除后显示皮层造瘘口

术后过程

术后病程基本平稳，脑室持续外引流 5 天，每天约 300~500mL。术后第 7 天，患者发热，体温 38℃，腰穿压力 200 mmH_2O。脑脊液化验显示：蛋白 200mg/mL，白细胞 300 个 / 高倍视野，葡萄糖 1.1mg/mL。经持续引流 4 天体温恢复正常。

手术点评（Surgical comments）

中枢神经细胞瘤（central neurocytoma）在 1982 年首先由 Hassoun 等报告，该肿瘤约占颅内肿瘤 0.1%，发病年龄多在 20~40 岁之间，男女发病均等。其主要发生部位在透明隔近室间孔（Monro 孔）处，引起临床症状时肿瘤均已很大，主要症状是头痛和梗阻性脑积水所产生的颅高压症状，患者一般无特异性神经功能定位症状和体征，极少数患者可引起局灶性神经功能缺失和癫痫。头颅 CT 扫描和 MR 影像检查见肿瘤位于侧脑室或透明隔，可伴有钙化，从影像学上很难与脉络丛乳头状瘤、室管膜瘤、脑室内脑膜瘤、星形细胞瘤和少枝胶质细胞瘤相区别。近来报告逐渐增多，Bailey 和 Cushing 的脑膜组织学分类属于来源于原始髓上皮的神经细胞瘤；按 Kernohan 肿瘤分类归于神经星型细胞瘤 I 级；世界卫生组织（WHO）2000 年公布的中枢神经系统肿瘤属于神经元及混合神经元神经胶质起源的肿瘤，WHO 分级为 II 级。肿瘤主要部分位于侧脑室内，边界清楚，部分附着于侧脑室壁，也可起源于透明隔和胼胝体，可与额叶附着或侵蚀额叶。随着肿瘤生长，可向第三脑室生长，阻塞中脑导水管或进入第四脑室。肿瘤阻塞室间孔（Monro 孔）、第三脑室或中脑导水管时，可引起脑室扩大，产生梗阻性脑积水。

手术多用经皮层入路者常规额角或枕角穿刺，再沿穿刺道进入脑室内。侧脑室内的肿瘤多数由脉络膜动脉或大脑中动脉的分支供血。侧脑室内肿瘤术中要保护好大脑内静脉、丘纹静脉、丘脑、穹窿。第四脑室内肿瘤要注意避免损伤第四脑室底。再用经胼胝体入路，要保护好胼周动脉、胼缘动脉和矢状窦旁的静脉。肿瘤表面通常有包膜，但基底处是浸润生长的。笔者一般不采用该入路，因该入路有记忆力损害。手术的关键在于处理基底，理论上讲基底阻断后肿瘤实际已经游离下来，但是因为肿瘤通常巨大，实际手术时仍应分块切除。术中注意止血，保持术野清晰干净，术后仔细冲洗脑室，避免脑室内积血造成迟发性脑积水。尽力全切除肿瘤，以减少复发，但是也要尽量避免术后造成患者严重的功能障碍。如肿瘤严重钙化、基底粘连紧密、侵犯丘脑等重要结构、与重要血管粘连紧密，不要强求全切。术毕要检查脑脊液循环通路是否通畅，可常规行透明隔造瘘，烧灼脉络膜丛，需放置脑室外引流管，防止术后脑积水。

中枢神经细胞瘤术后是否放疗有争议。实现了全切或近全切的患者大都不放疗，次全切除的患者多数放疗，实现了相近的远期生存率和复发率。有人认为对于实现肿瘤全切的患者，放疗并不提高生存率和肿瘤局部控制率。最近的研究认为，伽玛刀治疗可以作为手术后的一种安全有效的辅助治疗，或者活检明确病理后单独采用，可使肿瘤获得长期控制。对小的无症状的中枢神经细胞瘤只进行伽玛刀治疗，效果良好。

未能全切的患者术后应放疗，能够使残余肿瘤缩小并长期控制，可获得基本相同的总生存率。复发的患者可二次手术或放疗。MIB-1 LI 和 Ki-67 提示高增殖性的肿瘤术后仍可建议放疗。放疗可采用伽玛刀。肿瘤小且患者不愿手术的，活检后也可仅行伽玛刀治疗。放射剂量一般取 40 ～ 60Gy。应该提示的是，即使肿瘤术后脑积水解除，颅高压缓解，但由于部分患者脑脊液通路粘连、狭窄和蛛网膜颗粒吸收障碍及肿瘤复发等原因，仍会产生脑积水、颅内压增高，使患者再次出现头痛、恶心、呕吐等症状，或急骤颅高压危象，以致出现生命危险，此时，可做 V-P 分流术来缓解颅压增高。

第七节　经侧脑室三角区入路切除扣带回峡部动静脉畸形

Surgical resection of the brain arteriovenous malformation of the cingulated isthmus via the choroids fissure of atrium approach

病例简介

女，44 岁。8 天前起床时突感头颈部疼痛、头晕，呕吐数次胃内容物。到当地县医院 CT 扫描检查提示：脑出血。转到中心医院 MR 检查示脑深部血管畸形。入院查体：神志清楚，语言流利。四肢肌力 V 级。CT 扫描见：左枕叶内侧有一约 3cm × 4cm 团块病灶，由大脑后动脉进入，引流到直窦（图 3-7-1）。MR T_1 加权矢状位像见：右枕叶内侧扣带回峡部有一 5cm × 5cm 血管流空影，无占位效应（图 3-7-2）。DSA 示：枕部巨大畸形血管团，约 5cm × 5cm, 主要由大脑后动脉供血，部分由脉络膜后内侧动脉供血，向直窦引流（图 3-7-3 ~ 图 3-7-5）。

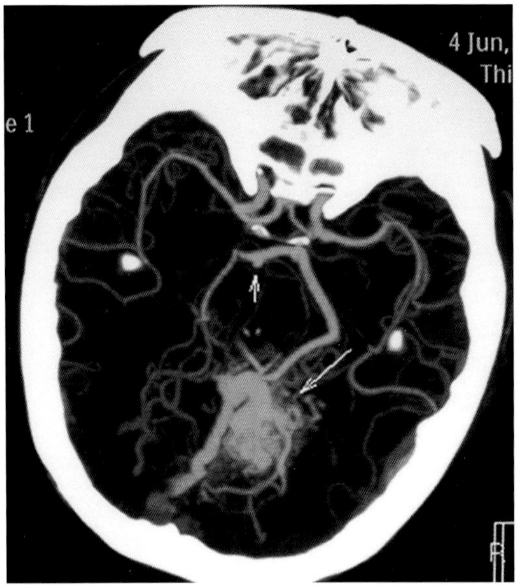

图 3-7-1 CT 扫描轴位像见：左枕叶内侧有一约 3cm×4cm 团块病灶，由大脑后动脉进入，引流到直窦

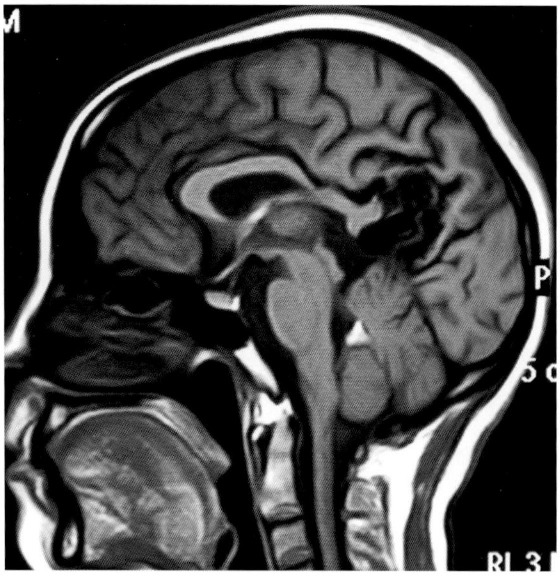

图 3-7-2 MR T_1 加权矢状位像见：左枕叶内侧扣带回峡部有一 5cm×5cm 血管流空影，无占位效应

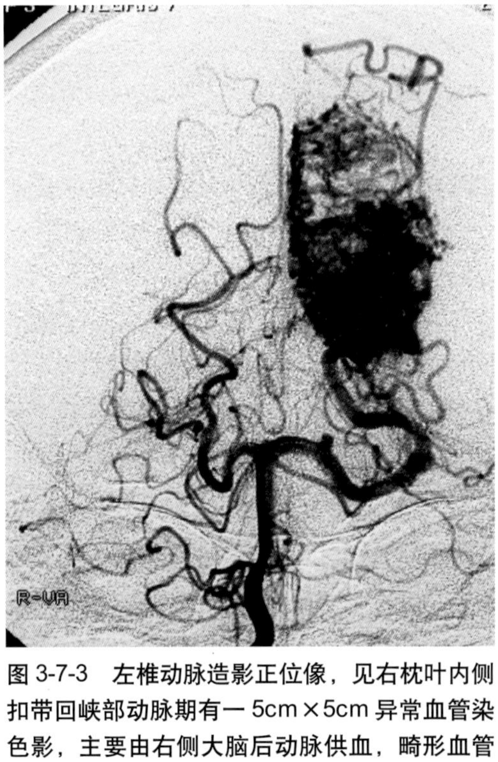

图 3-7-3 左椎动脉造影正位像，见右枕叶内侧扣带回峡部动脉期有一 5cm×5cm 异常血管染色影，主要由右侧大脑后动脉供血，畸形血管团结构无血管走行，呈细枝结构，动脉期引流不明显

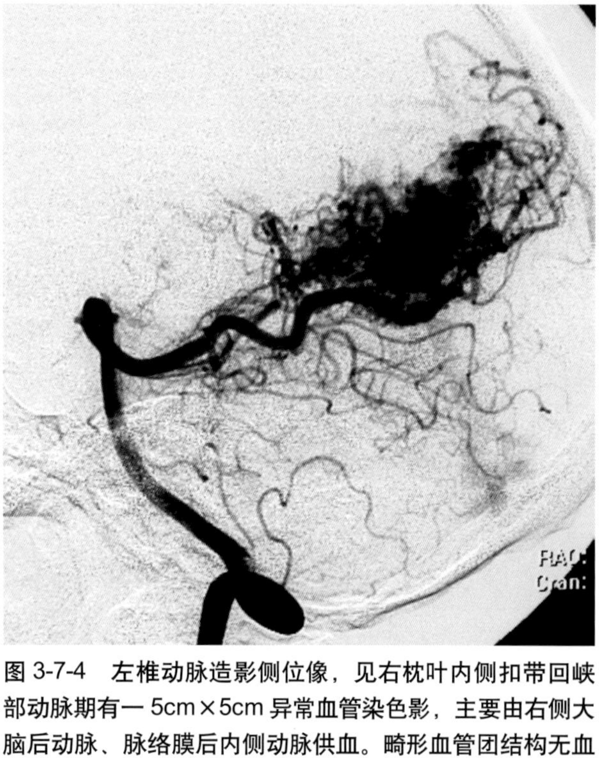

图 3-7-4 左椎动脉造影侧位像，见右枕叶内侧扣带回峡部动脉期有一 5cm×5cm 异常血管染色影，主要由右侧大脑后动脉、脉络膜后内侧动脉供血。畸形血管团结构无血管走行，呈细枝结构，动脉期有直窦引流

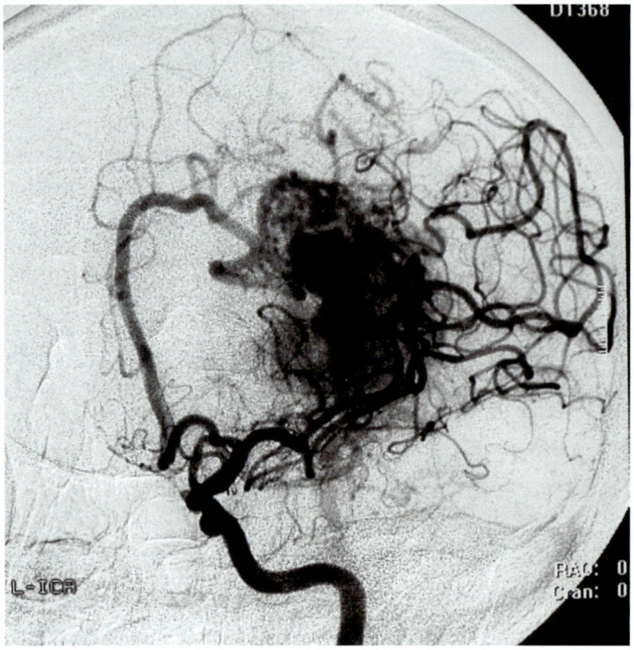

图 3-7-5 左颈内动脉造影斜位像，见右枕叶内侧动脉期有一5cm×5cm 异常血管染色影，由左侧大脑前动脉和大脑中动脉参与供血。畸形血管团结构无血管走行，呈细枝结构，动脉期有直窦引流

手术情况

患者全麻后，仰卧位，左侧顶枕额蹄形切口，皮瓣内侧在中线，皮瓣约 5cm×5cm，皮瓣翻向枕下，骨瓣游离取下，悬吊硬膜后十字剪开。禽距回皮质造瘘约 2.5cm×2.5cm，垂直向脑皮层内深约 3cm，达侧脑室枕角，向外下达侧脑室三角部。分开脉络膜裂，沿海马伞深面到中脑池，见扩张的大脑后动脉，向远心端分离，到近血管团部位，用临时阻断夹夹闭，电凝离断。再沿枕内侧向前内侧分离，在扣带回峡部离断畸形血管团大脑前动脉供血。再沿血管畸形团分离、电凝、离断，直至全部切除畸形血管团。术中注意保护脑室壁结构及第三脑室后部结构（图 3-7-6 ~ 图 3-7-9）。术中出血 800mL。病灶切除后，脑室置管外引流，引流管潜行皮下走行约 3cm 引出，逐层缝合硬膜及头皮。

术后过程

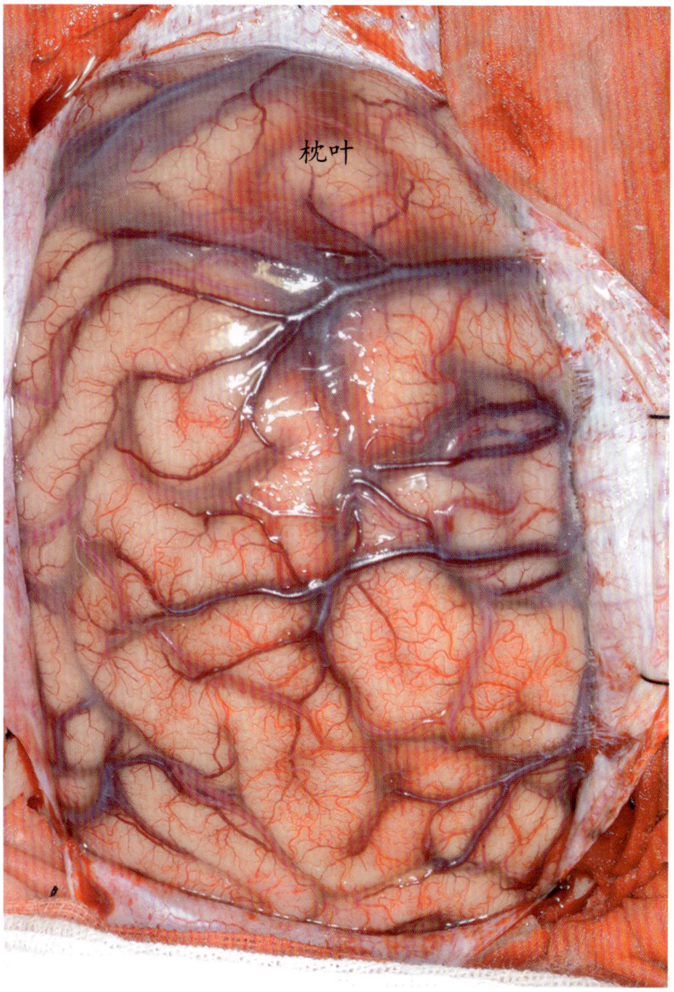

图 3-7-6　左顶枕开颅，显示顶枕叶及进入上矢状窦的桥静脉

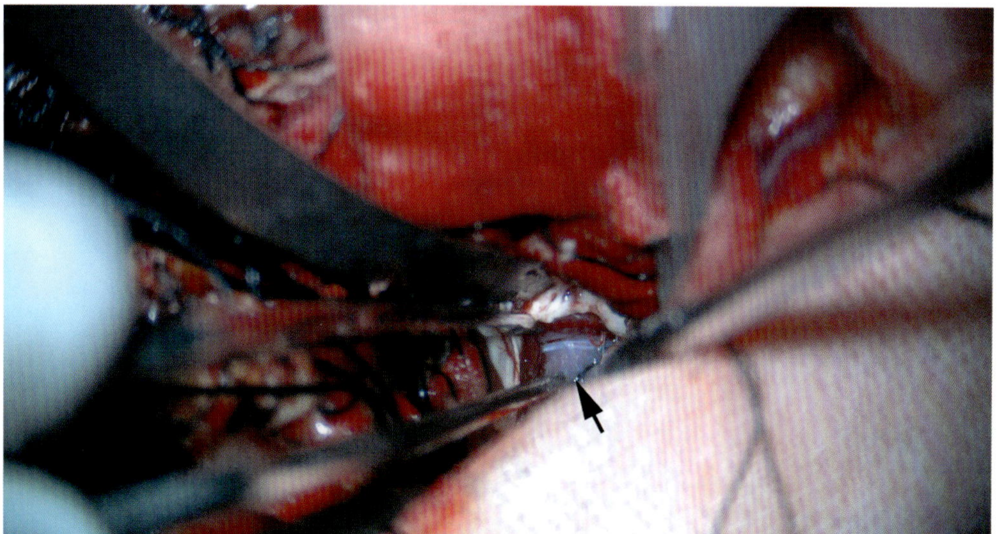

图 3-7-7　枕叶禽距回皮质造瘘进入侧脑室三角区，分开脉络膜裂见大脑后动脉（箭头所示）

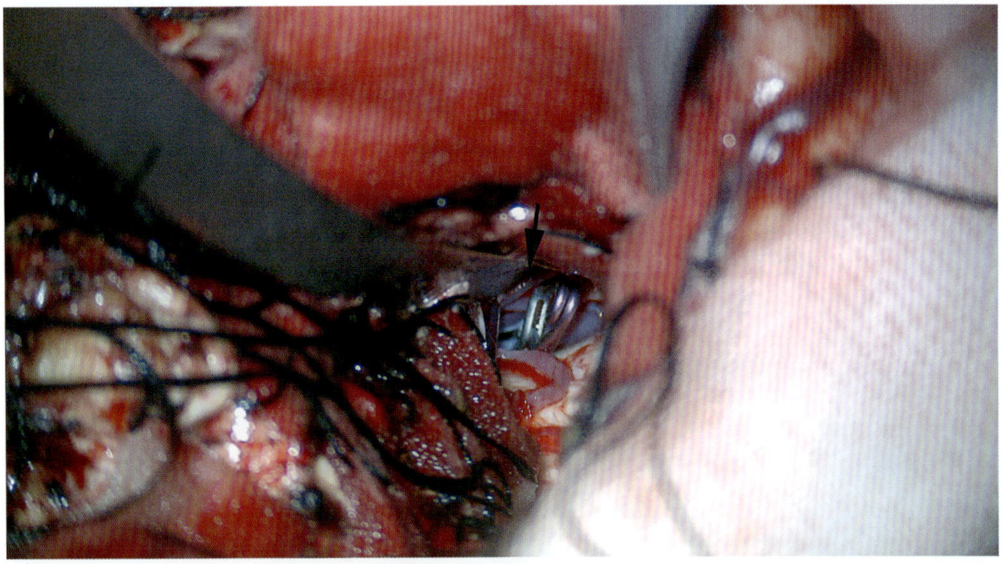

图 3-7-8　枕叶禽距回皮质造瘘进入侧脑室三角区，分开脉络膜裂暂时夹闭大脑后动脉（箭头指大脑后动脉丘脑穿通动脉）

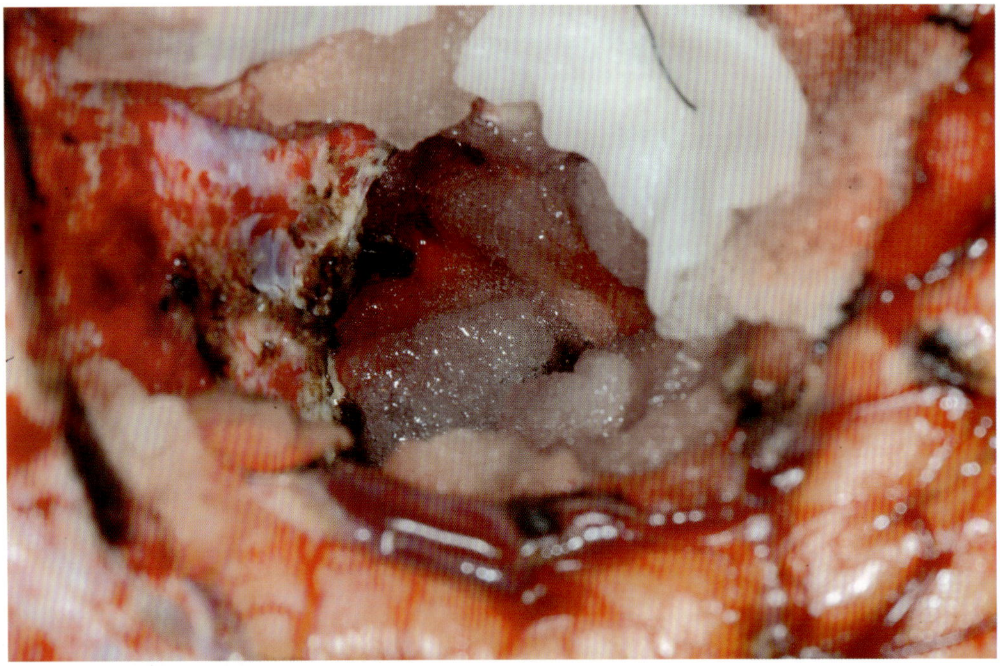

图 3-7-9　枕叶扣带回峡部畸形血管团切除后

术后过程基本平稳，脑室持续外引流 5 天，每天约 300 ~ 500mL，术后患者无发热。术后 CT 血管造影显示畸形血管全部切除（图 3-7-10、图 3-7-11）。

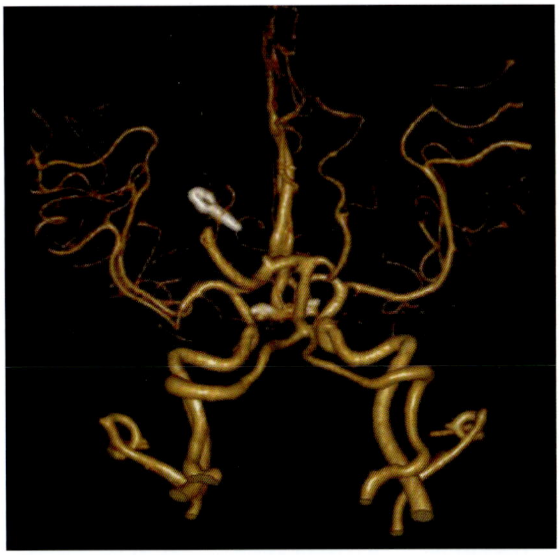

图 3-7-10 术后 CT 血管造影正位示：脑血管畸形全部消失

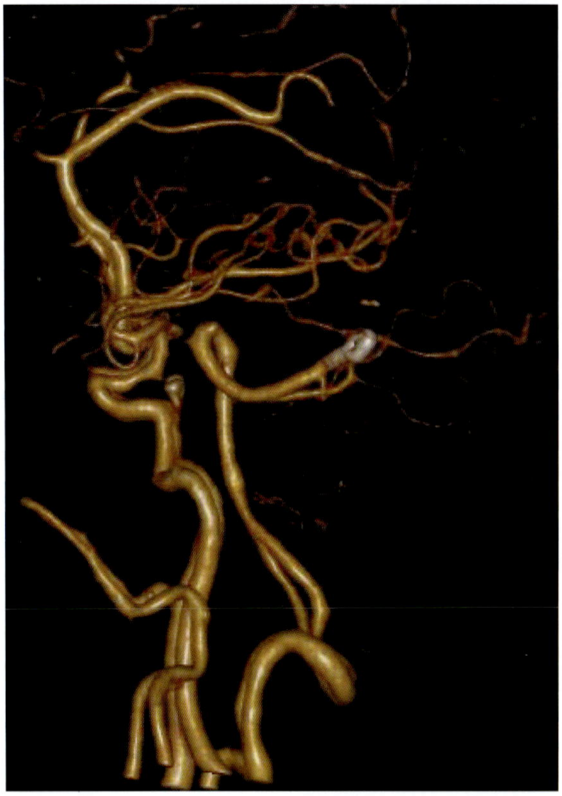

图 3-7-11 术后 CT 血管造影侧位示：脑血管畸形全部消失

手术点评（Surgical comments）

脑动静脉畸形（Arteriovenous malformations of brain，AVMs）是脑血管动静脉之间缺乏毛细血管床，而一些动静脉直接连通形成的病变，可导致脑动脉低压、静脉高压、脑血流异常分布的盗血现象，病灶周围脑组织低灌注压，伴有脑血管自动调节功能缺失。该病为先天性病变，约占全部脑出血性卒中的 2%。有关流行病学国内尚无资料，国外有报告，该病发病率是 1/(10 万 · 年)，以在儿童和青壮年期发病为主，严重威胁人类的健康。主要临床表现为脑出血、癫痫、神经功能缺失，颅内压增高不明显。既往脑 AVMs 出血患者，出血后第一年的再出血率可高达其他 AVMs 两倍，以后无论既往出血，其年出血率基本相同。脑出血是 AVMs 最危险的并发症，其死亡率约 10%，致残率为 30%~50%，且其年出血率高于未破裂动脉瘤。

（1）脑 AVMs 手术切除：虽然血管内栓塞和放射治疗脑 AVMs 已经取得很大进步，但是到目前为止，对于绝大多数脑 AVMs 的治疗，手术切除仍是最直接最有效的方法。以往对脑

AVMs 的临床评价多用病灶大小、供血动脉和引流静脉的类型及病变的部位来判断手术的风险。在 1986 年，我国的史玉泉教授即根据脑 AVMs 大小、部位、供血动脉、引流静脉畸形分级来评估手术风险。美国 Spetzler-Martin 对 AVMs 的手术风险量分和分级、危险评级应用较多，包括 AVMs 的大小，< 3cm 为 1 分，4 ~ 6cm 为 2 分，> 6cm 为 3 分，位于功能部位为 1 分，否则 0 分，有深静脉引流为 1 分，否则为 0 分，分数高，手术危险性也高，这种分类被神经外科采用较多。然而，这种单纯以病灶特征评价手术危险的评价方法缺乏全面性，对于脑 AVMs 的治疗应采取个体化原则，患者的年龄、临床表现、深部穿通动脉，病灶致密的单一行或多灶型，弥散型病灶累及脑结构的范围和程度，这些都关系到患者的生活质量和手术危险。

（2）手术危险的避免：应该指出，虽然手术医生在脑 AVMs 的手术中是最主要的因素，但脑 AVMs 的手术效果涉及到全部的治疗团队，有手术前的充分准备，术中的麻醉和脑功能保护，失血状态下的血液功能和成分的补充，心脏及全身功能的全面维护等。为此，首先是术前全面评价患者的临床状态和脑 AVMs 的特征，在可接受的神经功能缺失状态下给予手术治疗，最大的问题是对患者手术评估错误，术中准备不足，仓促不下，如患者全身情况，不能耐受出血，草率结束手术；如认为脑 AVMs 病灶只累及桥臂，术中发现脑 AVMs 穿通动脉深入中脑，切除后出现脑干损伤。除血管造影和磁共振的直接影像评价外，利用脑功能核磁，血管内的 Wada 试验，全面评价脑结构的运动、感觉、语言和视觉功能是非常必要的，这对于判断临近功能区的脑 AVMs 尤为重要。目前来看，术前超选择栓塞深部或重要的脑 AVMs 供血动脉，使脑 AVMs 供血减少，对于评价手术切除危险、减少手术出血和术后并发症的发生均有益处。

术中正常脑组织的损伤是神经功能损伤的重要原因，按脑 AVMs 病灶与正常脑结构的界面切除病灶是手术原则，切除脑 AVMs 的手术准确有效止血是关键。当术中出血时，往往随着出血点的显露，脑组织的吸除，切除范围向病灶外周扩大，损伤正常脑组织。当脑 AVMs 供血动脉离断或止血时，应先沿动脉走行分离动脉较长距离，远离病灶进行电凝止血或离断，防止电凝病变的动脉，误入畸形血管内止血，也要应避免过多切除正常脑组织止血。术中要完全分离开放病灶周围的脑沟，可明确病灶边缘，减少正常脑组织损伤。我们有时先用 mini 动脉瘤夹夹闭，再电凝离断较大的供血动脉或深穿支动脉，也是止血方法。对于外侧裂和胼胝体部位的脑 AVMs 切除易留有神经功能缺失，而下丘脑、基底神经节，脑干较大的脑 AVMs，多是以深部穿通动脉为主要供血动脉，对于这类 AVMs 不可做术前栓塞或处理，手术会出现较严重的神经功能缺失，在行手术切除时要慎重考虑，目前仍是治疗难题。对于比较困难的脑 AVMs，术中出血进入脑室或脑实质，医生要耐心地、持之以恒地将脑室内或脑组织界面出血彻底电凝止血，压迫止血多不确实，防止脑组织张力增高或膨出，会出现较严重的神经障碍。此外，手术应降低脑张力，保持脑松弛，可行术中腰大池引流，缓解较高的脑张力。避免桥静脉如 Labbe 静脉、中央沟吻合静脉的阻塞和脑组织牵拉的损伤十分重要。

（3）关于正常灌注压突破：1978 年，由美国神经外科医生 Spetzler 正式提出。正常灌注突破学说（Normal perfusion pressure breakthrough theory，NPPB），其基本含义是由于脑 AVMs 的长期盗血，临近下动脉处于长期扩张，丧失自动调节功能。较大的脑 AVMs 切除后，血管灌注压升高时，仍不能反射性收缩，出现弥漫性脑水肿和出血，术中医生难以应对，有极高的致死率。也就是说，脑 AVMs 切除后，过多的血液流经“正常”，但有生理性扩张的血管引起。Al-Rodhan 等认为，脑 AVMs 切除后的出血或水肿有病灶周围引流静脉堵塞和供血动脉瘀滞，继而使已经存在的低灌注、缺血和水肿加重。Wilson 等人认为是引流静脉血栓形成所致，脑 AVMs

切除不全，残留血管团阻塞静脉，这样“超负荷静脉 (venous overload)”引起恶性病程。虽然多年来关于 NPPB 陆续有些报告，绝大多数只是个例报告，有些报告者是尚处于对脑 AVMs 手术的早期阶段，另一些也并不是治疗脑 AVMs 大宗病例的治疗中心。病例数少，缺乏系统和全面性，而国内、外大宗系列报告中，也没有关于 NPPB 的发生率报告。因此，它只是一种理论推测，有待于证实。Yaşargil 报告 414 例脑 AVMs 手术，无 1 例 NPPB 发生，术中严格靠畸形血管团边缘夹闭终末型供血动脉，不损伤供应畸形团周围正常脑组织过路型动脉，30（7.5%）例术后发生 AVMs 术区血肿，在二次手术的病例中通常见到的出血原因是静脉渗血，有些是残留畸形出血内，有 1 例发现周围脑组织肿胀，还有 52 例发生暂时性术后神经功能损害，没有 1 例 NPPB 的证据。我们从 2004 年到 2012 年 5 月显微手术切除 29 例巨大脑 AVMs，其中 3 例为大于 12cm 的大脑表面病灶，严格按血管畸形边界分离切除，先离断血管畸形的供血动脉，最后离断血管畸形引流静脉的原则。除 1 例术中畸形血管团出血，急性失血较多，又因成分输血，并有月经期间用黄体酮阻止月经来潮，出现凝血功能障碍，术后一周因心功能衰竭死亡外，全部患者没有发现 NPPB 现象。我们认为，所谓的 NPPB 发生，主要是在切除病灶时，分离血管团和止血处理不当所致。整个切除病灶过程应在病灶外周由浅入深，准确地电凝阻断每一个供血动脉，逐步把病灶离断切除，同时保护引流静脉通畅，避免静脉回流不畅、瘀滞出血。止血过程应避免在毛细血管层面进行，用电凝细小动脉水平止血为主要方法，用止血材料压迫止血是术后血肿的主要原因。术前血管内栓塞脑 AVMs 主要供血动脉和畸形血管团，有利于减少手术切除出血，栓塞剂固化有利于与周围脑组织分界和减少术后神经功能缺失。对于大型和巨大型致密型病灶的切除，需要手术时间较长时，是对医生体力和耐力的考验，为了保持患者术中各系统稳定以及手术医生的精力和体能，可将局部暂时处理，临时关闭切口，送回 ICU，间隔 1~2 天再次切除病灶。对于致密型多团块（multiple compartment）病灶，可先分次切除孤立的团块，弥漫型或多脑叶病灶，可采取脑叶病灶分次切除，是将复杂的脑 AVMs 简单化处理的一种方法。

总之，术中控制畸形血管的主要供血动脉，应严格限制在病灶外离断供血动脉，每次离断要仔细确实，循序渐进，由浅入深，直至将病灶完全切除，是防止术中、术后出血和水肿的重要方法。

MAOC 4

脑血管解剖与手术点评

Cerebral arteries,veins anatomy and microsurgical comments

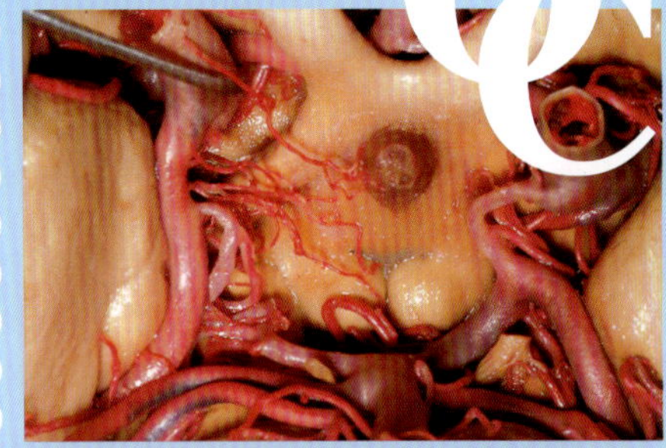

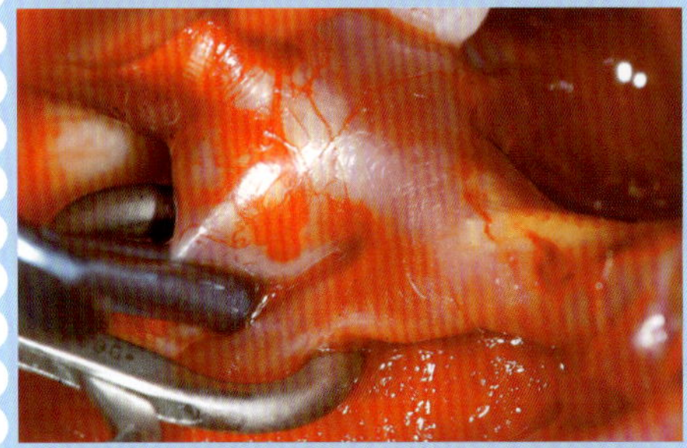

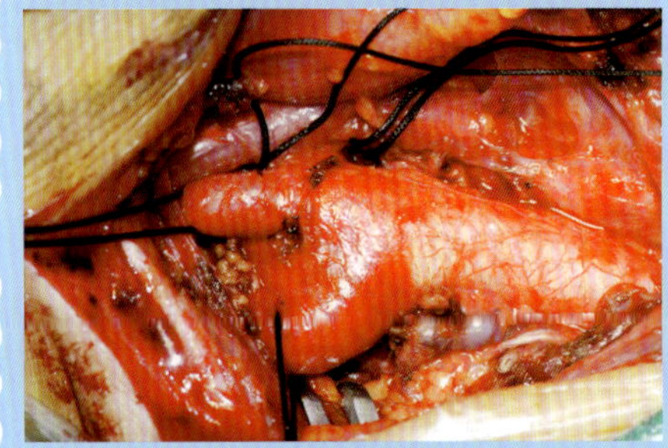

第一节　脑血管的正常解剖

Cerebral arteries and veins

颅内的动脉分类有多种，有按照颅内的颈内动脉血管及其分支称为前循环系统和把椎动脉血管及其分支称为后循环系统的分类方法；也有按照动脉血管在脑结构分布的分类方法，如额叶动脉、颞叶动脉、脑干动脉。在神经外科习惯上将脑底动脉（Willi’s）环及其近端的动脉称为脑底动脉，而脑底动脉（Willi’s）环远端的动脉称为脑表动脉。

1．大脑底动脉

临床上，颈内动脉从颈总动脉分出至入颅处的颈动脉出口共分为四段：①颈段（C_1）：从颈总动脉分出至入颈动脉管的外口处；②岩骨段（C_2）：从颈动脉管的外口处至入海绵窦前部分；③海绵窦段（C_3）：从走行在海绵窦内至入穿过形成海绵窦顶的硬脑膜进入颅内前段；④ 床突上段（C_4）：从进入床突上的蛛网膜下腔开始至分出大脑前动脉和大脑中动脉止。床突上段颈内动脉始于覆盖在海绵窦顶的硬脑膜，通过前床突内侧和视神经的下方进入颅内，向后、上、略外达视交叉的外侧，从外侧裂的内侧端起，在前穿质的下方分支成大脑中动脉和大脑前动脉。床突上段还包括大脑中动脉和大脑前动脉的分叉处及该部的穿支动脉，该部位动脉瘤称为颈内动脉分叉处动脉瘤。从外侧观，床突上段和海绵窦段颈内动脉形成几个弯曲，成为“S”形，统称为颈内动脉虹吸部。虹吸部的下半主要由海绵窦段构成，弯向前；虹吸部的上半主要由床突上段构成，弯向后，前后弯曲的交界于前床突内侧相互移行。分叉前 C_4 段颈内动脉的分支有眼动脉、垂体上动脉、乳头体旁穿通支、后交通动脉、前脉络膜动脉。沿同侧蝶骨嵴和眶顶达前床突，可显露硬脑膜下的床突上段颈内动脉和 Willi’s 环前部。一般是从颈内动脉眼动脉近端起逐步达远端分叉处，由于硬脑膜下的眼动脉段位于视神经下，手术显露往往困难。除发出眼动脉的床突上段外，在术中显露后交通动脉前往往先显露远端的前脉络膜动脉。

床突上段颈内动脉有 3 个解剖特征：①后外方位上该段动脉向后上走行，外侧观时，前脉络膜动脉比后交通动脉的起源较接近于 C_4 段中线上；②在 94% 的大脑半球解剖标本中，从 C_4 段后壁发出的前脉络膜动脉比后交通动脉较偏外侧；③前脉络膜动脉比后交通动脉较偏向外走行，前者向外绕大脑脚进入颞角，而后者向后内走行在动眼神经的上方到脚间窝。根据眼动脉、后交通动脉和前脉络膜动脉的起源，C_4 段分为四部分：从海绵窦顶部的眼动脉起始处到后交通动脉起始处，称为颈内动脉眼动脉段；从后交通动脉起始处到前脉络膜动脉起始处，称为颈内动脉后交通动脉段；从前脉络膜动脉起始处到颈内动脉分叉处，称为颈内动脉脉络膜动脉段。眼动脉段最长，后交通动脉段最短。每段颈内动脉都有 3 ~ 12 支穿通动脉发出，平均有 8 支穿通动脉分布到下丘脑和前穿质，手术中需要仔细的保护（图 4-1-1、图 4-1-2）。

构成脑底动脉前循环的动脉有前床突上的颈内动脉、大脑前动脉、大脑中动脉、眼动脉、后交通动脉、脉络膜前动脉和 Willi ’ s 环前部的前交通动脉。构成后循环的动脉有基底动脉分叉部、双侧大脑后动脉。由于这些动脉的起始部位和近端均在脑底中线部位，故其主干大多走行于纵裂、外侧裂、颞叶内侧和脑干的环池间，并且绝大多数分支走行在脑沟内，只有少数小分支走行在脑回表面。在选择手术入路时，应仔细考虑。双侧颈内动脉和视神经在前床突内侧，颈内动脉向后外侧走行，并分成大脑前动脉和大脑中动脉。床突上段颈内动脉发出眼动脉和后交通动脉，同时发出 2 ~ 3 支穿通动脉，称为垂体上动脉，该动脉分布在视神经、视交叉、视束、下丘脑前部、前穿质和颞叶内侧面。后交通动脉与大脑后动脉汇合，终止于 P_1 与 P_2 段交界处，该动脉发出多支穿通动脉分布在灰结节、视束、乳头体、后穿质、下丘脑后部、丘脑前部、内囊前肢。乳头体和视束之间的区域称为乳头体旁区，所以该动脉也称为乳头体旁动脉或前丘脑穿通动脉。Heubner 回返动脉多数发自大脑前动脉 A_1 段，少数也可发自前交通动脉远端的 A_2 段，在一侧大脑前动脉 A_1 段幼稚发育时，可发自对侧大脑前动脉 A_1 段远端或前交通动脉上。Heubner 回返动脉供应尾状核头部、壳核前 1/3、苍白球外侧和内囊前肢，缺血时可产生对侧偏瘫和面瘫，发生在优势侧可产生失语。基底动脉在中脑脑桥沟处分叉，向外侧形成双侧大脑后动脉。大脑前动脉在外侧裂内侧、视交叉外侧、前穿质下方，由颈内动脉末端发出，向前内侧走行在视神经和视交叉上方，内侧嗅纹和直回的下方，到半球纵裂构成 Willi’s 环的前部分。位于颈内动脉和前交通动脉之间的大脑前动脉为 A_1 段，前交通动脉以后部分称 A_2 段。大脑前动脉行到纵裂处，通过前交通动脉与对侧 A_1 段连接。伸长的大脑前动脉可前置在鞍结节至蝶骨平板上。约 85% 大脑前动脉动脉瘤为一侧大脑前动脉优势供血或一侧大脑前动脉 A_1 段发育异常，即一侧大脑前动脉纤细或缺如，对侧 A_1 段粗壮。前交通动脉增粗代替发育不良侧 A_1 段供血，形成一侧大脑前动脉 A_1 段为双侧大脑前动脉 A_2 段供血。此时，夹闭动脉瘤应避免主侧大脑前动脉 A_1 段和前交通动脉损伤（图 4-1-3）。Yaşargil 将基底动脉分叉到与后交通动脉结合处称为 P_1 段（前段）；P_2 段（外侧段），后交通动脉结合点到发出颞前动脉处；P_3 段，从颞前动脉向后形成禽距动脉和顶枕动脉分叉处；P_4 段，由 P_3 段分叉形成的动脉；P_5 段，由 P_4 段分叉形成的动脉。其中大脑后动脉 P_1 段尤为重要，它发出以下穿通动脉：①丘脑后穿通动脉，分布于后穿质；②脉络膜后内侧动脉分布于丘脑、第三脑室脉络膜和侧脑室脉络丛；③四叠体动脉，分布于上丘、下丘；④大脑脚和顶盖支。尸检发现约 46% 的一侧大脑后动脉发育不良或呈幼稚型，而由后交通动脉增粗代替大脑后动脉 P_1 段，接续大脑后动脉 P_2 段成为主要供血动脉。发育幼稚型大脑后动脉常见于颈内动脉后交通段动脉瘤的患者。有报告说丘脑后穿通动脉闭塞可出现对侧肢体舞蹈样动作症状，而无明显感觉缺失。另外，基底动脉分叉处后壁也有些向间脑区供血的穿通动脉，有报告说夹闭基底动脉分叉处动脉瘤时，如该穿通动脉缺血可产生意识障碍。

2. 脑表动脉

大脑表面的供血动脉主要有大脑前动脉、大脑中动脉和大脑后动脉，分布于大脑的内侧面、外侧面和底面，分别论述如下。

大脑中动脉

大脑中动脉是最大和最复杂的大脑半球供血动脉，无论是大脑半球凸面、上矢状窦旁还是大脑半球底面，该动脉及其分支都是幕上手术显露和处理最多的动脉。在手术时，除了需要考虑如何防止大脑中动脉及其分支损伤之外，该动脉的重建、血管搭桥恢复和保持其血流也是重要的手术方法。大脑中动脉为颈内动脉发出两个终支中的最大一支，起始处的血管直径为 2.4 ~ 4.6mm，平均 3.9mm，血管直径约是大脑前动脉的两倍。大脑中动脉起源于外侧裂内端，在视交叉的外侧和前穿质的下方，嗅束分出内、外侧嗅纹的后部。从起始处，大脑中动脉在前穿质的下方平行向外走行，此处约在蝶骨嵴后 1cm 左右；在前穿质下方的走行过程中，发出一些穿支动脉称为豆纹动脉，穿行在外侧裂内，并垂直弯曲向后上形成膝状，到达岛叶表面。

在岛叶周围，大脑中动脉的分支在额盖、颞盖和顶盖内侧面走行，绕过这些脑盖后到达大脑半球表面，供血于大脑半球外侧面和部分底面。

神经外科把大脑中动脉分成四段：蝶骨段（M_1）、岛叶段（M_2）、脑盖段（M_3）、皮层段（M_4）。

（1）M_1 段　起自颈内动脉，在蝶骨嵴后约 1cm，平均 4.3 ~ 19.5mm，平行蝶骨嵴并向外侧走行在外侧裂深部的蝶骨嵴间腔内。M_1 段末端终止于 90° 向上后转折的膝部，移行于外侧裂的蝶骨嵴间腔与岛盖间腔的交接处。M_1 段分为分叉前和分叉后两部分。分叉前部分由起源处至分叉止，由单一主干构成。M_1 段的分叉后部分是分叉后两分支近似于平行走行，然后略有分离达到膝部。约有 90% 的大脑半球标本的 M_1 段在膝部前分叉，从主干近端到分叉处发出小的皮层支称为大脑中动脉前支。

（2）M_2 段　起自膝部，经岛阈止于岛叶环沟，分布在皮层前部的分支在岛叶表面的走行较短，而分布在皮层后部的分支在岛叶表面的走行较长。供给额前和颞前的分支只是经过岛叶的前部，而供给皮层后部的分支分别近于平行穿过岛叶表面。

（3）M_3 段　起于岛叶环沟，止于脑表的外侧裂终点。M_3 段的分支分布或走行在额顶盖和颞盖的表面，达到外侧裂的表面。走行到外侧裂上的分支有两个 180° 弯转：第一个 180° 弯转在岛叶的环沟，血管分支在岛叶表面 180° 转向上走行，而后在额顶盖的内侧面向下；第二个 180° 弯转在外侧裂的外表，动脉分支绕额顶盖的内侧面上行在额叶和顶叶的表面。走行到岛叶环沟的动脉分支在向上转以前，先沿岛叶环沟下方走行，然后在颞盖的内侧面向外。岛叶下环沟下方走行的动脉分支没有急性的转曲，在达到外侧裂外表时，直接向下或向后分布在颞叶的表面。

（4）M_4 段　由大脑半球外侧面的动脉分支构成。这些分支起于外侧裂表面，在大脑半球皮层表面伸展分布。外侧裂前部的动脉分支多急转曲向上或向下，中间部的动脉分支离开外侧裂后逐渐向后走行，后部的动脉分支几乎与外侧裂相平行向后分布。

大脑前动脉

该动脉是颈内动脉发出的较细的末端动脉，位于外侧裂的内侧端，视交叉的外侧，前穿质的下方。在视神经和视交叉的上方和内侧嗅纹的下方向前内侧走行进入半球间裂。在进入半球间裂前，一侧的大脑前动脉通过前交通动脉与对侧的大脑前动脉连接，同时向上到终板前方穿入两侧大脑半球间的纵裂内。两侧的大脑前动脉并不平行进入大脑半球间裂和上行到终板上，但两侧动脉上升的凹度不同。在终板上，大脑前动脉围绕胼胝体膝部平滑弯曲走行，然后在胼胝体上向后走行。走行在胼胝体中部时，一侧或两侧大脑前动脉离开胼胝体后行，发出皮层支，其终支为细小动脉沿胼胝体压部终止于第三脑室顶的脉络丛。大脑前动脉向后分布的范围依据大脑后动脉分布范围及其胼胝体压部的分支不同而不同。大脑前动脉侧面观有四个弯曲：①起始至前交通动脉段的后上弯曲；②进入半球间裂的腹背方向弯曲；③胼胝体膝部和嘴部交接处的后上弯曲；④胼胝体膝部的向前弯曲。大脑前动脉不同段可通过鞍上、视交叉、第三脑室、侧脑室、大脑镰和矢状窦旁、顶枕内侧和松果体区的手术入路显露。大脑前动脉以前交通动脉为界分成近端（前交通动脉前段，A_1）和远端（前交通动脉后段）。远端又分别分为胼胝体下段（A_2）、胼胝体前段（A_3）、胼胝体上段（A_4）、胼胝体后段（A_5）。约 70% 的大脑前动脉 A_1 段在视交叉上面，30% 前置位于视交叉前面。走行在视神经上方的大脑前动脉绝大多数位于近视交叉处的视神经上，较短一侧的 A_1 段紧密地贴在视交叉上，而较长一侧的 A_1 段穿行在视神经上。一些大脑前动脉可有屈曲或伸长与鞍节结或蝶骨平板附着。A_1 段的长度为

7.2 ~ 18.2mm, 平均 12.7 mm。前交通动脉的长度通常是 2 ~ 3mm, 变化范围在 0.3 ~ 7.0mm，较长的前交通动脉可形成弧形或屈曲。正常的大脑前动脉－前交通动脉复合体是指前交通动脉与其相邻近的 A_1 段、A_2 段，甚至包括 Heubner 回返动脉，连通两侧颈内动脉体之间的循环。前交通动脉直径通常为 1mm，与 A_1 段相同或大于 A 段者为 25%。在 10% 的标本上 A_1 段的直径为 1.5mm，直径为 1.0mm 以下者只见于 2% 的标本。85% 的前交通动脉瘤有 A_1 段发育不良，两侧 A_1 段动脉直径的差异与前交通动脉的直径大小有明显关系。这是由于当一侧 A_1 段发育不良或管径细小时，较多的侧支吻合血流主要通过前交通动脉代偿，约有 50% 的左右大脑前动脉 A_1 段血管直径相差 0.5mm 以上，有 12% 相差 1.0mm 以上，前交通动脉平均血管直径为 1.2mm。脑血管造影中前交通动脉可能显示不佳，但我们可以通过左右 A_1 段来估计前交通动脉的血管直径。大脑前动脉平行进入大脑半球间裂内的约占 25%，左侧大脑前动脉走在右侧前多于右侧大脑前动脉在左侧前先进入大脑半球间裂。当一侧大脑前动脉在另一侧大脑前动脉后走行时，从脑血管造影正侧位像上难以确定前交通动脉的走向及前交通动脉的长度，从斜位或前后位观察较佳。前交通动脉通常为圆形管径，由于短距离连接两侧大脑前动脉，术中看近似扁圆形或三角形，底在两侧大脑前动脉连接处，中间呈线样连接大脑前动脉。单一血管的前交通动脉为 60%，血管双干为 30%，三干血管为 10%。常见为一根较粗的血管伴一或两支较细的血管连接两侧大脑前动脉，前交通动脉不连接大脑前动脉的情况很少见，有时血管纤细连接，血管直径仅 0.2mm。

回返动脉（Heubner） 该动脉是由大脑前动脉 A_1 段处发出的最大的动脉分支，少数发至 A_2 近端 0.5mm 处。发出后沿双侧大脑前动脉返回，走在颈内动脉分叉或大脑中动脉进入外侧裂的上方，然后进入前穿质。有时回返动脉绕道直回和额叶下面，走行中发出细小分支供血 A_1 段的上面和后面。当回返动脉从前交通动脉发出时，术中易误认为发自 A_1 段，夹闭动脉瘤时易造成回返动脉的损伤，该动脉发自 A_1 段近端时，可无回返行走，而直接进入前穿质。回返动脉缺失少见，一侧大脑前动脉发出单支回返动脉的为 28%，发出 2 支动脉的为 48%，发出 3 ~ 4 支动脉的为 24%。当一侧大脑前动脉发出多支回返动脉时至少有 1 支从 A_1 与 A_2 段交界处发出，很少见 2 支回返动脉同时从 A_1 段发出。如果 2 支回返动脉其中 1 支从 A_1 段发出，另一支往往从 A_1 与 A_2 段交界处发出，前交通动脉和发出回返动脉之间的 A_1 段很少有较大的穿通动脉发出。回返动脉的管径为 A_1 段管径的一半，当 A_1 段有发育幼稚时，回返动脉的管径可与 A_1 段的管径同样大小或超过 A_1 段的管径。回返动脉通常起源于 A_1 段远端或 A_1 段连接前交通动脉的近端。回返动脉可起源于 A_1 段任何点，但它常见从 A_2 段发出。有文献报告，该动脉起源于 A_2 段的占 78%，A_1 段占 14%，A_1 与 A_2 段交界处占 8%，此时它发出 A_1 与 A_2 段交界处的外侧。多数情况下，走行在 A_1 段的前方，抬起额叶在显露 A_1 段前，先见到回返动脉，行到前穿质和 A_1 段之间时可在 A_1 段的上方或绕到 A_1 段的后方。回返动脉可以单干或多支进入前穿质。在它分支后，约 40% 终止在大脑前动脉内侧的前穿质，40% 终止在大脑前动脉外侧的前穿质（图 4-1-3、图 4-1-4）。在手术夹闭前交通动脉瘤时，回返动脉的闭塞造成内囊前支缺血，可产生偏瘫和面瘫，优势半球也可有失语。

大脑后动脉

大脑后动脉起于基底动脉分叉，在脚间池外缘与后交通动脉汇合，在绕脑干脚间池和环池内走行，最后达四叠体池分布到大脑半球后部，同时发出重要分支供给丘脑、中脑和脑深部结构，如脉络丛、侧脑室和第三脑室壁。在胚胎时期，大脑后动脉是颈内动脉的分支，但出生后绝大多数的大脑后动脉起于基底动脉。基底动脉分叉位置在腹侧桥延交沟下 1.3mm，乳头体的背侧，临近第三脑室底。通常基底动脉在脚间窝处分叉，低位时达脑桥的上部，高位时可嵌入乳头体和第三脑室底，基底动脉分叉与乳头体之间的平均距离为 8.1mm，约有 16% 的基底动脉在分叉处增宽，形态如同眼镜蛇样。大脑后动脉分成四段，从 P_1 段至 P_4 段。P_1 段也叫后交通前段，从基底动脉分叉至后交通动脉连接处。约在 2/3 的正常半球标本中，P_1 段血管直径大于大脑后交通动脉，后交通动脉与 P_1 段血管直径相同者少见，约有 1/3 的半球标本中有发育幼稚的 P_1 段存在，此时 P_1 段血管直径小于后交通动脉和从颈内动脉延续的大脑后动脉，发育幼稚的 P_1 段也可两侧存在。发育幼稚的 P_1 段较正常的 P_1 段血管长，平均长度 9.0mm（3 ~ 14mm）。正常的 P_1 段血管长为 7.0mm，它在动眼神经下方略向外至后交通动脉，由于发育幼稚的 P_1 段较长，动眼神经在其内侧或下面达后交通动脉。从 P_1 段发出的稳定分支有：①丘脑后穿通动脉进入后穿质；②脉络膜后内侧动脉到第三脑室和侧脑室脉络丛；③四叠体（顶盖）支；④到大脑脚和中脑背盖的分支。小脑上动脉从基底动脉发出，位于 P_1 段下和其下 7.0mm 之间，平均 2.5mm 处，少数小脑上动脉可从 P_1 段或 P_2 段发出，起始段发出的穿通支可与基底动脉和 P_1 段的穿通支相互重叠。P_2 段从后交通动脉开始，位于脚间池内，终止在中脑后缘的外侧。由于达 P_2 段前半部分和后半部分的手术入路不同，P_2 段被分为前部和后部。前部也称大脑脚段，在脚间池内沿大脑脚走行。P_2 段全长约 25mm，其前部始于后交通动脉，走行在大脑脚和钩回之间，成为脚间池的内侧壁、外侧壁，位于视束和基底静脉的下方；后部始于脚间池和环池交界处的大脑脚后缘，走行在中脑外侧和海马旁回、齿状回之间，位于视束、基底静脉、外侧膝状体、枕叶下外方的下方，滑车神经和小脑幕缘的上内侧，形成环池的内侧壁和外侧壁。P_3 段也称四叠体段，起于中脑外侧面后缘，走行在环池内达四叠体池的外侧，终止于禽距裂的前界。在达禽距裂前界时，大脑后动脉分出终支、禽距动脉支和顶枕支。P_3 段平均长度为 20mm，手术入路从一侧 P_3 段终支到对侧上、下丘的距离平均为 9.8mm（3.5 ~ 17 mm），P_3 段发出终支处也称为丘点，此点为大脑后动脉全长的 1/2 点。P_4 段为从禽距前端起向后所有分布皮层的分支。大脑后动脉发出三种类型的分支：①到中脑和间脑的中央穿通动脉，包括丘脑穿通动脉、大脑脚穿通动脉和丘脑膝状体动脉；②到脉络丛、第三脑室壁和侧脑室壁及邻近结构的脑室支，包括脉络膜外侧动脉和脉络膜后内侧动脉；③到脑皮层和胼胝体压部的脑支，包括颞下前、中、后动脉和海马动脉、禽距动脉及胼胝体压部动脉。环池内的长、短旋支和丘脑穿通动脉从 P_1 段发出，其他的分支多从 P_2 段和 P_3 段发出（图 4-1-9 ~ 图 4-1-11）。

3．大脑静脉

脑静脉分为浅静脉引流和深静脉引流两组，浅静脉组主要通过上矢状窦、横窦和乙状窦，引流皮层表面的血流；深静脉组通过基底静脉、大脑内静脉和大脑大静脉，引流脑深部白质和灰质及其脑室壁和基底池的血流。

大脑浅静脉

分为四组桥静脉：引流大脑凸面血流的上矢状窦组；引流蝶顶窦和海绵窦血流的蝶骨嵴组；收集小脑幕血流的小脑幕静脉窦组；引流下矢状窦或直窦及其分支静脉的大脑镰组。

上矢状窦组　是由引流额叶、顶叶和枕叶外侧面和内侧面及额叶眶面前部的静脉组成。这些静脉引流汇入静脉窦前穿破软脑膜和蛛网膜下腔进入硬膜下，游离走行约 10 ~ 20 mm，形成桥静脉直接进入上矢状窦，或经硬脑膜静脉窦再进入上矢状窦。

蝶骨嵴组 主要由引流外侧裂周围的额叶、颞叶、顶叶浅静脉和部分深静脉及蝶骨内侧面的桥静脉组成，进入蝶顶静脉窦和海绵静脉窦，少数进入蝶底窦或岩蝶窦。

脑幕静脉窦组 引流颞叶的外侧面、颞叶和枕叶底面的桥静脉，包括颞底静脉、枕底静脉和下吻合静脉（Labbe 静脉）进入小脑幕汇集成静脉窦，叫脑幕静脉窦，这些静脉窦有些可进入横窦，但多数情况下集中在枕前切迹，沿大脑半球的下缘走行，进入脑幕静脉窦，经小脑幕缘再汇入横窦、乙状窦或岩上窦。一般情况下，Labbe 静脉进入横窦，脑底的桥静脉在进入静脉窦前，多与中颅窝底和小脑幕硬膜粘连。

大脑镰静脉窦组 是由引流到直窦和下矢状窦的一组静脉构成，引流到直窦的主要静脉有大脑内静脉、大脑大静脉、基底静脉。引流到下矢状窦的主要有边缘叶、围绕胼胝体的皮层和脑干上部的静脉，其中最大的皮层区包括海马旁回和扣带回，其次是终板旁回、嗅旁回和钩回。终板旁回和嗅旁回静脉向后引流到大脑前静脉，再回流到基底静脉的前部，扣带回和胼胝体前部的静脉通过胼周静脉前部引流，再回流到下矢状窦前部或大脑前静脉。扣带回后部静脉通过胼周静脉后部引流，在四叠体池处回流到大脑内静脉或大脑大静脉。邻界扣带回和禽距裂前部的静脉引流到禽距前静脉，然后穿过四叠体池进入大脑大静脉或其引流支。海马旁回内侧面和钩回引流到海马旁回、钩回和颞内侧静脉，向内侧穿过钩回和环池，引流到基底静脉。

硬脑膜静脉窦

硬脑膜静脉窦接受皮层静脉引流的硬脑膜静脉窦有上矢状窦、下矢状窦、直窦、横窦、脑幕静脉窦、海绵窦、蝶顶窦、蝶基底窦和蝶岩窦。这些静脉窦形成皮层浅静脉的终末回流。

上矢状窦 起始于额窦后部，在两侧大脑半球中线向后逐渐增粗，浅嵌入颅骨内板。通过盲孔与鼻腔静脉相通，向后在枕内粗隆处进入窦汇与横窦、直窦、枕窦交汇。虽然两侧横窦可相通，一侧横窦优势或全部引流上矢状窦，一般情况下，右侧横窦为上矢状窦主侧静脉引流侧。上矢状窦引流额叶内侧面前部及额、顶、枕叶外侧面和内侧面上部的静脉。

下矢状窦 走行在大脑镰的下缘，前起胼胝体前部，向后走行逐渐增粗进入直窦。开始于胼胝体、大脑镰和扣带回交界区的联合静脉，下矢状窦最大的引流静脉在是胼周前静脉，有时上矢状窦可通过硬脑膜静脉与下矢状窦相通，经下矢状窦引流到直窦。

直窦 起自大脑大静脉和下矢状窦汇合处，位于胼胝体压部的后方，在大脑镰与小脑幕结合部向后向下走行，汇入一侧横窦，多数情况下，左侧横窦为直窦的优势引流侧。

横窦 在枕内粗隆左右起自窦汇向外侧，在枕骨内板形成浅沟走行。于岩骨嵴的后方，两侧横窦移行到脑幕外，移行为乙状窦，并有岩上窦汇入。一般情况下，右侧横窦较粗，接受上矢状窦引流。左侧横窦较细，接受直窦的引流。这样右侧横窦、乙状窦和颈内静脉主要来自大脑浅部静脉回流，左侧横窦、乙状窦和颈内静脉主要来自大脑内静脉、大脑大静脉和基底静脉大脑深部的静脉回流。左右侧横窦、乙状窦和颈内静脉闭塞时临床症状不同。

脑幕静脉窦 每一侧脑幕有两个不对称的恒定静脉窦，分别为内侧和外侧脑幕静脉窦。内侧脑幕静脉窦主要引流小脑上面的静脉回流，外侧脑幕静脉窦主要引流颞叶、枕叶底面和外侧面静脉回流。外侧脑幕静脉窦发自小脑幕外侧，向外侧走行引流到横窦末端，内侧脑幕静脉窦向内侧走行引流到直窦或直窦与横窦连接处。

海绵窦 海绵窦位于两侧鞍旁，中间通过鞍隔和鞍旁硬脑膜的前、后海绵间窦相通。海绵窦的前部与蝶顶窦和眼静脉相通，它的中部外延到蝶骨大翼的内面，通过棘孔和卵圆孔的小静脉与翼腭静脉丛相通，后部开放直接进入斜坡的基底静脉窦，通过岩上窦与横窦和乙状窦相通，通过岩下窦与乙状窦相通。

岩上窦 走行在岩骨嵴附着的硬脑膜内，内侧与海绵窦后部相通，外侧进入横窦和乙状窦，接受小脑和脑干桥静脉的回流，通常大脑半球的桥静脉不回流至岩上窦。岩上窦可在三叉神经根上、下或围绕其走行，有时外侧裂浅静脉回流到岩上窦区，叫蝶岩窦。

蝶顶窦、蝶岩窦和蝶底窦 蝶顶窦为与脑膜动脉伴行的最大的硬脑膜静脉腔，在翼点上方与脑膜中动脉前支伴行，到翼点下方与脑膜中动脉分离，沿蝶骨嵴向下进入海绵窦的前部。蝶顶窦的上方通过脑膜静脉与上矢状窦相通。在海绵窦的前部，蝶顶窦向后走行在蝶骨大翼的海绵窦外侧或进入蝶骨导静脉，经中颅窝底进入翼腭静脉丛，也可进一步向后进入岩上窦或脑幕外侧窦。变异情况下，蝶顶窦通过蝶骨导静脉进入翼腭静脉丛，也称蝶底静脉窦。蝶顶窦沿中颅窝底向后进入岩上窦或脑幕外侧窦处部分又称蝶岩静脉窦。外侧裂浅静脉通常直接进入蝶顶窦，当蝶顶窦发育不良或缺如时，外侧裂浅静脉可直接汇入海绵窦或绕颞极和颞叶的下面汇入蝶底静脉窦或蝶岩静脉窦。

参见解剖图 4-1-1 ~ 图 4-1-19。

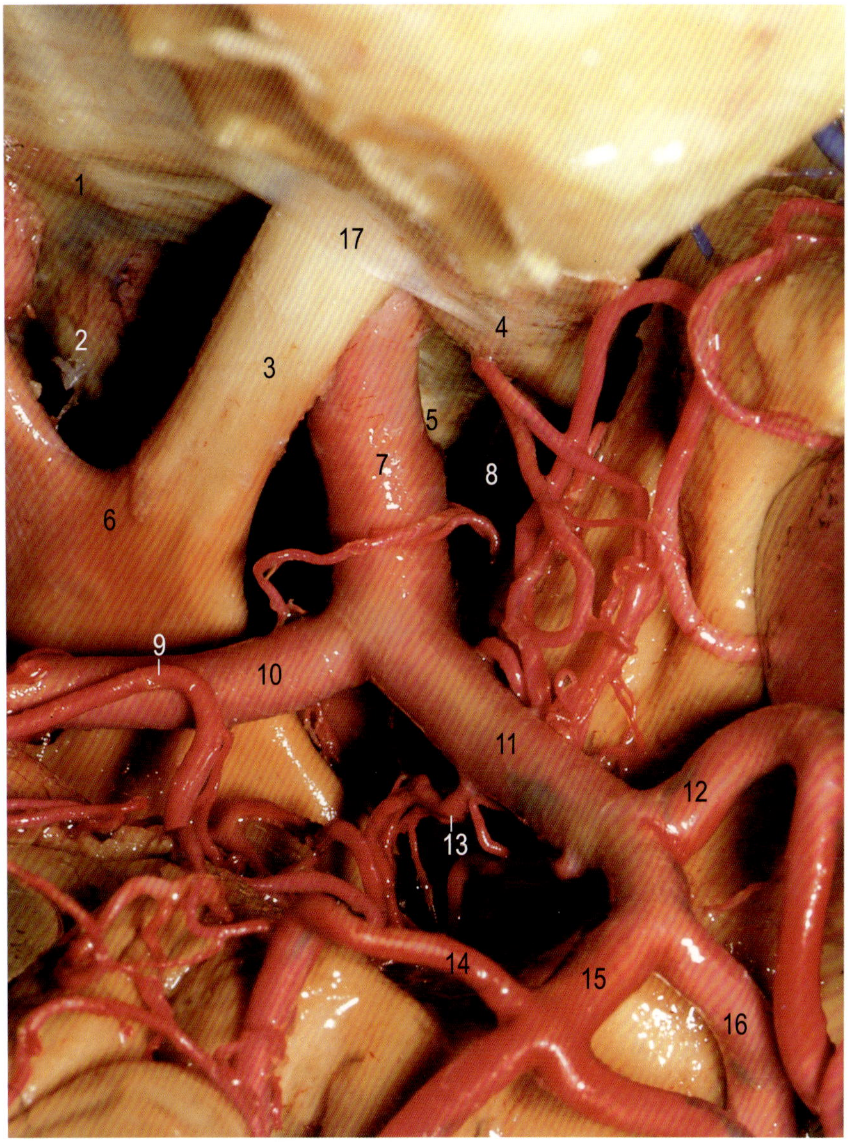

图 4-1-1 前上方观右侧颈内动脉及其分支（Anteriosuperior view of the right carotid artery and its branches）

1. 鞍结节 Tuberculum sellae
2. 垂体柄 Pituitary stalk
3. 视神经 Optic nerve
4. 前床突 Anterior clinoid process
5. 后床突 Posterior clinoid process
6. 视交叉 Optic chiasm
7. 颈内动脉 Internal carotid artery
8. 动眼神经 Oculomotor nerve
9. 回返动脉 Recurrent artery of Heubner
10. 大脑前动脉 Anterior cerebral artery
11. 大脑中动脉 Middle cerebral artery
12. 大脑中动脉颞支 Temporal branches of the middle cerebral artery
13. 外侧豆纹动脉 Lateral lenticulostriate artery
14. 眶额动脉 Frontoorbital artery
15. 大脑中动脉额支 Frontal branches of the middle cerebral artery
16. 大脑中动脉顶支 Parietal branches of the middle cerebral artery
17. 镰状韧带 Fulciform ligment

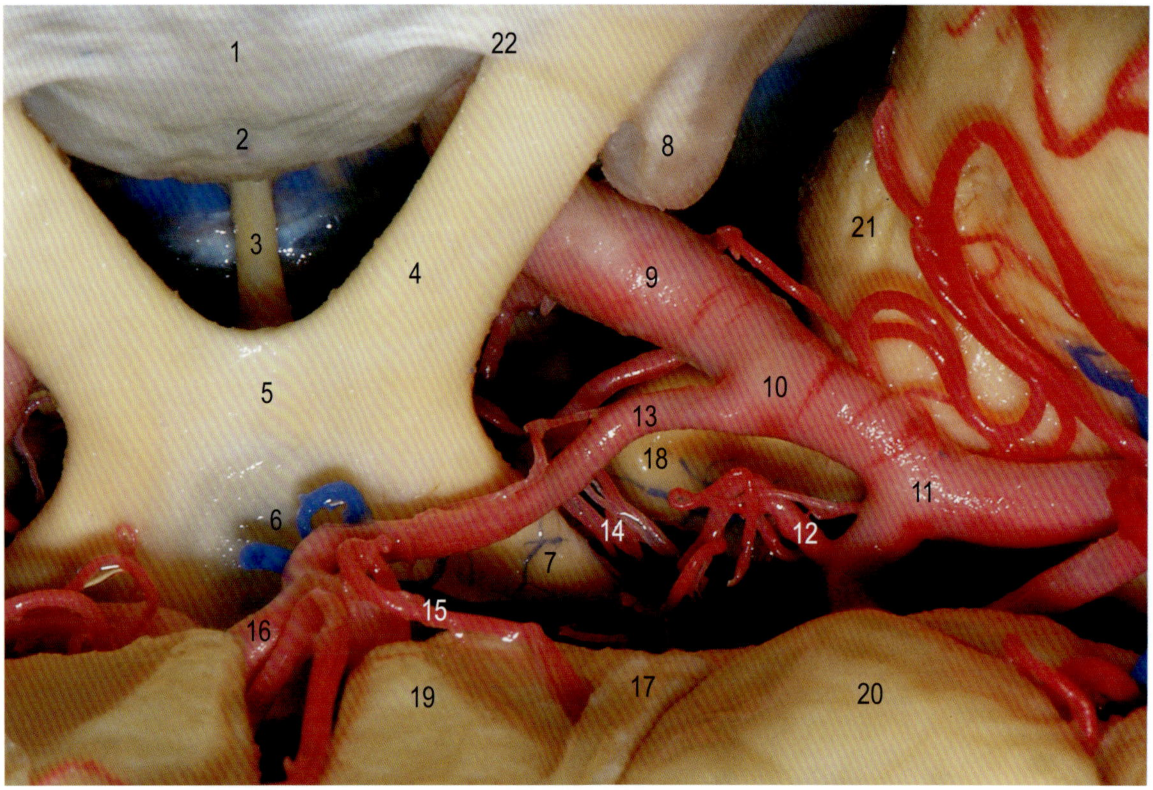

图 4-1-2　前上方观右侧颈内动脉及其分支（Anteriosuperior view of the right carotid artery and its branches）

1. 视交叉沟	Optic chiasm sulcus	12. 外侧豆纹动脉	Lateral lenticulostriate artery
2. 鞍结节	Tuberculum Sellae	13. 大脑前动脉	Anterior cerebral artery
3. 垂体柄	Pituitary stalk	14. 内侧豆纹动脉	Medial lenticulostriate artery
4. 视神经	Optic nerve		
5. 视交叉	Optic chiasm	15. 回返动脉	Recurrent artery of Heubner
6. 终板	Lamina terminalis	16. 前交通动脉	Anterior communicating artery
7. 视束	Optic tract		
8. 前床突	Anterior clinoid process	17. 嗅束	Olfactory tract
9. 颈内动脉	Internal carotid artery	18. 钩回	Uncus
10. 颈内动脉分叉	Bifurcation of internal carotid artery	19. 直回	Rectus gyrus
		20. 眶后回	Posterior orbital gyrus
11. 大脑中动脉分叉	Bifurcation of middle cerebral artery	21. 海马旁回	Parahippocampal gyrus
		22. 镰状韧带	Fulciform ligment

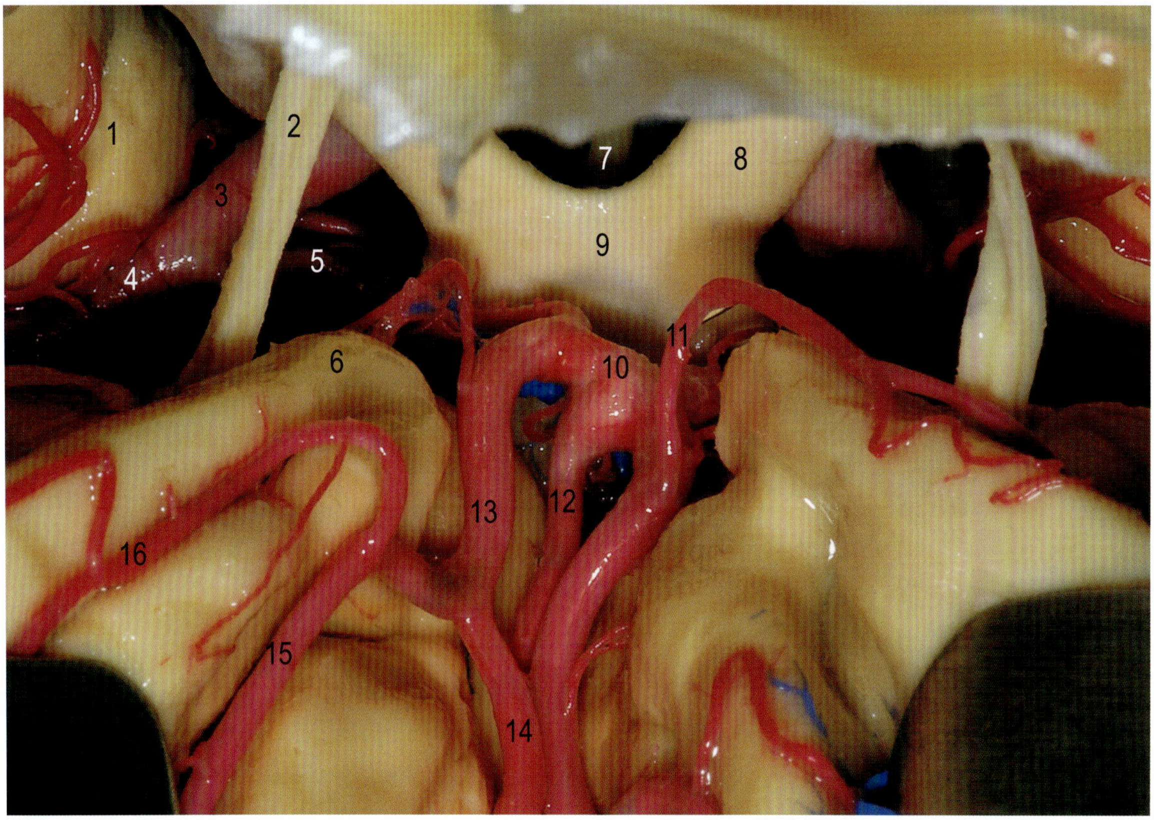

图 4-1-3 前上方观双侧大脑前动脉及其分支（Anteriosuperior view of the bilateral anterior cerebral arteries and its branches）

1. 颞极	Temporal pole
2. 嗅束	Olfactory tract
3. 颈内动脉	Internal carotid artery
4. 大脑中动脉	Middle cerebral artery
5. 大脑前动脉	Anterior cerebral artery
6. 直回	Rectus gyrus
7. 垂体柄	Pituitary stalk
8. 视神经	Optic nerve
9. 视交叉	Optic chiasm
10. 前交通动脉	Anterior communicating artery
11. 回返动脉	Recurrent artery of Heubner
12. 胼胝体正中动脉	Median artery of corpus callosum
13. 大脑前动脉 A_2 段	A_2 segment of anterior cerebral artery
14. 大脑前动脉 A_3 段	A_3 segment of anterior cerebral artery
15. 额极动脉	Artery of frontal pole
16. 眶额动脉	Frontoorbital artery

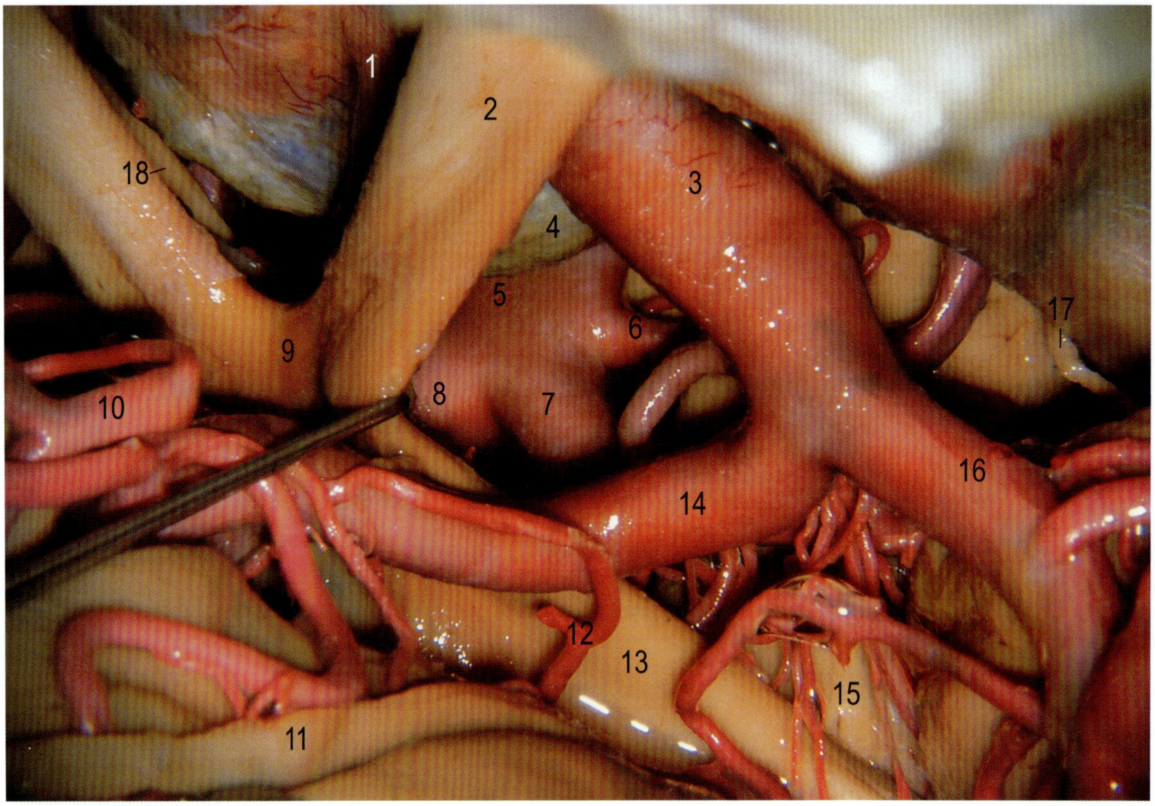

图 4-1-4 牵开视神经，右上方观基底动脉分叉部（Superior view of the upper part of basilar artery with retracting the optic nerve）

1. 垂体柄	Pituitary stalk
2. 视神经	Optic nerve
3. 颈内动脉	Internal carotid artery
4. 鞍背	Dorsum sellae
5. 基底动脉	Basilar artery
6. 小脑上动脉	Superior cerebellar artery
7. 右侧大脑后动脉	Right posterior cerebral artery
8. 左侧大脑后动脉	Left posterior cerebral artery
9. 视交叉	Optic chiasma
10. 左侧大脑前动脉 A_2 段	Left A_2 segment of anterior cerebral artery
11. 嗅束	Olfactory tract
12. 回返动脉	Recurrent artery of Heubner
13. 视束	Optic tract
14. 大脑前动脉 A_1 段	A_1 segment of anterior cerebral artery
15. 大脑脚	Cerebral peduncle
16. 大脑中动脉	Middle cerebral artery
17. 滑车神经	Trochlear nerve
18. 左侧动眼神经	Left oculomotor nerve

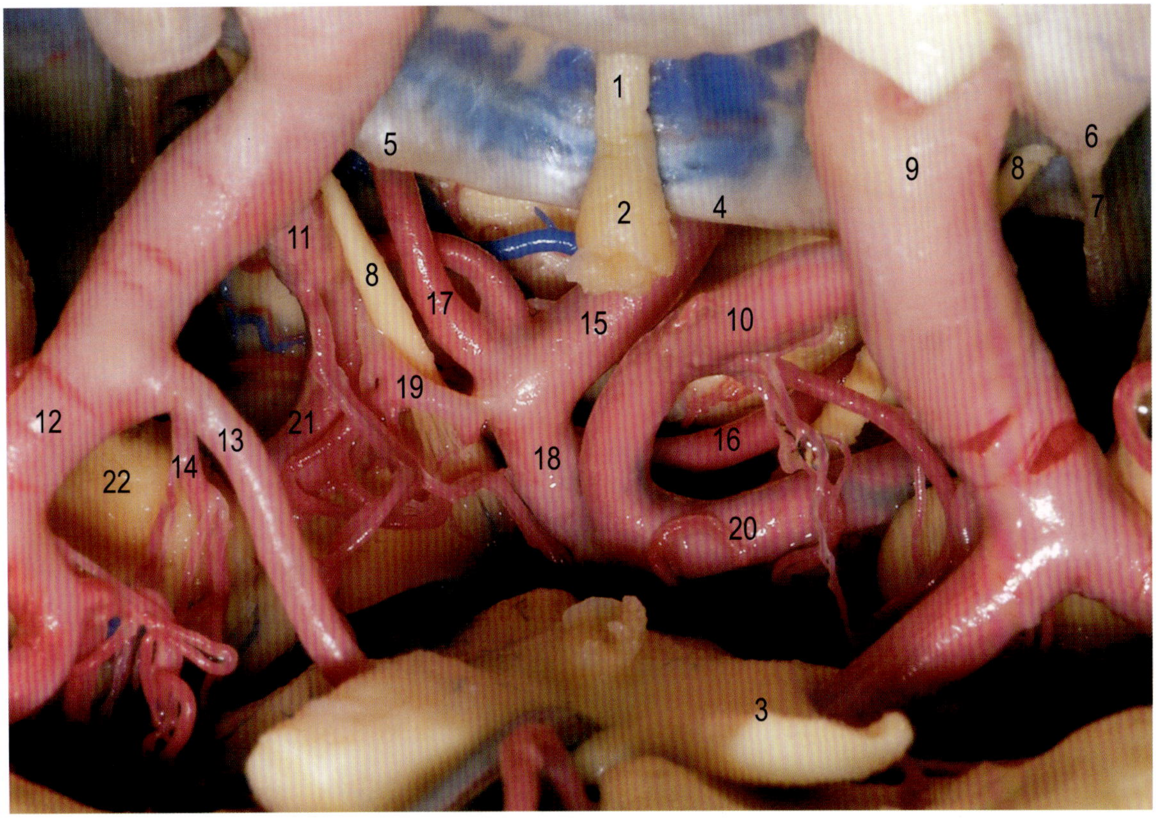

图 4-1-5 切断双侧视神经并牵向后上方，前上方观基底动脉末端（Anteriosuperior of the bifurcation of the basilar artery with retracting posteriorly the bilateral optic nerves after cutting the nerves）

1. 垂体柄	Pituitary stalk	15. 基底动脉	Basilar artery
2. 漏斗	Infundibulum	16. 右侧小脑上动脉	Superior cerebellar artery
3. 视神经（后翻）	Optic nerve(displaced backward)	17. 左侧小脑上动脉	Superior cerebellar artery
4. 鞍背	Dorsum Sellae	18. 右侧大脑后动脉 P_1 段	P_1 segment of right posterior cerebral artery (PCA)
5. 后床突	Posterior clinoid process	19. 左侧大脑后动脉 P_1 段	P_1 segment of left posterior cerebral artery
6. 前床突	Anterior clinoid process	20. 右侧大脑后动脉 P_2 段	P_2 segment of right posterior cerebral artery
7. 前岩床皱襞	Anterior petroclinoid fold	21. 左侧大脑后动脉 P_2 段	P_2 segment of left posterior cerebral artery
8. 动眼神经	Oculomotor nerve	22. 钩回	Uncus
9. 颈内动脉	Internal carotid artery		
10. 右侧后交通动脉	Right posterior communicating artery		
11. 左侧后交通动脉	Left posterior communicating artery		
12. 大脑中动脉	Middle cerebral artery		
13. 大脑前动脉	Anterior cerebral artery		
14. 脉络膜前动脉	Anterior choroidal artery		

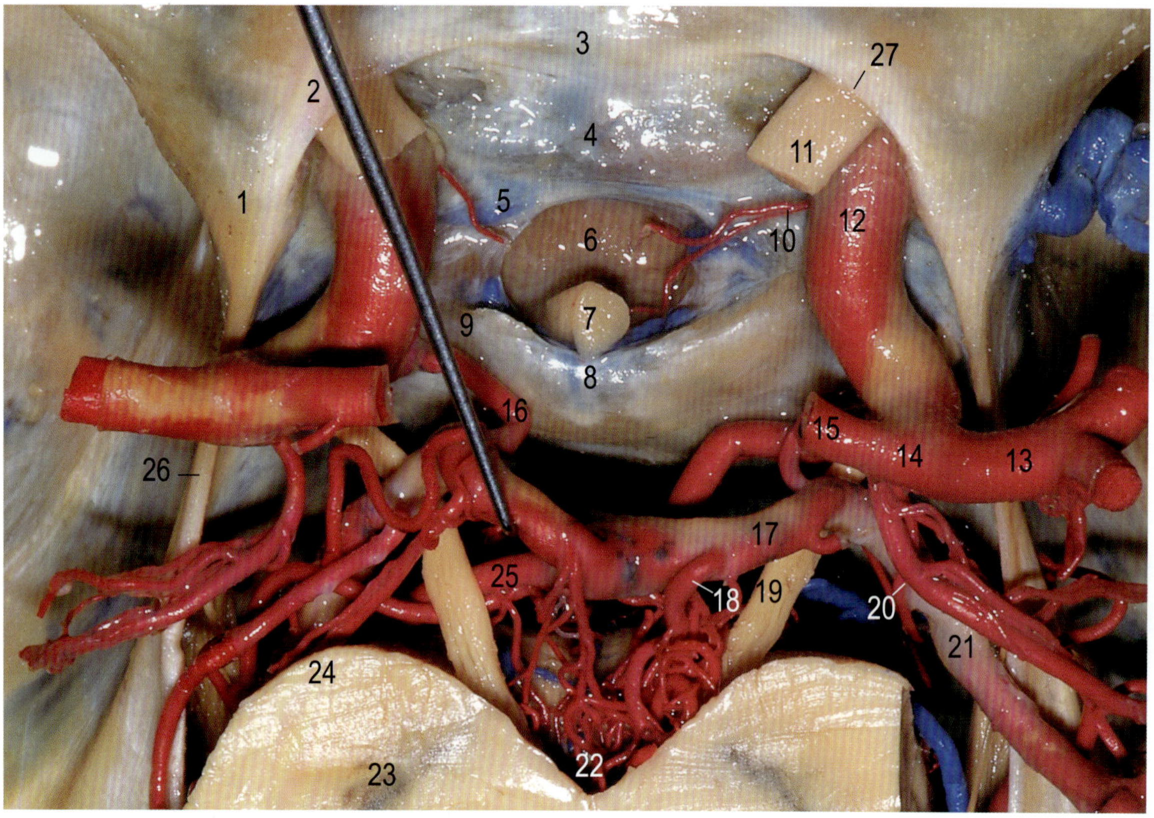

图 4-1-6 上面观脑底动脉环后部结构（Superior view of the posterior part of the Willis circle）

1. 前床突	Anterior clinoid process
2. 视神经管硬膜部	Membranous part of optic canal
3. 视交叉沟	Sulcus for optic chiasma
4. 鞍结节	Sellar tuberculum
5. 鞍隔	Sellaer diaphragma
6. 垂体	Pituitary gland
7. 垂体柄	Pituitary stalk
8. 鞍背	Dorsum Sellae
9. 后床突	Posterior clinoid process
10. 垂体上动脉	Superior hypophysial artery
11. 视神经	Optic nerve
12. 颈内动脉	Internal carotid artery
13. 大脑中动脉	Middle cerebral artery
14. 颈内动脉分叉	Bifurcation of internal carotid artery
15. 大脑前动脉	Anterior cerebral artery
16. 后交通动脉	Posterior communicating artery
17. 大脑后动脉 P_1 段	P_1 segment of posterior cerebral artery
18. 丘脑后穿通动脉	Posterior perforating thalamic artery
19. 动眼神经	Oculomotor nerve
20. 脉络膜前动脉	Anterior choroid artery
21. 大脑后动脉 P_2 段	P_2 segment of posterior cerebral artery
22. 脚间窝	Interpeduncular fossa
23. 黑质	Substantia nigra
24. 大脑脚	Cerebral peduncle
25. 小脑上动脉	Superior cerebellar artery
26. 前岩床皱襞	Anterior petroclinoid fold
27. 镰状韧带	Falciform ligment

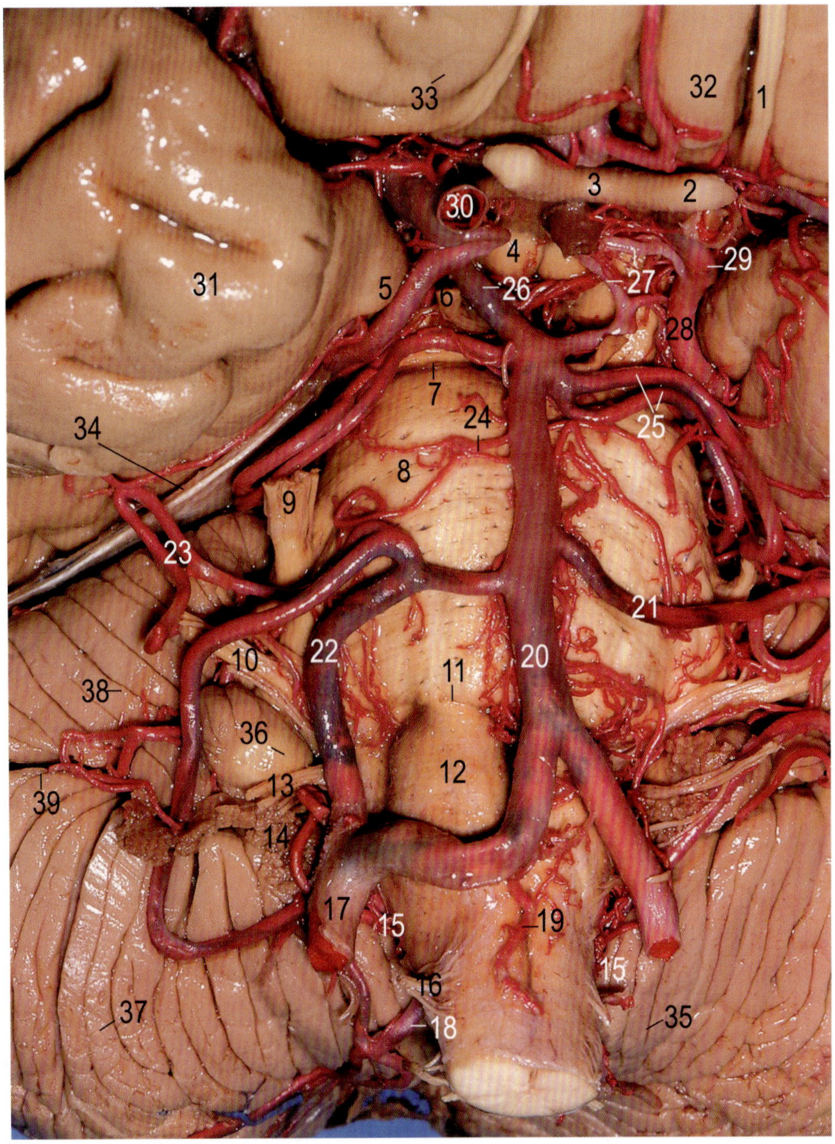

图 4-1-7 前面观基底动脉及其分支（Anterior view of the basilar artery and its branches）

1. 嗅束	Olfactory tract
2. 视神经	Optic nerve
3. 视交叉	Optic chiasm
4. 乳头体	Mamillary body
5. 钩回	Uncus
6. 动眼神经	Oculomotor nerve
7. 中脑脑桥沟	Pono-mesencephalon sulcus
8. 脑桥臂	Pons brachium
9. 三叉神经根	Roots of trigeminal nerve
10. 面听神经	Acoustic-facial nerve

11. 脑桥延髓沟	Pontine-medullary sulcus
12. 延髓	Medulla oblongata
13. 听神经	Acoustic nerves
14. 脉络丛	Choroid plexus
15. 小脑延髓裂	Cerebellomedullary fissure
16. 后组颅神经	Posterior cranial nerves
17. 椎动脉	Vertebral artery
18. 小脑后下动脉	Posterioinferior cerebellar artery
19. 脊髓前动脉	Anterior spinal artery
20. 基底动脉	Basilar artery
21. 小脑前下动脉	Anterioinferior cerebellar artery
22. 旁基底动脉	Parabasilar artery
23. 小脑前下动脉襻	Loop of anterior inferior cerebellar artery
24. 基底动脉脑桥支	Pontine branches of basilar artery
25. 双干型小脑上动脉	Superior cerebellar artery (duplicated origin)
26. 右侧大脑后动脉 P_1 段	P_1 segment of right posterior cerebral artery (PCA)
27. 左侧大脑后动脉 P_1 段	P_1 segment of left PCA
28. 左侧大脑后动脉 P_2 段	P_2 segment of left PCA
29. 左侧后交通动脉	Left posterior communicating artery
30. 右侧颈内动脉	Right internal carotid artery
31. 海马旁回	Parahippocampal gyrus
32. 直回	Rectus gyrus
33. 眶后回	Posterior orbial gyrus
34. 小脑幕	Tentorum
35. 小脑扁桃体	Cerebellar tonsil
36. 小脑绒球	Floculu
37. 下半月叶	Inferior smilunar lobule
38. 上半月叶	Superior smilunar lobule
39. 水平裂	Horizontal fissure

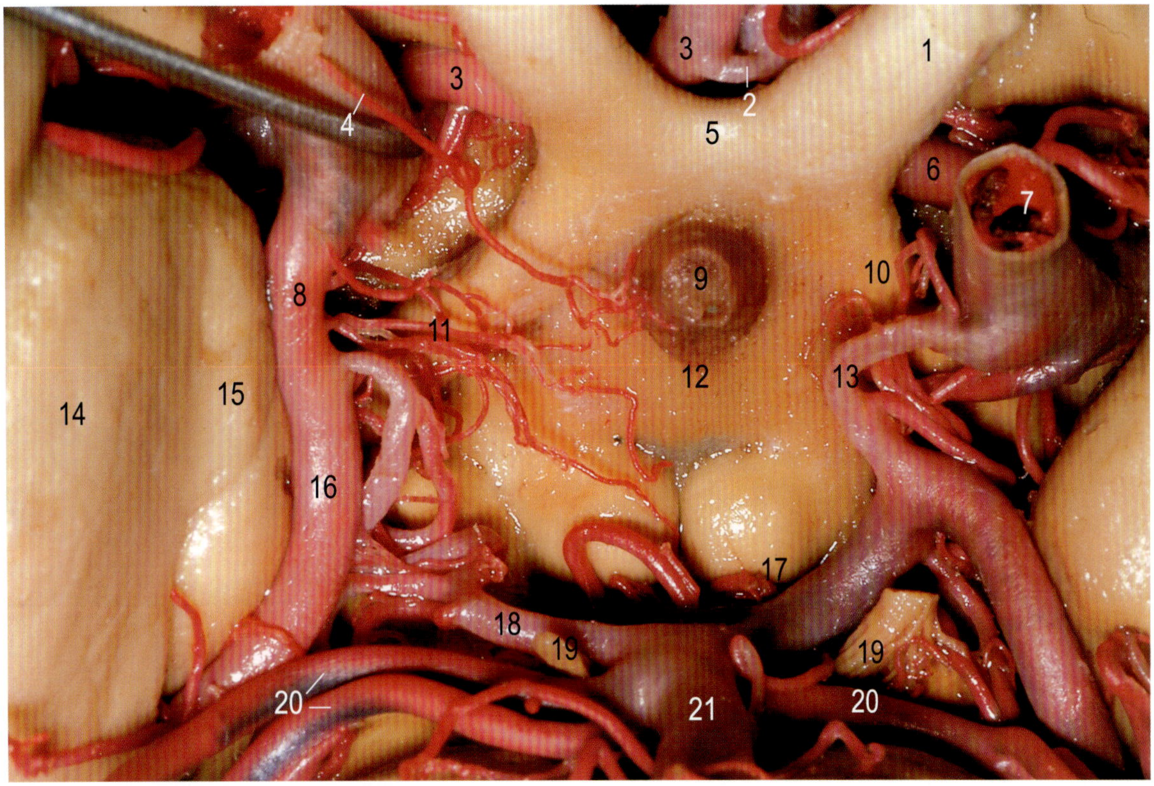

图 4-1-8 下面观脑底动脉环后部穿通动脉（Inferior view of the perforating arteries of the posterior part of Willis circle）

1.	视神经	Optic nerve	13.	左侧后交通动脉	Left posterior communicating artery
2.	前交通动脉	Anterior communicating artery	14.	海马旁回	Parahippocampal gyrus
3.	右侧大脑前动脉	Right anterior cerebral artery	15.	钩回	Uncus
4.	垂体上动脉	Superior hypophysial artery	16.	大脑后动脉 P_2 段	P_2 segment of posterior cerebral artery
5.	视交叉	Optic chiasm	17.	乳头体	Mamillary body
6.	左侧大脑前动脉	Left anterior cerebral artery	18.	大脑后动脉 P_1 段	P_1 segment of posterior cerebral artery
7.	颈内动脉	Internal carotid artery	19.	动眼神经	Oculomotor nerve
8.	右侧后交通动脉	Right posterior communicating artery	20.	小脑上动脉	Superior cerebellar artery
9.	漏斗	Infundibulum	21.	基底动脉	Basilar artery
10.	视束	Optic tract			
11.	乳头体旁动脉	Perimamillary artery			
12.	灰结节	Tuber cinereum			

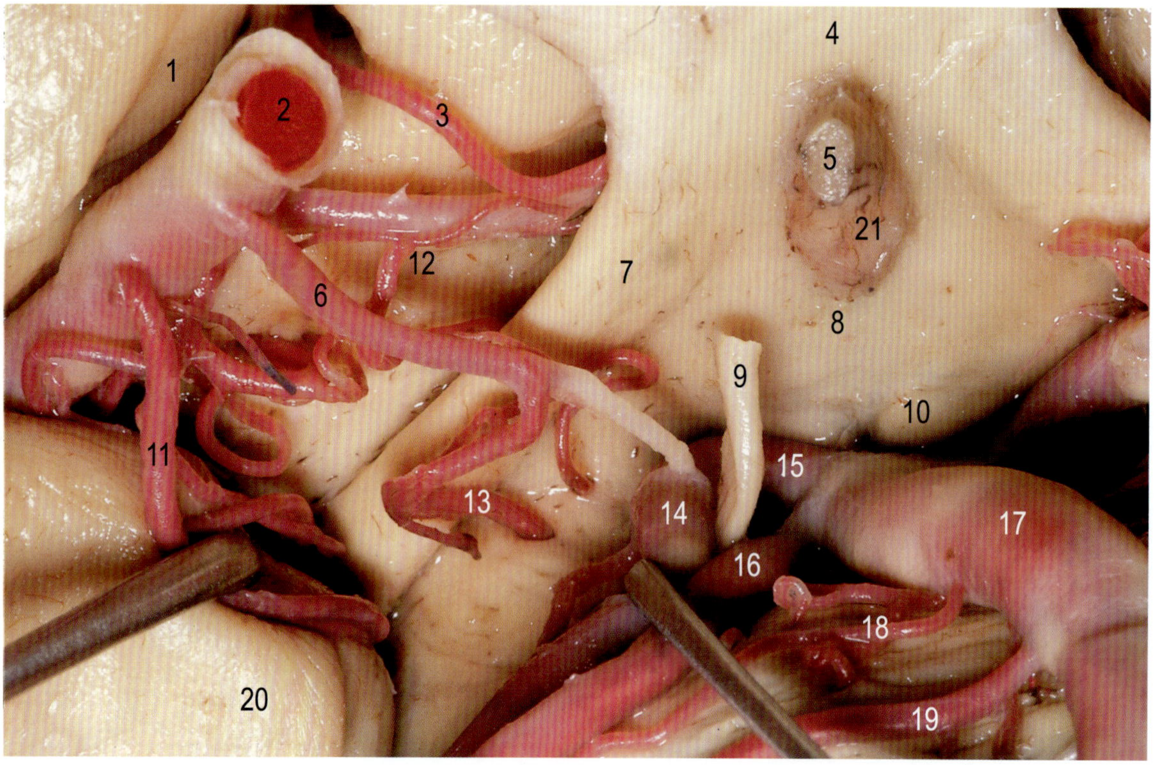

图4-1-9　下面观右侧脑底动脉环及其穿通动脉(Inferior view of the right Willis circle and its perforating arteries)

1. 眶外侧回	Lateral orbital gyrus	13. 旁穿质动脉	Artery of periperforated substance
2. 颈内动脉	Internal carotid artery	14. 大脑后动脉 P_2 段	P_2 segment of posterior cerebral artery
3. 回返动脉	Recurrent artery of Heubner	15. 大脑后动脉 P_1 段	P_1 segment of posterior cerebral artery
4. 视交叉	Optic chiasma	16. 小脑上动脉	Superior cerebellar artery
5. 垂体柄	Pituitary stalk	17. 基底动脉	Basilar artery
6. 后交通动脉	Posterior communicating artery	18. 基底动脉脑桥支	Pontine branches of basilar artery
7. 视束	Optic tract	19. 小脑前下动脉	Anterior inferior cerebellar artery
8. 灰结节	Tuber cinereum	20. 钩回	Uncus
9. 动眼神经	Oculomotor nerve	21. 漏斗	Infundibulum
10. 乳头体	Mamillary body		
11. 脉络膜前动脉	Anterior choroidal artery		
12. 前穿质	Anterior perforated substance		

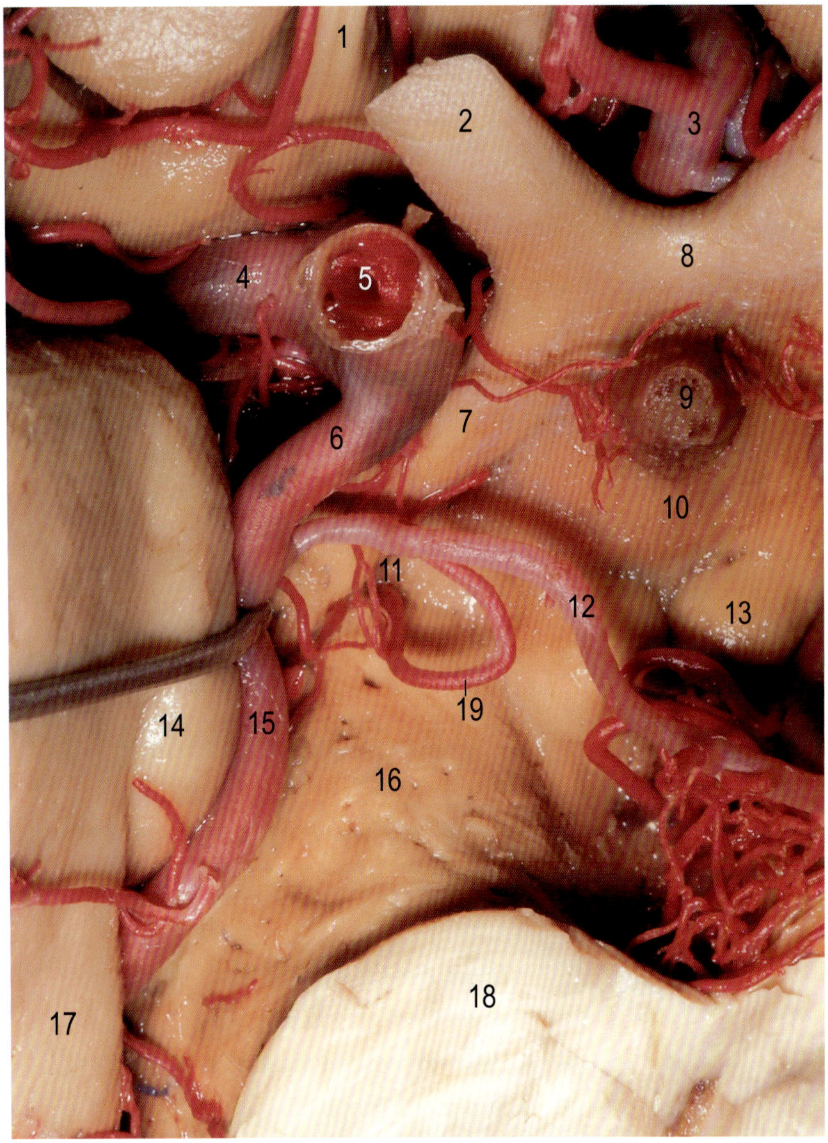

图 4-1-10　下面观右侧脑底动脉环及其穿通动脉（Inferior view of the posterior part of Willis circle and itsperforating arteries）

1. 嗅束　Olfactory tract
2. 视神经　Optic nerve
3. 大脑前动脉　Anterior cerebral artery
4. 大脑中动脉　Middle cerebral artery
5. 颈内动脉　Internal carotid artery
6. 后交通动脉　Posterior communicating artery
7. 视束　Optic tract
8. 视交叉　Optic chiasm
9. 漏斗　Infundibulum
10. 灰结节　Cinereum Tuber
11. 旁穿质　Premamillary perforated substance
12. 大脑后动脉 P_1 段　P_1 segment of posterior cerebral artery
13. 乳头体　Mamillary body
14. 钩回　Uncus
15. 大脑后动脉 P_2 段　P_2 segment of posterior cerebral artery
16. 大脑脚　Cerebral peduncle
17. 海马旁回　Parahippocampal gyrus
18. 脑桥　Pons
19. 旁穿质动脉　Premamillary perforated substance arteries

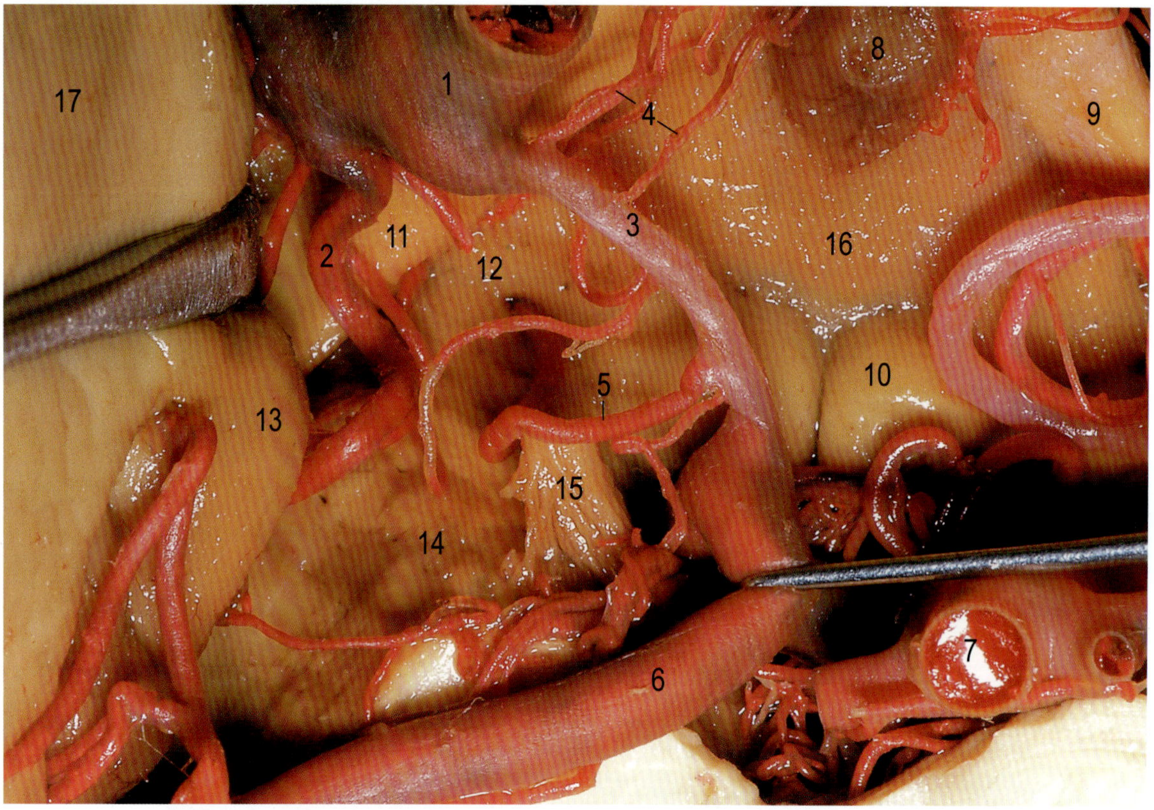

图 4-1-11　下面观右侧脑底动脉环及其穿通动脉（Inferior view of the posterior part of Willis circle and itsperforating arteries）

1. 颈内动脉	Internal carotid artery
2. 脉络膜前动脉	Anterior choroidartery
3. 后交通动脉	Posterior communicating artery
4. 垂体上动脉	Superior hypophysial artery
5. 乳头体旁动脉	Perimamillary artery
6. 大脑后动脉 P_2 段	P_2 segment of posterior cerebral artery
7. 基底动脉	Basilar artery
8. 漏斗	Infundibulum
9. 左侧视束	Left optic tract
10. 乳头体	Mamillary body
11. 右侧视束	Right optic tract
12. 旁穿质	Premamillary perforated substance
13. 钩回	Uncus
14. 大脑脚	Cerebral peduncle
15. 动眼神经	Oculomotor nerve
16. 灰结节	Cinereum tuber
17. 海马旁回	Parahippocampal gyrus

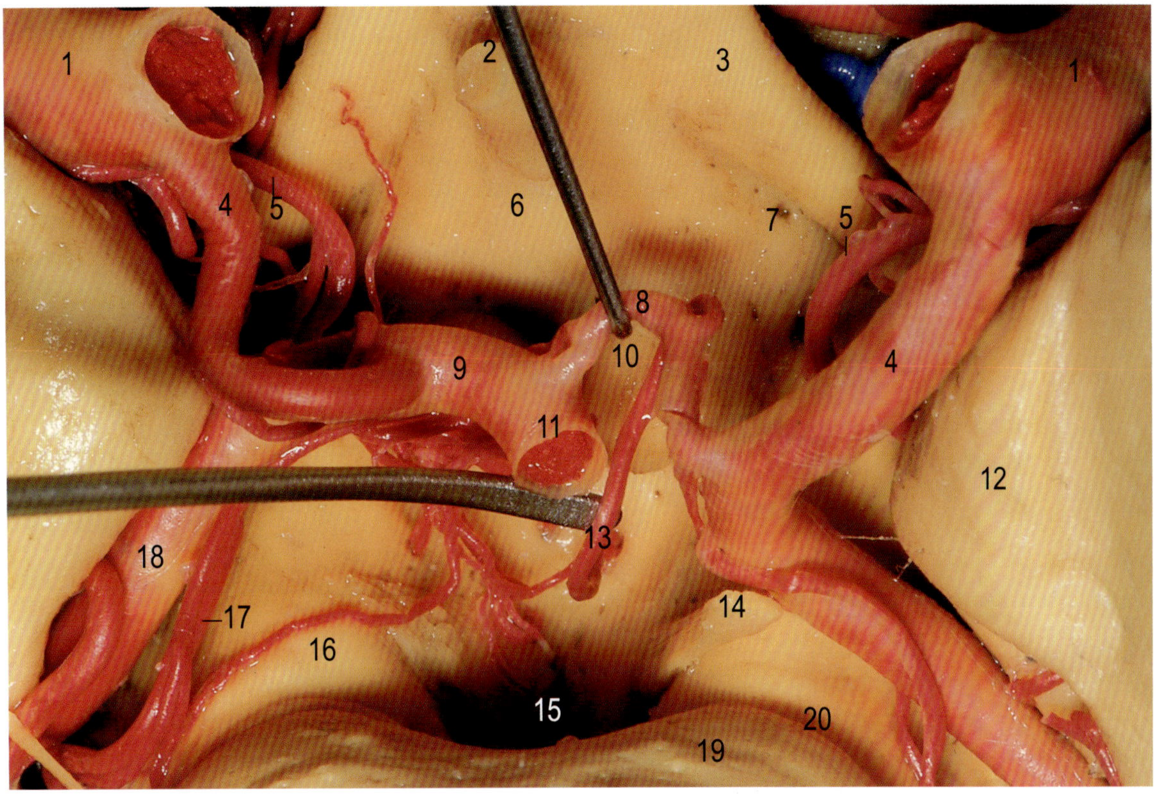

图 4-1-12 下面观脑底动脉环后部及其穿通动脉（Inferior view of the posterior part of Willis circle and its perforating arteries）

1. 颈内动脉	Internal carotid artery
2. 垂体柄	Pituitary stalk
3. 视束	Optic tract
4. 后交通动脉	Posterior communicating artery
5. 脉络膜前动脉	Anterior choroidal artery
6. 灰结节	Cinereum tuber
7. 旁穿质	Premamillary perforated substance
8. 左侧大脑后动脉 P_1 段	Left P_1 segment of posterior cerebral artery (PCA)
9. 右侧大脑后动脉 P_1 段	Right P_1 segment of posterior cerebral artery
10. 乳头体	Mamillary body
11. 基底动脉	Basilar artery
12. 钩回	Uncus
13. 丘脑后穿通动脉	Poseriothalamic perforating arteries
14. 动眼神经	Oculomotor nerve
15. 脚间窝	Interpeduncular fossa
16. 大脑脚	Cerebral peduncle
17. 脉络膜后内侧动脉	Posterior medial choroidal artery
18. 大脑后动脉 P_2 段	P_2 segment of posterior cerebral artery
19. 脑桥	Pons
20. 中脑脑桥沟	Ponomesencephalic sulcus

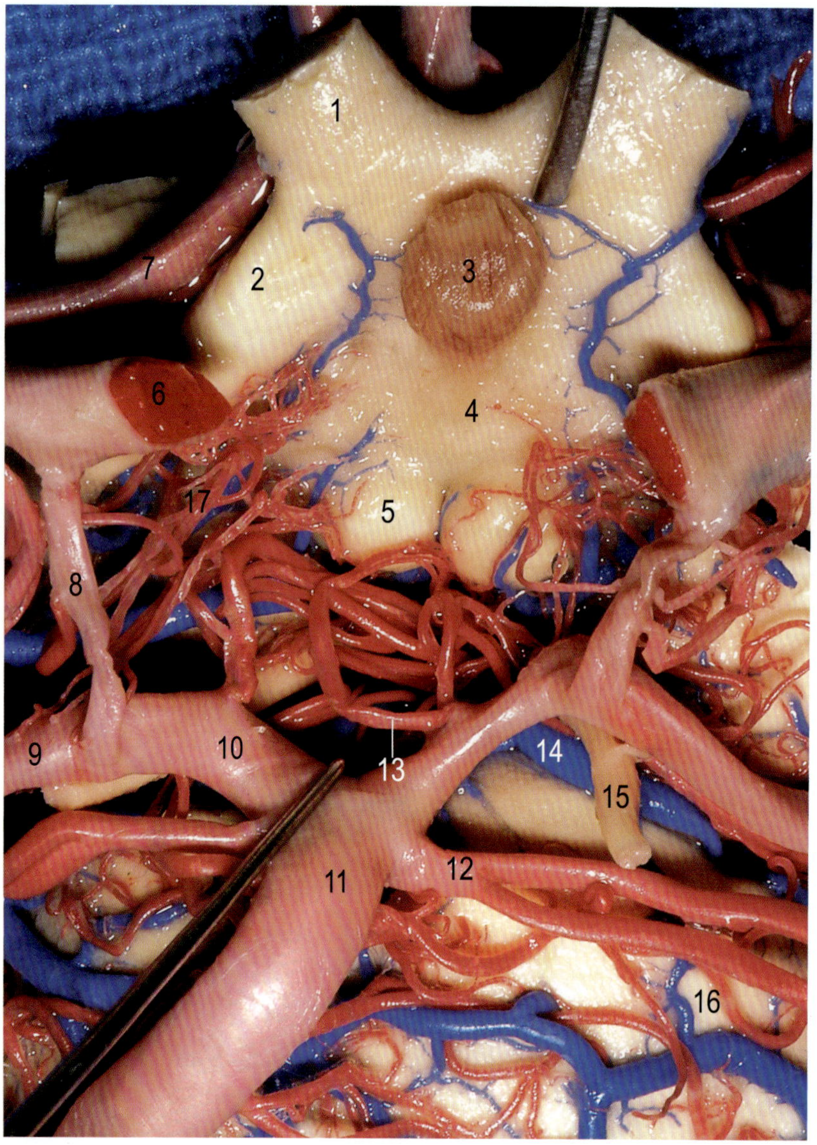

图 4-1-13　下面观基底动脉及脑底动脉环后部分支（Inferior view of the posterior part of Willis circle and its perforating arteries）

1. 视神经	Optic nerve	10. 大脑后动脉 P_1 段	P_1 segment of posterior cerebral artery
2. 视束	Optic tract	11. 基底动脉	Basilar artery
3. 漏斗	Infundibulum	12. 小脑上动脉	Superior cerebellar artery
4. 灰结节	Cinereum tuber	13. 丘脑后穿通动脉	Poserior perforating thalamic artery
5. 乳头体	Mamillary body	14. 基底静脉	Basilar vein
6. 颈内动脉	Internal carotid artery	15. 动眼神经	Oculomotor nerve
7. 大脑前动脉	Anterior cerebral artery	16. 脑桥	Pons
8. 后交通动脉	Posterior communicating artery	17. 乳头体旁动脉	Perimamillary body arteries
9. 大脑后动脉 P_2 段	P_2 segment of posterior cerebral artery		

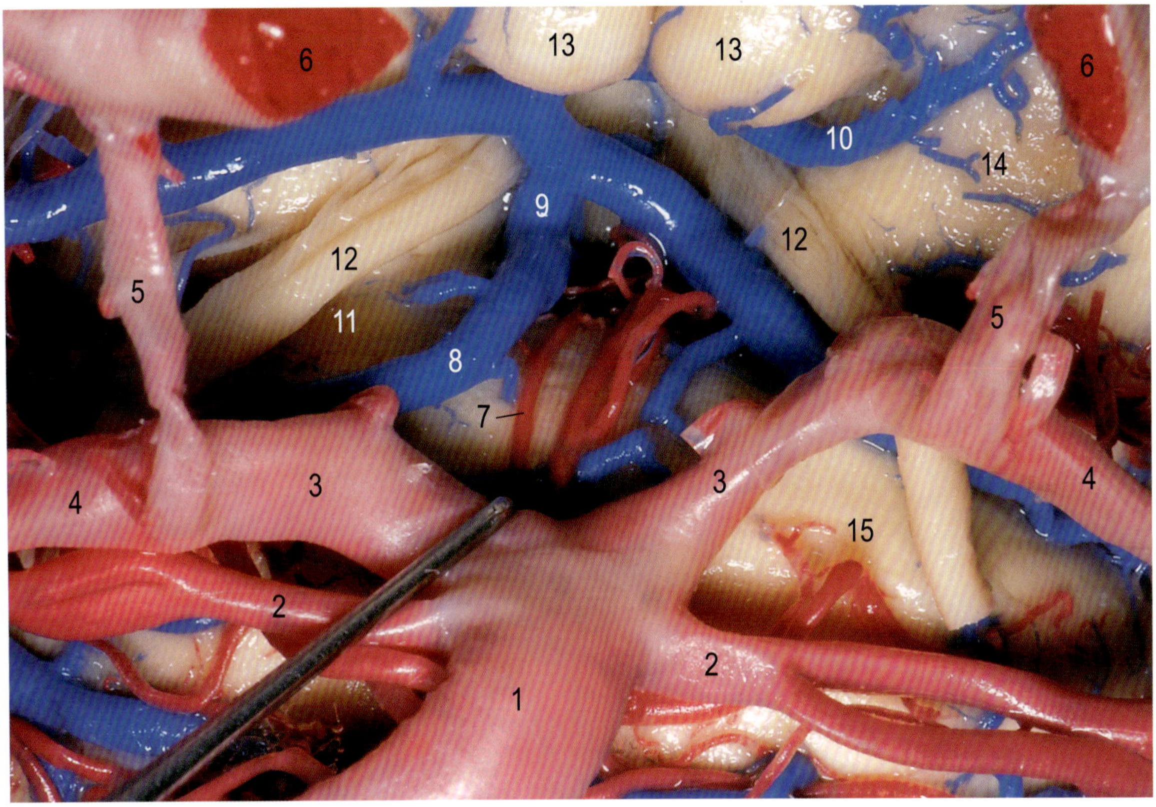

图 4-1-14　下面观脑底动脉环后部及其穿通动脉（Inferior view of the posterior part of Willis circle and its perforating arteries）

1. 基底动脉	Basilar artery
2. 小脑上动脉	Superior cerebellar artery
3. 大脑后动脉 P_1 段	P_1 segment of posterior cerebral artery
4. 大脑后动脉 P_2 段	P_2 segment of posterior cerebral artery
5. 后交通动脉	Posterior communicating artery
6. 颈内动脉	Internal carotid artery
7. 丘脑后穿通动脉	Poserior perforating thalamic artery
8. 前内侧脑桥中脑静脉	Anteriomedial ponomesencephalic vein
9. 大脑脚静脉	Peduncular vein
10. 乳头体旁静脉	Perimamillary vein
11. 大脑脚	Cerebral peduncle
12. 动眼神经	Oculomotor nerve
13. 乳头体	Mamillary artery
14. 旁穿质	Periperforated substance
15. 脑桥	Pons

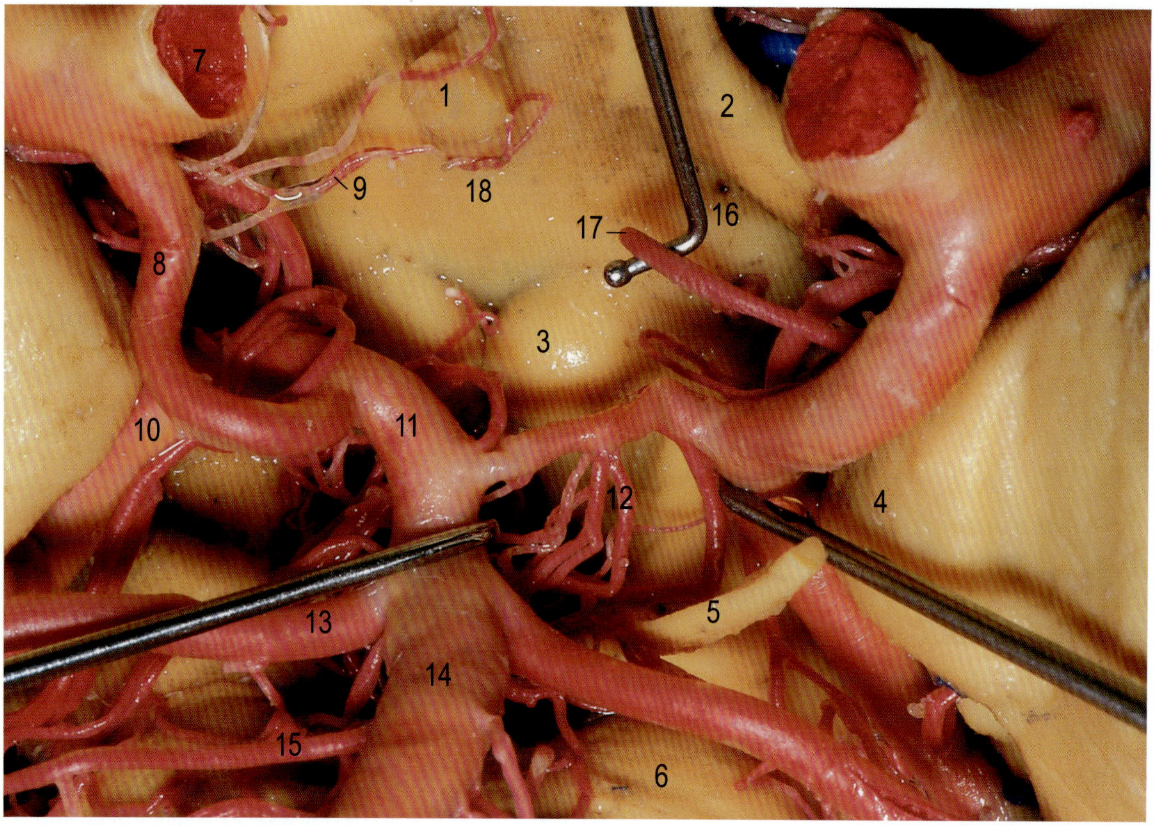

图 4-1-15 下面观脑底动脉环后部及其穿通动脉（Inferior view of the posterior part of Willis circle and its perforating arteries）

1. 漏斗	Infundibulum
2. 视束	Optic tract
3. 乳头体	Mamillary body
4. 钩回	Uncus
5. 动眼神经	Oculomotor nerve
6. 脑桥	Pons
7. 颈内动脉	Internal carotid artery
8. 后交通动脉	Posterior communicating artery
9. 垂体上动脉	Superior hypophysial artery
10. 大脑后动脉 P_2 段	P_2 segment of posterior cerebral artery
11. 大脑后动脉 P_1 段	P_1 segment of posterior cerebral artery
12. 丘脑后穿通动脉	Poserior perforating thalamic artery
13. 小脑上动脉	Superior cerebellar artery
14. 基底动脉	Basilar artery
15. 基底动脉脑桥支	Pontine branches of basilar artery
16. 旁穿质	Periperforated substance
17. 旁穿质动脉	Premamillary perforated substance arteries
18. 灰结节	Cinereum tuber

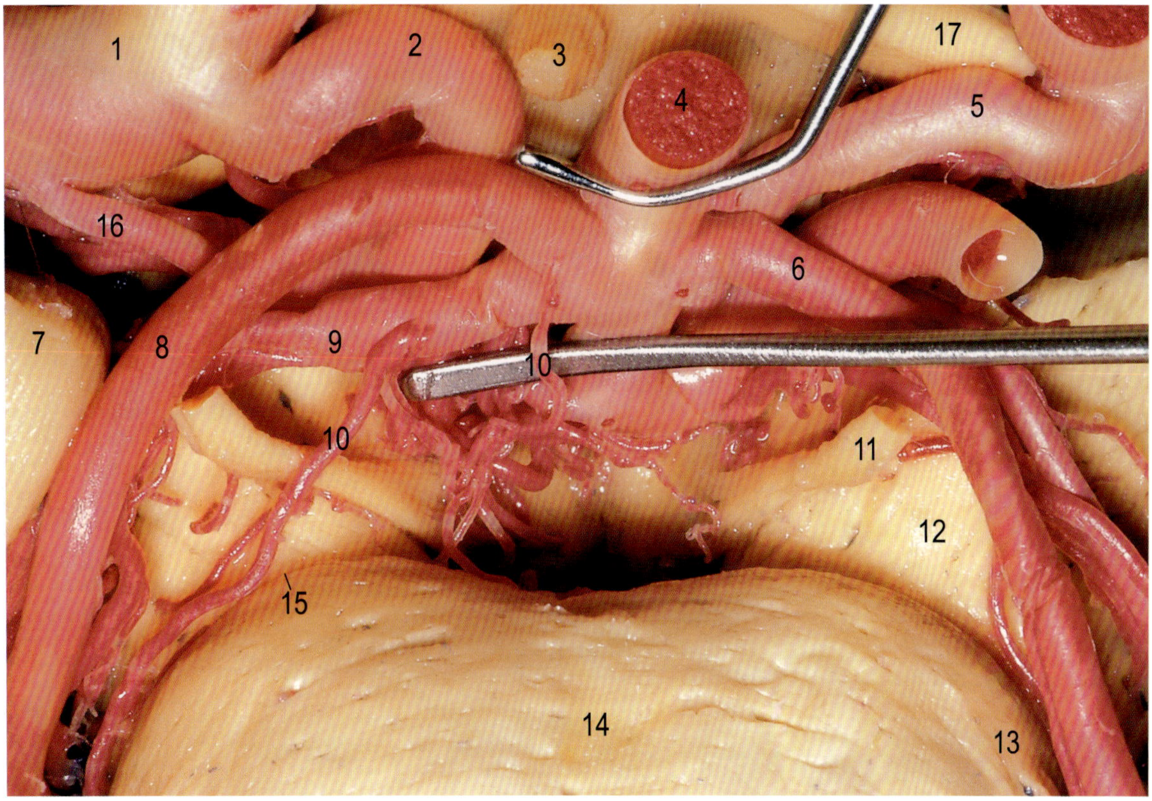

图 4-1-16 将基底动脉牵向前方，下面观基底动脉末端分支及其穿通动脉（Inferior view of the terminal segment of the basilar artery and its perforating arteries through retracting anteriorly the basiler artery）

1. 颈内动脉	Internal carotid artery
2. 右侧后交通动脉	Right posterior communicating artery
3. 漏斗	Infundibulum
4. 基底动脉（前翻）	Basilar artery (retracting anteriorly)
5. 左侧后交通动脉	Left posterior communicating artery
6. 左侧小脑上动脉	Left superior cerebellar artery
7. 钩回	Uncus
8. 右侧小脑上动脉	Right superior cerebellar artery
9. 右侧大脑后动脉	Right posterior cerebral artery
10. 丘脑后穿通动脉	Posteriothalamic perforating arteries
11. 动眼神经	Oculomotor nerve
12. 大脑脚	Cerebral peduncle
13. 桥臂	Pons
14. 基底动脉沟	Basilar artery sulcus
15. 中脑脑桥沟	Ponomesencephalon sulcus
16. 脉络膜前动脉	Anterior choroidal artery
17. 视束	Optic tract

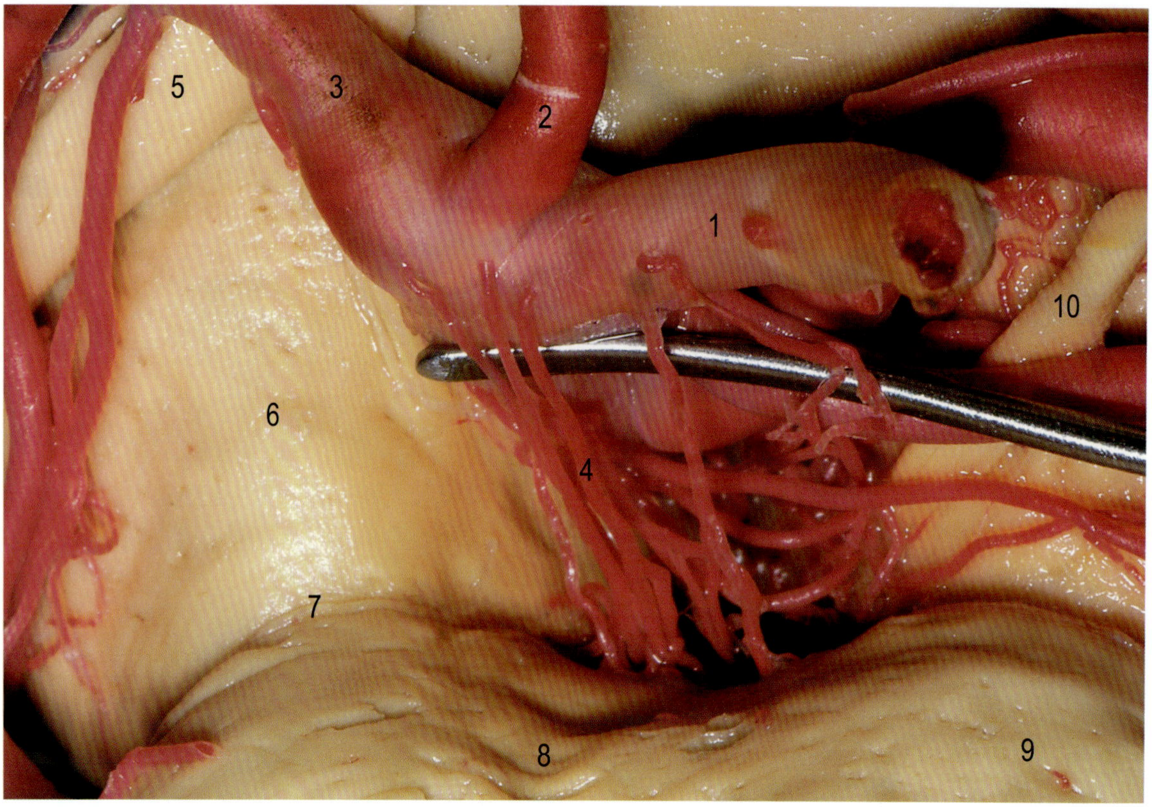

图 4-1-17　将基底动脉牵向前方，下面观基底动脉末端分支及其穿通动脉 (Inferior view of the terminal segment of the basilar artery and its perforating arteries through retracting anteriorly the basiler artery)

1. 基底动脉（前翻）	Basilar artery (retracting anteriorly)
2. 小脑上动脉	Superior cerebellar artery
3. 大脑后动脉	Posterior cerebral artery
4. 丘脑后穿通动脉	Posteriothalamic perforating arteries
5. 视束	Optic tract
6. 大脑脚	Cerebral peduncle
7. 脑桥中脑沟	Ponomesencephalon sulcus
8. 基底动脉沟	Basilar artery sulcus
9. 桥臂	Pons brachium
10. 动眼神经	Oculomotor nerve

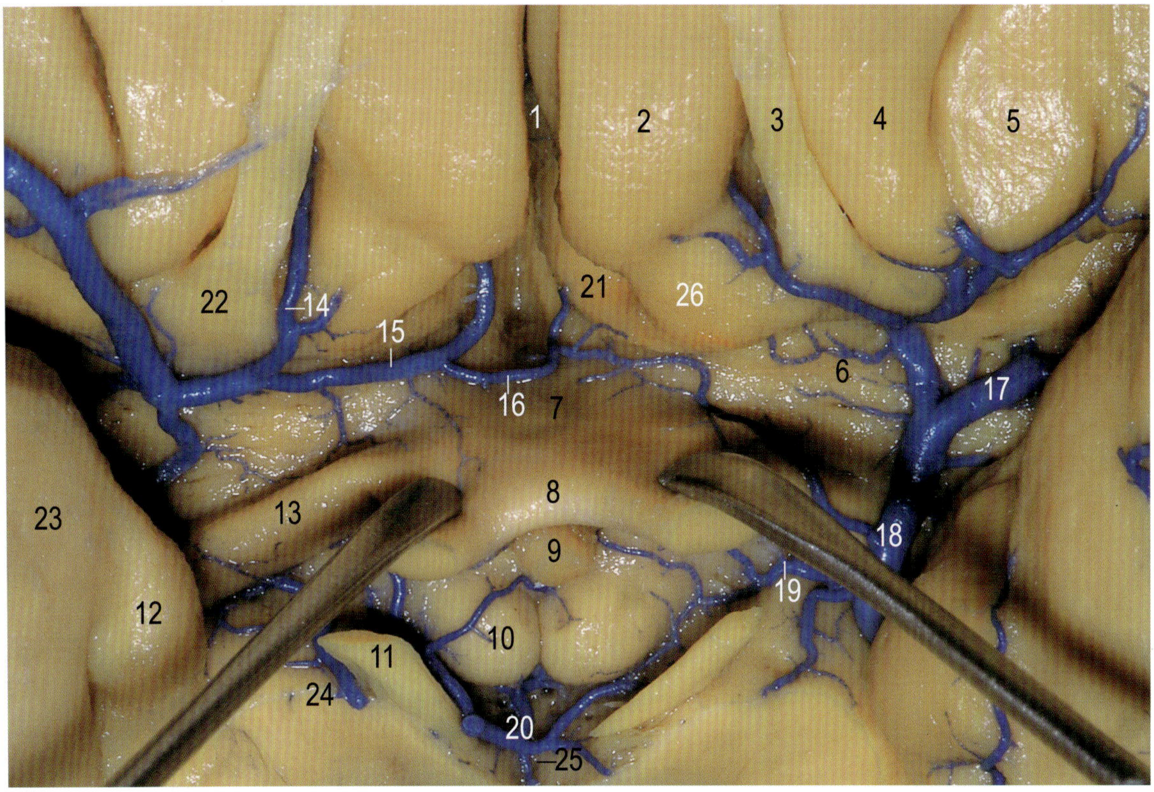

图 4-1-18　前下面观脑底面回流静脉（Anterior view of the drainage of the basilar veins）

1. 大脑纵裂　Cerebral longitudinal fissure
2. 直回　Rectus gyrus
3. 嗅束　Olfactory tract
4. 眶内侧回　Medial orbital gyrus
5. 眶后回　Posterior orbital gyrus
6. 前穿质　Anterior perforated substance
7. 终板　Lamina terminalis
8. 视交叉　Optic chiasm
9. 漏斗　Infundibulum
10. 乳头体　Mamillary body
11. 动眼神经　Oculomotor nerve
12. 钩回　Uncus
13. 视束　Optic tract
14. 额眶静脉　Frontoorbital vein
15. 大脑前静脉　Anterior cerebral vein
16. 前交通静脉　Anterior communicating vein
17. 大脑中深静脉　Deep middle cerebral vein
18. 基底静脉　Basilar vein
19. 乳头体旁静脉　Perimamillary vein
20. 大脑脚静脉　Peduncular vein
21. 终板旁回　Paraterminal gyrus
22. 嗅三角　Olfactory trigone
23. 海马旁回　Parahippocampal gyrus
24. 大脑脚　Cerebral peduncle
25. 脚间窝　Interpeduncular fossa
26. 嗅旁回　Paraolfactory gyrus

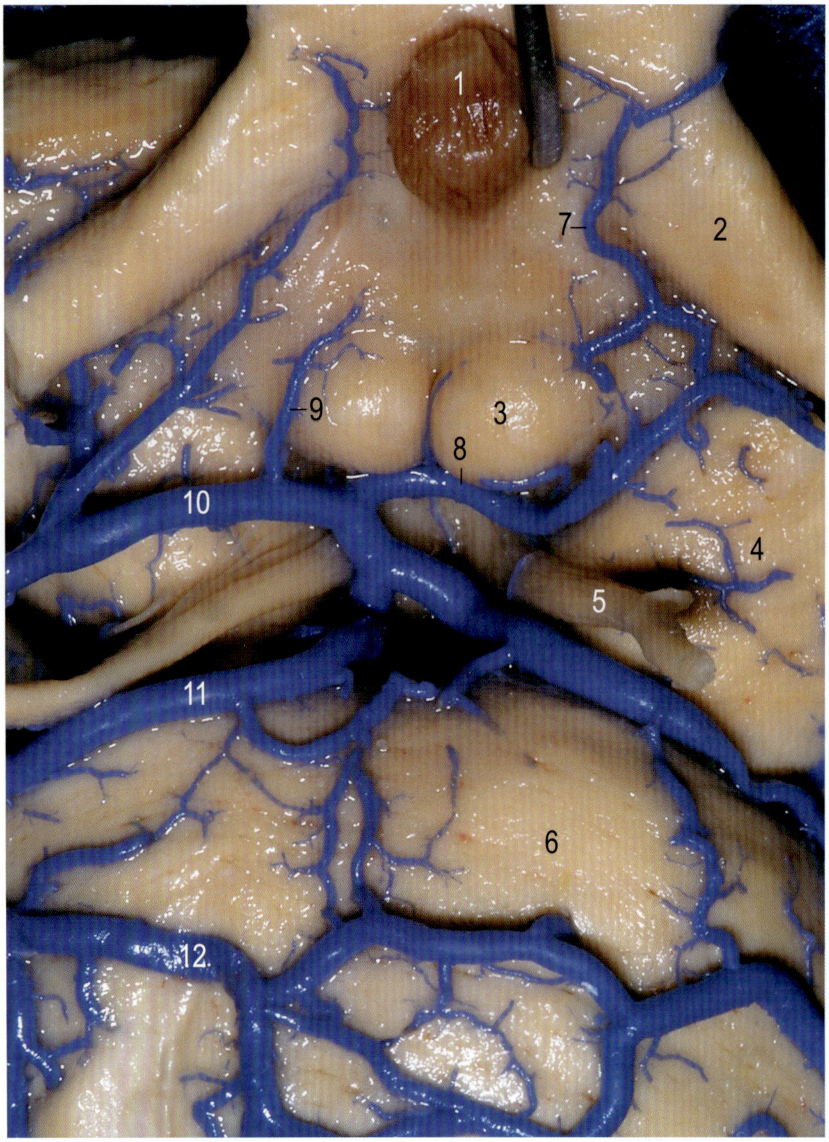

图 4-1-19　下面观基底静脉及其属支（Interior view of the basilar veins and its draining branches）

1. 漏斗	Infundibulum	8. 下丘脑下静脉	Inferior hypothalamic vein
2. 视束	Optic tract	9. 下丘脑旁静脉	Parahypothalamic vein
3. 乳头体	Mamillary body	10. 大脑脚静脉	Peduncular vein
4. 大脑脚	Cerebral peduncle	11. 前内侧中脑脑桥静脉	Anterior medial ponomesencephalon vein
5. 动眼神经	Oculomotor nerve	12. 前内侧脑桥静脉	Anterior medial pontine vein
6. 脑桥臂	Pons brachium		
7. 乳头体旁静脉	Perimamillary vein		

第二节 翼点入路夹闭巨大颈内动脉后交通段动脉瘤

Surgical clipping of giant aneurysm of the internal carotid-posterior communicating artery via pterional approach

病例简介

患者男性，65 岁。主因“持续性头痛半年”，门诊以“右侧颈内动脉后交通段动脉瘤”收入院。查体：右眼视力下降，为 0.05，右眼鼻侧视野缺损。行 CT 血管造影（CTA）、MR 及全脑血管造影（DSA）检查（图 4-2-1 ~ 图 4-2-3）。

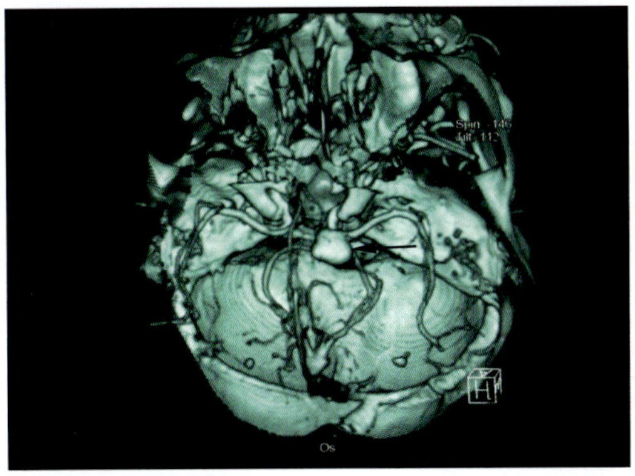

图 4-2-1 三维 CT 血管造影可见右侧颈内动脉后交通段巨大动脉瘤，如箭头所示

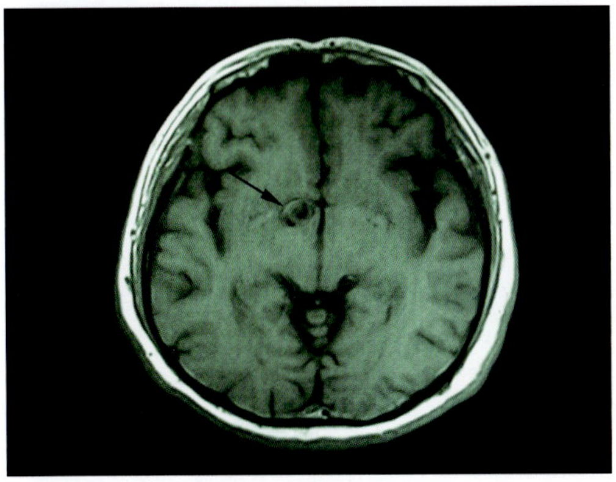

图 4-2-2 MR 平扫 T_1 像轴位

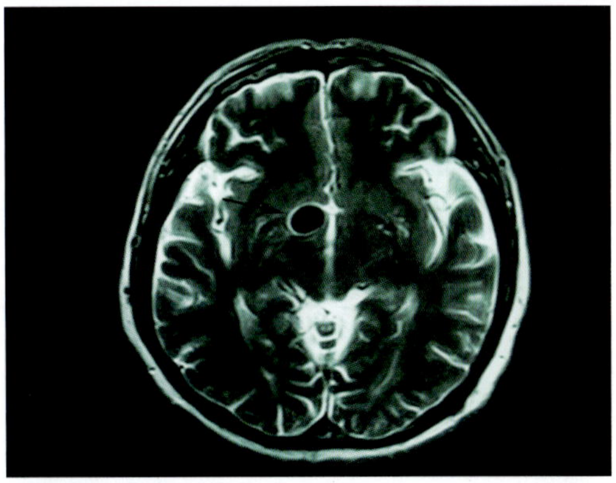

图 4-2-3 MR 平扫 T_2 像轴位

MR 可见右侧鞍上池内血管流空影（箭头所示）。

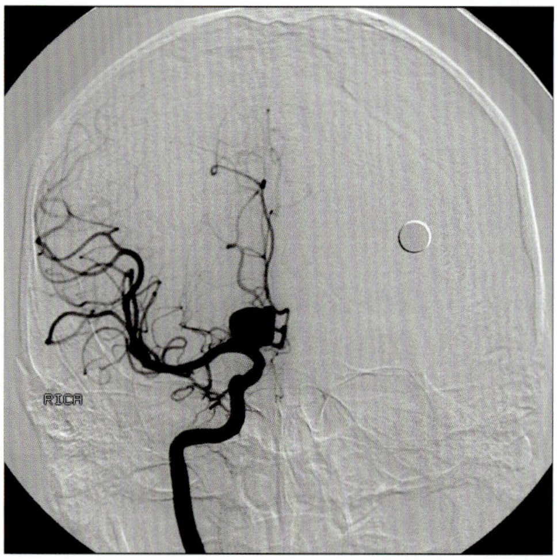

图 4-2-4　DSA 右侧颈内动脉造影正位像

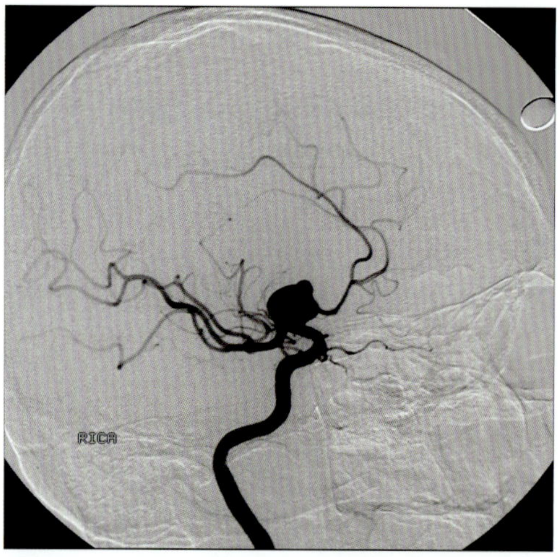

图 4-2-5　DSA 右侧颈内动脉造影侧位像

图 4-2-4、图 4-2-5 DSA 显示右侧颈内动脉后交通段有一异常染色的球形动脉瘤影，直径约 2.5cm。

手术采用右额颞开颅，方法同前。在此不做详细描述。

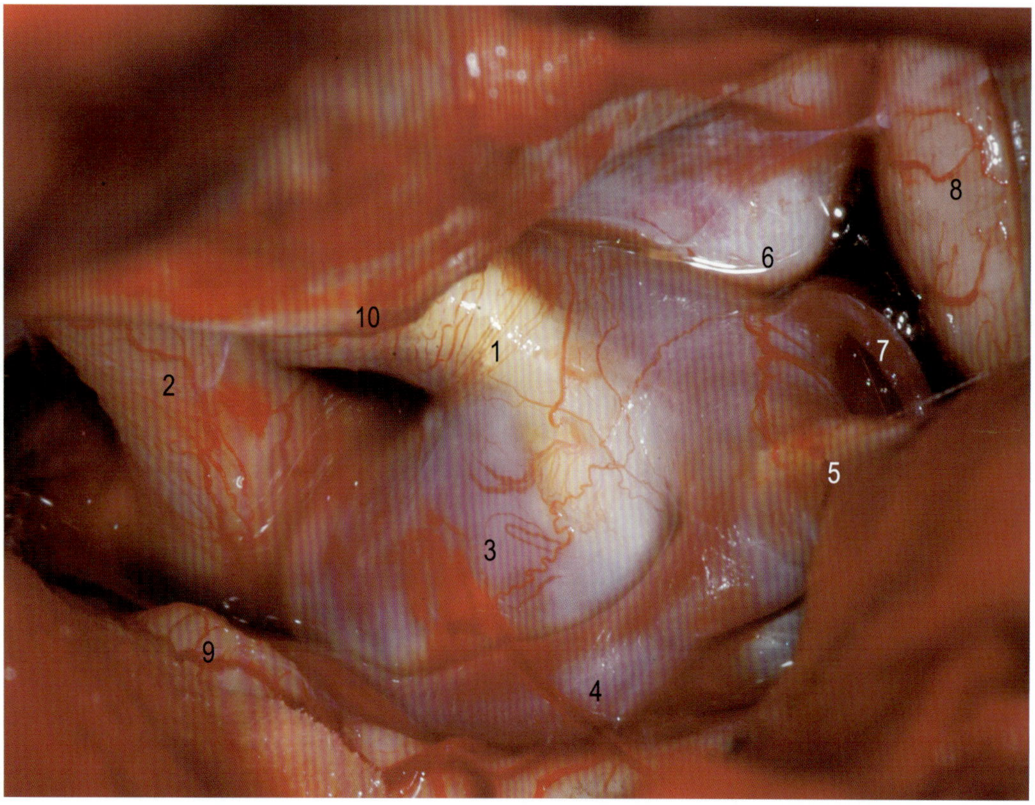

图 4-2-6　选用右额颞开颅，分开侧裂池后，解剖视神经池和颈内动脉池，显露动脉瘤

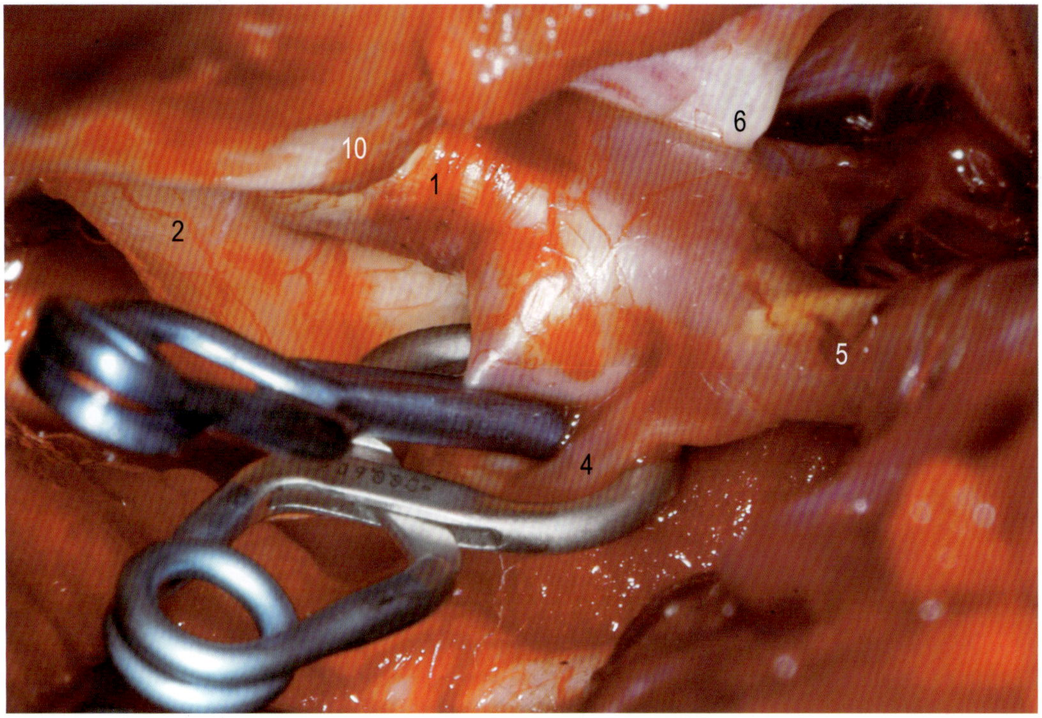

图 4-2-7　夹闭动脉瘤

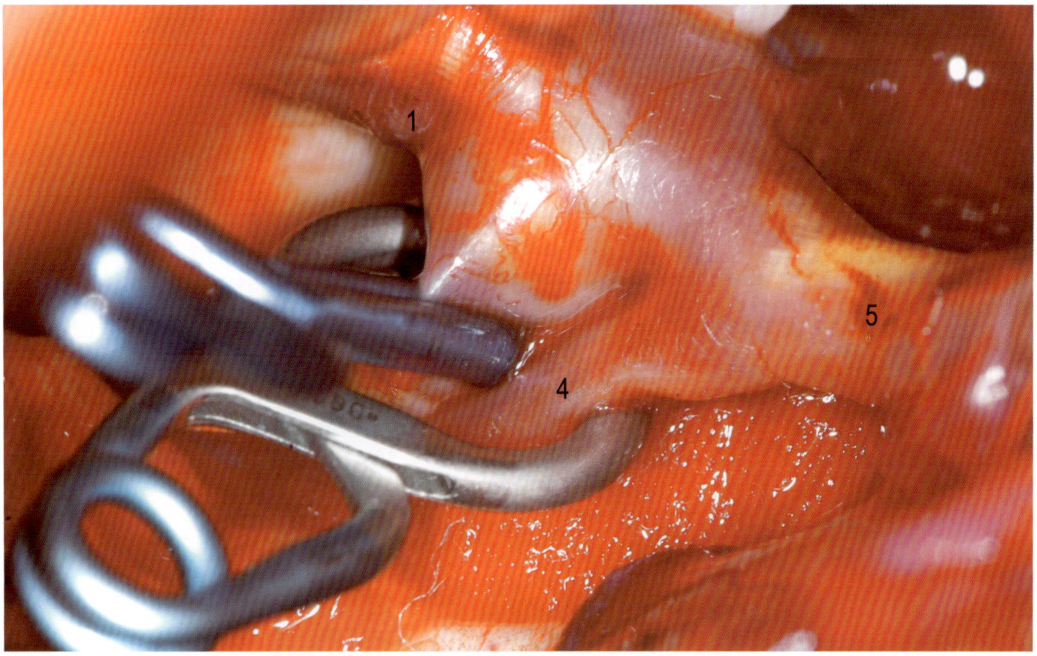

图 4-2-8　夹闭动脉瘤

图 4-2-6 ~ 图 4-2-8 先选用一枚直动夹把动脉瘤夹闭，然后再用一枚窗式动脉瘤夹跨过大脑前动脉将残留瘤颈夹闭。1 颈内动脉；2 视神经；3 动脉瘤瘤体；4 大脑前动脉；5 大脑中动脉；6 中床突；7 后交通动脉；8 颞底内侧面；9 额底眶面；10 前床突。

手术点评（Surgical comments）

颅内巨大动脉瘤多以神经压迫症状起病，动脉瘤出血并非发病主要表现。术前要充分评估动脉瘤的大小、与颅底硬脑膜和骨结构的关系、载瘤动脉供血和侧支循环血管的代偿。术前要做颈内动脉阻断试验，了解脑组织对缺血的耐受情况。术中既要有效地夹闭动脉瘤，又要避免夹闭后引起的动脉供血和侧支血管缺血的发生，夹闭颅内巨大动脉瘤要选用多式动脉瘤夹，常用有叶片 20 ~ 30mm 的直式和窗式动脉瘤夹。在阻断载瘤动脉前要较充分地分离显露动脉瘤，这往往较困难。重建载瘤动脉和夹闭动脉瘤前，要将动脉瘤切开，清除瘤腔内的积血和血栓，这是做到满意夹闭动脉瘤的关键。

第三节　翼点入路颅内外高流量血管搭桥、巨大颈内动脉动脉瘤夹闭术

High flow graft bypass of external carotid to internal carotid artery following clipping of giant aneurysm of the internal carotid artery via pterional approach

病例简介1

患者男性，20 岁。主因“右侧前头部疼痛伴进行性加剧伴右眼视力下降 2 月”，门诊以“右侧颈内动脉床突上段巨大动脉瘤”收入院。查体：右眼视力 0.5，左眼视力 0.7，右侧上睑下垂。行 CT 扫描、CT 血管造影、MR 和全脑血管造影（DSA）如图 4-3-1 ~ 图 4-3-7 所示。

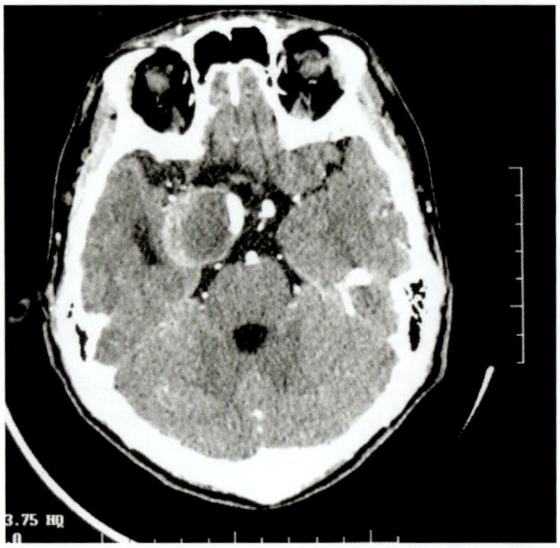

图 4-3-1　CT 增强扫描可见右侧鞍旁类圆形占位性病变，边缘强化

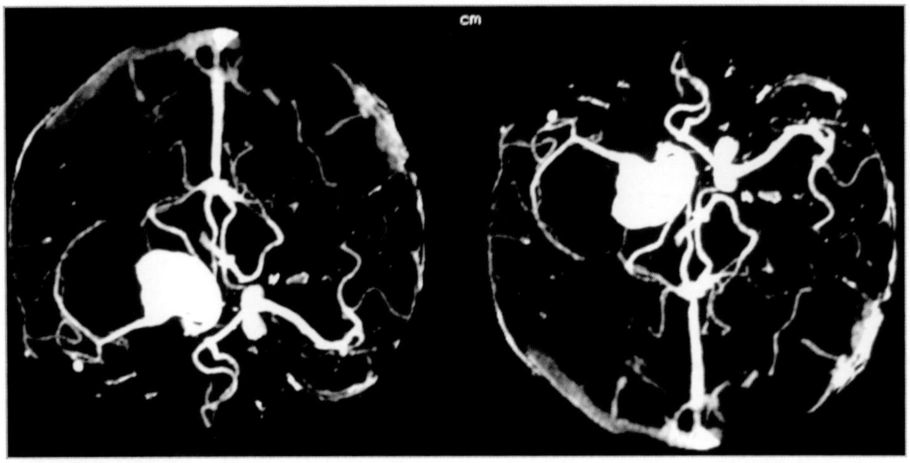

图 4-3-2、图 4-3-3　2D-CTA 冠状位及轴位可见右侧颈内动脉分叉处附近有一不规则动脉瘤影，约 4cm×4cm×4cm

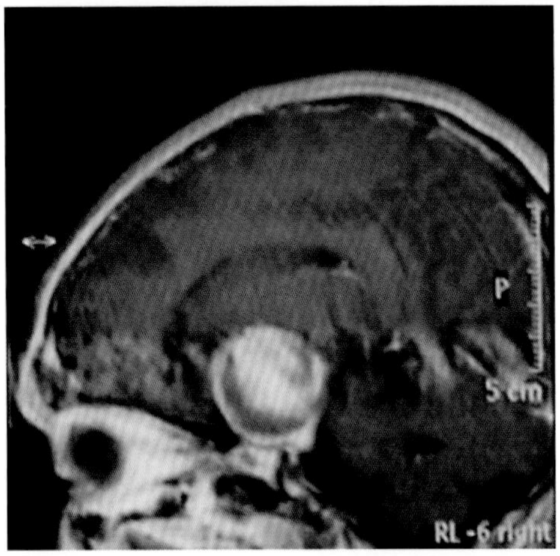

图 4-3-4　MR 增强扫描 T_1 像矢状位可见右侧侧裂池内有一类圆形血管流空影，伴有部分血栓形成信号

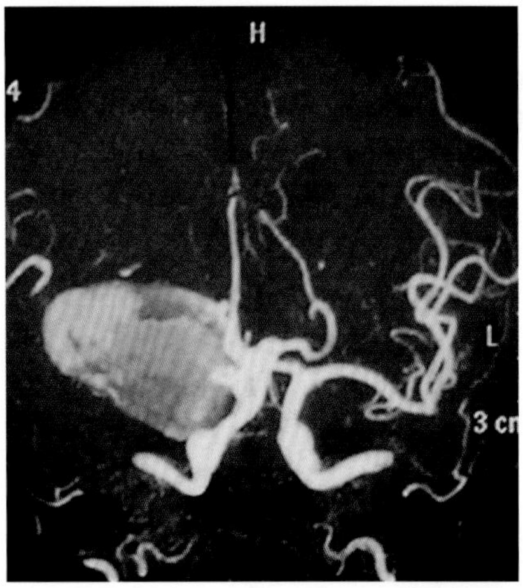

图 4-3-5　MRA 可见右侧颈内动脉床突上段动脉瘤，约 9cm×9cm×5cm

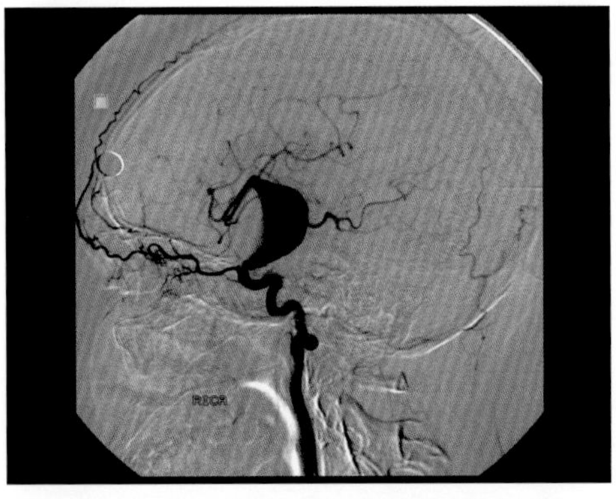

图 4-3-6　DSA 右侧颈内动脉造影侧位像

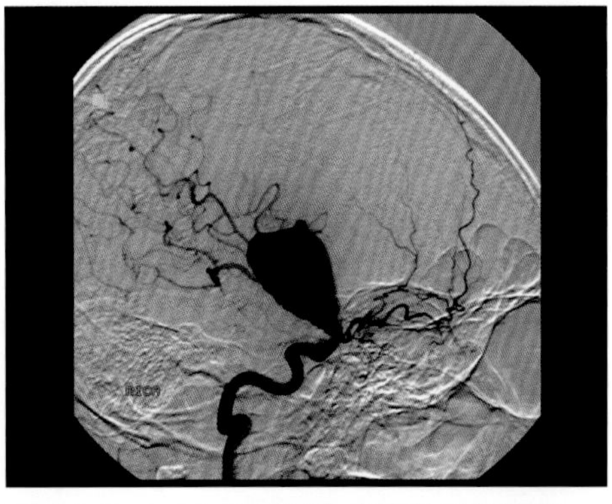

图 4-3-7　DSA 右侧颈内动脉造影斜位像

图 4-3-6、图 4-3-7 DSA 见右颈动脉始于 C_1 段的巨大梭形动脉瘤染色影，大小约 6cm×4cm，大脑中动脉和大脑前动脉受压失去正常走行。

参见手术图 4-3-8 ~ 图 4-3-15。

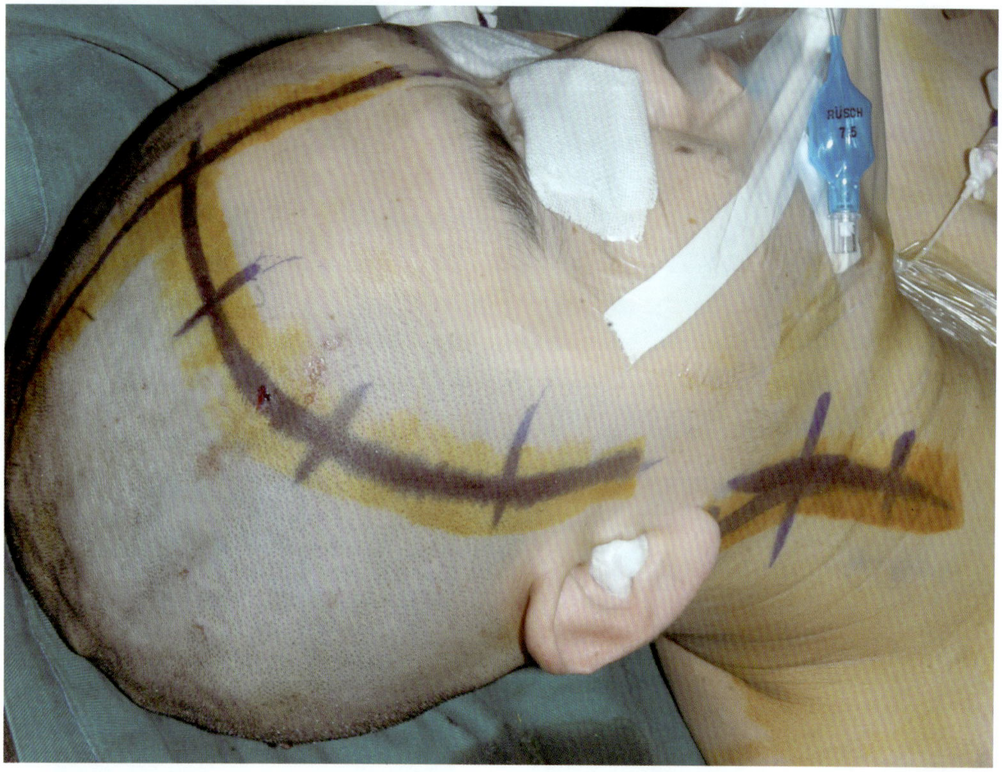

图 4-3-8　分段手术切口，即右额颞弧形切口和沿胸锁乳突肌前缘平下颌角水平切口，显露颈动脉分叉上下

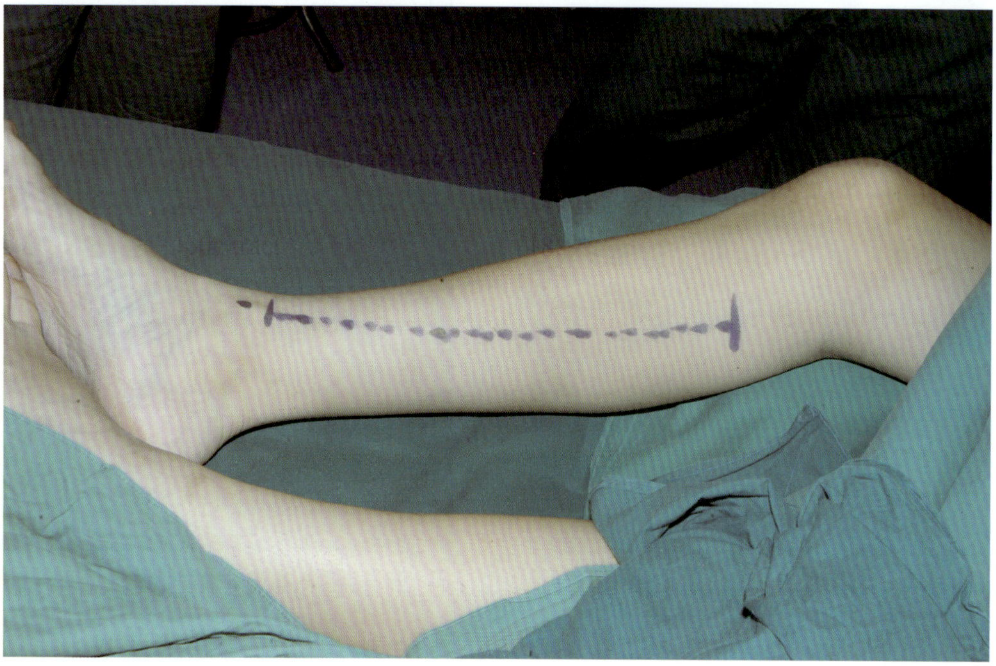

图 4-3-9　取患者右小腿大隐静脉作为搭桥血管

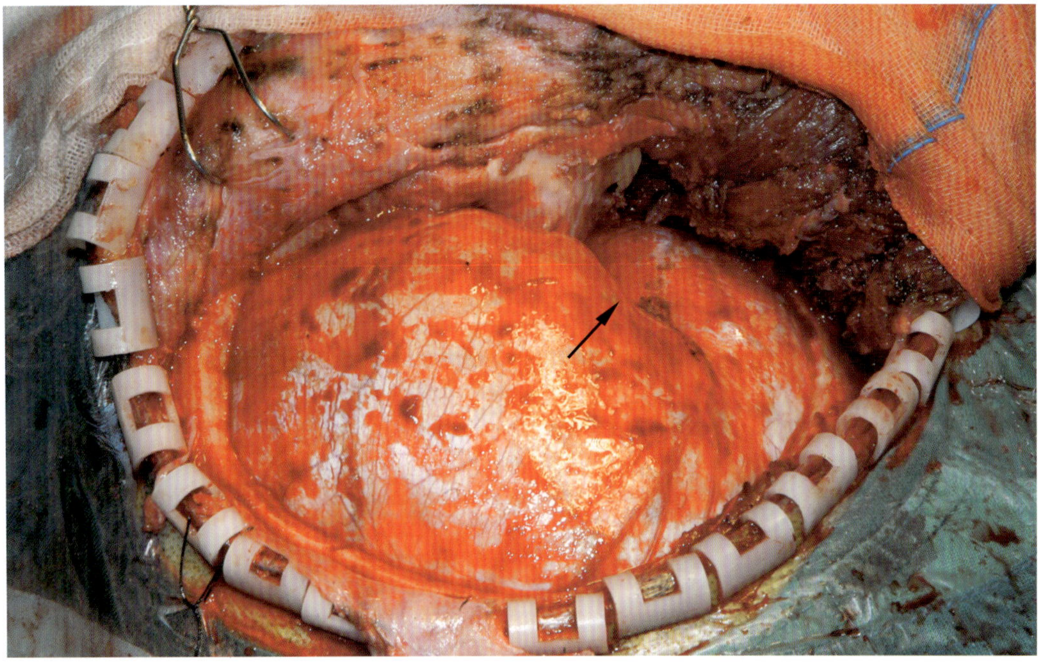

图 4-3-10　除去骨瓣，咬除蝶骨嵴，显露额、颞叶硬脑膜，箭头所示为硬脑膜外侧裂沟

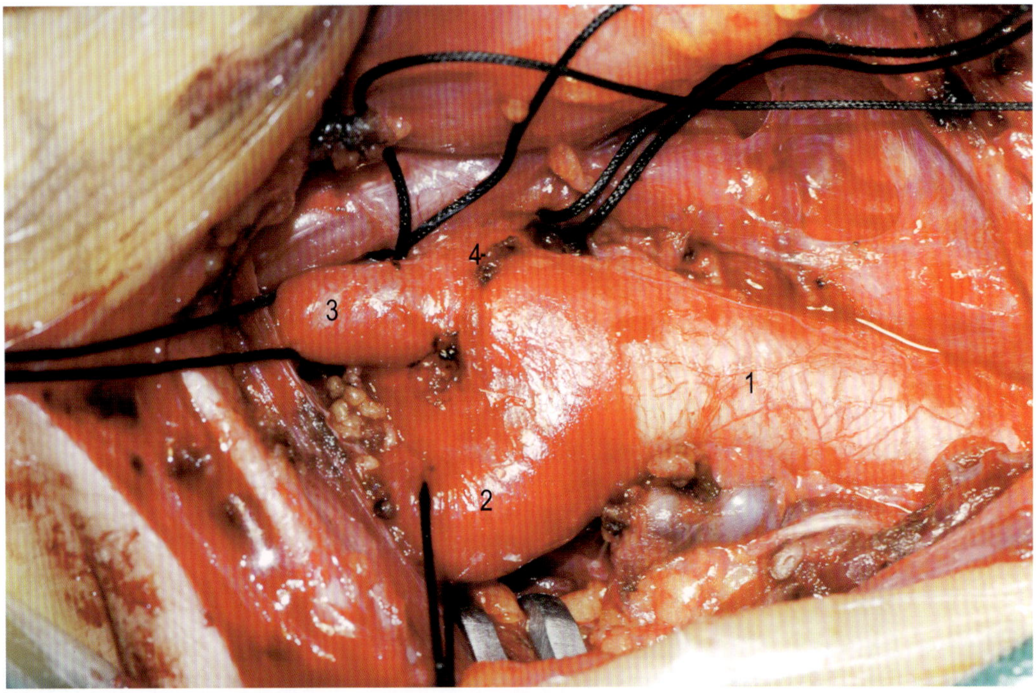

图 4-3-11　在下颌角水平，沿胸锁乳突肌内缘，切开颈部皮肤和皮下组织，切开颈阔肌，开放颈动脉鞘后，解剖分离颈总动脉分叉部。1 颈总动脉；2 颈内动脉；3 颈外动脉；4 甲状腺上动脉

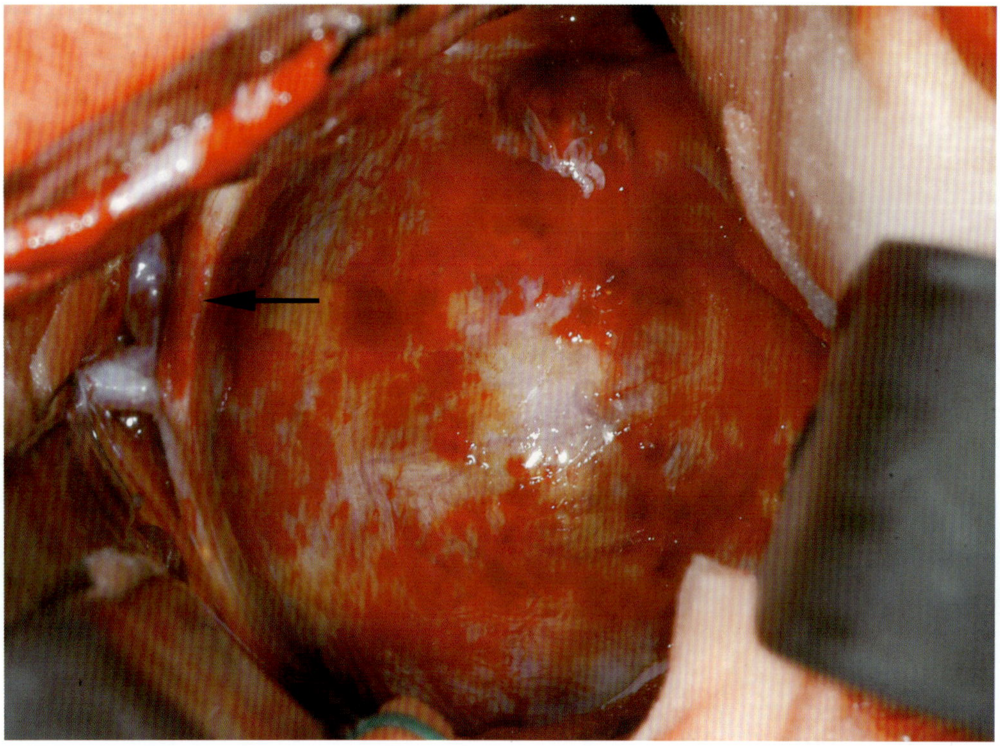

图 4-3-12　分开外侧裂后可见颈内动脉巨大球形动脉瘤，视神经受挤压被拉长（箭头所示）

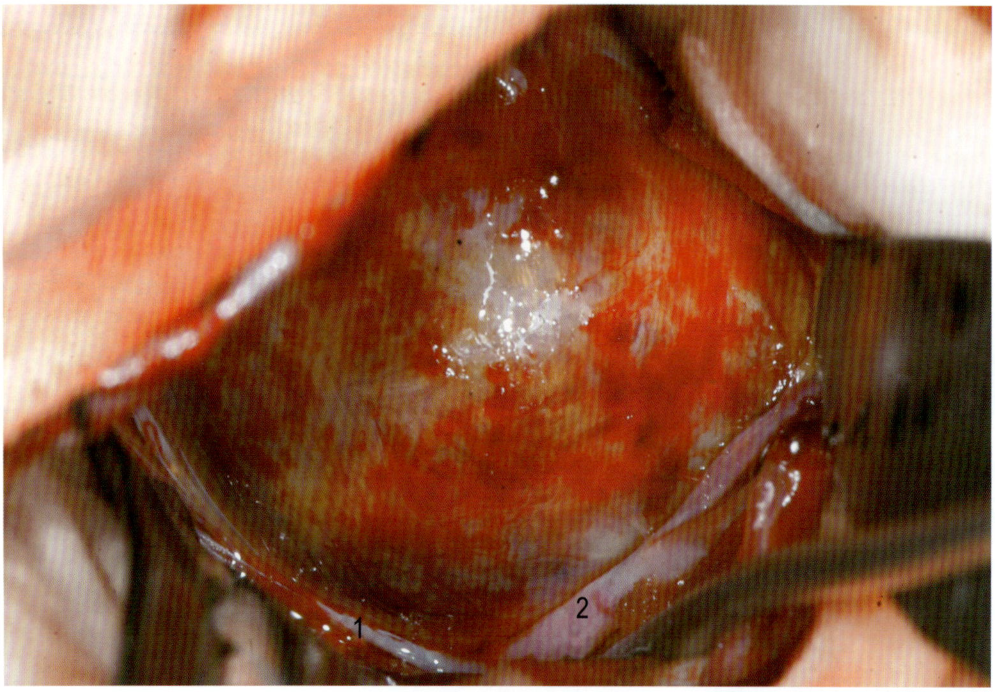

图 4-3-13　进一步分离动脉瘤，可见大脑前动脉和大脑中动脉。1 大脑前动脉 A_1 段；2　大脑中动脉 M_1 段

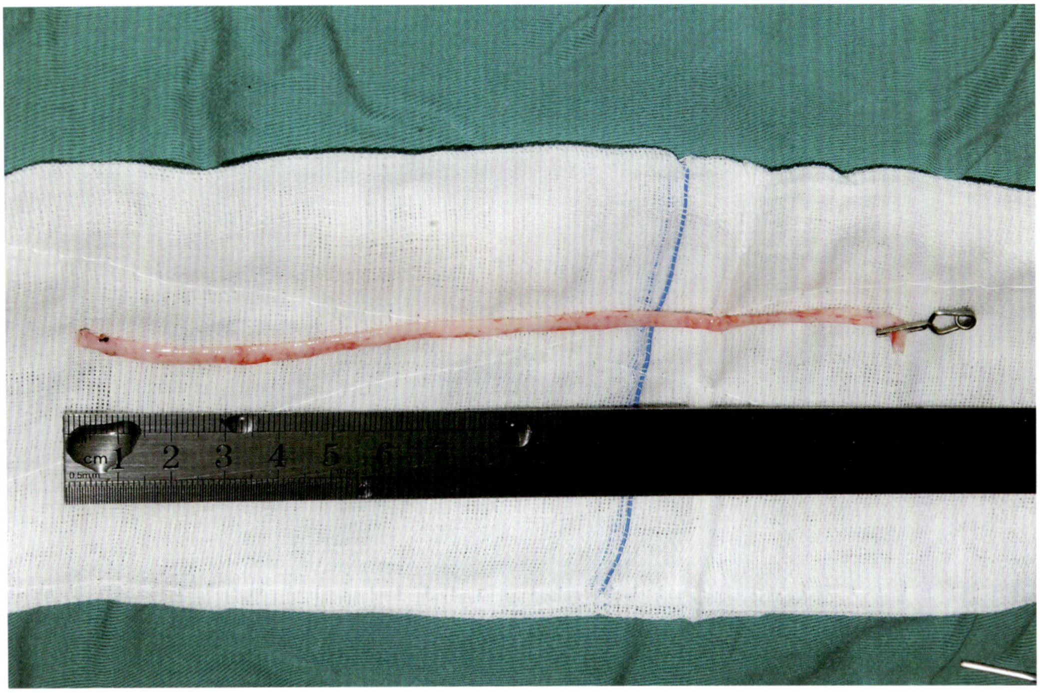

图 4-3-14　搭桥血管（大隐静脉）

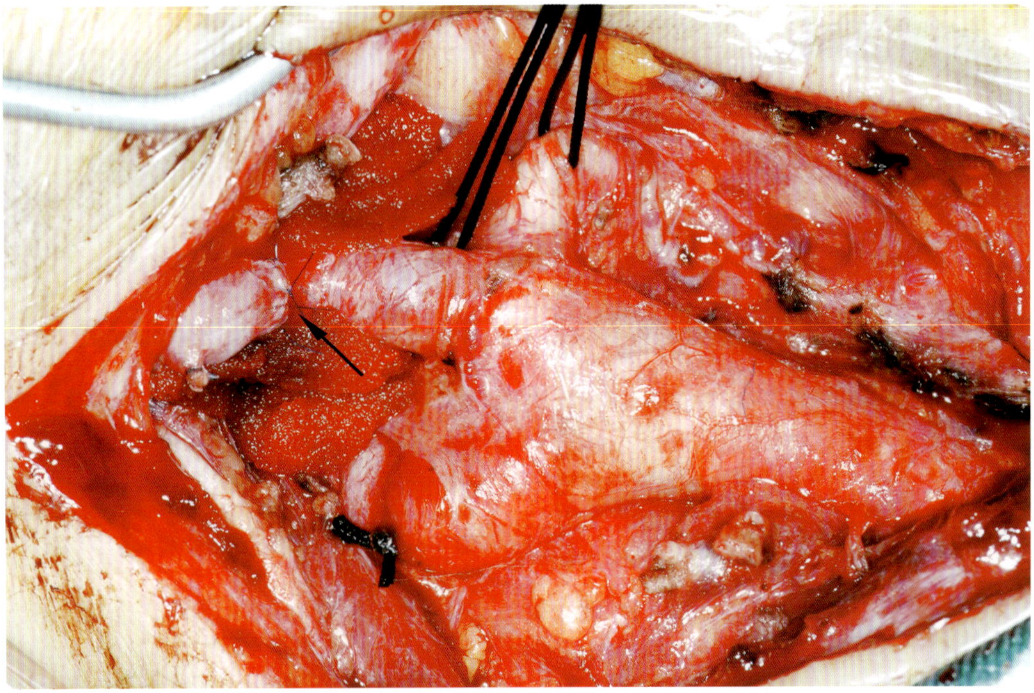

图 4-3-15　颈外动脉与大隐静脉吻合。箭头所示为吻合口

夹闭搭桥术后 20 天 DSA：图 4-3-16、图 4-3-17 可见搭桥血管通畅，颅内血供良好。

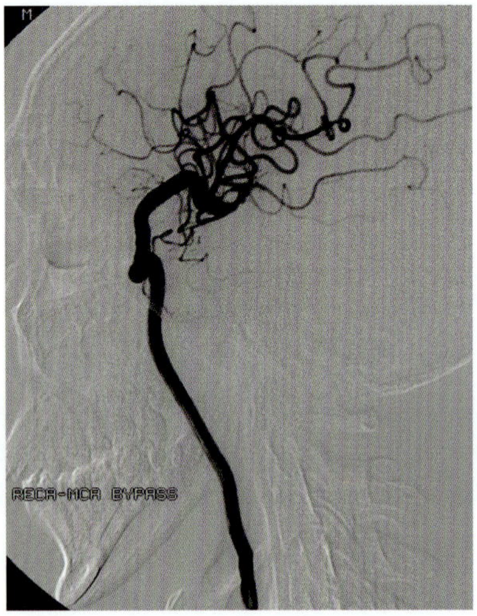

图 4-3-16　DSA 右侧颈外动脉造影侧位像

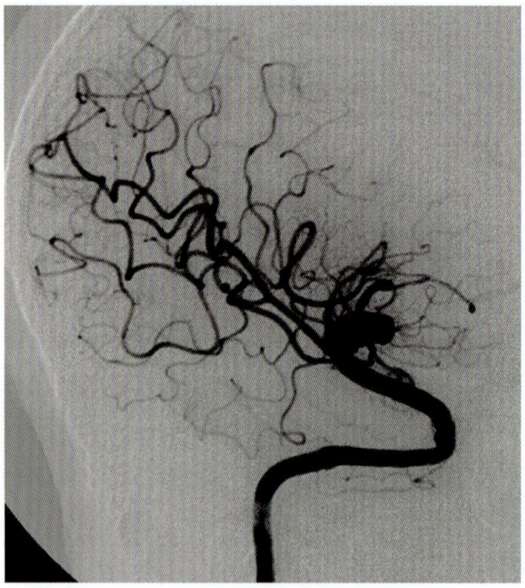

图 4-3-17　DSA 右侧颈外动脉造影斜位像

术后 1 年随诊，行 CTA 检查。图 4-3-18、图 4-3-19 可见搭桥血管通畅（箭头所示），颅内血供良好。

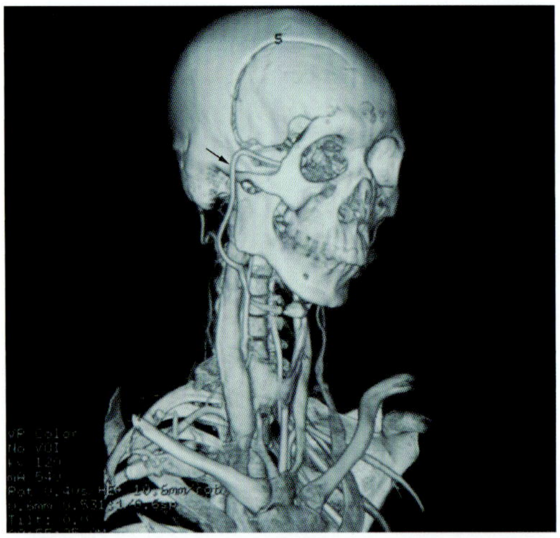

图 4-3-18　三维 CTA 斜位观

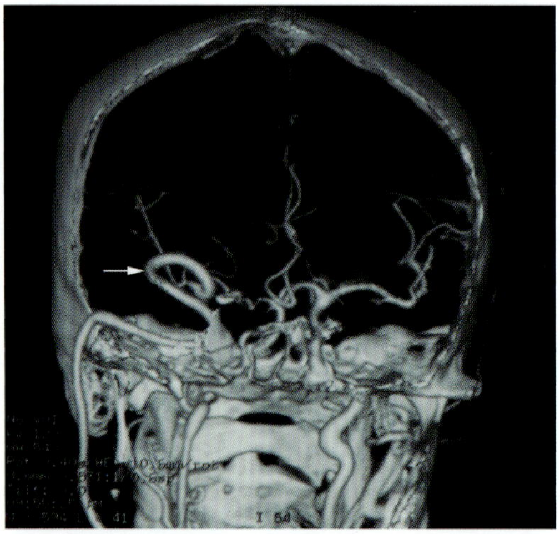

图 4-3-19　三维 CTA 冠状位观

病例简介2

患者女性，56 岁。主因“间断头痛 5 年，视力下降 10 个月”，门诊以“右侧颈内动脉后交通段巨大动脉瘤”收入院。查体：右眼视力 0.3，左眼视力 0.8。行全脑血管造影（DSA）检查。

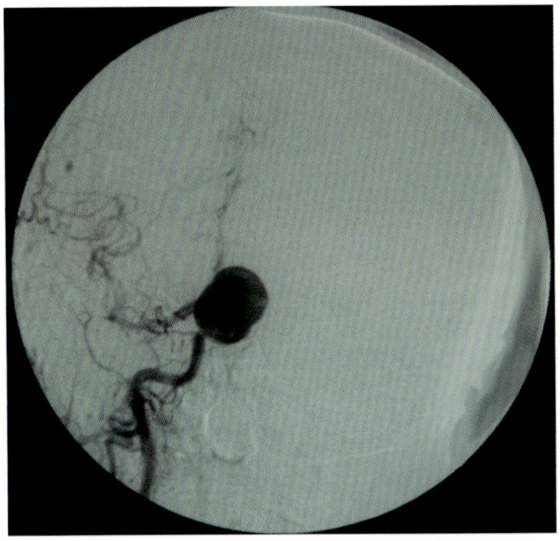

图 4-3-20 DSA 右侧颈内动脉造影斜位像

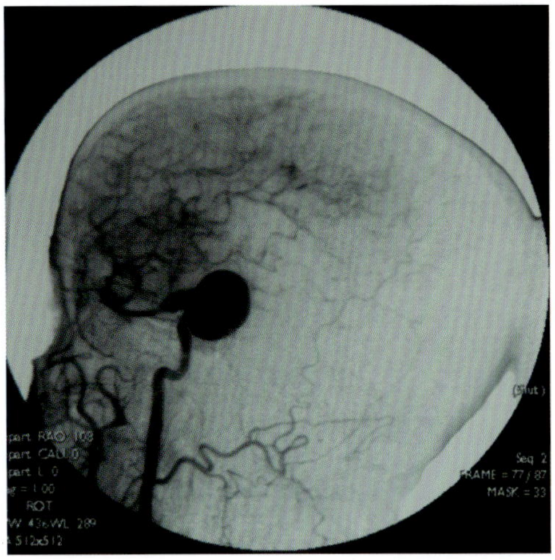

图 4-3-21 DSA 右侧颈内动脉造影侧位像

图 4-3-20、图 4-3-21 DSA 可见右侧颈内动脉分叉部巨大动脉瘤。

参见手术图 4-3-22 ~ 图 4-3-25。

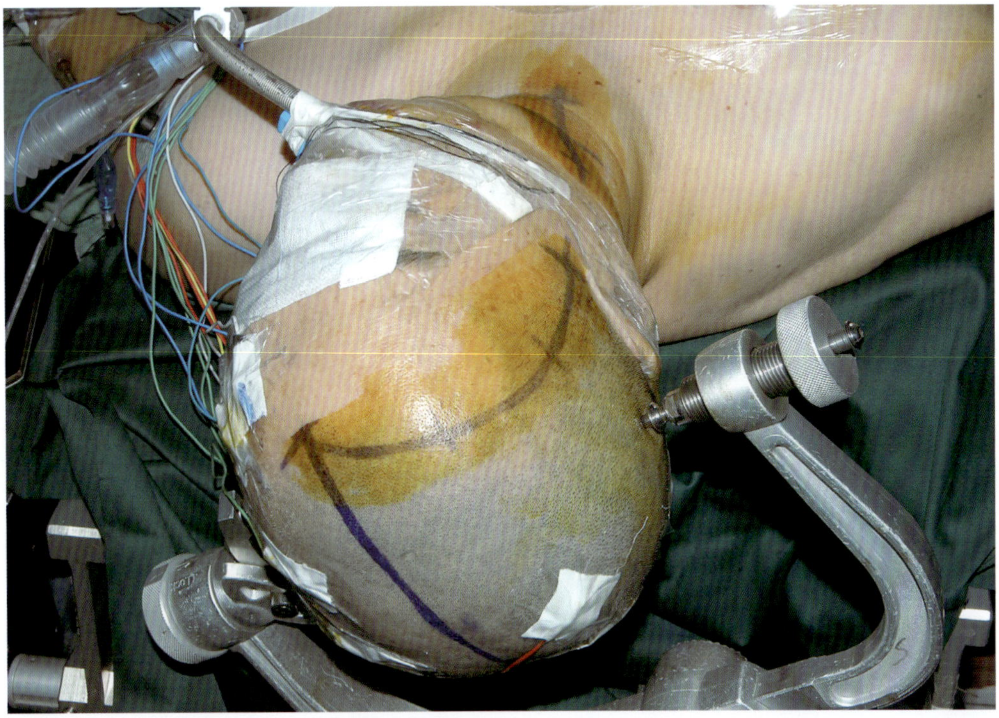

图 4-3-22 分段手术切口，即右额颞弧形切口和沿胸锁乳突肌前缘平下颌角水平切口，显露颈动脉分叉上下，皮瓣外可见头皮脑电图监测电极

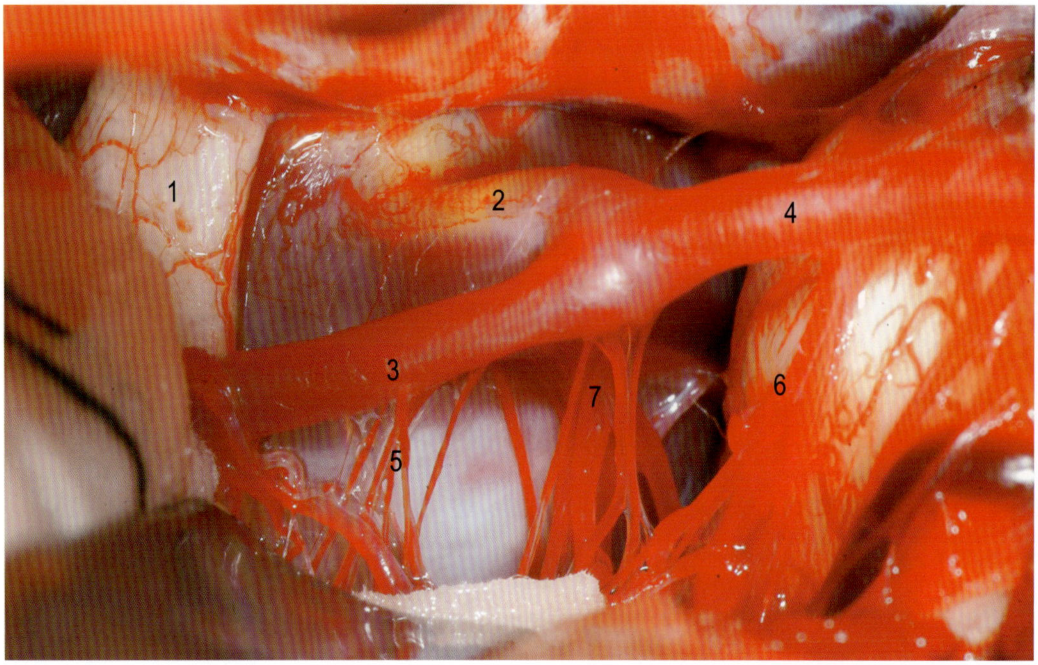

图 4-3-23　分离开外侧裂池，解剖颈内动脉池和视神经池，可见颈内动脉分叉部近心端有一巨大球形动脉瘤，视神经受压。1 右侧视神经；2 颈内动脉；3 大脑前动脉；4 大脑中动脉；5 前穿质穿通动脉；6 豆纹动脉；7 下丘脑前区穿通动脉

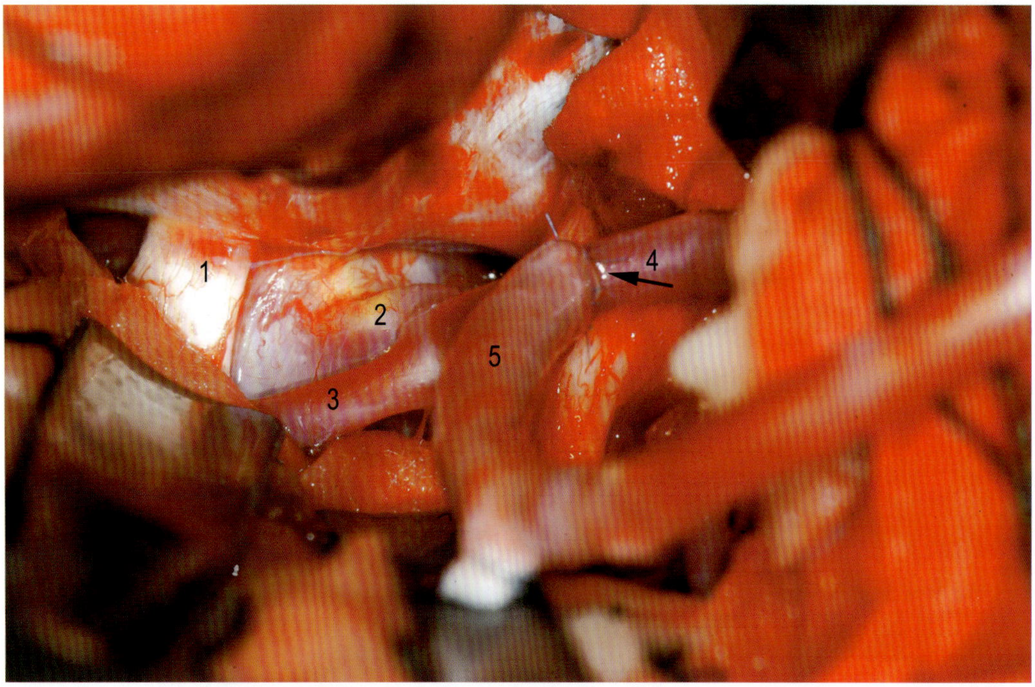

图 4-3-24　取大隐静脉作为搭桥血管，吻合于大脑中动脉 M_1 段。1 右侧视神经；2 颈内动脉；3 大脑前动脉；4 大脑中动脉；5 大隐静脉（箭头所示为吻合口）

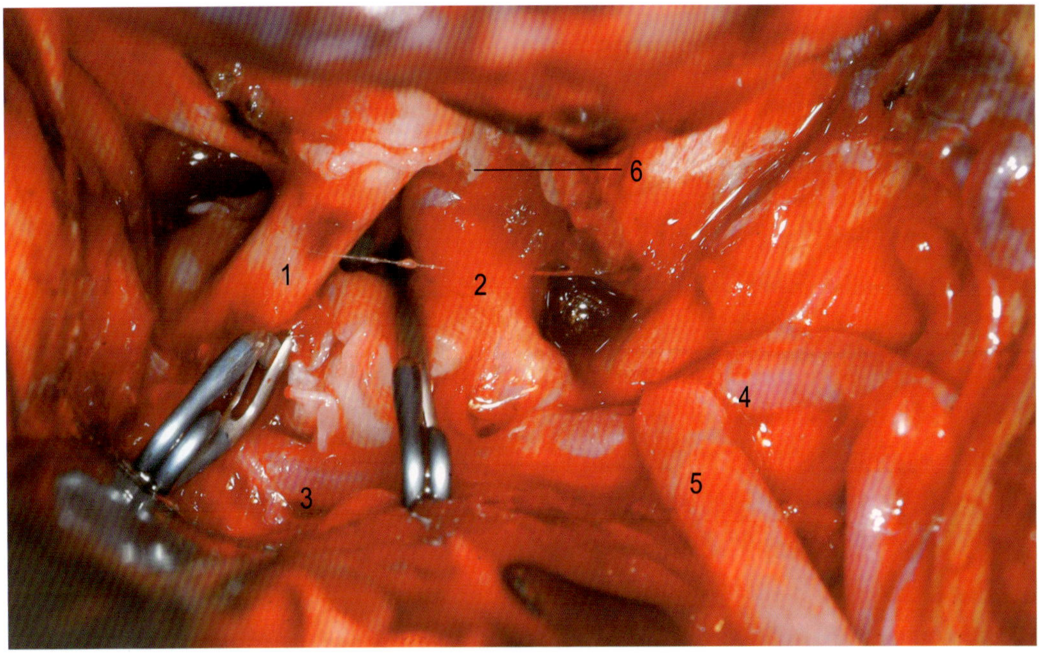

图 4-3-25　用大隐静脉作为搭桥血管，完成颈外动脉与大脑中动脉 M_1 段的吻合后，部分前床突磨除，显露颈内动脉上环。动脉瘤切除，载瘤动脉塑形使之畅通。1 右侧视神经；2 颈内动脉；3 大脑前动脉；4 大脑中动脉；5 搭桥大隐静脉；6 颈内动脉上环

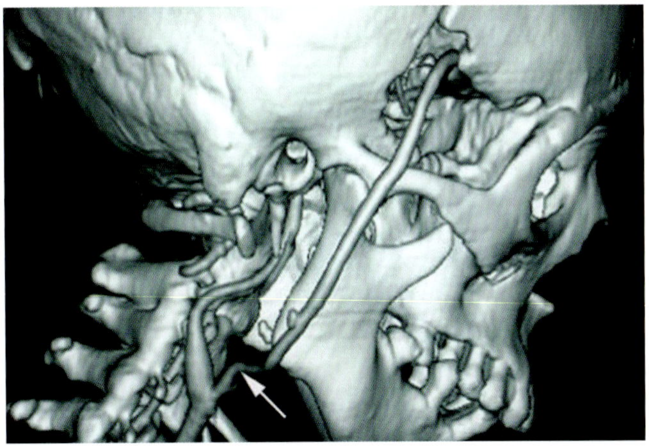

图 4-3-26　术后三维 CTA 右侧位观

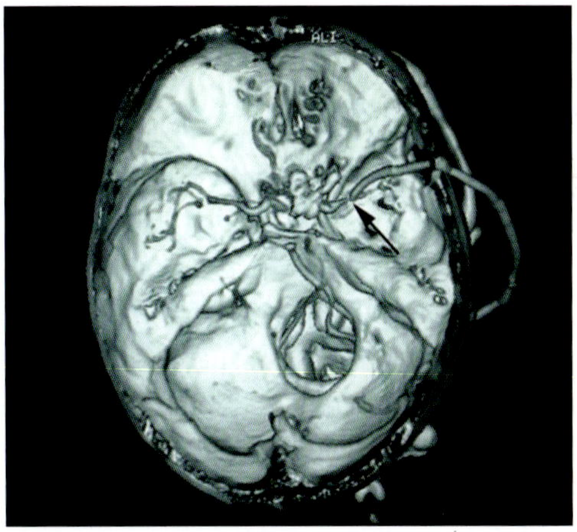

图 4-3-27　术后三维 CTA 轴位观

图 4-3-26、图 4-3-27 可见搭桥血管通畅，箭头所示分别为颅外段与颅内段吻合口。

手术点评（Surgical comments）

颅内外血管搭桥可分为：①低流量（15～25mL/min）的颅内外动脉搭桥，主要是用颞浅动脉与颅内血管搭桥治疗缺血性脑血管病。②中等流量（40～70mL/min）的血管搭桥，多利用桡动脉移植搭桥，从组织生理上看，选择动脉移植是理想的血管搭桥材料。但与大隐静脉相比，桡动脉管径不如静脉粗大，并且术中和术后易发生血管痉挛，影响术后脑血流量。此外，利用桡动脉血管长度不如大隐静脉取舍自如和取材方便。③高流量（75～150mL/min）的血管搭桥，是利用大隐静脉进行颅内外血管搭桥，充分满足大脑半球对血流的需要。

选择合适的手术入路和熟练的血管吻合技术对血管搭桥能否成功起着重要的作用。额颞开颅要采取有利于脑深部血管吻合的操作，完全磨除蝶骨嵴，沿眶板达前床突。额颞部要充分抵达脑底，眶顶的骨嵴应在额叶底面以下，颞骨鳞部应到中颅窝底。骨窗应在 6cm × 6cm 左右，达到充分显露大脑中动脉的 M_1 段和颈内动脉颅内段，以利于颈内动脉深部血管的吻合操作。在移植动脉与颈内动脉做端－侧吻合时，应在颈内动脉发出后交通动脉和大脑前动脉段之间，并要避免后交通动脉和脉络膜前动脉损伤。移植血管与大脑中动脉吻合时，要避免穿通动脉（直径＜ 1mm）的损伤。一般来说，术前血管造影不能判断这些细小穿通动脉的数量，特别是大脑中动脉近 1/3 段往往有豆纹动脉发出，供给尾状核头部和丘脑前部，要避免夹闭或损伤这些穿通动脉，移植血管的搭桥吻合应选在大脑中动脉 M_1 段末端。有报告移植血管的入颅走行多采用经肌肉下层或下颌骨和颧弓内侧走行的方式。作者认为，经皮下浅层走行移植血管的优点是手术操作简单，移植的搭桥血管走行于皮下宽松通道，避免了颞肌活动和肿胀对移植血管的压迫和束缚，并有利于术后观察搭桥血管的搏动。保持移植搭桥血管术后通畅除需要良好的显微血管吻合技术外，尚要考虑移植搭桥血管的选择、术中和术后移植血管通畅的监测以及术后全身抗凝药的应用等。为了观察移植搭桥血管通畅程度，术中和术后应用多普勒（TCD）监测吻合口开通和血流量是有效的检查方法。

第四节　乙状窦前联合远外侧入路基底动脉瘤夹闭术

Surgical clipping of large aneurysm of the basilar artery via petrous presigmoid sinus combined far lateral condylar approach

病例简介1

患者女性，35 岁。主因“突发头痛 4 天”，门诊以“基底动脉瘤”收入院。查体无明显神经系统阳性体征。行 CTA 及全脑血管造影术（DSA）检查如图示。

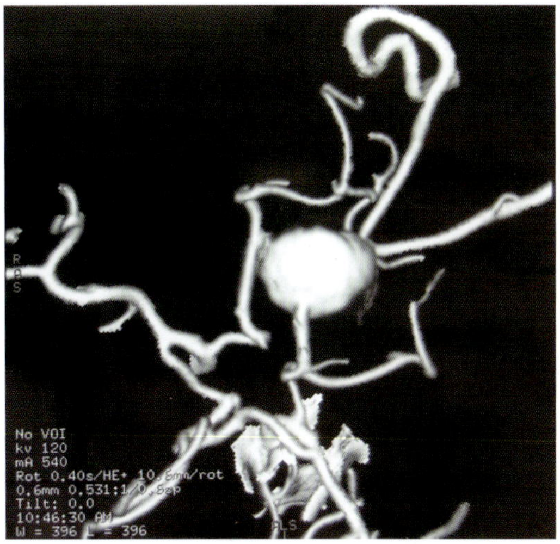

图 4-4-1　CTA 斜位观

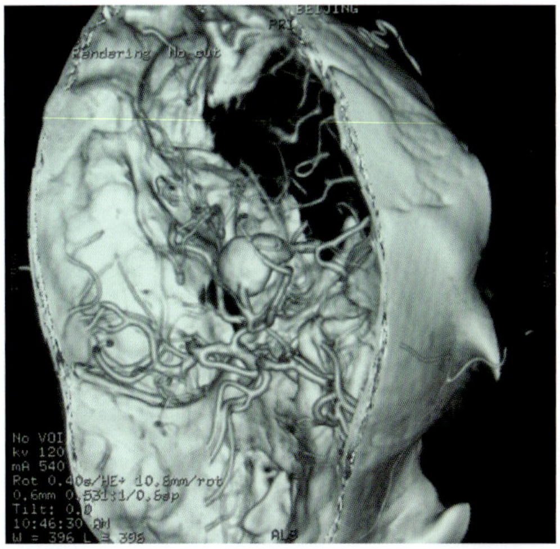

图 4-4-2　三维 CTA 侧位观

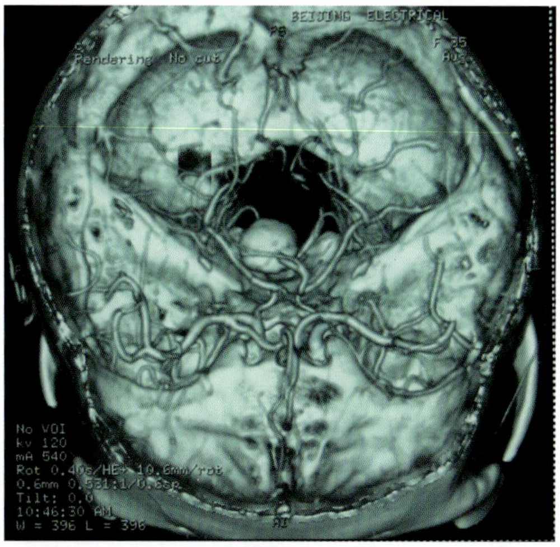

图 4-4-3　三维 CTA 轴位观

图 4-4-1 ~ 图 4-4-3 CTA 显示基底动脉中上段巨大球形动脉瘤，约 3cm × 3cm × 3cm 大小。

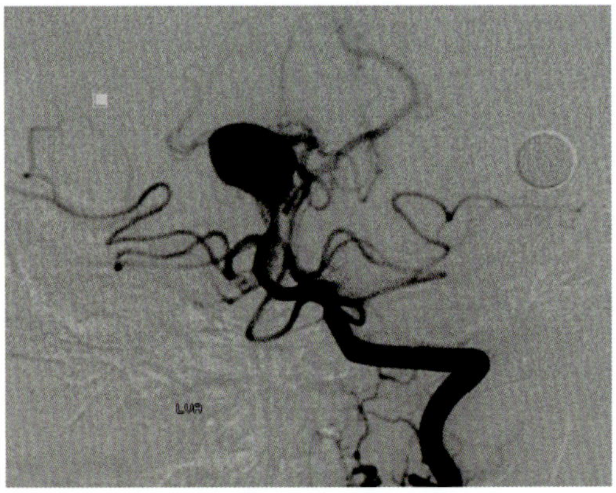

图 4-4-4　DSA 左侧椎动脉造影正位观

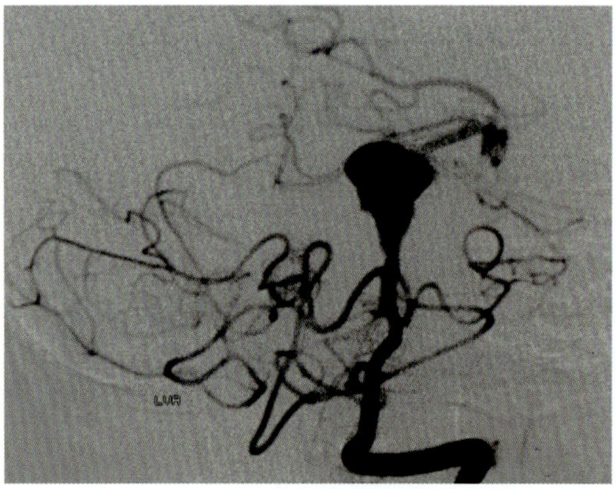

图 4-4-5　DSA 左侧椎动脉造影侧位观

图 4-4-4、图 4-4-5 DSA 显示基底动脉中上段呈异常扩张的类圆形异常染色影，动脉瘤大小约 3cm × 3cm × 4cm。

参见手术图 4-4-6 ~ 图 4-4-11。

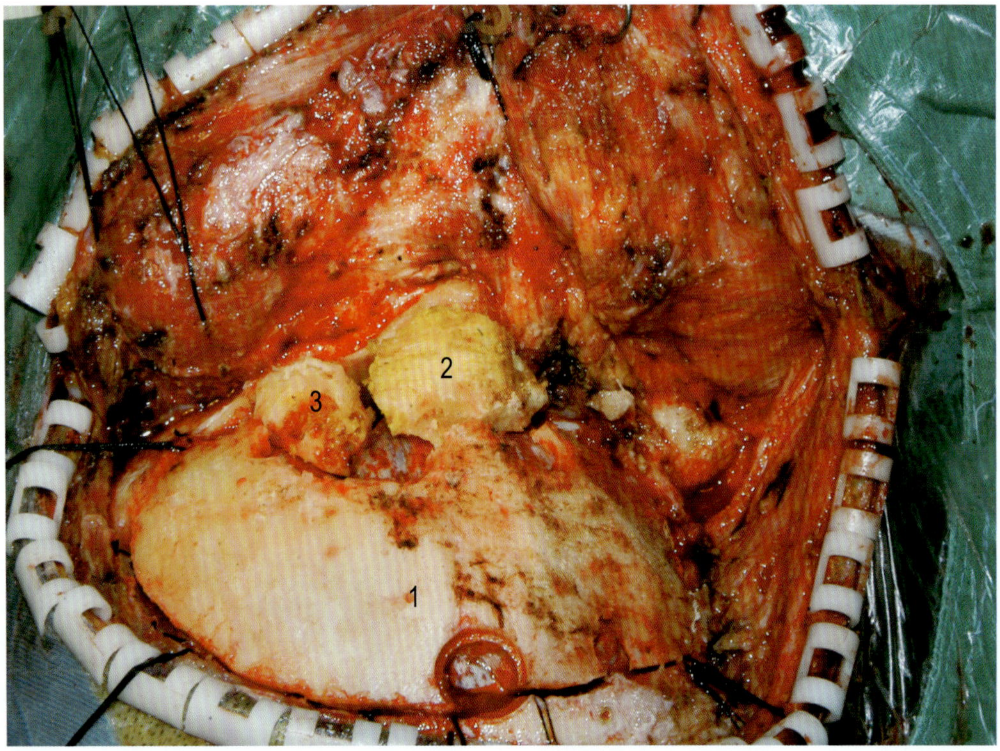

图 4-4-6　取右侧乙状窦前联合远外侧入路，分块铣开颞鳞和枕鳞、岩骨的乳突部和岩骨的鼓部骨瓣。1 颞鳞和枕鳞骨瓣；2 岩骨的乳突部骨瓣；3 岩骨的鼓部骨瓣

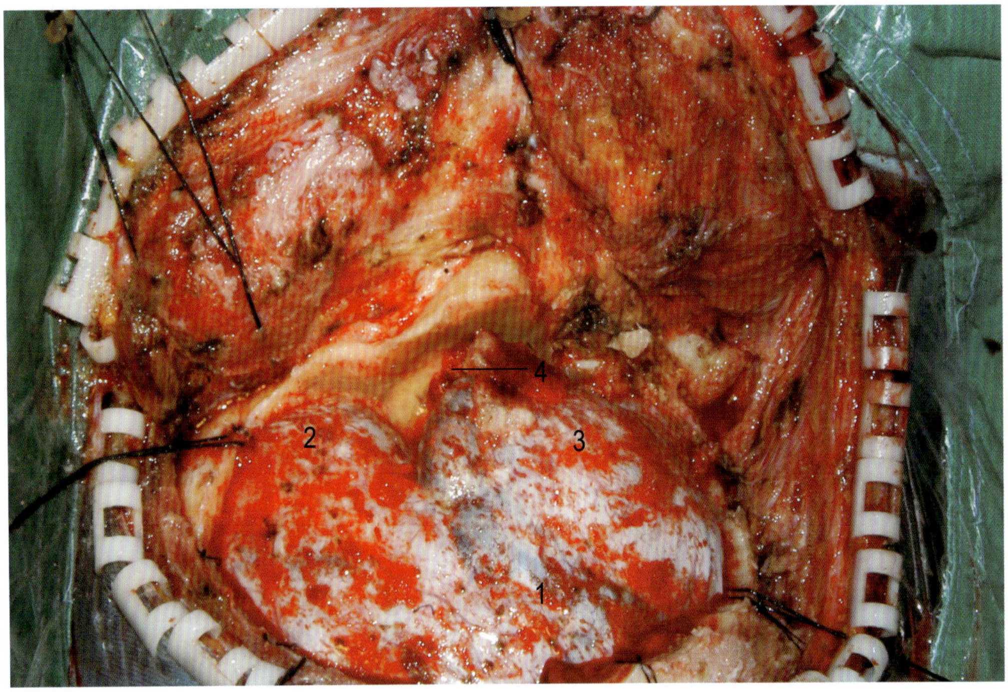

图 4-4-7　分块取下颞鳞和枕鳞、岩骨的乳突部和岩骨的鼓部骨瓣后，磨除部分岩骨嵴和岩骨后坡，向内达岩尖，显露乙状窦岩骨三角。1 横窦；2 颞底硬脑膜；3 小脑硬脑膜；4 岩骨后三角

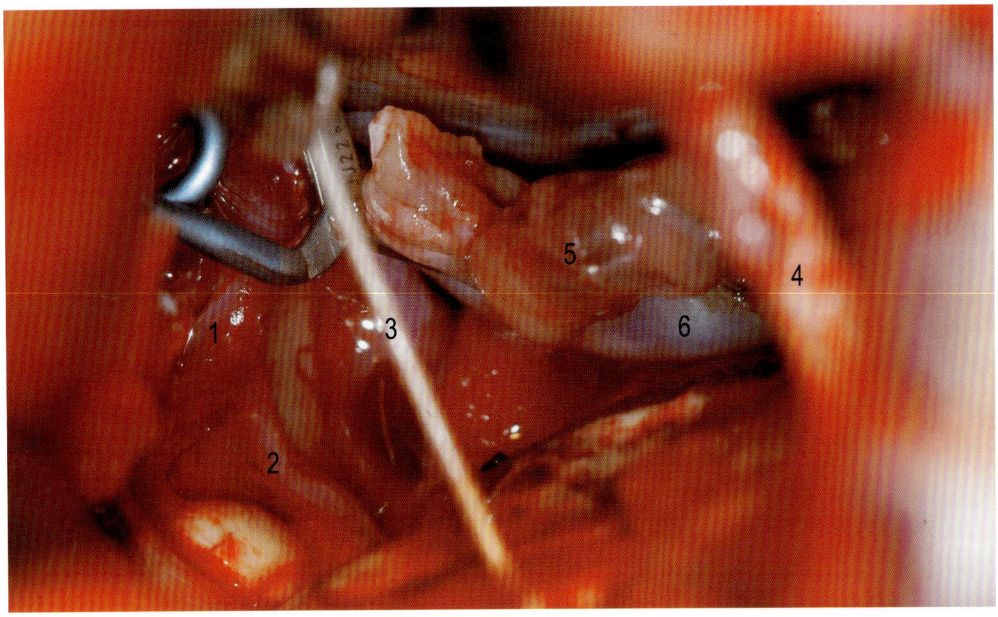

图 4-4-8　动脉瘤壁部分切除后，用一枚角度 120°、叶片长 25mm 的动脉瘤夹将动脉瘤夹闭。1 大脑后动脉；2 小脑上动脉；3 滑车神经；4 三叉神经；5 动脉瘤体切除后残端；6 重建后的基底动脉

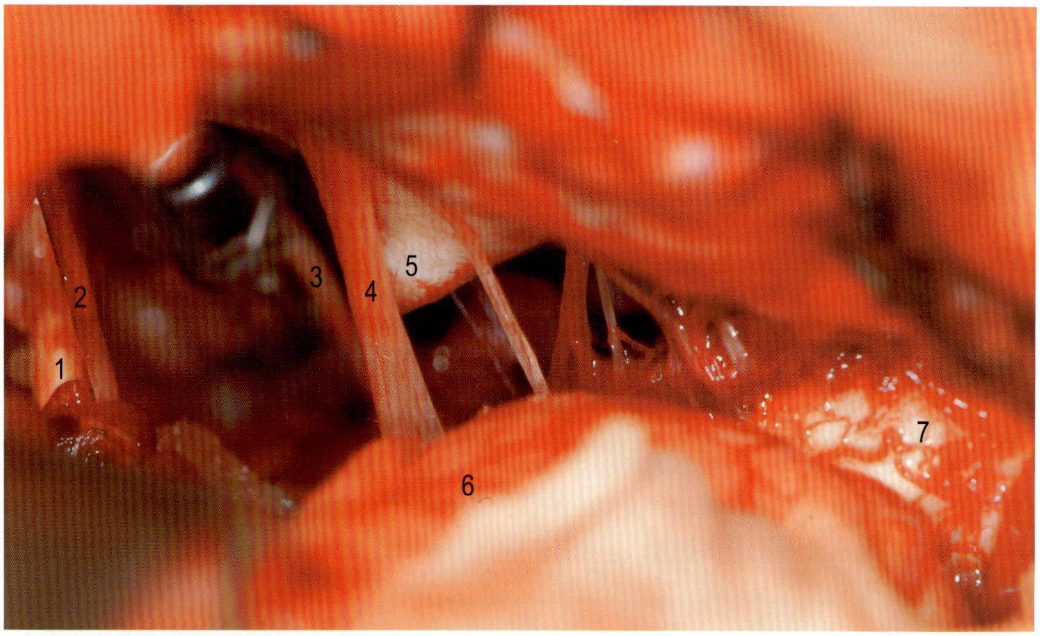

图 4-4-9　动脉瘤夹闭后手术野幕下观。1 前庭蜗神经；2 面神经；3 展神经；4 舌咽神经；5 颈静脉孔结节；6 脑桥；7 延髓

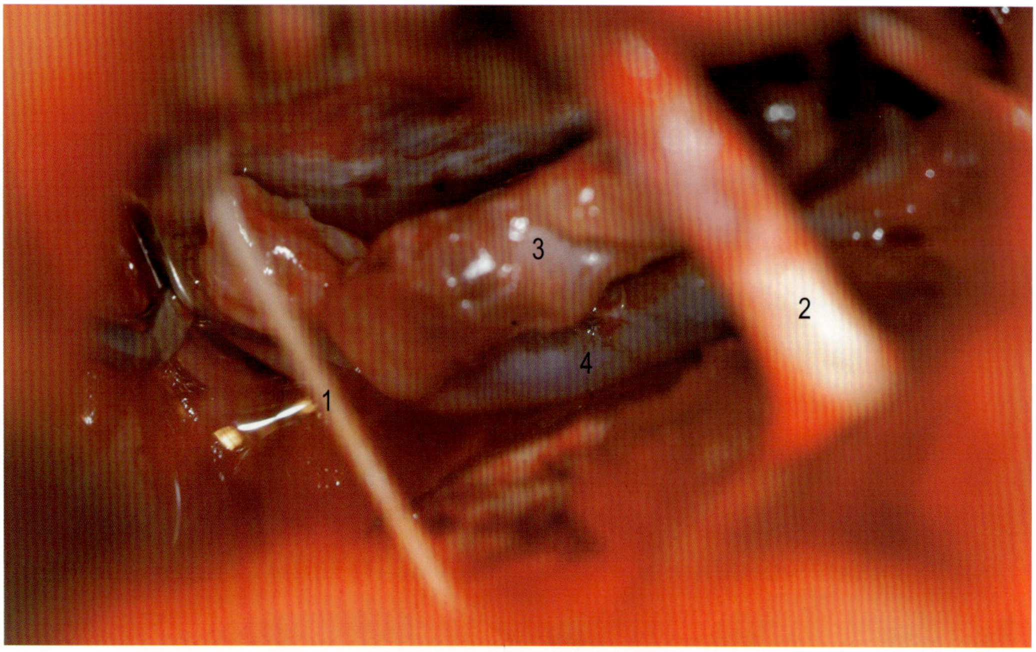

图 4-4-10　夹闭动脉瘤之后，可见夹闭后动脉瘤体的残端后重建的基底动脉。1 滑车神经；2 三叉神经；3 动脉瘤体残端；4 重建后的基底动脉

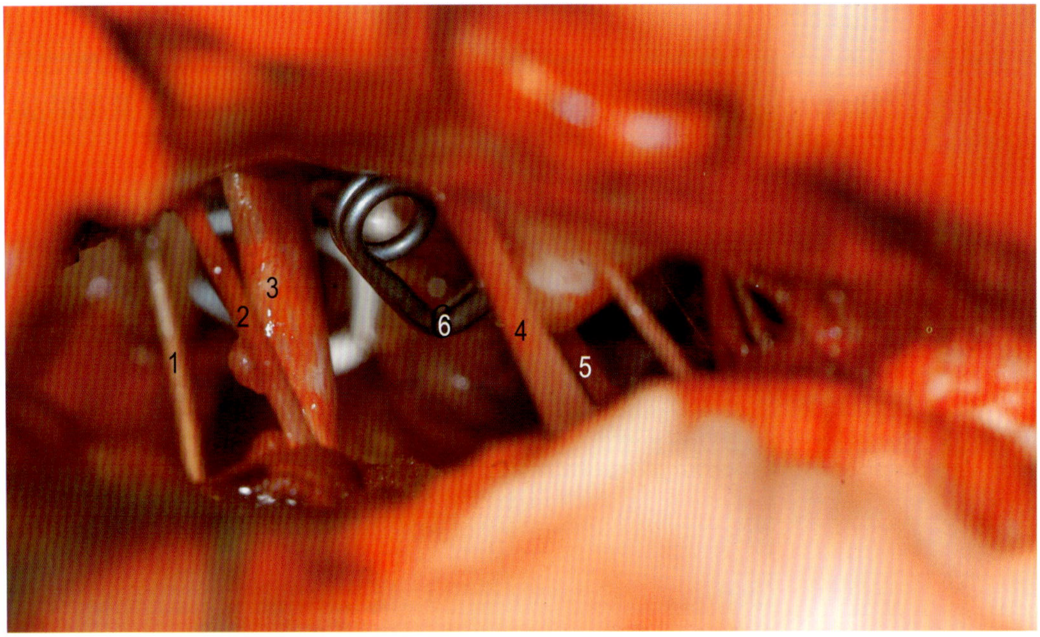

图 4-4-11　动脉瘤夹闭后，进一步观察手术视野，其中有一枚长 15mm 的直式叶片动脉瘤夹将动脉瘤残留部分夹闭。1 滑车神经；2 面神经；3 前庭蜗神经；4 舌咽神经；5 展神经；6 直式叶片动脉瘤夹

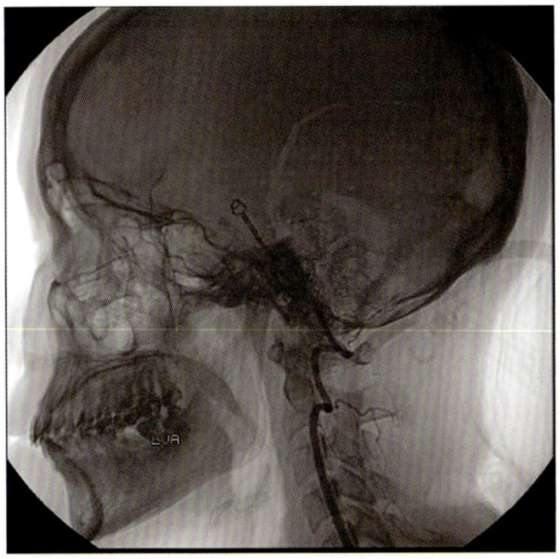

图 4-4-12　术后 DSA 左侧椎动脉造影侧位观

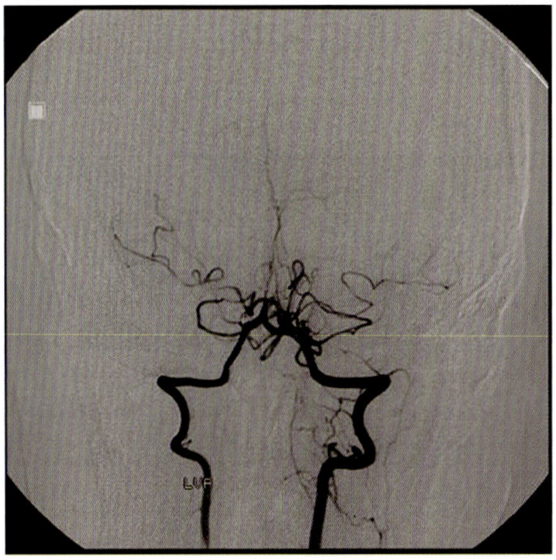

图 4-4-13　术后 DSA 左侧椎动脉造影正位观

图 4-4-12、图 4-4-13 术后 DSA 可见动脉瘤消失。

病例简介2

患者男性，42 岁。主因“突发剧烈头痛伴呕吐 18 天”，门诊以“蛛网膜下腔出血”收入院。查体可见神清语利，略有颈部抵抗，余无明显神经系统阳性体征。行全脑血管造影术（DSA）检查如图 4-4-14 所示。

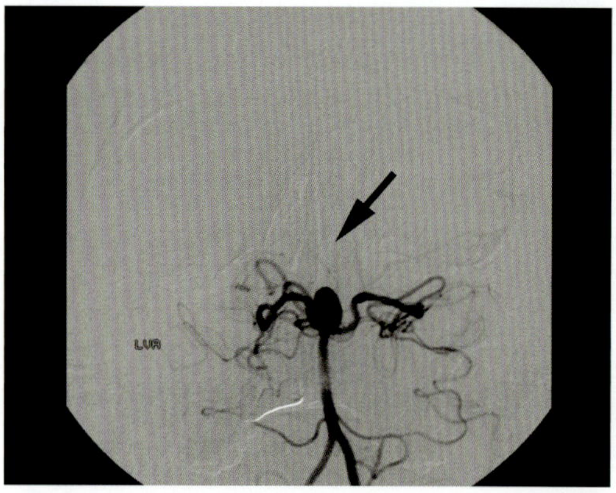

图 4-4-14　脑血管造影见基底动脉顶分叉部 2cm 大小动脉瘤，瘤颈宽约 1cm（箭头所示）。动脉瘤体周围伴有丘脑后穿通动脉细支，双侧大脑后动脉向后走行

参见手术图 4-4-15 ~ 图 4-4-17。

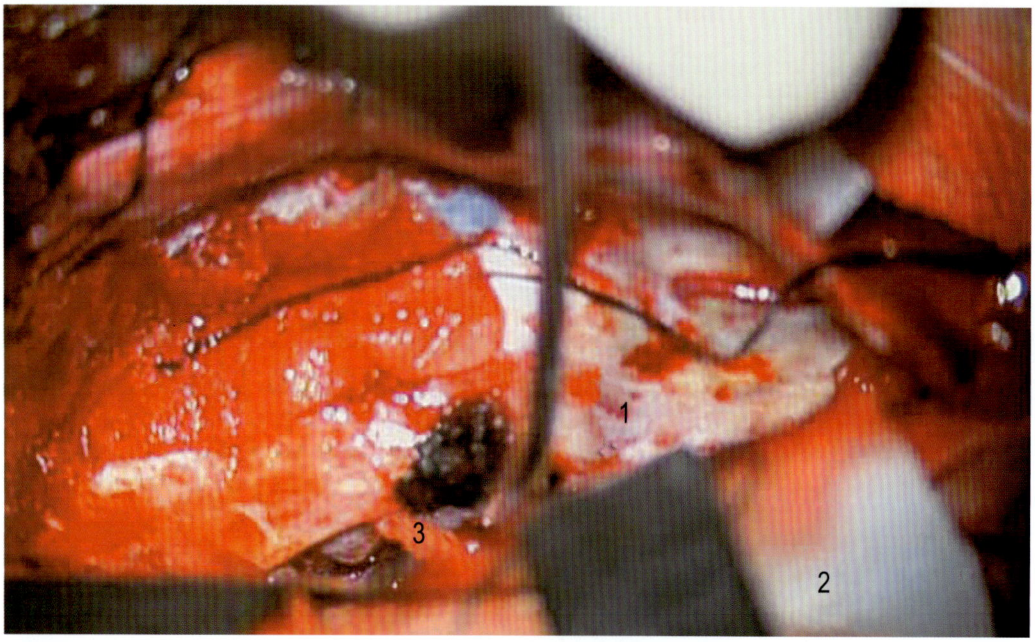

图 4-4-15　抬起颞底、小脑幕于动眼神经穿入硬膜后 1.5cm 处切开约 0.5cm 长口，显露环池结构，可见：1 小脑幕；2 颞叶；3 动眼神经

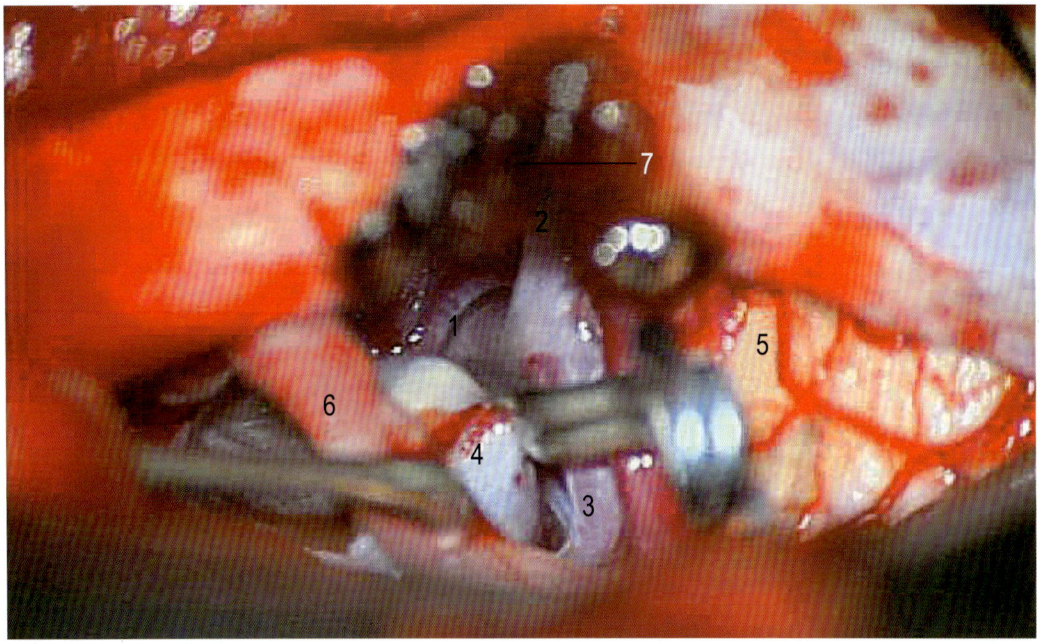

图 4-4-16　进一步显露环池和脚间结构，动脉瘤瘤颈夹闭，可见：1 基底动脉干；2 右侧大脑后动脉；3 左侧大脑后动脉；4 动脉瘤瘤体；5 大脑脚；6 动眼神经；7 小脑幕切开豁口

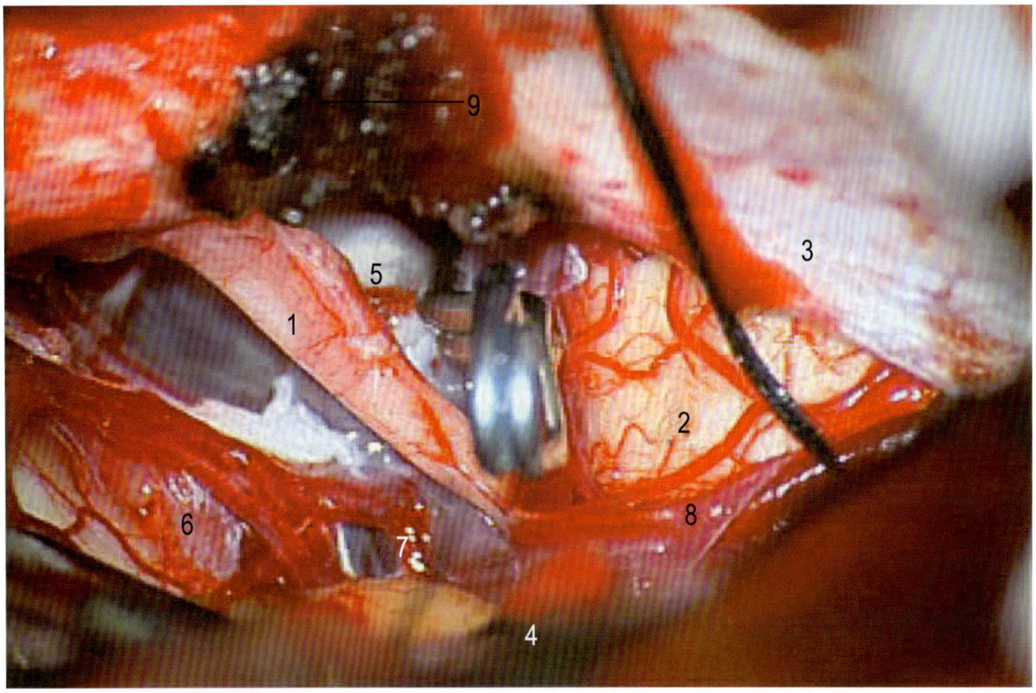

图 4-4-17　动脉瘤瘤颈夹闭后，进一步显露环池和脚间池结构，可见：1 动眼神经；2 大脑脚；3 小脑幕；4 颞叶；5 动脉瘤瘤体；6 下丘脑底；7 后交通动脉；8 大脑后动脉；9 小脑幕切开豁口

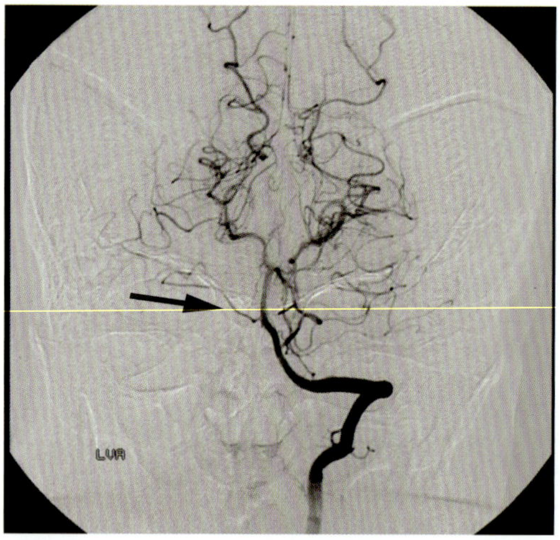

图 4-4-18　术后左椎动脉脑血管造影（DSA）正位像

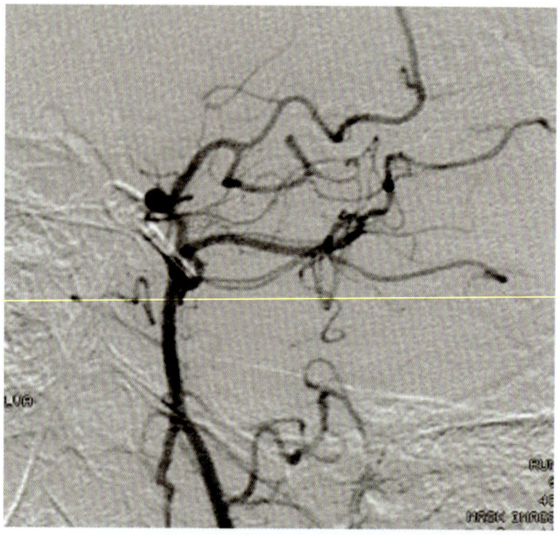

图 4-4-19　术后左椎动脉脑血管造影（DSA）侧位像

图 4-4-18、图 4-4-19 显示椎动脉血管造影手术后正位及侧位像，可见基底动脉顶部动脉瘤完全夹闭，双侧大脑后动脉及其穿通动脉显影良好。

手术点评（Surgical comments）

基底动脉可分为基底动脉主干、顶和底，分叉处动脉瘤为后循环常见动脉瘤。其中以基底动脉顶动脉瘤常见，约占颅内动脉瘤的 5%；其次是基底动脉主干动脉瘤，约占颅内动脉瘤的 0.5%，以基底动脉发出小脑上动脉分支上下常见。本书显示的基底动脉主干巨大梭形动脉瘤属于罕见病例。

术前神经影像学分析对动脉瘤的手术十分重要。多数情况下约 50% 的基底动脉顶分叉处与后床突平齐水平，约 30% 的人高出后床突，20% 的人低于后床突。对于年龄较大或长期高血压和动脉硬化患者会有分叉部位置升高，甚至顶到第三脑室顶部。一般认为基底动脉瘤顶指向倾向于 3 种位置：一是动脉瘤顶指向前和前上方，即瘤顶指向鞍背；二是指向上和后上方（28%），此型瘤顶可指向第三脑室底后部。此二型动脉瘤顶部多与基底动脉末端后壁和双侧大脑后动脉 P_1 段起始部发出，向脚间窝和后穿质的丘脑后穿通动脉背离，术中易于将这些穿通动脉分离；三是动脉瘤顶指向后和后下方，动脉瘤顶朝向脚间窝，并被第三脑室底、乳头体覆盖或凸向第三脑室，当瘤体较大时可产生视交叉受压和脑室系统阻塞症状。基底动脉分叉部动脉瘤基本上分为颞下手术入路（Drake approach）和 Yaşargil 的翼点手术入路。前者手术入路的优点，一是缩短了基底动脉分叉处的手术距离；二是从侧方入路有利于对顶部指向后和后下方动脉瘤的处理。其缺点为对颞叶牵拉较大以及对侧大脑后动脉 P_1 段和丘脑穿通动脉术中观察较差。翼点入路的优点为不需要牵拉颞叶，术中可很好地观察双侧大脑后动脉 P_1 段及其发出的丘脑穿通动脉，对于伴有前循环动脉瘤时，经翼点入路可同时给予夹闭；缺点是动脉瘤的手术操作距离增加，需要较大程度地分开外侧裂；手术操作的空间不如颞下入路，不易看到从基底动脉顶端和双侧大脑后动脉 P_1 段后壁发出的穿通动脉。作者将标准翼点入路向后扩展，切断颧弓开颅扩大中颅窝底，其目的是从前方和侧方均可较好地观察、分离基底动脉分叉部的穿通动脉和双侧大脑后动脉 P_1 段。切断颧弓后，可使中颅窝底扩大，便于从颞下面入路到达环池前外侧，避免过多地牵拉颞底，并能得到较大的手术操作空间；有利于从较低位的颈动脉外侧间隙和动眼神经外侧间隙观察和处理动脉瘤，取得良好夹闭动脉瘤的位置和方向。其缺点为开颅范围较大，开颅所需时间长于翼点和颞下两种开颅手术入路。从术中可看到，基底动脉顶分叉处动脉瘤颈往往是两侧的直径宽于前后径，这样从翼点入路前方夹闭动脉瘤颈容易造成对基底动脉和双侧大脑后动脉 P_1 段过度的牵拉和扭曲，致使穿通动脉移位较大造成损伤。虽然从侧方夹闭动脉瘤颈时，对侧大脑后动脉 P_1 段不易观察，但可以将从对侧向前外走行于大脑后动脉 P_1 段和小脑上动脉之间的动眼神经作为辨别的解剖标志。由于基底动脉顶分叉处动脉瘤手术视野不如前循环动脉瘤术野显露开阔，因此要选择适合动脉瘤颈宽度的动脉瘤夹叶片。如果动脉瘤夹叶片过长，有夹闭对侧大脑后动脉 P_1 段的危险；动脉瘤夹叶片太短，则动脉瘤颈夹闭不全。作者有 2 例动脉瘤内有血栓形成和血管内治疗后的金属栓塞物病例，术中需要阻断载瘤动脉，切开瘤壁取栓缩小瘤体方能夹闭。然而，基底动脉暂时阻断的安全时限较前循环的一些动脉均短，一般认为基底动脉暂时阻断的安全时限为 13 分钟以内。同时，在阻断载流动脉时，要了解脑血管造影所见的后交通动脉与大脑后动脉 P_1 段的吻合情况，如有后交通动脉开放不全或缺如，在暂时阻断基底动脉和大脑后动脉时应慎重。本书中基底动脉主干梭形巨大动脉瘤血管造影显示双侧后交通动脉与大脑后动脉吻合较好，故可较安全地阻断基底动脉主干，切开动脉瘤体，将基底动脉主干用动脉瘤夹塑形，保持基底动脉主干的形态结构。对于后交通动脉与大脑后动脉侧支循环吻合较差的患者，可利用大隐静脉或桡动脉做颈外动脉与大脑后动脉高流量血管搭桥，以保证动脉瘤夹闭后大脑后动脉的供血。对于基底动脉主干上 1/3 的动脉瘤，可采取颞下入路或乙状窦前入路；对于基底动脉主干中 1/3 的动脉瘤，可采取远外侧入路或乙状窦前入路；对于基底动脉主干下 1/3 的动脉瘤，可采取远外侧入路或枕骨髁入路；对于累及基底动脉主干较长的动脉瘤，可选择联合入路。

当巨大瘤体影响载瘤动脉的显露时，可采取先切开动脉瘤壁，取出瘤内血栓，部分夹闭动脉瘤体，在控制出血的同时逐步缩小动脉瘤体积的夹闭方法。与其他部位动脉瘤手术相同，导致基底动脉顶分叉处动脉瘤手术夹闭效果不佳的原因有动脉瘤分级较高、高龄患者、术中动脉瘤破裂、动脉瘤较大、大血管闭塞或穿通动脉损伤、晚期血管痉挛。动脉瘤完全夹闭可有效防止再出血的发生。然而，宽颈或大动脉瘤多有大脑后动脉和穿通动脉从动脉瘤颈处发出，夹闭动脉瘤颈会造成这些重要血管的损伤，这是宽颈和大基底动脉顶分叉处动脉瘤死亡率和致残率高的重要原因。为了防止穿通动脉和大血管的损伤，一些学者放弃从动脉瘤颈处完全夹闭动脉瘤，而是把动脉瘤易破裂出血的顶、体部和较薄弱的动脉壁夹闭，并塑形载瘤动脉，保留由动脉瘤颈处发出的丘脑穿通动脉和大脑后动脉，以达到防止再出血的发生。

第五节　动静脉畸形切除术加动脉瘤夹闭术

Surgical resection of cerebral arteriovenous malformations combined clipping the aneurysm

病例简介1

患者女性，30 岁。主因“突发头痛 1 周”，门诊以“右额叶动静脉畸形”收入院。查体无明显神经系统阳性体征。行 MR 及全脑血管造影（DSA）检查如图示。

图 4-5-1 ~ 图 4-5-3 可见右额叶混杂信号，有血管流空影，无占位征象。

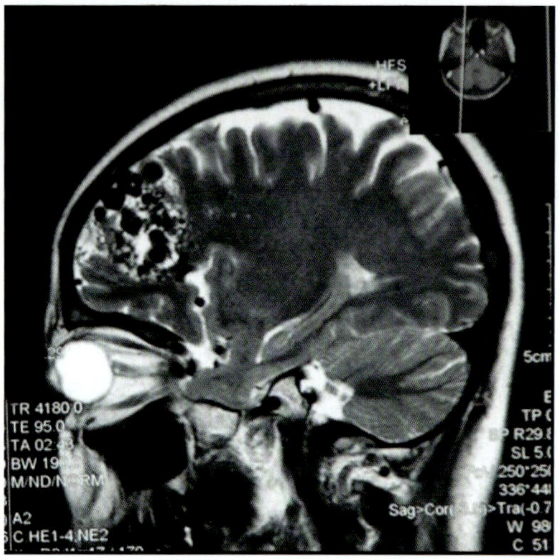

图 4-5-1　MR 平扫 T_2 像矢状位

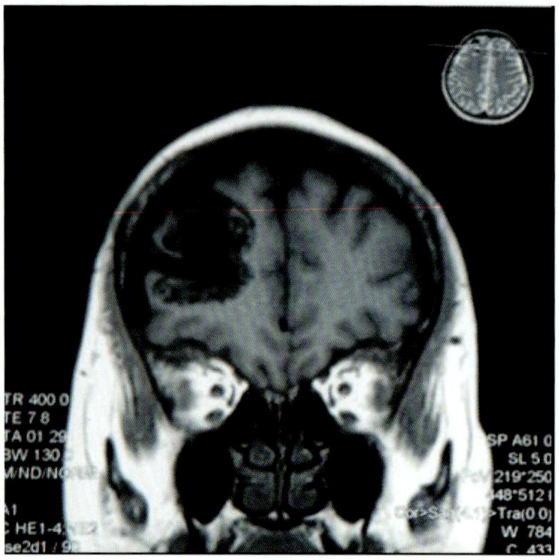

图 4-5-2　MR 平扫 T_1 像冠状位

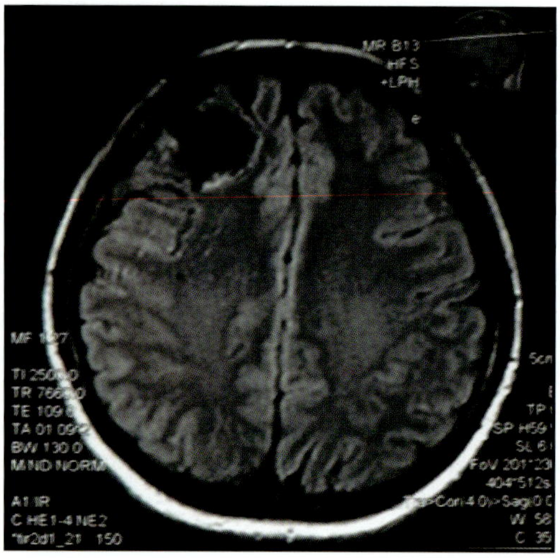

图 4-5-3　MR 平扫 T_1 像轴位

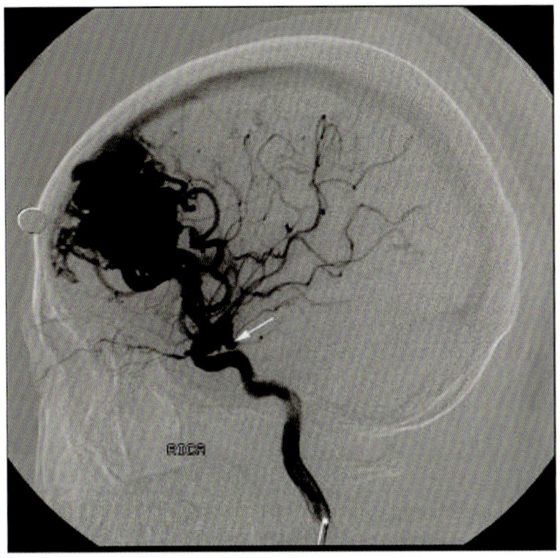

图 4-5-4　DSA 右侧颈内动脉造影侧位观，可见右额叶异常染色畸形血管团，由大脑前动脉额极动脉和大脑中动脉的额前动脉供血。右侧后交通动脉瘤（箭头所示）

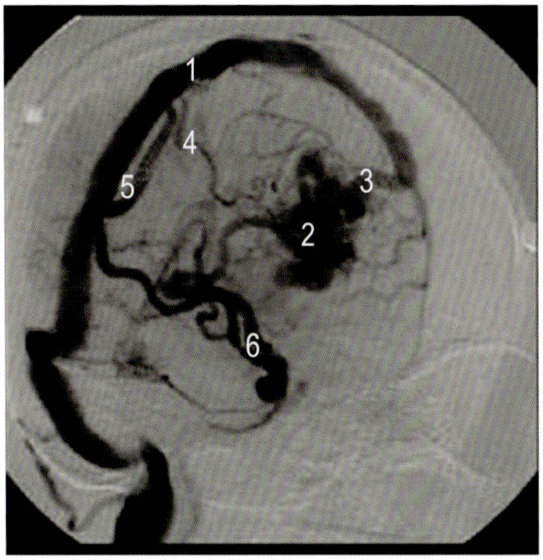

图 4-5-5　DSA 右侧颈内动脉造影静脉期斜位观，可见异常染色畸形血管团主要经大脑半球上吻合静脉向上矢状窦引流，部分经下吻合静脉向乙状窦引流。1 上矢状窦；2 畸形血管团；3 上吻合静脉；4 额后静脉；5 上吻合静脉；6 下吻合静脉

参见手术图 4-5-6 ~ 图 4-5-12 及术后复查 CTA 图 4-5-13 ~ 图 4-5-14。

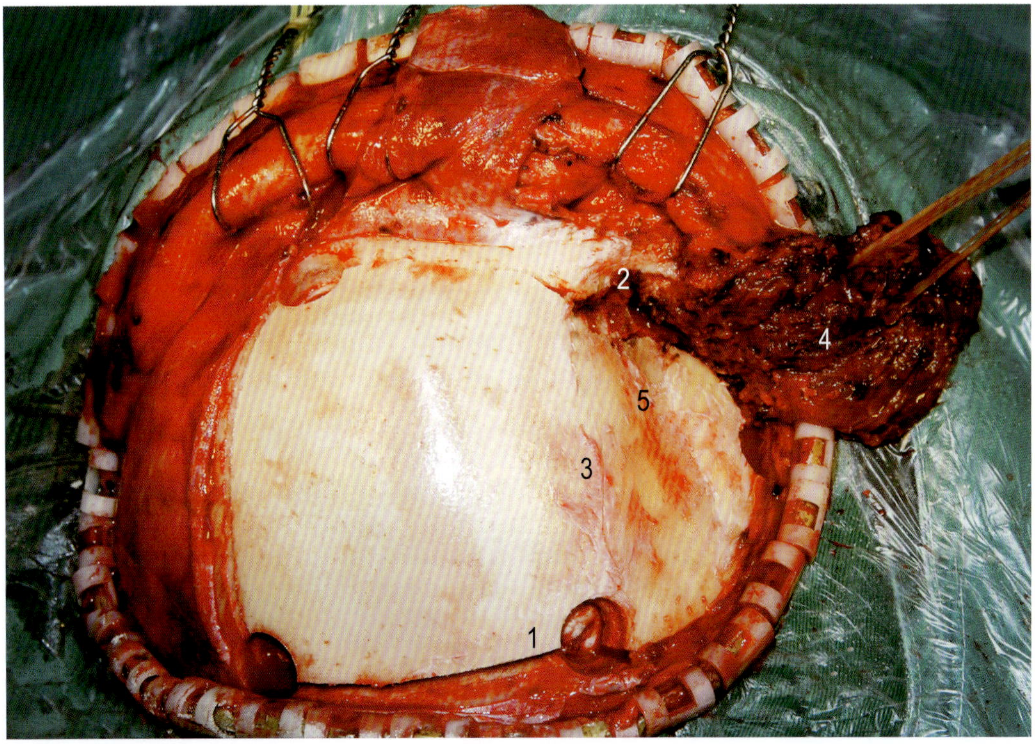

图 4-5-6　额颞顶冠状切口开颅。可见：1 冠状缝；2 额骨颧突；3 颞上线；4 颞肌；5 翼点

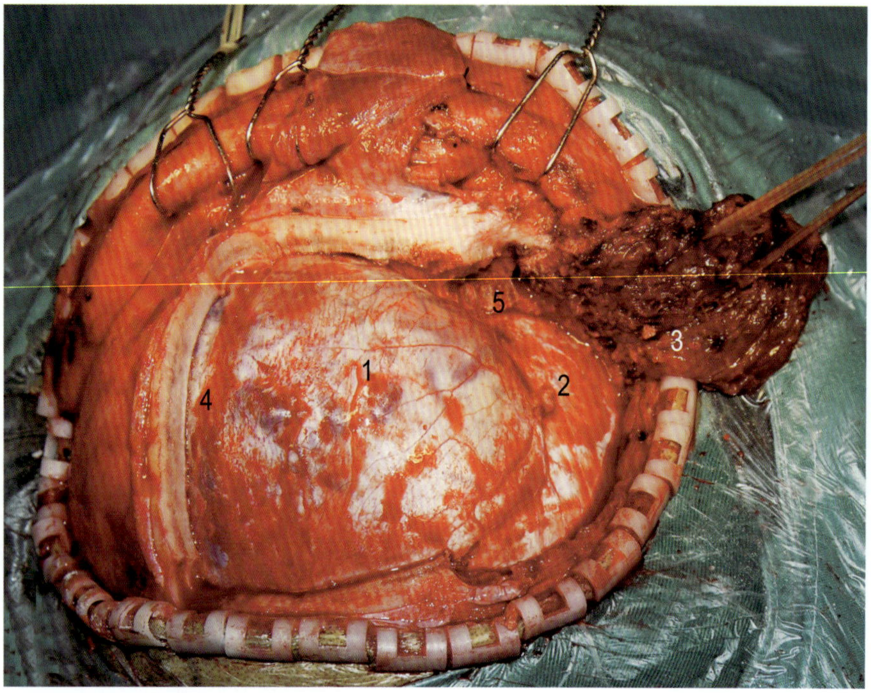

图 4-5-7　取下骨瓣，显露额-颞-顶部硬脑膜，可见：1 额叶；2 颞叶；3 颞肌；4 矢状窦；5 蝶骨嵴

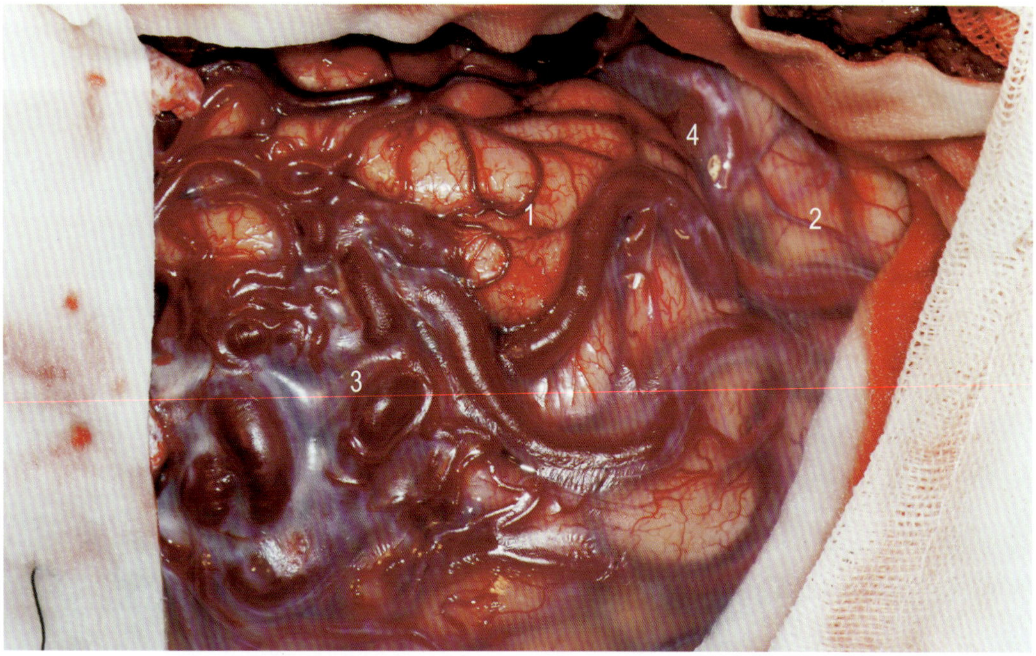

图 4-5-8　剪开硬膜，可见额叶表面畸形血管团。1 额叶；2 颞叶；3 畸形血管团；4 外侧裂

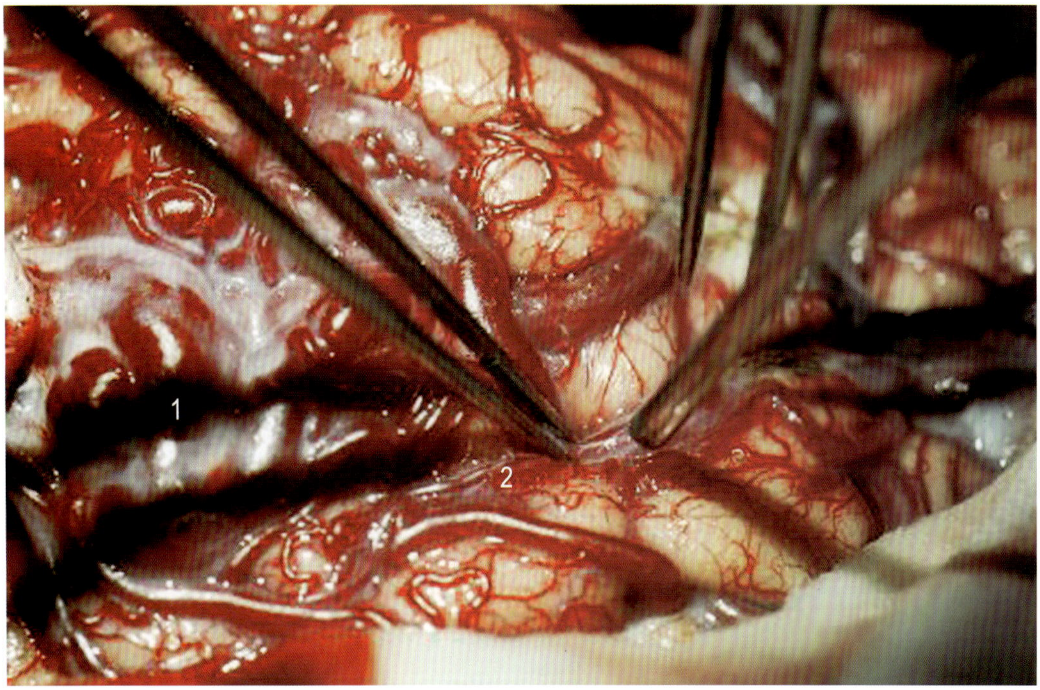

图 4-5-9　沿畸形血管团周边电凝离断脑畸形血管的供血动脉。1 畸形血管团；2 供血动脉

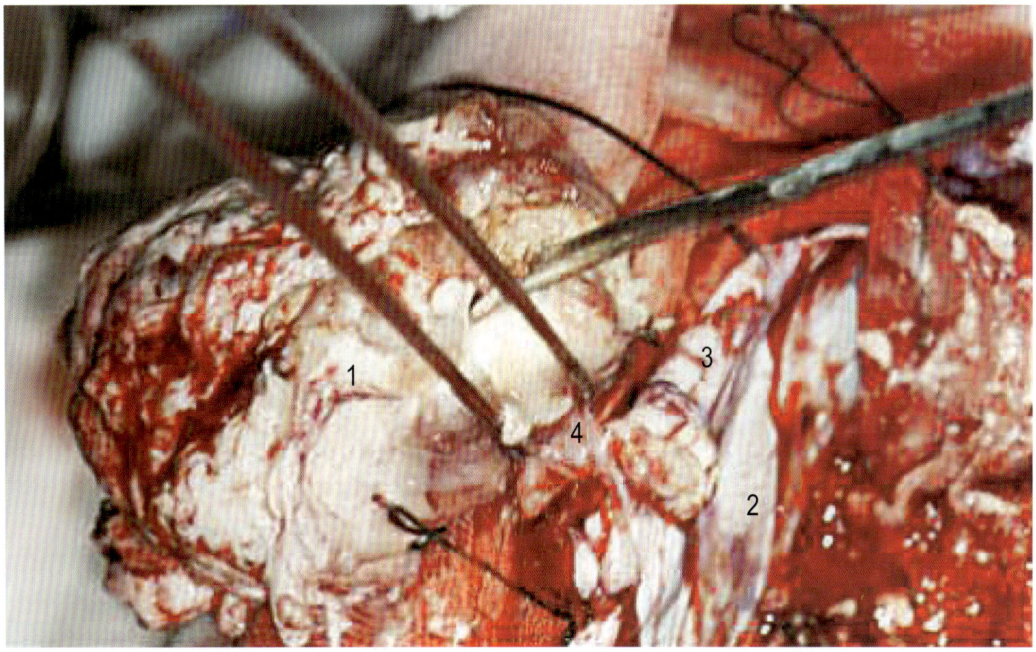

图 4-5-10　完整切除畸形血管团，最后处理引流静脉。1 畸形血管团；2 大脑镰；3 上矢状窦；4 引流静脉

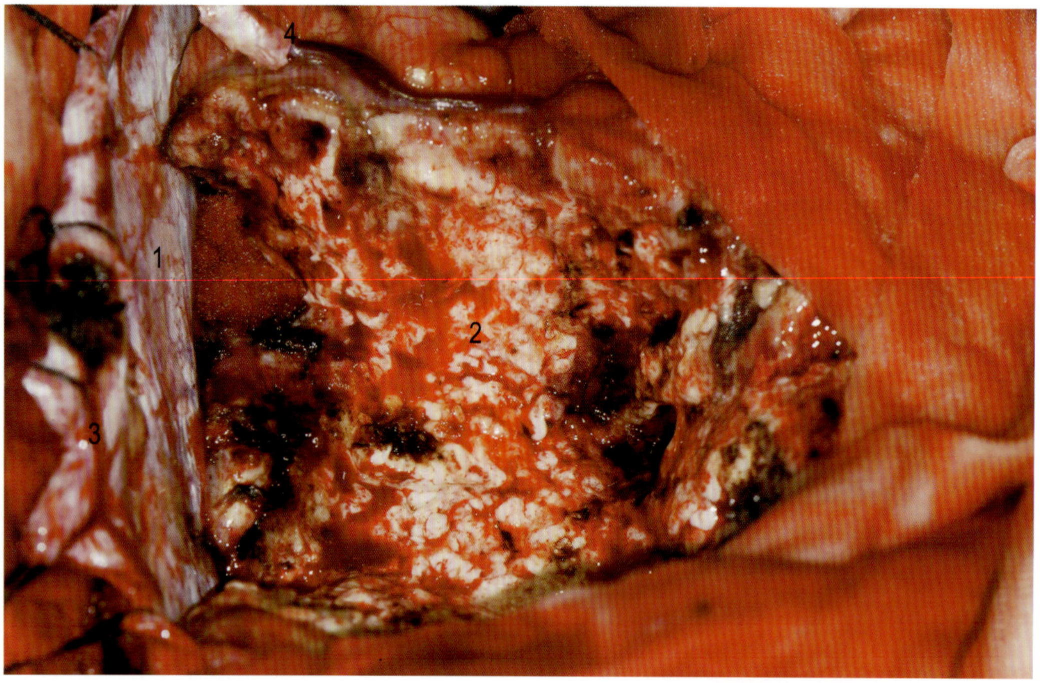

图 4-5-11　切除动静脉畸形后额叶残腔。1 大脑镰；2 额叶残腔；3 上矢状窦；4 额极

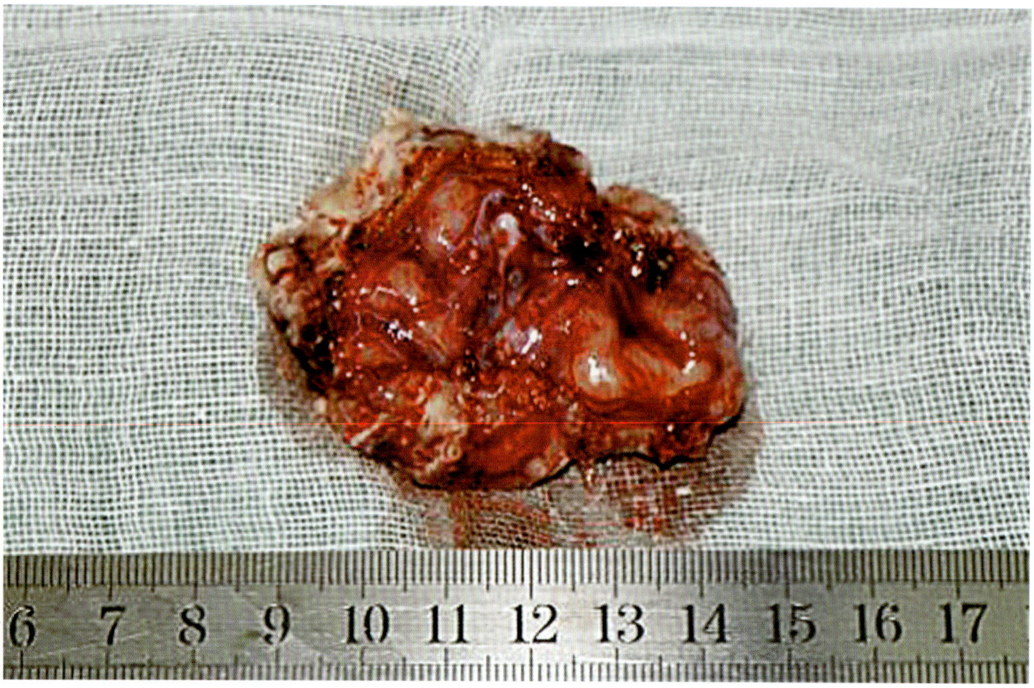

图 4-5-12　脑动静脉畸形切除后标本

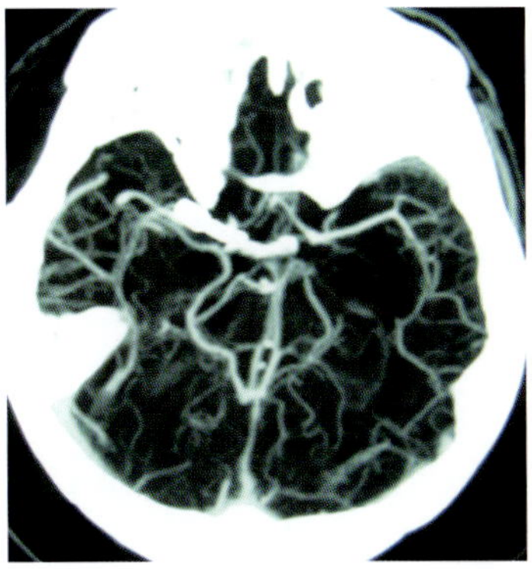

图 4-5-13　术后 1 周复查 CTA 轴位像，可见动脉瘤及血管畸形团消失

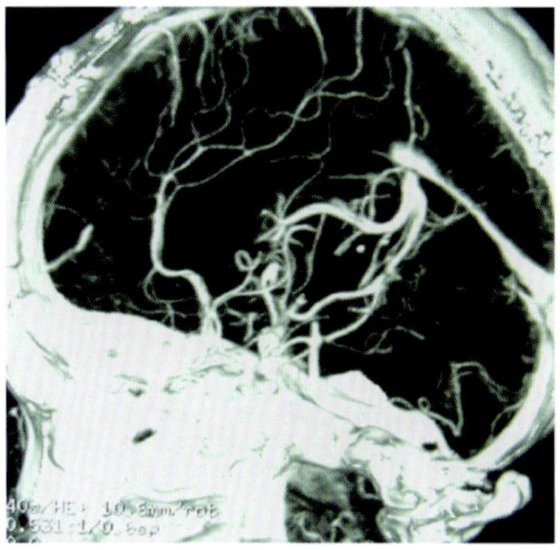

图 4-5-14　术后 1 周复查 3D-CTA 侧位像，可见动脉瘤及血管畸形团消失

病例简介2

患者女性，63 岁。主因“突发头痛，右侧上睑下垂半个月”，门诊以“右侧后交通动脉瘤及右颞叶动静脉畸形”收入院。查体：患者自述有幻觉。行全脑血管造影（DSA）检查如图 4-5-15 ~ 图 4-5-17 示。

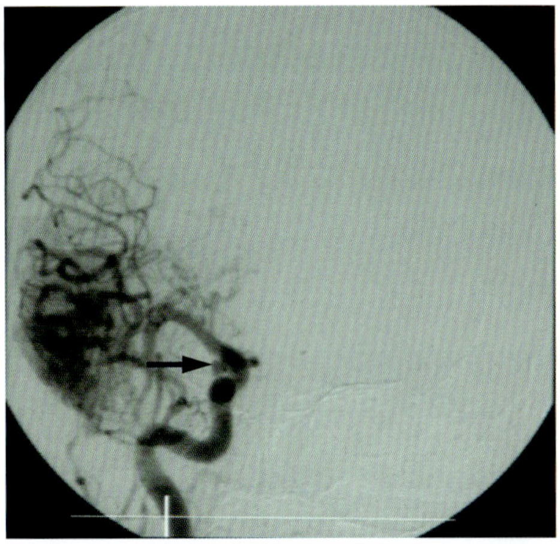

图 4-5-15　DSA 右侧颈内动脉造影正位像，可见后交通段囊状动脉瘤（箭头所示），约 0.3cm×1.0cm。同时可见右颞叶血管畸形团

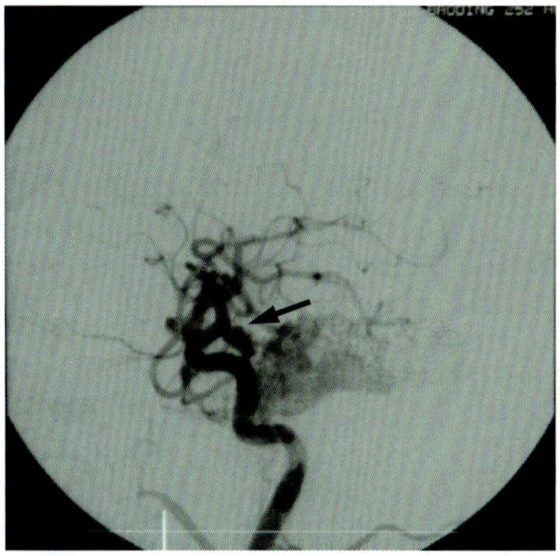

图 4-5-16　DSA 右侧颈内动脉造影侧位像，可见动脉瘤（箭头所示）及动静脉畸形团

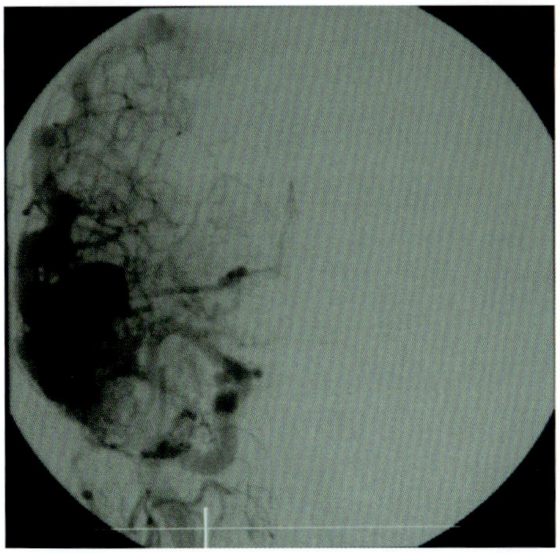

图 4-5-17　DSA 右侧颈内动脉造影正位像静脉期，可见右颞叶有一约 3cm×4cm 异常染色影，大脑中动脉颞枕支供血，向后引流到上矢状窦后部

参见手术图 4-5-18 ~ 图 4-5-21。

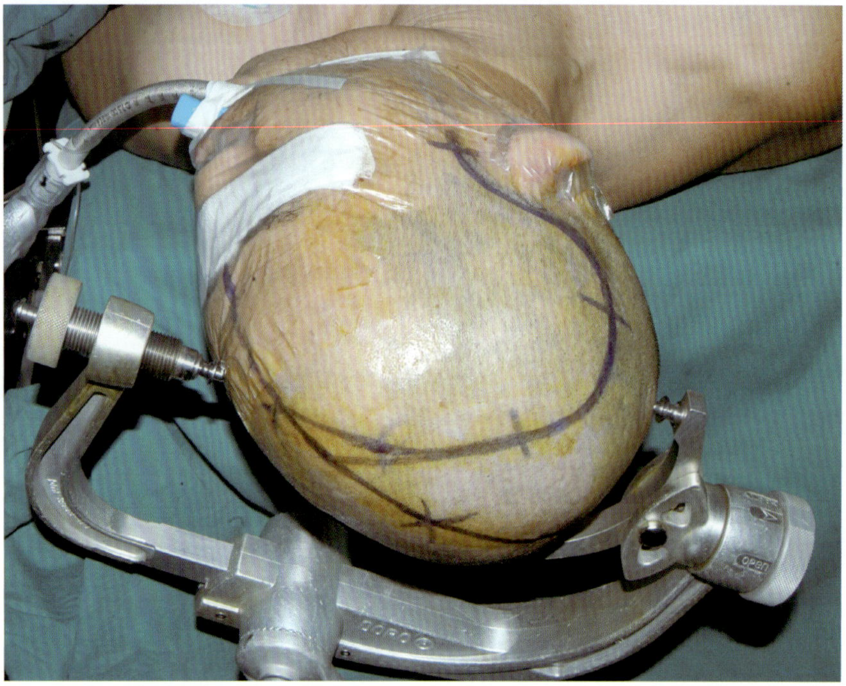

图 4-5-18　患者仰卧位，取右额颞问号形头皮切口

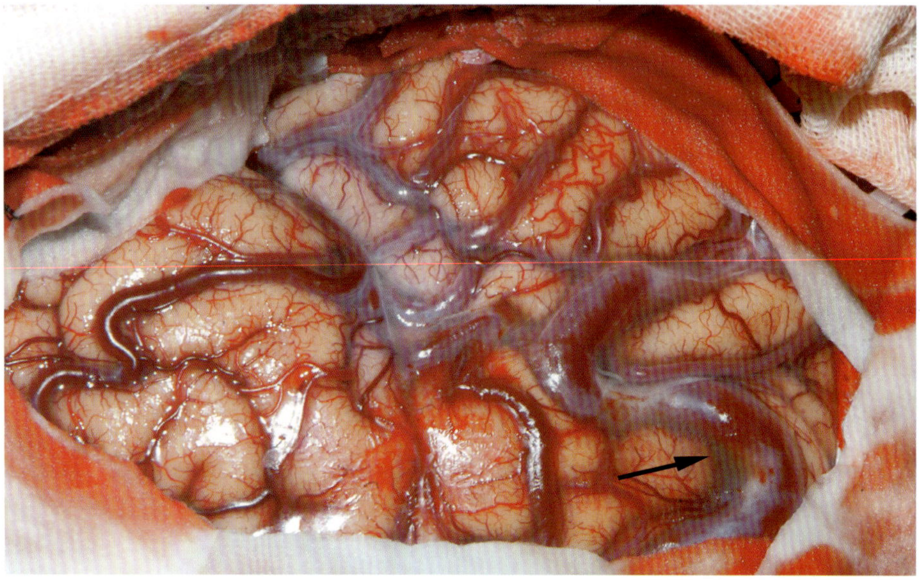

图 4-5-19　剪开硬膜后，见右颞叶表面动静脉畸形血管团和向上矢状窦引流的动脉化粗大静脉（箭头所示）

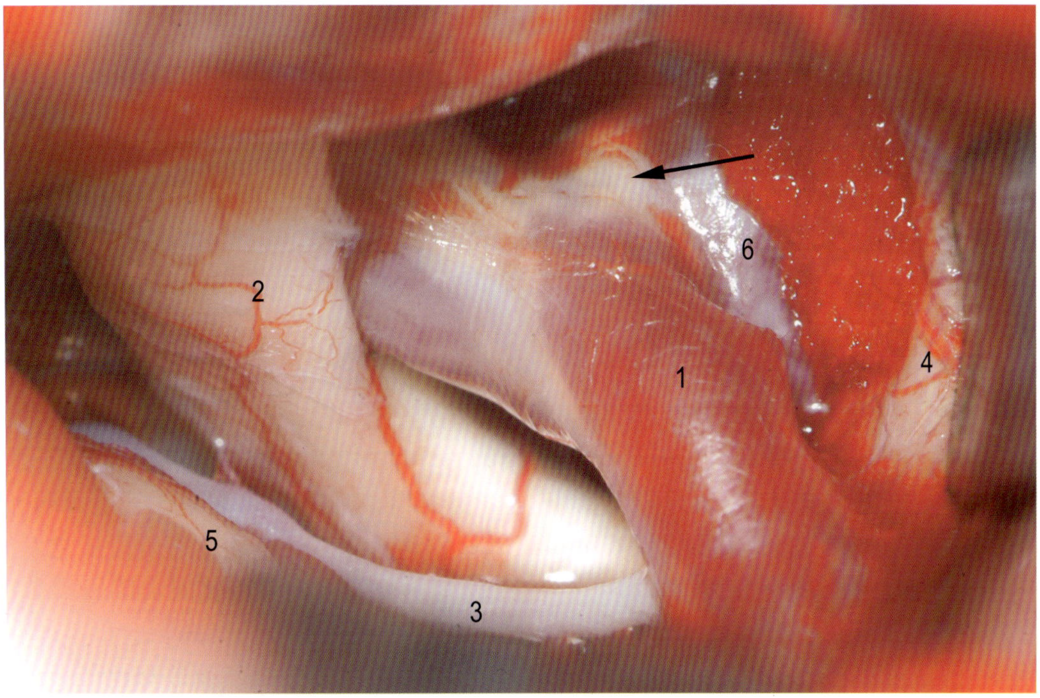

图 4-5-20　分开外侧裂，解剖颈内动脉池和视交叉池后，显露动脉瘤，箭头所示为动脉瘤颈。1 颈内动脉；2 视神经；3 大脑前动脉；4 颞叶；5 额叶；6 动脉瘤体

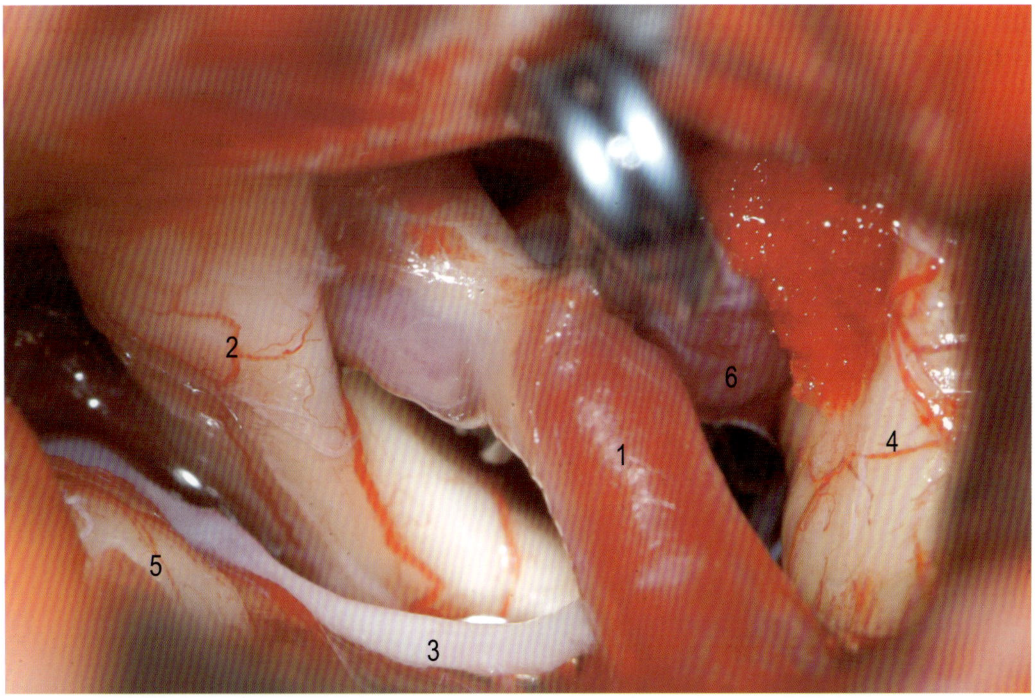

图 4-5-21　颈内动脉后交通段动脉瘤夹闭后。1 颈内动脉；2 视神经；3 大脑前动脉；4 颞叶；5 额叶；6 动脉瘤体

手术点评（Surgical comments）

临床时常见到脑动静脉畸形合并颅内动脉瘤，一般来说，手术策略是先夹闭动脉瘤，然后再切除脑动静脉畸形。理由是在相同情况下，颅内动脉瘤破裂出血倾向高于脑动静脉畸形；脑动静脉畸形造成不同程度的动静脉直接分流，脑动脉低压，当手术切除脑动静脉畸形，脑动静脉分流阻断后使脑动脉灌注压升高，增加动脉瘤破裂的危险；先夹闭颅内动脉瘤，可减少切除脑动静脉畸形过程中对脑组织的干扰或牵拉，减少对动脉瘤的影响，并可获得手术区较好的解剖关系。

术中动脉瘤的显露方法是先分离动脉瘤近心端载瘤动脉，以防止术中动脉瘤破裂，临时阻断载瘤动脉，再分离动脉瘤的载瘤动脉，最后分离远心端载瘤动脉。动脉瘤暴露阶段破裂的可能原因有：去骨瓣时的振动，剪开硬脑膜时因脑搏动增加使动脉壁压力升高，儿茶酚胺释放引起血压升高。处理措施为降低血压、控制出血（近端载瘤血管临时夹闭或压迫颈动脉降低颅内动脉压），必要时切除部分额叶或颞叶脑组织以显露动脉瘤。分离动脉瘤阶段最常发生破裂，有以下两种类型：一是钝性分离引起撕裂，范围较大，处理困难。可暂时夹闭近端载瘤血管，进一步清理术野，用显微外科缝合方法缝合载瘤血管的裂口，以重建循环；二是锐性分离引起的裂口，一般范围小，用小棉片即可压迫止血，用双极小电流反复电凝血管裂口使之回缩闭塞。夹闭阶段动脉瘤破裂的原因有：动脉瘤暴露不充分，动脉瘤夹的边缘可穿破动脉瘤的不可见部分，类似于钝性分离引起的撕裂出血。当发现有出血征象时，应及时松开动脉瘤夹并将其摘下，可减少撕裂的程度。用双套强力吸引器迅速清除出血以明确裂口情况，并应用近端载瘤血管暂时夹闭术以处理切口。夹闭阶段动脉瘤破裂的原因还有：夹闭技术不当，如动脉瘤夹未将动脉瘤完全夹闭，可再用长的动脉瘤颈夹平行于第一个夹补充夹闭；如动脉瘤夹本身闭合不全，可再选一枚特殊型号的动脉瘤夹补充夹闭动脉瘤。

切除脑动静脉畸形应沿畸形血管团周边电凝离断供血动脉。对于电凝离断困难的供血动脉，可用动脉瘤夹夹闭后，再电凝离断。逐渐向深部分离，切忌术中分离病灶时进入畸形血管团内，因其会引起难以控制的手术出血。术中要注意保护主要的引流静脉，只有把脑畸形血管团的绝大部分供血动脉离断后，才可将引流静脉切断，最后完全切除病灶。

MAOC 5

小脑幕裂孔解剖与手术点评

Tentorial incisura and tis, the posterior part of the third ventricular anatomy and its surgical comments

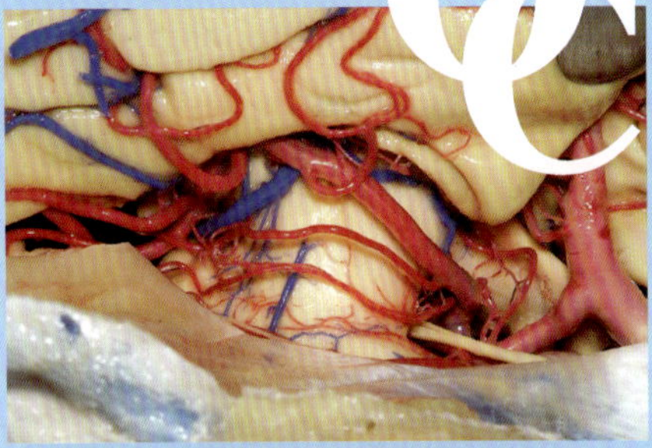

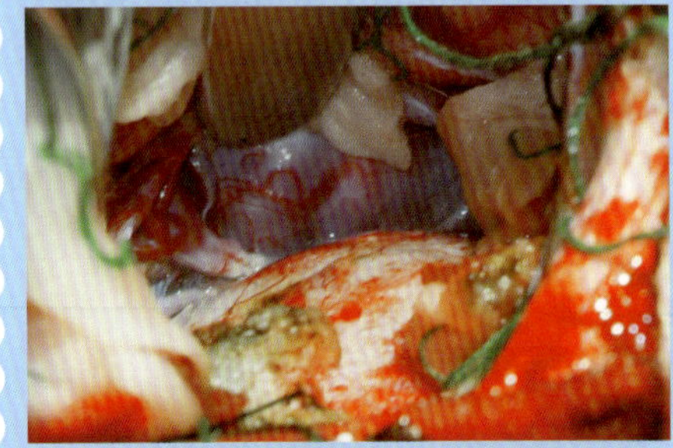

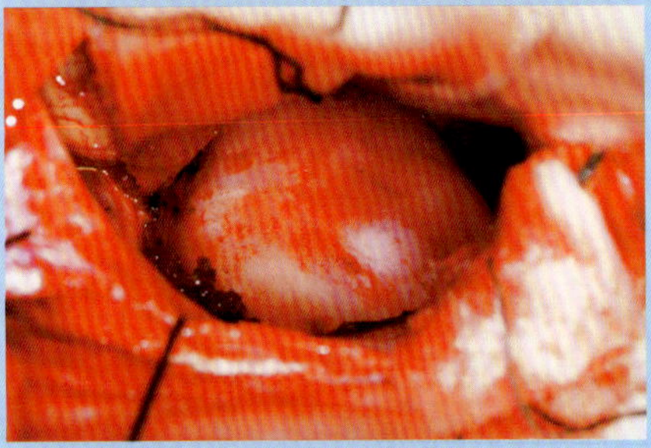

第一节　环池（小脑幕裂孔）解剖
Ambient cistern (Tentorial incisura) anatomy

小脑幕裂孔为三角形腔洞，底为鞍背，两边为游离缘，裂孔的尖端在中脑背侧的松果体后部，中脑位于小脑裂孔的中央。在中脑两侧，游离缘还可分为三部分：①位于中脑前方的小脑幕前间隙；②位于中脑两侧的外侧间隙；③中脑后部的小脑幕间隙。侧脑室额角位于前间隙的上方，侧脑室体部直接在小脑幕裂孔中心部分的上方，侧脑室三角部位于小脑幕裂孔的后间隙的外上方，双侧颞角位于小脑幕裂孔的中央间隙外上方。丘脑把中央间隙两侧分开，小脑幕裂孔三部分间隙含有基底池并与侧脑室关系密切。在基底池的一些手术入路中，利用小脑幕裂可选择一些基底池的手术，经侧脑室和脉络裂径路也可入基底池进行手术。前间隙位于中脑前方，沿第三脑室前壁斜向上到视交叉、胼胝体嘴部和额角下方，该间隙有两大脑脚间的脚间池和视交叉池。视交叉池与额角底下方的终板池相交通。位于颞叶和中脑之间的中间隙及颞角和脉络膜裂部密切相关。手术可直接通过颞角入路到中间隙。经颞极后3cm入颞角进入颞叶内侧部分，可达到裂孔中间隙的外侧。该间隙的位置为脚间池和环池，脚间池位于大脑脚和钩回之间，视束构成其顶部，向后开放进入环池。

环池为一狭窄的脑脊液通路，其内侧为中脑，上方有丘脑枕部，外侧是海马旁回、齿状回和穹窿伞。在海马伞和丘脑下面之间的上外侧环池部分是颞部脉络膜裂。因脉络膜裂终止在钩回的后部和下脉络膜点处的环池，所以经脚间池不能达到脉络膜裂。经过颞角的杏仁核处的下脉络膜点处切开也不能到达脚间池。

小脑幕裂孔后间隙位于四叠体部位。在侧脑室三角部的内侧，该间隙围绕松果体周围，有顶、底、前和外侧壁。脉络膜裂位于四叠体池前和外侧壁结合处，四叠体池外侧壁将环池与侧脑室三角部分开。每一外侧壁有前后两部分。前部分由穹窿脚构成，后部分由位于胼胝体压部的枕叶内侧面部分构成。前壁有内外两部分，前壁的内侧部分由四叠体板和松果体组成，第三脑室的松果体上隐窝在松果体上部突入环池后部间隙。前壁的外侧部分是由穹窿脚内侧的部分丘脑枕构成。四叠体下方后间隙延伸入中脑与小脑之间的小脑中脑裂。经脉络膜裂的手术路径不能达到小脑中脑裂。滑车神经从下丘发出，绕中脑外行，在丘脑枕下方进入环池。后间隙的顶是由胼胝体压部的下面和大脑大静脉及其分支构成。其静脉及分支上有增厚的蛛网膜包裹。这些增厚的蛛网膜组织走行到胼胝体压部下面，继而延续为第三脑室内的中间帆。在后间隙的上内侧部分，有大脑大静脉结构密集排列，而后间隙的下外侧部分有大脑后动脉较大的分支。

四叠体池在丘脑枕部下方开放进入环池，同时与中间帆相交通。另有与四叠体池相互交通的浅间隙为海马胼胝体裂隙（第六脑室间腔）。该裂隙位于中间帆上方的海马联合与胼胝体压部之间。由于海马联合与胼胝体压部下面常合成一体，所以海马胼胝体间腔并不常见。

参见解剖图 5-1-1 ~ 图 5-1-11。

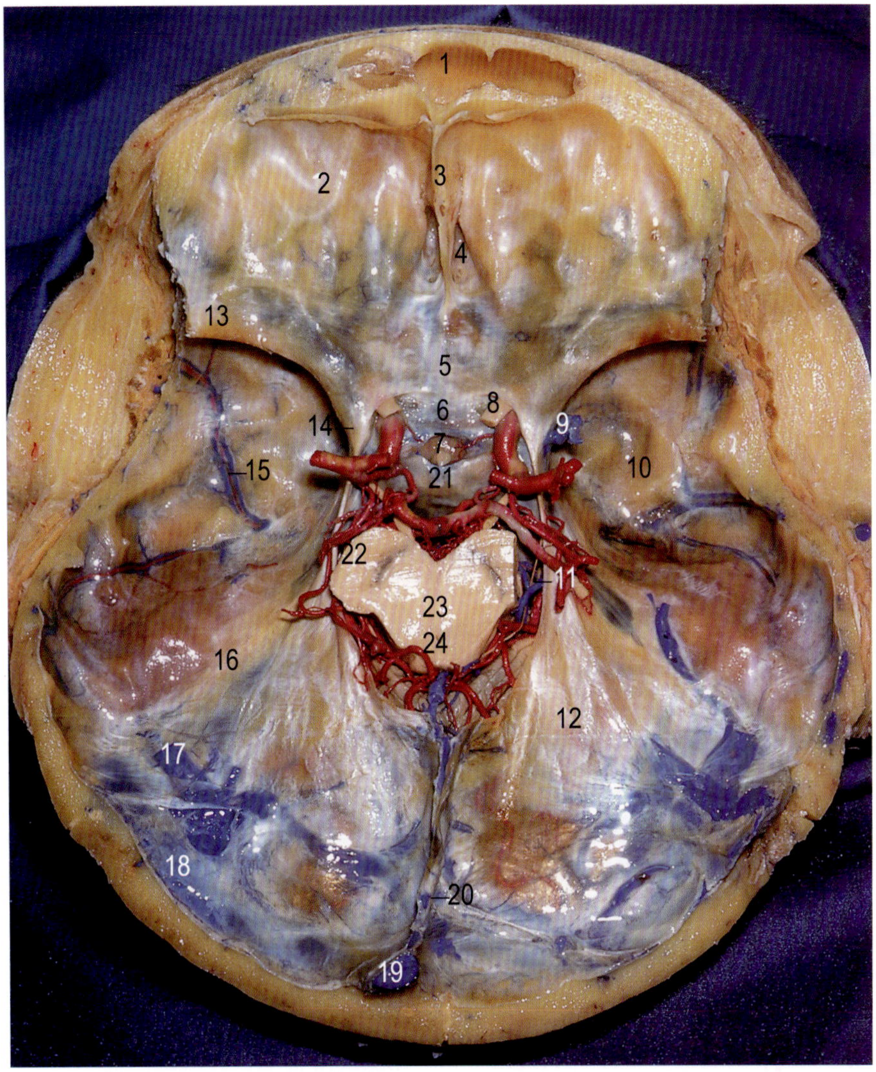

图 5-1-1　小脑幕裂孔上面观 (Superior view of the tentorium incisura)

1. 额窦	Frontal sinus
2. 前颅窝	Anterior cranial fossa
3. 鸡冠	Crista galli
4. 筛板	Cribriform plate
5. 蝶骨平板	Sphenoid Planum
6. 鞍结节	Tuberculum Sellae
7. 垂体窝	Hypophysial fossa
8. 视神经	Optic nerve
9. 大脑中静脉，汇入蝶顶窦	Middle cerebralvein, draining to sphenoparietal sinus
10. 中颅窝	Middle cranial fossa
11. 小脑幕缘	Tentorium margin
12. 后颅窝	Posterior cranial fossa
13. 蝶骨嵴	Ridge of sphenoid bone
14. 前床突	Anterior clinoid process
15. 脑膜中动脉	Middle meningeal artery
16. 岩上嵴	Suprapetrosal ridge
17. 幕外侧窦	Lateral tentorium sinus
18. 横窦	Transverse sinus
19. 窦汇	Confluence of sinuses
20. 直窦	Rectus Sinus
21. 鞍背	Sellae dorsum
22. 大脑脚	Cerebral peduncle
23. 中脑被盖	Tegmentum of midbrain
24. 中脑顶盖	Tectum of midbrain

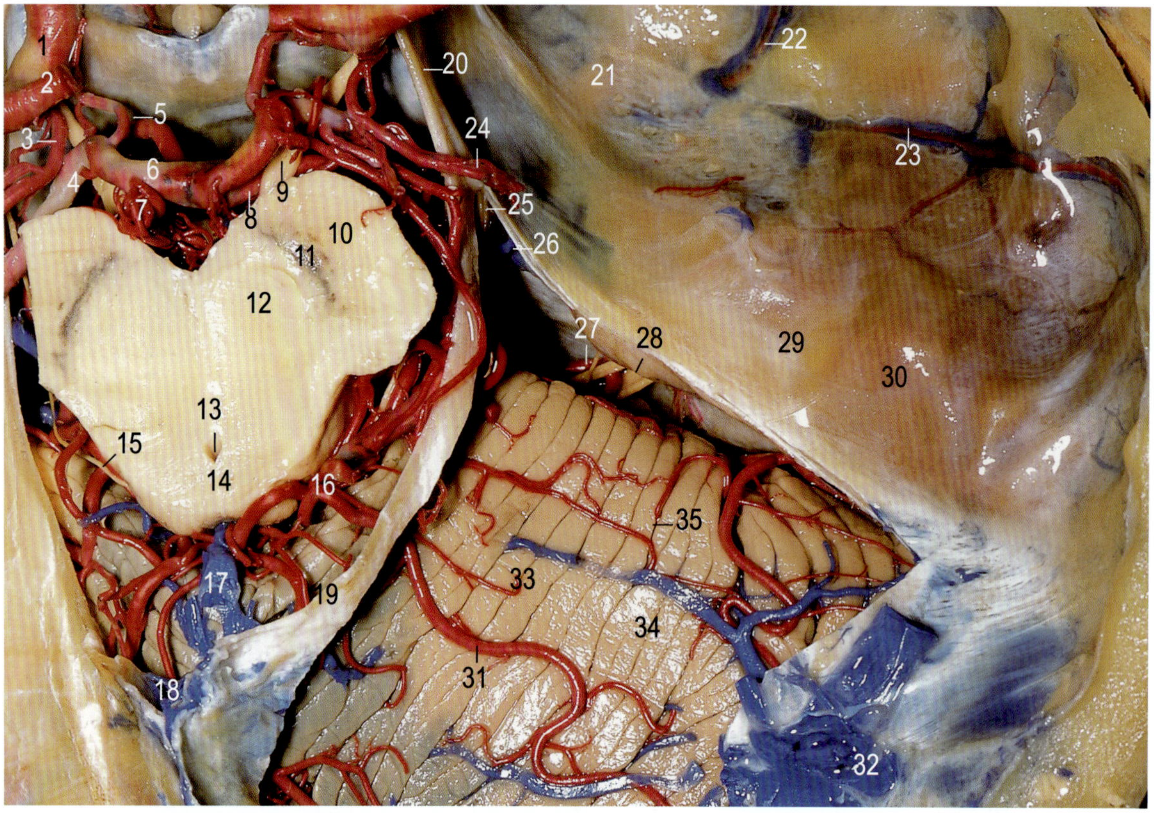

图 5-1-2 部分切除小脑幕，上面观小脑幕裂孔及幕下结构（Superior view of the tentorium incisura and the inferior tentorium structures through removing the part of the tentorium edge）

1. 颈内动脉 Internal carotid artery
2. 大脑前动脉 Anterior cerebral artery
3. 脉络膜前动脉 Anterior choroidal artery
4. 大脑后动脉 P_2 段 P_2 segment of posterior cerebral artery
5. 后交通动脉 Posterior communicating artery
6. 大脑后动脉 P_1 段 P_1 segment of posterior cerebral artery
7. 后穿通动脉 Posterior perforating artery

8. 小脑上动脉	Superior cerebellar artery
9. 动眼神经	Oculomotor nerve
10. 大脑脚	Cerebral peduncle
11. 中脑黑质	Substantia nigra of midbrain
12. 中脑被盖	Tegmentum of midbrain
13. 中脑导水管	Aqueduct of midbrain
14. 中脑顶盖	Tectum of midbrain
15. 滑车神经	Trochlear nerve
16. 小脑上动脉分支	Branch of superior cerebellar artery
17. 顶盖静脉	Tectum vein
18. 直窦	Sinus rectus
19. 小脑幕缘	Tentorium edge
20. 前岩床皱襞	Anterior petroclinoid fold
21. 三叉神经半月节	Trigeminal ganglion
22. 脑膜中动脉额支	Frontal branch of middle meningeal artery
23. 脑膜中动脉顶支	Parietal branch of middle meningeal artery
24. 脉络膜前动脉	Anterior choroid artery
25. 三叉神经	Trigeminal nerve
26. 岩静脉	Petrosal vein
27. 小脑前下动脉	Anterior inferior cerebellar artery
28. 面听神经	Acoustic-facial nerve
29. 弓状隆起	Arcuate eminence
30. 鼓盖	Tegmen tympani
31. 小脑上动脉分支	Branch of superior cerebellar artery
32. 枕下桥静脉	Infraoccipital bridging vein
33. 上半月叶	Superior semilunar lobule
34. 下半月叶	Inferior semilunar lobule
35. 原裂	Primary fissure

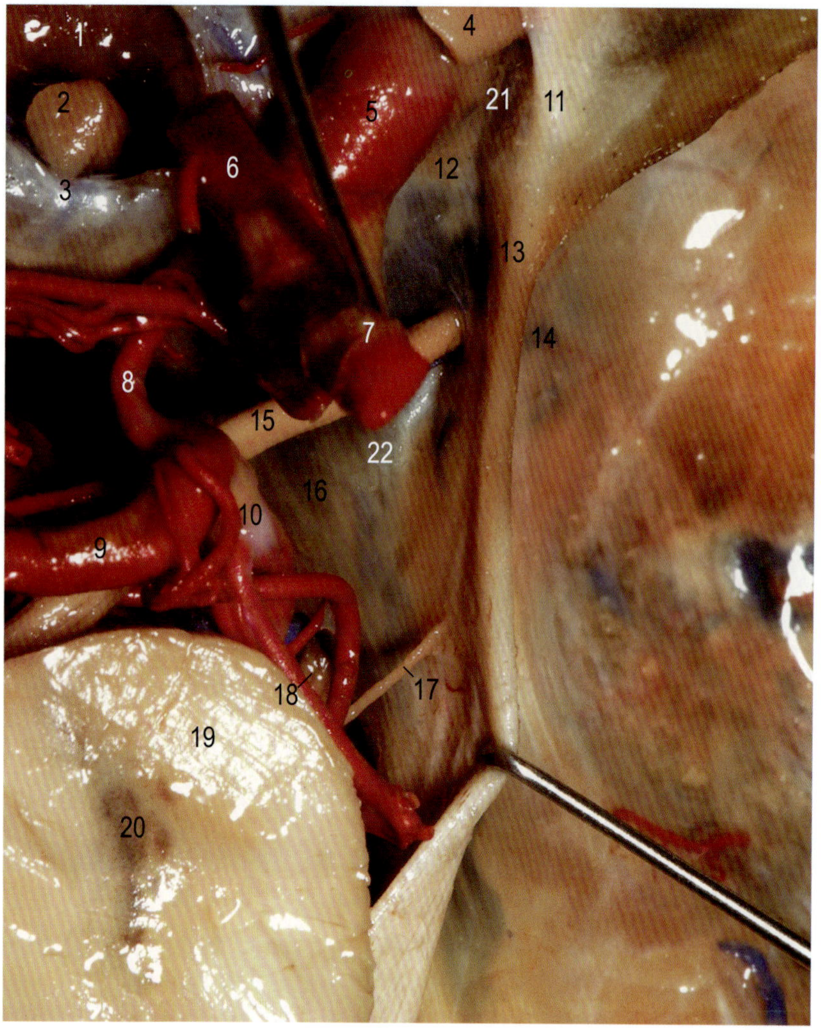

图 5-1-3 上面观小脑幕裂口右前部结构（Superior view of the anterior party of the right tentorium incisura）

1. 垂体	Pituitary gland	12. 海绵窦内侧壁	Medial wall of cavernous sinus
2. 垂体柄	Pituitary stalk	13. 前岩床皱襞	Anterior petroclinoid fold
3. 鞍背	Dorsum sellae	14. 海绵窦外侧壁	Lateral wall of cavernous sinus
4. 视神经	Optic nerve	15. 动眼神经	Oculomotor nerve
5. 颈内动脉	Internal carotid artery	16. 斜坡	Clivus
6. 大脑前动脉	Anterior cerebral artery	17. 滑车神经	Trochlear nerve
7. 大脑中动脉	Middle cerebral artery	18. 外展神经	Abducent nerve
8. 后交通动脉	Posterior communicating artery	19. 大脑脚	Cerebral peduncle
9. 大脑后动脉 P_1 段	P_1 segment of posterior cerebral artery	20. 黑质	Substantia nigra
10. 大脑后动脉 P_2 段	P_2 segment of posterior cerebral artery	21. 颈动脉凹	Carotid cave
11. 前床突	Anterior clinoid process	22. 岩骨尖	Petrous apex

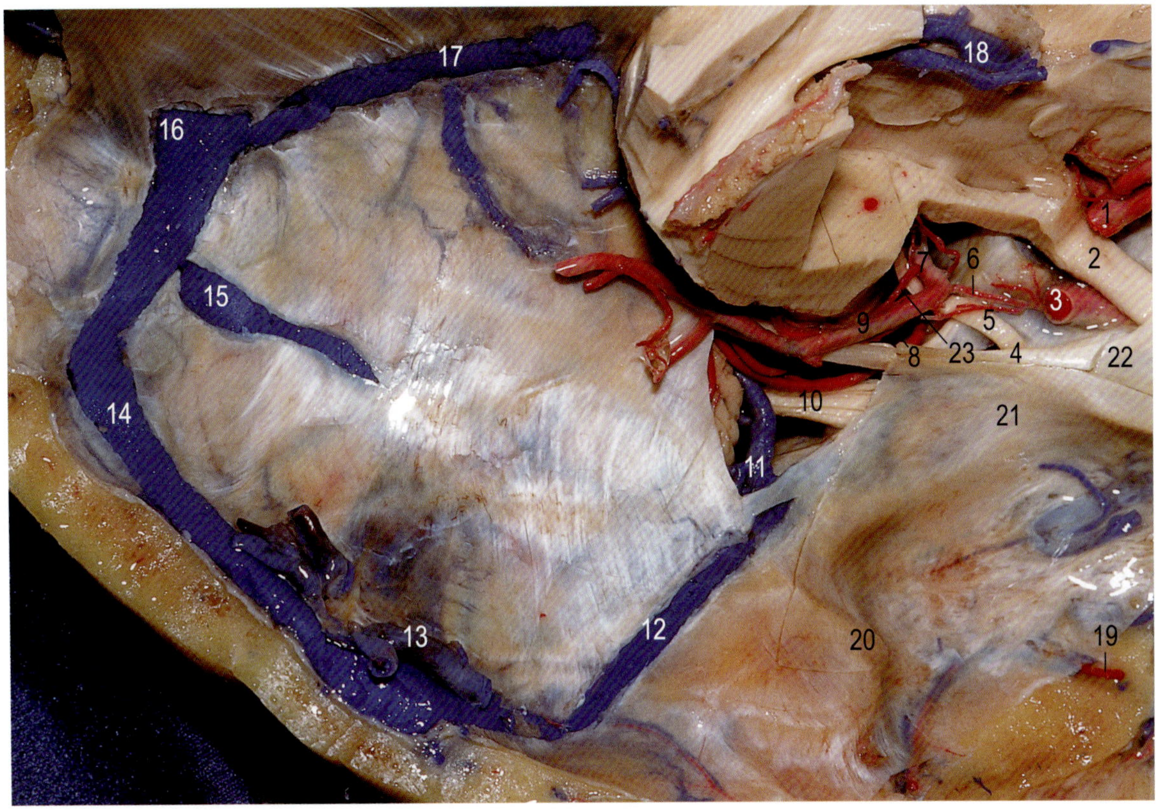

图 5-1-4 部分切除小脑幕，外上方观小脑幕裂孔右后部及其下方结构（Superior view of the lower part of the right tentorium incisure and the neural structures under the tentorium through removing the part of the tentorium incisura）

1. 大脑前动脉	Anterior cerebral artery	11. 岩下静脉	Infrapetrosal vein
2. 视神经	Optic nerve	12. 岩上窦	Superior petrosal sinus
3. 颈内动脉	Internal carotid artery	13. 外侧幕窦	Lateral tentorial sinus
4. 前岩床皱襞	Anterior petroclinoid fold	14. 横窦	Transverse sinus
5. 动眼神经	Oculomotor nerve	15. 内侧幕窦	Medial tentorial sinus
6. 后交通动脉	Posteior communicating artery	16. 窦汇	Confluence of sinuses
		17. 直窦	Sinus rectus
7. 大脑后动脉交通前段	P_1 segment of posterior cerebral artery	18. 大脑内静脉	Internal cerebral vein
		19. 脑膜中动脉	Middle meningeal artery
8. 小脑上动脉	Superior cerebellar artery	20. 弓状隆起	Arcuate eminence
9. 大脑后动脉 P_2 段	P_2 segment of posterior cerebral artery	21. 海绵窦	Cavernous sinus
		22. 前床突	Anterior clinoid process
10. 三叉神经后根	Posterior root of trigeminal nerve	23. 脉络膜后内侧动脉	Medial posterior choroidal artery

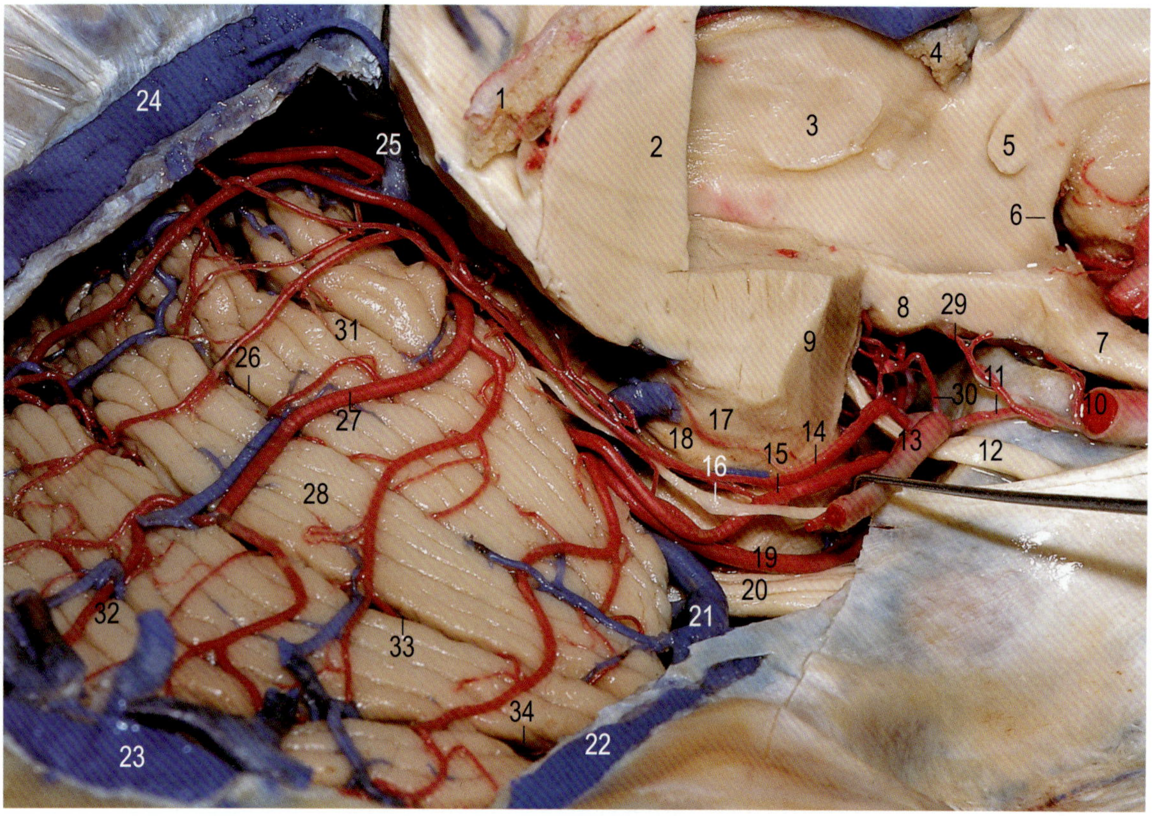

图 5-1-5 切除小脑幕，解剖部分中脑和第三脑室，右后方观小脑幕裂孔及其下方结构 (Posterior view of the tentorium incisura and its lower structures through removing the tentorium edge, and dissecting the part of the midbrain and the third ventricle)

1. 侧脑室三角部	Triangular part of lateral ventricle
2. 丘脑	Thalamus
3. 中间块	Massa intermedia
4. 室间孔 (脉络丛)	Interventricular foramen (choroid plexus)
5. 前联合	Anterior commissure
6. 终板	Lamina terminalis
7. 视束	Optic tract
8. 乳头体	Mamillary body

9. 大脑脚	Cerebral peduncle
10. 颈内动脉	Internal carotid artery
11. 后交通动脉	Posterior communicating artery
12. 动眼神经	Oculomotor nerve
13. 大脑后动脉	Posterior cerebral artery
14. 脉络膜后外侧动脉	Posteriolateral choroidal artery
15. 小脑上动脉上干	Upper trunk of superior cerebellar artery
16. 滑车神经	Trochlear nerve
17. 中脑	Mesencephalon
18. 脑桥	Pons
19. 小脑上动脉下干	Inferior trunk of superior cerebellar artery
20. 三叉神经	Trigeminal nerve
21. 岩下静脉	Infrapetrosal vein
22. 岩上窦	Superior petrosal sinus
23. 横窦	Transverse sinus
24. 直窦	Sinus rectus
25. 大脑大静脉	Galen vein
26. 原裂	Primary fissure
27. 小脑上动脉分支	Branch of superior cerebellar artery
28. 方小叶后部	Posterior part of quadrangular lobule
29. 旁穿质动脉	Artery of periperforated substance
30. 丘脑后穿通动脉	Posterior perforating artery of thalamus
31. 方小叶前部	Anterior part of quadrangular lobule
32. 上半月叶	Superior semilunar lobule
33. 后半月裂	Posterior semilunar fissure
34. 后斜裂	Postclival fissure

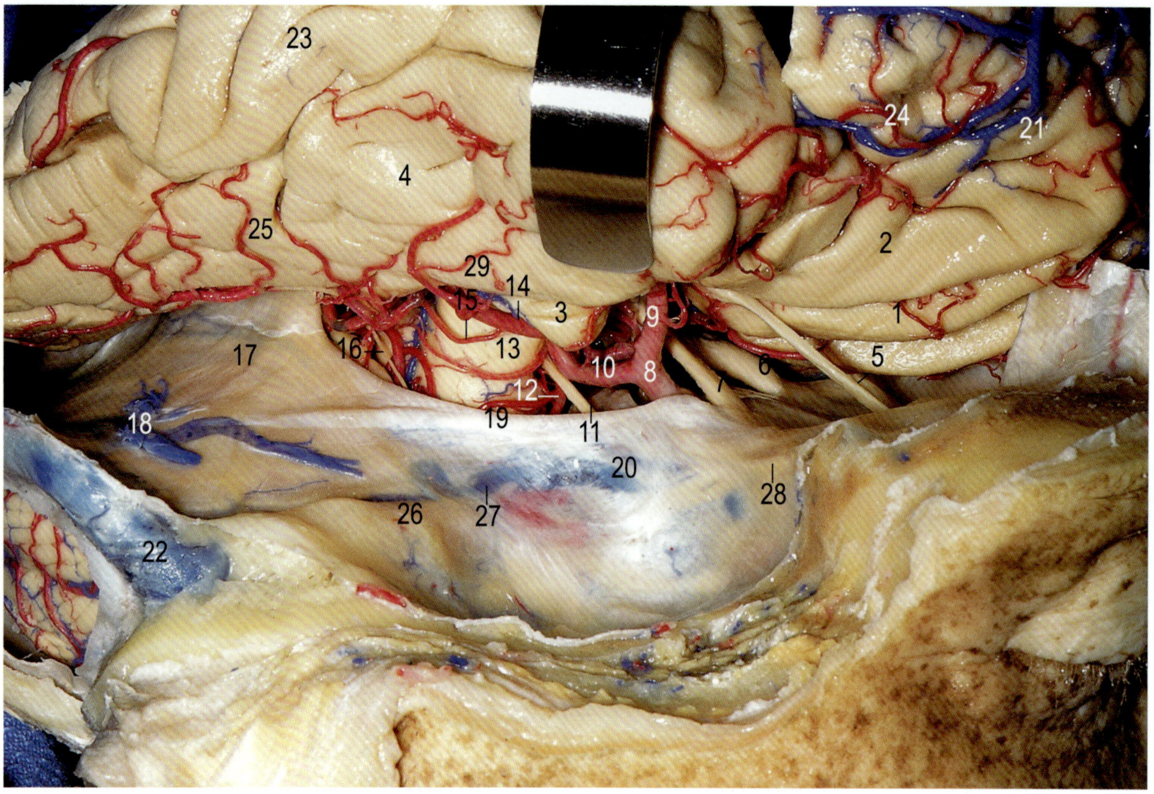

图 5-1-6 侧面观右侧环池内结构（Lateral view of the surrounding structures of the right ambient cistern）

1. 直回	Gyrus rectus	16. 滑车神经	Trochlear nerve
2. 眶内侧回	Medial orbital gyrus	17. 小脑幕	Tentorium of cerebellum
3. 钩回	Uncus	18. 颞下静脉	Vein of inferior temporal lobe
4. 颞枕外侧回	Lateral occipitotemporal gyrus	19. 小脑幕缘	Tentorium incisure
5. 嗅神经	Olfactory nerve	20. 海绵窦外侧壁	Lateral wall of carvernous sinus
6. 左侧视神经	Left optic nerve		
7. 右侧视神经	Right optic nerve	21. 眶前回	Anterior orbital gyrus
8. 颈内动脉	Internal carotid artery	22. 乙状窦	Sigmoid sinus
9. 大脑中动脉	Middle cerebral artery	23. 颞下回	Inferior temporal gyrus
10. 后交通动脉	Posterior communicating artery	24. 眶外侧回	Lateral orbital gyrus
		25. 枕颞内侧回	Medial occipital temporal gyrus
11. 动眼神经	Oculomotor nerve		
12. 小脑上动脉	Superior cerebellar artery	26. 弓状隆起	Arcuate eminence
13. 中脑	Mesencephalon	27. 岩上窦	Superior petrosal sinus
14. 大脑后动脉	Posterior cerebral artery	28. 蝶骨嵴	Sphenoidal ridge
15. 脉络膜后内侧动脉	Posteriomedial choroidal artery	29. 海马旁回	Parahippocampal gyrus

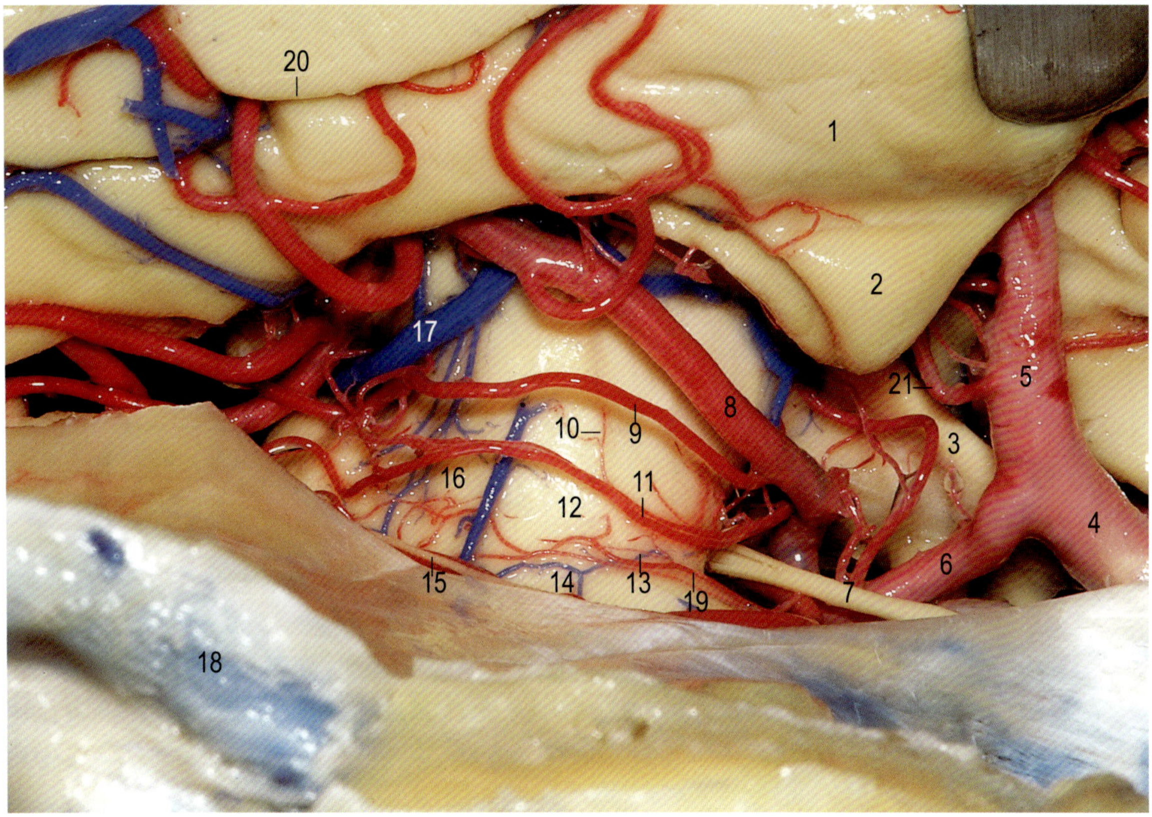

图 5-1-7　侧面观右侧环池局部结构（Lateral enlarged view of the surrounding structures of the ambient cistern）

1.	海马旁回	Parahippocampal gyrus
2.	钩回	Uncus
3.	视束	Optic tract
4.	颈内动脉	Internal carotid artery
5.	大脑中动脉	Middle cerebral artery
6.	后交通动脉	Posterior communicating artery
7.	动眼神经	Oculomotor nerve
8.	大脑后动脉	Posterior cerebral artery
9.	脉络膜后内侧动脉	Posteriomedial choroidal artery
10.	中脑外侧沟	Lateral sulcus of mesenc-ephalon
11.	中脑长旋动脉	Long circumflex artery of mesencephalon
12.	丘系三角	Trigonum lemnisci
13.	中脑脑桥沟	Pontinomesencephalon sulcus
14.	脑桥	Pons
15.	滑车神经	Trochlear nerve
16.	小脑上脚	Superior cerebellar peduncle
17.	基底静脉	Basilar vein
18.	横窦	Transverse sinus
19.	中脑短旋动脉	Short circumflex artery of midbrain
20.	海马旁回沟	Parahippocampal sulcus
21.	脉络膜前动脉	Anterior choroids artery

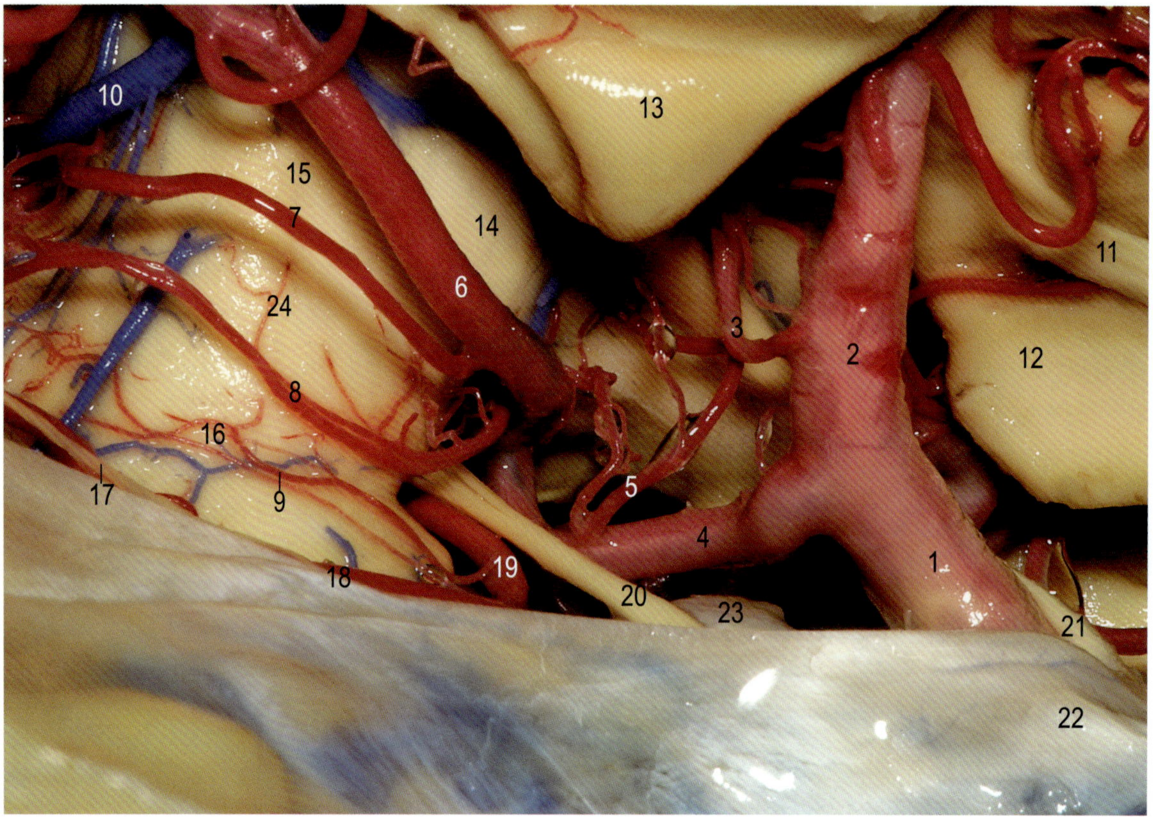

图 5-1-8 侧面观右侧环池前部结构（Lateral view of the anterior part of the ambient cistern）

1. 颈内动脉	Internal carotid artery	12. 额叶直回	Gyrus rectus of frontal lobe
2. 大脑中动脉	Middle cerebral artery	13. 沟回	Uncus
3. 脉络膜前动脉	Anterior choroidal artery	14. 大脑脚	Cerebral peduncle
4. 后交通动脉	Posterior communicating artery	15. 丘系三角	Trigonum lemnisci
5. 乳头体旁动脉	Premamillary bodies artery	16. 中脑脑桥沟	Sulcus of mesencephalopons
6. 大脑后动脉	Posterior cerebral artery	17. 滑车神经	Trochlear nerve
7. 脉络膜后内侧动脉	Posteriomedial choroid artery	18. 小脑幕缘	Tentorial edge
8. 中脑长旋动脉	Long circumflex artery of mesencephalon	19. 小脑上动脉	Superior cerebellar artery
9. 中脑短旋动脉	Short circumflex artery of mesencephalon	20. 动眼神经	Oculomotor nerve
10. 基底静脉	Basilar vein	21. 视神经	Optic nerve
11. 嗅神经	Olfactory nerve	22. 前床突	Anterior clinoid process
		23. 鞍背	Dorsum sellae
		24. 中脑外侧沟	Lateral sulcus of midbrain

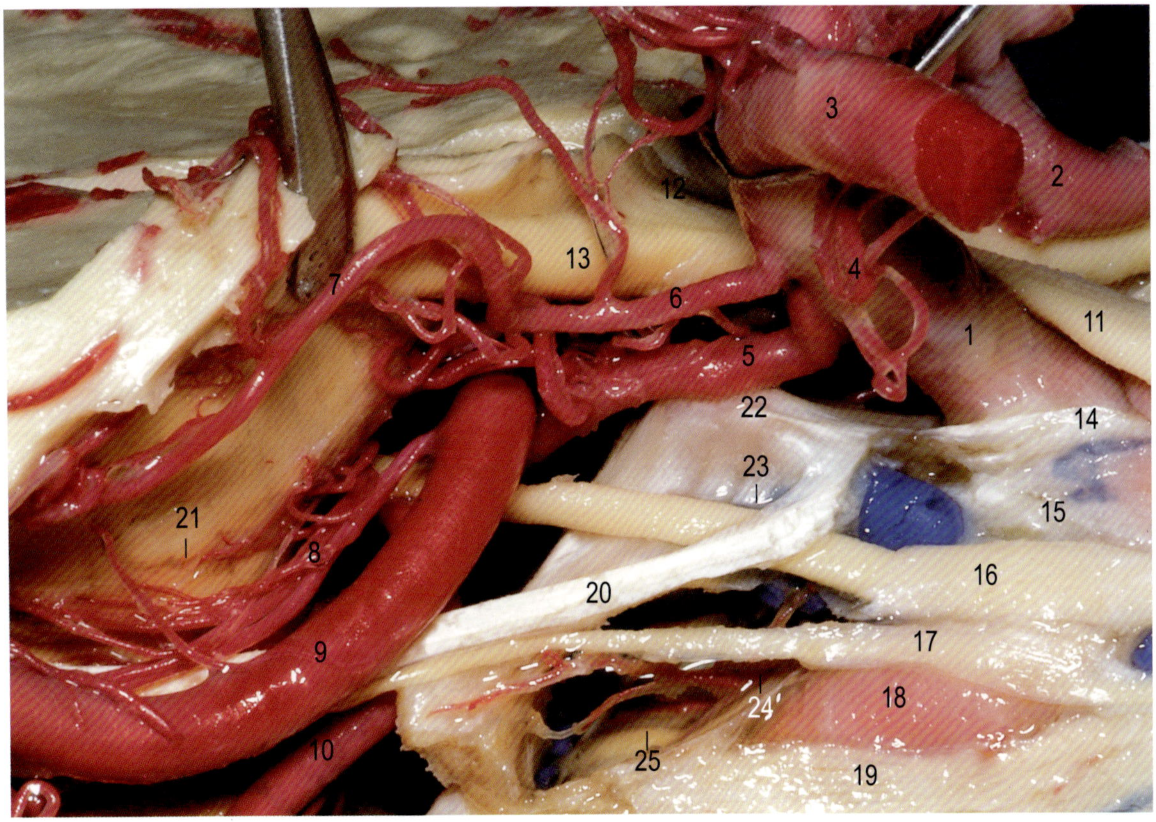

图 5-1-9 侧面观右侧环池前部及海绵窦后部结构（Lateral view of the anterior part of the ambient cistern and the posterior structures of the cavernous sinus）

1. 颈内动脉	Internal carotid artery (ICA)	12. 终板	Lamina terminalis
2. 大脑前动脉	Anterior cerebral artery	13. 视束	Optic tract
3. 大脑中动脉	Middle cerebral artery	14. 颈内动脉上环	Upper ring of ICA
4. 内侧豆纹动脉	Medial lenticulostriate artery	15. 颈内动脉下环	Inferior ring of ICA
5. 后交通动脉	Posterior cerebral artery	16. 动眼神经	Oculomotor nerve
6. 脉络膜前动脉	Anterior choroidal artery	17. 滑车神经	Trochlear nerve
7. 脉络膜后外侧动脉	Posterior lateral choroid artery	18. 颈内动脉水平段	Horizontal segment of ICA
8. 脉络膜后内侧动脉	Posterior medial choroid artery	19. 三叉神经眼支	Ophthalmic nerve
9. 大脑后动脉	Posterior cerebral artery	20. 前岩床皱襞	Anterior petroclinoid fold
10. 小脑上动脉	Superior cerebellar artery	21. 中脑脑桥沟	Ponomesencephalon sulcus
11. 视神经	Optic nerve	22. 后床突	Posterior clinoid process
		23. 动眼神经隐窝	Recess of oculomotor nerve
		24. 脑膜垂体干动脉	Meningeohypophyseal artery
		25. 外展神经	Abducent nerve

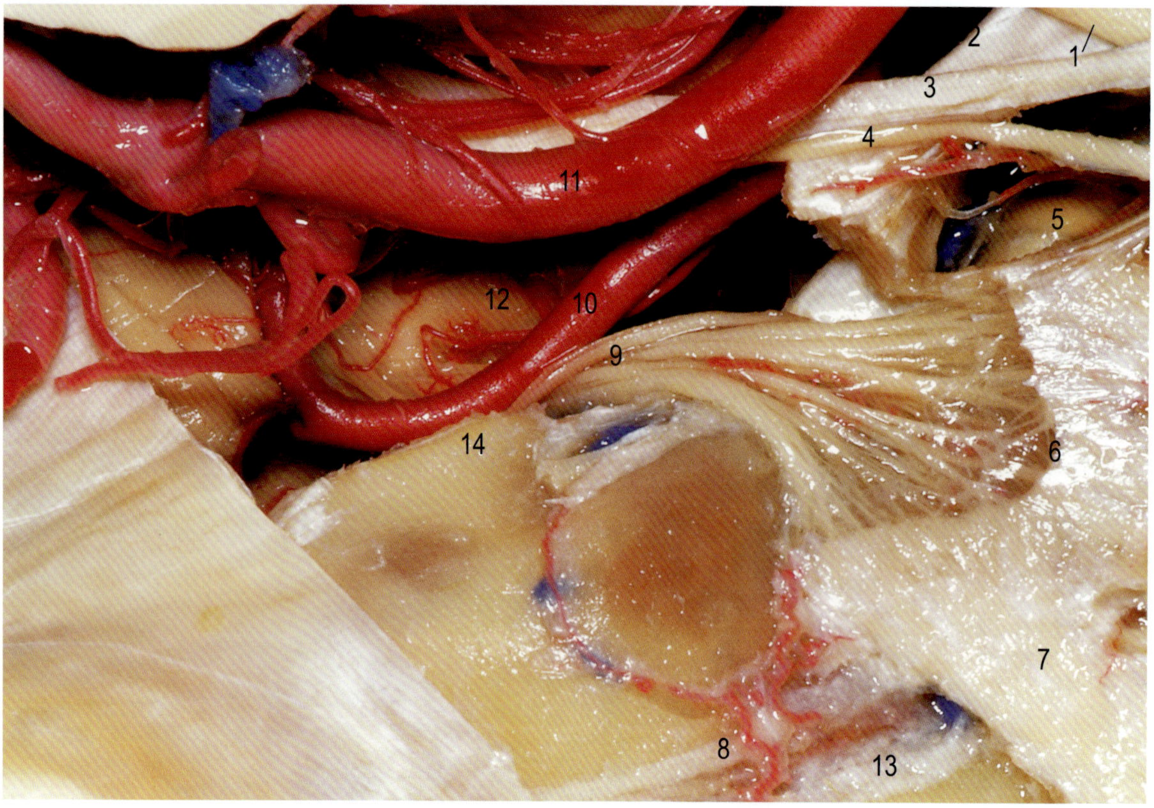

图 5-1-10 部分切除岩尖部硬膜，显露右侧环池及其下方结构（Exposing the right ambient cistern and its lower structures through removing a part of the dural mater of petrosal apex）

1. 动眼神经	Oculomotor nerve
2. 后岩床皱襞	Posterior petroclinoid fold
3. 前岩床皱襞	Anterior petroclinoid fold
4. 滑车神经	Trochlear nerve
5. 外展神经	Abducent nerve
6. 三叉神经节	Trigeminal ganglion
7. 三叉神经下颌支	Madibular nerve
8. 岩浅大神经	Greater superficial petrosal nerve
9. 三叉神经根	Root of trigeminal nerve
10. 小脑上动脉	Superior cerebellar artery
11. 大脑后动脉	Posterior cerebral artery
12. 大脑脚	Cerebral peduncle
13. 岩浅小神经	Lesser superficial petrosal nerve
14. 岩骨尖	Petrous apex

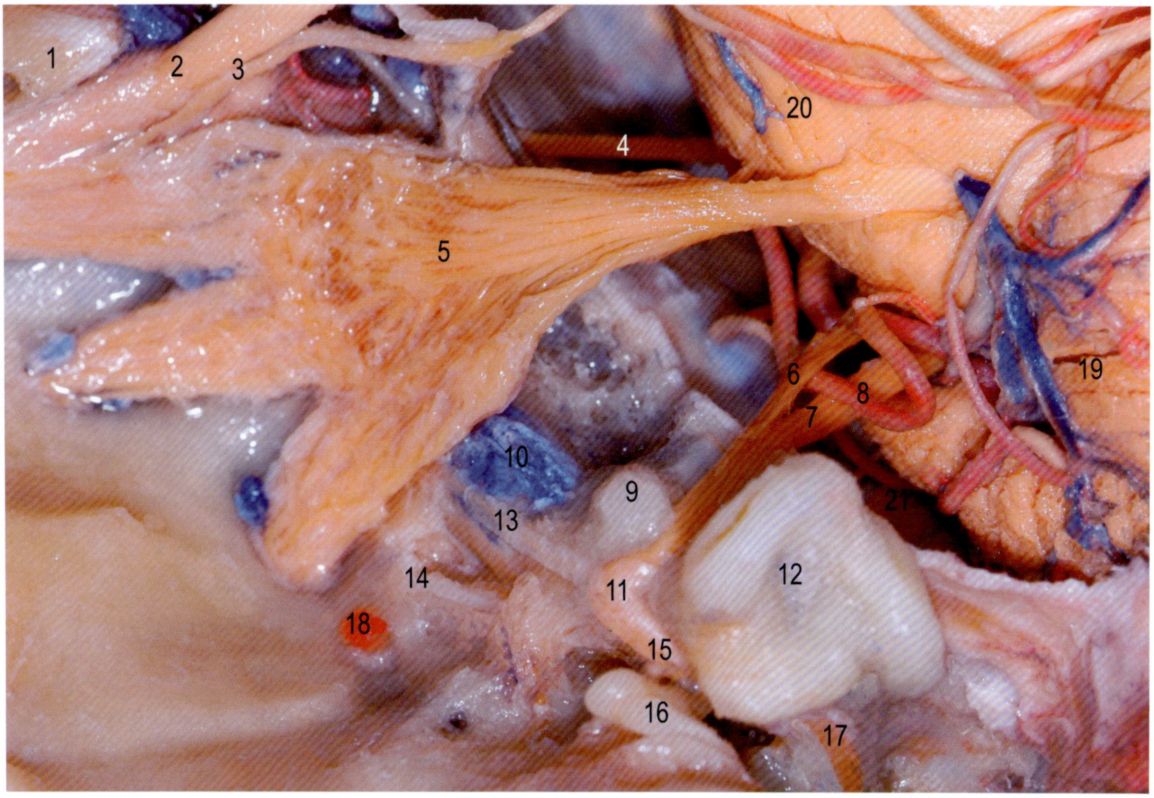

图 5-1-11　岩尖周围结构外侧观 (Lateral view of petrous apex and its near structures)

1. 前床突	Anterior clinoid process	12. 半规管	Semicircular Canals
2. 动眼神经	Oculomotor nerve	13. 岩浅大神经	Greater superficial petrosal nerve
3. 滑车神经	Trochlear nerve	14. 岩浅小神经	Lesser superficial petrosal nerve
4. 展神经	Abducent nerve	15. 面神经鼓室段	Tympanum segment of facial nerve
5. 三叉神经	Trigeminal nerve	16. 听小骨	Auditory Ossicles
6. 面神经	Facial nerve	17. 面神经乳突段	Mastoid segment of facial nerve
7. 前庭神经	Vestibular nerve	18. 脑膜中动脉	Middle meningeal artery
8. 小脑前下动脉	Anterior inferior cerebellar artery	19. 小脑	Cerebellum
9. 耳蜗	Cochlear	20. 脑干	Brainstem
10. 颈内动脉岩骨段表面静脉丛	The superface venous plexus of petrosal segment of ICA	21. 后组颅神经	Lower Cranial Nerves
11. 膝状神经节	Geniculate Ganglion		

外科解剖要点 (Microsurgical key points)

多数动脉瘤、松果体区、鞍区、鞍旁、第三脑室肿瘤和脑动静脉畸形都需要采用小脑幕裂孔手术入路进行处理。此外，三叉神经的微血管减压术和癫痫手术治疗、立体定向及杏仁核和海马切除术也都涉及到小脑幕裂孔的处理。

近 95% 的囊状动脉瘤发生在小脑幕裂孔的前间隙，经额颞（翼点）入路用于颈内动脉、大脑中动脉和大脑前动脉动脉瘤，这些动脉位于 Lilieguist 膜前；基底动脉顶部分叉的脚间窝部位的动脉瘤位于 Lilieguist 膜后。当动脉瘤高于鞍背时可采用额颞入路或颞下入路；当动脉瘤在鞍背下时采用颞前、颞中部开颅，经颞下小脑幕或到桥前池夹闭动脉瘤。切开或牵拉小脑幕常用于小脑幕裂孔周围的病变。小脑幕切开的部位应位于滑车神经进入小脑幕游离缘稍后方，主要可显露脚间池和桥前池。切开后用 1# 缝线牵开小脑幕，注意防止损伤滑车神经，此处该神经向内下走行，在动眼神经三角后缘进入小脑幕。切开小脑幕时，会遇到幕缘动脉和静脉窦出血，同时脑干的穿通动脉常被该部位病变压迫和包裹。幕缘前入路有易于损伤穿通动脉的危险，因为构成 Willi's 环上发育不良或幼稚型的动脉血管也有一些重要穿通动脉发出，因此在切开或牵拉小脑幕缘时不要损伤这些动脉。

小脑幕裂孔中间隙的手术入路有额颞入路、颞下入路、颞叶脑室入路和枕下外侧入路，以颞极抬起颞下入路较常用。小脑幕裂孔中间隙病变的手术要点为颞部开颅时要尽可能抵达中颅窝底，以减少对颞叶的牵拉，避免对颞下桥静脉和 Labbe's 静脉的牵拉，以防止颞叶水肿、静脉梗塞和出血。当肿瘤较大压迫小脑幕缘时，切开小脑幕可更好地显露病变和减轻病变对脑干的压迫。当病灶累及颞角、脉络膜裂、海马或小脑中间隙上部时，必要时可切除非优势侧颞下回和颞中回皮质，经颞角入路切除病变，也可通过切除海马旁回来显露小脑幕上部中间隙。在手术显露颞角时从颞底面的枕颞内侧皮质切开，可减少对优势半球侧视皮质和语言区的损害和功能缺失。进入颞角后，分开脉络膜裂即可达到小脑幕裂孔中间腔隙，也就是外侧环池。也有采用颞下开颅和枕下联合入路，切开小脑幕和横窦来切除桥前池和桥小脑角部的肿瘤。在小脑幕裂孔中间隙手术时，滑车神经最易损伤，该神经从下丘发出绕中脑脑桥沟向外向前走行，神经纤长、脆弱，有时过度牵拉切开的小脑幕片时，即可造成该神经离断。额颞入路、颞下入路、枕下入路也可与离断颧弓、游离眶缘、扩大中颅窝底相结合，成为眶颧入路、耳前颞下入路、岩骨前入路的手术。枕下外侧开颅常用于显露小脑幕中间隙的三叉神经根，进行三叉神经根微血管减压和治疗三叉神经痛。

小脑幕裂孔后间隙病变可通过幕上枕内侧入路、经枕角入路、经枕部纵裂入路、经胼胝体后部入路及幕下小脑上的手术入路来显露病变部位。经枕下小脑幕上和小脑幕下经小脑上的手术入路常用来暴露松果体区病变，也可在直窦外侧切开小脑幕或暂时性离断横窦来扩大显露松果体区。在切开小脑幕时，应注意小脑上动脉和大脑后动脉的幕支血管在直窦外侧进入。直窦外侧往往有较大的幕硬膜静脉窦，当肿瘤累及硬膜时，应将小脑幕后间隙的硬膜同时切除。幕下小脑上入路主要适用于大脑大静脉下方的病变，特别是当肿瘤生长在小脑幕裂孔后间隙下部，小脑幕顶下面和将四叠体向下移位时；枕下小脑幕上入路适合于病变位于小脑幕裂孔后间隙上部，特别是大脑大静脉 (the vein of Galen) 上方的肿瘤，该入路也适合累及同侧小脑中脑裂和环池后部的病变。经枕部纵裂胼胝体后部入路只适合于发生在胼胝体压部，于大脑大静脉上方或向小脑幕裂孔后间隙生长的肿瘤，术中也可把胼胝体后部切开。经枕角入路可良好地显露侧脑室三角部和侧脑室体后部，主要适合于肿瘤从小脑幕裂孔后间隙生长、累及脑枕部和侧脑室三角部时。对非优势半球的肿瘤经顶上小叶也是可取的手术入路选择。请参考第三脑室后部解剖章节。

第二节　经岩骨入路切除岩尖斜坡脑膜

Surgical resection of the petroclival meningioma via transpetrosal approach

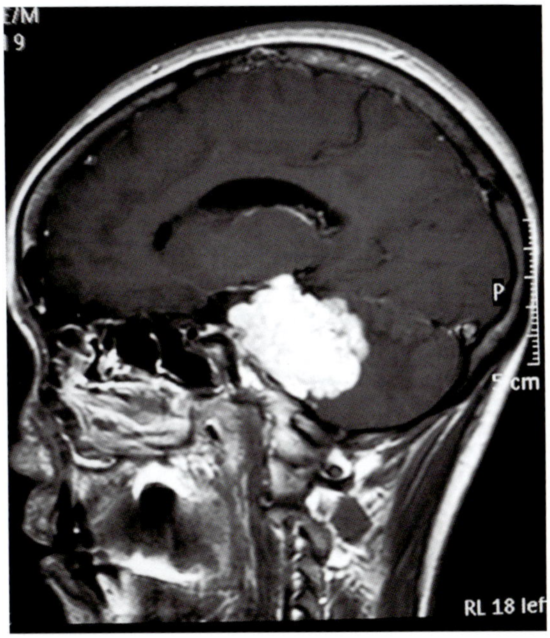

图 5-2-1　MR 注药增强矢状位见中上斜坡有一均匀强化病灶，边界清楚，病灶约 6cm×6cm，压迫脑干及周围脑结构

病例简介1

患者女性，43 岁。主因“进行性头晕半年，双下肢无力 3 个月，近半月家中”。门诊以“脑膜瘤”收入院。查体：神清语利，双侧视乳头水肿。双手指鼻试验不准，闭目直立征（Romberg’s）阳性。MRI 影检查见：岩斜区脑膜瘤，边界清楚，压迫中脑和脑桥，强化明显（图 5-2-1 ~ 图 5-2-3）。

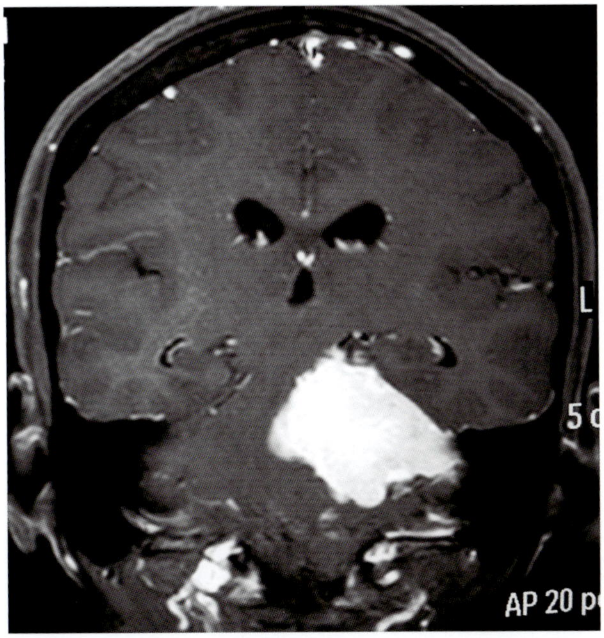

图 5-2-2　MR 注药增强冠状位见左侧岩尖-斜坡有一均匀强化病灶，边界清楚，病灶约 6cm×6cm，压迫周围脑桥和中脑结构

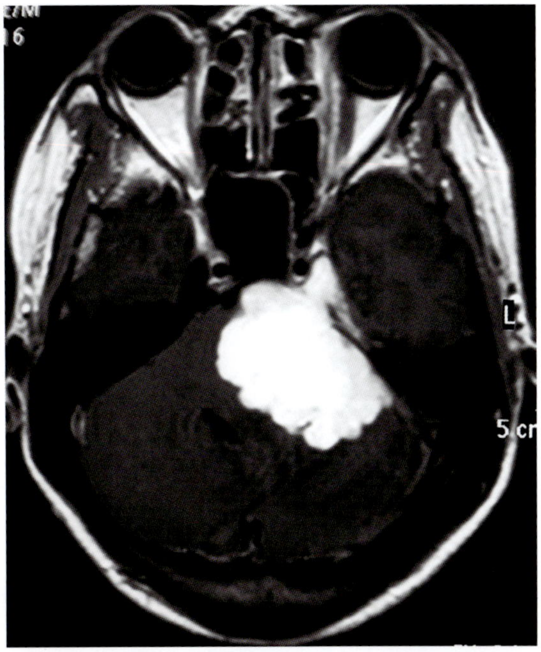

图 5-2-3　MR 注药增强轴状位见左侧岩尖-斜坡有一均匀强化病灶，边界清楚，部分肿瘤经岩尖进入 Mecke 海绵窦，肿瘤约 6cm×6cm，压迫周围脑干和小脑结构

手术方法

患者右侧卧位，取颞枕马蹄形手术切口，切口前缘起自颧弓水平向上约 5 ~ 7cm，马蹄形围绕耳廓向后，至于乳突尖部水平。先做颞枕骨瓣取下，再做乳突枕部骨瓣。乙状窦前咬除乳突底和岩骨后部，向内到岩骨尖后部见致密迷路骨，用磨钻磨除，同时注意保留后半规管，致密迷路骨和岩尖磨除后，乙状窦前下形成 2.5cm 底，向内前可见约 3.5cm 高的锥体形间隙。分别颞部和乙状窦前幕下硬膜剪开。抬起颞下，沿岩骨嵴后部切开小脑幕达环池。可见岩尖斜坡肿瘤，随着肿瘤显露，分块切除肿瘤。一般而言，滑车神经在肿瘤外上方，切开小脑幕时注意保护。动眼神经在肿瘤前方，切除岩尖和海绵窦内侧肿瘤时注意保护。三叉神经从桥臂发出，经岩尖后进入海绵窦，在处理肿瘤外上部和岩尖时，三叉神经容易损伤。此外还有肿瘤后外下的面听神经和前内的外展神经。当肿瘤在上斜坡向生长时，会与大脑后动脉和基底动脉上干粘连或包裹。中斜坡生长时，会有基底动脉及其脑桥穿通动脉供血和包裹，术中要细致分离保护，避免手术后发生脑干缺血。一些肿瘤可从三叉神经根部 (Meckel 囊) 向海绵窦内生长，或破坏岩骨尖，可利用 Parkinson 三角，即三叉神经眼支和滑车神经之间间隙切开切除海绵窦内的肿瘤。也可磨除岩尖，游离三叉神经根，切除海绵窦内肿瘤。肿瘤全切除后，岩尖和斜坡肿瘤附着处硬脑膜可电凝灭活，减少肿瘤复发。手术区止血后，严密缝合硬脑膜，骨瓣复位固定后，缝合头皮（图 5-2-4 ~ 图 5-2-8）。

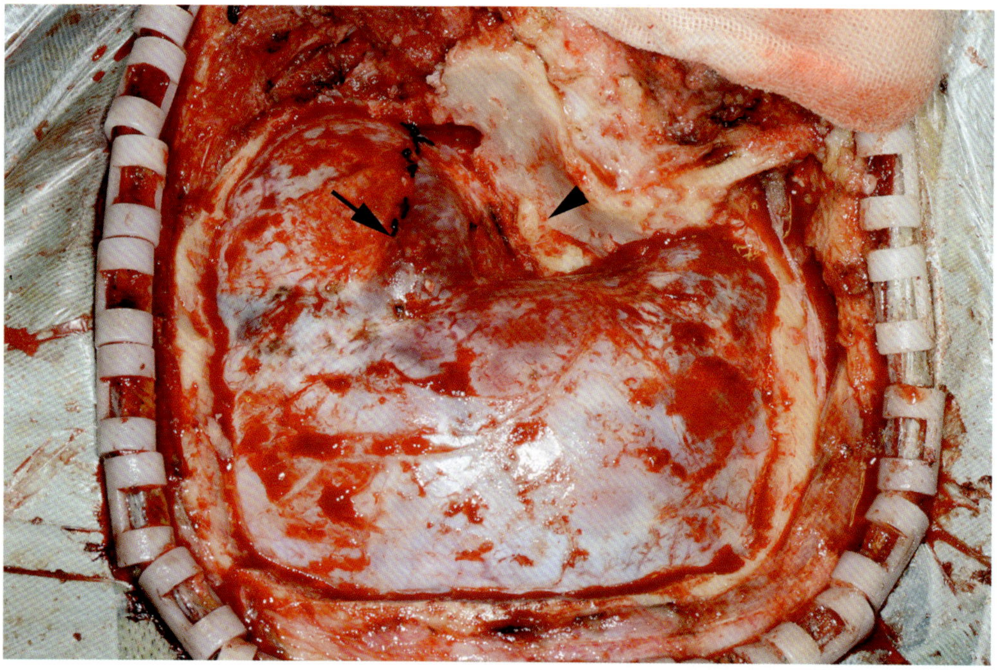

图 5-2-4　乙状窦前开颅，显示岩骨磨除，短箭头示后半规管保留，长箭头示乙状窦及窦破后缝合

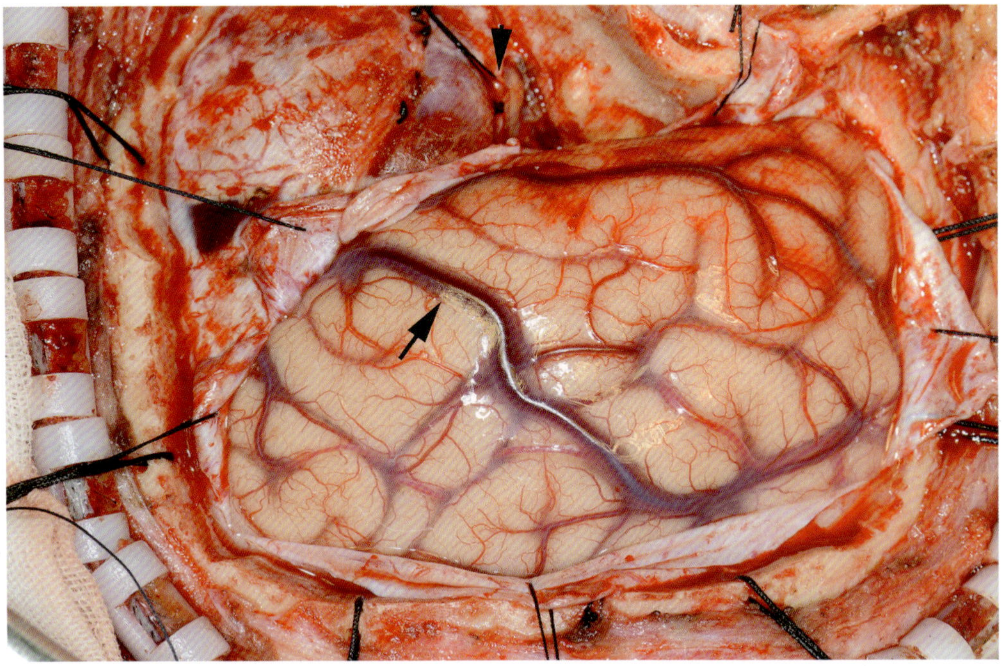

图 5-2-5　乙状窦前开颅硬脑膜剪开后，显示颞叶和部分乙状窦前结构，岩骨磨除，短箭头示在乙状窦后下小脑硬膜剪开，长箭头示 labbé 静脉

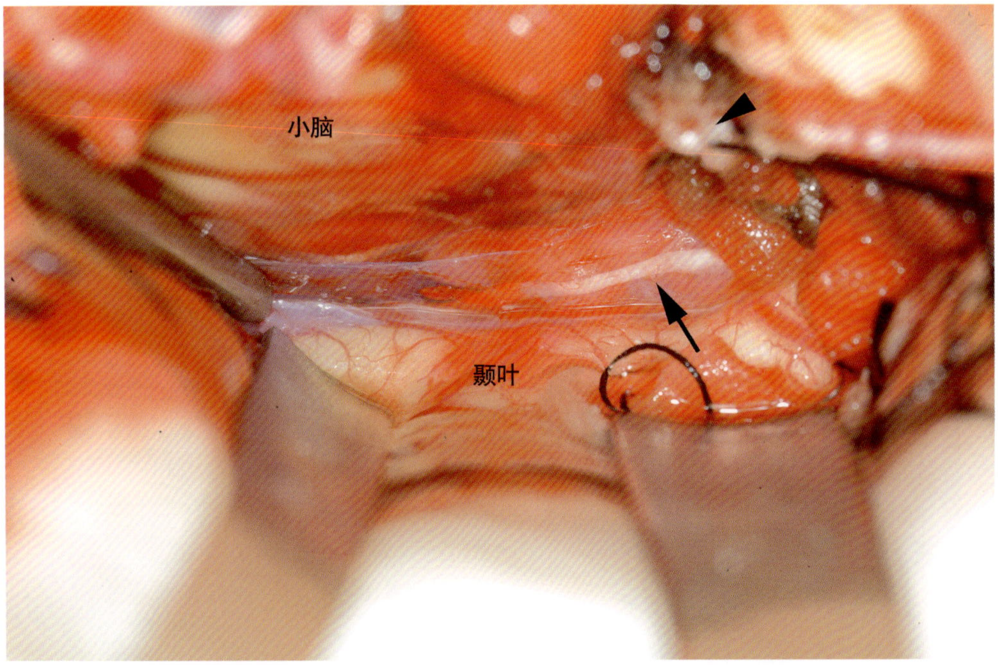

图 5-2-6　抬起颞叶到环池，长箭头示环池滑车神经。剪开小脑幕分别悬挂分开，短箭头示岩尖后小脑幕悬挂分开后

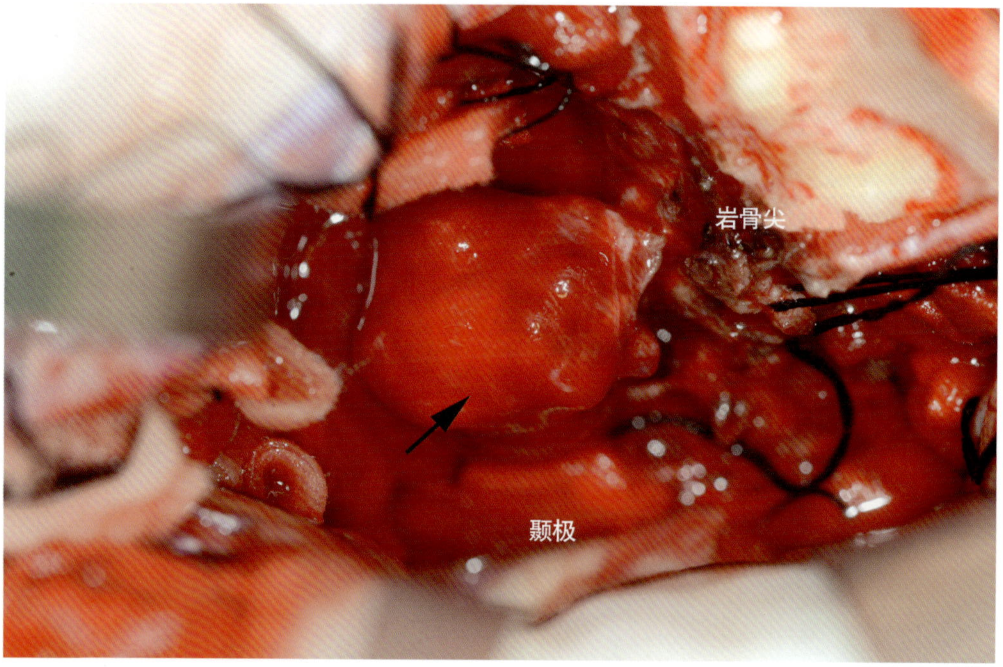

图 5-2-7　进一步显露岩尖斜坡肿瘤，长箭头示部分分离后显露的肿瘤

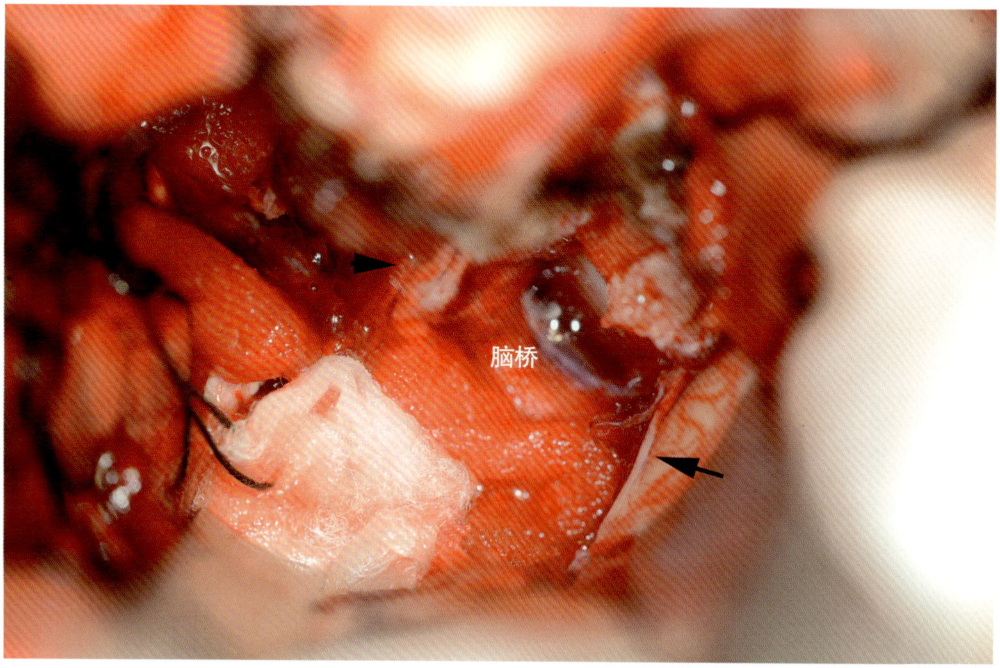

图 5-2-8　肿瘤切除后手术野，长箭头示滑车神经，短箭头示三叉神经

术后过程

术后患者清醒，四肢活动正常。有轻面瘫，但可完全眼睑闭合，术后第一天 CT 复查未见颅内出血，无术后发热，7 天拆线，术后复查 MR 肿瘤全部消失（图 5-2-9 ~ 图 5-2-11）。

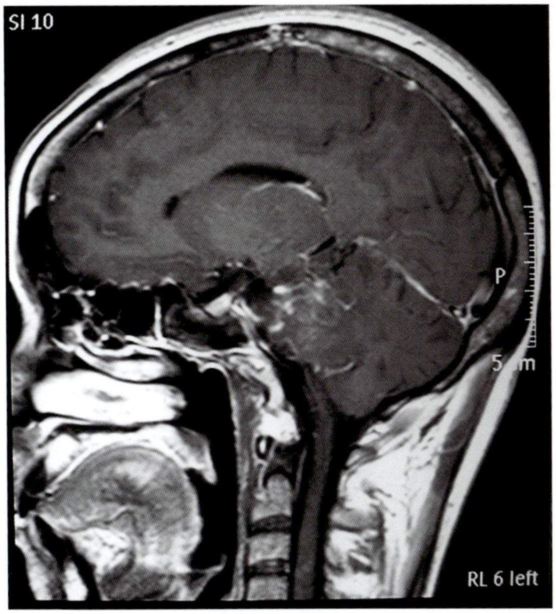

图 5-2-9　术后 12 天 MR 增强矢状位影像，见斜坡肿瘤完全消失，中脑脑桥无缺血

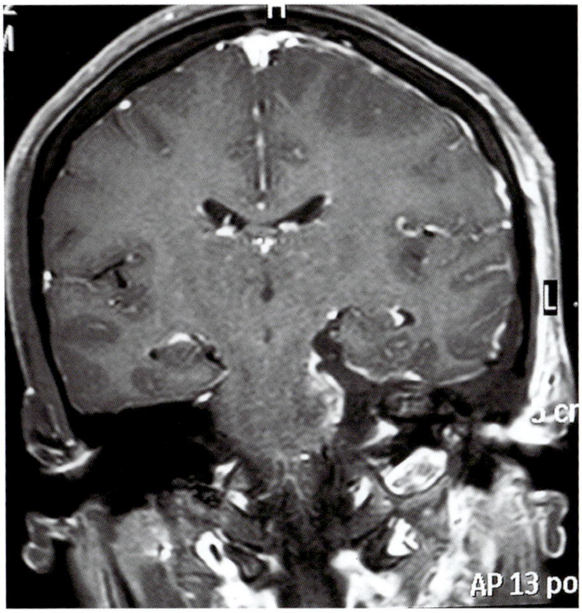

图 5-2-10　术后 12 天 MR 增强冠状位影像，见斜坡肿瘤完全消失，脑桥表面有少许强化影

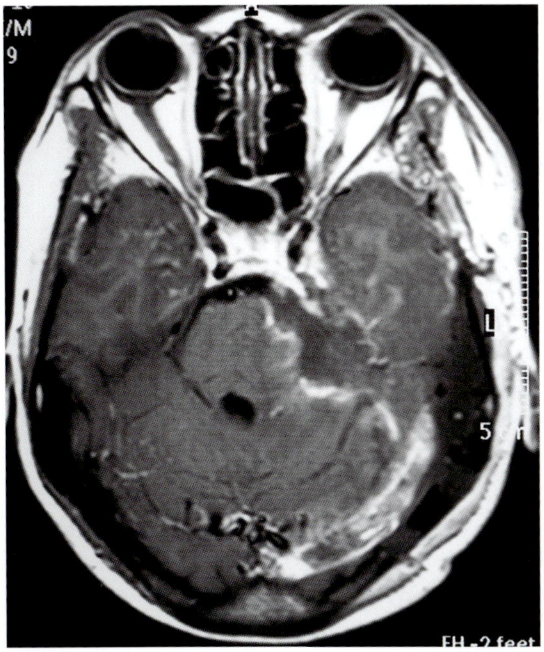

图 5-2-11　术后 12 天 MR 增强轴位影像，见斜坡和海绵窦后部肿瘤完全消失，脑桥表面有少许强化影

病例简介2

患者女性，49 岁。主因“进行性头痛、头晕 3 年余，复视、眼睑下垂 4 个月，左面麻木 2 个月”。门诊以“脑膜瘤”收入院。查体：神清语利，右眼睑下垂，右眼外展受限，双侧视乳头水肿。左角膜反射减退，左面口角以上痛觉减退。MRI 影检查见：中上斜坡肿瘤，边界清楚，肿瘤前部侵入海绵窦后部。压迫中脑和脑桥，强化明显（图 5-2-12 ~ 图 5-2-14）。

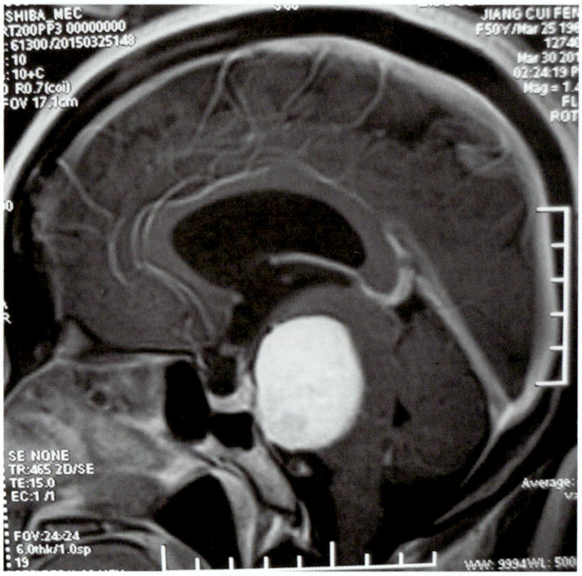

图 5-2-12　MR 注药增强矢状位见中上斜坡有一均匀强化病灶，边界清楚，病灶约 5cm×5cm，压迫周围脑干结构

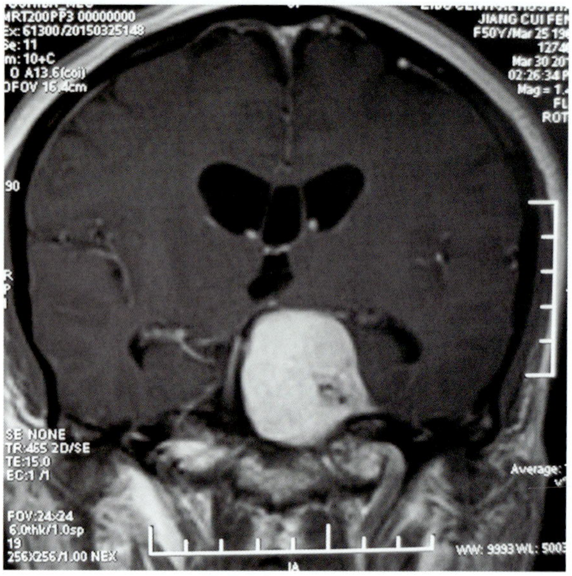

图 5-2-13　MR 注药增强冠状位见中上斜坡有一均匀强化病灶，边界清楚，病灶约 5cm×5cm，压迫周围脑结构，中线结构左移

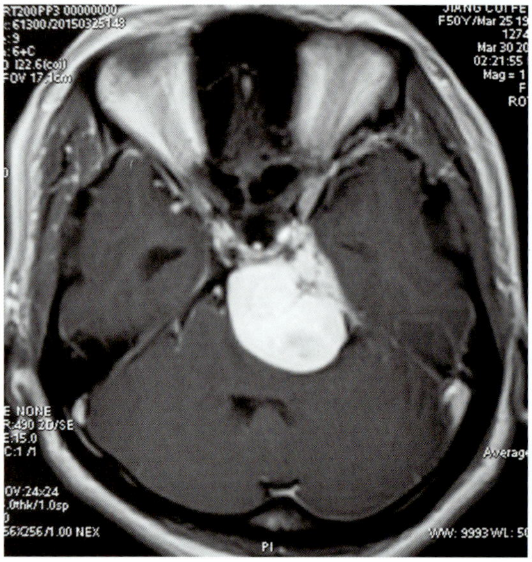

图 5-2-14　MR 注药增强轴位像见鞍背有一均匀强化病灶约 5cm×5cm，部分肿瘤侵入海绵窦。边界清楚，压迫脑干及周围脑结构

术后过程

术后患者神志清楚，四肢活动正常。动眼神经部分麻痹，滑车神经麻痹，左眼球向内活动受限。术后第一天 CT 复查未见颅内出血，无术后发热，7 天拆线。术后复查 MR 肿瘤全部消失（图 5-2-18 ~ 图 5-2-20）。术后病理诊断：内皮型脑膜瘤。

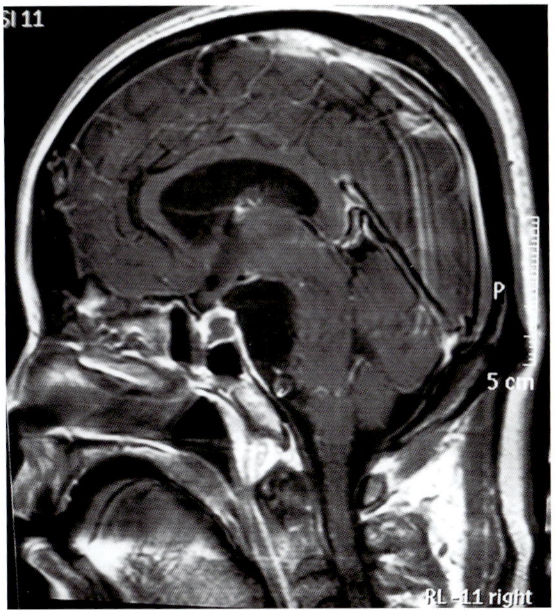

图 5-2-18　术后 10 天 MR 增强矢状位影像，见斜坡肿瘤完全消失，中脑脑桥无缺血

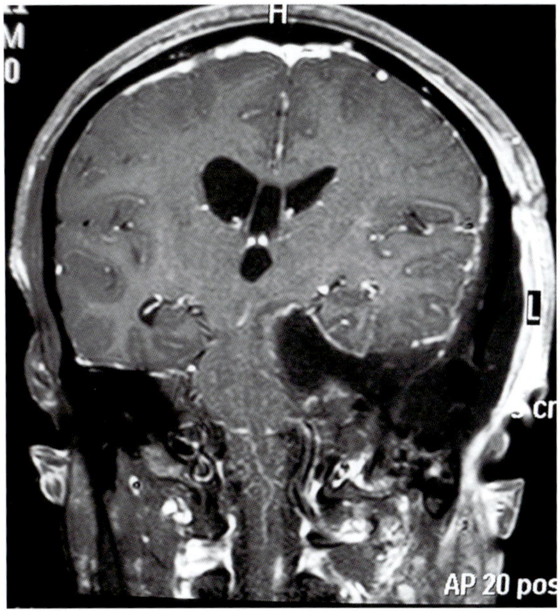

图 5-2-19　术后 10 天 MR 增强冠状位影像，见斜坡肿瘤完全消失，中脑脑桥无缺血

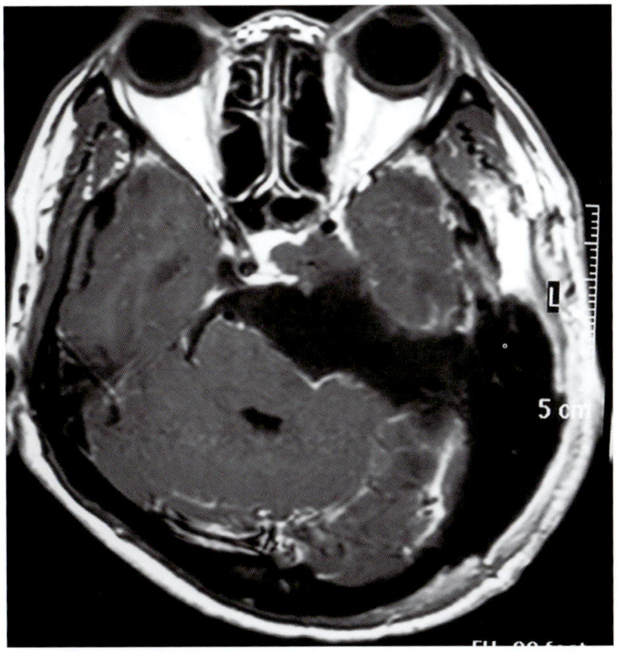

图 5-2-20　术后 10 天 MR 增强轴位影像，见斜坡、岩尖和海绵窦肿瘤完全消失，中脑脑桥无缺血

手术点评（Surgical comments）

乙状窦前入路起源于中颅窝扩大入路（1970），也多指后岩骨入路。最早是中颅窝开颅联合经迷路入路，用于听神经瘤，以后用于斜坡肿瘤。该手术入路的优点是从侧方最短的距离达到脑桥外侧、中上斜坡，并可减少对小脑的牵拉损伤。缺点有迷路、听神经的损害，Labbé 静脉和乙状窦的损伤或血栓形成。手术切除肿瘤时，除注意保护大脑后动脉主干外，岩尖斜坡肿瘤最易损伤的是大脑后动脉 P_1 段发出的脉络膜后动脉（Posterior choroidal artery），其穿支分布于丘脑前部、部分丘脑后部、下丘脑、底丘脑和上位丘脑内侧。缺血会出现下丘脑和中脑症状。P_2 段常发出脉络膜后内侧动脉（Medial posterior choroidal artery），分布于大脑脚后外侧和内侧膝状体，缺血后可引起眼球的垂直运动障碍（Parinaud 征）。1988 年，Al-Mefty 用该手术入路切除岩尖斜坡脑膜瘤，并保留岩骨内的前庭耳蜗结构。1985 年，Kawase 利用磨除岩骨尖前部入路治疗基底动脉主干动脉瘤和岩尖斜坡脑膜瘤。2000 年国内张俊廷等报告 60 例岩斜区脑膜瘤手术切除全切除率为 71% 的良好效果。手术适应证有中上斜坡脑膜瘤、大的听神经瘤、基底动脉动脉瘤。它与乙状窦后入路相比可避免牵拉小脑、面听神经和后组颅神经损伤。易于达到中颅窝和三叉神经 Meckel’囊，手术可直接到达中颅窝、斜坡和小脑幕的脑膜瘤基底。可直视下处理基底动脉和脑桥前部的病变。但对下斜坡和颈静脉孔区手术受限。与颞下入路相比，对颞底桥静脉牵拉损伤少，易于处理三叉神经根下方的病变，但磨除岩骨锥体骨质费时。

MAOC 6

后颅窝解剖与手术点评

The posterior fossa anatomy and its surgical comments

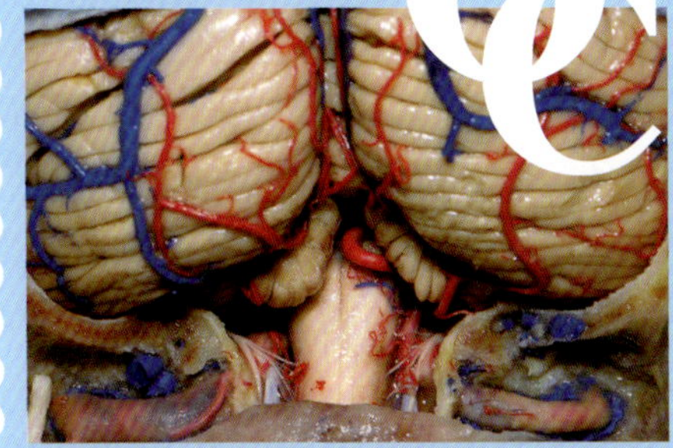

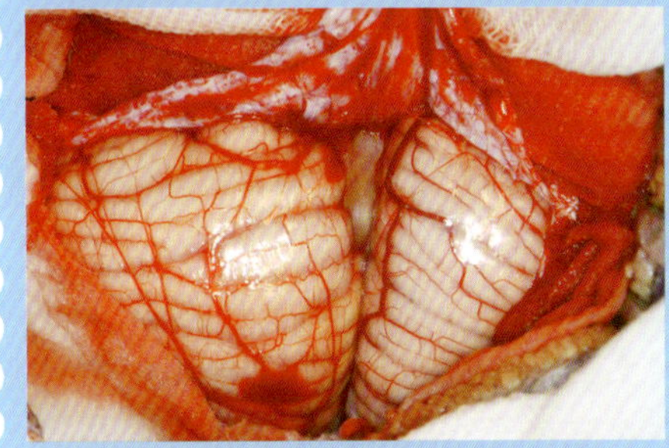

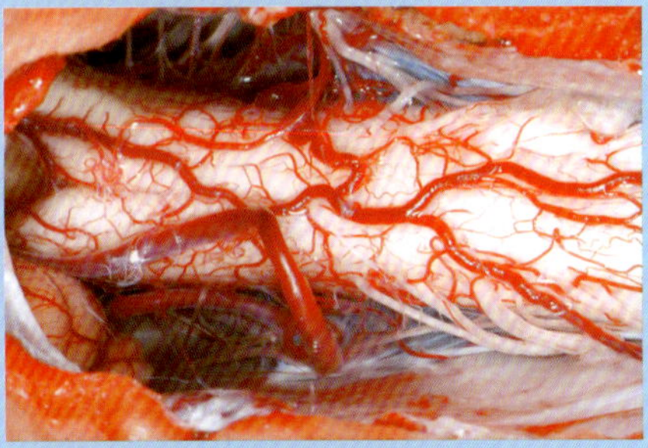

第一节　后颅窝正常解剖
Posterior cranial fossa

后颅窝在前、中、后颅窝中属于容积最大、位置最深的颅腔，其内解剖结构也较为复杂。后颅窝约占全部颅腔容积的 1/8，有支配头部、四肢和躯干的感觉、运动神经，决定意识状态的神经以及自主神经均由此通过。控制身体平衡的中枢也位于此处。在 12 对脑神经中，只有嗅神经和视神经 2 对脑神经不在后颅窝，其余 10 对脑神经均在后颅窝内走行。后颅窝还是脑脊液流出颅腔的通路。后颅窝的动脉系统尤为复杂。椎动脉和基底动脉位于脑干腹侧，位置较深，手术较为困难。其主要分支与脑神经交织后到达小脑表面。后颅窝经小脑幕裂孔与幕上间腔相通，经枕骨大孔通向椎管。后颅窝周围有枕、颞、顶、蝶骨。后颅窝前界为鞍背、蝶骨后部和枕骨斜坡，后界为枕鳞下部、颞骨、岩骨、乳突两侧及枕骨外侧。上后界有部分顶骨、乳突角的小部分。后颅窝的内侧面有颈静脉孔、内听道、舌下神经管、前庭蜗管和一些导静脉穿行。小脑的上面有小脑幕与大脑分隔。

小脑皮层有以下三个面：①小脑幕面，相对于小脑幕，此面常用的手术为小脑上入路；②枕叶面，位于枕骨鳞下和乙状窦之间，此面常用手术为枕下入路；③岩骨面，相对于岩骨后面。牵开后可显露脑桥小脑角。每个面中心轴均为小脑蚓部，外侧为小脑半球。小脑半球各面以蚓垂为中心轴，在发育过程中，半球新皮层过度下垂形成脑裂。这些脑裂又将每个小脑面分成不同的小脑叶。

选择最佳的手术入路，需要了解小脑、脑神经、脑干、小脑动脉、静脉、脑桥臂、小脑和脑干间脑裂等的解剖关系。第四脑室与小脑各面以及小脑裂之间的解剖关系也十分重要。第四脑室为位于小脑和脑干之间的空间。前界为脑桥和延髓背侧，后界为小脑腹侧，外界为脑桥臂内侧，可分一顶、一底和两侧隐窝，形似帐篷，底广顶尖。其上端通过中脑导水管与第三脑室相通，下端经中央管（Magendie 管）与枕骨大孔相通。外侧经侧孔（Luschka 孔）与脑桥小脑角相通。绝大多数脑神经起源于第四脑室底。

参见解剖图 6-1-1 ~ 图 6-1-7。

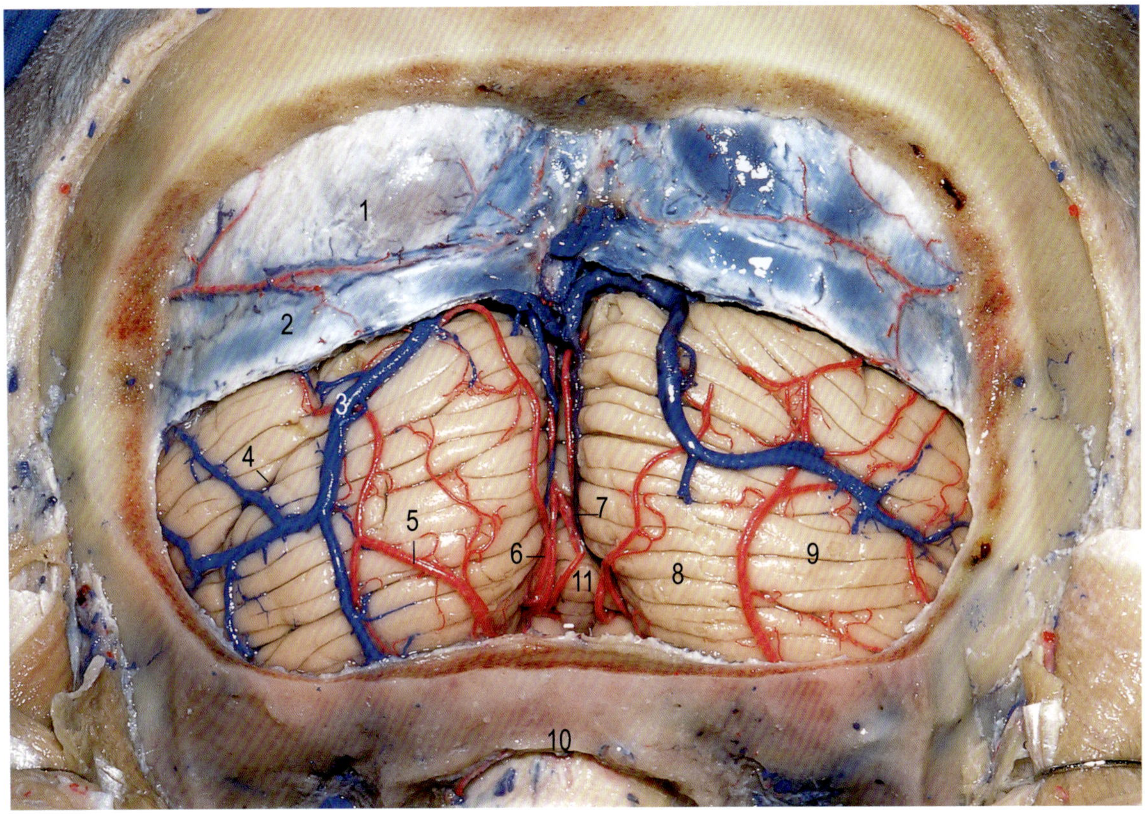

图 6-1-1　后面观小脑半球枕下面（Posterior view of the suboccipital surface of the cerebellum）

1. 枕部硬膜	Occipital dura mater
2. 横窦	Transverse sinus
3. 小脑枕下静脉	Suboccipital cerebellar vein
4. 枕下裂	Suboccipital fissure
5. 小脑后下动脉支	Cerebellar branch from posterior inferior cerebellar artery
6. 小脑后下动脉蚓部支	Folium branch of posterior inferior cerebellar artery
7. 旁正中沟	Paramedial sulcus
8. 二腹小叶内侧腹	Medial biventral lobule
9. 二腹小叶外侧腹	Lateral biventral lobule
10. 枕骨大孔后唇	Posterior lip of foramen magnum
11. 蚓垂	Uvula

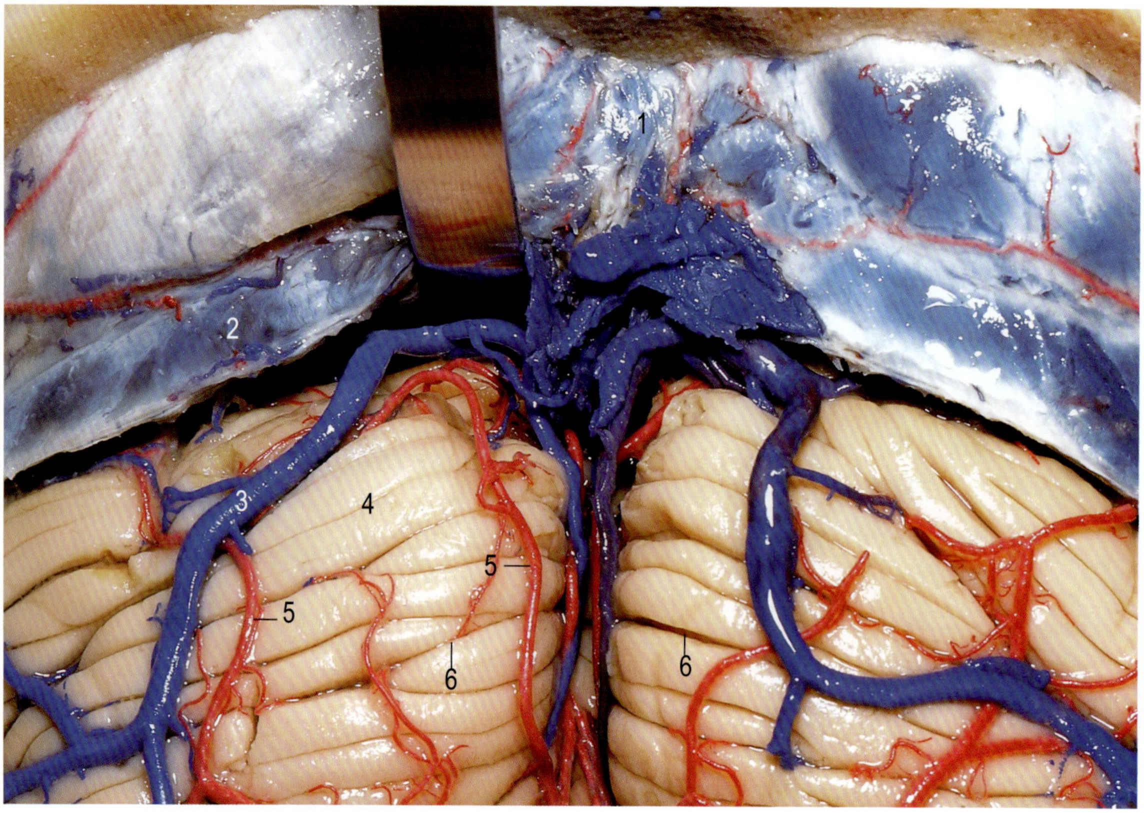

图 6-1-2 后面观小脑枕下面上静脉回流（Posterior view of the venous drainage of the suboccipital surface）

1. 窦汇	Confluence of sinuses
2. 横窦	Transverse sinus
3. 小脑枕下面桥静脉	Bridge vein of suboccipital surface of cerebellum
4. 小脑枕下面	Suboccipital surface of cerebellum
5. 小脑上动脉分支	Branch of superior cerebellar artery
6. 枕下裂	Suboccipital fissure

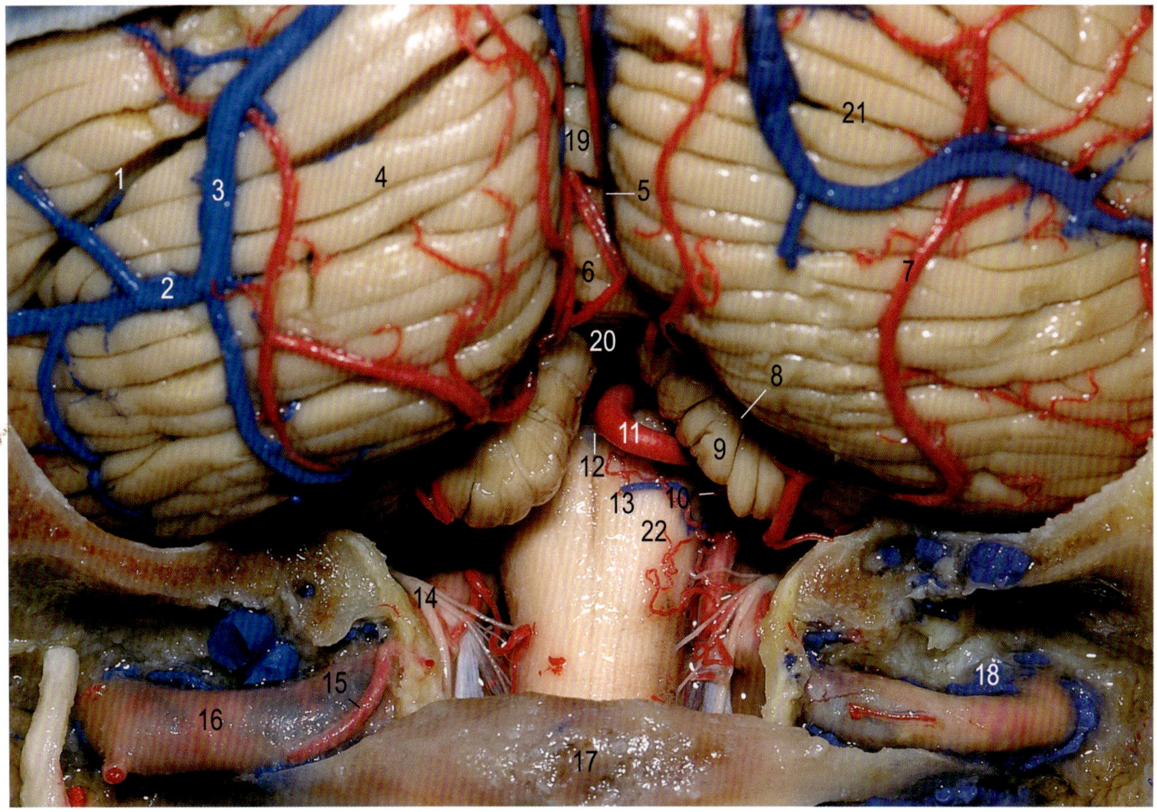

图 6-1-3 枕大孔区结构后面观（Posterior view of the inferior structures of the foramen magnum）

1. 二腹前裂	Prebiventral fissure	12. 闩	Obex
2. 小脑二腹叶静脉	Vein of biventral lobule	13. 延髓薄束	Gracile fasciculus medulla oblongata
3. 小脑下半月叶静脉	Vein of inferior semilunar lobule	14. 副神经	Accessory nerve
4. 小脑二腹叶	Cerebellar biventral lobule	15. 脑膜后动脉	Posterior meningeal artery
5. 旁正中裂	Paramedian fissure	16. 椎动脉	Vertebral artery
6. 小脑蚓垂	Uvula	17. 寰椎后弓	Posterior arch of atlas
7. 小脑后下动脉二腹叶支	Biventral lobule branch of PICA	18. 枕部海绵窦	Occipital cavernous sinus
		19. 小脑锥体	Cerebellar pyramid
8. 扁桃体二腹裂	Tonsilobiventral fissure	20. 小脑谷	Vallecula
9. 小脑扁桃体	Cerebellar tonsil	21. 枕下裂	Suboccipital fissure
10. 小脑延髓裂	Cerebellomedullary fissure	22. 延髓楔束	Cuneate fasciculum of medulla oblongata
11. 小脑后下动脉	Posterior inferior cerebellar artery		

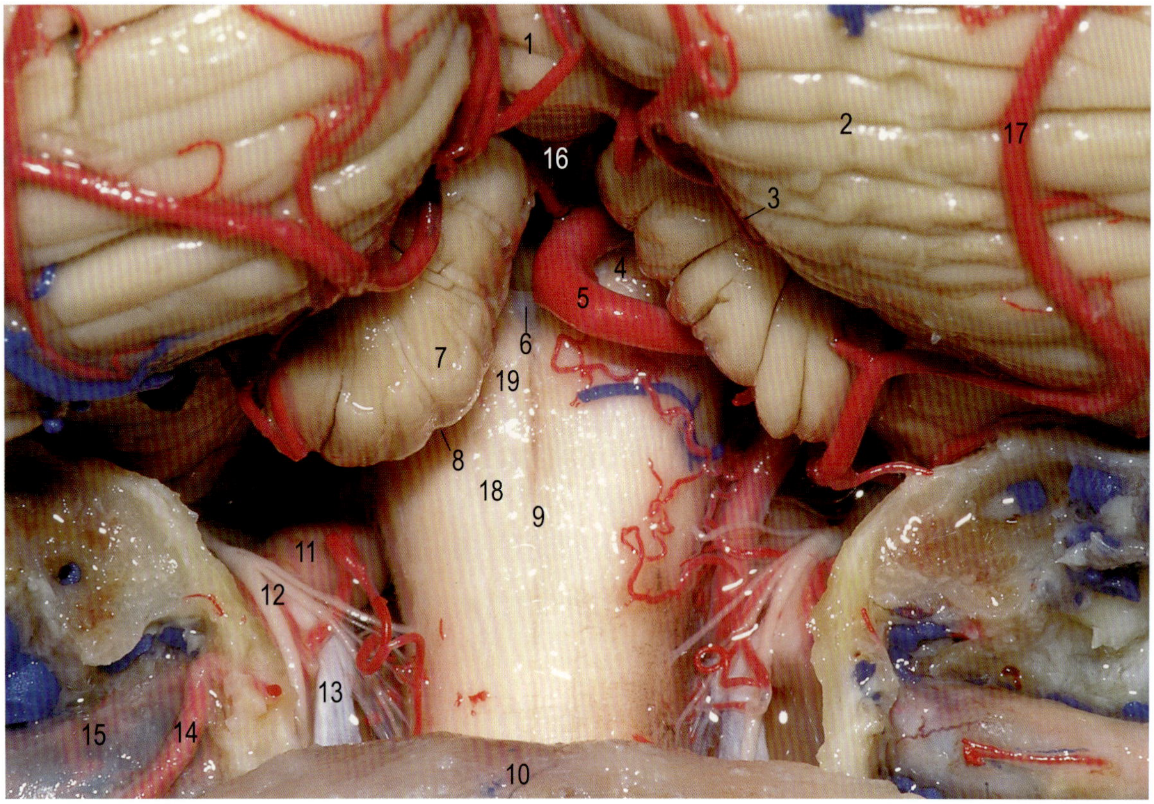

图 6-1-4 枕大孔区结构后面观（Posterior view of the inferior structures of the foramen magnum）

1. 蚓垂	Uvula of vermis
2. 二腹叶	Biventral lobule
3. 小脑扁桃体裂	Cerebellar tonsil fissure
4. 楔束结节	Cuneate tubercle
5. 小脑后下动脉	Posterior inferior cerebellar artery (PICA)
6. 闩	Obex
7. 小脑扁桃体	Cerebellar tonsil
8. 小脑延髓裂	Cerebellomedullary fissure
9. 后正中沟	Posterior median sulcus
10. 寰椎后弓	Posterior arch of atlas
11. 椎动脉颅内段	Intracranial segment of vertibral artery
12. 副神经	Accessory nerve
13. 齿状韧带	Dentate ligament
14. 脑膜后动脉	Posterior meningeal artery
15. 椎动脉颅外段	Out cranial segment of vertibral artery
16. 小脑谷	Vallecula
17. 小脑后下动脉二腹叶支	Biventral lobule branch of Posterior inferior cerebellar artery
18. 后外侧沟	Posterolateral sulcus
19. 薄束结节	Gracile tubercle

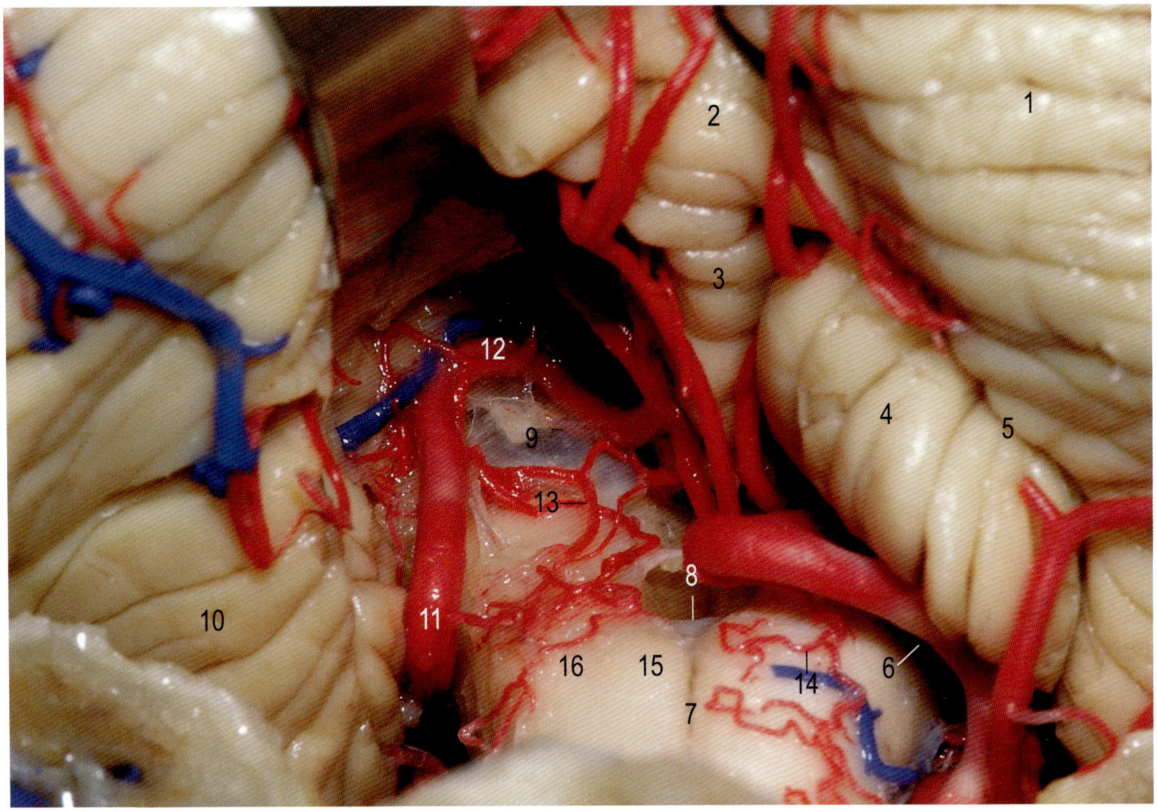

图 6-1-5 切除右侧小脑扁桃体，显示小脑扁桃体延髓裂结构（Exposing the adjacent structures of the cerebellomedullary fissure through removing the right lateral tonsil）

1. 小脑半球枕下面	Suboccipital surface of cerebellum
2. 小脑锥体	Cerebellar pyramid
3. 小脑蚓垂	Uvula of vermis
4. 小脑扁桃体	Cerebellar tonsil
5. 扁桃二腹裂	Tonsilobiventral fissure
6. 小脑延髓裂	Cerebellomedullary fissure
7. 后正中沟	Posterior median sulcus
8. 闩	Obex
9. 第四脑室脉络膜	Tela choroidea of fourth ventricle
10. 小脑二腹叶	Biventral lobule
11. 小脑后下动脉尾襻	Caudal loop of posterior inferior cerebellar artery (PICA)
12. 小脑后下动脉头襻	Cranial loop of posterior inferior cerebellar artery
13. 小脑后下动脉桥延穿通支	Ponomedullary perforating branch of posterior inferior cerebellar artery
14. 小脑后下动脉延髓穿通支	Medullary perforating branch of posterior inferior cerebellar artery
15. 薄束结节	Gracile tubercle
16. 楔束结节	Cuneate tubercle

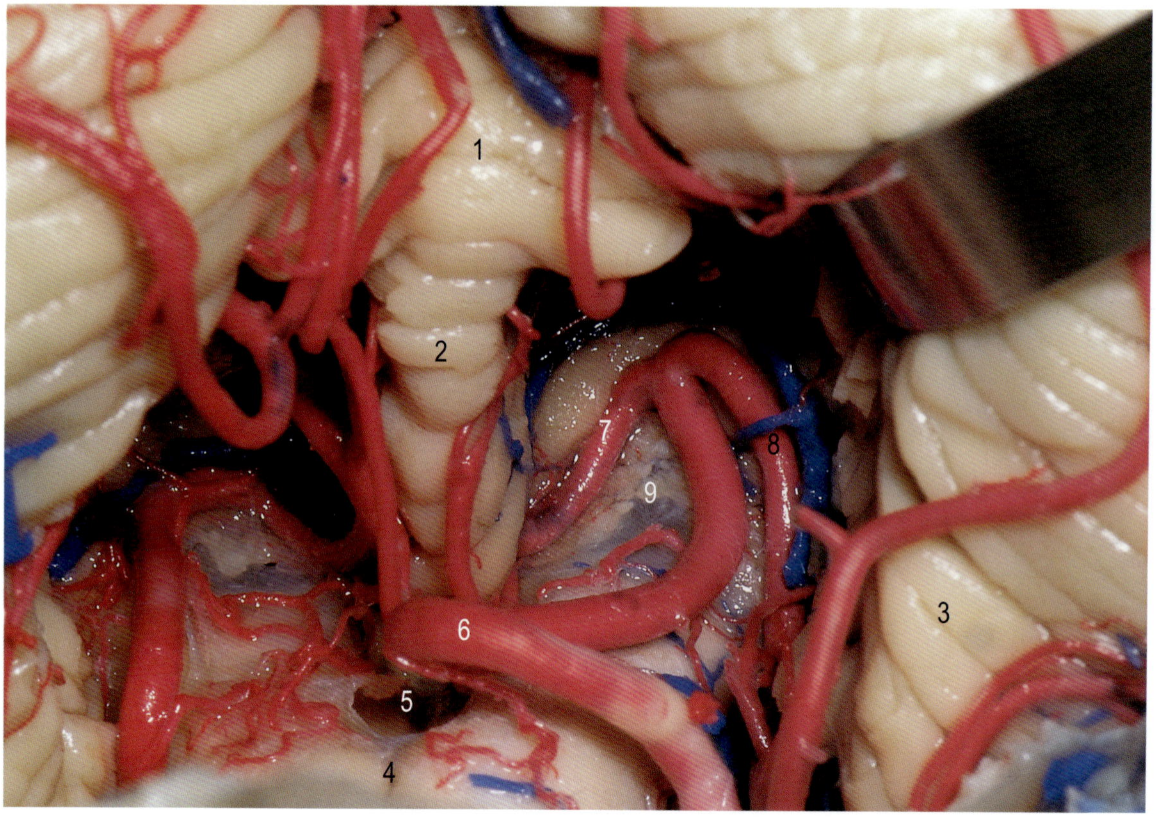

图 6-1-6 切除双侧小脑扁桃体，显露小脑后下动脉（Exposing the posterior inferior cerebellar artery through removing the bilateral tonsil）

1. 小脑锥体	Cerebellar pyramid
2. 小脑蚓垂	Uvula of vermis
3. 小脑二腹叶	Biventral lobule
4. 后正中沟	Posterior part of medulla oblongata
5. 正中孔	Foramen of magendie
6. 小脑后下动脉	Posterior inferior cerebellar artery
7. 小脑后下动脉脑桥背内侧动脉支	Dorsal medial pontine branch of posterior inferior cerebellar artery (PICA)
8. 小脑后下动脉脑桥背外侧动脉支	Dorsal lateral pontine branch of posterior inferior cerebellar artery
9. 脉络膜	Choroid tela

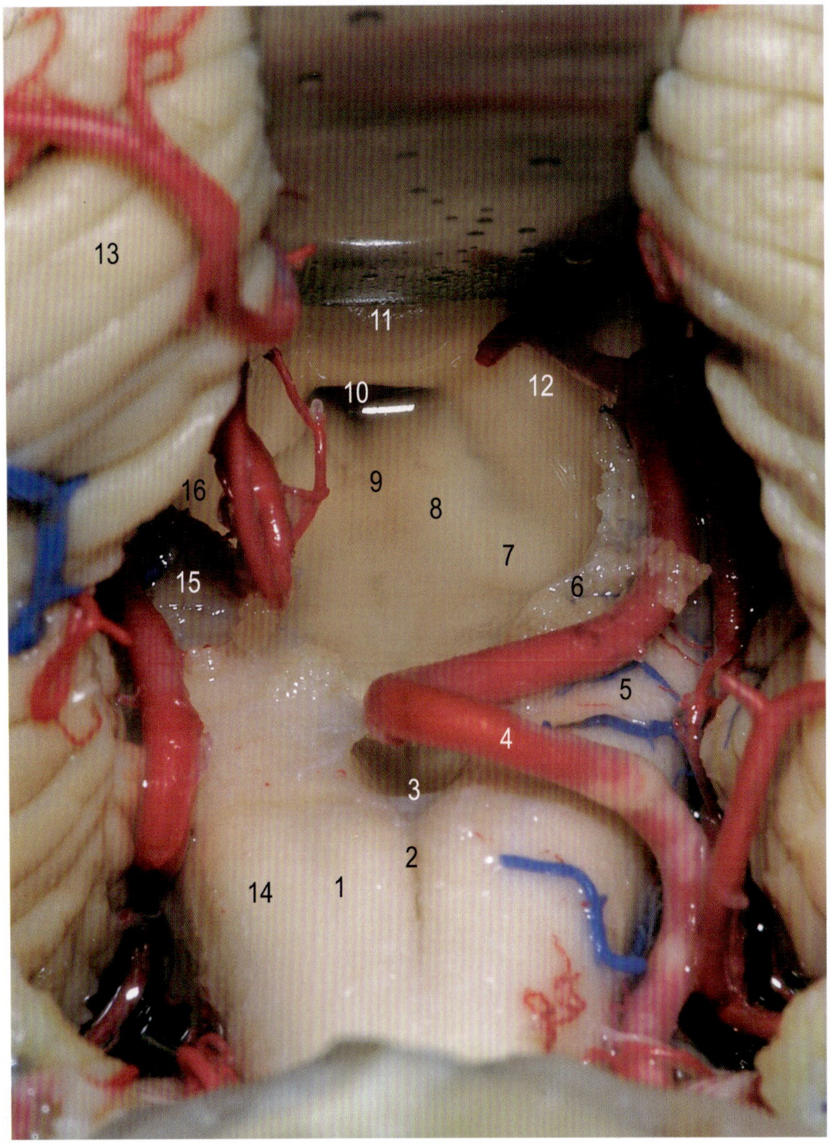

图 6-1-7 抬起小脑扁桃体，显示第四脑室底结构（Exposing the fourth ventricular floor through elevating tonsil）

1. 薄束结节	Gracile tubercle	9. 延髓中央沟	Median sulcus of medulla oblongata
2. 后正中沟	Posterior medial sulcus	10. 中脑导水管	Aqueduct of midbrain
3. 闩	Obex	11. 上髓帆	Superior medullary velum
4. 小脑后下动脉	Posterior inferior cerebellar artery	12. 小脑上脚	Superior cerebellar peduncle
5. 小脑下脚	Inferior cerebellar peduncle	13. 二腹叶	Biventral lobule
6. 脉络丛	Choroid plexus	14. 楔束结节	Cuneate tubercle
7. 面神经丘	Facial colliculus	15. 外侧隐窝	Lateral recess
8. 中间隆起	Median eminence	16. 齿状结节	Dentate tubercle

外科解剖要点 (Microsurgical key points)

第四脑室内的病变为神经外科的难题，主要是由于术中第四脑室壁和底的损伤而出现的功能损害。以往手术多采用切开小脑外部和切除小脑半球来显露第四脑室，AL. Rhoton Jr 在外科解剖研究中发现，分开小脑延髓裂的脉络膜可充分地显露第四脑室。当小脑延髓裂的脉络膜分开后仍不能显露第四脑室时，可把菲薄的下髓帆分开，达到进一步显露第四脑室的目的。分开第四脑室的脉络膜可显露第四脑室整个长度及第四脑室腔，但对第四脑室顶、上外侧隐窝和第四脑室顶上部显露不佳。解剖开下髓帆则可显露第四脑室顶上半部分。第四脑室侧孔方向延长分离脉络膜，解剖开外侧隐窝可以显露小脑脚臂面。当第四脑室肿瘤较大时，第四脑室脉络膜和下髓帆扩张呈半透膜样改变。目前尚无有关分离切开第四脑室脉络膜和下髓帆引起神经功能障碍的报告，但当第四脑室壁周围的齿状核、小脑脚臂、第四脑室底和小脑后下动脉损伤时，会产生较严重的神经功能障碍。在第四脑室顶尾端手术时，齿状核位于小脑扁桃体上极的腹侧、第四脑室顶后外侧的齿状结节的下面、近下髓帆外缘处，埋藏在第四脑室外上隐窝周围。小脑脚都汇聚在第四脑室外侧壁和顶部。在齿状结节水平以上的第四脑室顶部手术时，小脑上脚易被损伤。在切除第四脑室外侧隐窝病变时，小脑下脚易被损伤。第四脑室顶上半部的外壁手术时，如桥小脑角肿瘤，由于中小脑脚形成脑室壁中脑池面的主要部分，小脑后下动脉（PICA）通过脉络膜和下髓帆分离可直接显露。在第四脑室顶水平闭塞虽然不出现延髓梗塞表现，但可出现近似迷路的症状，如眩晕、恶心、站立行走困难和眼球震颤。在分离小脑延髓裂时，小脑后下动脉主干一般不完全显露，而外侧隐窝的脉络膜和脉络丛支多可显示。

第二节　乙状窦后入路切除CPA脑膜瘤

Surgical resection of meningioma of the cerebellopontine angle via retrosigmoid approach

病例简介

患者女性，55 岁。主因“间断性耳鸣 2 年，左面部麻木 1 个月”，门诊以“桥小脑角（CPA）脑膜瘤”收入院。查体：神清语利，无明显神经系统阳性体征。行 MR 检查。

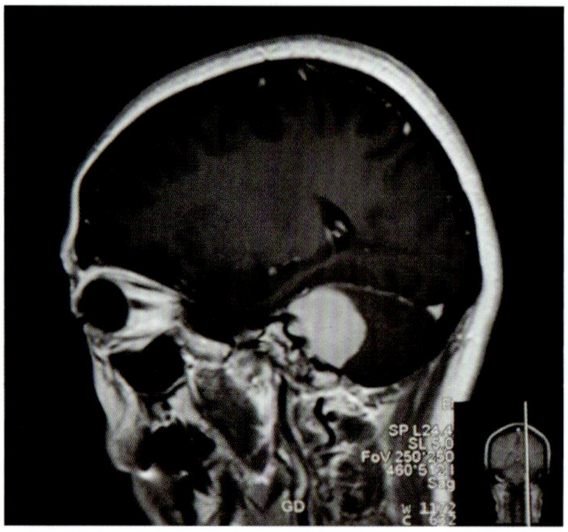

图 6-2-1　MR 增强影像矢状位

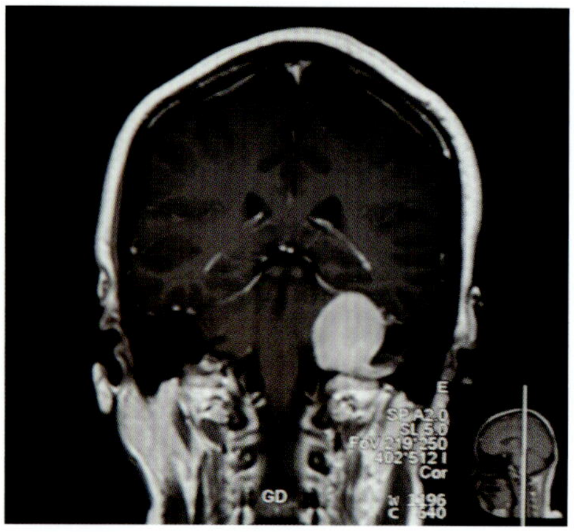

图 6-2-2　MR 增强影像冠状位

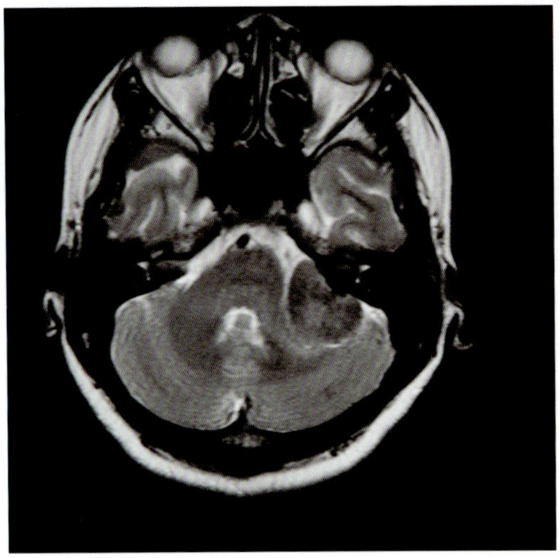

图 6-2-3　MR 影像轴位 T_2 加权像

图 6-2-1 ~ 图 6-2-3 MR 影像见左侧脑桥小脑角区均匀强化的类圆形占位性病变，边界清楚，基底附着岩骨后面，并伴骨质增生，病变压迫小脑及脑干。

参见手术图 6-2-4 ~ 图 6-2-8。

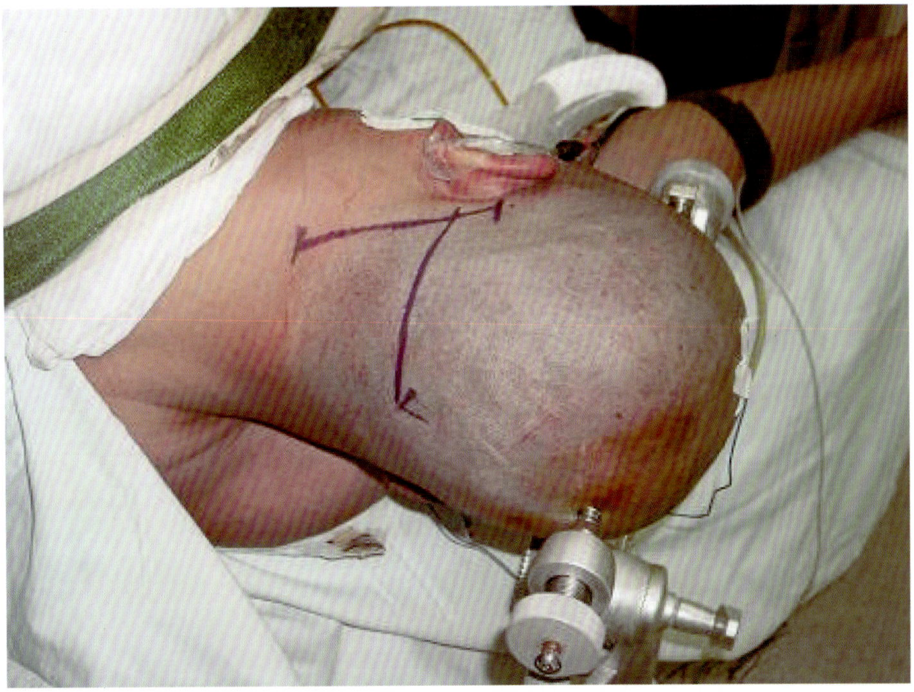

图 6-2-4　患者右侧卧位，取左枕颈部直切口

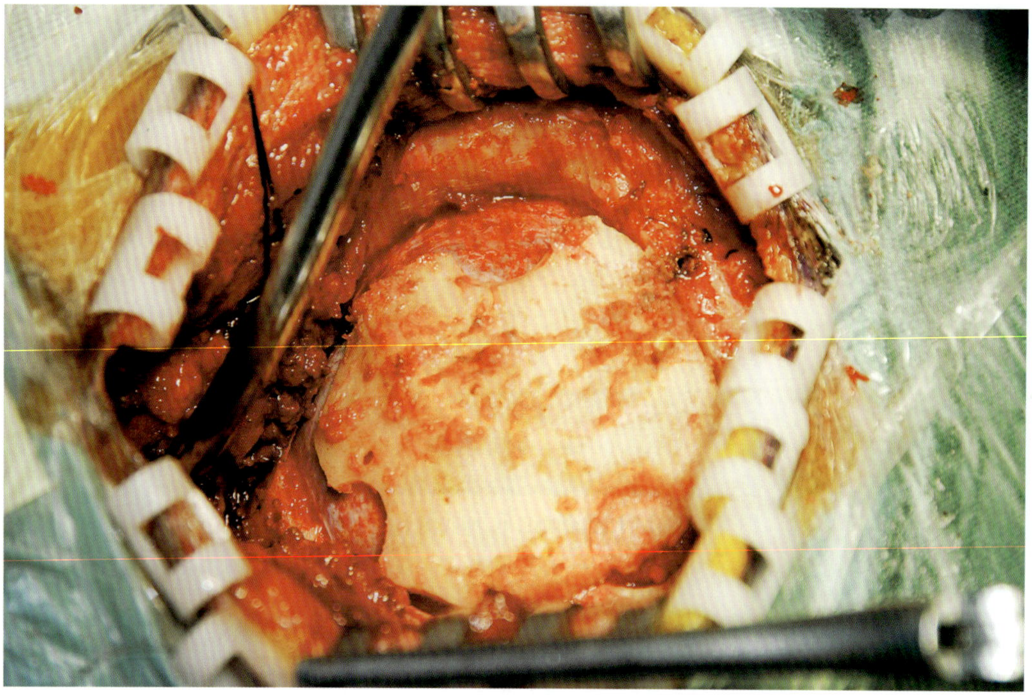

图 6-2-5　枕鳞钻 3 骨孔，铣下骨瓣

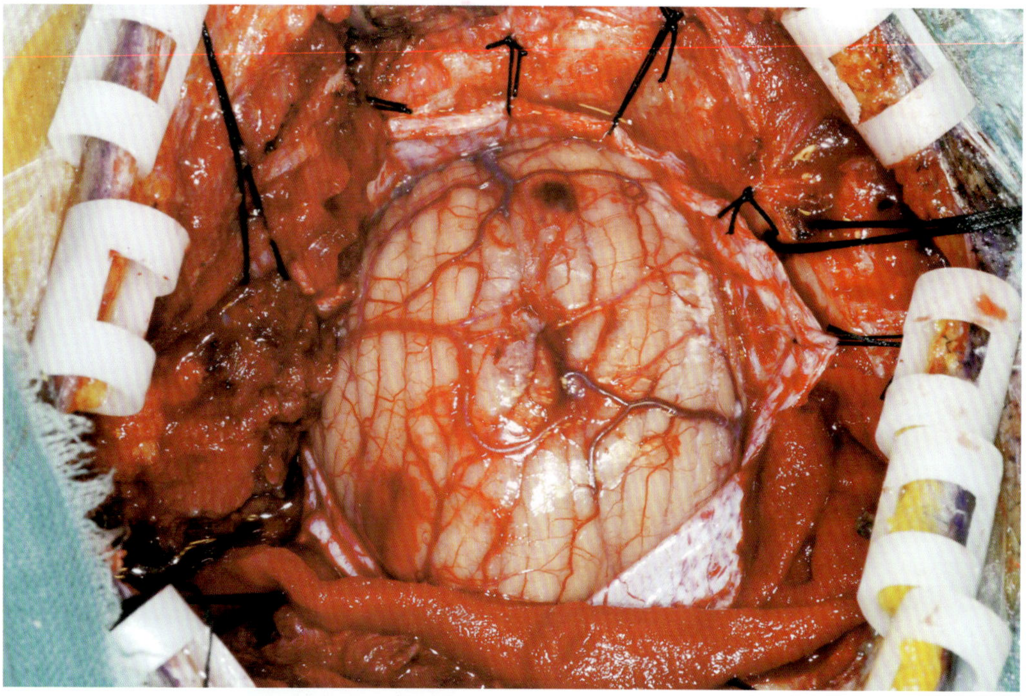

图 6-2-6　切开硬膜，显露左侧小脑半球外缘

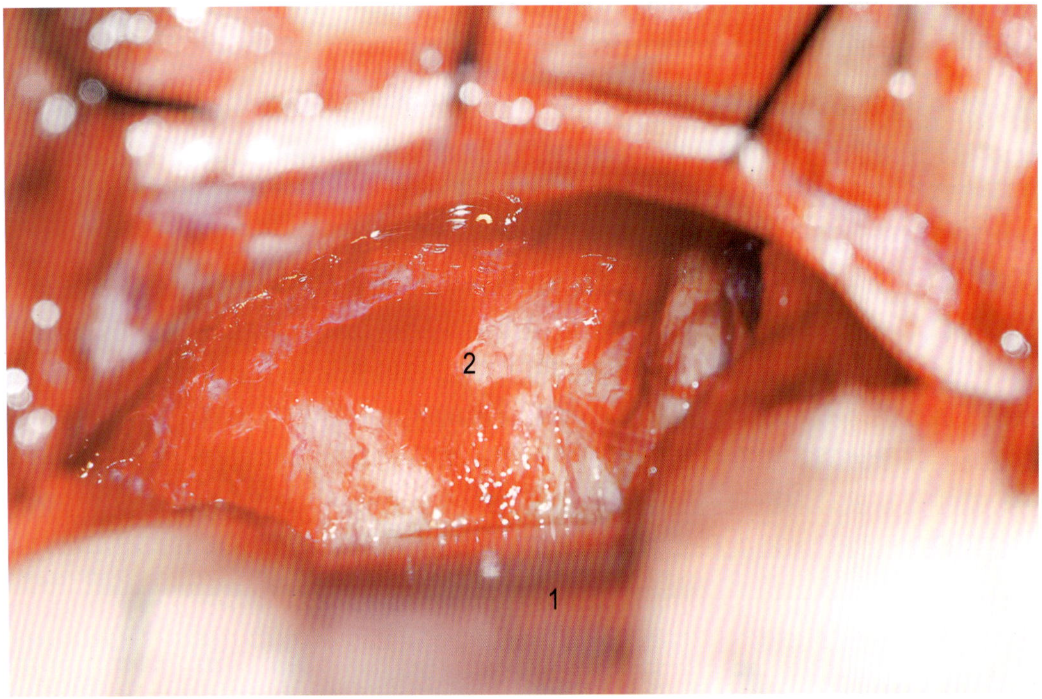

图 6-2-7　向内侧牵开小脑半球，显露桥小脑角（CPA）区肿瘤。1 小脑；2 脑膜瘤

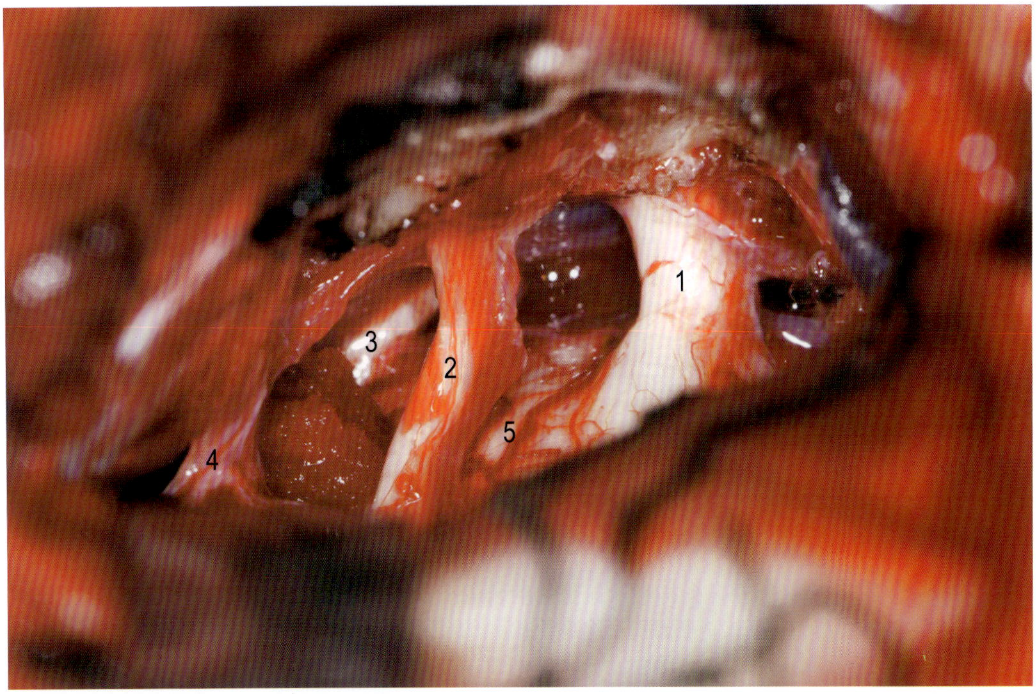

图 6-2-8　切除肿瘤后，显露深部的神经结构。1 三叉神经；2 面听神经；3 展神经；4 舌咽神经；5 脑干

手术点评（Surgical comments）

桥小脑角（Cerebellopontine angle）区脑膜瘤是常见的后颅窝肿瘤，多数情况下手术并不十分困难。对于中等大小（直径约4cm）的肿瘤应做骨瓣成形，保留骨瓣。由于肿瘤的占位效应以及后颅窝容积较小，剪开硬脑膜后常有小脑膨起，张力较高，枕大池和桥小脑角池亦可闭塞，利用放出脑脊液使脑张力下降和脑回缩的方法往往效果不佳。为此，开颅骨窗要尽可能地向外侧，颅骨窗上方应至横窦，外上方达乙状窦，也可将乳突后方磨除，到乳突尖部，这样可减少对小脑的牵拉，可较好地显露肿瘤。术中应减少对小脑损伤，开始切除肿瘤时要避免过多地牵拉脑组织来显露肿瘤，不必强调先切断肿瘤基底供血，可先牵开小脑岩骨裂约1cm，分块切除肿瘤，减小肿瘤的体积。随着肿瘤的缩小和脑脊液的吸出，肿瘤与小脑、脑干和颅神经等结构可逐步显露，易于分离。肿瘤将颅神经压向腹侧，多不与其粘连和包裹，在切除深瘤体时要注意保护，特别是在处理内听道周围附着的肿瘤时，要防止面、听神经的损伤。肿瘤的腹侧上极有三叉神经根从桥臂进入岩尖和经引流岩上静脉的岩上静脉，腹侧下极有后组颅神经和小脑后下动脉，腹内侧为脑桥，这些结构应在手术中仔细鉴别（图6-2-9）。

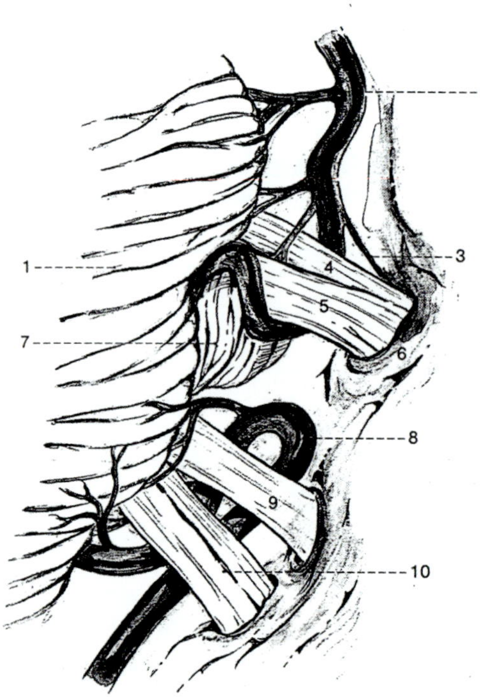

图6-2-9　桥小脑角神经和血管关系示意图。1. 小脑半球；2. 小脑前下动脉（AICA）；3. 内听动脉（迷路动脉）；4. 面神经；5. 前庭神经；6. 内听道口；7. 小脑绒球；8. 小脑后下动脉（PICA）；9. 舌咽神经；10. 迷走神经

第三节　枕部后正中入路切除小脑星形细胞瘤

Surgical resection of the cerebellum astrocytoma via the midline suboccipital approach

病例简介

患者女性，5岁。主因“头痛伴双眼视力下降3个月”，门诊以“星形细胞瘤”收入院。查体：神清语利，无明显神经系统阳性体征。行头颅CT扫描（图6-3-1）和MR影像检查。

图6-3-2～图6-3-4 MR可见小脑上蚓部类圆形病变，边界清楚，呈长T_1，长T_2信号。

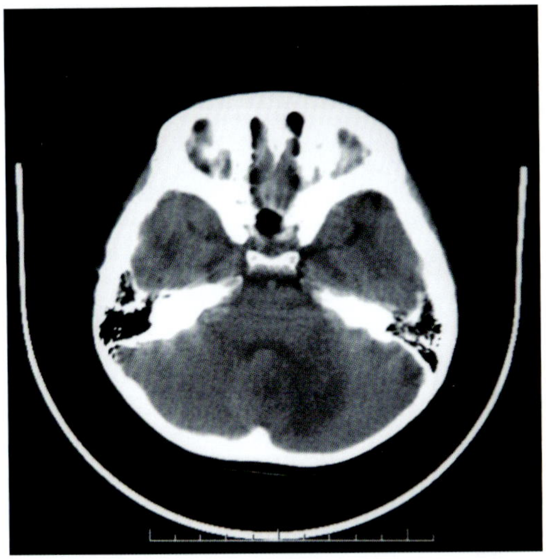

图6-3-1　CT平扫见左侧小脑半球近中线处有一不规则低密度影，无明显占位征象

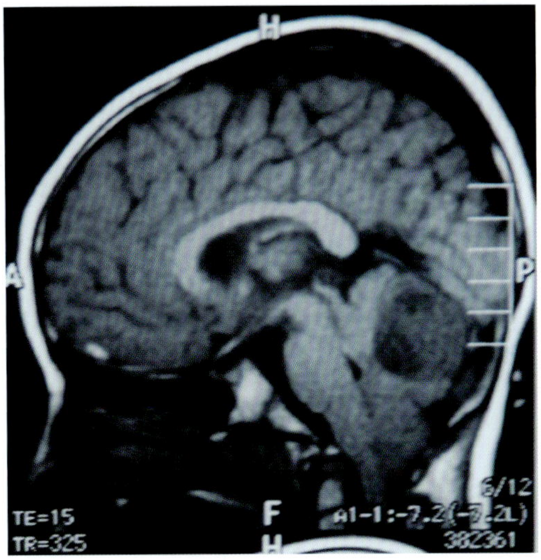

图6-3-2　MR影像矢状位T_1加权像

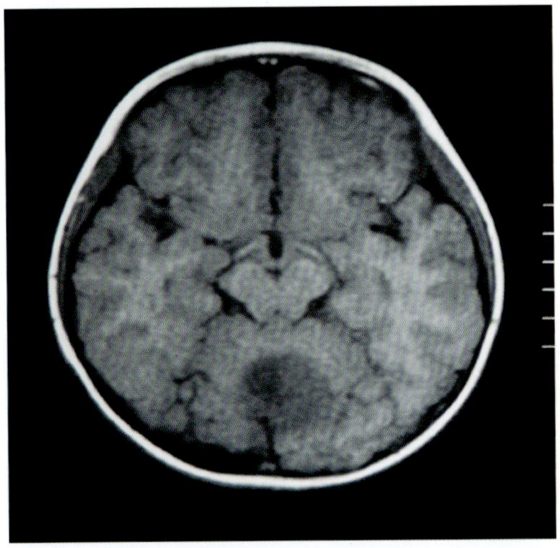

图6-3-3　MR影像轴位T_1加权像

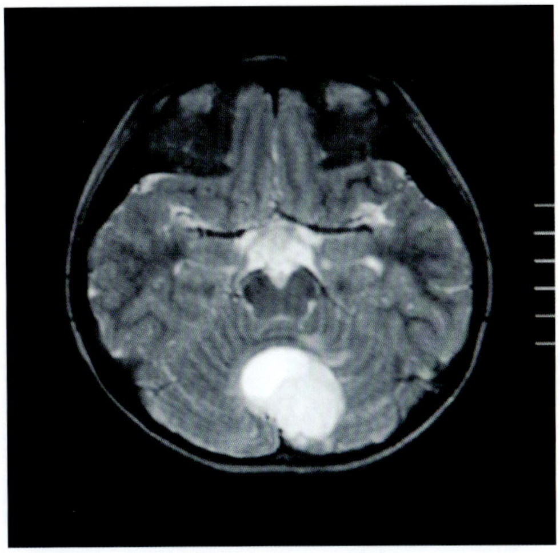

图6-3-4　MR影像轴位T_2加权像

参见手术图 6-3-5 ~ 图 6-3-12。

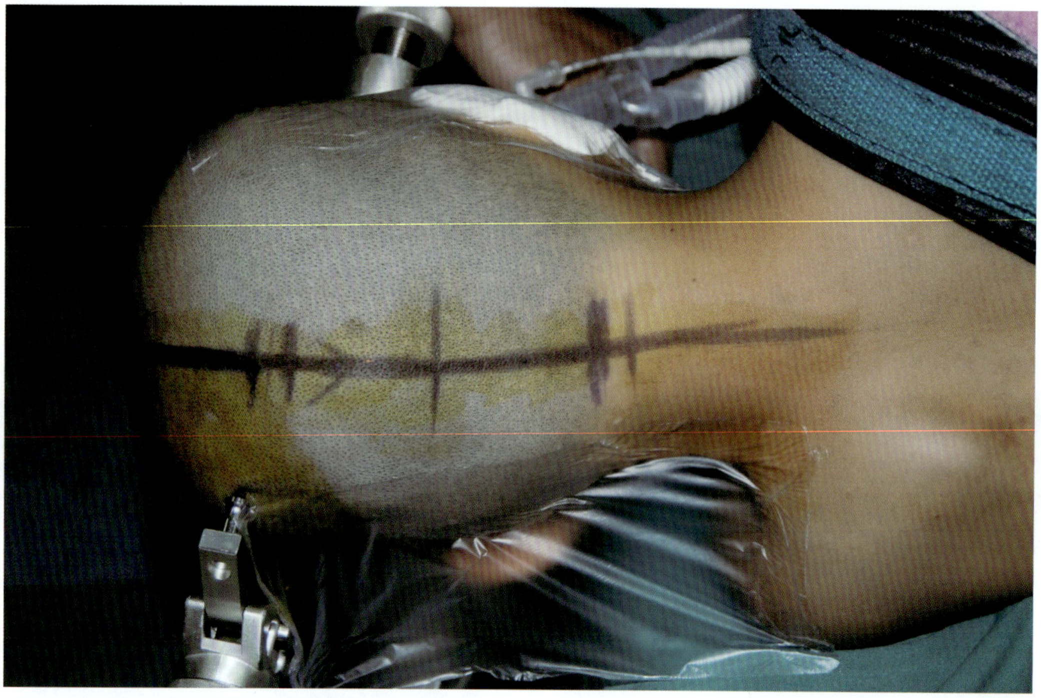

图 6-3-5　患儿左侧卧位，取枕部后正中切口

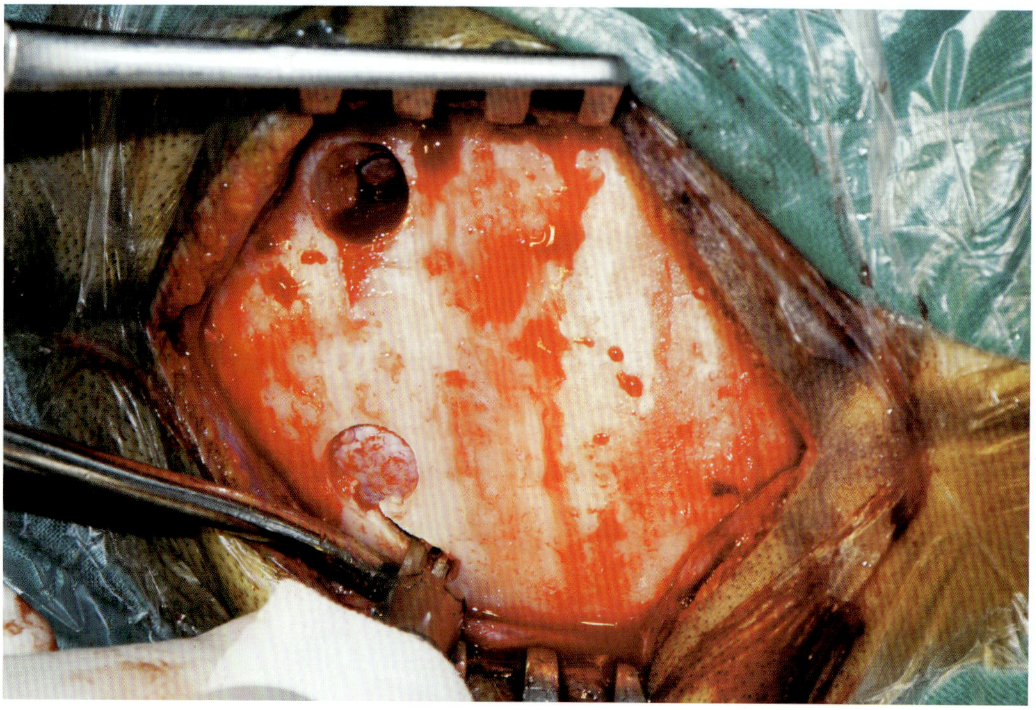

图 6-3-6　牵开皮肤和枕下肌群，上项线钻孔，铣刀骨瓣成形

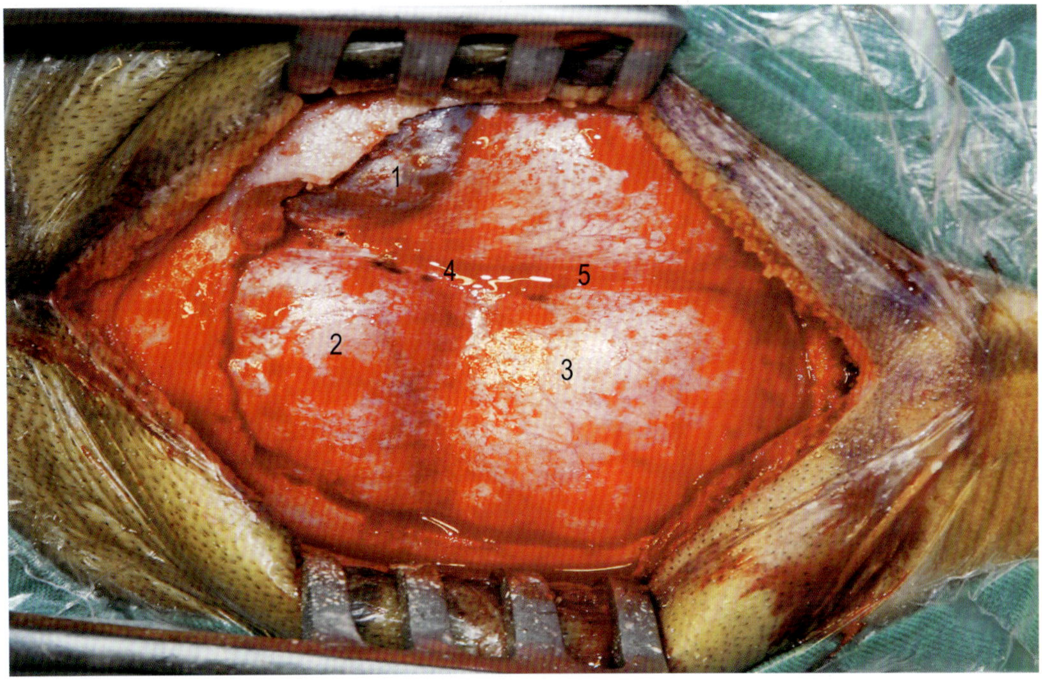

图 6-3-7　去除骨瓣后，显露部分枕下和小脑半球硬脑膜。1 右侧横窦；2 左枕叶；3 左小脑半球；4 窦汇；5 枕窦

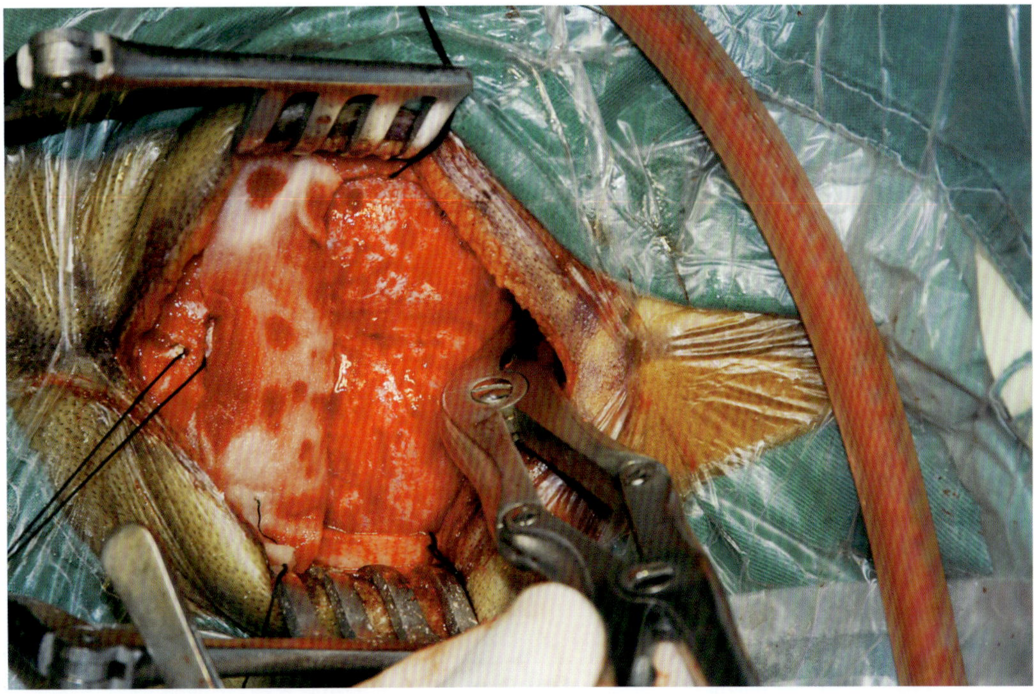

图 6-3-8　枕下骨瓣除去后，咬开枕骨大孔

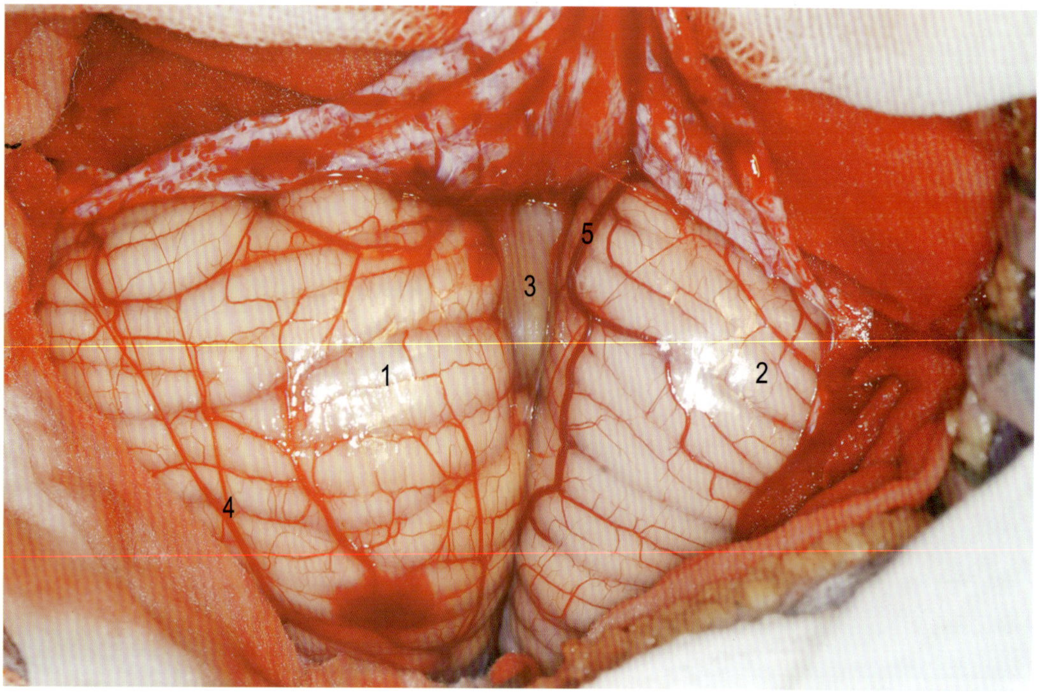

图 6-3-9　剪开硬膜，显露双侧小脑半球及小脑蚓部。1 左侧小脑半球；2 右侧小脑半球；3 小脑蚓部；4 小脑后下动脉半球支；5 小脑上动脉半球支

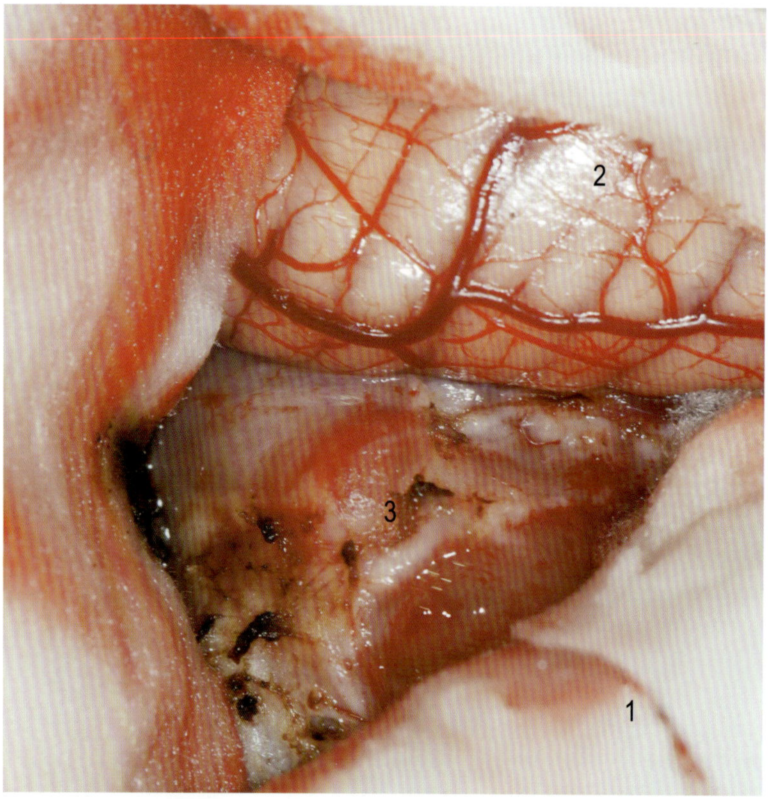

图 6-3-10　分开两侧小脑半球，显露蚓部肿瘤。1 左侧小脑半球；2 右侧小脑半球；3 肿瘤瘤体

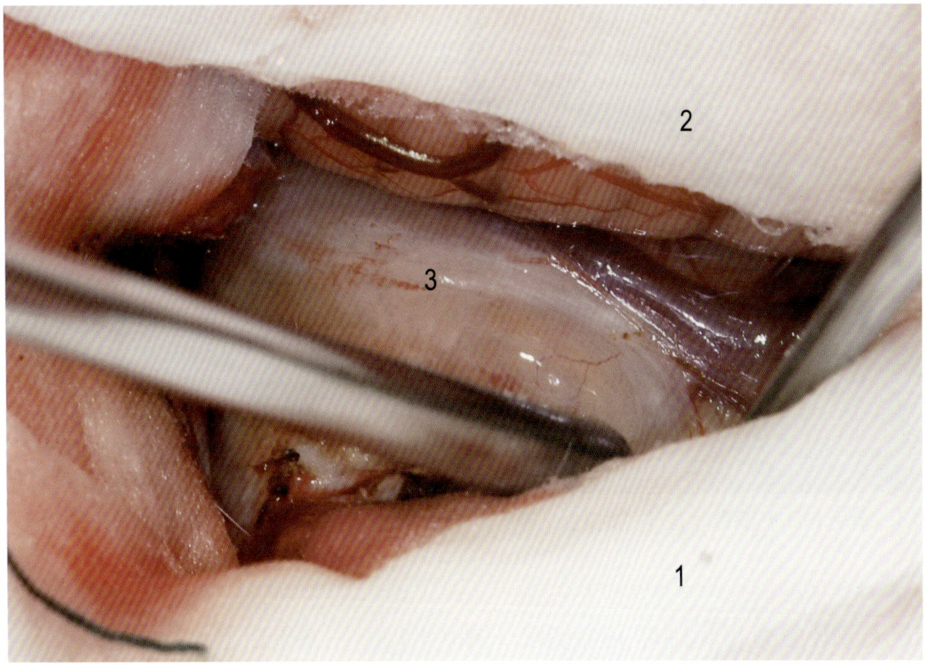

图 6-3-11　用吸引器吸除肿瘤。1 左侧小脑半球；2 右侧小脑半球；3 肿瘤瘤体

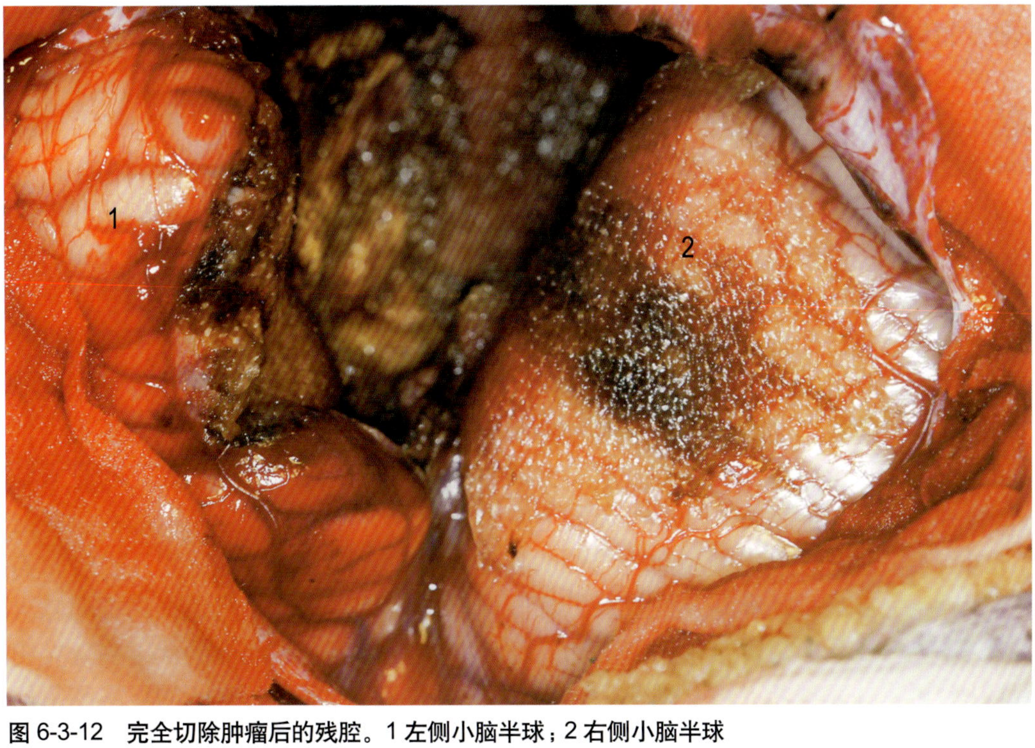

图 6-3-12　完全切除肿瘤后的残腔。1 左侧小脑半球；2 右侧小脑半球

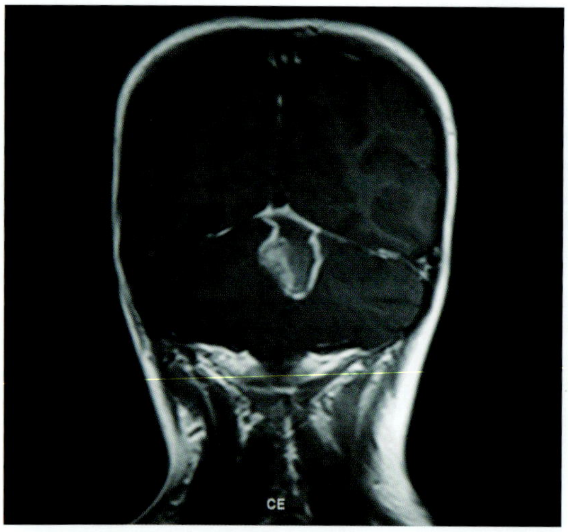

图 6-3-13　术后 MR 影像冠状位 T_1 加权像

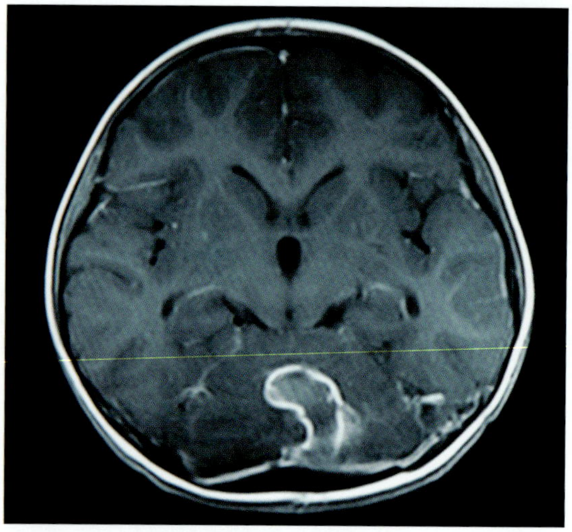

图 6-3-14　术后影像轴位 T_1 加权像

术后 10 天 MR 复查可见肿瘤完全切除（图 6-3-13、图 6-3-14）。

术后病理报告为星形细胞瘤。

手术点评（Surgical comments）

枕下后正中入路手术应作为神经外科常规的手术操作，每位医生都应很好地理解和掌握。该入路的适应证有：后颅窝中线部位的肿瘤、第四脑室肿瘤、脑血管畸形、脑寄生虫、炎性病变。所涉及和相关的解剖结构有：枕外粗隆，枢椎棘突，颈部静脉丛及颈 3、颈 4、颈 5 后根和皮支，胸锁乳突肌，斜方肌，头夹肌，颈夹肌，头半棘肌，项半棘肌，头最长肌，头后大直肌，头后小直肌，头上斜肌，头下斜肌，枕骨鳞部，枢椎后弓，上项线，下项线，环枕筋膜，小脑下静脉，小脑后下动脉，小脑扁桃体，小脑蚓部，小脑延髓裂，小脑半球。患者可采取俯卧位、坐位和侧卧位，以头架固定头部。采取坐位时，头部应前倾；俯卧位和侧卧位时，向下或俯屈。俯卧位的危险是术中易发生静脉回流障碍，引起静脉出血；半坐位术中有易发生静脉窦空气栓塞和气颅的危险。从枕外粗隆至第 4 颈椎棘突后行正中切口。将筋膜和枕下肌群牵向两侧，在上项线枕外粗隆处应保留一肌腱断端，为缝合伤口时枕下肌群的牵拉端。颅骨导静脉出血可用骨蜡封闭止血，对肌肉和筋膜出血用电凝止血。笔者倾向于骨瓣成形，手术后复位。多采用 5 孔骨瓣成形法，即在枕外粗隆钻一骨孔，在两外侧接近皮缘的横窦下缘钻两个骨孔，在两侧枕骨大孔上约 1cm 处各钻一孔。用神经剥离子将粗隆骨孔和横窦下缘骨孔与内板分离，防止铣开骨瓣时损伤横窦。钻枕骨大孔上部骨孔时，有些患者该处硬脑膜薄脆并与内板粘连，铣开时，要避免枕大孔区硬膜和脑组织的损伤。当肿瘤进入枕大孔达到颈椎时，需要打开颈 1 与颈 2 后弓，此时椎动脉从寰椎上缘外侧向内上进入枕大孔，要避免损伤椎动脉。硬脑膜呈“Y”形剪开，“Y”形两臂伸向横窦，“Y”形下支向颈椎剪开。此处的枕下窦变异较大，应用双线缝扎后再将枕窦剪断。剪开硬膜后，向上和两侧翻起硬膜。病变区的显露需用棉条贴附海绵保护好脑表面，将枕大池和小脑表面结构的蛛网膜分离，放出蛛网膜下腔的脑脊液，使脑组织回缩。对小脑半球或小脑蚓部病灶，可从其表浅部位切开，分离切除病灶。对第四脑室底的肿瘤，可分开小脑延髓裂，切除病灶。避免损伤第四脑室底内的结构，特别是延髓闩部为呼吸和循环中枢部位，尤应注意。第四脑室底的手术必须保证脑脊液循环的畅通，否则手术后将会有极大的危险。 肿瘤切除后，间断严密缝合硬膜。如有硬脑膜缺损，应用皮下筋膜或肌膜修补。应尽可能地避免使用异体材料和黏合剂。枕下浅层肌群缝合时，应与枕外粗隆的备留肌腱断端缝合，皮下组织应紧密缝合。缝合皮肤要避免过多张力，以免上项线处皮肤坏死。容易发生的错误和手术危险有：①头皮止血不够彻底，发生失血；②手术器械用力不当，误伤硬脑膜、小脑表面；③脑压板使用不当和牵拉过度，造成脑损伤；④脑静脉窦和桥静脉的损伤；⑤手术区术中止血不确实，手术后脑内出血；⑥硬脑膜悬吊缝合不够或过松，发生手术后硬脑膜外血肿。⑦小脑蚓部和蚓旁区损害可出现行走和站立障碍，迈步不稳较站立不稳明显。⑧小脑半球损害可出现四肢共济失调和协调不能，个别出现辨距障碍、协同失调、轮替运动和意向性震颤，上肢比下肢明显，复杂运动比精细运动明显。

第四节 枕颈部后正中入路副神经根减压、C_1 ~ C_3前根切断术治疗痉挛性斜颈

Microvascular decompression of accessory nerve root combined cervix 1-3 nerve anterior root rhizotomy for treatment spasmodic torticllis via suboccipital-cervical midline approach

病例简介

患者男性，40 岁。主因“颈部向右偏转 2 年”，门诊以“痉挛性斜颈”收入院。查体可见左侧胸锁乳突肌、右侧头夹肌有明显肌紧张。参见手术图 6-4-1 ~ 图 6-4-2。

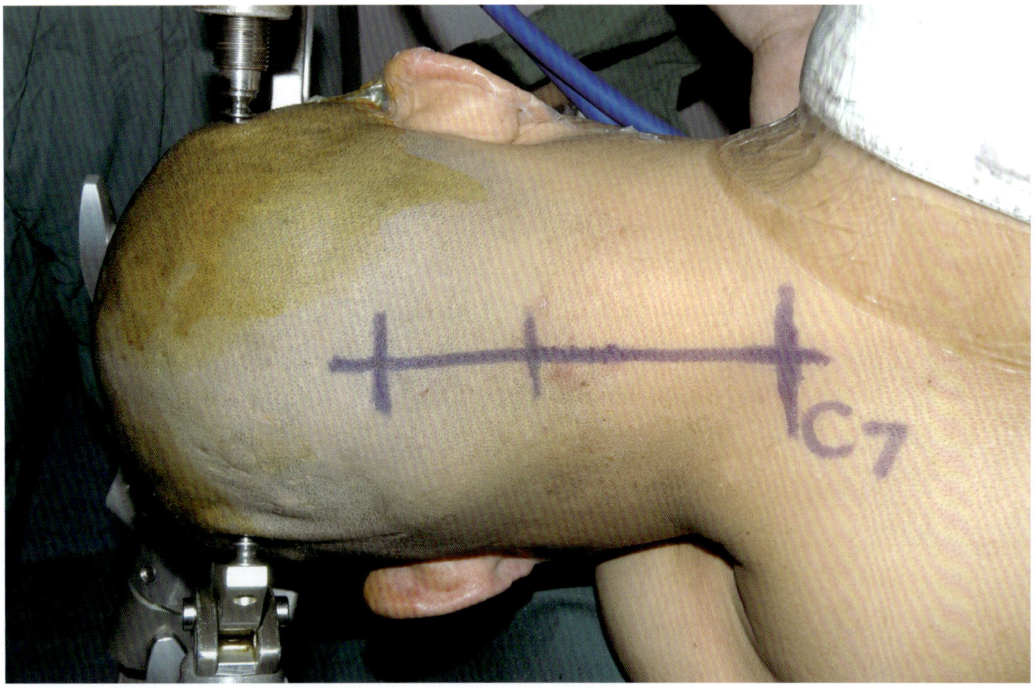

图 6-4-1 患者左侧卧位，后正中切口起自枕外粗隆，下端达 C_7 水平

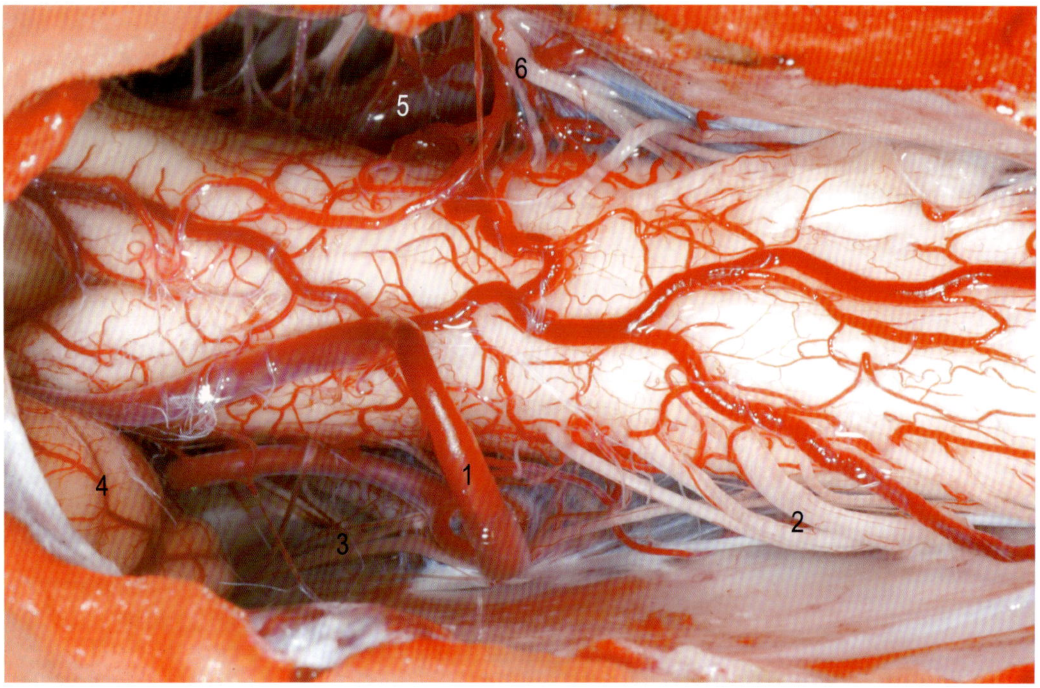

图 6-4-2 除去枕骨大孔及 C_1 ~ C_3 椎板，可见左侧小脑后下动脉增粗迂曲，压迫左侧副神经。1 左侧小脑后下动脉；2 左侧 C_2 后根；3 左侧副神经根；4 左侧小脑扁桃体；5 右侧椎动脉；6 齿状韧带

手术点评（Surgical comments）

痉挛性斜颈是由颈部肌群阵发性不自主收缩引起的头部向一侧扭转或阵发性倾斜为主要症状的症候群，认为是全身性肌紧张障碍在颈部的局部表现。参与头部活动的颈部肌肉有 24 块，分为浅、中、深三层，这些肌肉的协调收缩完成头颈部复杂的活动。当一些肌肉发生痉挛性收缩，头部正常位置就会异常，活动受限。临床上痉挛性斜颈可分为 4 种类型：旋转型、侧弯型、前屈型、后仰型。

对于严重影响生活和工作的重症痉挛性斜颈患者，可以选择手术治疗，目前治疗痉挛性斜颈的手术方法有多种，包括肌肉切断术、神经微血管减压术、选择性神经切断术、丘脑核团刺激或毁坏术。无论哪种手术，重要的是准确地确定颈部痉挛的肌群，选择可靠的方法缓解肌肉痉挛，如副神经微血管减压术＋颈神经前根切断术。目前认为，小脑后下动脉压迫副神经可能是导致痉挛性斜颈的原因之一，该动脉发自椎动脉的颅内段，椎动脉于颈延交界的外侧穿硬脑膜入颅内，向前、内、上走行，在桥－延连接处的腹侧与对侧椎动脉相汇合，形成基底动脉。小脑后下动脉可从椎动脉入颅的枕大孔下至汇合基底动脉前任何部位发出，少数也可从椎动脉入颅前的硬脑膜外发出。AL Rhoton Jr. 等报告 83.3%（35/42）小脑后下动脉从枕骨大孔水平以上发出，16.6%（7/42）小脑后下动脉起源于枕大孔水平以下。小脑后下动脉发自枕骨大孔水平以上约 8.6mm（14.0 ~ 26.0mm），发自基底动脉汇合处以下约 16.9mm（0 ~ 35.0mm）。绝大多数情况下，小脑后下动脉为一支，双干、一侧缺如或发育不良少见。熟悉其解剖特点是手术解除小脑后下动脉和椎动脉对副神经的压迫、缓解该神经所支配胸锁乳头肌和斜方肌痉挛的关键。切断 $C_1 \sim C_3$ 前根运动支首先要鉴别 C_1 神经支，该支神经为发自颈髓的单支神经，位于枕大孔下缘的颅颈交界处向外出椎管，在此，它位于齿状韧带前的椎动脉入颅处下方。切断 $C_1 \sim C_3$ 前根运动支，可解除中、深层头颈半棘肌和头后小肌群的痉挛，经过多年临床观察，有效率超过 90%。但是，该方法需要精确地断定痉挛性斜颈的受累肌，对于缓解 $C_4 \sim C_8$ 神经支配受累的颈部肌肉，不能采取切断前根的方法，否则会产生吞咽困难、肩部及上肢活动障碍和呼吸肌无力（详细见第七章相关内容）。

第五节　远外侧入路枕动脉－小脑后下动脉搭桥，巨大梭形椎动脉动脉瘤夹闭切除术

Occipital artery-posterior inferior cerebellar artery bypass followed by surgical resection of giant fusiform aneurysm via the distal lateral approach

病例简介

患者男性，40 岁，主因“40 天前头痛，呕吐”。当地医院头颅 CT 检查为蛛网膜下腔出血，脑积水。给予脱水，并急诊行脑室外引流治疗，发病后第 4 天 DSA 检查是椎动脉瘤，14 天后拔除脑室外引流，患者无明显不适。患者脑室引流后第 3 天肺部感染，行气管切开，于 14 天拔除气管套管，进一步治疗来我院。查体：神清语利，精神弱。走路蹒跚步态，双手指鼻试验不准，闭目直立征（Romberg's）阳性。CT 扫描影见：蛛网膜下腔出血吸收，脑室扩大。血管造影见：右椎动脉梭形动脉瘤，约 4cm × 3cm，椎动脉痉挛狭窄。动脉瘤体部上有小脑后下动脉发出，见图 6-5-1 ~ 图 6-5-3。

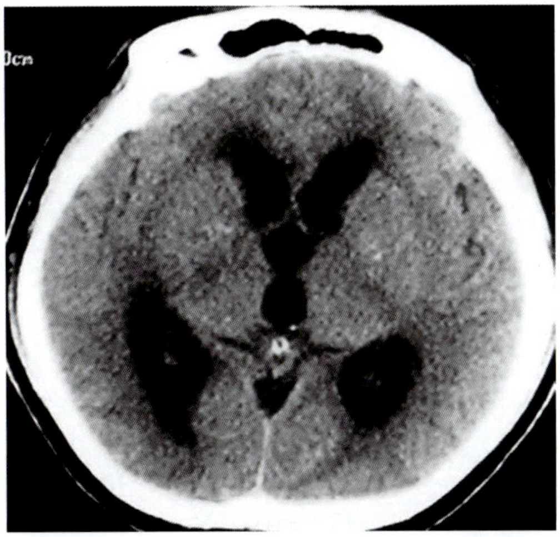

图 6-5-1　CT 扫描轴位像，见双侧脑室和第三脑室扩大

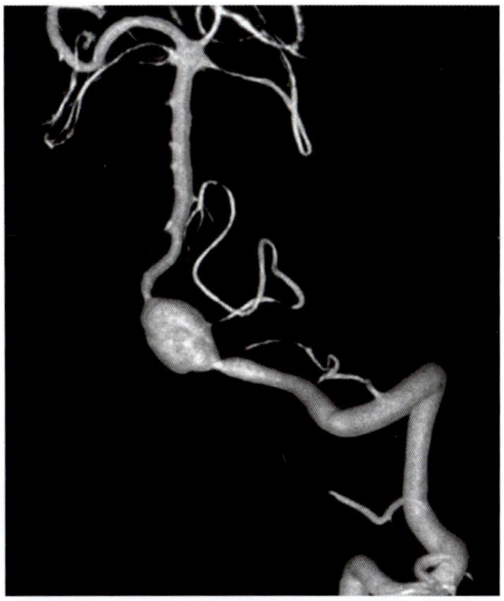

图 6-5-2　三维右侧椎动脉血管造影正位像，显示右侧椎动脉有梭形扩张，动脉瘤形成，小脑上动脉从动脉瘤发出

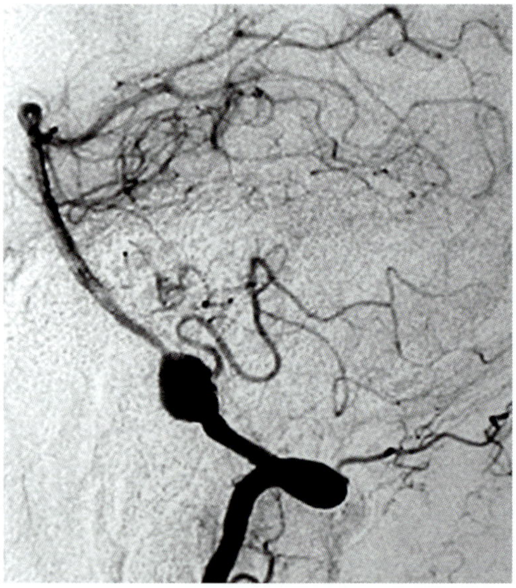

图 6-5-3　右侧椎动脉血管造影侧位像，显示右侧椎动脉有梭形扩张，动脉瘤形成。右侧小脑后下动脉从动脉瘤发出

手术方法

患者左卧位，取后正中切口，下在颈 1、颈 2 棘突，上过枕外出隆 1cm，右拐向外侧过横窦达乙状窦交接处。肌皮瓣向外下翻开，显露枕骨鳞部、全部乳突和枕骨髁关节。在枕鳞肌瓣的中上向外下分离枕动脉，该动脉向外下逐渐走向浅层，分支也渐多，直至分离到远外下，达到足够长（6 ~ 7cm），清除动脉表面结缔组织，可解除动脉的痉挛。深层先做枕骨瓣取下，再咬除乳突枕部骨瓣，下外侧显露枕骨髁关节，根据病变大小和位置，向前外侧磨除枕骨髁。剪开幕下硬膜，放出枕大池脑脊液，脑回缩后，小脑外侧裂牵开。沿椎动脉向远端见动脉瘤，再显露动脉瘤远端动脉。同时见小脑后下动脉 (PICA) 从动脉瘤发出。在 PICA 延髓襻远端做 PICA 与枕动脉用 10-0 线端侧吻合，证实通畅后把 PICA、动脉瘤近段和远端的椎动脉阻断，切除动脉瘤解除对延髓压迫。手术区止血后，严密缝合硬脑膜，骨瓣复位固定后，缝合头皮。见图 6-5-4 ~ 图 6-5-9。

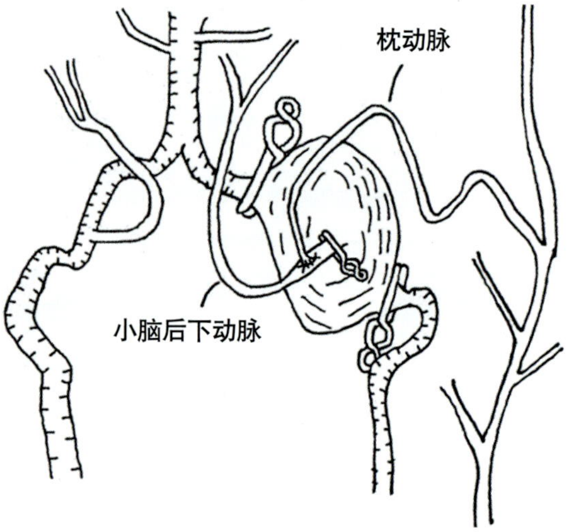

图 6-5-4　手术示意图，枕动脉与小脑后下动脉搭桥后，孤立动脉瘤

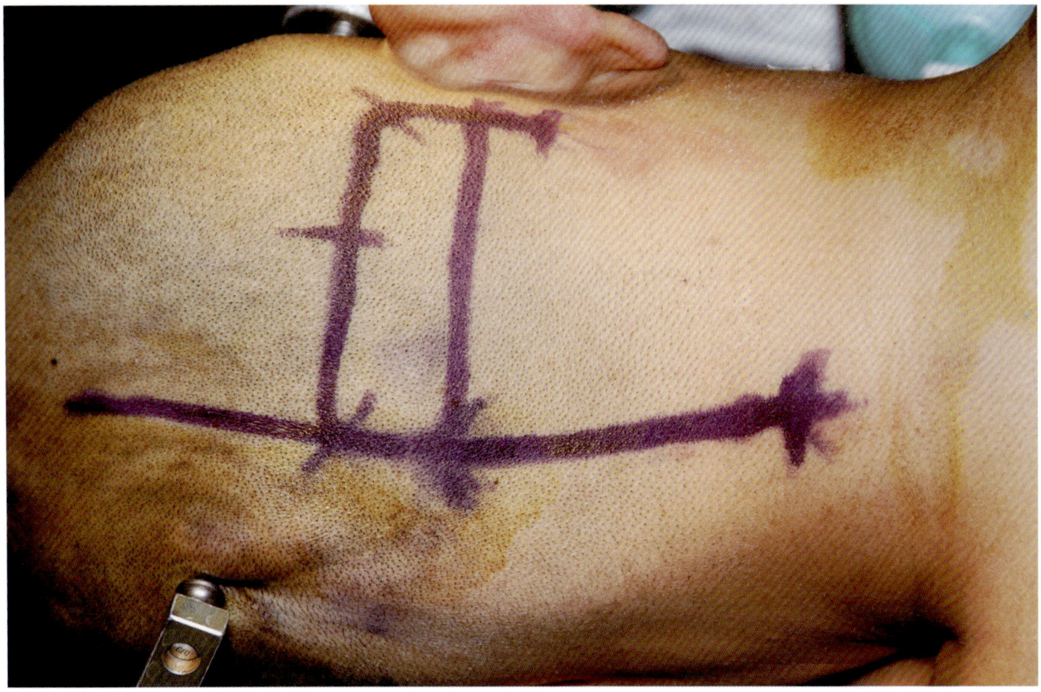

图 6-5-5　患者手术切口设计

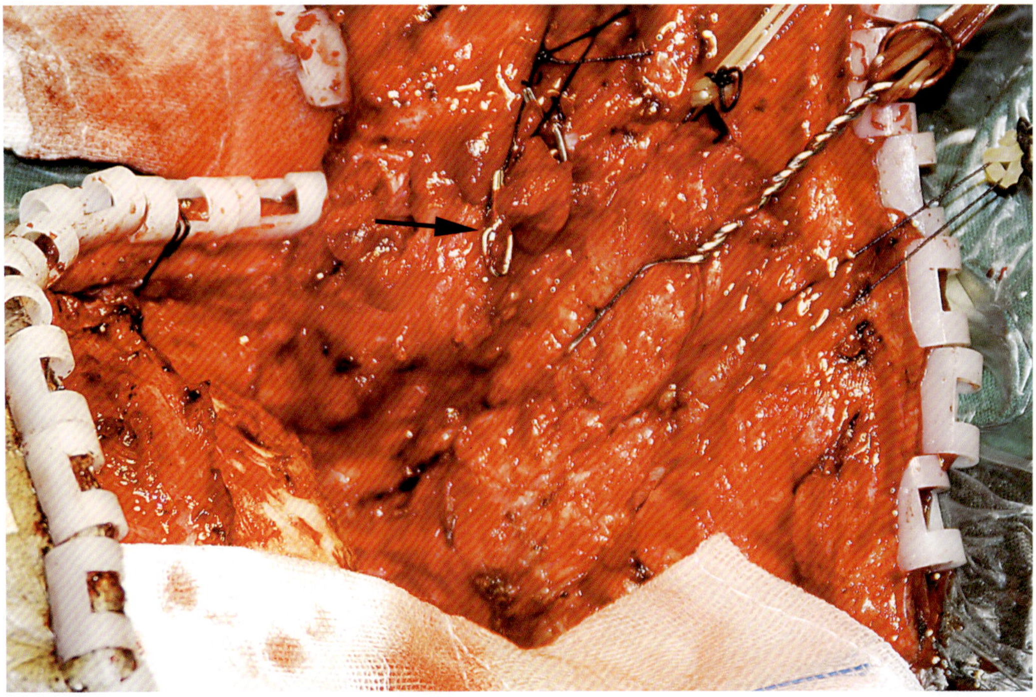

图 6-5-6　术中肌皮瓣翻开后，箭头指枕动脉

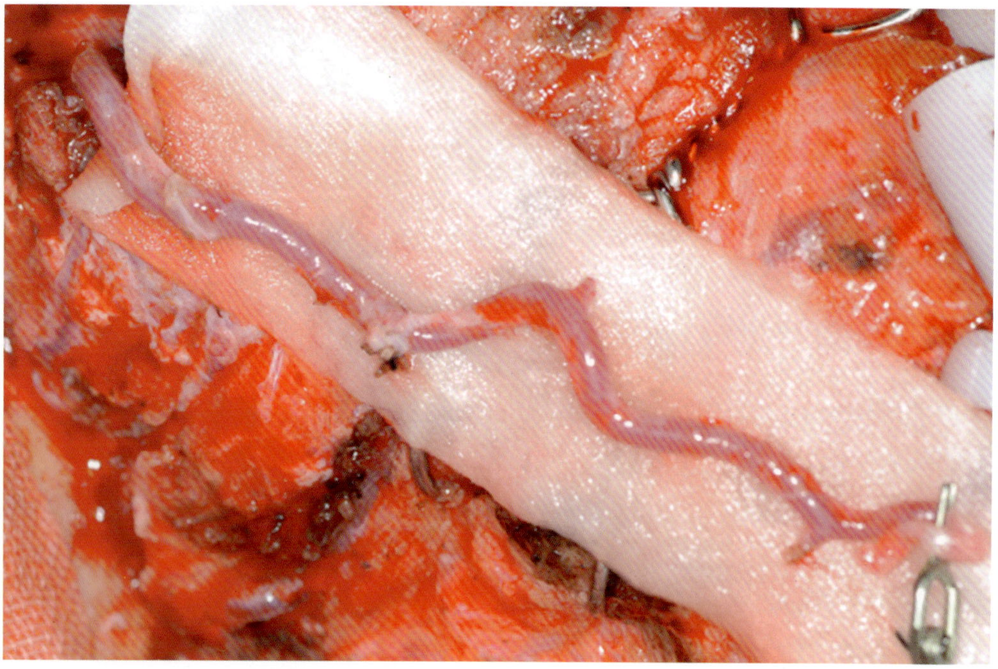

图 6-5-7　枕动脉从枕肌皮瓣上分离

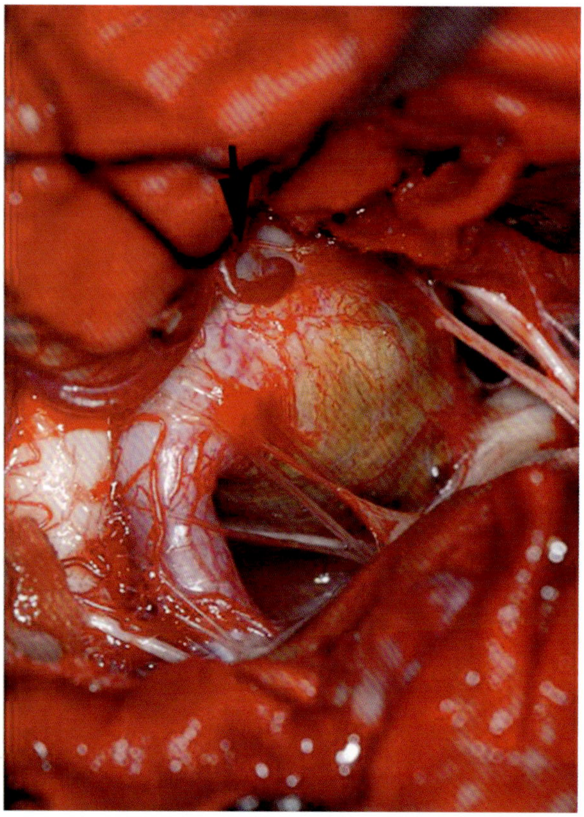

图 6-5-8　小脑外侧裂向中线牵开后，显露椎动脉瘤，箭头指小脑后下动脉

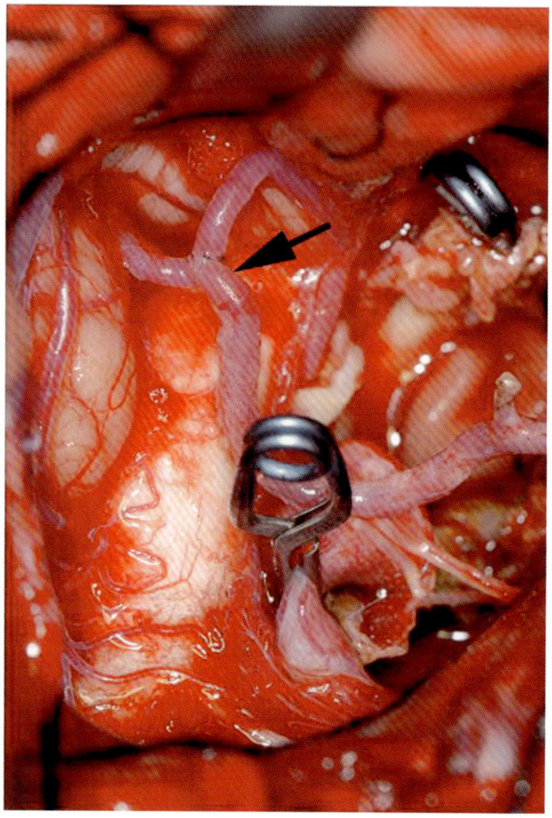

图 6-5-9　枕动脉与小脑后下动脉搭桥后，动脉瘤旷置切除，箭头指枕动脉与小脑后下动脉端侧吻合部位

术后过程

术后患者完全清楚，四肢活动正常。手术无后组颅神经麻痹，术后第一天 CT 复查未见颅内出血，无术后发热，7 天拆线。术后血管造影见枕动脉与小脑后下动脉搭桥通畅，椎动脉造影显示动脉瘤消失，椎动脉闭塞（图 6-5-10、图 6-5-11）。

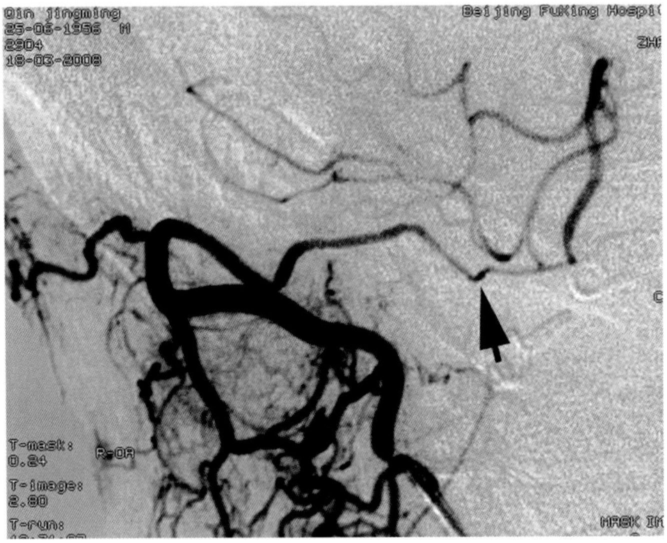

图 6-5-10　颈外动脉造影显示，枕动脉与小脑后下动脉通畅，箭头指吻合口位置

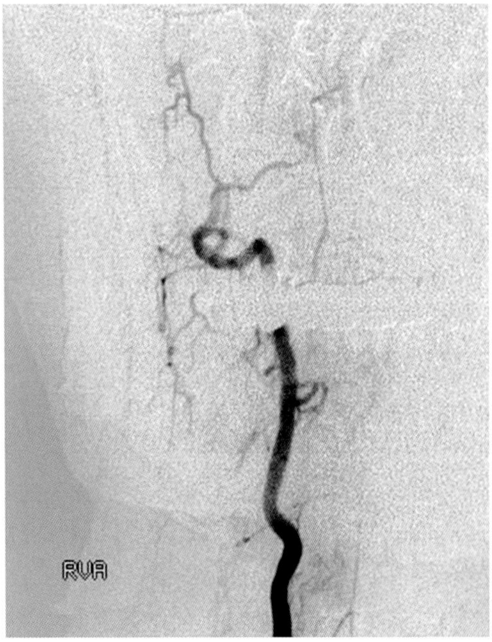

图 6-5-11　右椎动脉造影显示，椎动脉颅内段闭塞，动脉瘤不显影

手术点评（Surgical comments）

后循环的椎基底动脉瘤占全部颅内动脉瘤的 5% ~ 15%，椎动脉瘤占后循环动脉瘤的 20% ~30%。笔者手术治疗 349 颅内动脉瘤资料中，后循环动脉瘤为 41 例（11.7%），11 例（25.7%）是椎动脉瘤。椎动脉瘤主要以远外侧或枕骨髁入路为主，当动脉瘤较大时（2cm 以上），要两入路联合，以便显露椎基底动脉分叉部，有利于控制动脉瘤远端供血动脉。动脉瘤位置低，较近椎动脉近端时，要磨除枕骨髁，尽可能显露椎动脉近端，或把椎动脉入枕骨大孔的近环和远环游离，以便很好控制载瘤动脉。后组颅神经呈栅栏样，在椎动脉的背侧从桥延结构外侧走行进入颈静脉孔，鉴别从齿状韧带开始比较容易，从下依次向上是副神经在齿状韧带内下方上行入颈静脉孔，依次向上是迷走神经和舌咽神经。这些神经纤细，易于损伤，分离动脉瘤时首先要把这些神经与动脉瘤和椎动脉分离。这些神经都有在延髓外侧发出小枝，每神经发出 3 ~ 5 小枝，是桥延结构保护的标志，小枝离断很可能会有桥延结构的损伤，这对减少术后合并症重要。血管内治疗为治疗后循环动脉瘤提供了一定的方法。栓塞治疗后的动脉瘤复发和弹簧圈移位仍是血管内治疗的主要问题，有报告 90% 的大脑后动脉瘤、60% 的椎动脉-小脑后下动脉的动脉瘤和 39% 椎基底动脉交界处动脉瘤血管内治疗仍不满意，术后的动脉瘤复发和再次手术治疗增加了手术的并发症和死亡率。椎动脉瘤的夹闭，对于防止小脑后下动脉（PICA）缺血发生十分重要。根据动脉瘤与 PICA 的关系，笔者将椎动脉瘤分为 PICA 近段、PICA 段、PICA 远段，对于 PICA 段动脉瘤需要做枕动脉与 PICA 的血管搭桥后，方能把动脉瘤夹闭。对于 PICA 近段的动脉瘤，有些需要椎动脉重建，游离椎动脉入颅处的硬膜环，做颅内－外椎动脉搭桥。Zenteno MA 等根据 PICA 与椎动脉瘤的关系，把动脉瘤分 IV 型：动脉瘤位于 PICA 近端为 Pre-PICA 型动脉瘤、动脉瘤位于 PICA 旁边为 Para-PICA 型动脉瘤、动脉瘤位于 PICA 远端为 Post-PICA 型动脉瘤、PICA 从动脉瘤发出者为 In-PICA 型动脉瘤。对于 Pre-PICA 型和 Post-PICA 型动脉瘤，手术夹闭和血管内治疗均无需对 PICA 进行处理，而对于 Para-PICA 和 In-PICA 型动脉瘤需要行 PICA 搭桥或重建。本组有 5 例患者行枕动脉与 PICA 搭桥，其中 4 例为 In-PICA 型动脉瘤，1 例为双侧梭形椎动动脉瘤。当不能行动脉瘤夹闭或椎动脉阻断情况下，先将双侧椎动脉瘤切除后，再用桡动脉行椎动脉颅内－外段搭桥，用于治疗 Pre-PICA 型动脉瘤。对一些复杂性椎－基底动脉瘤，仍没有固定的手术模式和治疗方法，应采取个体化治疗的原则，术前应由血管内治疗医生和手术医生共同分析和评估，确定出最佳的治疗方法。

MAOC 7

颈–枕部解剖与手术点评

The occipital and cervical anatomy and its surgical comments

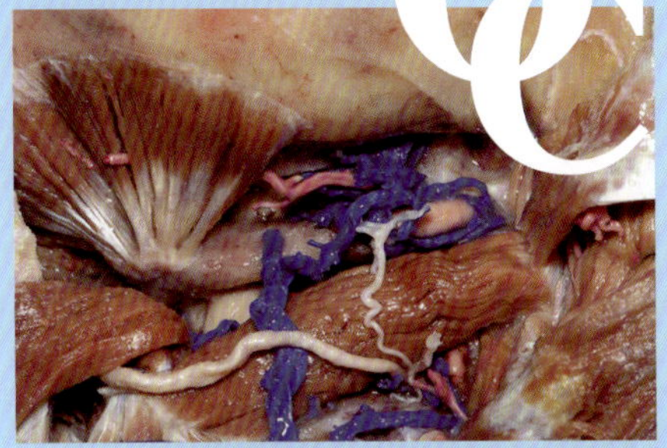

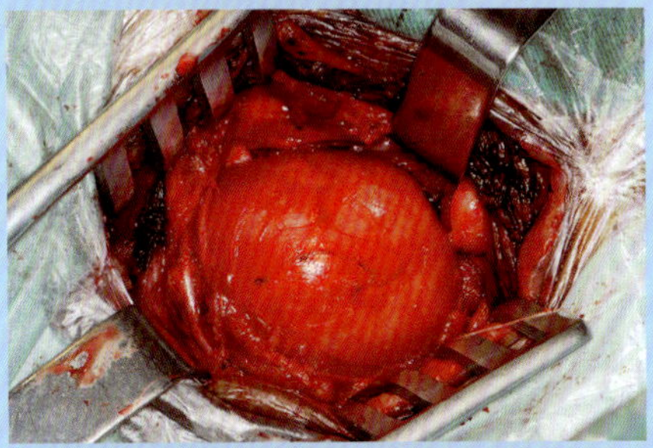

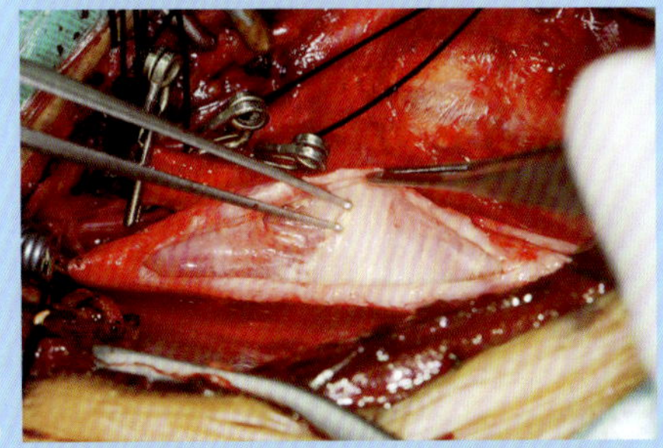

第一节 颈－枕部正常解剖

Occipital and cervical anatomy

颈－枕部解剖主要分成两部分，即枕骨大孔和寰、枢椎。

枕骨大孔是由枕骨围成的卵圆形孔洞。其后部较宽，容纳延髓。前部较窄，位于齿状突上方。枕骨大孔区包括枕骨大孔后方的鳞部、枕骨大孔前方的斜坡部和连接斜坡和枕鳞的枕骨髁部三部分。

寰椎即是第一颈椎，与其他颈椎不同，缺乏椎体和棘突。寰椎由前、后弓和两个侧块组成。前弓短，后弓长，而通常椎体的位置由齿状突占据。后弓的上外表面有一个槽形结构，有椎动脉通过。此槽有时成为一个骨性孔，位于上关节面的后方。两侧块上、下都有卵圆形关节面，它们分别与枕髁、枢椎的上关节面形成关节。枢椎除有一个从椎体向上凸出的齿状突外，形态比较接近于典型的颈椎椎体。齿状突两侧各有一个与寰椎形成关节的关节面。齿状突的尖端由顶尖韧带连接，侧方扁平，有侧韧带附着。齿状突后方基底部有一个槽，寰椎横韧带从此经过，其作用除保护齿状突旋转外还限制上下移动。齿状突和体部被成对的关节突分开。枢椎横突孔较小，斜向外上，为椎动脉走行过程中最狭窄的骨孔。寰枢关节是由四个滑囊关节组成的。中间两个位于齿状突前后，两侧关节为寰枢侧块关节面和枢椎两侧的上关节面。中间前、后关节都有关节纤维囊和滑液腔。中间前关节位于齿状突前面和寰椎前弓的后面。中间后关节的滑囊较大，位于齿状突后面和软骨覆盖的寰椎横韧带前面。寰枢椎通过交叉韧带、前纵韧带、后纵韧带、围绕两侧块及枢椎关节面的关节囊相连接。

“十”字韧带是在齿状突后面，横韧带和垂直韧带形成的交叉。其水平部分叫横韧带，为坚韧的纤维组织，横跨前弓，将椎管分成两个腔。后间腔较大，内有硬膜和脊髓；前间腔较小，内有齿状突。齿状突后的横韧带在中间处较为宽阔，附着在寰椎侧块内侧结节上。垂直韧带位于横韧带后方，上面附着于齿状突顶尖韧带和覆膜之间的斜坡上面，下面附着在枢椎椎体后面。齿状突的颈部有横韧带从后面包绕固定，以避免齿状突移位滑脱。

颈-枕部的肌肉分为四层：斜方肌上部为最浅层；第二层为头夹肌、颈夹肌和肩胛提肌；第三层有头半棘肌、项半棘肌和头最长肌；第四层是最深层，为头短肌群，有头后大小直肌、头上斜肌和头下斜肌。头上、下斜肌和头后大直肌之间构成的三角形区域称为枕下三角，其内有椎动脉、颈神经穿环枕筋膜通过。

枕下入路手术是直接经枕骨鳞部的手术入路，经口咽的前部入路经过斜坡部到达手术部位。髁部分为枕骨髁、枕骨髁后缘的颈静脉孔和舌下神经管三部分。其手术入路有远外侧入路、经枕骨髁入路、髁后入路和髁上入路。该部位病变所涉及到的结构有：后组脑神经、上颈段脊神经、下段脑干和高颈段脊髓、椎动脉及其分支、颅颈交界处静脉及静脉窦，以及连接枕骨、寰椎、枢椎的韧带和肌肉。

参见解剖图 7-1-1 ~ 图 7-1-13。

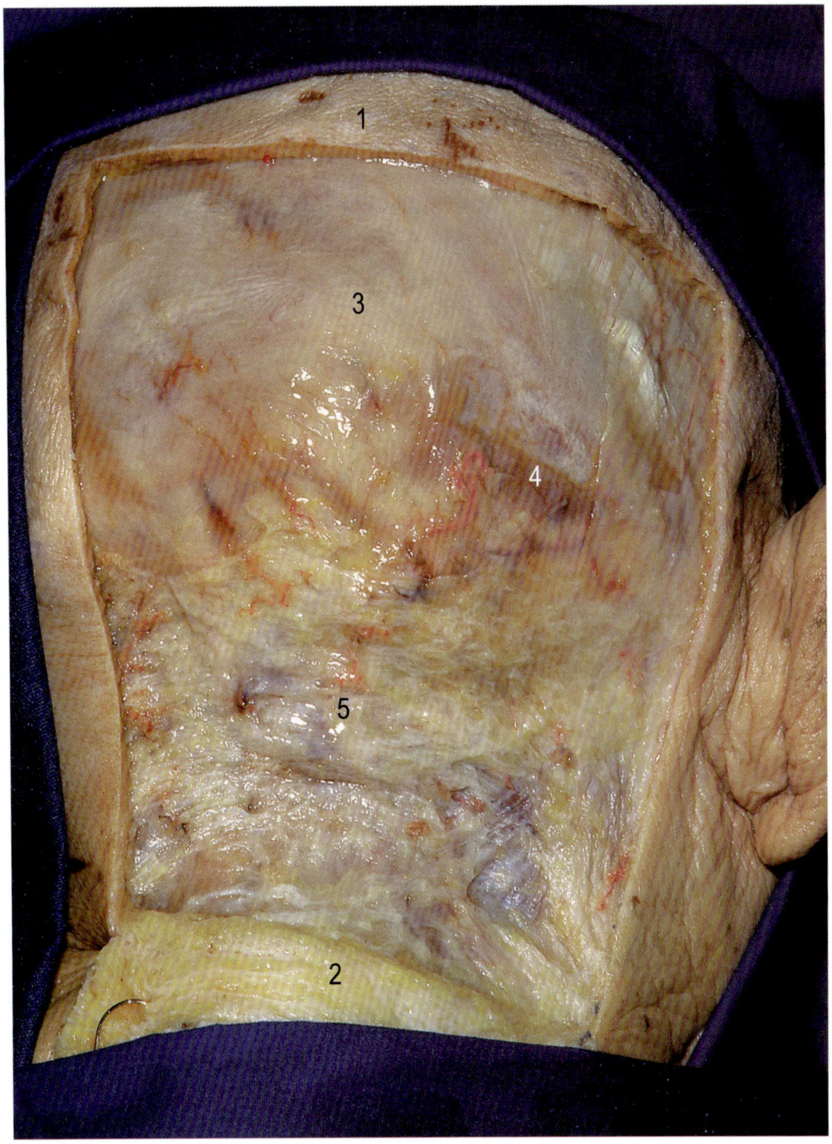

图 7-1-1　枕颈部皮下结构（Subcutaneous structures of the occipital cervical）

1. 头皮	Scalp
2. 皮下组织	Subcutaneous tissue
3. 帽状腱膜	Epicranial aponeurosis
4. 枕肌	Occipital muscle
5. 腱膜下疏松组织	Subaponeurosis tissue

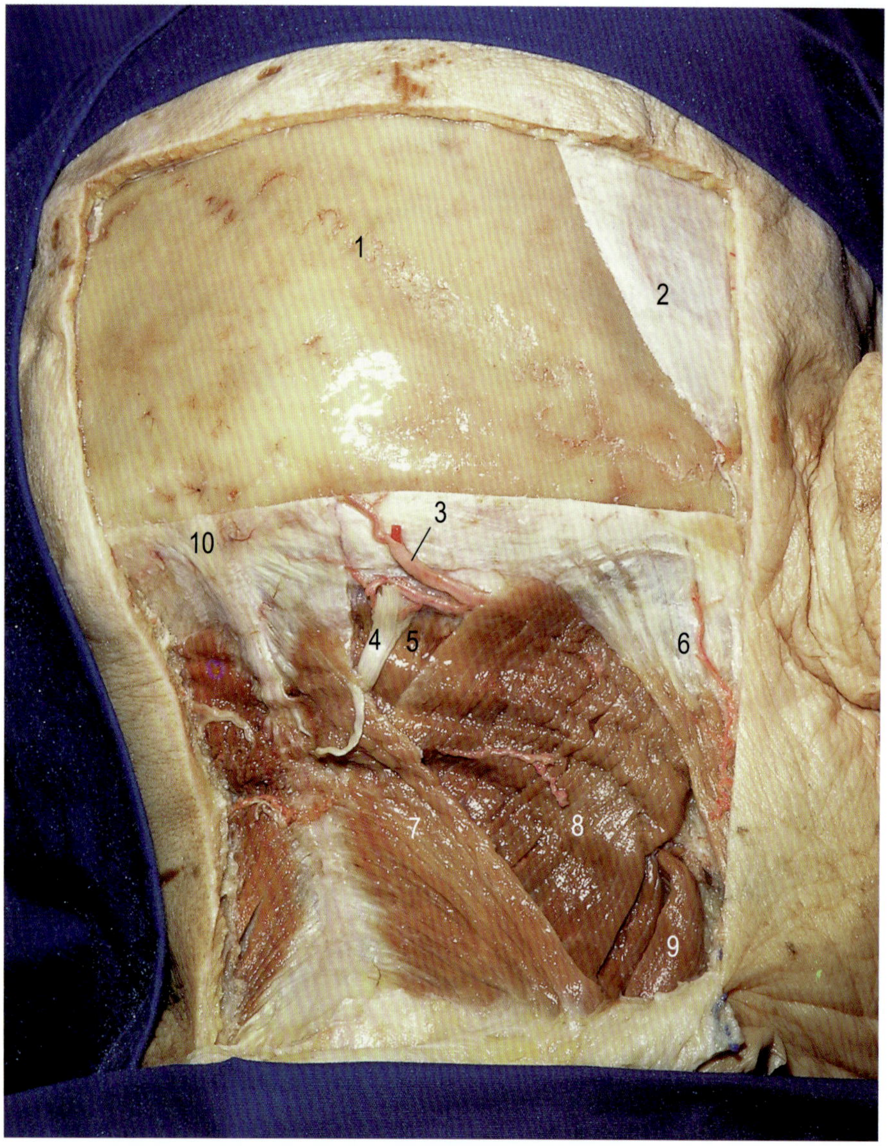

图 7-1-2　枕部颅骨及颈部浅层肌群（Occipital bone and superficial cervical muscles）

1. 人字缝	Lambdoid suture
2. 颞浅筋膜	Temporal subcutaneous fascia
3. 枕动脉	Occipital artery
4. 枕大神经	Greater occipital nerve
5. 头半棘肌	Semispinalis capitis muscle
6. 胸锁乳突肌	Sternocleidomastoid muscle
7. 斜方肌	Trapezius muscle
8. 头夹肌	Splenius capitis muscle
9. 颈夹肌	Splenius cervicis muscle
10. 枕外粗隆	External occipital protuperance

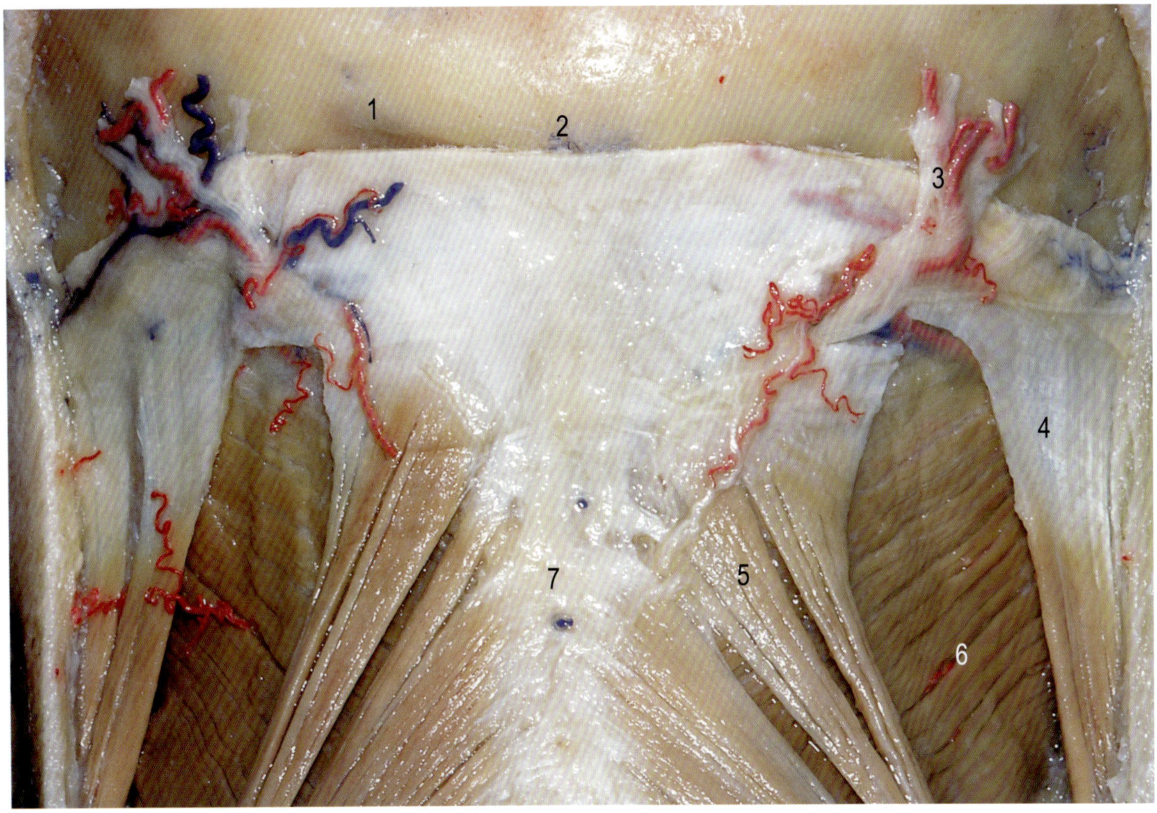

图 7-1-3　颈部浅层肌群及血管（Superficial cervical muscles and vessels）

1. 上项线	Superior nuchal line
2. 枕外隆凸	External occipital protuperance
3. 枕动脉	Occipital artery
4. 胸锁乳突肌	Sternocleidomastoid muscle
5. 斜方肌	Trapezius muscle
6. 头夹肌	Splenius capitis muscle
7. 项韧带	Ligamentum nuchae

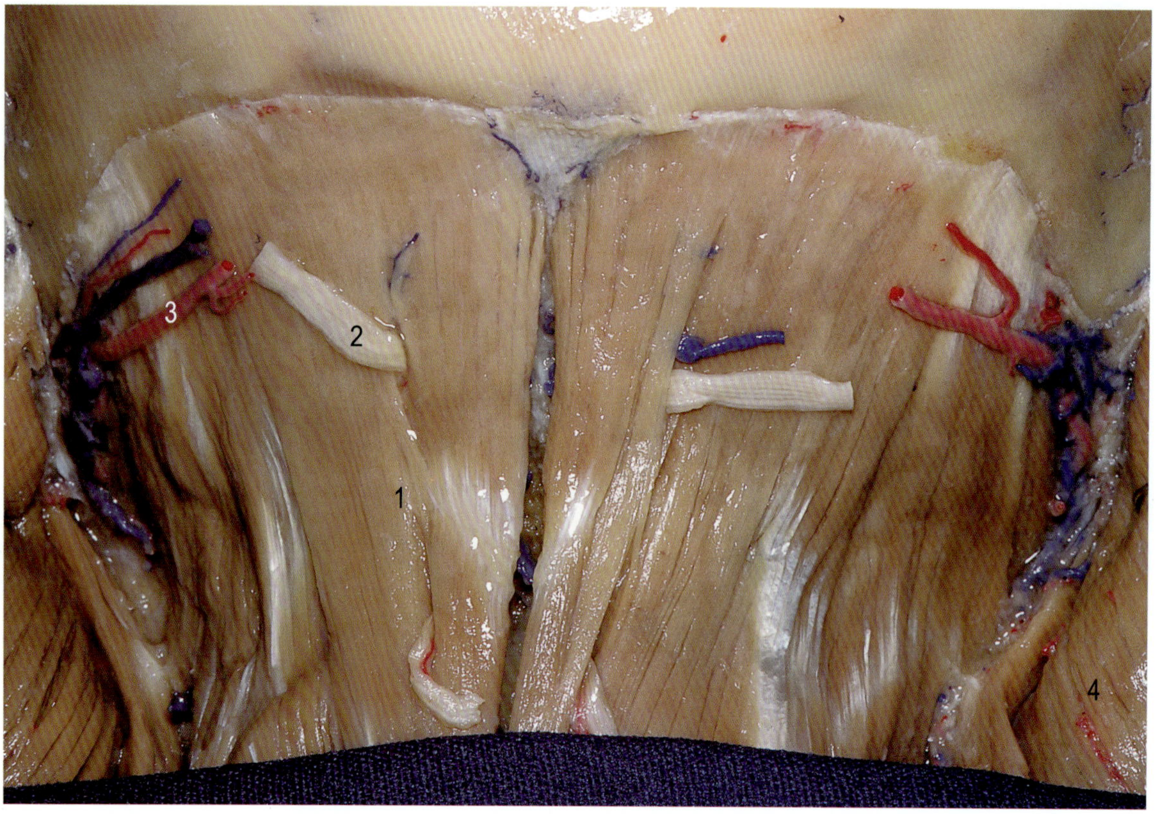

图 7-1-4　颈部第二层肌肉及神经血管（The second layer of cervical muscles and its nerves and vessels）

1. 头半棘肌	Semispinalis capitis muscle
2. 枕大神经	Greater occipital nerve
3. 枕动脉	Occipital artery
4. 头夹肌	Splenius capitis muscle

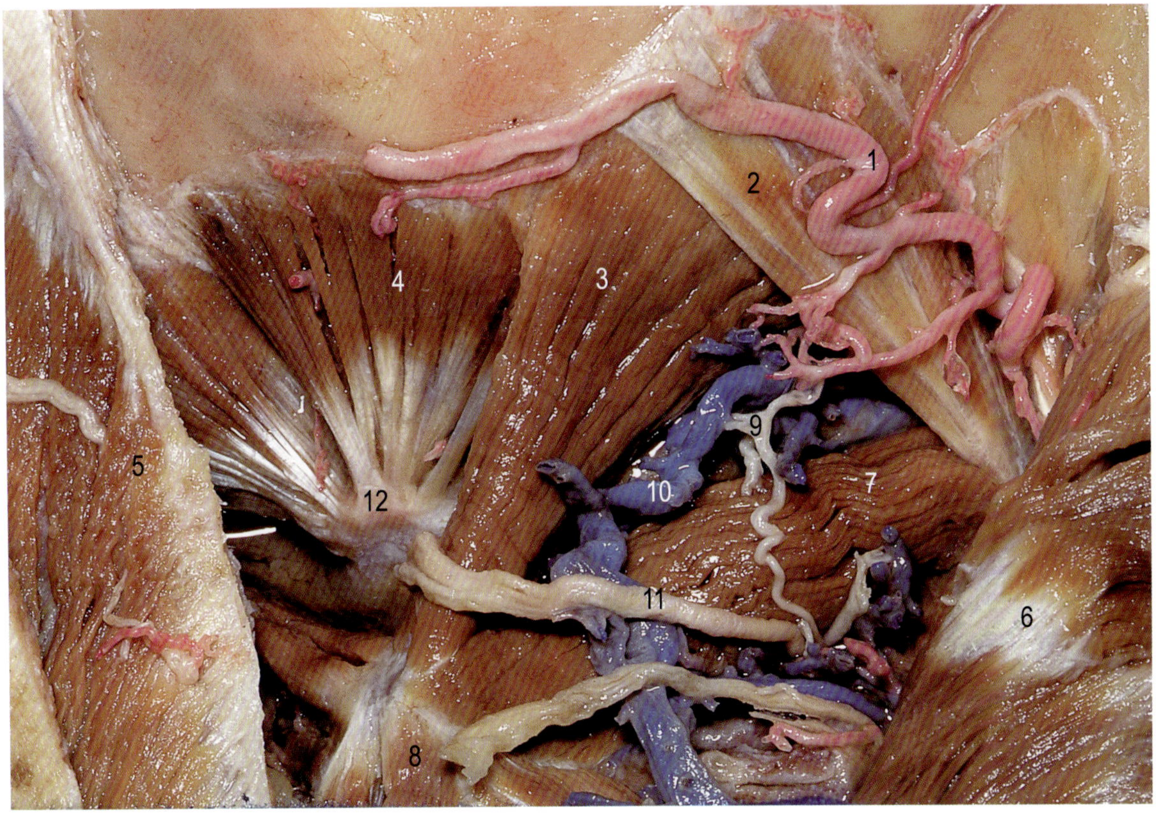

图 7-1-5 颈部第三层肌肉及神经血管（The third layer of the cervical muscles and its vessels and nerves）

1. 枕动脉	Occipital artery
2. 头后上斜肌	Superior posterior oblique muscle
3. 头后大直肌	Rectus capitis posterior major
4. 头后小直肌	Rectus capitis posterior minor
5. 斜方肌	Trapezius muscle
6. 头半棘肌	Semispinalis capitis muscle
7. 头后下斜肌	Inferior posterior obliques muscle
8. 颈半棘肌	Semispinalis cervicis
9. C_1 脊神经后支	Dorsal branch of C_1 cervical spinal nerve
10. 枕下静脉丛	Suboccipital venous plexus
11. C_2 脊神经后支	Dorsal branch of C_2 cervical spinal nerve
12. 寰椎后结节	Posterior tuber of atlas

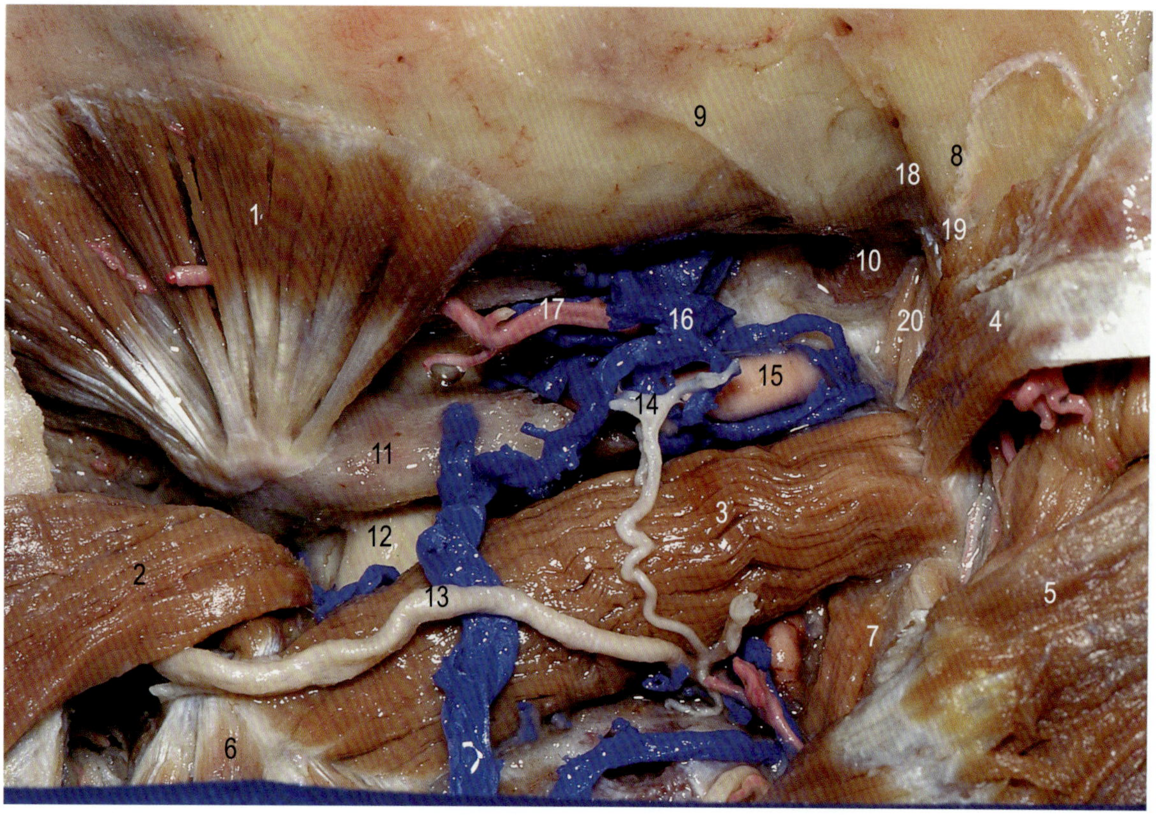

图 7-1-6 枕颈部肌深层结构（The structures of the deeper occipitocervical muscles）

1. 头后小直肌	Rectus capitis posterior minor	12. 颈后脊膜	Posterior cervical spinal meninge
2. 头后大直肌	Rectus capitis posterior major	13. C_2 后根	Dorsal root of C_2
3. 头后下斜肌	Inferior posterior oblique muscle	14. C_1 神经根	Root of C_1
4. 头后上斜肌	Superior posterior oblique muscle	15. 椎动脉	Vertebral artery
		16. 枕下静脉丛	Suboccpital venous plexus
5. 头半棘肌	Semispinalis capitis muscle	17. 枕下动脉肌支和后硬脑膜动脉	Muscle branch of suboccipital artery，and posterior meninge artery
6. 颈半棘肌	Semispinalis cervicis muscle		
7. 提肩胛肌	Levator muscle of scapula		
8. 乳突尖部	Apex of mastoid process	18. 二腹肌沟	Sulcus of digastric muscle
9. 枕动脉沟	Sulcus for occipital artery	19. 二腹肌	Digastric muscle
10. 枕骨颈静脉突	Jugular process of occipital	20. 头侧直肌	Lateral rectus capitis muscle
11. 寰椎后弓	Posterior arch of atlas		

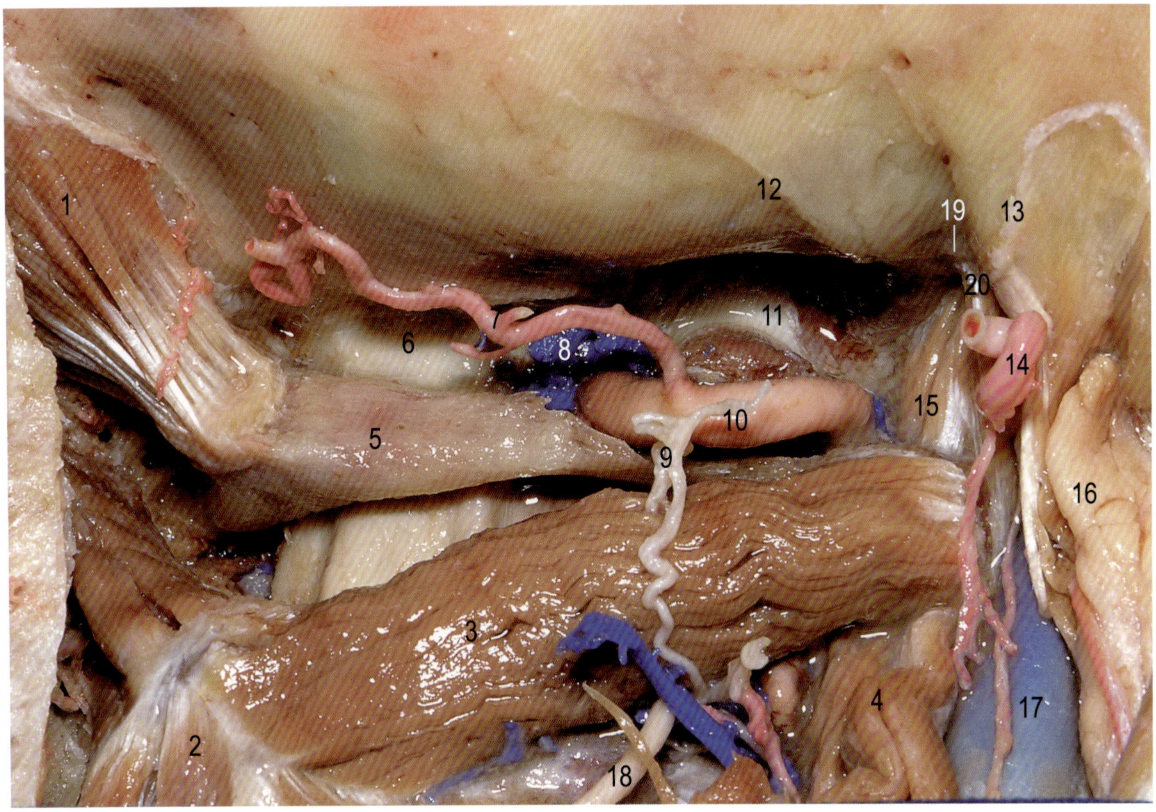

图 7-1-7 颈后三角结构（Posterior triangle of the neck）

1. 头后小直肌	Rectus capitis posterior minor	10. 椎动脉	Vertebral artery
2. 颈半棘肌	Semispinalis cervicis	11. 枕骨髁	Occipital condyle
3. 头后下斜肌	Inferior posterior oblique muscle	12. 枕动脉沟	Sulcus for occipital artery
4. 头后上斜肌	Superior posterior oblique muscle	13. 乳突尖	Apex of mastoid process
5. 寰椎后弓	Posterior arch of atlas	14. 枕动脉	Occipital artery
6. 颈枕部硬膜	Cervical occipital dura mater	15. 提肩胛肌	Levator muscle of Scapula
7. 枕下动脉肌支和脑膜后动脉	Muscular branch of suboccipital artery and posterior meninge artery	16. 腮腺	Parotid gland
8. 枕下静脉丛	Suboccipital venous plexus	17. 颈内静脉	Internal jugular vein
9. C_1 脊神经根	Root of C_1 spinal nerve	18. C_2 脊神经	C_2 spinal nerve
		19. 二腹肌沟	Sulcus of digastric muscle
		20. 二腹肌	Digastric muscle

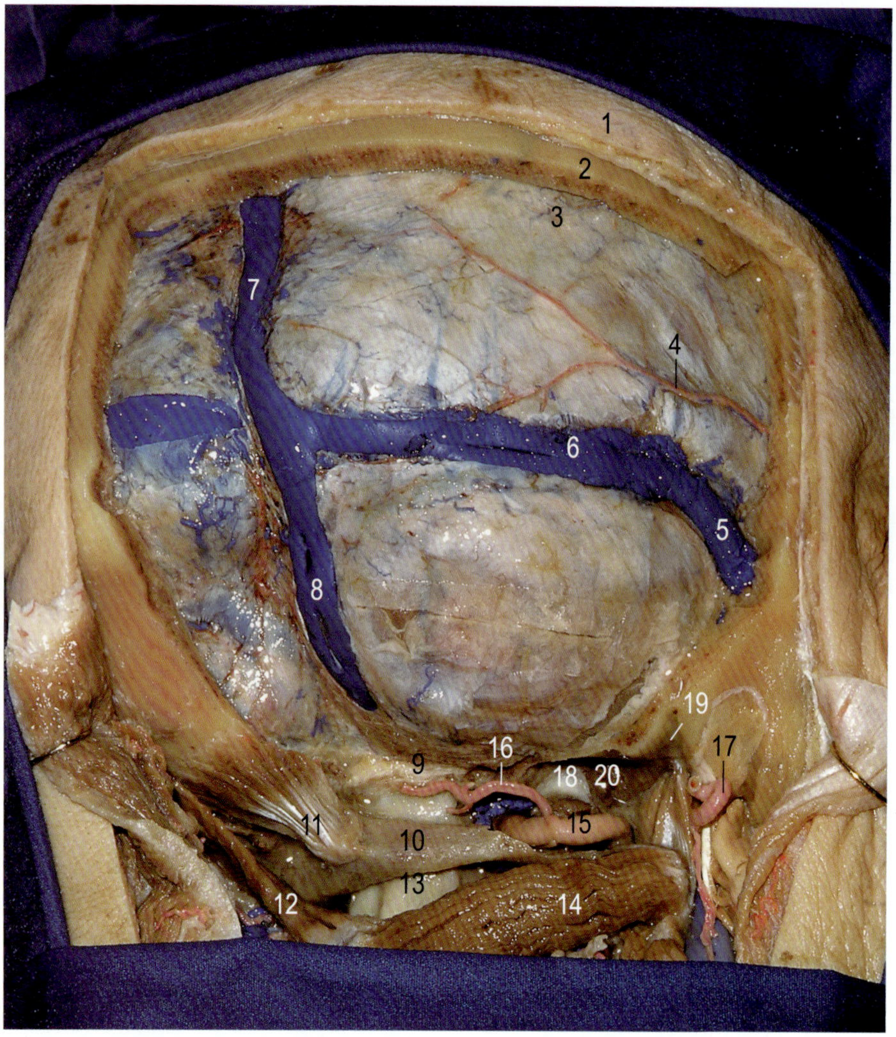

图 7-1-8　枕项部颅外结构后面观（Posterior view of the outer structures of the occipital cervical portion）

1. 头皮	Scalp	11. 头后小直肌	Rectus capitis posterior minor
2. 颅骨	Skull	12. 头后大直肌	Rectus capitis posterior major
3. 硬脑膜	Dura mater	13. 颈髓硬膜	Dura mater of cervical spinal cord
4. 脑膜中动脉顶后支	Posterior parietal branch of middle meningeal artery	14. 头后下斜肌	Posterior inferior oblique capitis muscle
5. 乙状窦	Sigmoid sinus	15. 椎动脉	Vertebral artery
6. 横窦	Transverse sinus	16. 硬脑膜后动脉	Posterior meningeal artery
7. 上矢状窦	Superior sagittal sinus	17. 枕动脉	Occipital artery
8. 枕窦	Occipital sinus	18. 枕骨髁	Occipital condyle
9. 枕骨大孔后缘	Posterior margin of foramen magnum	19. 二腹肌沟	Sulcus of digastric muscle
10. 寰椎后弓	Posterior arch of atlas	20. 头侧直肌	Lateral rectus capitis muscle

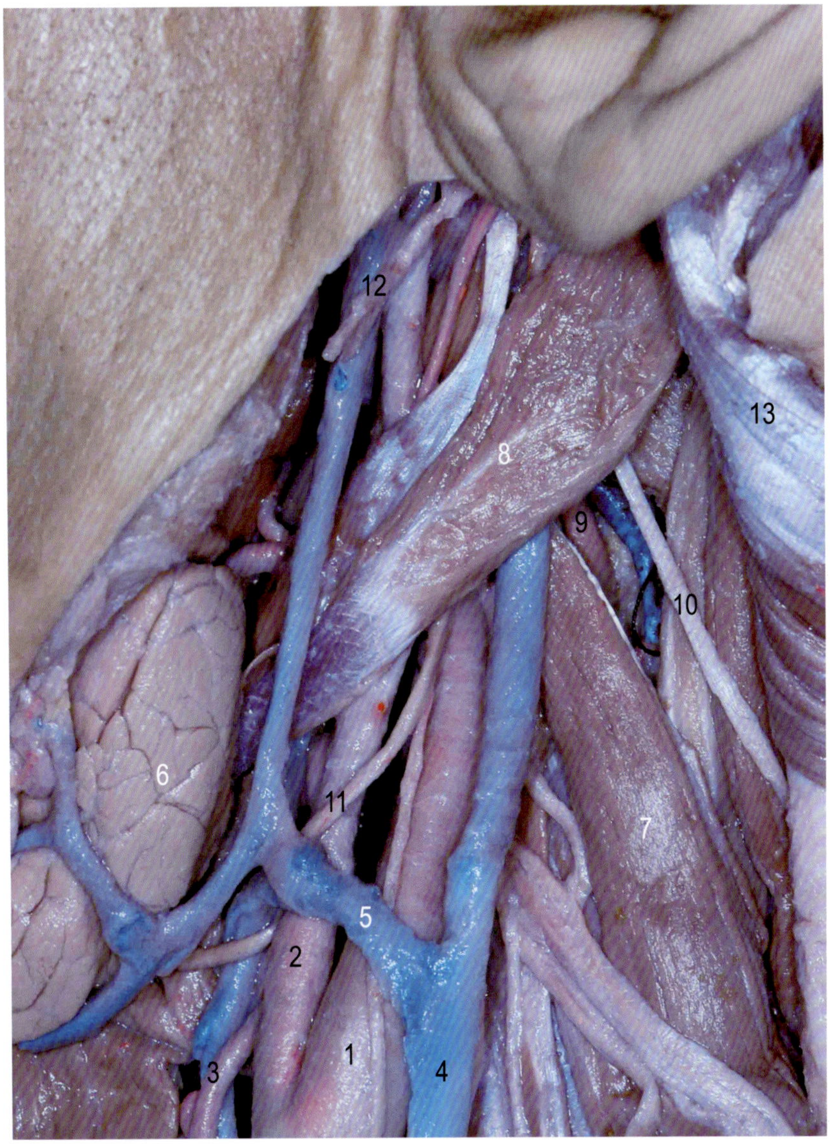

图 7-1-9　切开颈前部皮肤、颈阔肌，牵开胸锁乳突肌，显露颈动脉及周围结构
(Anterior view of the common carotid artery and their surrounding structures by removal of cervical skin and platysma, then retracting sternocleidomastoid muscle)

1. 颈内动脉	Internal carotid artery	8. 二腹肌	Digastric muscle
2. 颈外动脉	External carotid artery	9. 椎动脉	Vertebral artery
3. 甲状腺上动脉	Superior thyroid artery	10. 副神经	Accessory nerve
4. 颈内静脉	Internal jugular vein	11. 舌下神经	Hypoglossal nerve
5. 面总静脉	Facial common vein	12. 面神经	Facial nerve
6. 下颌下腺	Submandibular gland	13. 胸锁乳突肌	Sternocleidomastoid muscle
7. 肩胛提肌	Levator scapulae muscle		

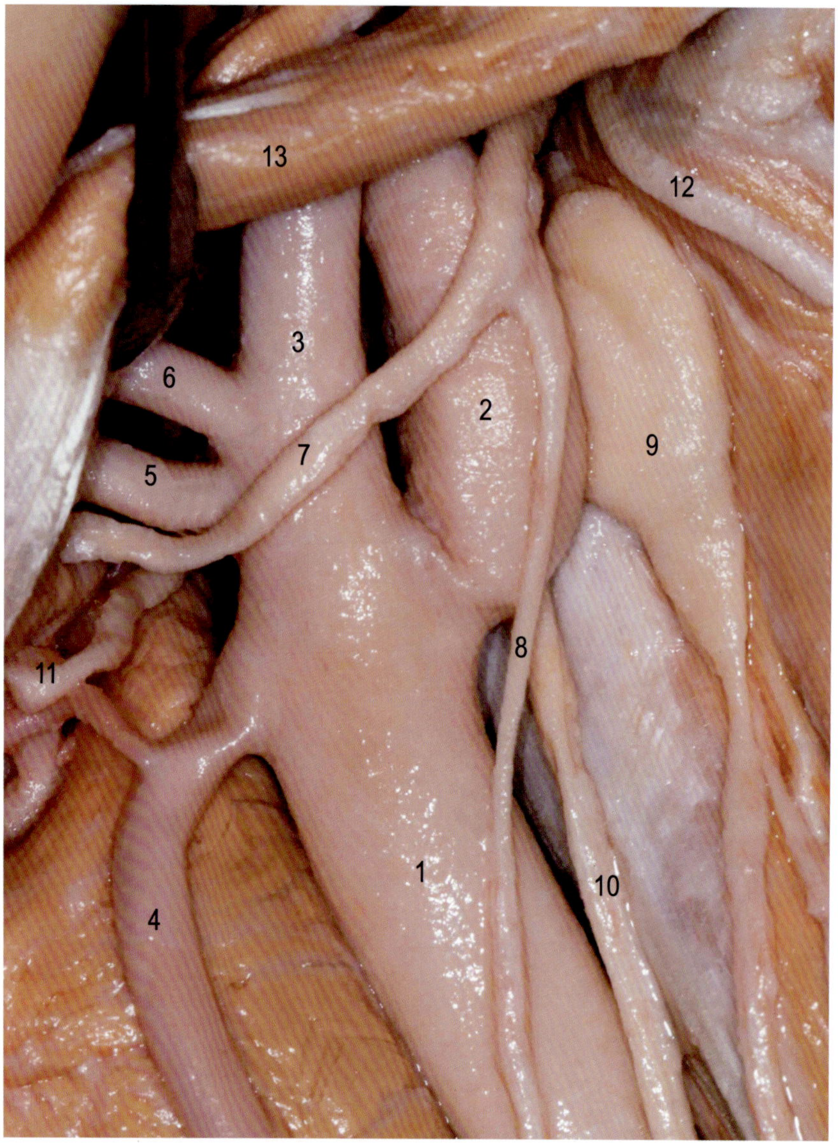

图 7-1-10 进一步显露左颈动脉分叉部和它的周围结构（An enlarged view of the carotid artery bifurcation and their surrounding cervical nerves）

1. 颈总动脉	Common carotid artery		9. 交感神经颈上神经节	Superior cervical sympathetic ganglia
2. 颈内动脉	Internal carotid artery		10. 迷走神经	Vagus nerve
3. 颈外动脉	External carotid artery		11. 喉上神经内支	Internal laryngeal nerve
4. 甲状腺上动脉	Superior thyroid artery		12. 副神经	Accessory nerve
5. 舌动脉	Lingual artery		13. 二腹肌	Digastric muscle
6. 面动脉	Facial artery			
7. 舌下神经	Hypoglossal nerve			
8. 舌下神经降支	Descending branch of hypoglossal nerve			

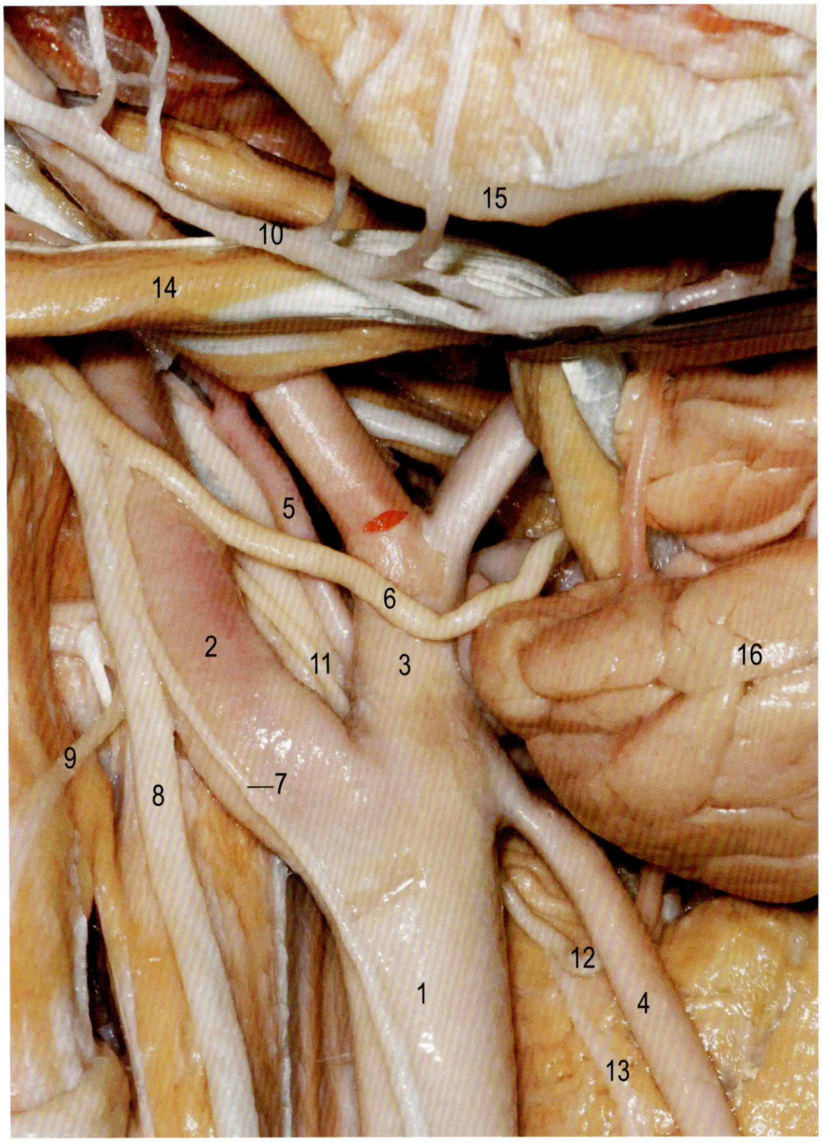

图 7-1-11　进一步显露右颈动脉分叉部解剖（An enlarged view of common carotid artery and their surrounding structures）

1. 颈总动脉	Common carotid artery	9. 副神经	Accessory nerve
2. 颈内动脉	Internal carotid artery	10. 面神经	Facial nerve
3. 颈外动脉	External carotid artery	11. 喉上神经干	Superior laryngeal nerve
4. 甲状腺上动脉	Superior thyroid artery	12. 喉上神经内支	Internal laryngeal nerve
5. 咽升动脉	Ascending pharyngeal artery	13. 喉上神经外支	External laryngeal nerve
6. 舌下神经	Hypoglossal nerve	14. 二腹肌	Digastric muscle
7. 舌下神经降支	Descending branch of hypoglossal nerve	15. 下颌角	Mandibular angle
8. 迷走神经	Vagus nerve	16. 下颌下腺	Submandibular gland

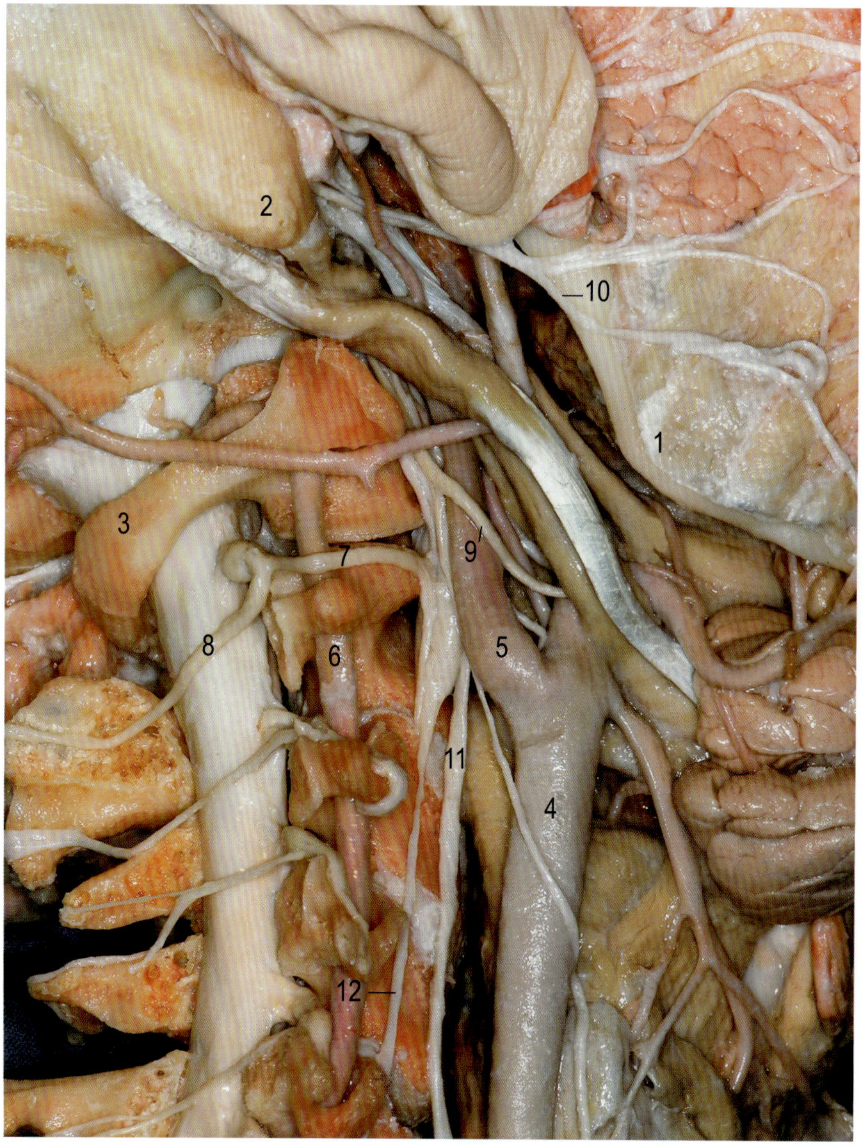

图 7-1-12　除去颈部皮肤和肌群后，侧方观右颈动脉分叉部和脊神经

(A lateral view of common carotid artery bifurcation and cervical nerves by removing cervical muscles)

1. 下颌角	Mandibular angle	7. C_2 神经腹侧支	Ventral rami of C_2
2. 乳突	Mastoid process	8. C_2 神经背侧支	Dorsal rami of C_2
3. 寰椎后弓	Posterior arch of atlas	9. 舌下神经	Hypoglossal nerve
4. 颈总动脉	Common carotid artery	10. 面神经	Facial nerve
5. 颈内动脉	Internal carotid artery	11. 迷走神经	Vagus nerve
6. 椎动脉	Vertebral artery	12. 交感神经干	Trunk of sympathetic nerve

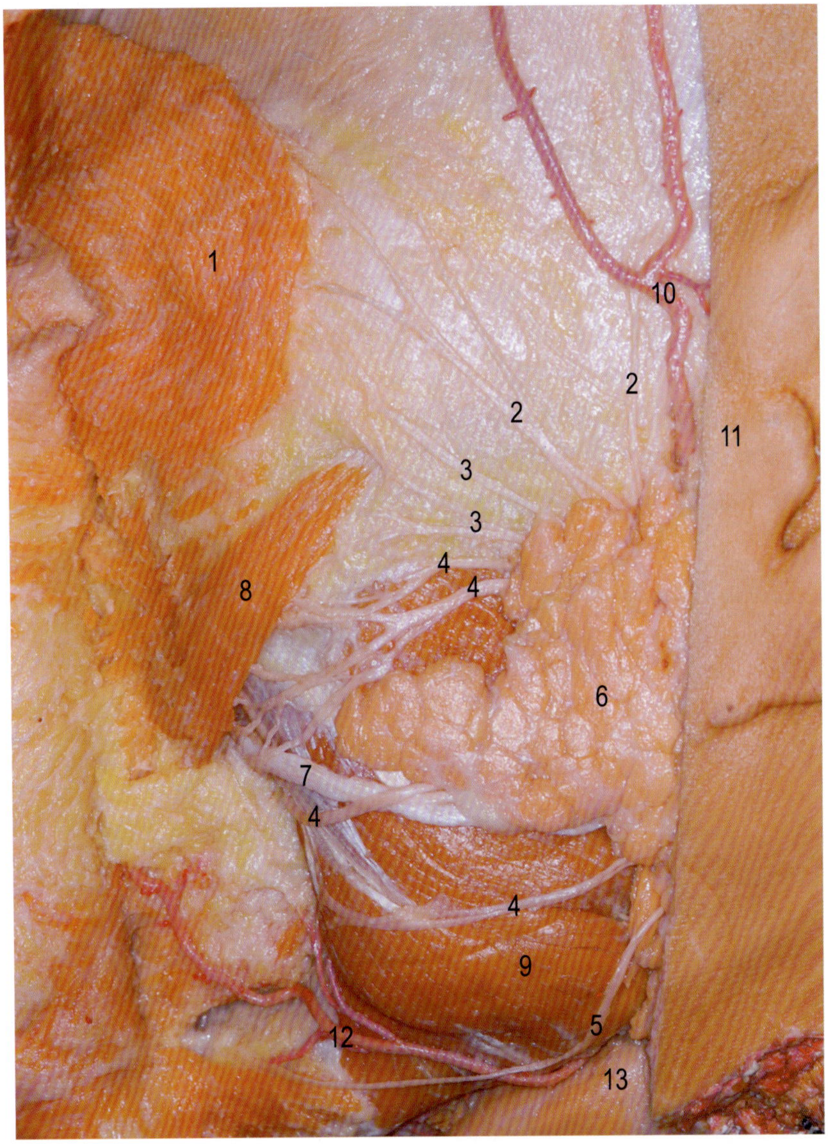

图 7-1-13 左面神经分支侧面观（Lateral view of the left facial nerve branches）

1. 眼轮匝肌	Orbicularid oculi muscle		6. 腮腺	Parotid gland	
2. 面神经颞支	Temporal branches of facial nerve		7. 腮腺导管	Parotid aqueduct	
3. 面神经颧支	Zygomatic branches of facial nerve		8. 颧大肌	Zygomatic major muscle	
4. 面神经颊支	Buccal branches of facial nerve		9. 咬肌	Masseter muscle	
5. 面神经下颌缘支	Marginal mandibular branches of facial nerve		10. 颞浅动脉	Superfical temporal artery	
			11. 耳前皮肤	Anterior skin of auricle	
			12. 面动脉分支	Branches of facial artery	
			13. 下颌下腺	Submandibular gland	

外科解剖要点（Microsurgical key points）

有些颈枕区开颅术并不需要对颈枕肌肉一一识别。然而，在乙状窦后特别是远外侧入路手术时，如经枕骨髁、经髁上和髁旁入路，有些颈枕肌肉必须鉴别。其意义是通过颈枕肌肉切开显露，判别颈枕部神经、血管和骨结构，包括头后上斜肌、下斜肌和头后大直肌形成的枕下三角、肩胛提肌、头外直肌和二腹肌后腹。同时，在利用枕动脉行颅内外搭桥和颈上神经保护或切断时都需要通过这些肌肉的判别来完成。肩胛提肌可作为椎动脉定位的准确标志。在椎间孔上行的椎动脉到寰枢椎时，位于肩胛提肌上端附着处的内侧，走行在寰枢椎横突之间上行向后形成椎动脉襻向后突起，此段是易于损伤点。椎动脉通过寰椎上关节面后部时是另一易损伤点。正常情况下，椎动脉包绕在寰椎上关节面的后方，上方在寰枕关节水平。当该动脉增长屈曲时，动脉襻可附着在髁后枕骨处，因此更易于损伤。电凝和离断椎动脉周围的静脉丛有损伤椎动脉分支的危险，有时脊髓后动脉和小脑后下动脉可能发自硬膜外椎动脉，损伤时会引起严重的术后并发症。

第二节　颈动脉内膜切除术
Carotid Endarterectomy

病例简介

患者男性，60 岁。主因“左侧肢体间断性无力 2 年”，门诊以“颈动脉狭窄”收入院。查体左侧肢体肌力 4 级。行 CT 血管造影及全脑血管造影（DSA），见图 7-2-1 和图 7-2-2。

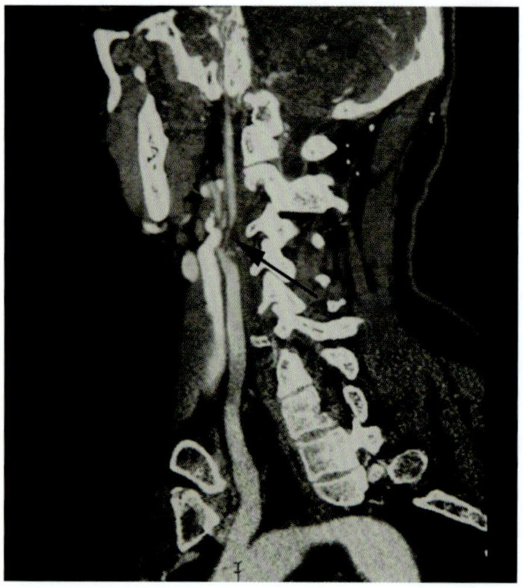

图 7-2-1　CT 血管造影可见右侧颈内动脉呈线样狭窄（箭头所示）

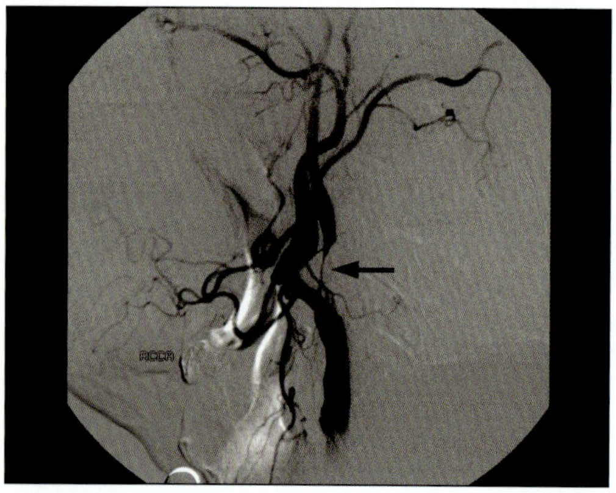

图 7-2-2　血管造影 (DSA) 右侧颈总动脉造影可见右侧颈内动脉起始部呈线样狭窄约 95% 以上（箭头所示）

参见手术图 7-2-3 ~ 图 7-2-10。

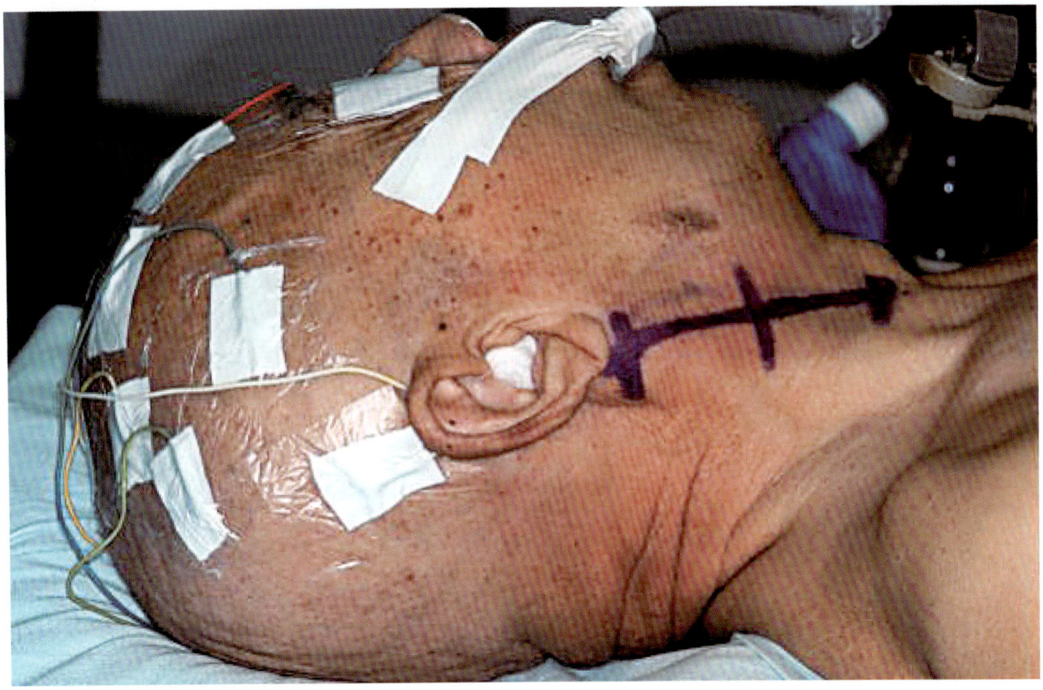

图 7-2-3　患者仰卧，取右侧胸锁乳突肌前缘切口，上达乳突尖部，下至环状软骨，中点与下颌角垂直

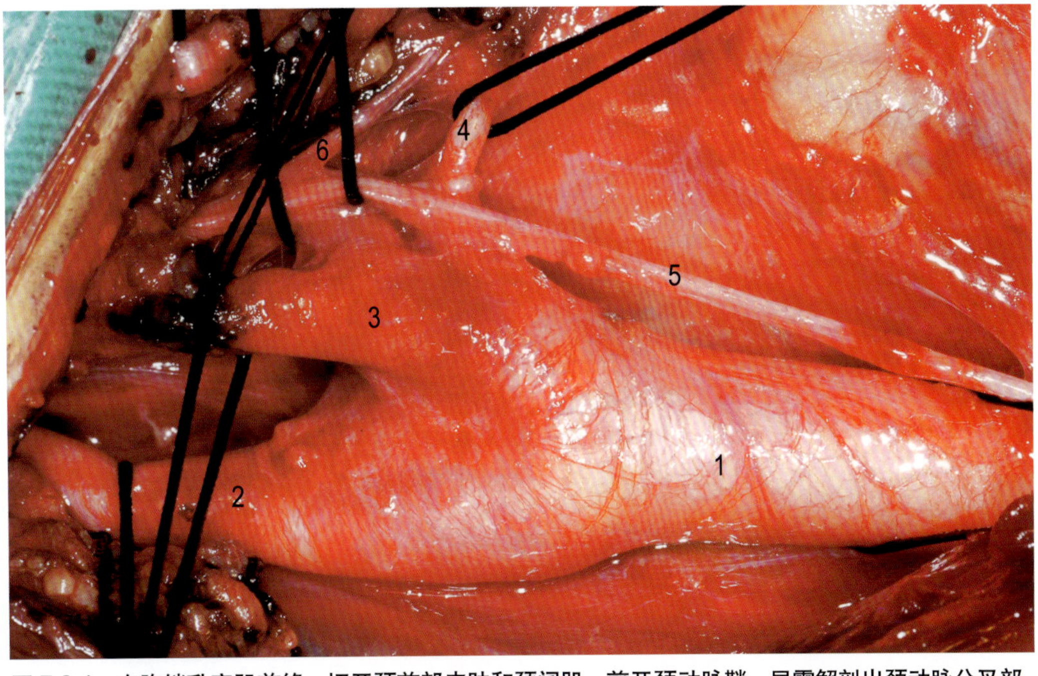

图 7-2-4　在胸锁乳突肌前缘，切开颈前部皮肤和颈阔肌，剪开颈动脉鞘，显露解剖出颈动脉分叉部。1 颈动脉；2 颈内动脉；3 颈外动脉；4 甲状腺上动脉；5 舌下神经降支；6 舌下神经干

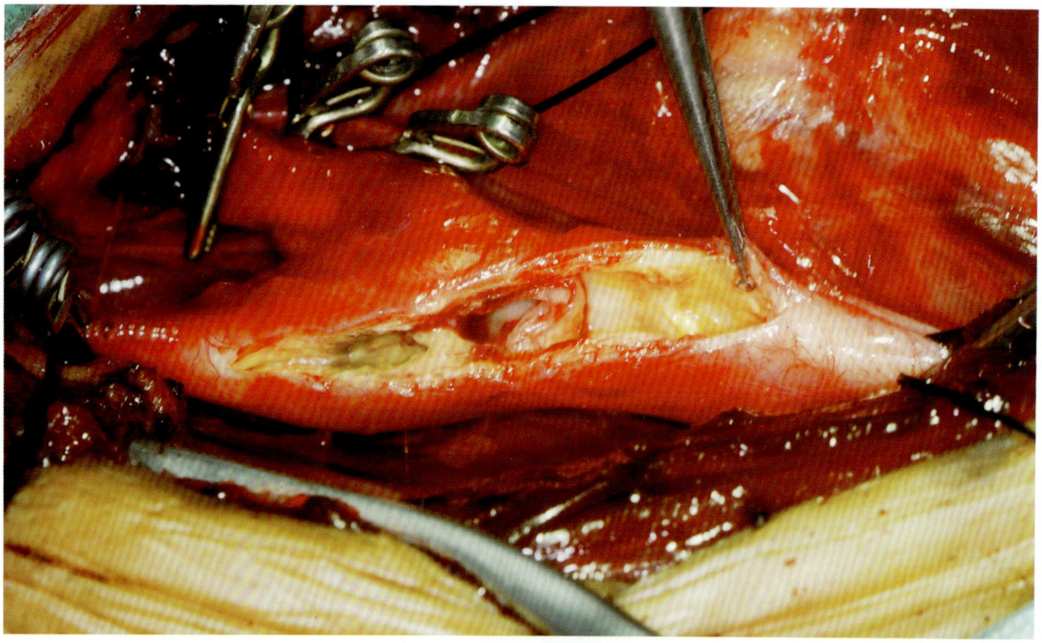

图 7-2-5　颈外动脉及其分支、颈总动脉、颈内动脉阻断后，切开颈动脉前壁，可见增厚颈动脉内膜和呈黄色的动脉粥样硬化斑块

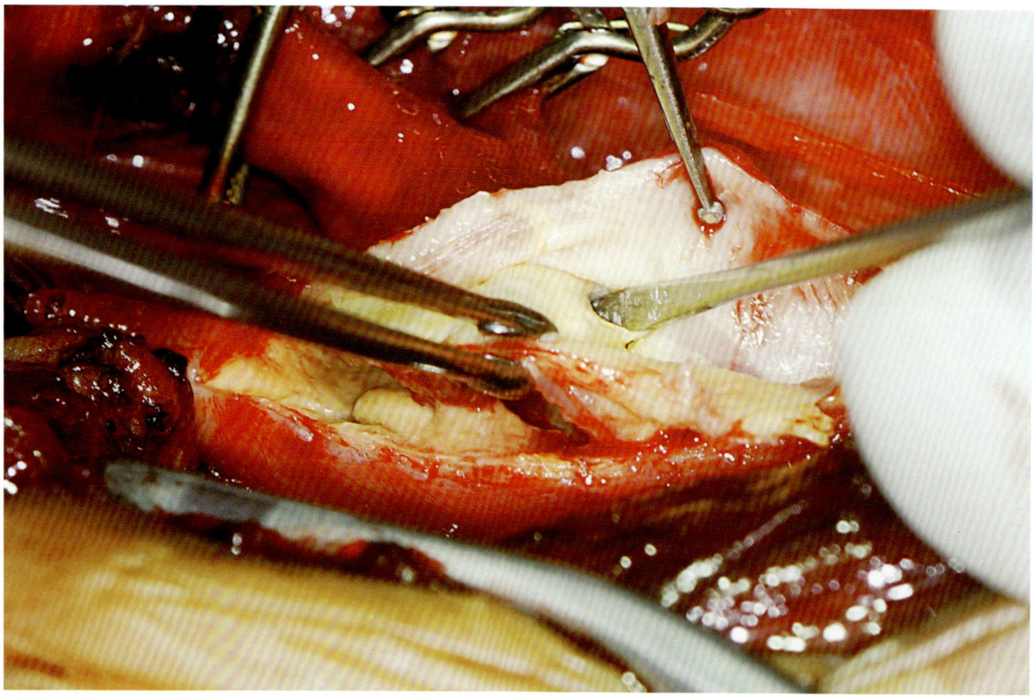

图 7-2-6　剥离动脉粥样硬化斑块和增厚的动脉内膜

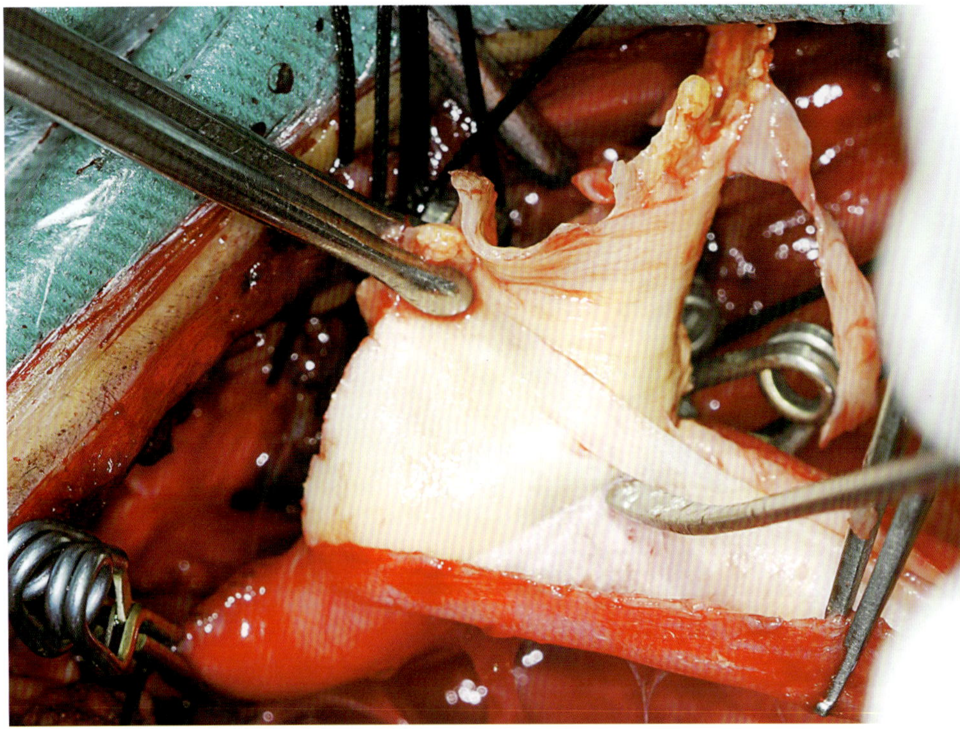

图 7-2-7　进一步剥离动脉粥样硬化斑块和增厚的动脉内膜

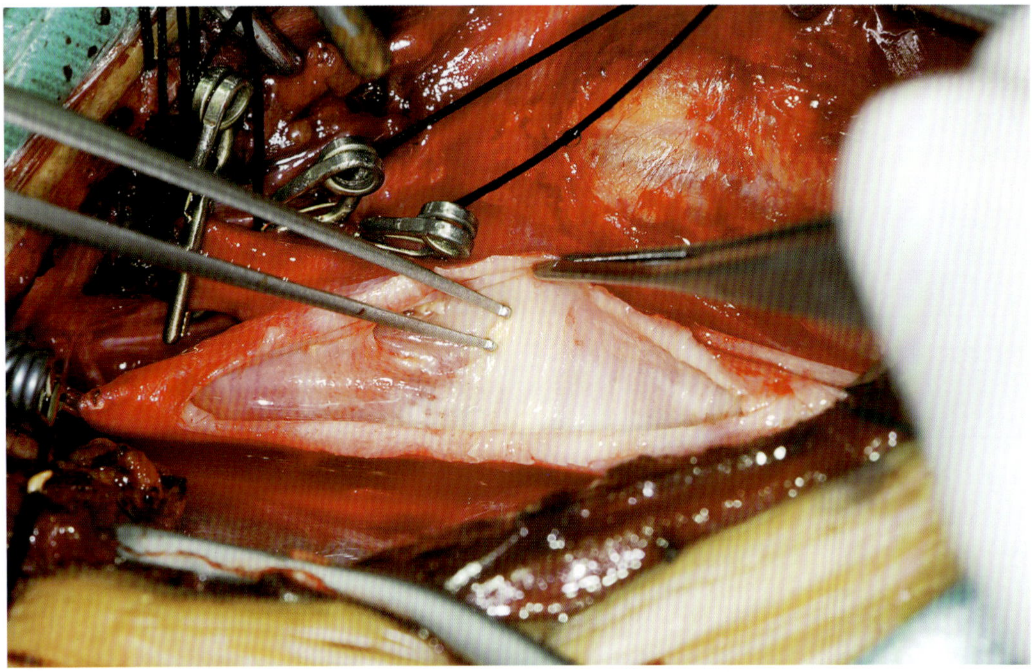

图 7-2-8　完全剥离动脉粥样硬化斑块和增厚的动脉内膜，可见血管内壁光滑

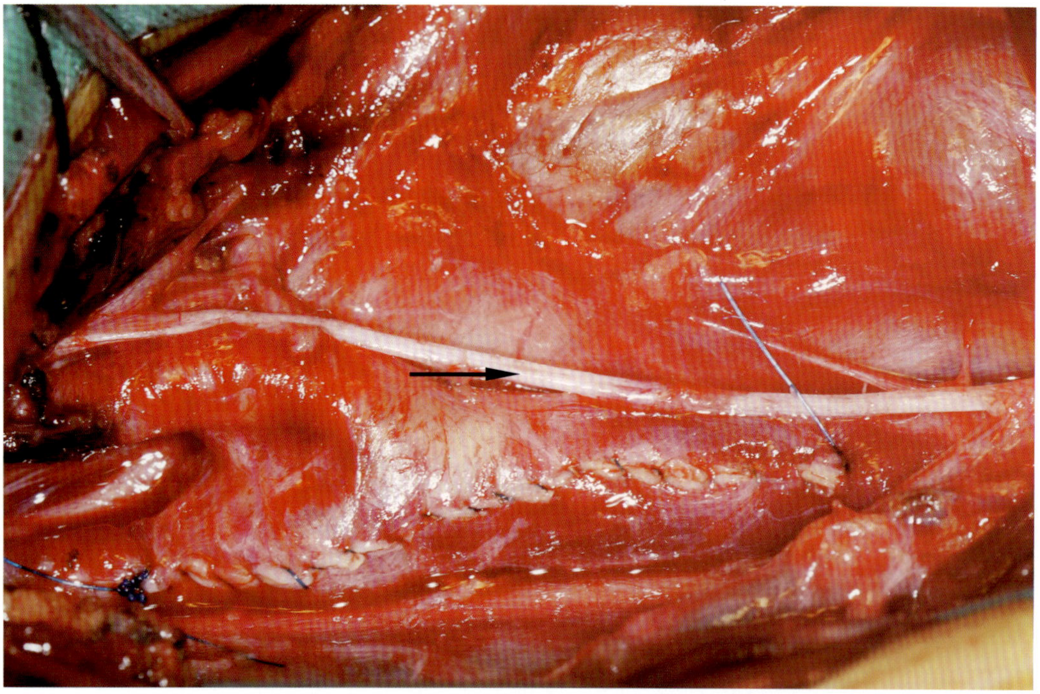

图 7-2-9　连续缝合血管壁，舌下神经保留完好（箭头所示）

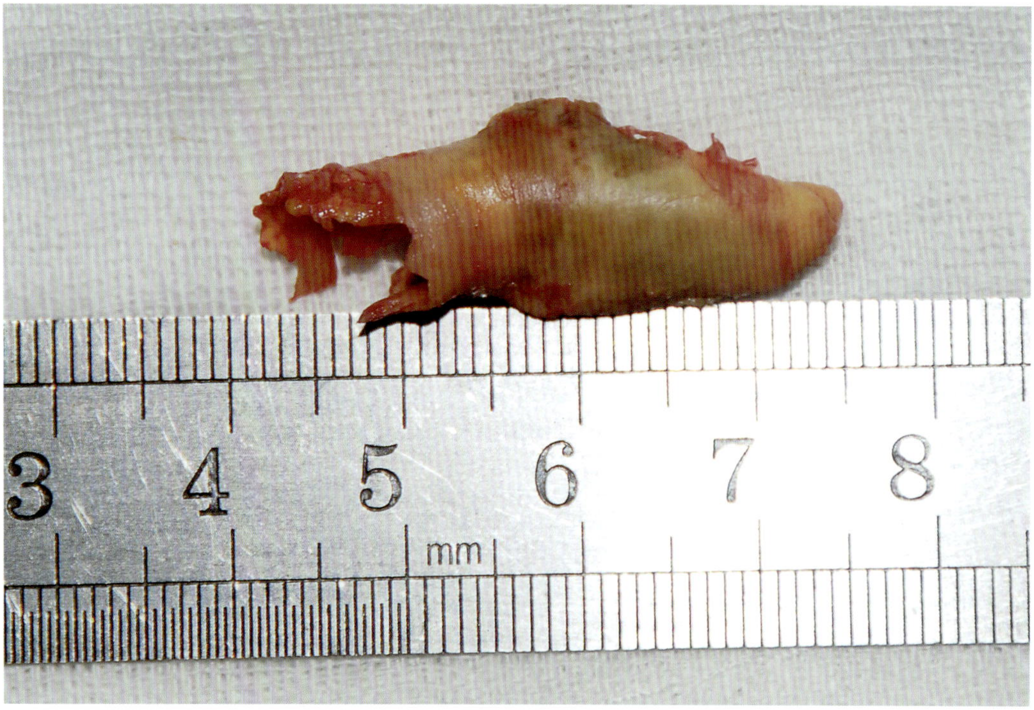

图 7-2-10　切除的动脉粥样硬化斑块

手术点评（Surgical comments）

颈动脉狭窄或斑块形成可表现为有症状和无症状两种类型。有症状可分为：①短暂性脑缺血发作（transient ischemic attack, TIA）；②可逆性脑缺血发作（reversible ischemic neurologic deficit, RIND）；③完全性卒中（cerebrovascular accident, CVA）。

手术适应证 目前国际上尚未获得统一认识。但对有症状的颈动脉狭窄，北美症状性颈动脉狭窄动脉内膜切除术试验组（NASCET）和欧洲动脉内膜切除术试验组（ECST）建议：70%～99%的症状性颈动脉狭窄应做颈动脉内膜切除术；30%～69%的血管狭窄应根据患者的情况选择内外科治疗，而对狭窄＜30%者应行药物治疗。对无症状性颈动脉狭窄患者，颈动脉狭窄60%以上者应手术治疗，也有建议狭窄50%以上者应手术治疗。颈内动脉狭窄的诊断方法除临床症状外，数字减影血管造影（DSA）被认为是诊断的金标准（golden standard），同时也是判断狭窄程度的有效方法，为临床治疗提供可靠依据。

手术要点 ①充分暴露颈内动脉直至超过斑块的边缘；②细致地剔除全部斑块，保留正常内膜的颈内动脉远端和近端；③认真地暴露颈动脉分叉处，减少颅神经损伤，确保血液动力学稳定，避免术后形成颈部血肿；④认真地缝合颈动脉切口或者补片修补，确保术后不出现管腔狭窄和血流动力学改变；⑤严格按顺序恢复颈动脉系统血流，首先恢复颈外动脉血流，其次为颈总动脉血流，几秒钟后解除颈内动脉阻断；⑥电生理监测下选择性地应用转流技术，避免脑缺血性损害；⑦适当的使用自体或人工合成生物补片扩大管腔直径。

手术后观察 神经功能状态改变，了解脑供血情况；瞳孔直径和反应（Horner's 征）；颞浅动脉搏动；舌肌活动和萎缩；口角对称；咽喉水肿；手术局部血肿。

术后合并症 术后死亡率约2.3%；动脉缝合处破裂；术中和术后中风率为5%；术后TIA发作多见于颈内动脉闭塞；癫痫发作率0.4%～1%；手术晚期（＞1年）再狭窄约25%；脑高灌注征；咽喉水肿；颅神经损伤；头痛及高血压。

手术风险评估 颈动脉狭窄患者除全身动脉粥样硬化的颈部血管的表现外，多数患者常伴有高血压、糖尿病、心脏病和神经功能缺失，这些伴随症状给患者手术带来危险。仅单纯颈动脉狭窄，没有动脉壁的粥样硬化斑块，其手术的致残率和死亡率为1%；但对于双侧颈动脉狭窄患者，其致残率和死亡率为1.8%；对患有全身系统性疾病者，手术致残率和死亡率为4.0%；对尚有神经功能缺失者，其手术致残率和死亡率为8.5%。

第三节　颈部复发神经纤维瘤切除术

Surgical resection of recurrent cervical neurofibroma

病例简介

患者男性，30 岁。主因“神经纤维瘤病术后 1 年，发现右颈部肿物 3 个月”，门诊以“复发神经纤维瘤”收入院。查体可见全身有多处咖啡斑，右颈部可触及质韧肿物。行 MR 影像检查。

图 7-3-1 ~ 图 7-3-3 MRI 可见右侧颈部巨大实性占位性病变，颈部血管结构受压移位。

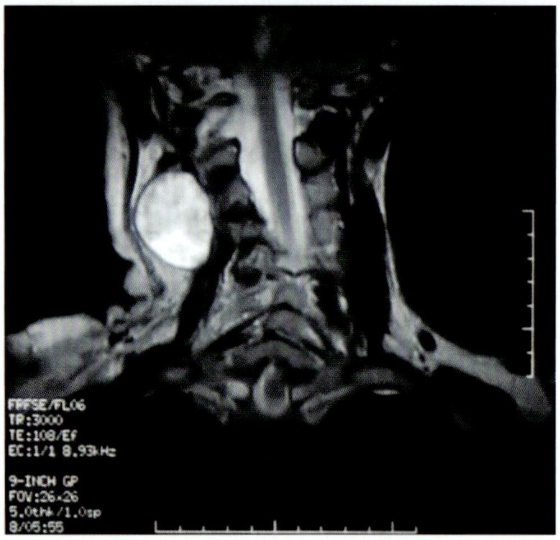

图 7-3-1　MR 影像冠状位 T_2 加权像

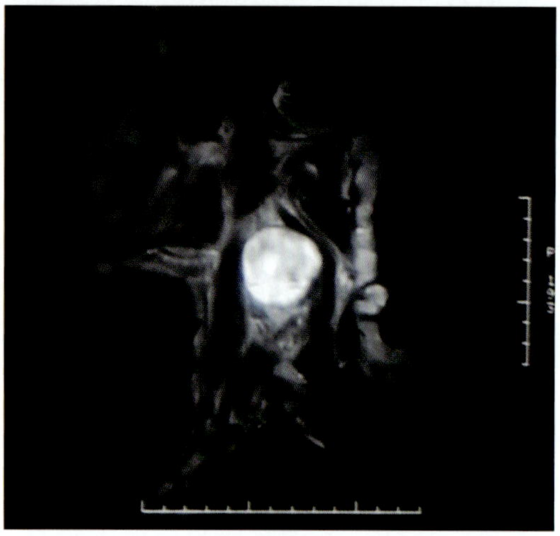

图 7-3-2　MR 影像矢状位 T_2 加权像

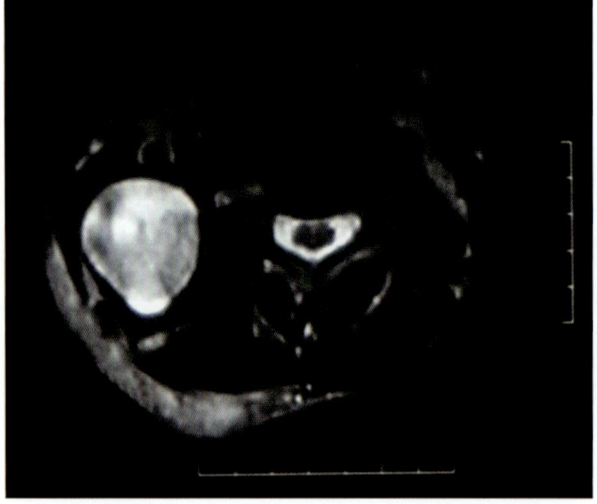

图 7-3-3　MR 平扫 T_1 像轴位

参见手术图 7-3-4 ~ 图 7-3-6。

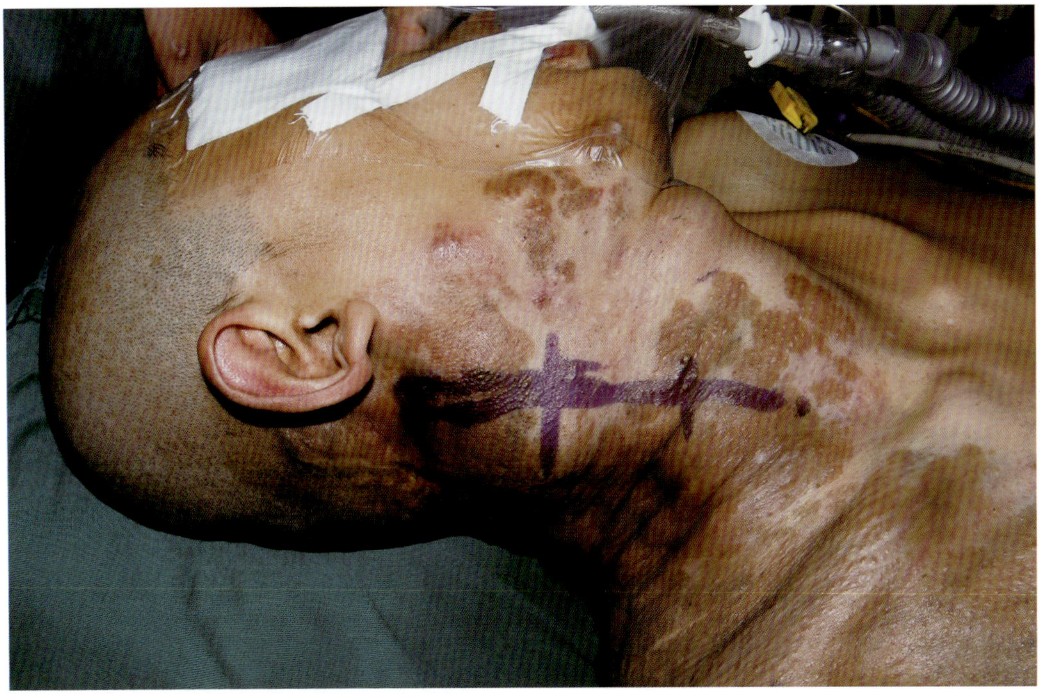

图 7-3-4　患者仰卧，取右侧胸锁乳突肌前缘切口，可见全身皮肤多处色素沉着

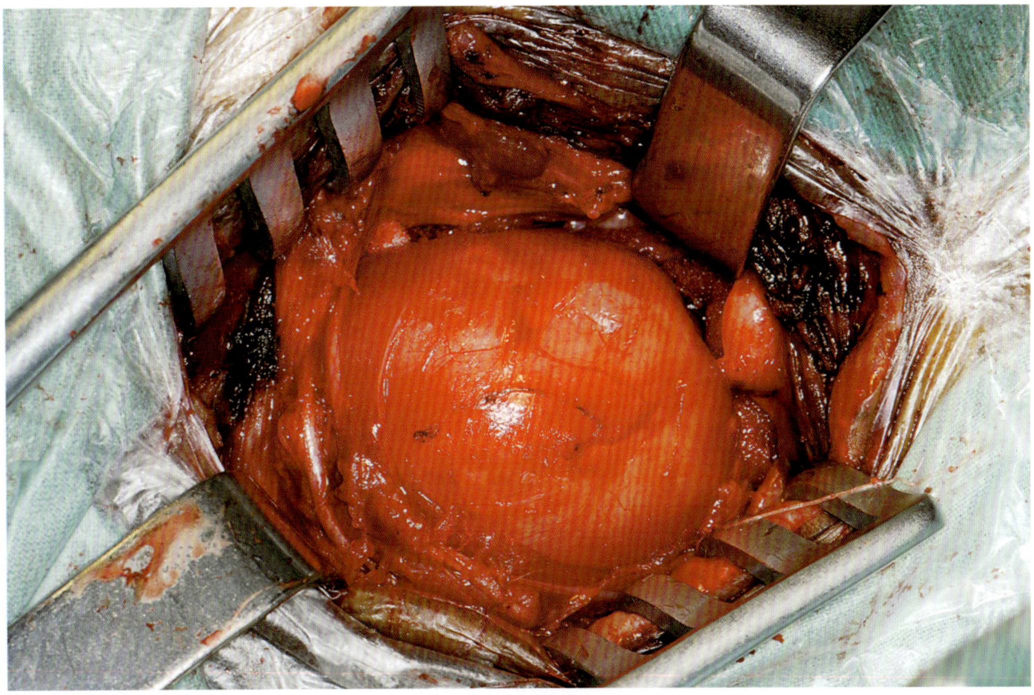

图 7-3-5　切开皮肤和颈阔肌，牵开胸锁乳突肌，可见圆形肿物包膜完整，边界清楚

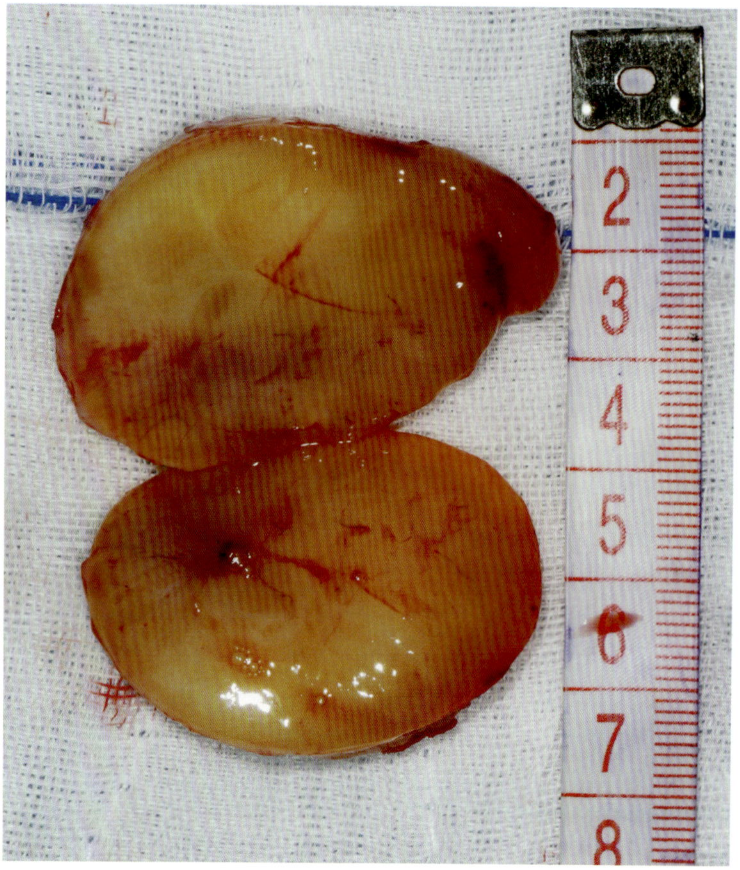

图 7-3-6　显露瘤体剖面。病理诊断结果：神经纤维瘤

手术点评（Surgical comments）

颈部神经纤维瘤切除多不困难，手术涉及到颈前三角的解剖，其前界为正中线，后界为胸锁乳突肌前缘，上界为下颌下缘到乳突的延伸线，尖为胸骨柄。此三角进一步分为肌三角、颈动脉三角、二腹肌三角和颏下三角。与手术密切相关的神经血管多位于颈动脉三角内，其后界为胸锁乳突肌前缘，前下界为肩胛舌骨肌上腹，前上界是茎突舌骨肌和二腹肌后腹。切口的神经有耳大神经、颈横神经、面神经下颌缘支及颈支、迷走神经干、喉上神经、喉返神经、舌下神经干及降支。这些神经或者分布在手术切口附近或者与颈动脉鞘相邻。在下颌角上下切口时，耳大神经、颈横神经、面神经下颌缘支及颈支、舌下神经干及降支易于损伤。在解剖二腹肌下缘时，副神经、舌咽神经及舌下神经干需要注意保护。在处理颈动脉鞘分叉上、下时，迷走神经干、喉上神经、喉返神经及交感神经易于损伤。颈总动脉上部位于颈动脉三角内，它分出颈外动脉和颈内动脉，两动脉被胸锁乳突肌前缘遮盖。颈外动脉先位于颈内动脉前内侧，后到颈内动脉前方，颈外动脉在此发出的分支有甲状线上动脉行向前下方，舌动脉向前上弯曲，面动脉向前上走行，枕动脉向后上走行，咽升动脉行于颈内动脉的内侧。这些都是颈部手术需要鉴别的神经和血管结构。同时，注意对舌下腺和颌下腺外膜的保护，否则会有腺液漏入伤口，致切口感染。

第四节　颈段神经鞘瘤切除术

Surgical resection of cervical neuroma

病例简介

患者女性，39 岁。主因“左侧肢体麻木无力半年”，门诊以“颈髓神经鞘瘤”收入院。查体左侧肢体浅感觉减退，肌力 4 级。行 MR 影像检查。

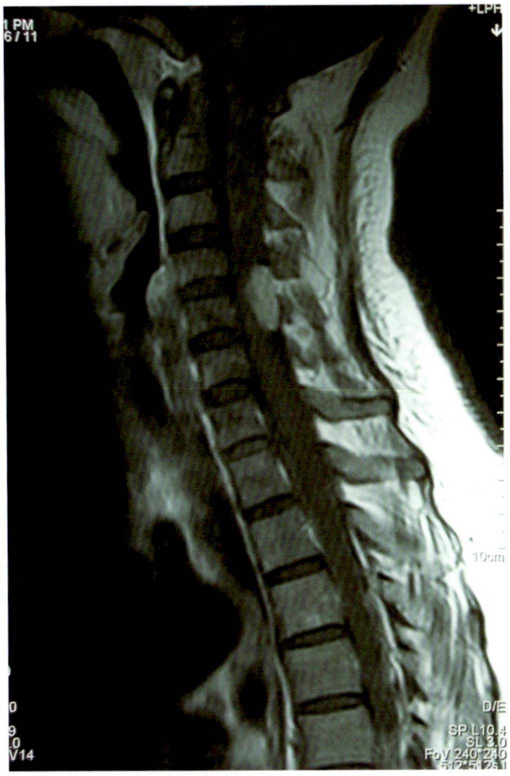

图 7-4-1　MR 增强影像矢状位 T_1 加权像

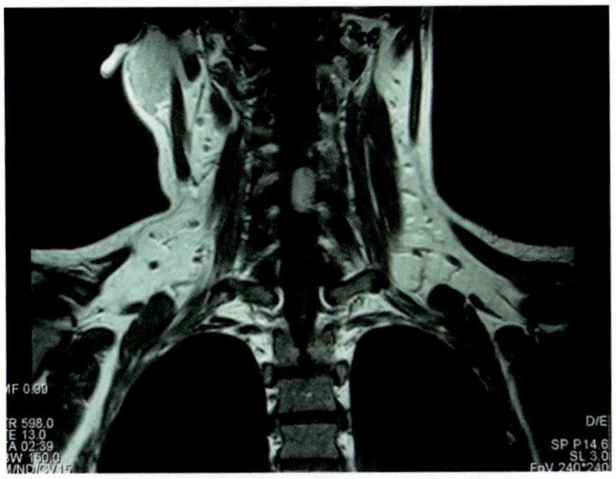

图 7-4-2　MR 增强影像冠状位 T_1 加权像

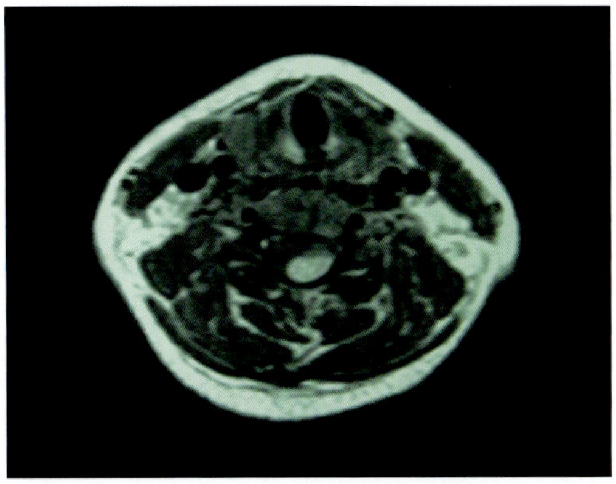

图 7-4-3　MR 增强影像轴位 T_1 加权像

图 7-4-1 ~ 图 7-4-3 MR 增强影像可见 C_4 ~ C_5 椎体水平偏向左侧椎管内，颈髓外占位性病变，边界清楚，均匀强化。颈髓受压，呈扁片状。

参见手术图 7-4-4 ~ 图 7-4-6。

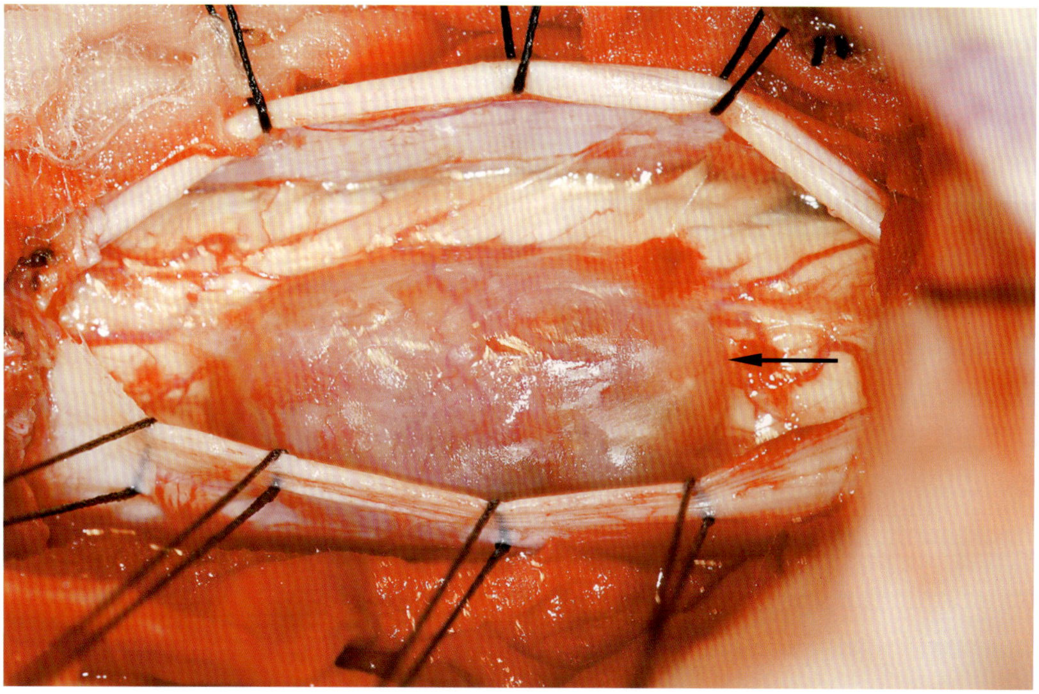

图 7-4-4　剪开硬膜，可见灰红色脊髓外肿瘤（箭头所示）

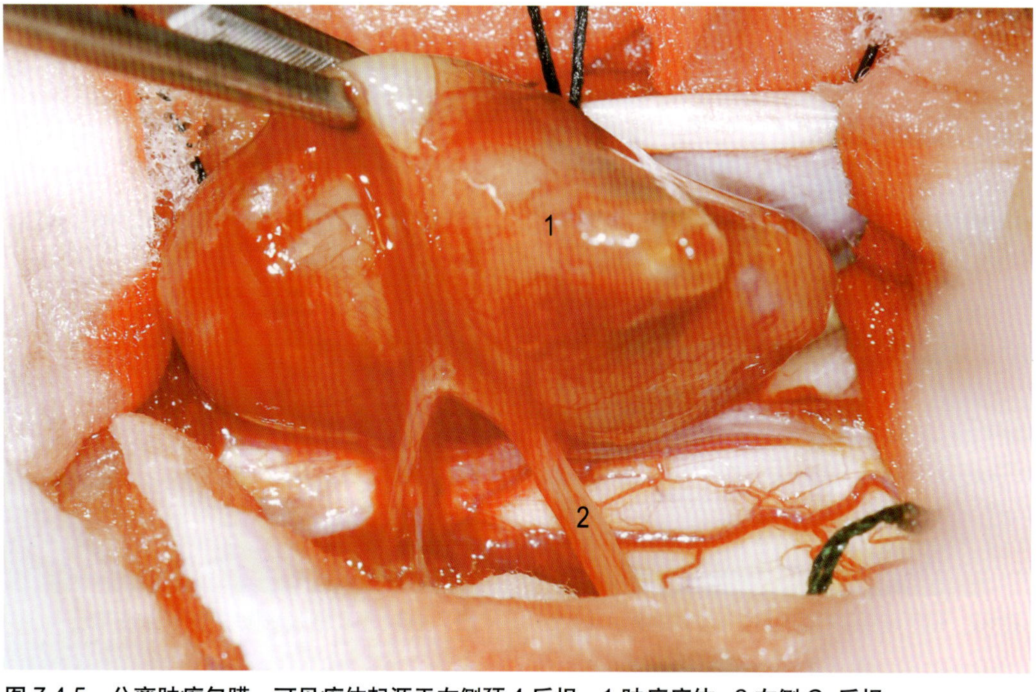

图 7-4-5　分离肿瘤包膜，可见瘤体起源于左侧颈 4 后根。1 肿瘤瘤体；2 左侧 C_4 后根

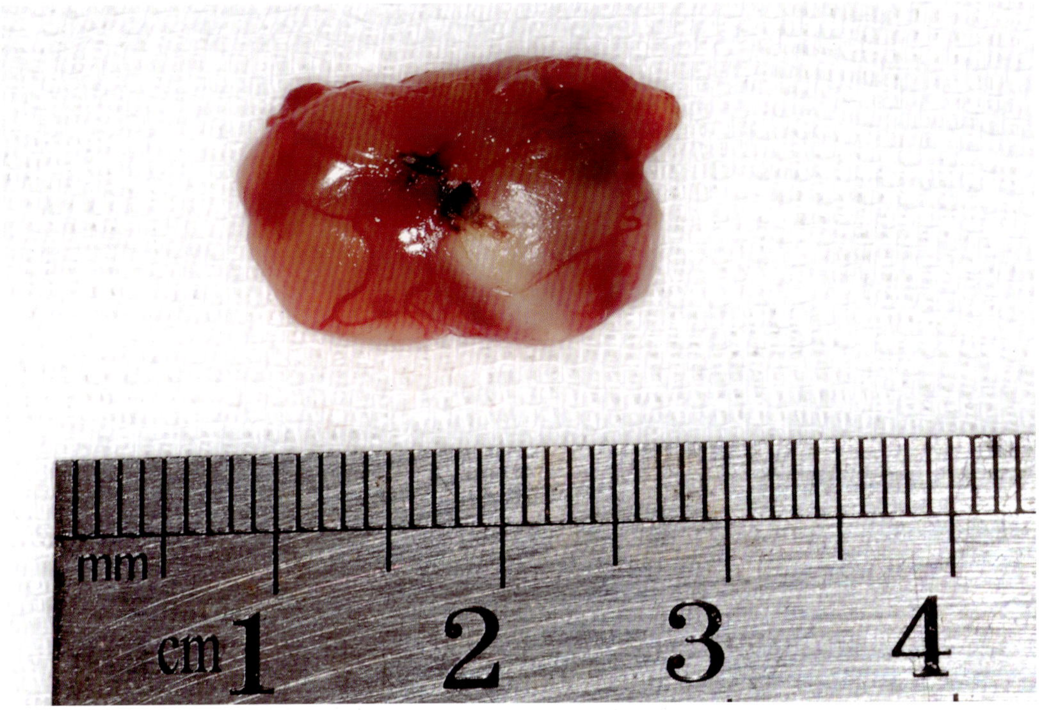

图 7-4-6　完整切除瘤体，最大直径约 2cm。病理诊断为神经鞘瘤

手术点评（Surgical comment）

脊髓的神经鞘瘤占脊髓肿瘤的 20% 以上，肿瘤发生的部位依此为：胸段、颈段、腰段和骶段。多位于脊髓外硬脊膜下偏一侧生长，为包膜完整的肿瘤，在椎管内呈球形或椭圆形与神经根附着，可穿过椎间孔向椎旁生长，呈哑铃形。肿瘤多起源于后根，故常位于脊髓后方或侧方，少数位于脊髓前方，应偏向肿瘤侧尽可能多地切开椎板，以显露肿瘤。肿瘤供血多来自根动脉，无丰富供血。开始切除肿瘤时，先从脊髓侧方轻拉牵开脊髓，用分块切除的方法逐步缩小肿瘤体积；随着肿瘤的缩小，手术显露会逐渐扩大。肿瘤与脊髓粘连处易于用钝性分离。对于共享的细小动脉可采取用低功率双极电凝肿瘤被膜侧血管，再锐性分离的方法，防止对脊髓的损伤。要防止双极电凝在脊髓表面电灼血管和过多的电凝热效应对脊髓的损伤。由于椎管相对狭窄和肿瘤的压迫，脊髓张力较高，处于水肿状态，手术开始时任何过多地牵拉脊髓，都会加重脊髓的损伤，因此要避免用过多地牵拉脊髓的方法来显露肿瘤。因肿瘤来自神经根，故常在神经根部位与硬脊膜囊相连，最后要在肿瘤连接的蒂部彻底电凝，把肿瘤完全切除。肿瘤也可沿脊神经长入硬脊膜囊或经椎间孔到椎管外，形成哑铃形肿瘤。对椎间孔内的肿瘤，可通过扩大或磨开椎间孔来切除肿瘤，瘤体的前方是椎动脉，要避免损伤。对于长入颈部的肿瘤，要在胸锁乳突肌后方的枕三角或锁骨上三角区切除。

第五节　痉挛性斜颈副神经选择性切断术

Selective denervation of the accessory nerves and the posterior cervical ramisectomy for spasmodic torticollis

病例简介

患者女性，40 岁。主因“头部右转后仰 1 年”，门诊以“痉挛性斜颈”收入院。查体头部右转后仰，左侧胸锁乳突肌和右侧头夹肌明显痉挛，伴有肌肥厚。

参见手术图 7-5-1 ~ 图 7-5-4。

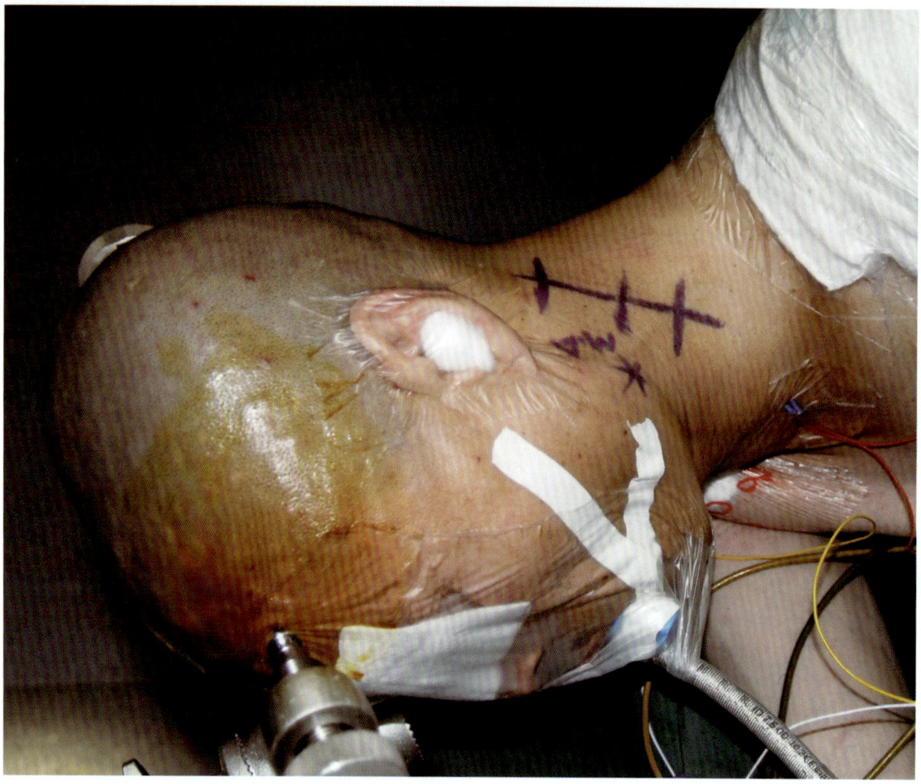

图 7-5-1　患者右侧卧位，取胸锁乳突肌后缘上 1/3 段切口

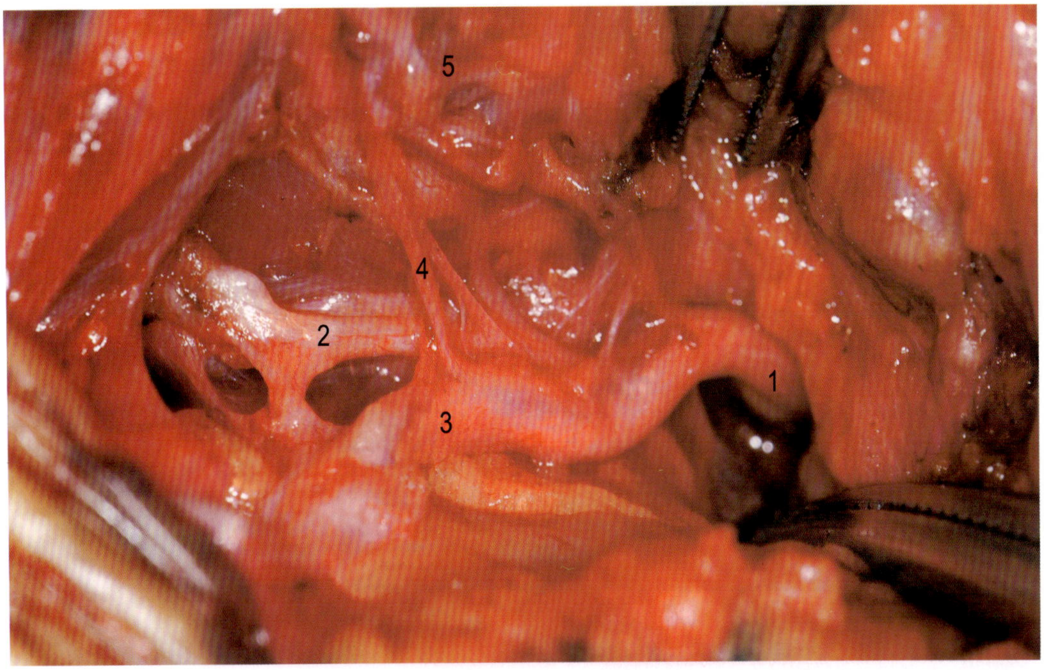

图 7-5-2　切开胸锁乳突肌后缘筋膜，将胸锁乳突肌向上抬起，可见：1 副神经主干；2 副神经胸锁乳突肌支；3 副神经斜方肌支；4 穿入胸锁乳突肌的小分支；5 胸锁乳突肌深面

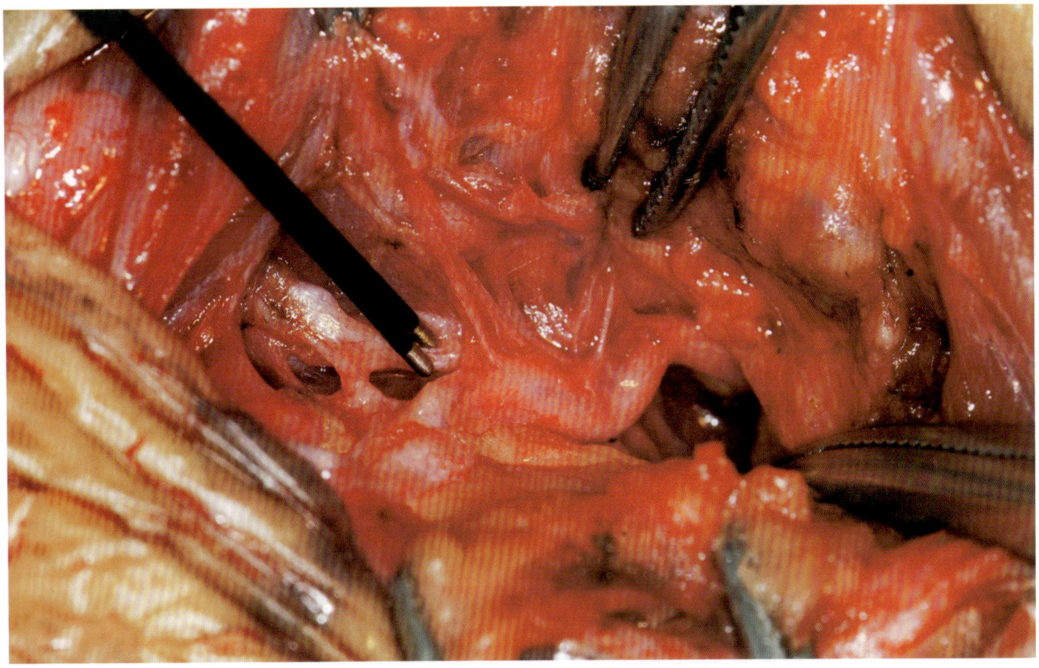

图 7-5-3　用电刺激器刺激副神经胸锁乳突肌支，观察到肌肉收缩后予以切断

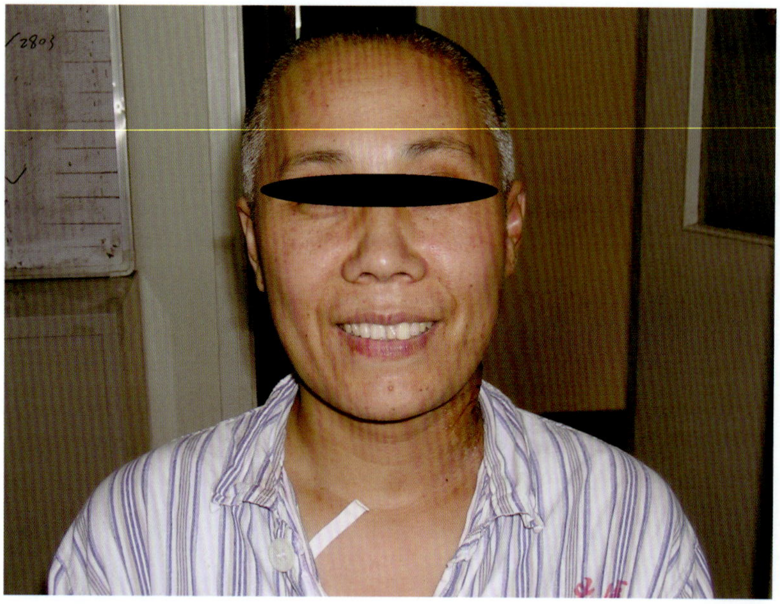

图 7-5-4　术后 1 周，患者肌痉挛消失，颈部姿势恢复正常

手术点评（Surgical comments）

在脊神经节的远侧，腹侧根和背侧根联合构成脊神经，穿经椎间孔，发出一条脊膜返支后，立即分成腹侧支和背侧支，除 $C_1 \sim C_2$ 神经外，各颈神经的背侧支均向后行，通过颈横突间肌的内侧弯曲绕过关节突关节，进入头半棘肌和颈半棘肌间隔内，而构成颈丛和臂丛的颈脊神经腹侧支在颈横突间前肌与颈横突间后肌间穿出。这样选择性颈脊神经背侧支切断术可避免损伤颈丛、臂丛和支配咽部肌群神经，对于有 $C_4 \sim C_8$ 神经支配受累的肌肉可取得良好的手术效果，克服了 $C_1 \sim C_3$ 前根运动支手术的局限性和不足，同时具有无需打开椎板、规避了脊髓手术的风险、颈椎的稳定性不受影响、手术创伤较小等优点（图 7-5-5）。多年来作者对于痉挛性斜颈患者，根据其临床类型，仔细地分析颈部痉挛的肌群，采用副神经减压联合 $C_1 \sim C_3$ 前根切断术和选择性脊神经背侧支切断术两种方法，取得良好的效果。长期随访观察，92% 的患者得到满意的恢复。

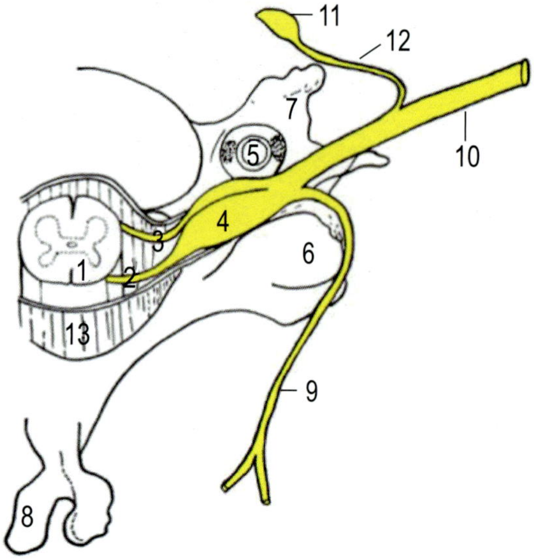

图 7-5-5　颈神经及其神经节与颈椎的关系，1. 脊髓，2. 背侧根，3. 腹侧根，4. 脊神经节，5. 椎动脉，6. 关节突，7. 横突，8. 棘突，9. 脊神经背侧支，10. 脊神经腹侧支，11. 交感神经节，12. 灰交通支，13. 硬脊膜

MAOC 8

蝶窦及眶部解剖与手术点评

Sphenoid sinus and orbital anatomy and its surgical comments

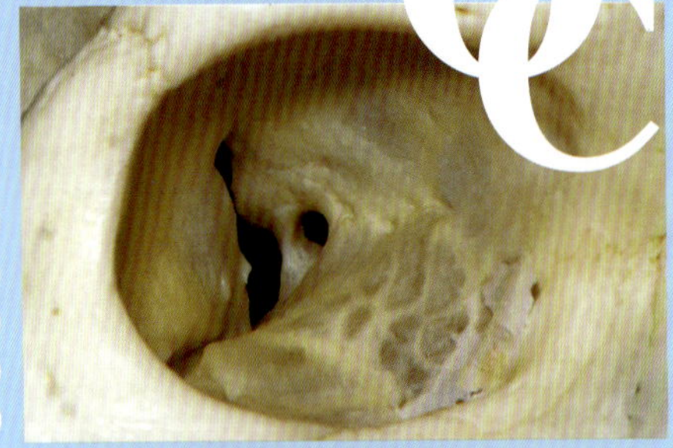

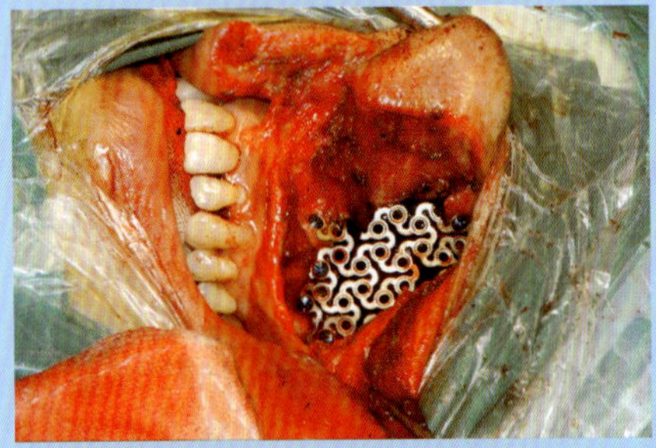

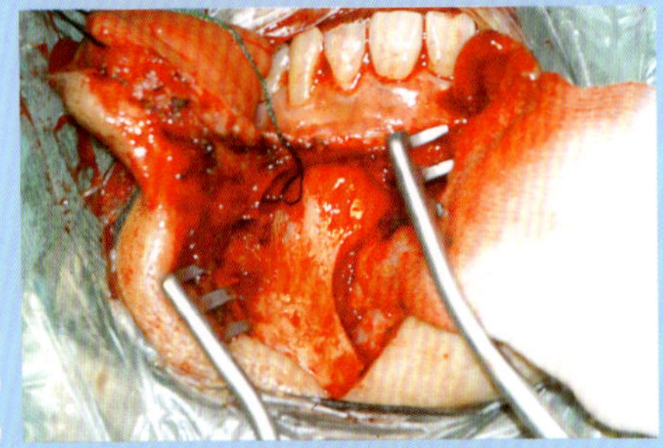

第一节　蝶窦正常解剖

Sphenoid sinus anatomy

最早的经蝶窦手术始于 1907 年。由于手术部位较深，术野显露狭小，并发症较多，一度被放弃。现代经蝶窦入路手术首先由 Doff 和 Bail 开展，后由法国的 Guito 改进。Guito 和蒙特利尔的 Hardy 应用显微镜和 X 线监视，令该技术逐渐推广完善。从鼻腔到蝶窦的手术入路有多种，其中以经唇下黏膜、鼻中隔到蝶窦的唇下入路最为常用。它通过唇下切开小口，经一侧鼻道沿鼻中隔分开鼻下黏膜，从而避开了口腔。近年来经单鼻孔入路被逐渐应用。这种入路在达到蝶窦前壁之前不需切开鼻腔黏膜，直接将鼻窥镜从鼻甲和鼻中隔黏膜之间伸到蝶窦前壁，找到蝶窦开口，开放蝶窦前壁。该手术入路的主要解剖结构为鼻腔、蝶骨、蝶窦和蝶鞍。

鼻腔为经蝶窦手术入路常用的通道，下宽上窄。其上部为前颅窝，外侧为眶和上颌窦，下界为硬腭。鼻腔被鼻中隔分为左右两部分。其前上方为筛骨垂直板，后方为犁骨，前方被鼻中隔软骨充填。鼻腔向前经前鼻孔开放于面部，向后经后鼻孔开放于鼻咽部。后鼻孔的垂直径约为 2.5cm，水平径约为 1.3cm，上为蝶骨体前部，后为颚骨水平板的硬腭后缘，内侧为犁骨构成的鼻中隔，外侧为翼内侧板。蝶骨位于颅底中心，鼻腔直接位于蝶骨体下方，垂体窝位于其上方，是经蝶手术切除鞍内肿瘤的必经之路。蝶骨的神经关系最为复杂。嗅束、直回和额叶后部位于蝶骨小翼上面。脑桥和中脑位于斜坡部后方，颞叶位于蝶骨大翼内侧面。视交叉位于视交叉沟的后方。视神经和滑车神经与蝶骨关系密切。视神经管、眶上裂、圆孔、卵圆孔均在蝶骨上。蝶骨与许多重要动脉和静脉比邻。在蝶骨体两侧，颈动脉沟在蝶窦侧壁形成蛇状凸起，基底动脉位于蝶骨体后面,Willi’s 环位于蝶骨中央的上部，大脑中动脉与蝶骨小翼的蝶骨嵴平行上行。海绵窦位于蝶骨两侧。海绵间窦位于鞍背和垂体窝壁的前后。关于蝶窦、蝶鞍和鞍膈见相关章节。

参见解剖图 8-1-1 ~ 图 8-1-13。

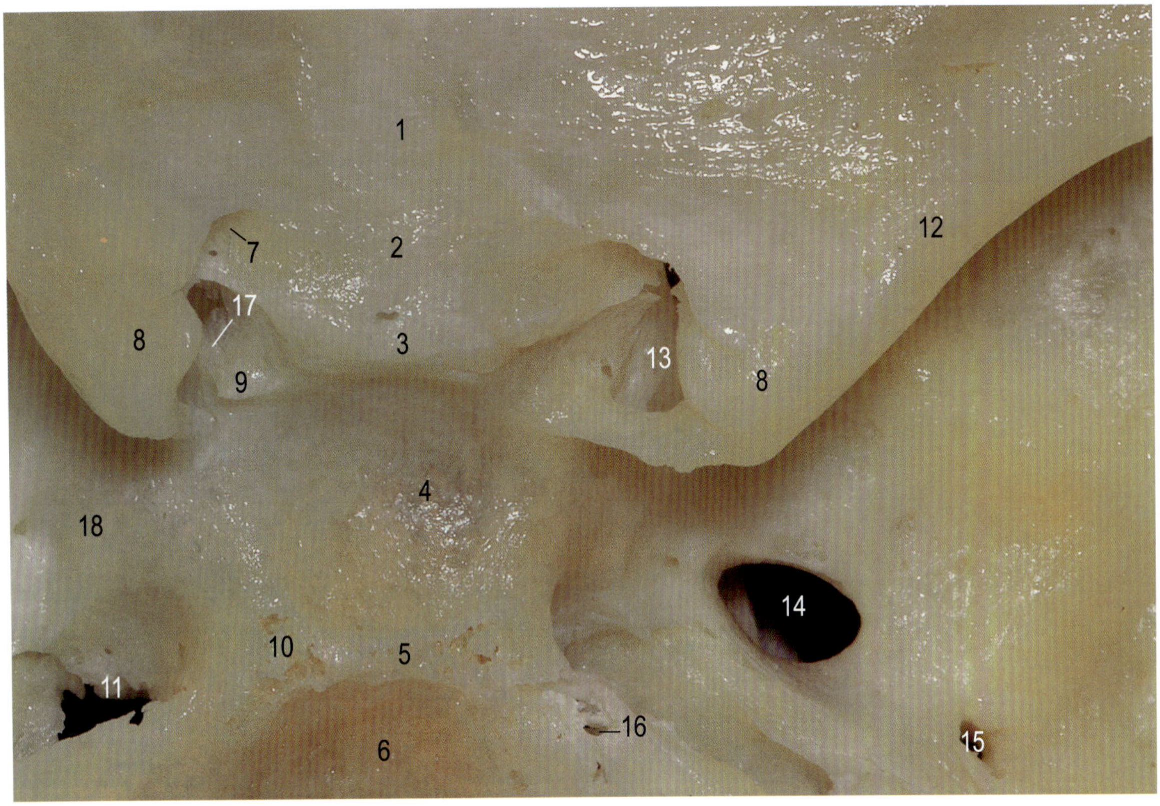

图 8-1-1 上面观骨性蝶窦（Superior view of the osseous sphenoid sinus）

1. 蝶骨平台	Sphenoidale planum
2. 视交叉沟	Sulcus of optic chiasm
3. 鞍结节	Tuberculum Sellae
4. 垂体窝	Hypophysial fossa
5. 鞍背	Dorsum Sellae
6. 斜坡	Clivus
7. 视神经管颅口	Intracranial aperture of optic canal
8. 前床突	Anterior clinoid process
9. 中床突	Middle clinoid process
10. 后床突	Posterior clinoid process
11. 破裂孔	Lacerum foramen
12. 蝶骨嵴	Sphenoid crest
13. 颈内动脉床突孔	Caroticoclinoid foramen
14. 卵圆孔	Ovale foramen
15. 棘孔	Spinosum foramen
16. 导静脉孔	Emissary foramen
17. 视柱	Optic strut
18. 颈内动脉沟	Sulcus of internal carotid artery

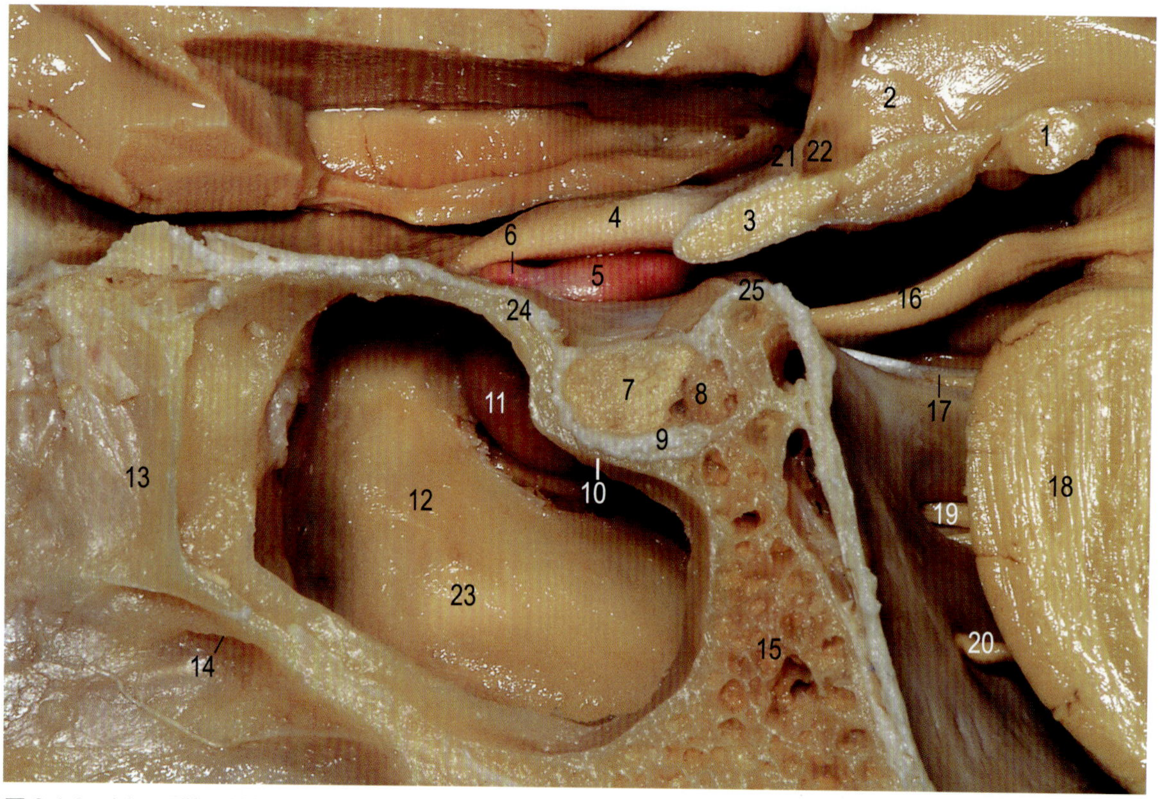

图 8-1-2　侧面观鞍区结构（Lateral view of the sellar structures）

1. 乳头体	Mamillary body	13. 鼻中隔	Nasal septum
2. 下丘脑	Hypothalamus	14. 蝶窦口	Aperture of sphenoid sinus
3. 视交叉	Optic chiasm	15. 骨性斜坡	Clivus
4. 视神经	Optic nerve	16. 动眼神经	Oculomotor nerve
5. 颈内动脉床突上段	Supraclinoid segment of internal carotid artery	17. 滑车神经	Trochlear nerve
		18. 脑桥	Pons
6. 眼动脉	Ophthalmic artery	19. 三叉神经	Trigeminal nerve
7. 垂体前叶	Anterior pituitary lobe	20. 外展神经	Abducent nerve
8. 垂体后叶	Posterior pituitary lobe	21. 终板	Lamina terminalis
9. 鞍底硬膜	Dura mater of sellae floor	22. 视交叉隐窝	Chiasm recess
10. 鞍底骨质	Bony sellae	23. 上颌神经隆突	Prominence of maxillary nerve
11. 颈内动脉海绵窦段	Carvernous segment of internal carotid artery	24. 鞍结节	Tuberculum Sellae
12. 蝶窦	Sphenoid sinus	25. 鞍背	Dorsum Sellae

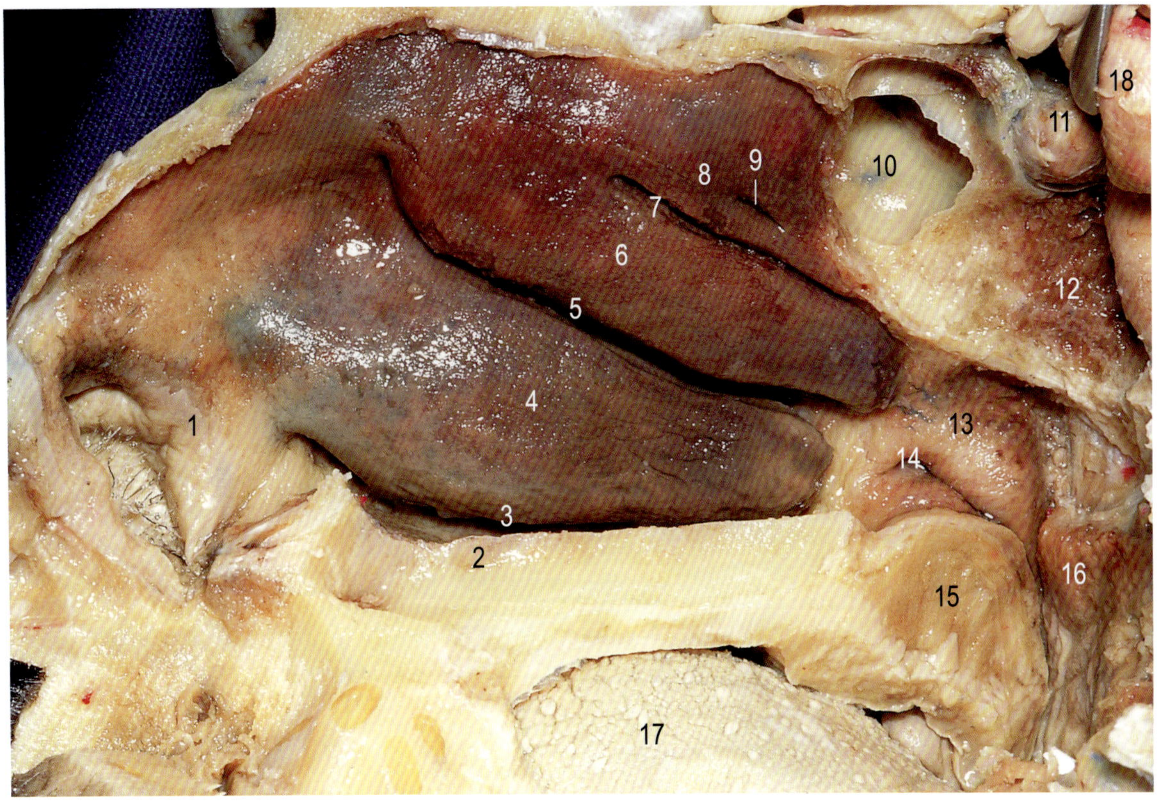

图 8-1-3　内面观鼻腔外侧壁结构（Medial view of the lateral wall of the nasal cavity）

1. 鼻前庭	Nasal vestibule
2. 硬腭	Hard palate
3. 下鼻道	Inferior nasal meatus
4. 下鼻甲	Inferior nasal concha
5. 中鼻道	Middle nasal meatus
6. 中鼻甲	Middle nasal concha
7. 上鼻道	Superior nasal meatus
8. 上鼻甲	Superior nasal concha
9. 蝶窦口	Aperture of sphenoid sinus
10. 蝶窦	Sphenoid sinus
11. 垂体	Pituitary gland
12. 斜坡	Clivus
13. 鼻后孔	Posterior nasal aperture
14. 咽鼓管开口	Ostinum of pharyngotympanic tube
15. 软腭	Soft palate
16. 咽腔	Pharyngeal cavity
17. 舌	Lingua
18. 基底动脉	Basilar artery

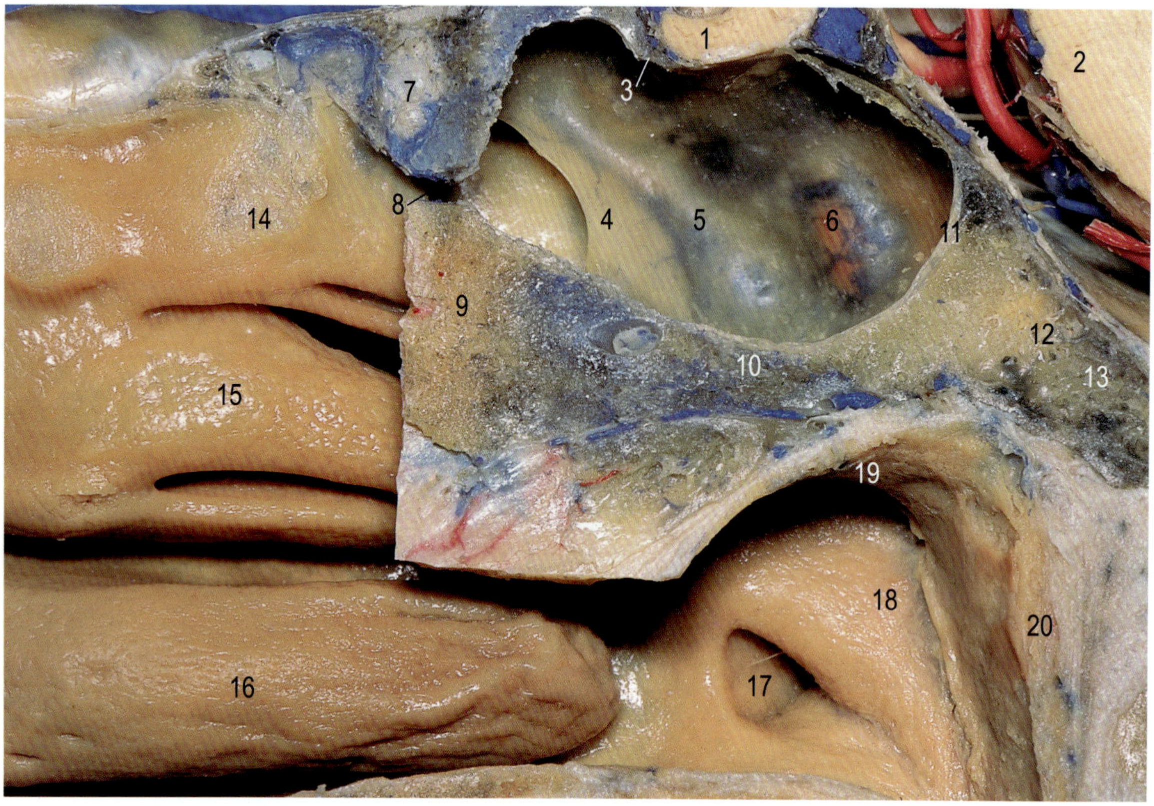

图 8-1-4　内面观鼻腔及蝶窦外侧壁结构（Medial view of the nasal cavity and the lateral wall of the sphenoid sinus）

1. 垂体	Pituitary gland	11. 蝶窦后壁	Posterior wall of sphenoid sinus
2. 脑桥	Pons	12. 枕蝶缝	Occipitosphenoidal suture
3. 鞍底	Sellae floor	13. 枕骨斜坡部	Clivus part of occipital bone
4. 蝶窦间隔	Septum of sphenoid sinus	14. 上鼻甲	Superior nasal concha
5. 上颌神经隆起	Prominence of maxillary nerve	15. 中鼻甲	Middle nasal concha
6. 颈内动脉隆起	Prominence of internal carotid artery	16. 下鼻甲	Inferior nasal concha
7. 筛骨垂直板	Perpendicular plate of ethmoid	17. 鼻咽管开口	Ostium of pharyngotympanic tube
8. 蝶窦口	Aperture of sphenoid sinus	18. 鼻咽部	Nasopharynx
9. 犁骨	Vomer	19. 鼻咽顶部	Roof of nasopharynx
10. 蝶窦下壁	Inferior wall of sphenoid sinus	20. 咽后壁	Posterior wall of pharynx

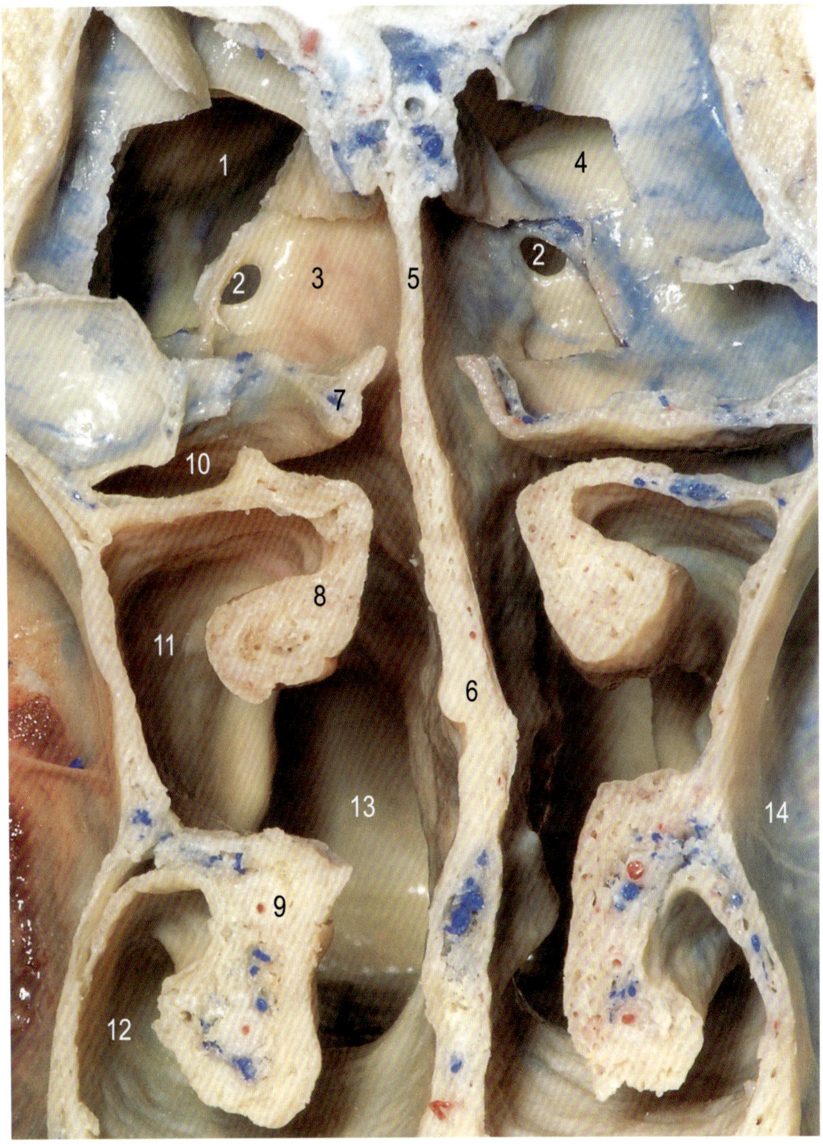

图 8-1-5 前面观鼻腔及蝶窦结构（Anterior view of the nasal cavity and the sphenoid sinus）

1. 蝶窦	Sphenoid sinus	8. 中鼻甲	Middle nasal concha
2. 蝶窦口	Aperture of sphenoid sinus	9. 下鼻甲	Inferior nasal concha
3. 蝶窦前壁	Anterior wall of sphenoid sinus	10. 上鼻道	Superior nasal meatus
4. 筛窦气房	Ethmoidal cell	11. 中鼻道	Middle nasal meatus
5. 筛骨垂直板	Perpendicular lamina of ethmoid	12. 下鼻道	Inferior nasal meatus
6. 鼻中隔	Nasal septum	13. 总鼻道	Common meatus
7. 上鼻甲	Superior nasal concha	14. 上颌窦	Maxillary sinus

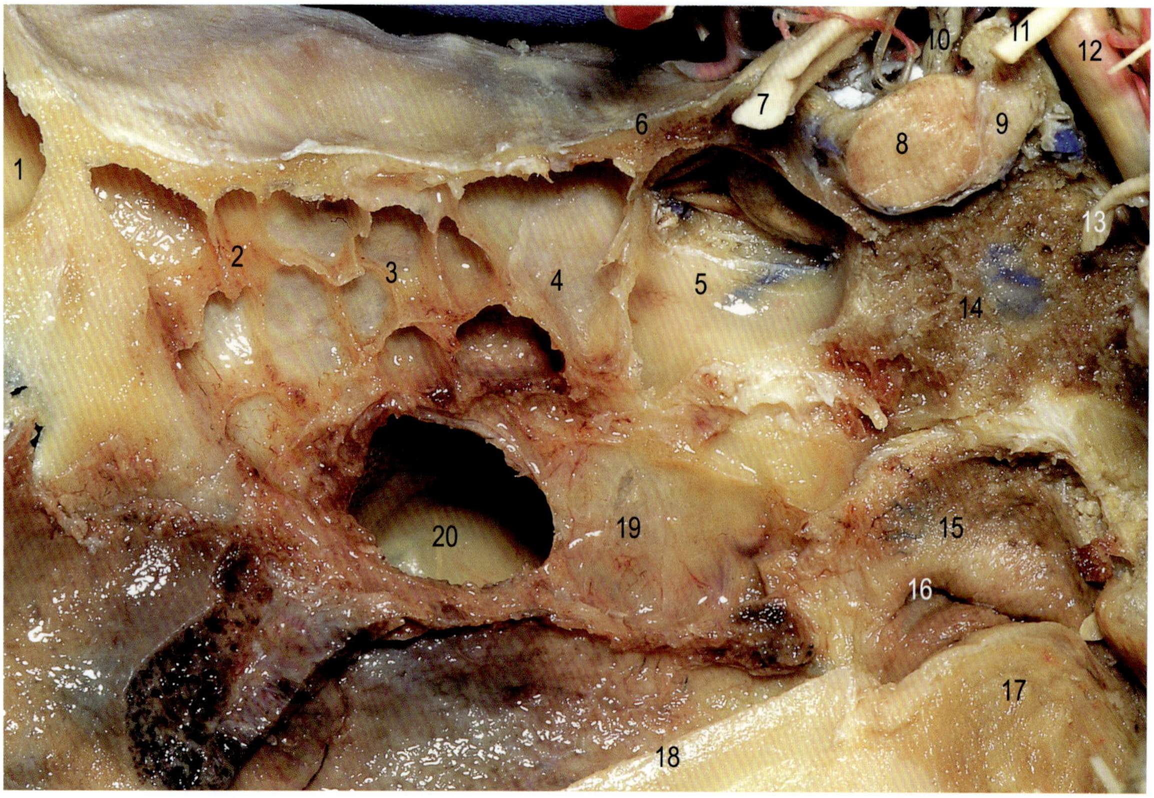

图 8-1-6　内面观副鼻窦及鞍区结构（Medial view of the paranasal sinus and sellar region）

1. 额窦	Frontal sinus	12. 基底动脉	Basilar artery
2. 前组筛窦	Anterior ethmoid air cells	13. 外展神经	Abducent nerve
3. 中组筛窦	Middle ethmoid air cells	14. 蝶骨	Sphenoid bone
4. 后组筛窦	Posterior ethmoid air cells	15. 后鼻腔	Posterior nasal cavity
5. 蝶窦	Sphenoid sinus	16. 咽鼓管咽口	Ostium of pharyngotympanic tube
6. 蝶骨平台	Sphenoidale planum	17. 软腭	Soft palate
7. 视神经	Optic nerve	18. 硬腭	Hard palate
8. 垂体前叶	Anterior pituitary gland	19. 犁骨	Vomer
9. 垂体后叶	Posterior pituitary gland	20. 上颌窦腔	Cavity of maxillary sinus
10. 垂体柄	Pituitary stalk		
11. 动眼神经	Oculomotor nerve		

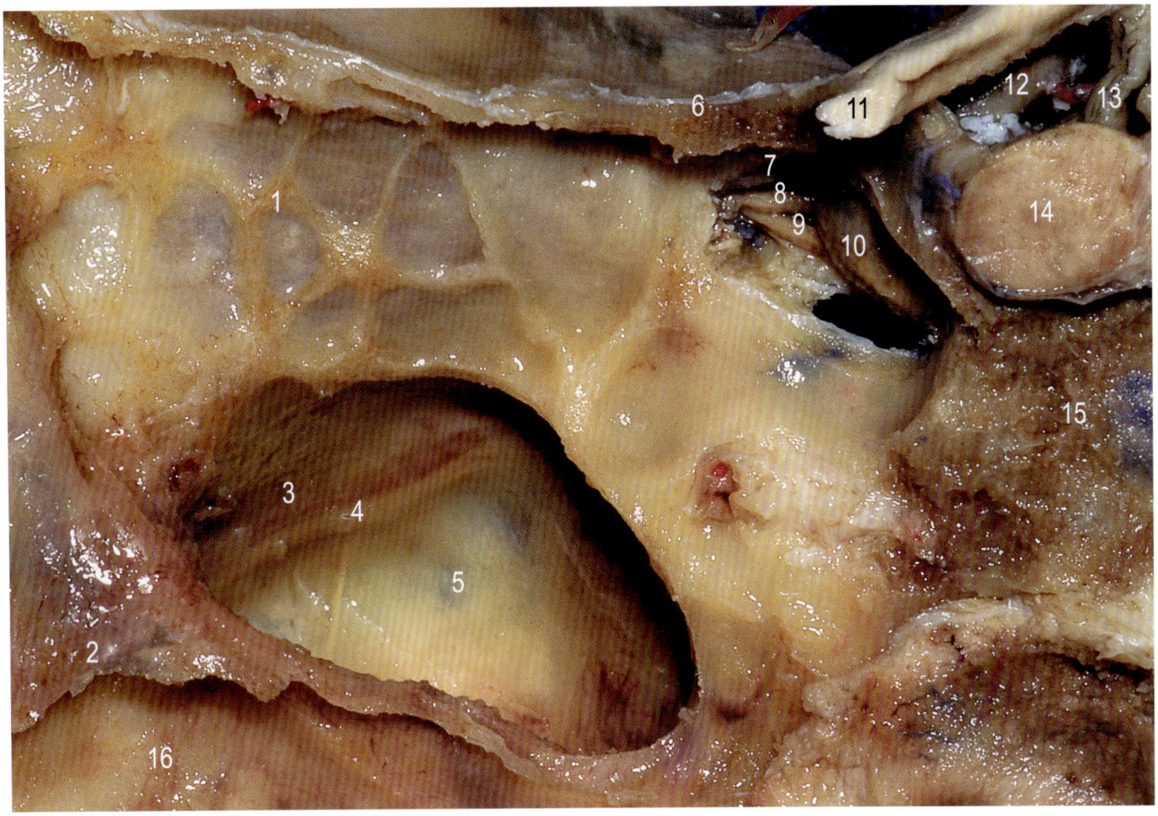

图 8-1-7　内面观副鼻窦及鞍区局部结构（Medial view of the paranasal sinus and the part of the sellar region）

1. 筛窦小房	Cellulae of ethmoid sinus	9. 外展神经	Abducent nerve
2. 鼻中隔	Nasal septum	10. 颈内动脉床突下段	Infraclinoid segment of internal carotid artery
3. 翼腭动脉上颌支	Maxillary branch of pterygopalatine artery	11. 左侧视神经	Left optic nerve
4. 上颌神经	Maxillary nerve	12. 颈内动脉床突上段	Supraclinoid segment of internal carotid artery
5. 上颌窦外侧壁	Lateral wall of maxillary sinus	13. 垂体柄	Pituitary stalk
6. 蝶骨平台	Sphenoidale planum	14. 垂体	Pituitary gland
7. 眼动脉	Ophthalmic artery	15. 骨性斜坡	Bony clivus
8. 三叉神经眼支	Ophthalmic nerve	16. 总鼻道	Common nasal meatus

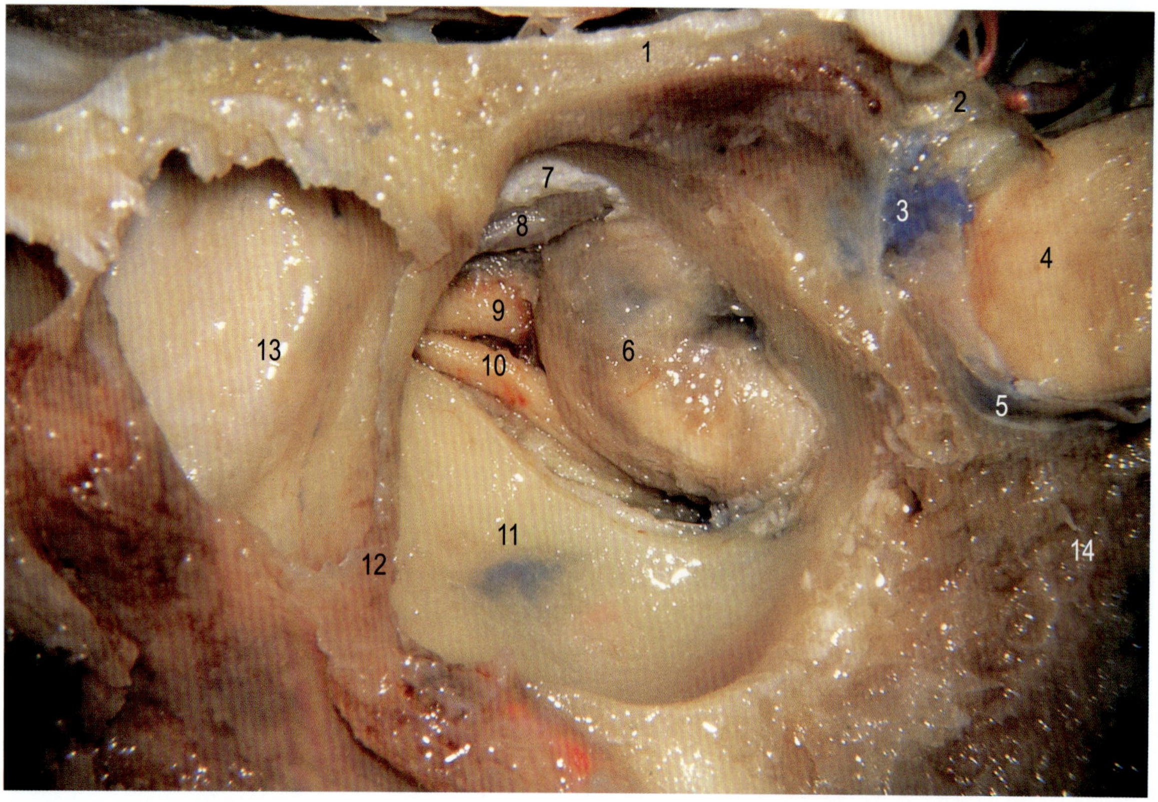

图 8-1-8　内面观蝶窦外侧壁结构（Medial view of the lateral wall of the sphenoid sinus）

1. 蝶骨平台	Sphenoid planum
2. 鞍结节	Tuberculum sellae
3. 海绵间前窦	Anterior intercarvernous sinus
4. 垂体前叶	Adenohypophysis
5. 下海绵间窦	Inferior intercarvernous sinus
6. 颈内动脉	Internal carotid artery
7. 视神经	Optic nerve
8. 眼动脉	Ophthalmic artery
9. 三叉神经眼支	Ophthalmic nerve
10. 外展神经	Abducent nerve
11. 蝶窦外侧壁	Lateral wall of sphenoid sinus
12. 蝶窦前壁	Anterior wall of sphenoid sinus
13. 后组筛窦	Posterior ethmoid air sinus
14. 上斜坡	Superior clivus

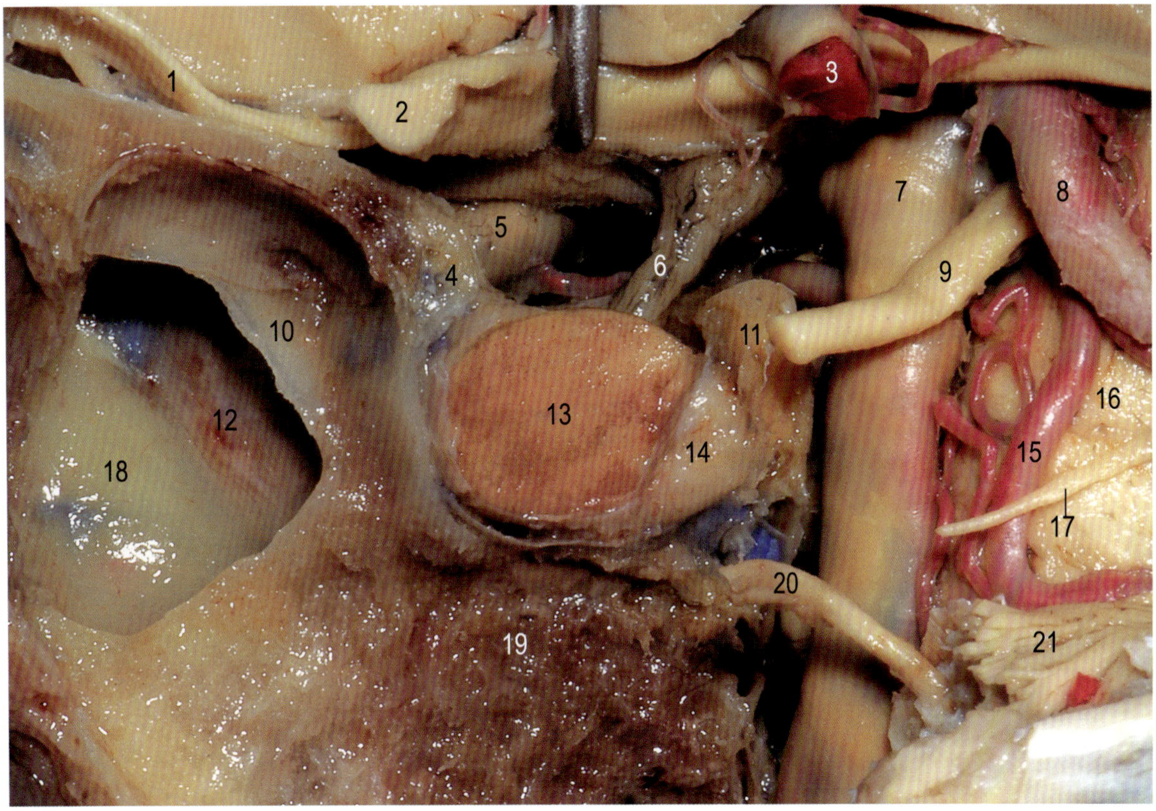

图 8-1-9 内面观鞍区及周围神经血管结构（Medial view of the sellar region and its sourronind neural and vessel structures）

1. 嗅束	Olfactory tract	12. 颈内动脉隆起	Prominence of internal carotid artery
2. 视神经	Optic nerve	13. 垂体前叶	Anterior pituitary gland
3. 左侧大脑前动脉	Left anterior cerebral artery	14. 垂体后叶	Posterior pituitary gland
4. 鞍结节	Tuberculum sellae	15. 左侧小脑上动脉	Left superior cerebellar artery
5. 颈内动脉	Internal carotid artery	16. 脑桥	Pons
6. 垂体柄	Pituitary stalk	17. 滑车神经	Trochlear nerve
7. 基底动脉	Basilar artery	18. 蝶窦壁	Sphenoid sinus wall
8. 左侧大脑后动脉	Left posterior cerebral artery	19. 上斜坡	Superior Clivus
9. 动眼神经	Oculomotor nerve	20. 外展神经	Abducent nerve
10. 蝶窦隔	Septum of sphenoid sinus	21. 三叉神经根丝	Rootlets of trigeminal nerve
11. 鞍背	Dorsum sellae		

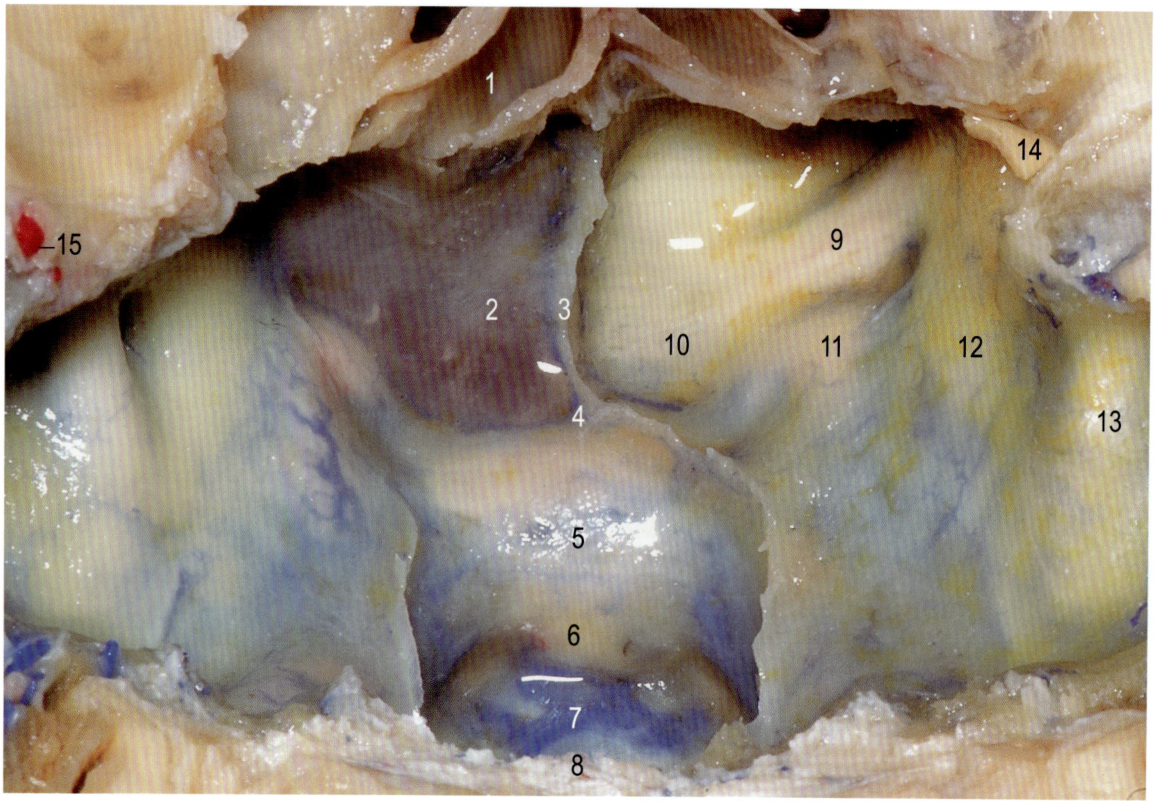

图 8-1-10　下面观蝶窦内结构（Inferior view of the medial sphenoid structures）

1. 后鼻腔	Posterior nasal cavity
2. 蝶骨平台	Planum sphenoidale
3. 蝶窦间隔	Septum of sphenoidl sinus
4. 鞍结节	Tuberculum sellae
5. 鞍底	Sellae floor
6. 斜坡	Clivus
7. 海绵间窦	Intercavernous sinus
8. 犁骨	Vomer
9. 视神经管隆突	Prominence of optic canal
10. 视交叉隆突	Prominence of optic chiasma
11. 颈内动脉隆突	Prominence of internal carotid artery
12. 眼神经隆突	Prominence of ophthalmic nerve
13. 上颌神经隆突	Prominence of maxillary nerve
14. 上颌神经	Maxillary nerve
15. 翼腭动脉	Pterygopalatine artery

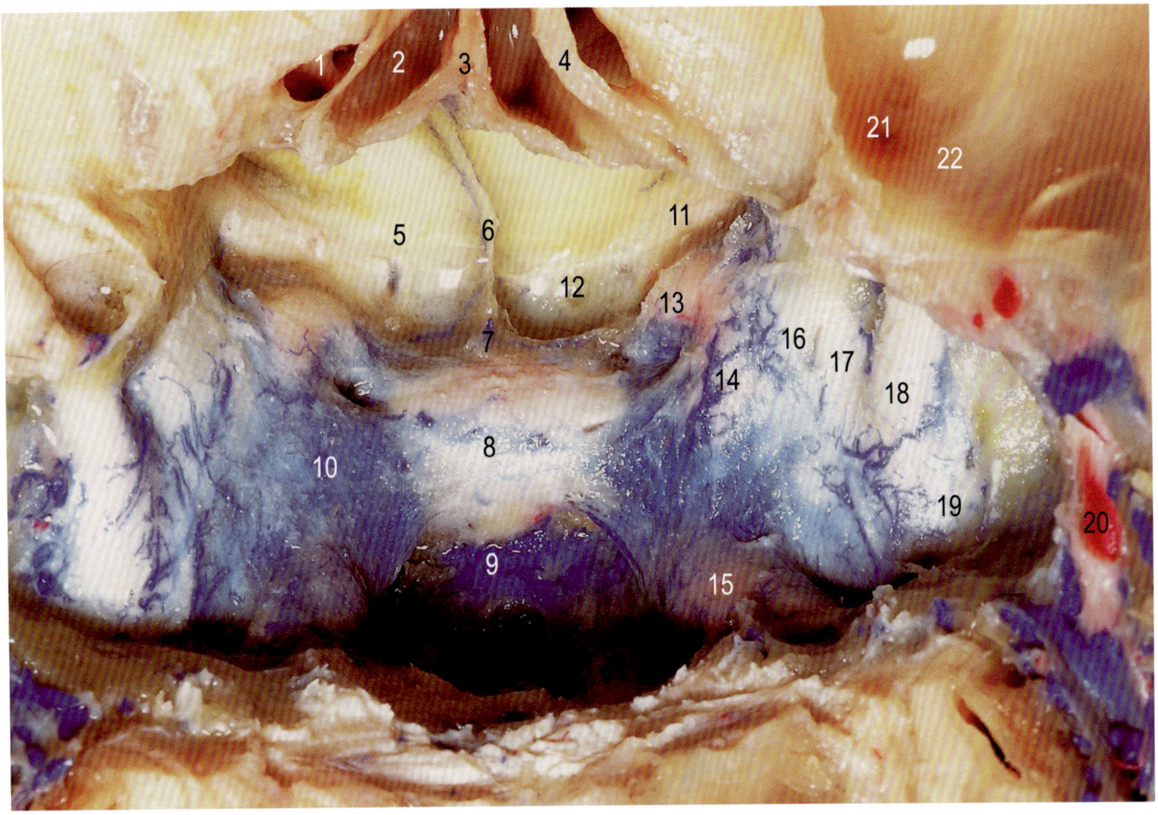

图 8-1-11 切除蝶窦上壁及周围部分骨质，下面观蝶窦周围结构（Inferior view of the adjacent part of sphenoid sinus through removing the superior wall of the sphenoid sinus and its bony structure）

1. 筛窦	Ethmoid sinus	15. 颈内动脉垂直段	Vertical segment of internal carotid artery
2. 后鼻腔	Posterior nasal cavity	16. 动眼神经隆突	Prominence of oculomotor nerve
3. 鼻中隔	Nasal septum	17. 三叉神经眼支隆突	Prominence of ophthalmic nerve
4. 上鼻甲	Superior nasal concha	18. 三叉神经上颌支隆突	Prominence of maxillary nerve
5. 蝶骨平台	Planum of sphenoidale	19. 三叉神经下颌支隆突	Prominence of mandibular nerve
6. 蝶窦间隔	Septum of sphenoid sinus	20. 翼腭动脉	Pterygopalatine artery
7. 鞍结节	Tuberculum sellae	21. 上颌窦眶尖窝	Orbital apex fossa of maxillary sinus
8. 鞍底	Sellar floor	22. 上颌窦上颌神经隆突	Prominence of maxillary nerve inside maxillary sinus
9. 海绵间窦	Intercavernous sinus		
10. 海绵窦内侧壁	Medial wall of cavernous sinus		
11. 视神经管隆突	Prominence of optic canal		
12. 视交叉隆突	Prominence of optic chiasm		
13. 颈内动脉床突下段	Infraclinoid segment of internal carotid artery		
14. 颈内动脉水平段	Horizontal segment of internal carotid artery		

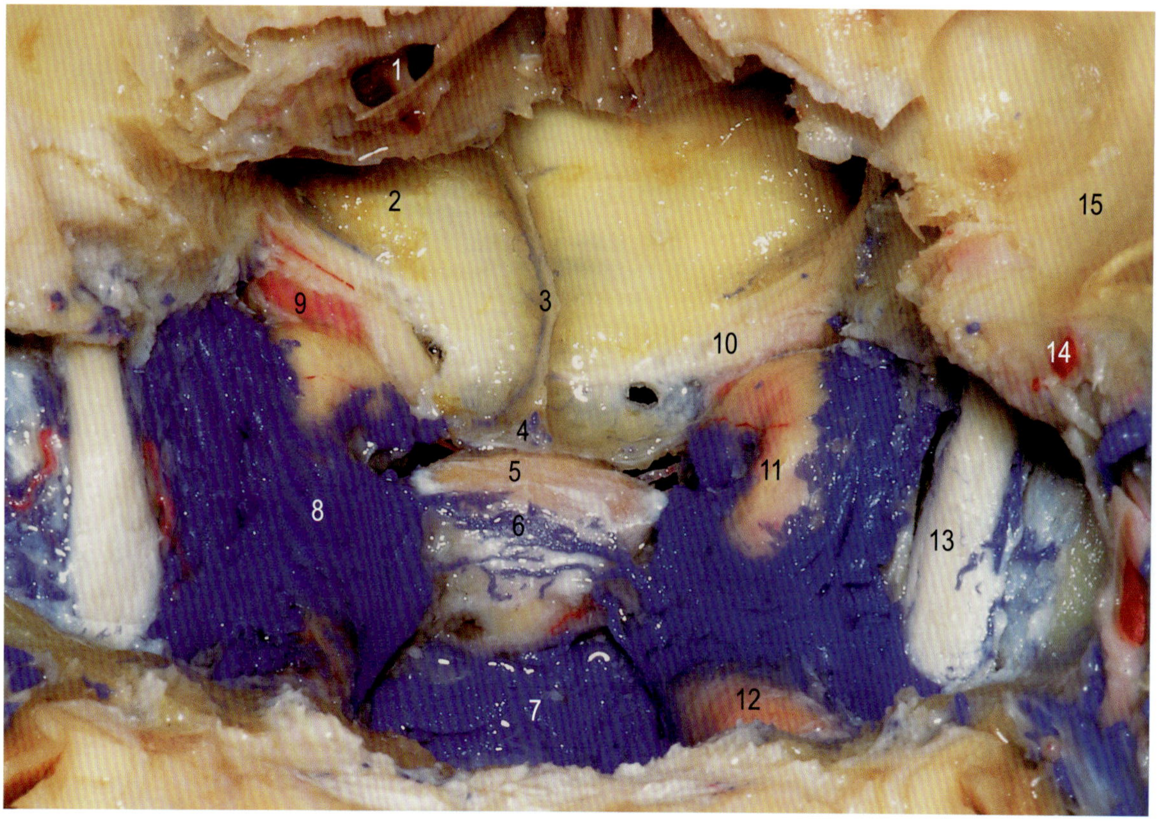

图 8-1-12 切除硬膜，下面观蝶窦周围结构（Inferior view of the adjacent part of the sphenoid sinus structures through removing the dura mater of the sphenoid floor）

1. 筛窦	Ethmoid sinus
2. 蝶骨平台	Planum of sphenoidale
3. 蝶窦间隔	Septum of sphenoid sinus
4. 鞍结节	Sellae tuberculum
5. 垂体	Pituitary gland
6. 鞍底	Sella floor
7. 海绵间窦	Intercavernous sinus
8. 海绵窦	Cavernous sinus
9. 眼动脉	Ophthalmic artery
10. 视神经	Optic nerve
11. 颈内动脉海绵窦段	Cavernous segment of internal carotid artery
12. 颈内动脉岩骨段	Petrosal segment of internal carotid artery
13. 上颌神经	Maxillary nerve
14. 翼腭动脉	Pterygopalatine artery
15. 上颌神经隆突	Prominence of maxillary nerve

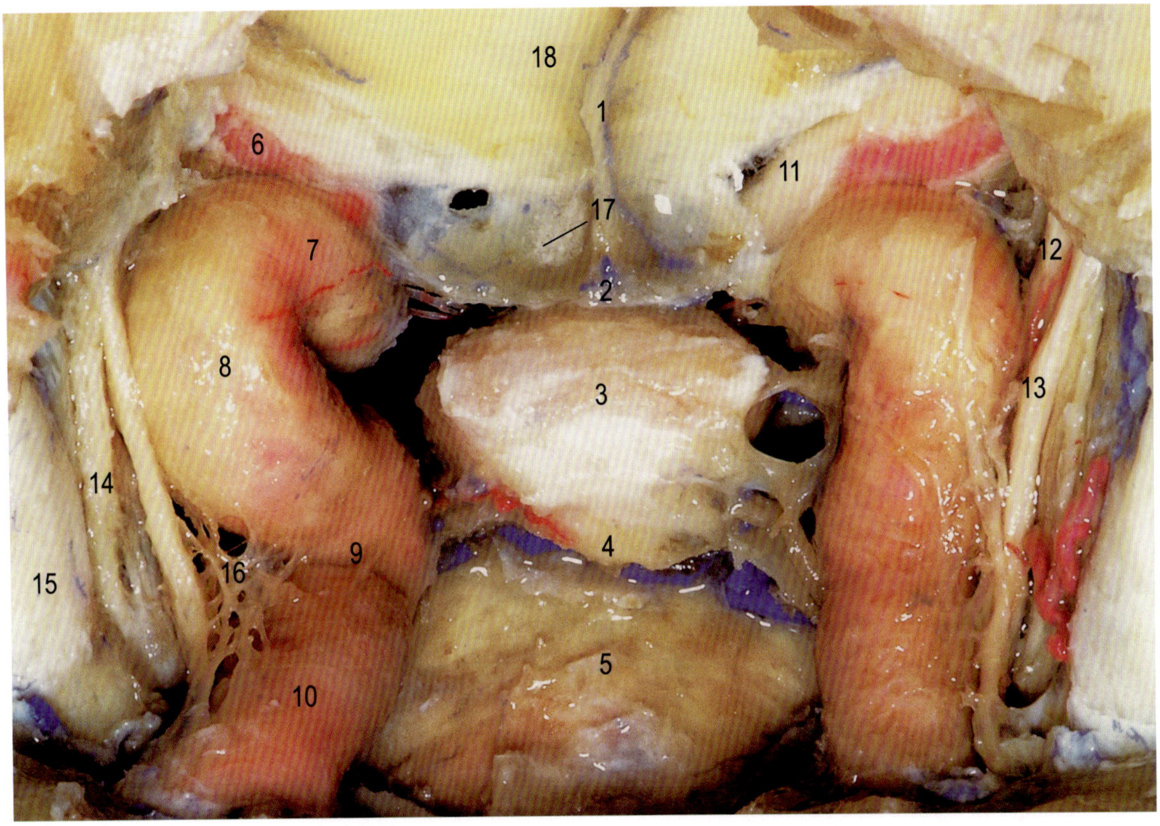

图 8-1-13 切除海绵窦，下面观蝶鞍周围结构（Inferior view of the surrounding structures of sphenoid sinus through removing the cavenous sinus）

1. 蝶窦间隔	Septum of sphenoid sinus
2. 鞍结节	Tuberculum sellae
3. 垂体	Pituitary gland
4. 鞍背	Sella dorsum
5. 斜坡	Clivus
6. 眼动脉	Ophthalmic artery
7. 颈内动脉床突下段	Infraclinoid segment of internal carotid artery (ICA)
8. 颈内动脉水平段	Horizontal segment of internal carotid artery
9. 颈内动脉岩骨上段	Suprapetrosal segment of internal carotid artery
10. 颈内动脉岩骨段	Petrosal segment of internal carotid artery
11. 视神经	Optic nerve
12. 动眼神经	Oculomotor nerve
13. 外展神经	Abducent nerve
14. 三叉神经眼支	Ophthalmic nerve
15. 三叉神经上颌支	Maxillary nerve
16. 颈内动脉交感神经丛	Sympathetic plexus of internal carotid artery
17. 鞍结节	Tuberculum sellar
18. 蝶骨平台	Planum of sphenoidale

第二节　眶部正常解剖
Orbital anatomy

眶是集神经、血管、肌组织、韧带和骨性结构为一起的复合器官，其主要功能为传送视觉信息到大脑。眼睑有防止强光线过度暴露和使眼球免受外伤功能。

早期眶内病灶手术多是经过眶外侧壁直接手术。经颅进行眶内肿瘤的手术最先由 Dandy 于 1922 年报告。从此经颅和颅外进行眶内病灶手术开始兴起。对于肿瘤位于眶周和眶前 2/3 者多选择颅外入路；而对于病灶位于眶尖、视神经管和颅眶相通的病变，特别是在视神经内侧的肿瘤常需要经颅手术切除。通过眶缘和脑外侧壁切开的手术入路多用于治疗位于眶上、眶外侧、眶下间腔以及眶尖外侧的肿瘤。如果病灶比较局限性，用一小的额部或额颞小骨瓣切开眶顶和眶外侧，即可直接到达病灶。对较大的肿瘤，可用额眶入路和眶颧入路。在额眶入路时，只做眶上缘切开，而在眶颧入路时需要将眶缘上外侧部分切开。眶额入路多用于切除位于眶尖和视神经管肿瘤。肿瘤累及中颅窝和眶上裂多用眶颧入路。

视神经管为位于蝶骨小翼基底部或蝶骨小翼内的骨性结构，长约 5.5 ~ 11.5mm，平均 9.22mm，宽约 4.5mm，平均高度为 5mm，视神经管顶部骨厚度约 1 ~ 3mm。在颅腔入眶处的硬脑膜返折宽度平均为 3mm，如束带缠绕视神经上形成镰状突起，覆盖在视神经鞘的背侧。内侧为蝶骨，外侧为前床突，内外侧骨质气化可与蝶窦相通，当视神经管去顶减压时，如内、外侧除去骨质过多，有脑脊液漏的危险。视神经管分为颅段和眶段两部分，颅段视神经管呈椭圆形，向颅脑的水平方向宽度逐渐变大，约 7.8mm；眶段的宽度平均 4.87mm，它的垂直平面呈椭圆形。在水平面上，随着向眶腔的走行，视神经管逐渐变窄，内侧壁变得坚硬，入眶前视神经管骨质增厚称为视环，骨性部分在内侧把蝶窦和筛窦分隔。内侧管壁厚约 0.21mm，视环厚平均约 0.59mm。眶腔部视神经管最狭窄，骨质坚硬。这种解剖学特点提示：①要达到视神经管充分减压，应包括眶部狭窄段；②减压时需用微钻磨除骨质。从筛窦内可观察到视神经管和颈内动脉在筛窦内形成压迹。有报告经筛窦视神经管减压时，有损伤颈内动脉的危险。

视神经离开视交叉在蛛网膜下腔行约 15mm 入视神经管，被软膜包绕。颅内硬膜作为硬膜与骨膜层合为一层行于视神经管内，然后分为 2 层：视神经硬膜层和眶周的骨膜层。每侧视神经从眼球后方到视交叉全长约 45 ~ 55mm。视神经分为四段，即：眼球内段、眶内段、视神经管段和颅内段。眼球内段视神经长约 1mm，直径 1.5mm。视神经出眼球后，行向鼻侧，约 3mm 长，并略向上凸，由视网膜和脉络膜包绕。眼球内视神经用检眼镜可见到视盘，这段视神经在巩膜筛板前部很薄，视网膜节细胞的轴突通过巩膜、筛管、筛孔后，形成视神经鞘，并呈网状间隔。眼球内的视神经供血主要来自翼状后动脉、软膜动脉丛、视乳头周围脉络膜细小动脉形成的不完全的动脉环。视乳头周围的脉络膜发出小动脉，少部分供血到视盘。视神经的眶内部是从眼球到视神经管段，长约 25 ~ 30mm，直径约 3 ~ 4mm，它被硬脑膜、脉络膜和软脑膜包绕。由于眶内段视神经的长度长于眶尖至视盘的距离，该段视神经能略弯曲和活动。视神经周围包绕脂肪和视神经周围肌肉。睫状动脉的长支和短支及其他神经围绕视神经。中心视网膜动脉在眶内的视神经下向外侧行走，并与硬膜鞘相伴行。在眼球后约 10 ~ 15mm 处，这些血管进入视神经，同时穿入硬膜和蛛网膜。在眶尖、上直肌、下直肌、内直肌、外直肌从总腱环发出，即 Zinn 管，围绕视神经和眼动脉。该部位视神经硬膜与骨性视神经管紧密相贴，眶前部视神经以视网膜动脉为中心呈离心放射状分布，而眶内视神经及其他部分只接受软膜供血。骨性视神经管内含有视神经、眼动脉、颈内动脉交感丛的节后纤维和硬膜膜鞘的延续部分。与眶内视神经相比，该段视神经不能随眼球转动而活动，而被硬脑膜固定，并紧密附着在视神经管的骨质内。蛛网膜下腔包绕在视神经周围，经过神经管到眼球后部。在视神经管内，视神经接受眼动脉和颈内动脉穿支供血。视神经的颅内部平均长为 10mm，直径 4 ~ 7mm，位于鞍隔上方。视神经的外侧是颈内动脉，它发出眼动脉在视神经下方进入视神经管。额叶位于视神经上方，在额叶眶面，嗅沟将视神经分开。经过大脑前动脉或前交通动脉视神经的颅内部分终止于视交叉。视神经的颅内段接受来自颈内动脉 C_1 段和大脑前动脉穿支血管供血。

眶结构 眶尖在眶上裂内端走向后内，通过视神经管，在前床突内侧入颅腔；其下方是每侧的蝶骨小翼根部，它形成视神经管的外侧壁和眶上裂的内侧缘，眶上裂的外侧缘由蝶骨大翼边缘形成，与颧骨的额蝶突形成眶外侧壁，眶顶和前颅窝底是同一块骨板，上颌骨的眶板形成眶底和上颌窦顶，眶内侧壁由泪骨和纸样筛板形成并覆盖筛窦，近于眶尖的筛窦、蝶窦、额窦大小不一藏于额内，并形成眶缘。

眼外肌和总腱环 纤维性总腱环为 5 个眼外肌的起始部，上、下直肌起自总腱环，并与视神经的软膜和硬膜融合。总腱环的内下部分为内直肌和上斜肌。视神经固定在总腱环的内侧，但总腱环大于视神经。总腱环的外下方发出外直肌，外直肌的另一个起点发自下直肌起点。两个外直肌头之间的空隙称为眼肌孔。进入眶内的神经、动脉和静脉分成三个间隙，视神经孔、眶上裂孔和眼肌孔。下斜肌发自眶内侧壁的前部，眶尖手术多不显露该肌。

眶内动脉、静脉 眼动脉多数从颈内动脉出海绵窦的 C_2 段前床突处发出，在视神经下方行走于硬膜之间，伴视神经入眶。入眶时眼动脉弯曲向视神经外缘发出视网膜中央支，长约 10mm，穿行于视神经管的视神经鞘，在眼球后斜行进入视网膜。眼动脉在发出视网膜中心动脉后，行向内上发出翼状后动脉长支和 6 ~ 8 支翼状动脉短支，然后与颈外动脉吻合。眼动脉同时发出 2 个小支供给总腱环处的眼肌。在眼动脉有丰富的吻合支供给视网膜动脉情况下，如果眼动脉分支阻塞，不会出现视力丧失，但是中心视网膜动脉阻塞会出现严重的视力丧失。眶内静脉引流主要经上、下眼静脉，两支静脉无瓣膜，相互吻合，眼上静脉伴外直肌上行经眶上裂到海绵窦。眼下静脉呈网状，引流眶内侧壁和眶底的血流，其中一支经过眶下裂入翼状静脉丛，另一支经眶上裂汇入眼上静脉。眼上、眼下静脉与翼丛和面“危险三角”处的静脉吻合有利于静脉引流。

眶神经 除去眶顶，可见到额神经行走于菲薄眶筋膜下。切开眶筋膜后，眶神经在上睑提肌和上直肌表面。在同一个平面近眶尖处有滑车神经。滑车神经、三叉神经额支和泪腺支经过眶上裂走行在眶上裂下部和眼外肌之外。从眶上裂穿过行走于外直肌眼肌孔的神经从上至下依次为：动眼神经上支（支配上提肌和上直肌）、眼神经的鼻翼支、外展神经、动眼神经下支。鼻翼神经穿过视神经到达眶内侧壁，翼状神经节位于视神经内侧。动眼神经下支经视神经下方到达下直肌和内直肌，支配二肌运动。根据这种排列，在选择手术入路时，经内直肌和上提肌之间的内侧间隔到达视神经，可避免损伤支配内直肌和上提肌的神经，而滑车神经难以保留。

参见解剖图 8-2-1 ~ 图 8-2-20。

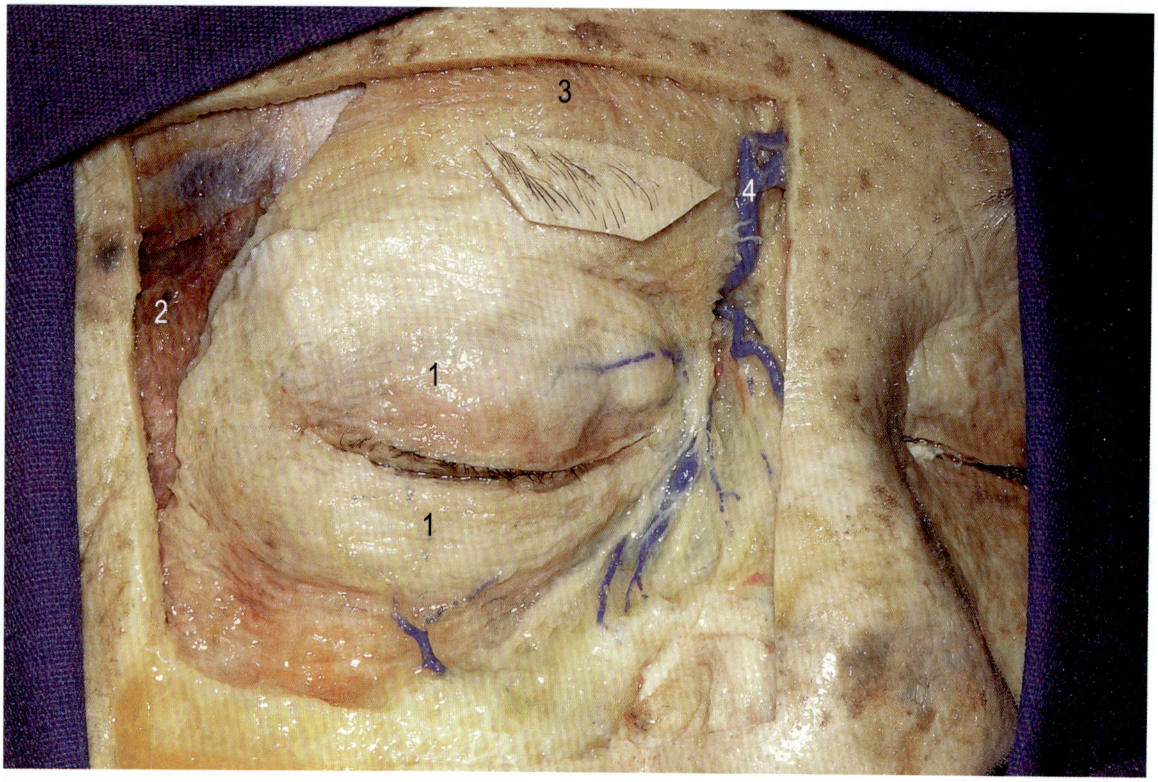

图 8-2-1 前面观眶周皮下结构（Anterior view of the subcutaneous structures of the orbital surrounding）

1. 眼轮匝肌	Orbicularid oculi muscle
2. 颞肌	Temporal muscle
3. 额肌	Frontal muscle
4. 内眦静脉	Medial canthus vein

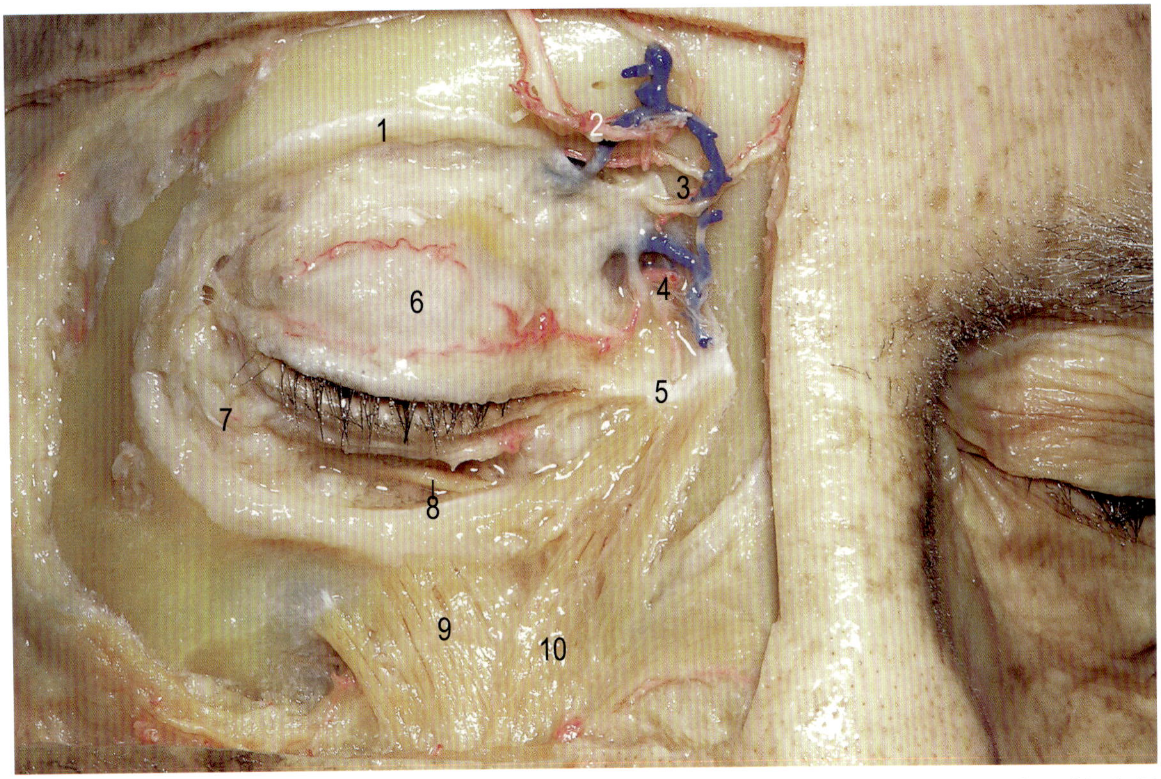

图 8-2-2　切除眼轮匝肌，前面观眶结构（Anterior view of the orbital structures through removing the orbicularid oculi muscle）

1. 眶上筋膜	Supraorbital fascia
2. 眶上动脉、静脉、神经	Supraorbital artery, vein and nerve
3. 滑车上动脉、静脉、神经	Supratrochlear artery, vein and nerve
4. 滑车下动脉、静脉、神经	Infratrochlear artery, vein and nerve
5. 睑内侧韧带	Medial palpebral ligament
6. 上睑板	Superior tarsal plate
7. 眶前脂肪	Anterior orbital fat
8. 下斜肌	Inferior oblique muscle
9. 提上唇肌	Levator labii superior muscle
10. 提上唇鼻翼肌	Levator labii superior alaeque nasi

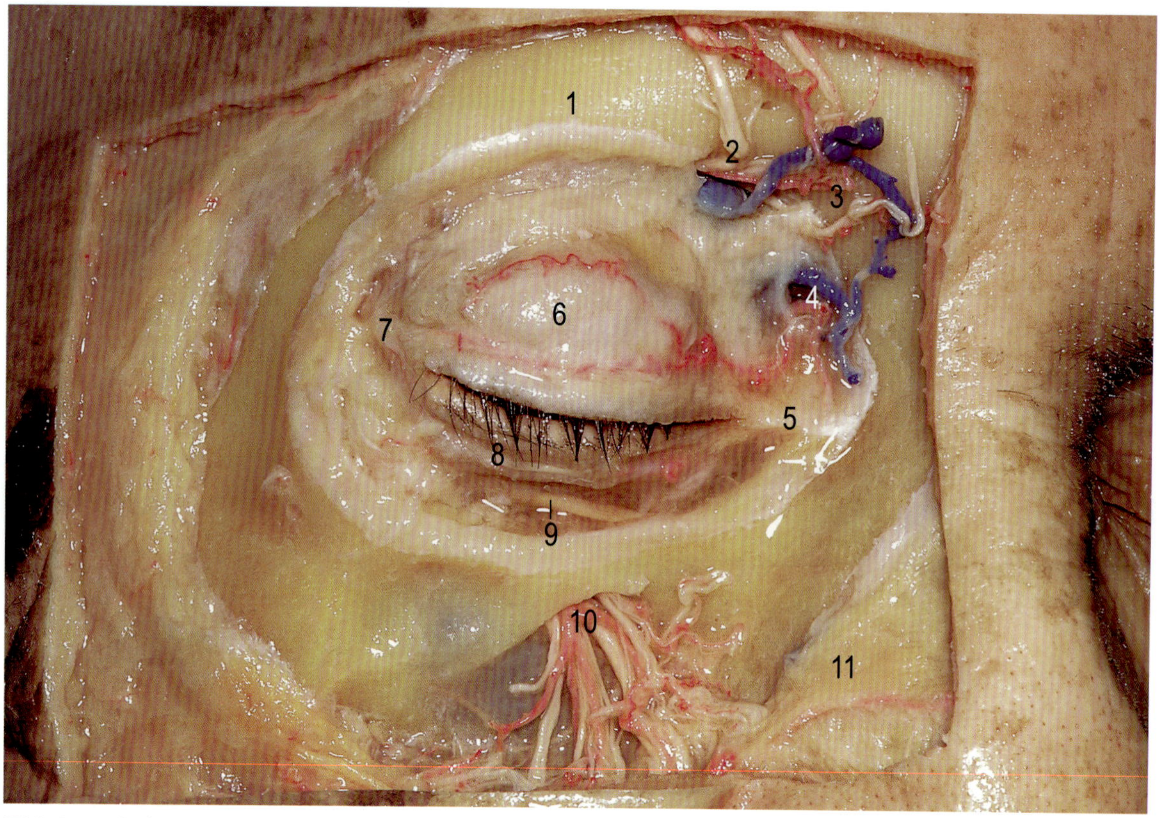

图 8-2-3 去除眶周肌肉，前面观右眶部结构（Anterior view of the right orbital structures through removing the orbital surrounding muscles）

1. 眶上筋膜	Supraorbital fassia
2. 眶上动脉、静脉、神经	Supraorbital artery, vein and nerve
3. 滑车上动脉、静脉、神经	Supratrochlear artery, vein and nerve
4. 滑车下动脉、静脉、神经	Infratrochlear artery, vein and nerve
5. 内眦韧带	Medial canthus ligament
6. 上睑板	Superior tarsal plate
7. 外眦韧带	Lateral canthus plate
8. 下睑板	Inferior tarsal plate
9. 下斜肌	Inferior oblique muscle
10. 眶下神经、动脉	Infraorbital nerve and artery
11. 提上唇鼻翼肌	Levator labii superioris alaeque nasi

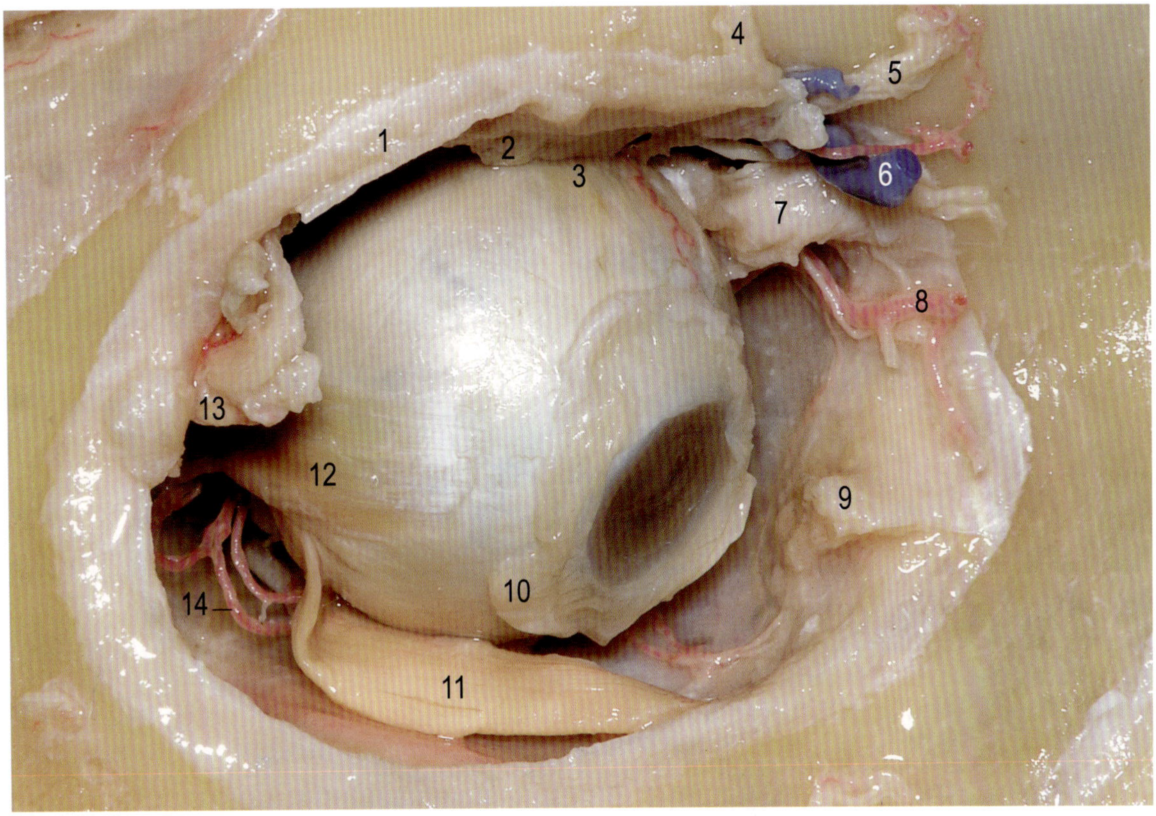

图 8-2-4　切除眼睑及眶脂体，前面观眶内结构（Anterior view of the intraorbital structures through removing the superior tarsal plate and the orbital fat）

1. 眶筋膜	Orbital fascia
2. 提上睑肌	Levator palpebrae superioris
3. 上直肌	Superior rectus muscle
4. 眶上神经	Supraorbital nerve
5. 滑车上神经	Supratrochlear nerve
6. 眶上静脉	Supraorbital vein
7. 上斜肌腱环	Superior oblique muscle tendon ring
8. 滑车动脉	Trochlear artery
9. 内眦韧带	Medial canthus ligament
10. 球结膜	Bulbar conjunctiva
11. 下斜肌	Inferior oblique muscle
12. 外直肌	Lateral rectus muscle
13. 外眦韧带	Lateral canthus ligament
14. 睫状动脉	Ciliary artery

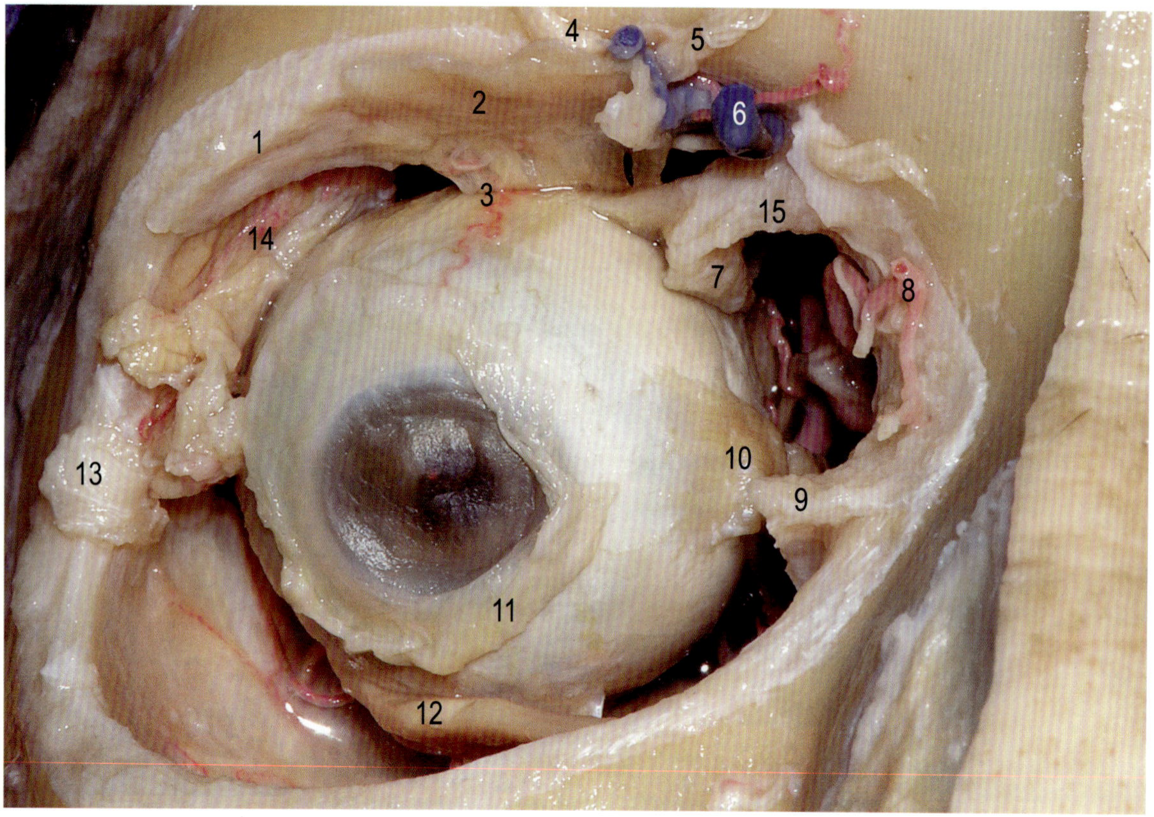

图 8-2-5　切除眼睑及眶脂体，前面观眶内结构（Anterior view of the intraorbital structures through removing the superior tarsal plate and the orbital fat）

1. 眶筋膜	Orbital fascia
2. 提上睑肌	Levator palpebrae superioris
3. 上直肌	Superior rectus muscle
4. 眶上神经	Supraorbital nerve
5. 眶上动脉	Supraorbital artery
6. 眶上静脉	Supraorbital vein
7. 上斜肌	Superior oblique muscle
8. 滑车动脉	Trochlear artery
9. 内眦韧带	Medial canthus ligament
10. 内直肌	Medial rectus muscle
11. 球结膜	Bulbar conjunctiva
12. 下斜肌	Inferior oblique muscle
13. 外眦韧带	Lateral canthus ligament
14. 泪腺	Lacrimal gland
15. 上斜肌腱环	Superior oblique muscle tendon ring

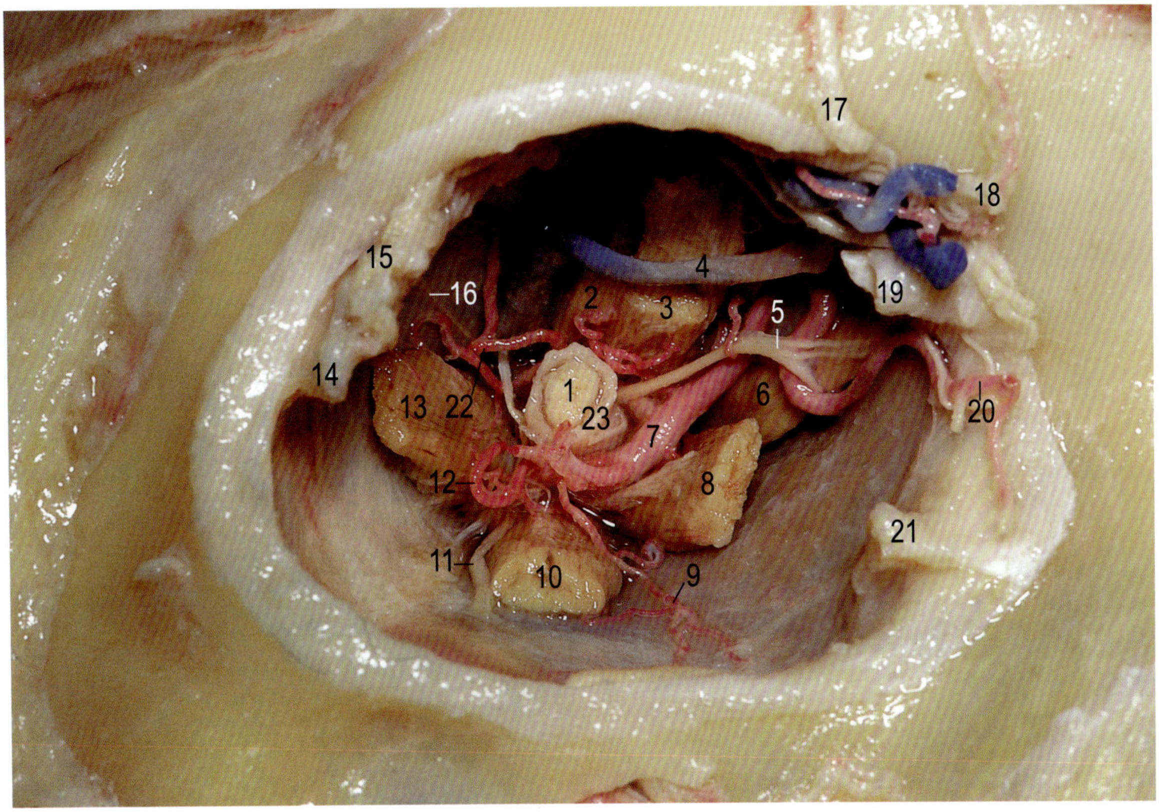

图 8-2-6 切除眼球及眶脂体，前面观球后结构（Anterior view of the posterior structures of the globe through removing the globe and the orbital fat）

1. 视神经	Optic nerve
2. 提上睑肌	Levator palpebrae superioris
3. 上直肌	Superior rectus muscle
4. 眼上静脉	Superior ophthalmic vein
5. 鼻睫神经	Nasociliary nerve
6. 上斜肌	Superior oblique muscle
7. 眼动脉	Ophthalmic artery
8. 内直肌	Medial rectus muscle
9. 眼动脉眶周支	Periorbital branch of ophthalmic artery
10. 下直肌	Inferior rectus muscle
11. 睫状神经	Ciliary nerve
12. 睫状动脉	Ciliary artery
13. 外直肌	Lateral rectus muscle
14. 外眦韧带	Lateral canthus ligament
15. 泪腺	Lacrimal gland
16. 泪腺动脉神经	Lacrimal artery and nerve
17. 眶上神经	Supraorbital nerve
18. 眶上动脉	Supraorbital artery
19. 上斜肌腱环	Superior oblique muscle tendon ring
20. 滑车动脉	Trochlear artery
21. 内眦韧带	Medial canthus ligament
22. 睫状动脉	Ciliary artery
23. 视神经鞘	Optic sheath

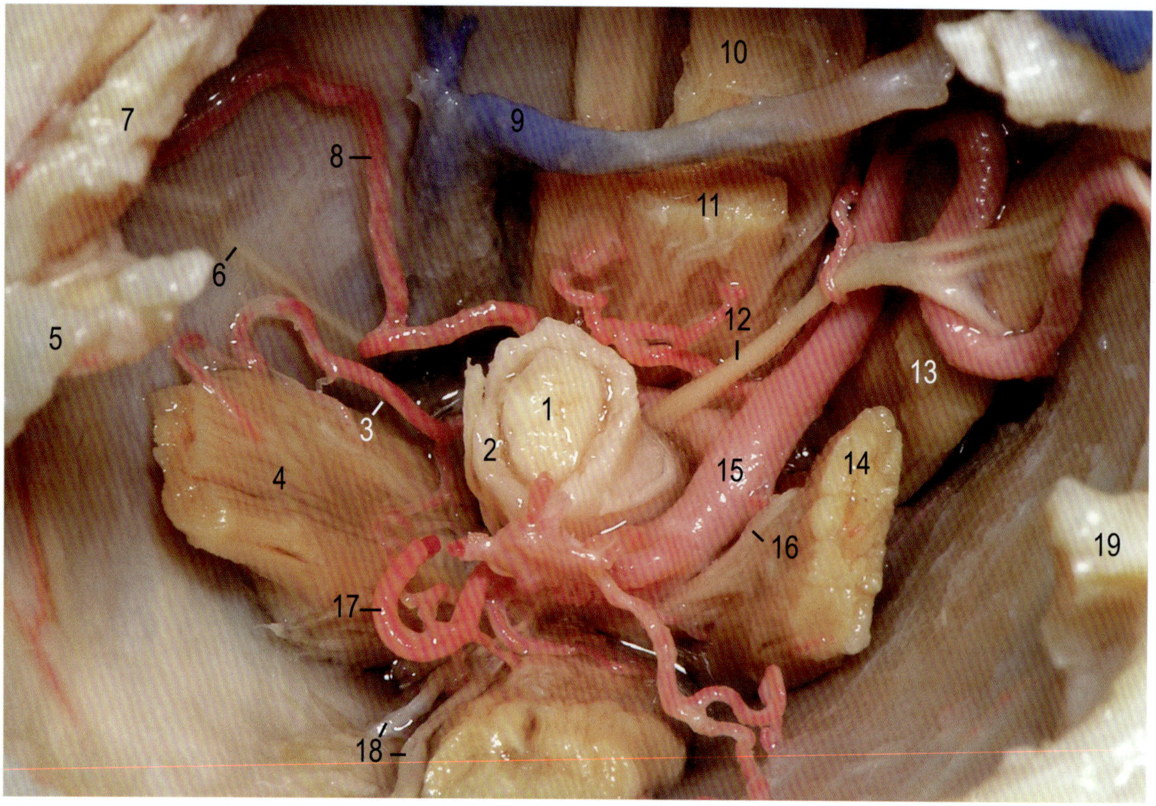

图 8-2-7　前面观球后局部结构（Anterior enlarged view of the posterior structures of the globe）

1. 视神经	Optic nerve
2. 视神经鞘	Optic sheath
3. 眼动脉外直肌支	Lateral rectus muscle branch of ophthalmic artery
4. 外直肌	Lateral rectus muscle
5. 外眦韧带	Lateral canthus ligament
6. 泪腺神经	Lacrimal nerve
7. 泪腺	Lacrimal gland
8. 泪腺动脉	Lacrimal artery
9. 眼静脉	Ophthalmic vein
10. 提上睑肌	Levator palpebrae superioris
11. 上直肌	Superior rectus muscle
12. 鼻翼神经	Nasociliary nerve
13. 上斜肌	Superior oblique muscle
14. 内直肌	Medial rectus muscle
15. 眼动脉	Ophthalmic artery
16. 动眼神经内直肌支	Medial rectus muscle branch of oculomotor nerve
17. 睫状动脉	Ciliary artery
18. 睫状神经	Ciliary nerve
19. 内眦韧带	Medial canthus ligament

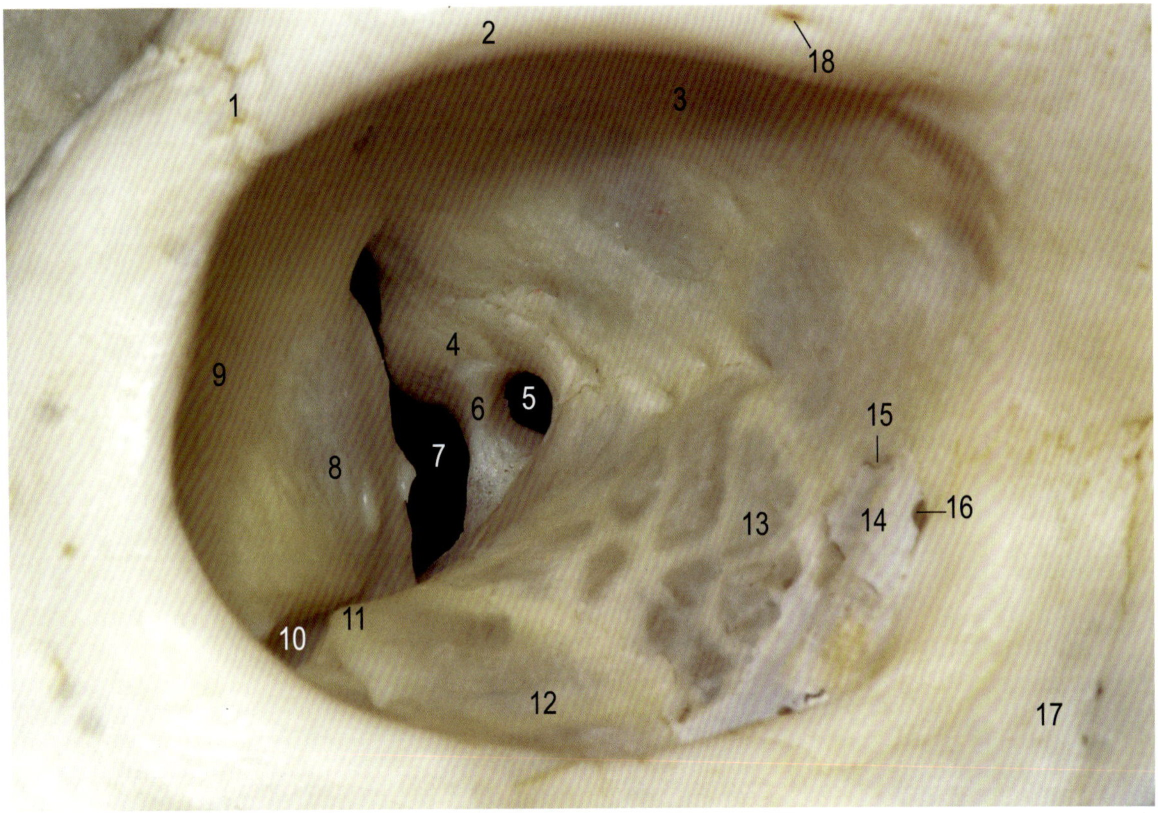

图 8-2-8 前面观眶腔骨性结构（Anterior view of the bony structures of the orbital cavity）

1. 额颧缝	Frontozygomatic suture
2. 眶上缘	Supraorbital margin
3. 额骨眶板	Orbital plate of frontal bone
4. 蝶骨小翼	Lesser wing of sphenoid bone
5. 视神经管	Optic canal
6. 视柱	Optic strut
7. 眶上裂	Superior orbital fissure
8. 蝶骨大翼眶部	Orbital part of greater wing of sphenoid bone
9. 颧骨眶面	Orbital surface of zygomatic bone
10. 眶下裂	Inferior orbital fissure
11. 腭骨眶突	Orbital process of palatine bone
12. 上颌骨眶面	Orbital surface of maxilla
13. 筛骨眶板	Orbital plate of ethmoid bone
14. 泪骨	Lachrymal bone
15. 泪骨额骨缝	Suture of lachrymal bone and frontal bone
16. 筛前管	Anterior ethmoid canal
17. 鼻骨	Nasal bone
18. 眶上孔	Supraorbital foramen

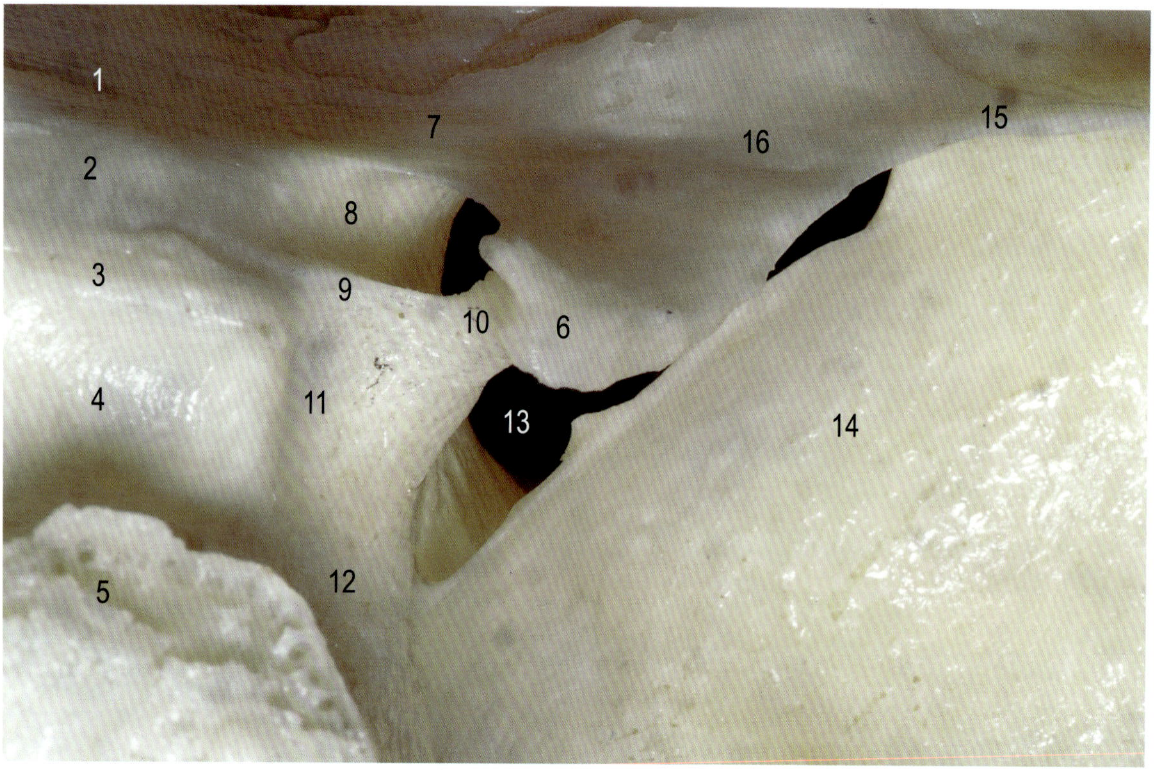

图 8-2-9 后面观右眶尖骨性结构（Posterior view of the bony structures of the orbital apex）

1. 蝶骨平台	Planum of sphenoidale
2. 视交叉前沟	Prechiamatic sulus
3. 鞍结节	Tuberculum sellae
4. 垂体窝	Hypophysial fossa
5. 鞍背	Dorsum sellae
6. 前床突	Anterior clinoid process
7. 蝶骨小翼前根	Anterior root of lesser wing of sphenoid bone
8. 视神经管	Optic canal
9. 蝶骨小翼后根	Posterior root of lesser wing of sphenoid bone
10. 视柱	Optic strut
11. 颈内动脉沟	Carotid sulcus
12. 蝶骨体	Body of sphenoid bone
13. 眶上裂	Superior orbital fissure
14. 蝶骨大翼	Greater wing of sphenoid bone
15. 蝶骨嵴	Sphenoid crest
16. 蝶骨小翼	Lesser wing of sphenoid bone

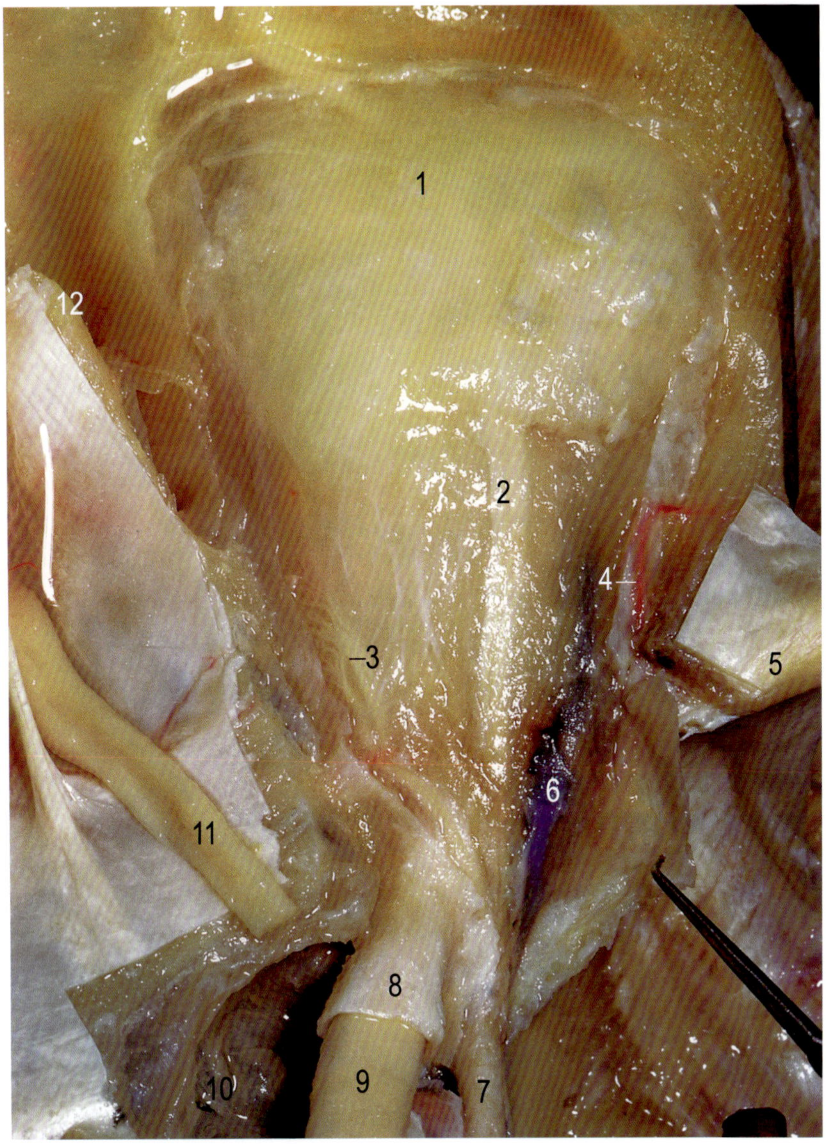

图 8-2-10　切除眶上壁及眶筋膜，上面观眶内结构（Superior view of the intraorbital structures through removing the superior wall of the orbit and the portion of the orbital fascia）

1. 眶上脂肪	Supraorbital fat	7. 动眼神经	Oculomotor nerve
2. 眶上神经	Supraorbital nerve	8. 视神经鞘	Sheath of optic nerve
3. 滑车神经	Trochlear nerve	9. 视神经	Optic nerve
4. 眶脑膜动脉	Orbitomeningeal artery	10. 蝶窦	Sphenoid sinus
5. 蝶骨嵴	Sphenoid crest	11. 嗅束	Olfactory tract
6. 眼静脉	Ophthalmic vin	12. 筛窦	Ethmoid sinus

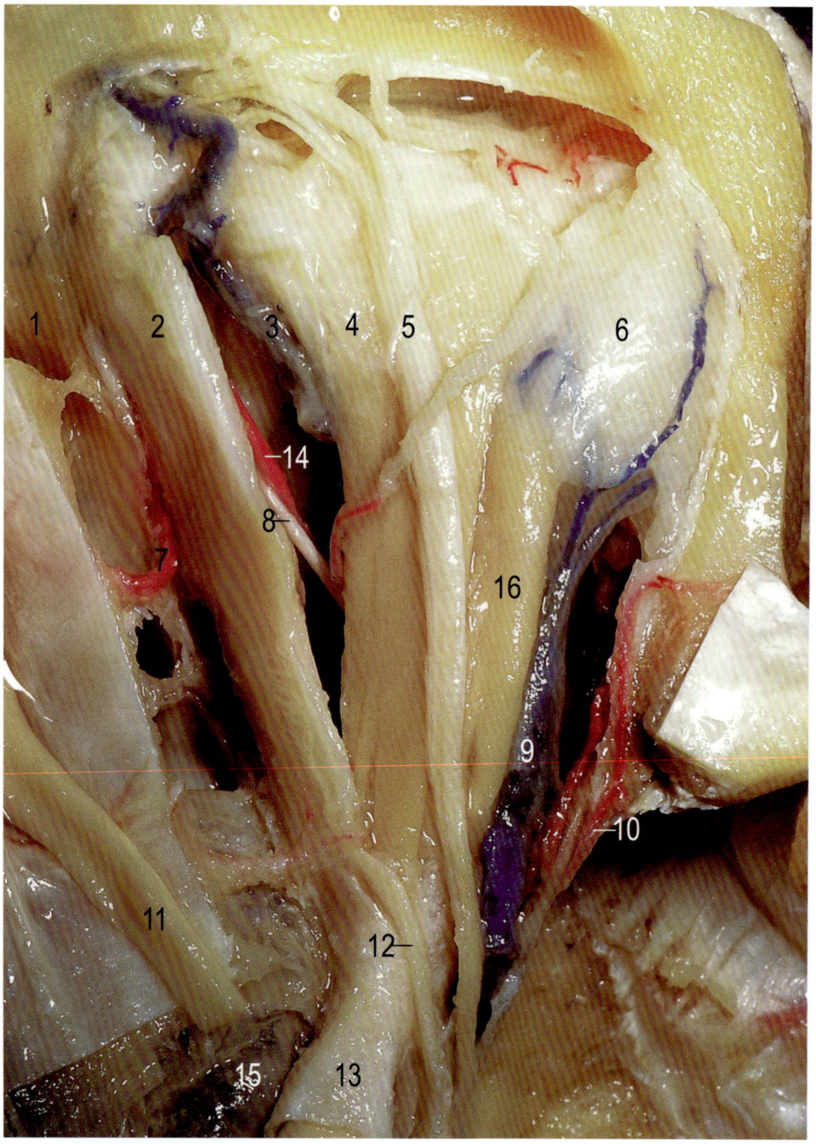

图 8-2-11　切除眶脂体，上面观眶内结构（Superior view of the intraorbital structures through the orbital fat）

1. 筛窦	Ethmoid sinus		10. 眶脑膜动脉	Orbitomeningeal artery
2. 上斜肌	Superior oblique muscle		11. 嗅束	Olfactory tract
3. 眼上静脉	Superior ophthalmic vein		12. 动眼神经上斜肌支	Superior oblique muscle branch of oculomotor nerve
4. 提上睑肌	Levator palpebrae superioris		13. 视神经鞘	Sheath of optic nerve
5. 眶上神经	Supraorbital nerve		14. 睫状动脉	Ciliary artery
6. 泪腺	Lacrimal gland		15. 蝶窦	Sphenoid sinus
7. 筛动脉	Ethmoid artery		16. 上直肌	Superior rectus muscle
8. 睫状神经	Ciliary nerve			
9. 眼静脉	Ophthalmic vein			

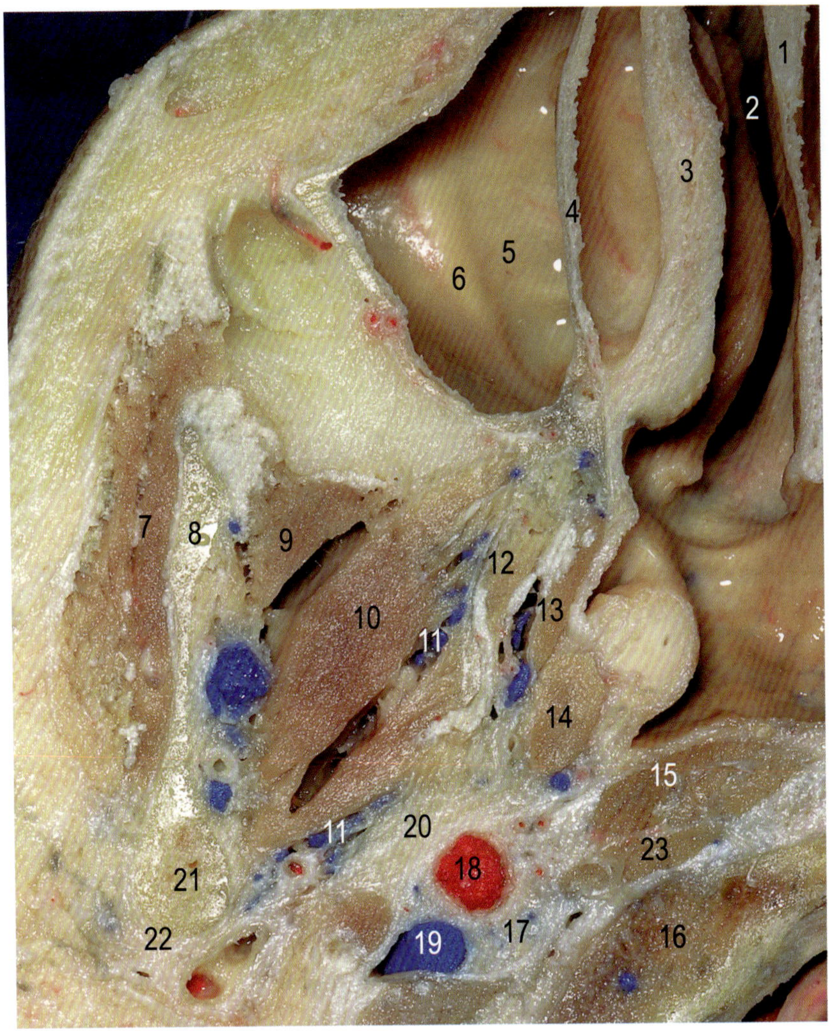

图 8-2-12　上颌窦底部轴位断面，下面观颞下窝和翼窝结构（Inferior view of the inferior temporalfossa and the pterygopalatine fossa, using axial cross section through the maxillary sinus base）

1. 鼻中隔　Nasal septum
2. 鼻腔　Nasal cavity
3. 中鼻甲　Middle nasal concha
4. 上颌窦内侧壁　Medial wall of maxillary sinus
5. 上颌窦眶面　Orbital wall of maxillary sinus
6. 上颌神经　Maxillary nerve
7. 咬肌　Masseter muscle
8. 下颌支　Ramus of mandible bone
9. 翼外侧肌上头　Superior head of lateral pterygoid muscle
10. 翼外侧肌下头　Inferior head of lateral pterygoid muscle
11. 翼状静脉　Pterygoid vein
12. 蝶骨翼突　Pterygoid process of sphenoid bone
13. 腭帆张肌　Tensor veli palatini muscle
14. 腭帆提肌　Levator veli palatini muscle
15. 头长肌　Longus capitis muscle
16. 枕骨髁　Occipital condyle
17. 颈动脉鞘　Carotid sheath
18. 颈内动脉　Internal carotid artery
19. 颈内静脉　Internal jugular vein
20. 咽旁间隙　Parapharyngeal space
21. 下颌关节囊　Articular capsule of mandible bone
22. 下颌支髁突　Condylar process of ramus of mandible bone
23. 头前直肌　Anterior rectus capitis muscle

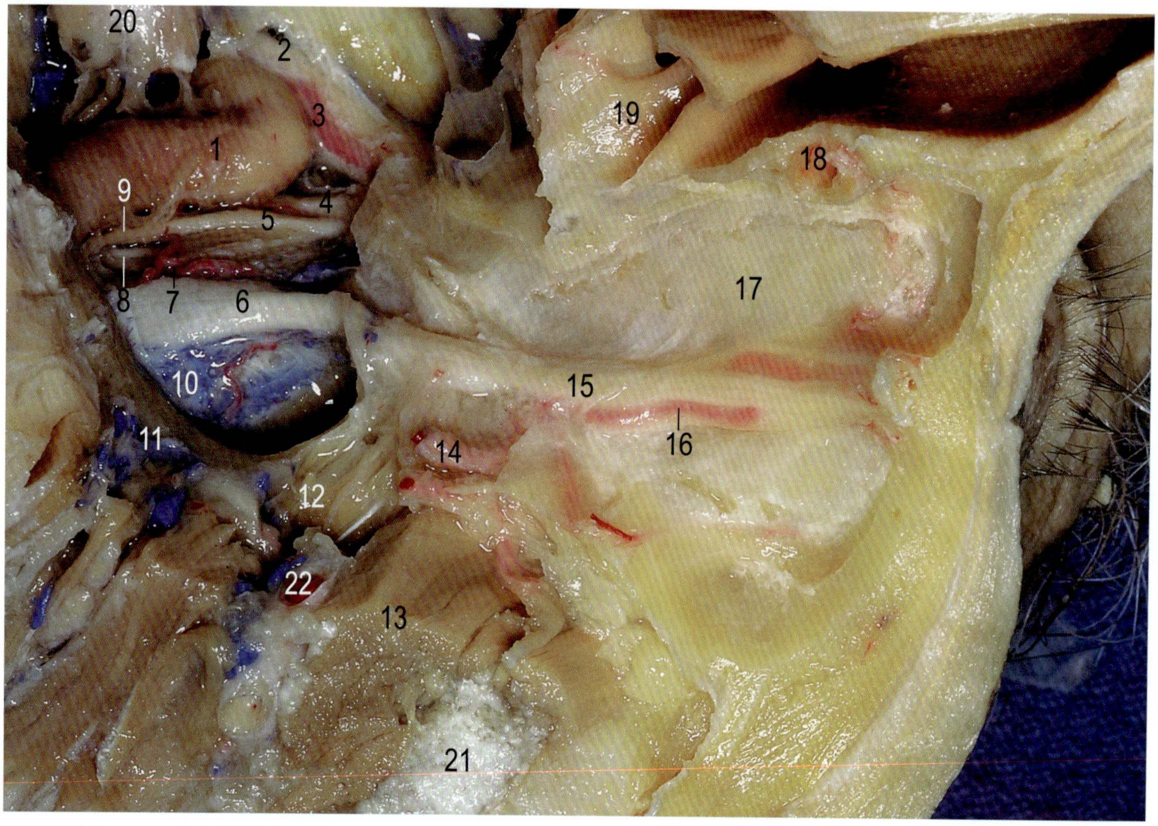

图 8-2-13 下面观上颌窦顶、眶尖及海绵窦内侧壁结构（Inferior view of the roof of the maxillary, orbital apex, and the medial wall of the cavernous sinus）

1. 颈内动脉	Internal carotid artery	12. 翼腭窝	Pterygopalatine fossa
2. 视神经	Optic nerve	13. 翼外侧肌	Lateral pterygoid muscle
3. 眼动脉	Ophthalmic artery	14. 翼腭动脉	Pterygopalatine artery
4. 动眼神经	Oculomotor nerve	15. 眶下神经	Infraorbital nerve
5. 外展神经	Abducent nerve	16. 上颌动脉	Maxillary artery
6. 三叉神经上颌支	Maxillary nerve	17. 上颌窦眶壁	Orbital wall of maxillary sinus
7. 垂体下动脉	Inferior hypophysial artery		
8. 滑车神经	Trochlear nerve	18. 鼻泪管	Nasolacrimal duct
9. 颈内动脉交感神经丛	Sympathetic plexus of internal carotid artery	19. 上鼻甲	Superior concha
		20. 垂体	Pituitary gland
10. 海绵窦内侧壁	Medial wall of cavernous sinus	21. 下颌骨	Mandible
		22 . 上颌动脉	Maxillary artery
11. 翼腭静脉丛	Pterygopalatine venous plexus		

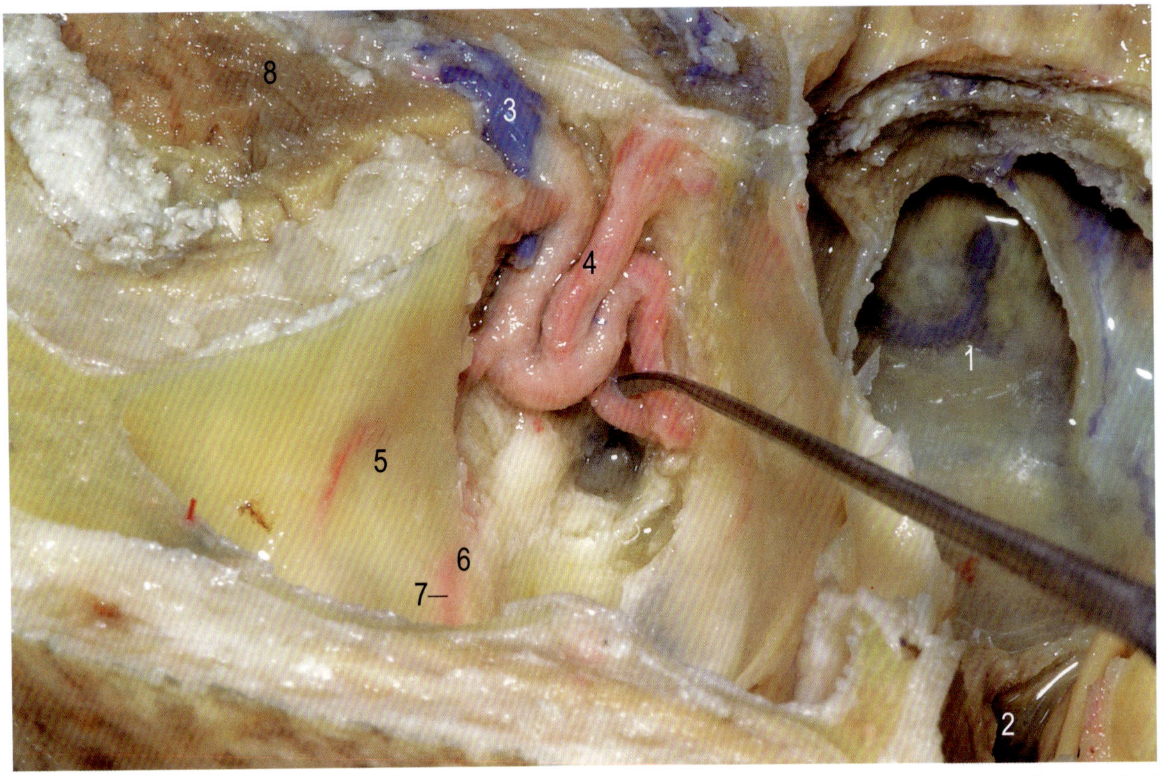

图 8-2-14 下面观上颌窦顶的神经血管结构（Inferior view of the neural and vascular structures of the roof of maxillary sinus）

1. 蝶窦	Sphenoid sinus
2. 鼻腔	Nasal cavity
3. 海绵窦外侧三角	Lateral triangle of cavernous sinus
4. 翼腭动脉	Palatine artery
5. 上颌窦眶壁	Orbital wall of maxillary sinus
6. 上颌神经	Maxillary nerve
7. 上颌动脉	Maxillary artery
8. 翼外肌	Lateral palatine muscle

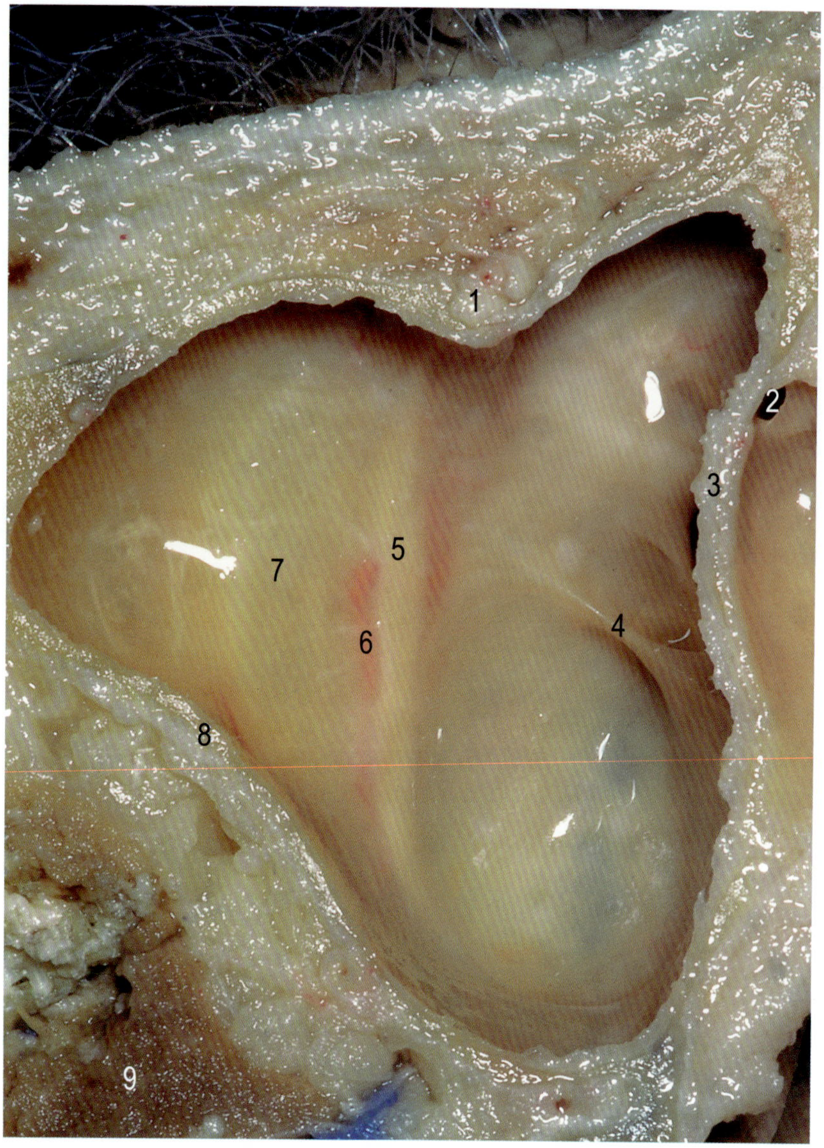

图 8-2-15　上颌窦顶（眶下壁）下面观（Inferior view of the roof of the maxillary sinus）

1. 上颌窦前壁	Anterior wall of maxillary sinus
2. 上颌窦口	Aperture of maxillary sinus
3. 上颌窦内侧壁	Medial wall of maxillary sinus
4. 上颌窦内侧嵴	Medial crest of maxillary sinus
5. 上颌神经	Maxillary nerve
6. 翼腭动脉上颌支	Maxillary branch of palatine artery
7. 上颌窦眶壁	Orbital wall of maxillary sinus
8. 上颌窦外侧壁	Lateral wall of maxillary sinus
9. 翼外肌	Lateral palatine muscle

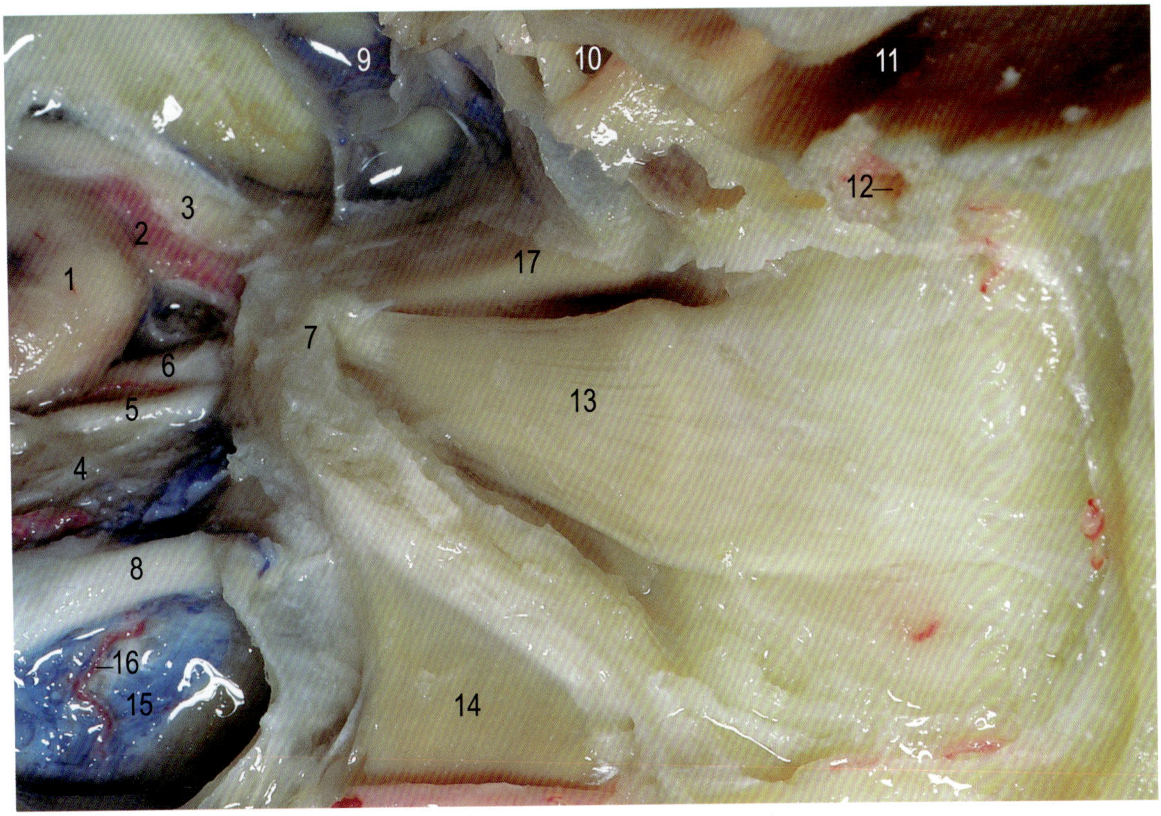

图 8-2-16 下面观眶下壁及眶尖结构（Inferior view of the inferior orbital wall and the orbital apex）

1. 颈内动脉	Internal carotid artery
2. 眼动脉	Ophthalmic artery
3. 视神经	Optic nerve
4. 三叉神经眼支	Ophthalmic nerve
5. 外展神经	Abducent nerve
6. 动眼神经	Oculomotor nerve
7. 总腱环	Common tendinous ring (annulus of Zinn)
8. 三叉神经上颌支	Maxillary nerve
9. 蝶窦	Sphenoid sinus
10. 筛窦	Ethmoid sinus
11. 上鼻腔	Superior nasal cavity
12. 鼻泪管	Nasolacrimal duct
13. 下直肌	Inferior rectus muscle
14. 翼外肌	Lateral pterygoid muscle
15. 海绵窦内侧壁	Medial wall of cavernous sinus
16. 脑膜垂体动脉	Meningohypophyseal artery
17. 内直肌	Medial rectus muscle

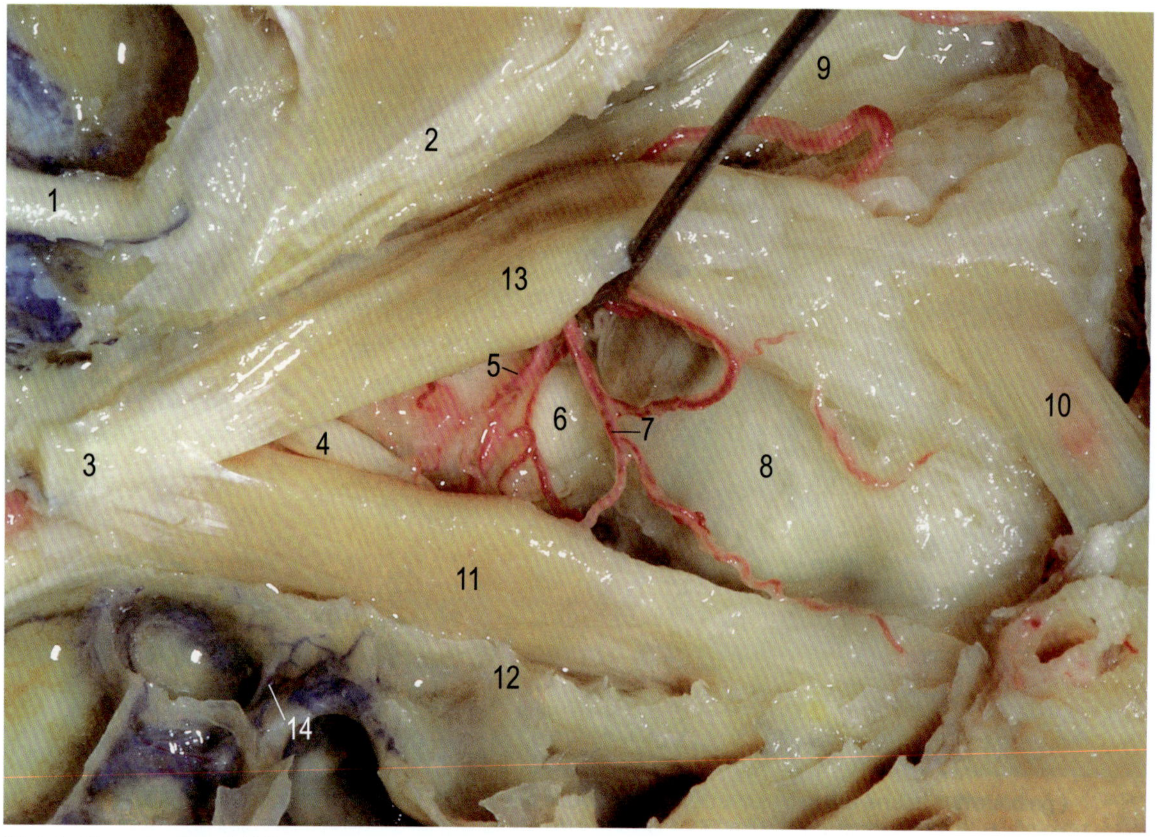

图 8-2-17 下面观眶内结构（Inferior view of the intraorbital structures）

1. 上颌神经	Maxillary nerve
2. 眶外侧壁	Lateral orbital wall
3. 总腱环	Common tendinous ring
4. 动眼神经内直肌支	Medial rectus muscle branch of oculomotor nerve
5. 睫状动脉	Ciliary artery
6. 视神经眶内段	Intraorbital segment of optic nerve
7. 眼动脉内直肌支	Medial rectus muscle branch of ophthalmic artery
8. 眼球后部	Posterior part of eyeball
9. 外直肌	Lateral rectus muscle
10. 下斜肌	Inferior oblique muscle
11. 内直肌	Medial rectus muscle
12. 眶内侧壁	Medial orbital wall
13. 下直肌	Inferior rectus muscle
14. 筛窦	Ethmoid sinus

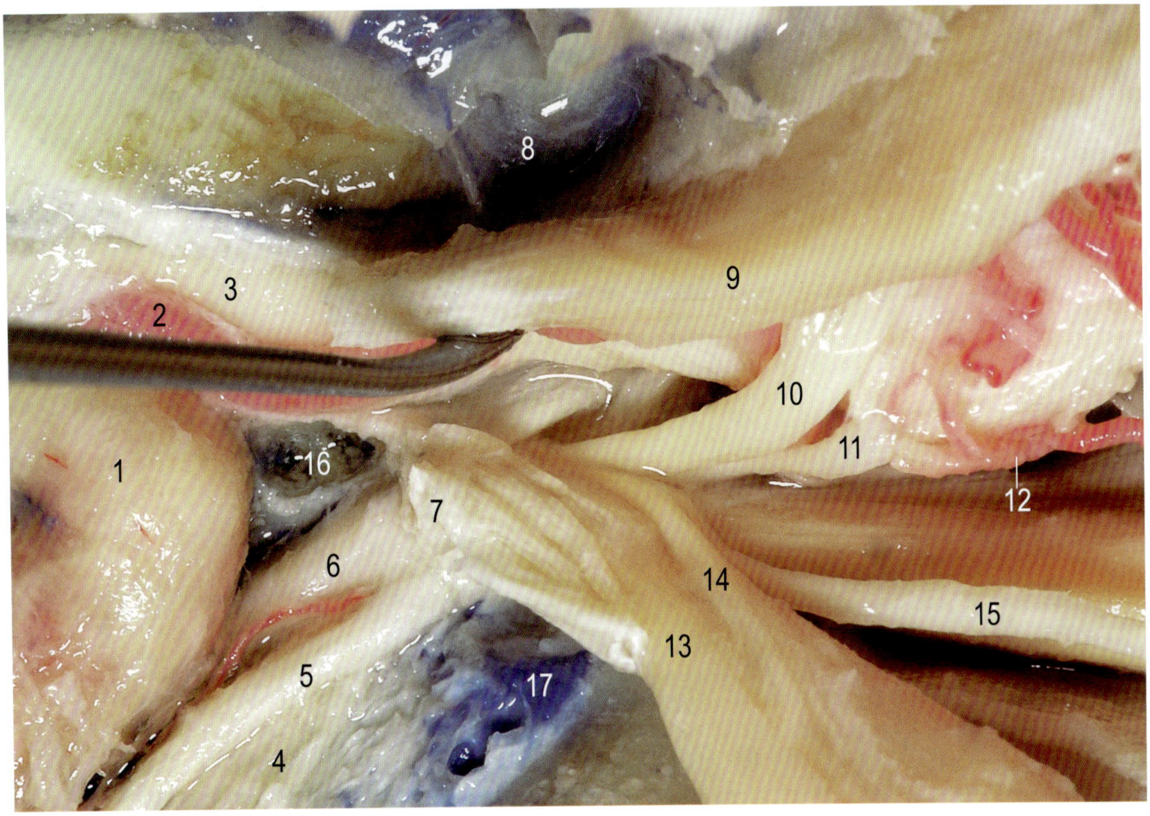

图 8-2-18 下面观眶尖结构（Inferior view of the orbital apex structures）

1. 颈内动脉	Internal carotid artery
2. 眼动脉	Ophthalmic artery
3. 视神经	Optic nerve
4. 三叉神经眼支	Ophthalmic nerve
5. 外展神经	Abducent nerve
6. 动眼神经	Oculomotor nerve
7. 总腱环	Common tendinous ring
8. 筛窦	Ethmoid sinus
9. 内直肌	Medial rectus muscle
10. 动眼神经内直肌支	Medial rectus muscle branch of oculomotor nerve
11. 睫状神经	Ciliary nerve
12. 睫状动脉	Ciliary artery
13. 下直肌	Inferior rectus muscle
14. 动眼神经下直肌支	Inferior rectus muscle branch of oculomotor nerve
15. 动眼神经下斜肌支	Inferior oblique muscle branch of oculomotor nerve
16. 视柱	Optic strut
17. 海绵窦	Cavernous sinus

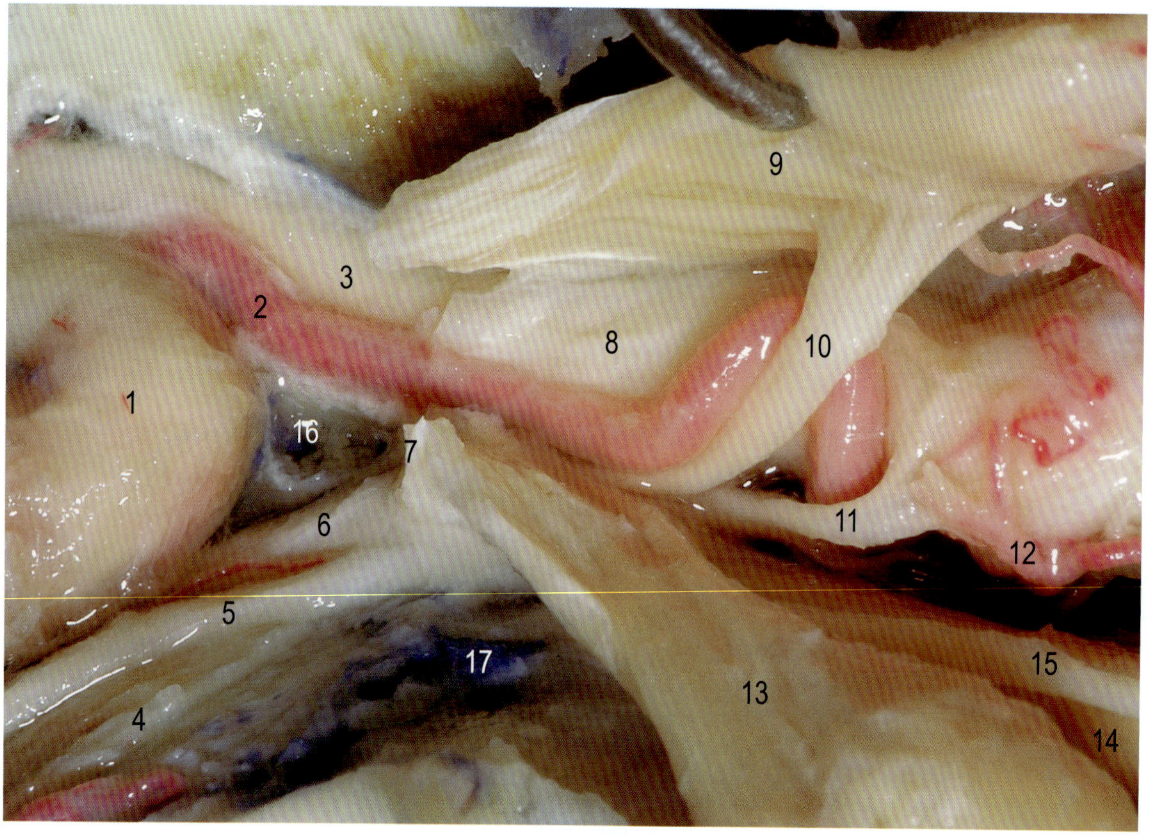

图 8-2-19 下面观眶尖及眶内结构（Inferior view of the orbital apex structures）

1. 颈内动脉	Internal carotid artery
2. 眼动脉	Ophthalmic artery
3. 视神经	Optic nerve
4. 三叉神经眼支	Ophthalmic nerve
5. 外展神经	Abducent nerve
6. 动眼神经	Oculomotor nerve
7. 总腱环	Common tendinous ring
8. 内直肌内侧面	Medial surface of medial rectus muscle
9. 内直肌	Medial rectus muscle
10. 动眼神经内直肌支	Medial rectus muscle branch of oculomotor nerve
11. 睫状神经	Ciliary nerve
12. 睫状动脉	Ciliary artery
13. 下直肌	Inferior rectus muscle
14. 外直肌	Lateral rectus muscle
15. 动眼神经下斜肌支	Inferior oblique muscle branch of oculomotor nerve
16. 视柱	Optic strut
17. 海绵窦	Cavernous sinus

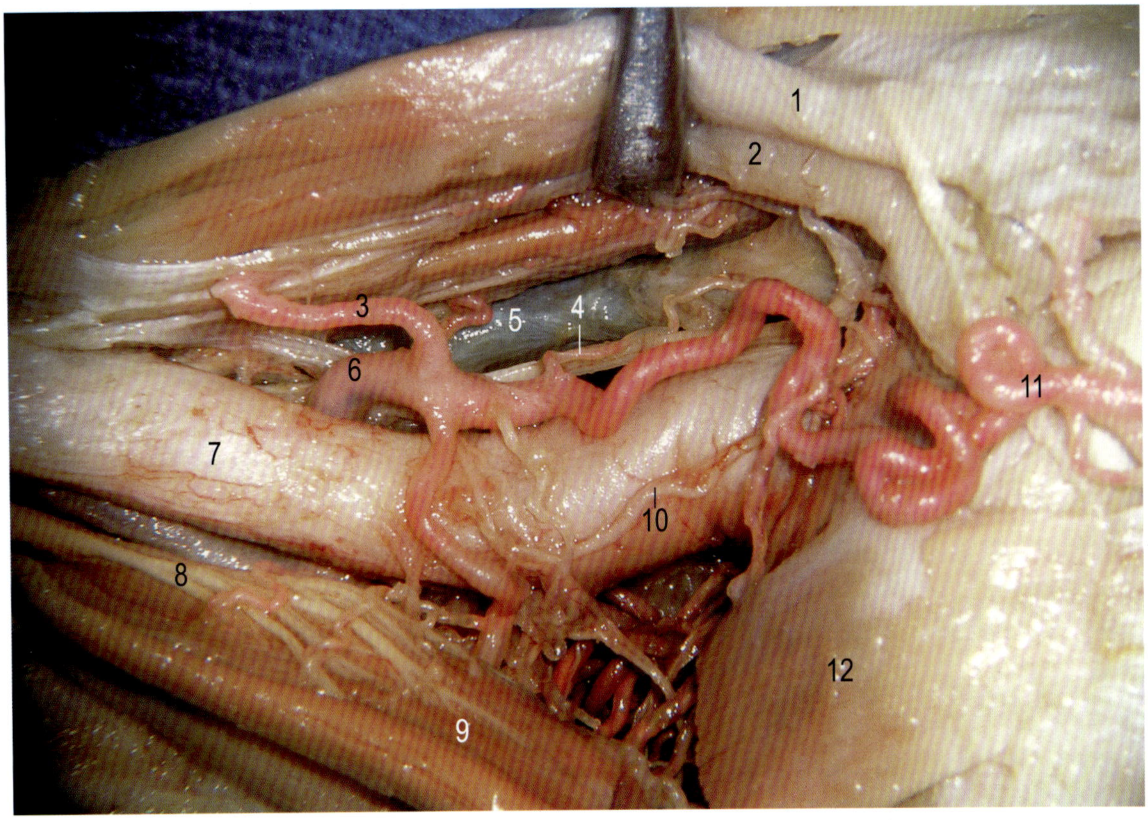

图 8-2-20　外面观视神经及眼动脉分支（Lateral view of the optic nerve and the branches of the ophthalmic artery）

1. 提上睑肌	Levator palpebrae superioris
2. 上直肌	Superior rectus muscle
3. 眼动脉肌支	Muscle branch of ophthalmic artery
4. 睫状动脉	Ciliary artery
5. 眼上静脉	Superior ophthalmic vein
6. 眼动脉	Ophthalmic artery
7. 视神经眶内段	Intraorbital segment of optic nerve
8. 动眼神经下直肌支	Inferior rectus muscle branch of oculomotor nerve
9. 下直肌	Inferior rectus muscle
10. 睫状神经	Ciliary nerve
11. 眶上动脉	Supraorbital artery
12. 下斜肌	Inferior oblique muscle

外科解剖点评（Microsurgical key points）

眶内或自眶壁侵入眼球后的良、恶性球后肿瘤及海绵窦和眶尖部肿瘤常涉及到眶部解剖。眼科切除眶内肿瘤多采用眼眶缘入路或眶外侧壁和外缘切开入路。对于眶尖部肿瘤在选择手术入路时要考虑肿瘤与视神经之间的关系。肿瘤位于视神经外侧时，多采用眶后外侧入路，肿瘤位于视神经内侧时，多采用经额下（硬膜外或硬膜下）达眶上内侧壁切开的手术入路，也有采用经鼻腔到筛窦切开眶内侧壁入路。在利用眶内各直肌、上斜肌、下斜肌和上睑提肌之间隙切除肿瘤时，多采用上直肌和外直肌间隙以及上直肌和内直肌间隙。眶上壁有上直肌、上斜肌和上睑提肌，为直肌较多区，单纯从眶上壁将这些眶内肌牵开不易显露眶内肿瘤，同时上睑提肌及眶上神经易损伤，有术后眼睑下垂的危险。切除眶内肿瘤时，应注意保护眶直肌内的翼状动脉和眼动脉，以免术后出现眶内直肌供血障碍、眼球内陷和活动障碍。经上颌窦入路可进行眶下壁切开入眶的入路。术中应注意避免损伤颈外动脉发出的翼腭动脉丛以免其严重出血。也有学者利用上颌窦切开，经上颌窦后壁进行海绵前部的病灶切除。在手术入路中上颌窦上壁的上颌神经和眶上动脉是海绵窦手术入路的重要解剖标志，上颌神经内侧从外下向内上依次为外展神经、三叉神经眼支、动眼神经、眼动脉和视神经，外展神经后内侧还有颈动脉。

第三节　经额前颅窝底扩大入路切除左侧鼻窦复发腺癌

Surgical resection of recurrent carcinoma of the left nasal sinuses via extended bifrontal basal approach

病例简介

患者男性，42 岁。主因“鼻衄 2 年”，门诊以“左侧鼻窦肿瘤”收入院。查体：神清语利，双鼻嗅觉丧失，神经系统未见阳性体征。行 MR 影像检查如图示。

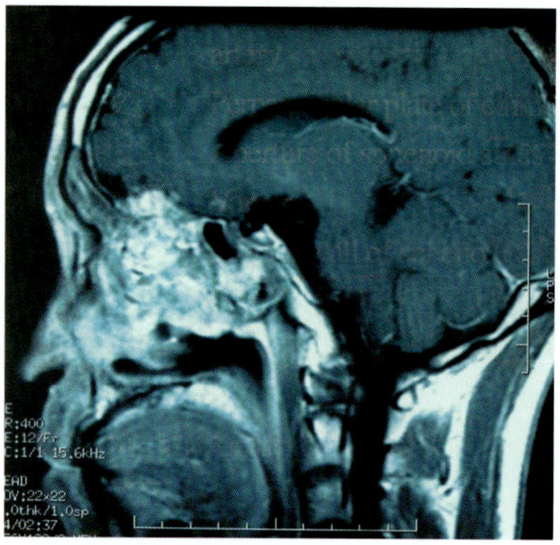

图 8-3-1　MR 增强影像矢状位 T_1 加权像

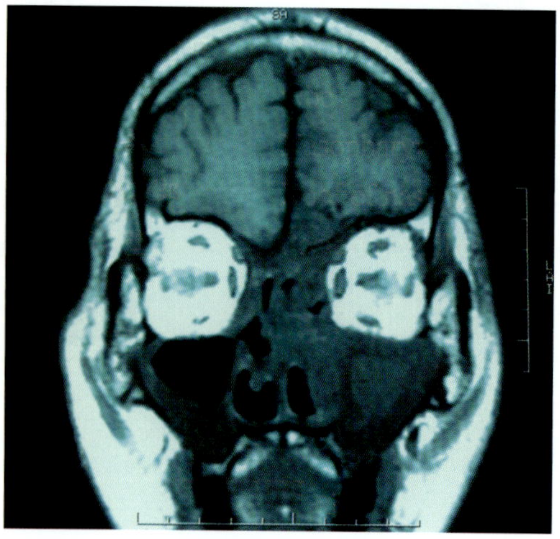

图 8-3-2　MR 影像冠状位 T_1 加权像

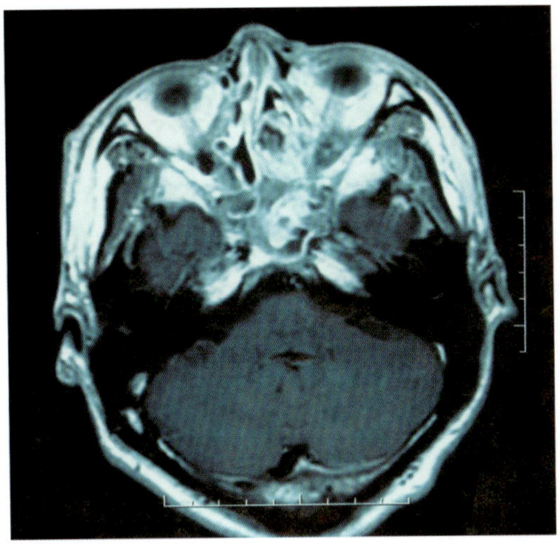

图 8-3-3　MR 增强影像轴位 T_1 加权像

图 8-3-1 ~ 图 8-3-3 MR 影像见左侧上颌窦、蝶窦、筛窦及鼻腔内实质性病变，不均匀强化，肿瘤破坏颅底骨质，侵犯额叶底面。

参见手术图 8-3-4 ~ 图 8-3-9。

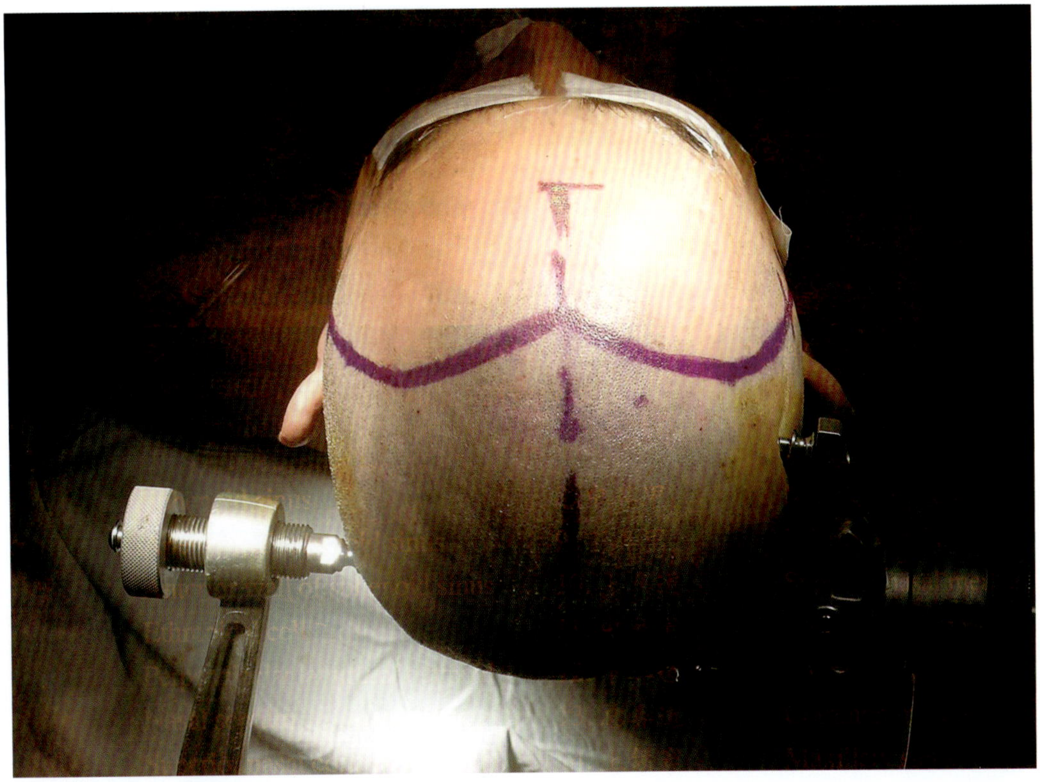

图 8-3-4　患者仰卧位，双额冠状头皮切口

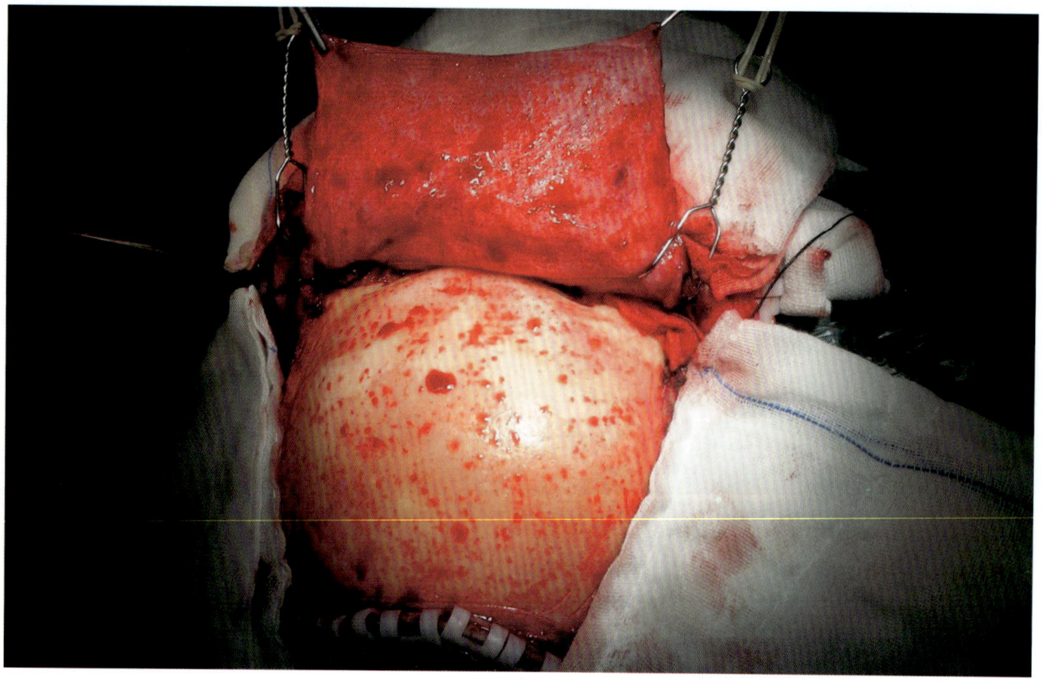

图 8-3-5　剥离骨膜，备用颅底重建使用

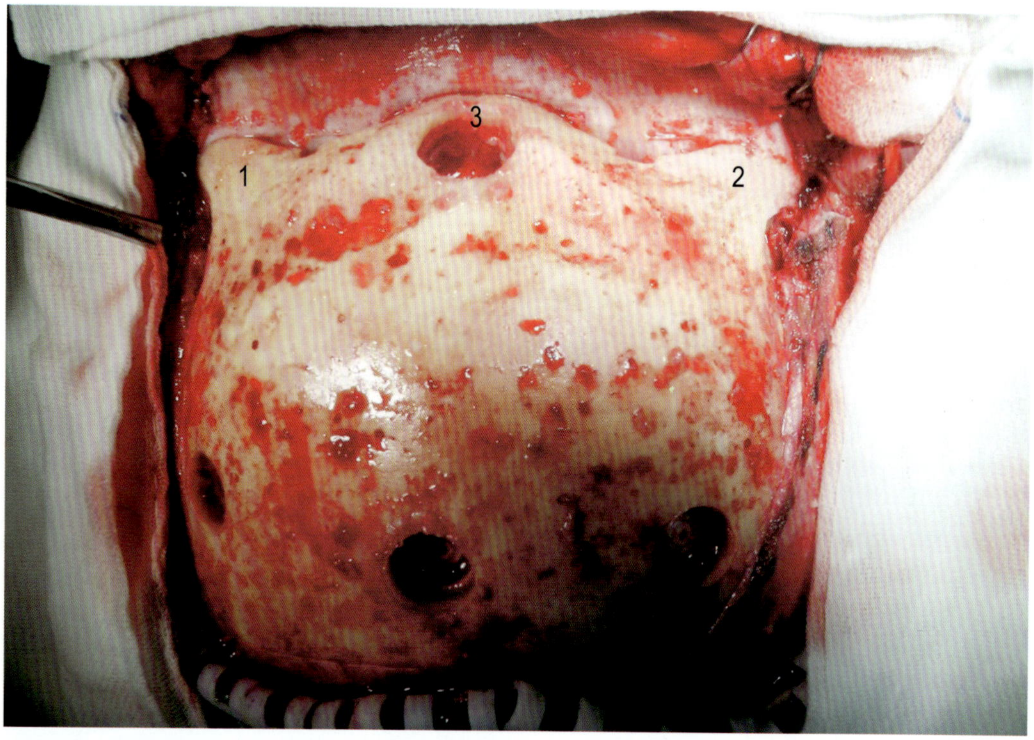

图 8-3-6　骨瓣钻 6 孔，便于铣除。1 左侧额骨颧突；2 右侧额骨颧突；3 鼻根

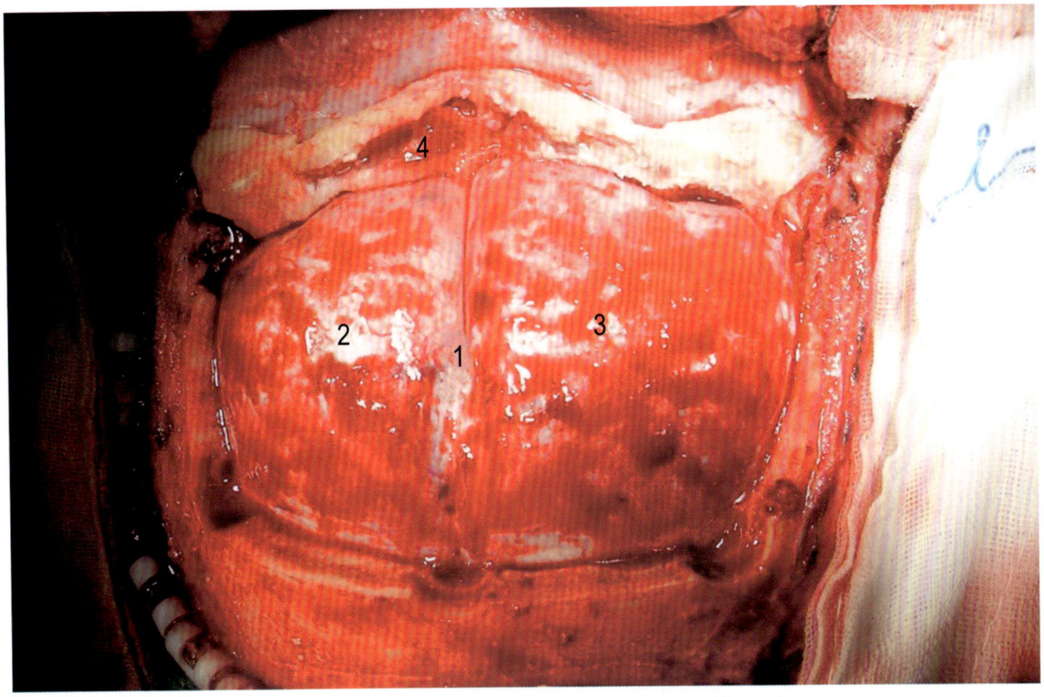

图 8-3-7　铣下骨瓣，可见：1 矢状窦；2 左额部硬膜叶；3 右额部硬膜；4 左额窦

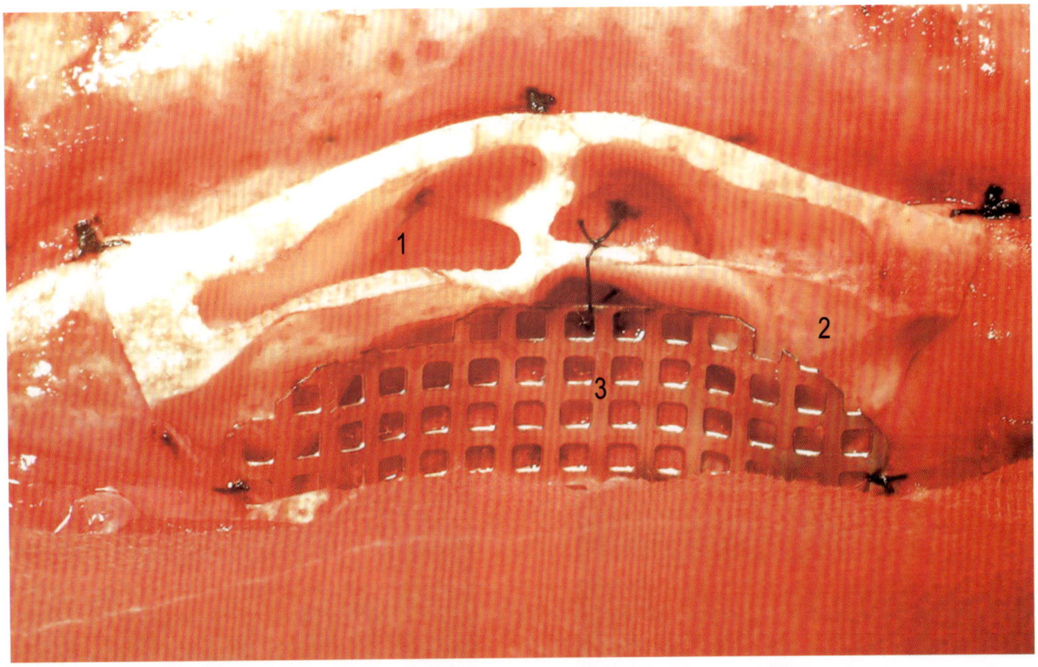

图 8-3-8　切除鼻腔及鼻窦内肿瘤后，额部骨膜与鞍底硬脑膜严密缝合，钛网置入前颅窝骨膜内的骨缺损处，固定，行额底颅底重建。1 左侧额窦；2 右侧眶顶；3 钛板重建前颅底

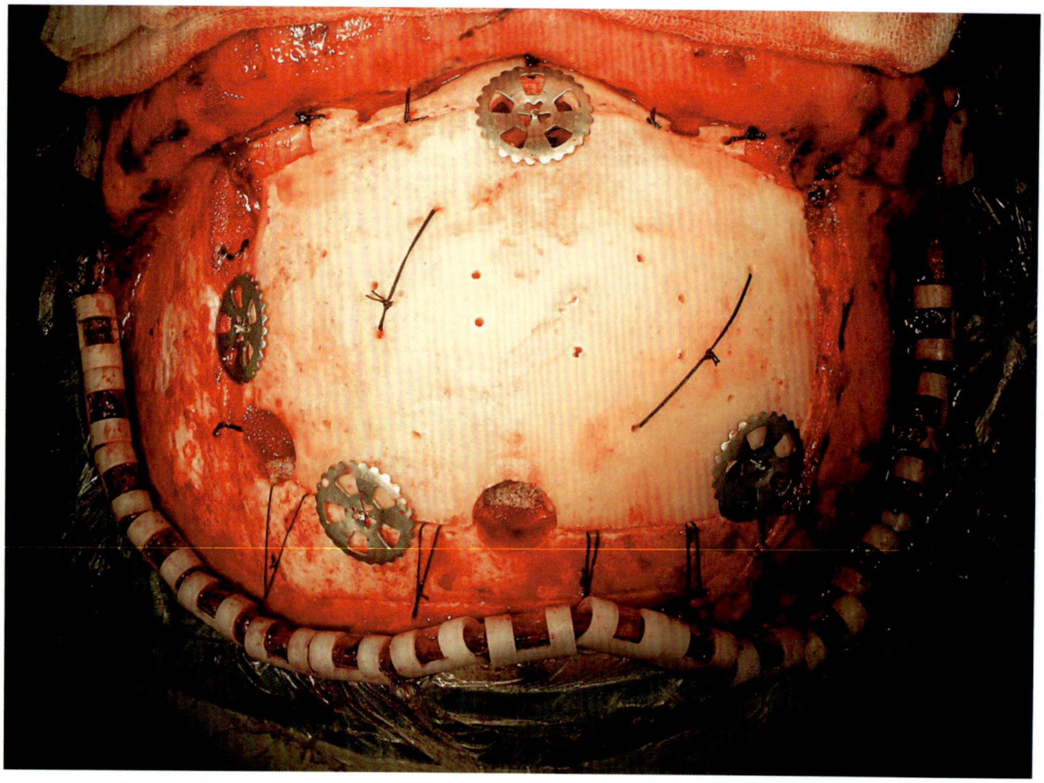

图 8-3-9　颅骨锁固定骨瓣

图 8-3-10 ~ 图 8-3-13 MR 术后影像示肿瘤完全切除，前颅窝底重建完整。

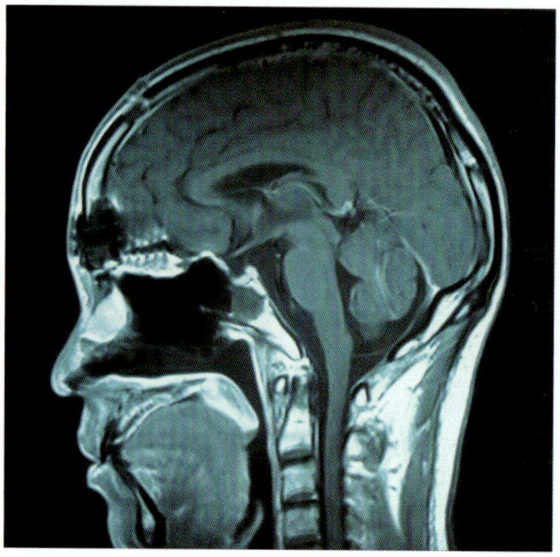

图 8-3-10　术后 MR 增强影像矢状位 T_1 加权像

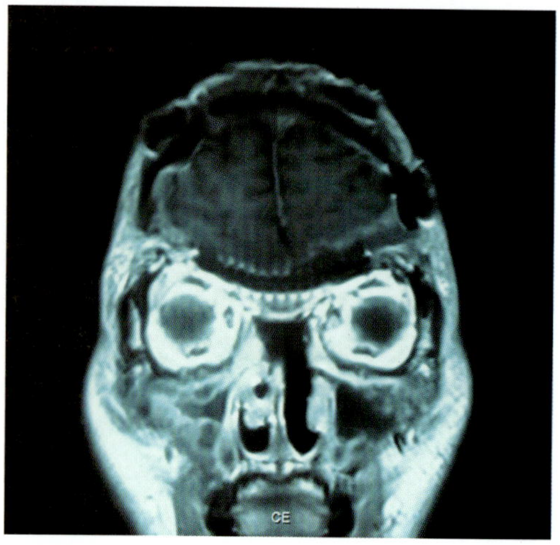

图 8-3-11　术后 MR 增强影像冠状位 T_1 加权像

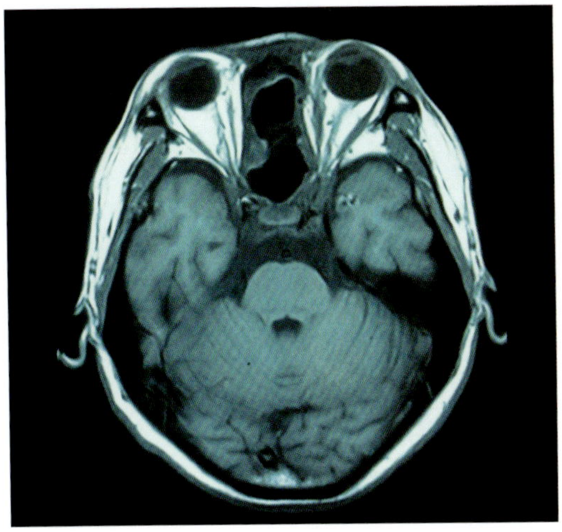

图 8-3-12 术后 MR 增强影像轴位 T_1 加权像

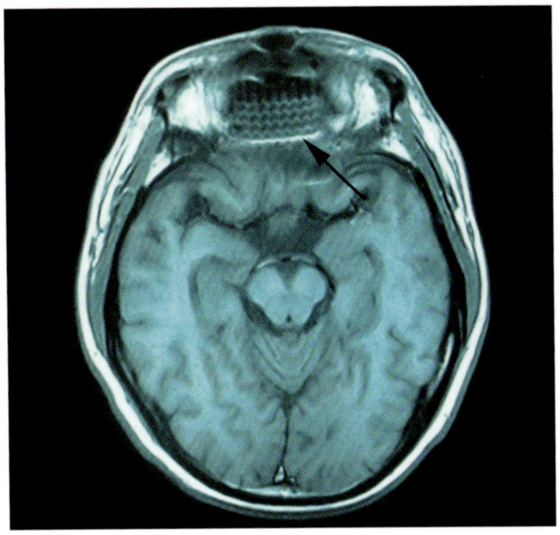

图 8-3-13 MR 增强扫描 T_1 像轴位清晰可见颅底重建钛板影（箭头所示）

手术点评（Surgical comments）

经额前颅窝底扩大入路手术多适合于切除前颅窝底蝶窦、筛窦、上斜坡及其两侧海绵窦等颅腔与鼻、口腔相通处的肿瘤。常见的肿瘤有嗅沟脑膜瘤、嗅神经母细胞瘤、脊索瘤、垂体瘤、蝶窦癌和上颌窦癌等。作者采用双额冠状切口，皮瓣尽可能宽大，以获取足够大的骨膜，利于颅底重建。先做双额骨游离骨瓣，前缘至眉弓上 0.5cm，形成额顶骨游离瓣整块骨瓣。再将双侧眉弓和眶鼻根部骨成形游离取下，其方法是：先切断嗅丝，咬除鸡冠，分离前颅窝底硬膜至前床突部位，鼻根部骨游离，磨开眶上孔，注意保护双侧眶骨膜及眶上神经。最后磨开筛板、蝶骨平台，必要时亦可将双侧视神经管磨开，由此可达蝶窦、筛窦、双侧海绵窦内侧、鼻腔和整个斜坡，亦可抵达颅内鞍上、双侧颞极部位。手术中可根据肿瘤累及的范围决定是否游离双侧眉弓、眶和鼻根部骨以及磨开筛板、蝶骨平台、双侧视神经管。从鼻腔向颅内生长的肿瘤供血多以翼腭动脉为主；从咽后向颅内生长的肿瘤供血多以咽升动脉为主；筛窦和蝶窦向颅内生长的肿瘤供血多来自筛前、筛后动脉和垂体下动脉；上斜坡肿瘤供血多来自脑膜垂体干的分支。在处理筛后动脉、垂体下动脉和脑膜垂体干时，要避免损伤海绵窦内的颈内动脉。在切除筛窦、蝶窦上部和眶尖部肿瘤时，要防止损伤视神经。在切除鞍上区肿瘤时，肿瘤可能与大脑前动脉和前交通动脉复合体包裹或粘连，应给予仔细的分离；对于生长到上斜坡和鞍背的肿瘤，要注意保护椎动脉、脑桥、中脑和第三脑室底结构。切除肿瘤后，前颅窝底缺损较大，多有 2cm × 3cm 大小，要用“三明治”方式重建前颅窝底，即用双额骨膜反转覆于缺损的前颅窝底，根据缺损的范围不同，鞍结节、鞍背或斜坡处的骨膜与硬脑膜缝合往往困难，易发生脑脊液漏。一定要在颅底硬膜与骨膜严密缝合后，将眉弓眶顶骨瓣复位固定。然后用钛钢网置于已修复的骨膜内，最后用颞肌筋膜在钛钢网内修补缺损的颅底硬膜，并给予严密缝合。

手术优点 手术暴露充分，对脑组织牵拉轻，可一次切除广泛侵犯前颅窝底内外的巨大肿瘤，可最大限度地避免损伤双侧颈内动脉及颅神经。与经口腔入路切除斜坡肿瘤相比，硬脑膜缺损易于修补，脑脊液漏发生率低。

手术缺点 对侵及后床突和桥前池区肿瘤显露差；对偏向一侧海绵窦，生长于岩骨尖及桥小脑角的肿瘤，因受视神经、颈内动脉及颅神经的限制，不易切除肿瘤；注意筛窦、上颌窦内肿瘤的残留。

总之，严密的前颅窝底重建，术后无脑脊液漏发生是手术成功的关键；术中对视神经、颈内动脉和大脑前动脉及其复合体的保护是良好手术效果的保证；蝶窦、筛窦、上颌窦内肿瘤的完全切除是完美手术的要素。

第四节　左上颌窦入路切除上颌窦肿瘤

Surgical resection of tumor of the left maxillary sinus via maxillary approach

病例简介

患者女性，72 岁。主因“左侧颜面部疼痛、麻木 10 个月”，门诊以“左侧上颌窦肿瘤”收入院。查体：神清语利，左面部痛觉减退，余神经系统无阳性体征。行 MR 影像检查如图示。

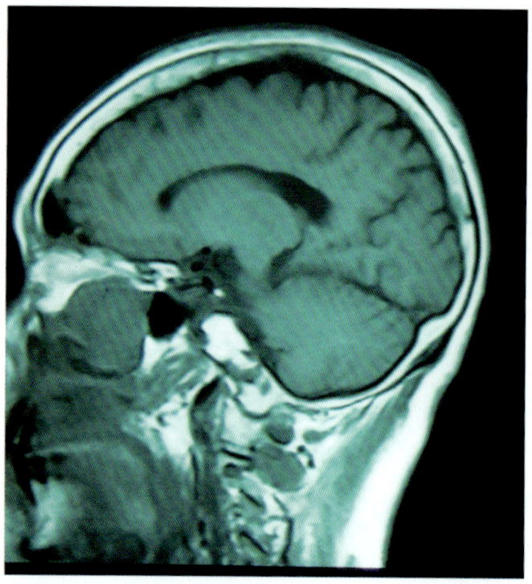

图 8-4-1　MR 影像矢状位 T_1 加权像

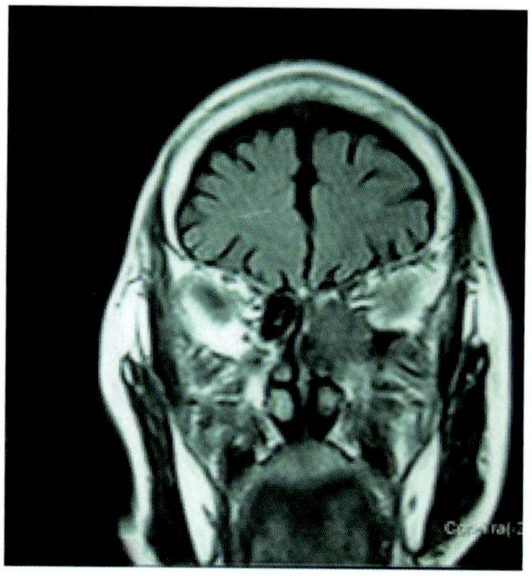

图 8-4-2　MR 影像冠状位 T_1 加权像

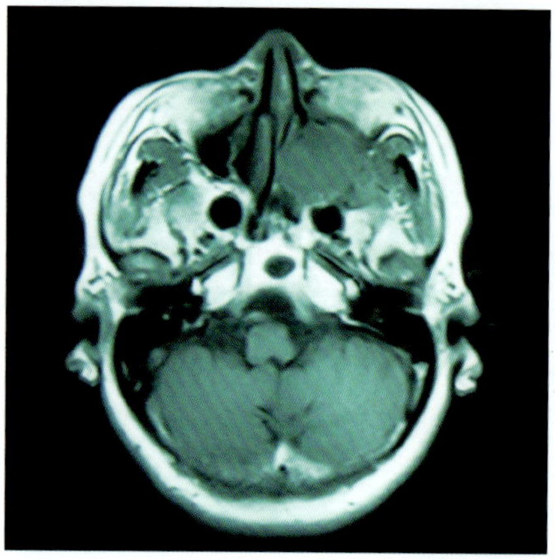

图 8-4-3　MR 增强影像轴位 T_2 加权像

图 8-4-1 ~ 图 8-4-3 MR 影像可见左侧上颌窦内实质性病变，呈均匀等 T_1 信号，肿瘤凸入鼻腔，鼻中隔右偏。

参见手术图 8-4-4 ~ 图 8-4-7。

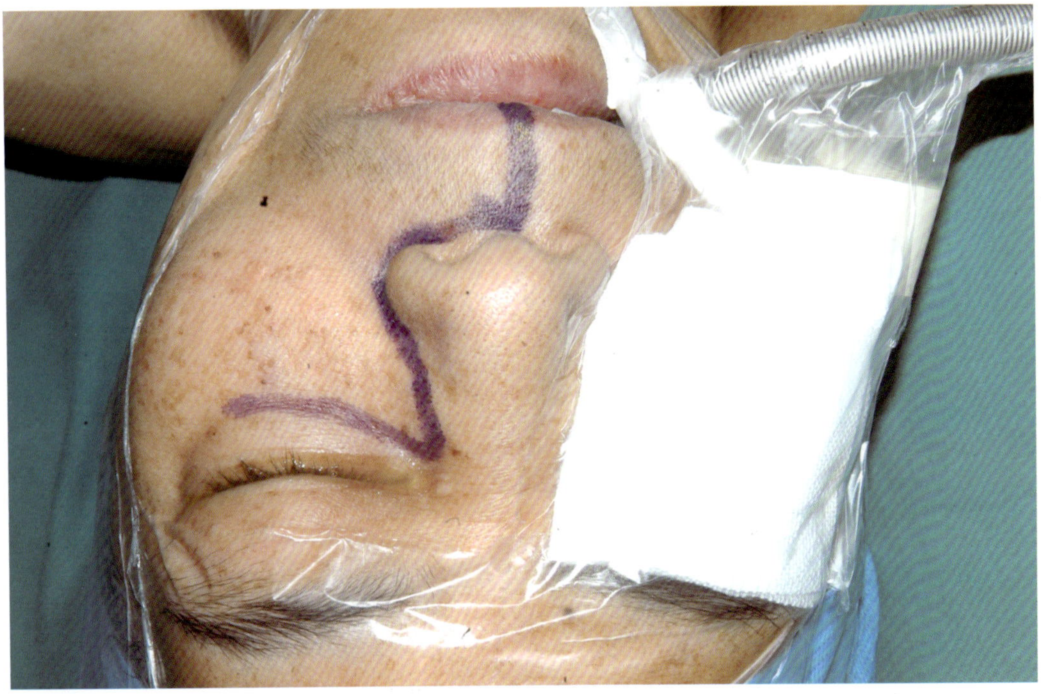

图 8-4-4　患者仰卧位，取左侧眼睑下-鼻旁-上唇正中切口

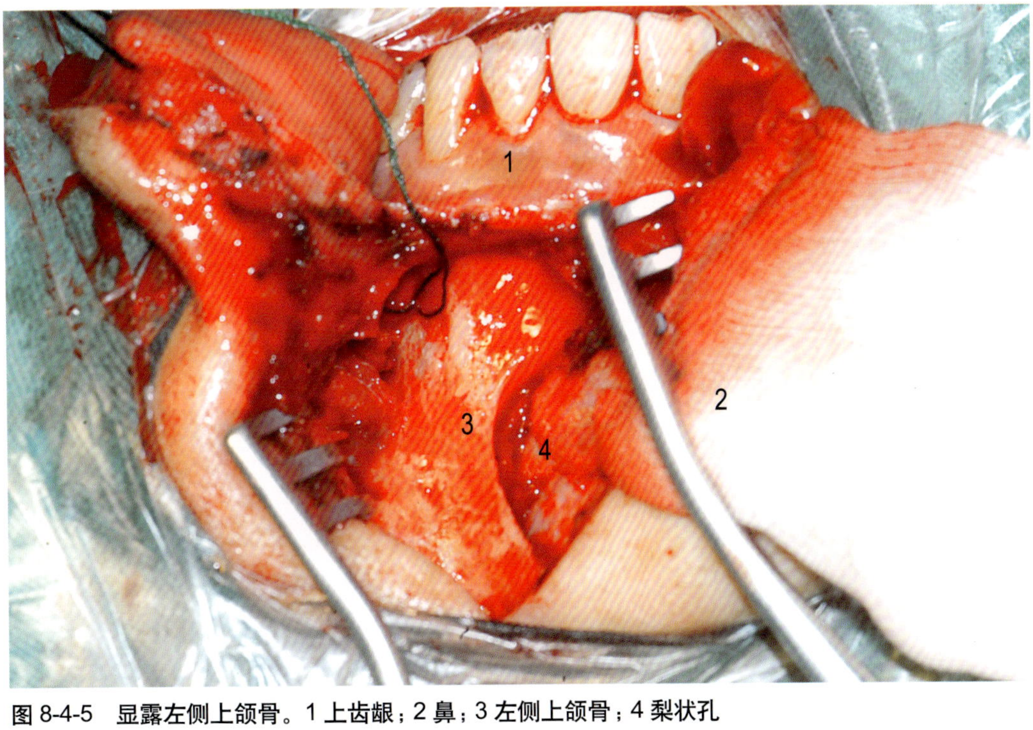

图 8-4-5　显露左侧上颌骨。1 上齿龈；2 鼻；3 左侧上颌骨；4 梨状孔

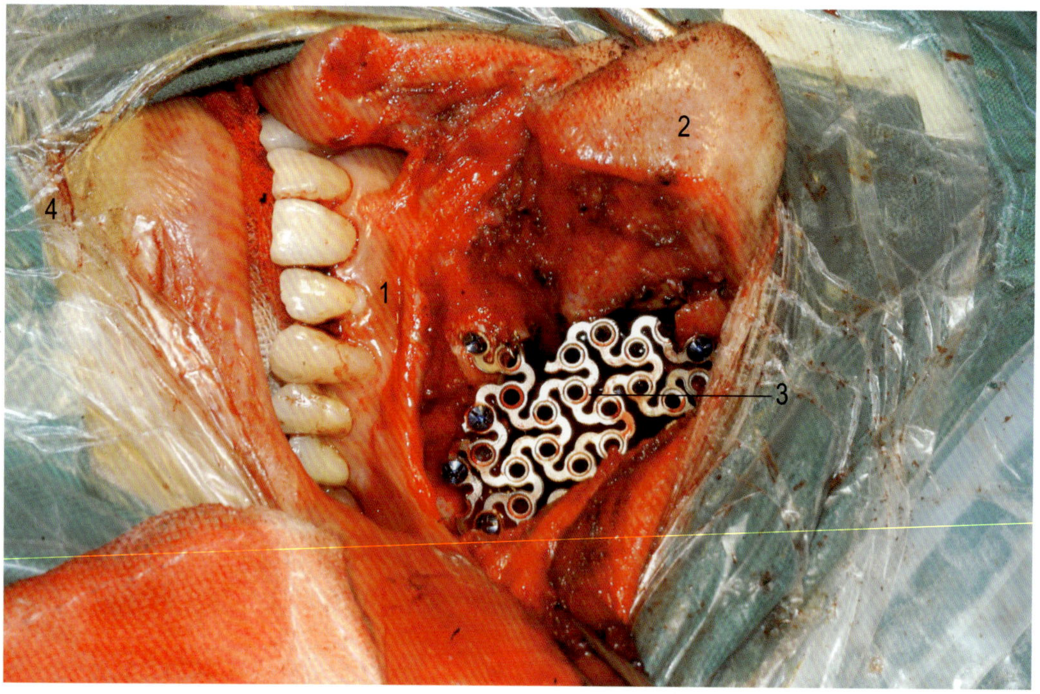

图 8-4-6　上颌窦内肿瘤切除后，用钛板重建上颌骨。1 上齿龈；2 鼻；3 钛网板；4 下唇

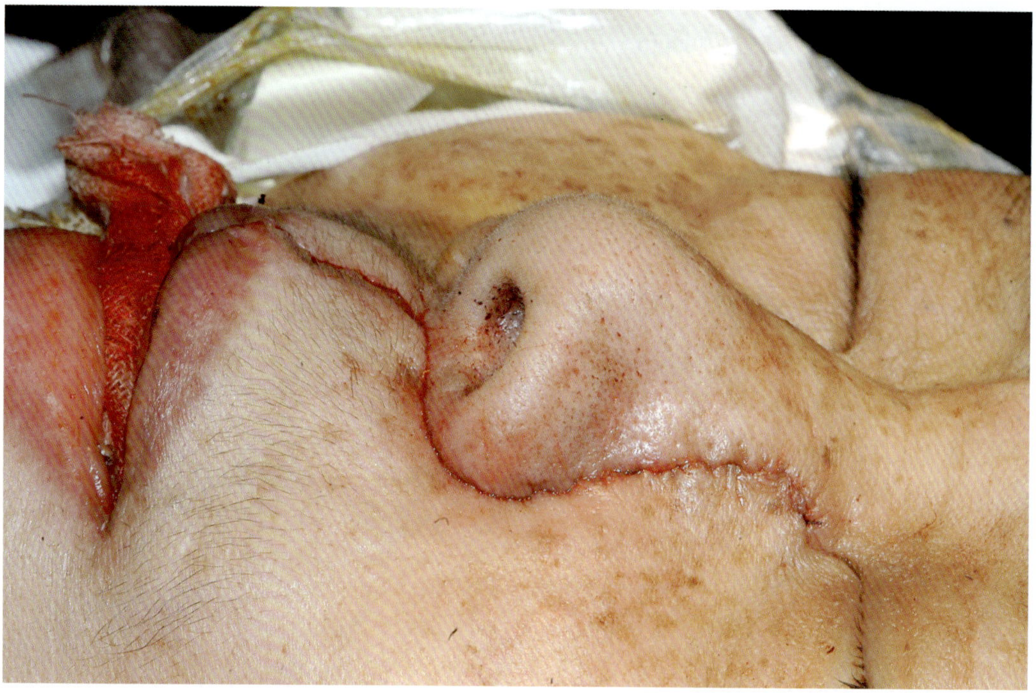

图 8-4-7　皮瓣复位，皮内缝合切口

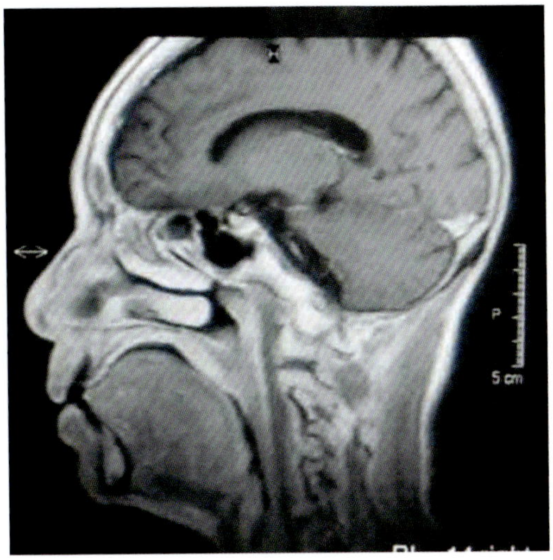

图 8-4-8　术后 MR 增强影像矢状位 T_1 加权像

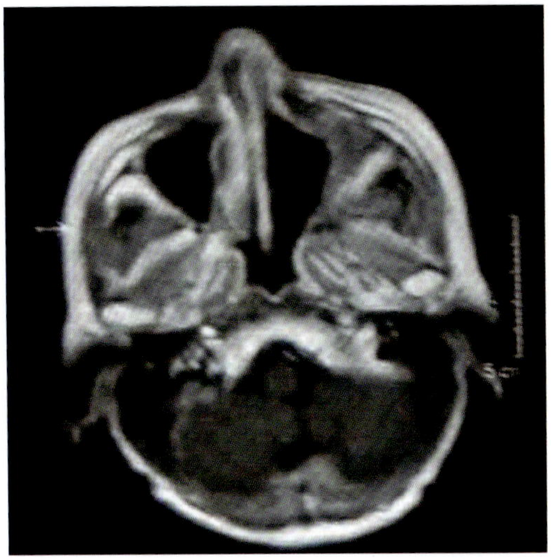

图 8-4-9　术后 MR 增强影像轴位 T_1 加权像

图 8-4-8、图 8-4-9 术后 1 年复查 MRI，可见鼻腔和上颌窦内肿瘤完全切除，鼻中隔居中。

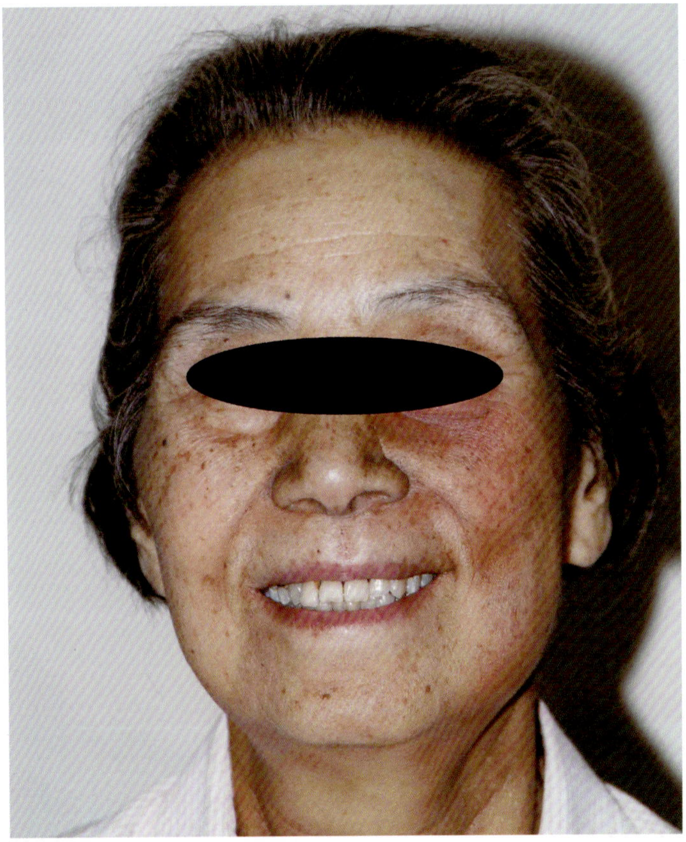

图 8-4-10　患者术后 1 年，面部外观

手术点评（Surgical comments）

经上颌窦前壁切开，切除上颌窦和鼻腔内肿瘤，为上颌窦手术常用的入路。上颌窦是最大的鼻旁窦，呈锥体形，基底为鼻腔的外侧壁，尖延伸至上颌骨的颧突，其窦顶为眶顶。由于窦壁菲薄，窦内肿瘤向上突入眶底使眼球移位，向内侧可进入鼻腔，向外侧进入腮腺，向内侧扩展到颞下窝，向下进入口腔。上颌窦的血供有面动脉、眶下动脉和翼腭动脉，三叉神经上颌支经圆孔与腭大动脉 (greater palatine artery) 伴行，走行在窦顶经眶下神经孔，移行为眶下神经。窦顶的三叉神经上颌支和腭大动脉是上颌窦手术的重要解剖标志，其后外上方为蝶腭动脉丛（sphenopalatine arteries），后内上方为海绵窦，利用此标志可防止术中对海绵窦内结构的损伤，同时也要避免蝶腭动脉丛的出血。也有以此标志行经上颌窦到海绵窦前内侧的手术入路。上颌骨的前面、额突、颧突和牙突是保持面容特征的重要结构，并附有支配面部表情的重要肌群，如提上唇鼻翼肌、提上唇肌、鼻肌和提口角肌。

由于面颅位于颅底的下方，因此手术治疗颅底病变可选择经面部入路。面部骨质是由胚胎时期鼻额骨、上颌骨和下颌骨的突起发育融合而成，融合部位通常在中线或中线旁。面部的供血主要来自颈外动脉系统，其血流方向从外侧流向中线。因此，在面部切开，利用面颅的口鼻腔、鼻咽、副鼻窦等解剖间腔进行颅底和副鼻窦的手术，可达到良好的组织愈合，面容和功能也可得到满意的恢复。手术的不利因素有：手术伤口易受到口、咽和副鼻窦的污染，造成切口的愈合障碍；切口可造成面部瘢痕；患者会有“面容损毁”的心理负担；有时术中和术后需要气管切开或保留气管插管。

MAOC 9

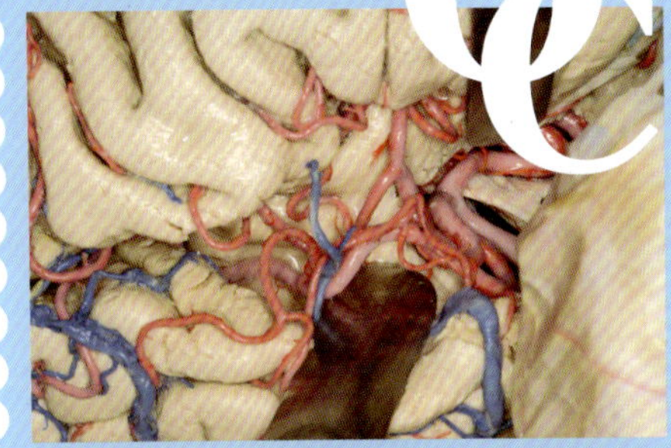

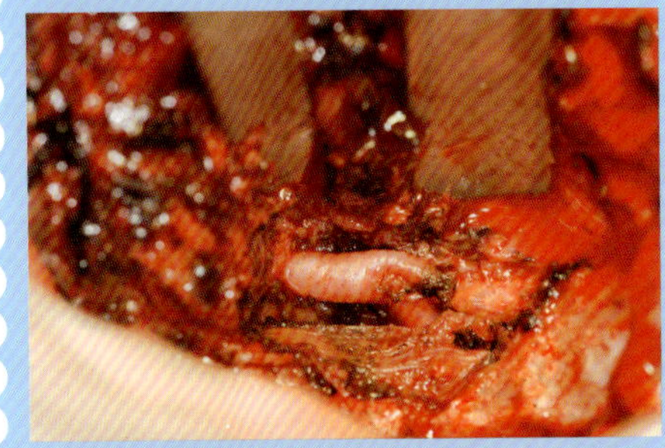

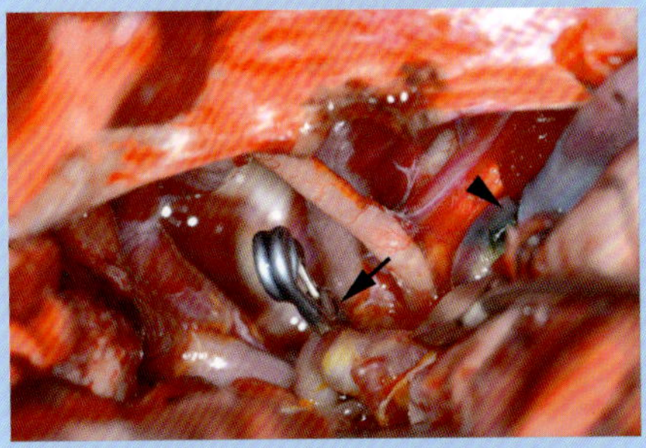

颌内动脉解剖及其血管搭桥治疗脑血管病

Internal maxillary anatomy and its bypass for cerebral disorders

第一节　颌内动脉解剖

Internal maxillary anatomy

颌内动脉（Internal maxillary artery）也称上颌动脉（Supramaxillary artery），是颈外动脉最大的终支，起于下颌后方，先埋于腮腺内，后行于下颌颈内侧，经翼外肌下头的浅面（或深面），达到翼腭窝。颌内动脉起始处外径为（3.00±0.60）mm，距下颌角（35.30±4.70）mm处，自颈外动脉发出，向前向上向内基本横行于面部。一般行于翼外肌两头之间，上颌动脉可分为下颌部、翼肌部和翼腭部三段。下颌部是横行的一段血管，行于下颌颈与蝶颌韧带之间，并平行于耳颞神经稍下方向前行，跨过下牙槽沿翼外肌下缘走行。起始端走行于下颌髁突内面，直线型或呈S型弯曲，颌内动脉近侧段上壁或内侧壁发出脑膜中动脉，外径（1.24±0.70）mm，穿棘孔入颅。下壁发出下牙槽动脉伴行下牙槽神经于下颌管内，外径（1.08±0.30）mm。翼肌部在颞肌和翼外肌下头的浅面斜向前上行，也可在翼外肌下头的深面，位于翼外肌和下颌神经分支之间，同时，血管可伸出翼外肌两头之间形成一个外侧襻。翼腭部通过翼外肌两头间后，经过翼上颌裂进入翼腭窝，在窝内血管位于翼腭神经节的前方。去除下颌支前缘大部分骨质后，显现颌内动脉翼肌段，可见该段颌内动脉与翼外肌关系密切，大多数标本颌内动脉位于翼外肌浅面，少数位于翼外肌深面，与舌神经和颊神经关系密切，分支颊动脉起始部外径（0.80±0.20）mm和颞深后动脉起始部外径为（1.08±0.60）mm，分别供应颊肌、颊黏膜和颞肌，总干于颞下窝走行，与颅底距离较近，外科显露颌内动脉需要离断颧弓，做扩大额颞开颅，显露翼颚窝，需要详细了解颌内动脉的走行、分支及其相邻结构的关系。在颞肌深面与翼外肌浅层之间，有脂肪层和包绕血管的静脉丛，找到颌内动脉分支。沿翼肌部以发出颞深动脉为较恒定的解剖标志，笔者选择该部为供给血管搭桥部位，从而避开下颌部走行的咬肌神经和颊神经，防止术后咬肌无力和颊肌麻痹。终支穿翼上颌裂进翼腭窝，为颌内动脉翼腭段，发出的颞深前动脉外径（0.70±0.20）mm，上牙槽后动脉外径（1.58±0.20）mm，于翼上颌裂处分出，沿上颌骨体的后面下降。眶下动脉外径（1.34±0.30）mm经眶下裂伴眶下神经入眶。颌内动脉向内走行终分两支：腭降动脉、蝶腭动脉。蝶腭动脉经蝶腭孔入鼻腔。腭降动脉入翼腭管，向前、下、内下降后，出腭大孔。上颌动脉分支分布于下颌、上颌、牙、咀嚼肌腭、鼻和脑膜。

参见解剖图9-1-1～图9-1-6。

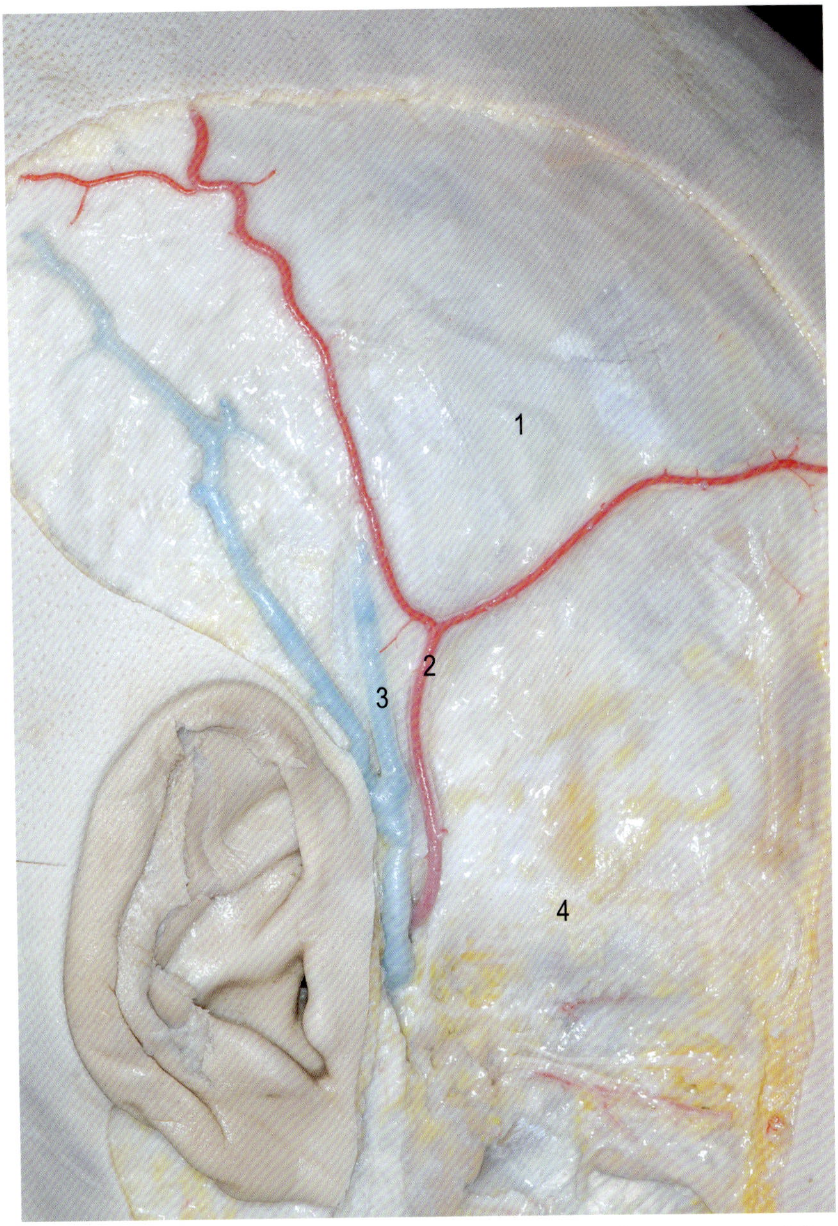

图 9-1-1 颞顶部头皮部分去除，显露颞浅筋膜和帽状膜（Exposure of the superficial temporal fascia and galea aponeurotica following dissection of scalp）

1. 颞浅筋膜	Superficial temporal fascia
2. 颞浅动脉	Superficial temporal artery
3. 颞浅静脉	Superficial temporal vein
4. 颧弓	Zygomatic arch

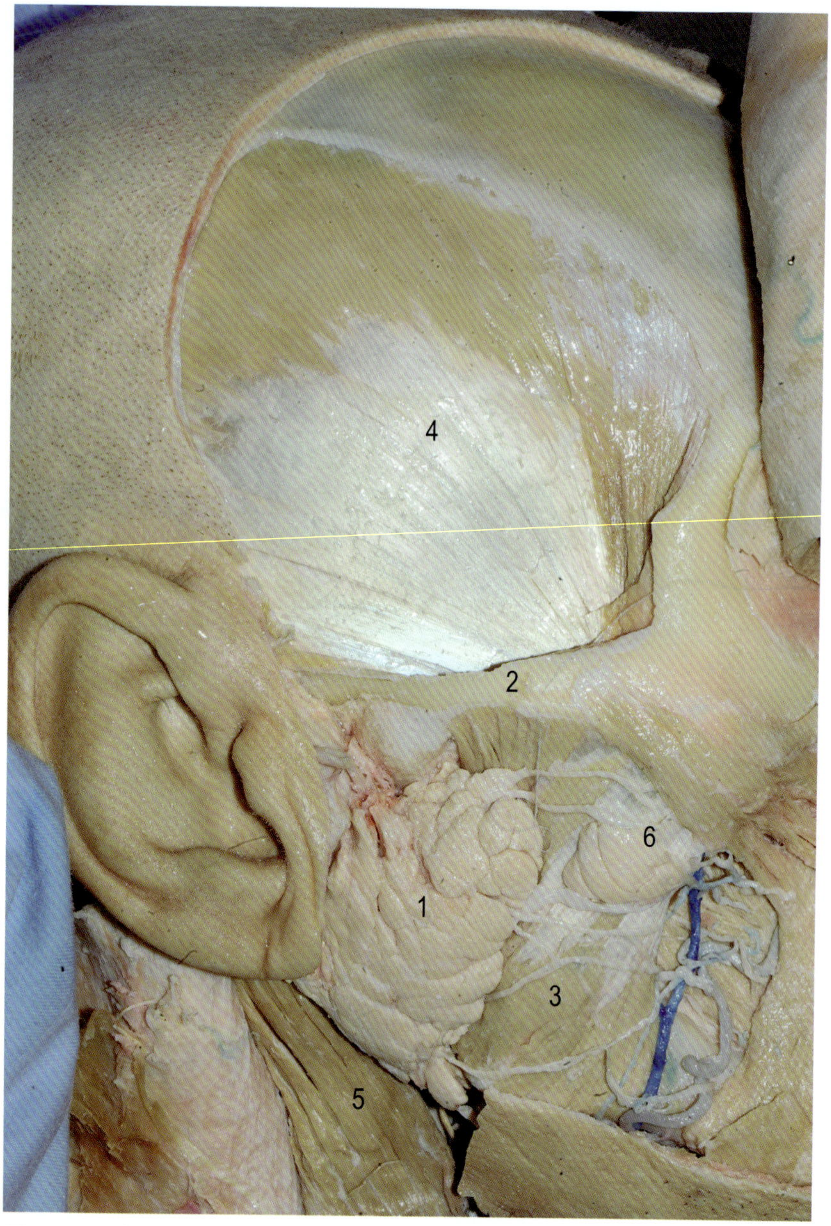

图 9-1-2　右侧颅面部皮肤去除，显露的组织结构（Lateral view of the structures superficial to middle cranial base and face through temporal and facial scalp flap have been reflected）

1. 腮腺	Parotid gland
2. 颧弓	Zygomatic arch
3. 咬肌	Masseter muscle
4. 颞肌	Temporal muscle
5. 胸锁乳突肌	Sternocleidomastoid muscle
6. 副腮腺	Accessory parotid gland

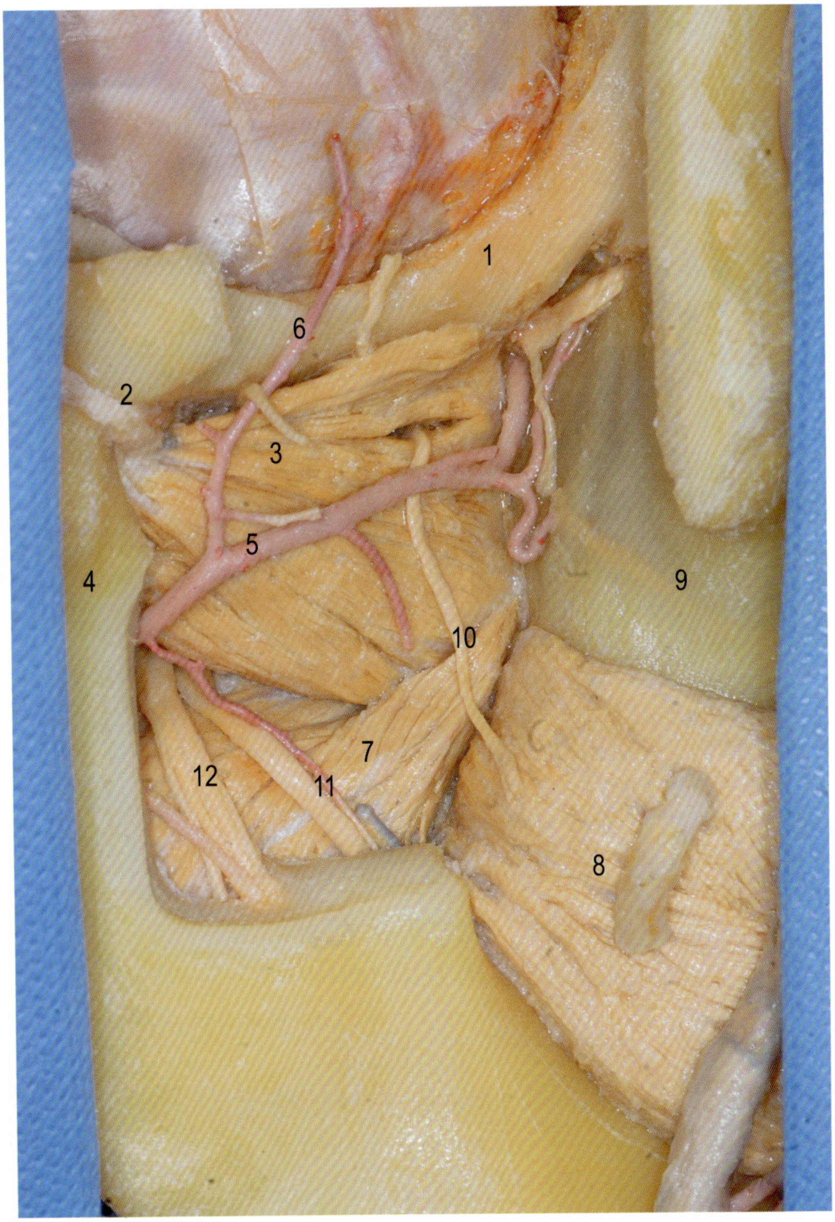

图 9-1-3　下颌骨部分下颌支去除，显露翼腭窝（Exposure of the pterygoid-palantine fossa following removal of portion of the ramus of mandible）

1. 颞底	Temporal skull	6. 颞深动脉	Deep temporal artery
2. 下颌关节囊	Temporomandiblar joint capsule	7. 翼内肌	Medial pterygoid muscle
3. 翼外肌上头	Superior part of lateral pterygoid muscle	8. 颊肌	Buccinator muscle
4. 下颌颈	Neck of mandible	9. 上颌骨	Maxilla
5. 颌内动脉	Maxillary artery	10. 颊神经	Buccal nerve
		11. 舌神经	Lingual nerve
		12. 下牙槽神经	Inferior alveolar nerve

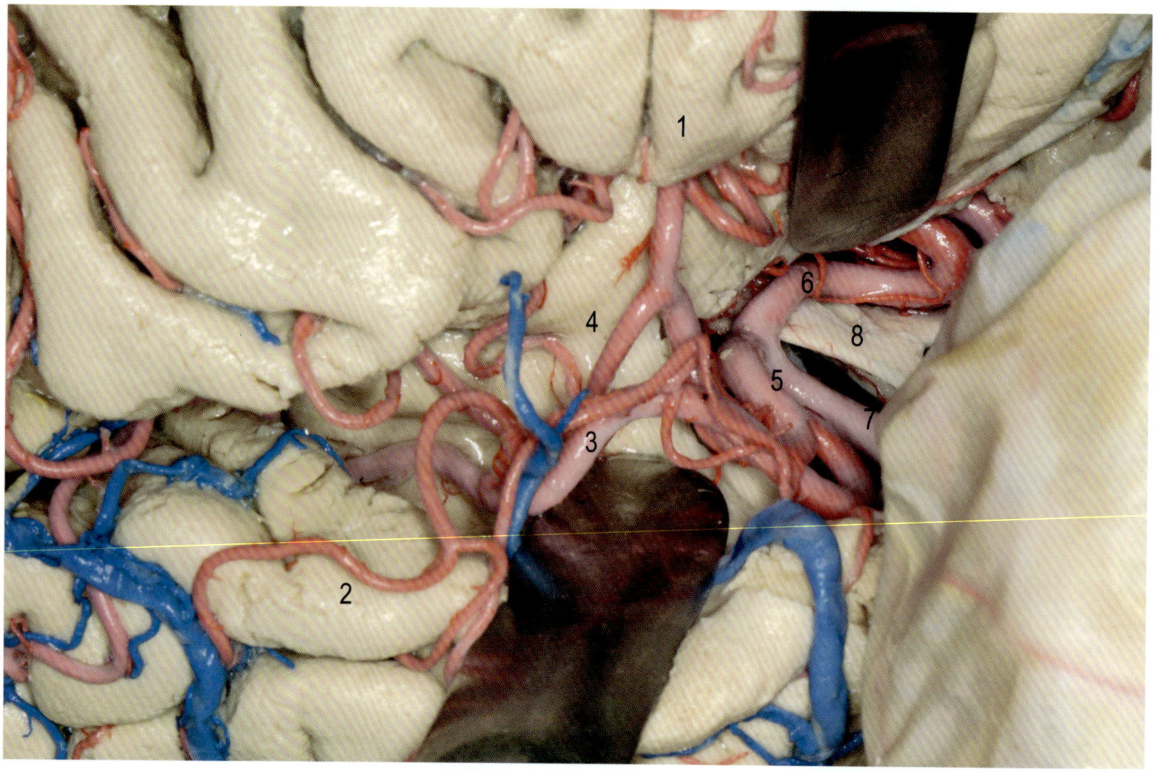

图 9-1-4　右额颞开颅，分开外侧裂，显露鞍上区（Exposure of suprasellar region by retracting the sylvian fissure following right frontotemporal craniotomy）

1. 额盖	Frontal operculum
2. 颞盖	Temporal operculum
3. 颞枕支	Temporooccipital branches of the middle cerebral artery
4. 岛阈	Limen insula
5. 大脑中动脉	Middle cerebral artery
6. 大脑前动脉	Anterior cerebral artery
7. 颈内动脉	Internal carotid artery
8. 视神经	Optic nerve

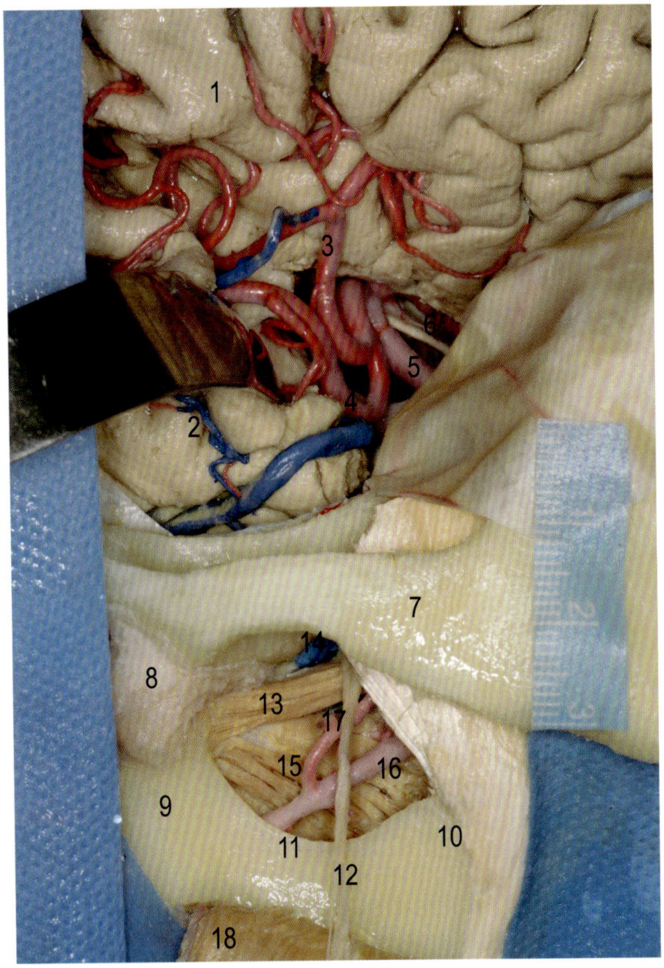

图 9-1-5　右额颞开颅扩大颞下窝，分开外侧裂，显露鞍上区和翼腭窝（Exposure of suprasellar region and pterygoidpalantine fossa follorwing extended fronto-temporal craniotomy with trams-sylviain approach）

1. 额顶盖	Frontoparietal opercularis
2. 颞上回	Superior temporal gyrus
3. 大脑中动脉额顶支	Frontoparietal branches of the middle cerebral artery
4. 大脑中动脉颞枕支	Temporooccipital branches of the middle cerebral artery
5. 颈内动脉	Internal carotid artery
6. 视神经	Optic nerve
7. 颧弓	Zygomatic arch
8. 颞下颌关节囊	Temporomandiblar joint capsule
9. 下颌颈	Neck of mandible
10. 喙突	Coronoid process
11. 下颌骨切迹	Mandibular notch
12. 颊神经	Masseteric nerve
13. 翼外肌上头	Superior part of lateral pterygoid muscle
14. 翼腭静脉丛	Pterygopalatine plexus
15. 翼外肌下头	Lateral pterygoid inferior head
16. 上颌动脉翼腭段	Pterygoid patatine segment of the maxillary artery
17. 颞深动脉	Deep temporal artery
18. 颊肌	Masseteric muscle

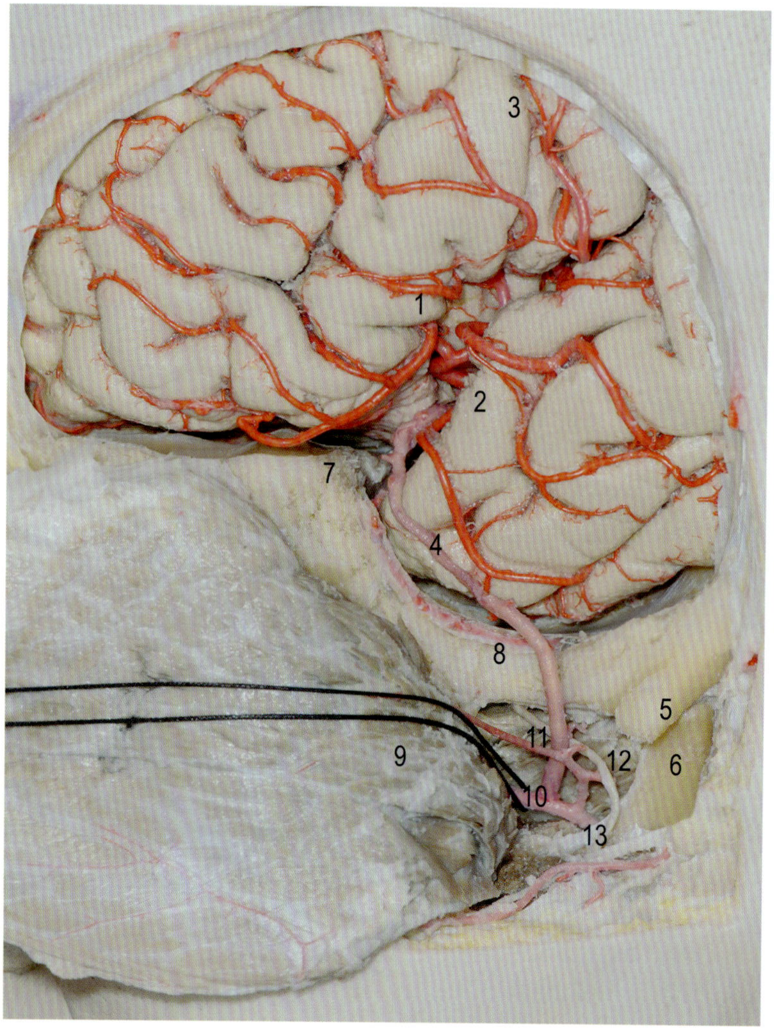

图 9-1-6 右额颞开颅扩大颞下窝，分开外侧裂，尝试用桡动脉移植颌内动脉翼肌段与大脑中动脉分支搭桥（Experimental bypass of the pterygoid segment of the maxillary artery to main branch of the middle cerebral artery with the radial artery graft through exposure of the retracted sylvian fissure and the subtemporal fossa）

1. 额下回	Inferior frontal gyrus		6. 下颌颈	Neck of mandible
2. 颞上回	Superior temporal gyrus		7. 蝶骨嵴	Sphenoid ridge
3. 中央前回	Precentral gyrus		8. 颞骨底	The base of the temporal bone
4. 用桡动脉移植，颌内动脉与大脑中动脉搭桥	Bypass of maxillary artery to M2 segment of the middle cerebral artery with radial artery graft		9. 颞肌	Temporal muscle
			10. 颌内动脉翼腭段	Pterygoid segment of maxillary artery
			11. 颞深动脉	Deep temporal artery
			12. 颊神经	Masseteric nerve
			13. 下颌骨切迹	Mandible notch
5. 颧弓根	Zygomatic root			

第二节 桡动脉移植颌内动脉–大脑中动脉搭桥术治疗脑缺血

Internal maxillary artery bypass to the middle cerebral artery with radial artery graft for middle cerebral artery occlusion

病例简介

患者男性，36 岁。主因右侧面部麻木 3 年，2 个月前突发右侧肢体活动无力，伴有语言不流利。经核磁 DWI 加权成像检查发现左侧基底节区梗死灶（图 9-2-1）。经保守治疗 2 个月后右侧上下肢肌力无明显好转。查体：神志清楚，混合性失语。右侧中枢性偏瘫，右上肢近端肌力 3 级，远端 0 级；右下肢近端肌力 4 级，远端 0 级。右侧桡动脉搏动不能触及，双上肢血压相差 20mmHg。脑血管造影见：左侧大脑中动脉 M_2 段闭塞（图 9-2-2，图 9-2-3）。

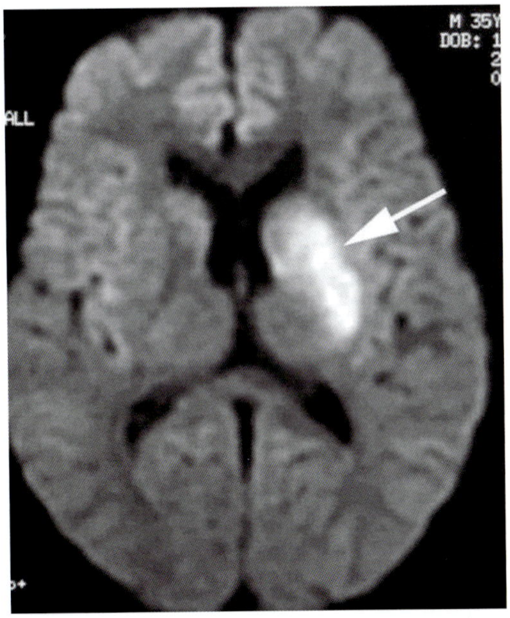

图 9-2-1 DWI T_2 加权像显示左基底节区缺血灶（箭头）

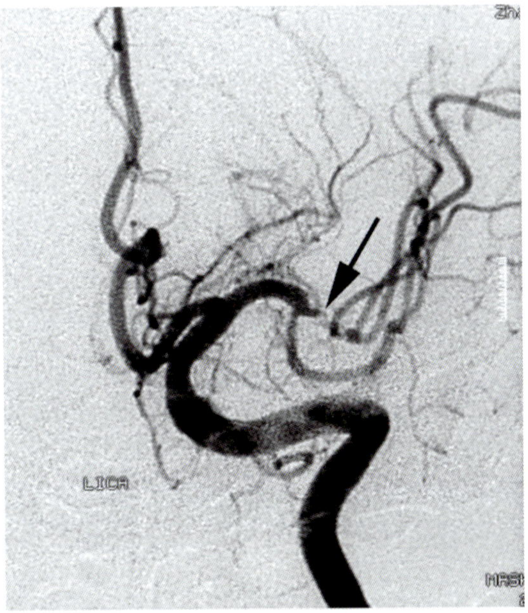

图 9-2-2 左侧颈动脉造影正位像显示：左侧大脑中动脉 M_2 起始段闭塞（箭头）

手术方法

于 2009 年 11 月在全麻下行左侧额颞扩大开颅（断颧弓），行桡动脉移植颌内动脉–大脑中动脉搭桥术（图 9-2-4）。术中见左侧大脑中动脉 M_1 段苍白，硬化明显无搏动；分出额支、顶支和颞枕 3 支，构成 M_2 段。M_2 段血管张力低，管壁塌陷，无充盈及搏动（图 9-2-6）。取 7cm 右侧桡动脉作移植血管。在颞肌起始部深面，下颌颈内侧，翼外肌下头的浅面，探查翼颚窝，找到颌内动脉（图 9-2-5）。在颞深动脉或眶下动脉分支前结扎，离段并分离阻断颌内动脉主干，其管径约 2mm。用 9-0 尼龙线先行颌内动脉–桡动脉端–端吻合，再行桡动脉与中动脉 M_2 起始部的颞枕支做端–侧吻合。开放临时阻断夹后见大脑中动脉 M_1 远端和 M_2 分支血管充盈，血管张力增加，搏动有力（图 9-2-7），检测血管吻合后血流通畅。

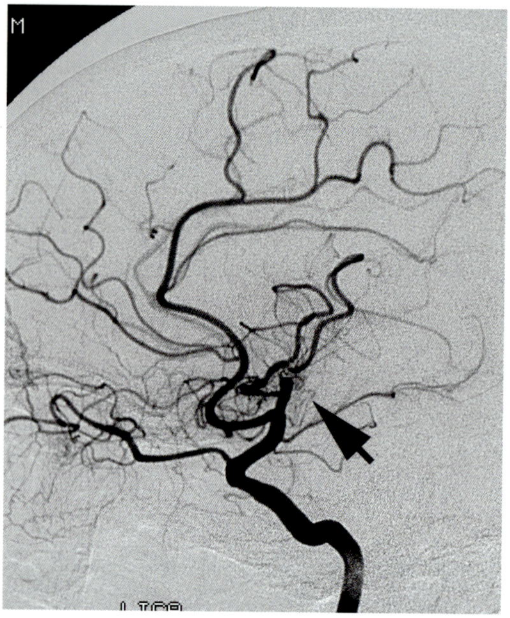

图 9-2-3　左侧颈动脉造影侧位像显示：左侧大脑中动脉起始段不显影（箭头）

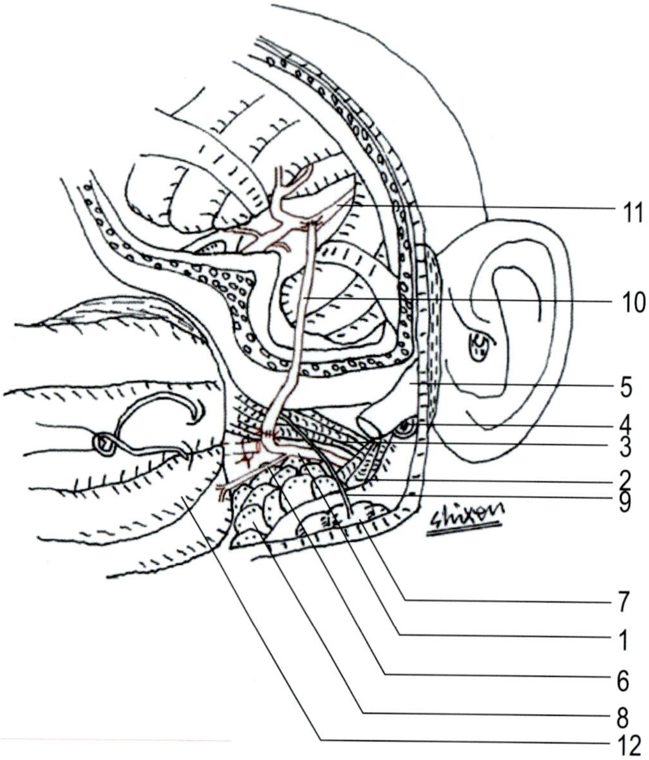

图 9-2-4　额颞开颅，颧弓离断，颞肌外翻，显露翼腭窝。1 颌内动脉；2 翼外肌下腹；3 翼外肌上腹；4 下颌髁；5 颧弓根；6 颞深动脉；7 咬肌；8 颞深脂肪；9 咬神经；10 移植桡动脉；11 大脑中动脉 M_2 段；12 颞肌

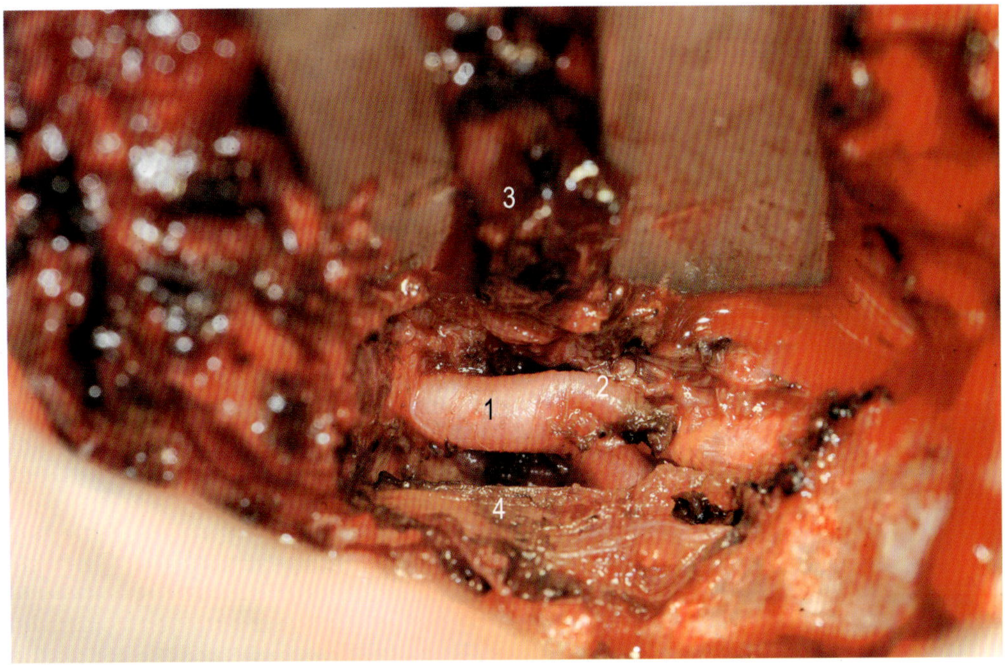

图 9-2-5　离断颧弓显露颞下窝，颞肌深面见颌内动脉。1 颌内动脉；2 颞深动脉；3 颞肌深面；4 翼外肌上头

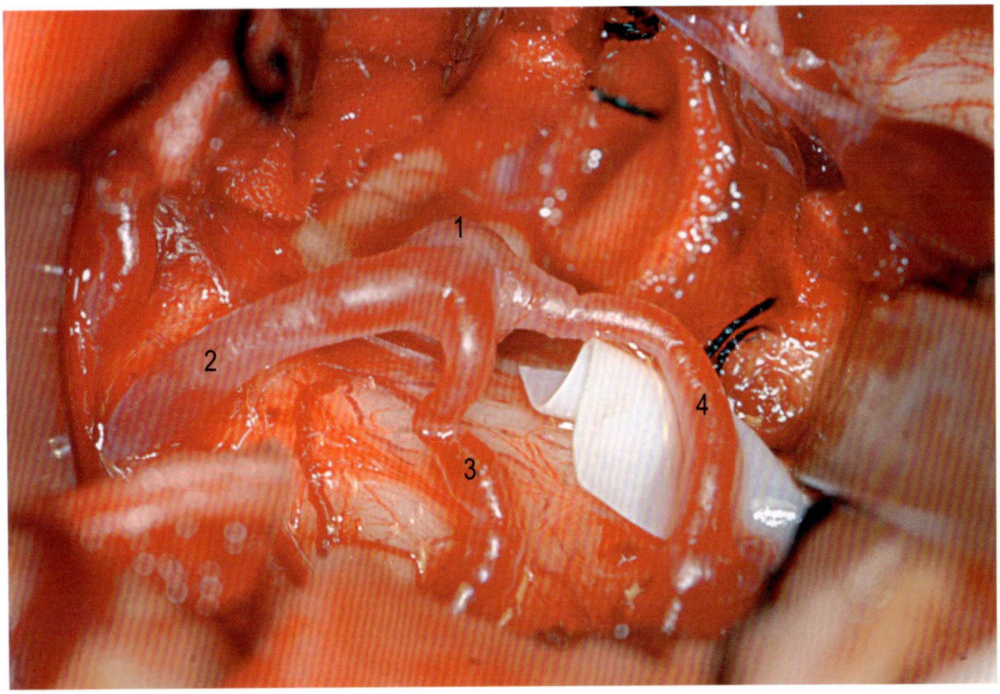

图 9-2-6　分开外侧裂后，可见大脑中动脉 M_1 段分出三支血管构成 M_2。M_2 段血管壁塌陷，张力低，尤以额支及顶支明显。1 M_1 段末端；2 M_2 顶支；3 M_2 额支；4 M_2 颞枕支

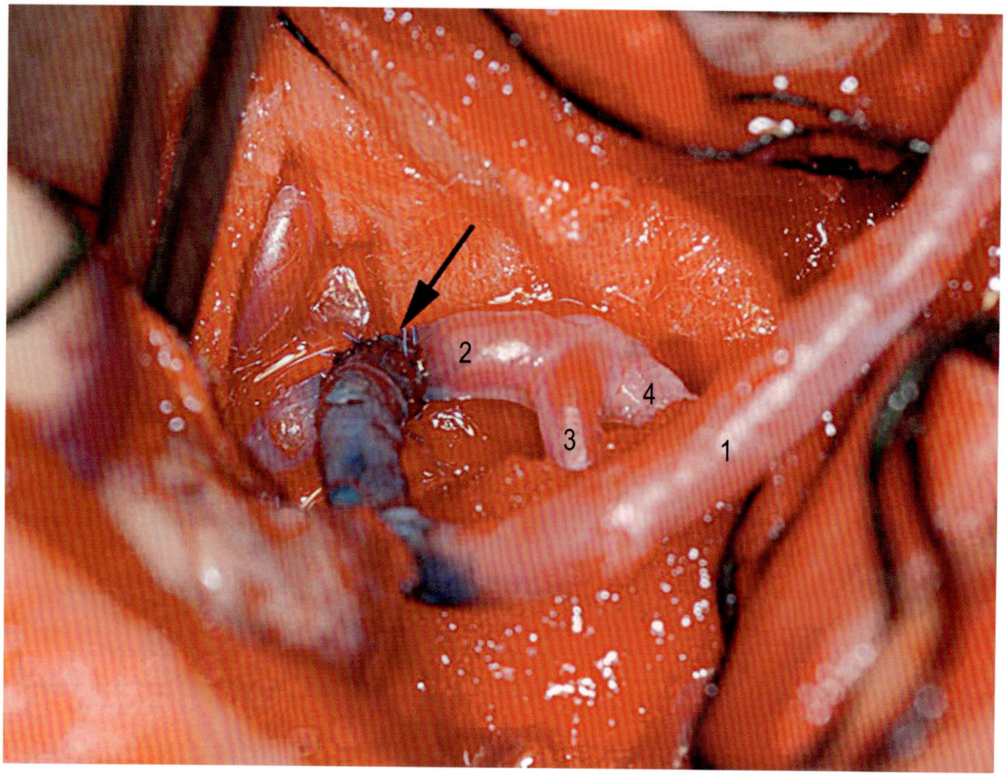

图 9-2-7　吻合完毕后见移植血管及三支 M_2 段血管充盈，箭头示端-侧吻合口。1 桡动脉；2 M_1 段；3 M_2 顶支；4 M_2 额支

术后过程

术后患者自觉瘫痪肢体有力，1 周语言功能开始恢复，2 周患者失语部分恢复，1 个月后左侧近段肢肌力近正常，远端肌力 2~3 肌。术后行左侧颈外动脉造影见，颌内动脉-大脑中动脉搭桥血管血流通畅，左侧中动脉 M_2 分支显影良好（图 9-2-8，图 9-2-9）。

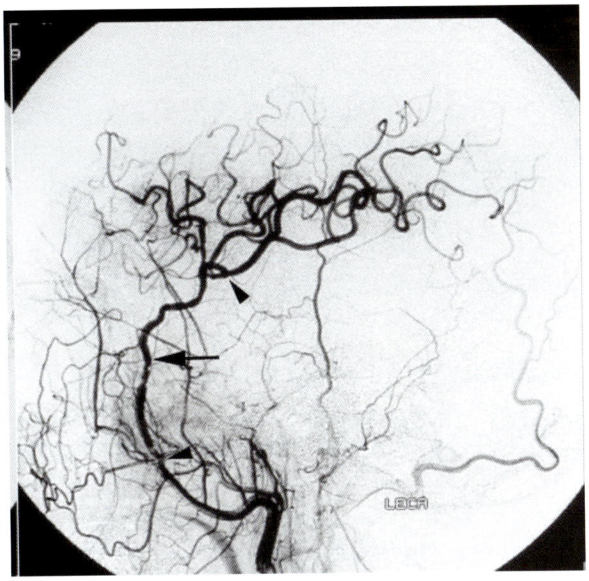

图 9-2-8　术后颈动脉造影侧位像显示大脑中动脉充盈

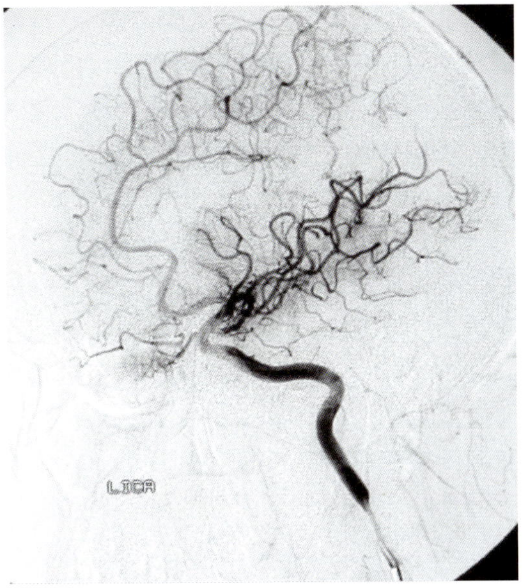

图 9-2-9　术后颈外动脉造影侧位像显示颌内动脉充盈大脑中动脉

手术点评（Surgical comments）

虽然临床开展颅内外血管搭桥术已有近 50 年的历史，但目前仍存在着一些问题：①利用颞浅动脉直接与颅内血管搭桥，由于血管管径细小，血流量低，一般情况下不能满足脑缺血的需要，长期开通率也不高；②利用大隐静脉移植，经过颈外动脉与颅内血管搭桥，虽然不受血管长度的限制，可获得脑血流的需要，但由于静脉血管壁缺乏肌层，难以承受动脉高血流的冲击，可产生静脉内膜损伤、增生，最终影响血流，并在动脉高压作用下，静脉血管扩张迂曲，影响血流的供给；③利用桡动脉移植，经过颈外动脉与颅内血管搭桥，虽然动脉移植搭桥可作为理想的材料，但由于颈外动脉距离颅内距离较长（一般需要 18~20cm），桡动脉的取材长度受限，加之移植动脉越长，血管痉挛发生率越高，移植动脉比例缩短的长度越大，不但影响搭桥血流，还会造成移植搭桥材料过短的困难，影响移植搭桥。因此，探索一种距离较近、血流量较高的供血动脉与颅内动脉搭桥方法治疗脑血管病，是目前脑血管外科十分关注的问题。根据笔者对颌内动脉的外科解剖研究和选择性颈外动脉血管造影发现，颌内动脉（MA）是能够提高较高流量血流、距离颅内较近的一支恒定的血管，符合作为颅内外搭桥的供血动脉要求。取材较短的桡动脉移植（4.5~7cm），能够满足绝大部分缺血性脑血管病和复杂性动脉瘤及其颅底肿瘤血管搭桥的治疗。这一研究目前国内、外尚无临床报道，仅有少数学者的解剖学研究。

早在 1967 年，Yaşargil 首先开展颞浅动脉–大脑中动脉搭桥术（STA-MCA）治疗缺血性脑血管病，以后出现多种颅内外血管搭桥术（EC/IC 搭桥术）术式，包括颞浅动脉–大脑中动脉移植血管搭桥术、颈外动脉–大脑中动脉移植血管搭桥术、枕动脉–小脑后下动脉搭桥术、颞浅动脉–小脑上动脉搭桥术等。然而，在 20 世纪 80 年代中期，EC/IC 国际协作研究表明“颅内外血管搭桥术不能有效地预防颈动脉及大脑中动脉粥样硬化病人的脑缺血”，其问题是颞浅动脉或枕动脉至颅内动脉搭桥的供给血管血流量低（15mL/min），不能满足脑缺血的需要；另因血管径细，长期通畅率亦不能保证。为此，这种低流量的血管搭桥治疗脑缺血方法被多数医生放弃。90 年代中期，Spetzler、Sundt. 和 Sekhar 等首先报告用大隐静脉移植与颅内颈内动脉或大脑中动脉主干进行高流量 (70~150mL/min) 搭桥治疗颅内复杂大动脉瘤或颅底绕大动脉肿瘤，取得较好的效果。此后，人们再次试图用中等流量（40~70mL/min）或高流量血管搭桥治疗缺血性脑血管病。

颌内动脉直径 1.7~2.6mm，作为供给血管具有血流量大的特点，与颈内动脉或大脑中动脉搭桥血流量平均（81.8±19.0）mL/min，与大脑后动脉搭桥血流量平均（69.6±16.3）mL/min。距离颅内接受血管，一般是在 5~7cm，具有短距离达到颅内接受血管的优点。从笔者观察来看，没有得到临床开展的原因可能是颌内动脉位置较深，需要离断颧弓，扩大额颞开颅，显露翼颚窝，详细了解颌内动脉的走行、分支及其相邻结构的关系。颌内动脉起于下颌颈的内侧后方，行于下颌颈的内侧，经翼外肌下头的前面达翼腭窝，根据行程，颌内动脉可分为下颌部、翼肌部和翼腭部三段。翼肌部以发出颞深动脉为较恒定的解剖标志，笔者选择该部为供给血管搭桥部位，可以避开下颌部走行的咬肌神经和颊神经，防止术后咬肌无力和颊肌麻痹。目前笔者利用颌内动脉搭桥已有 130 余例患者，取得满意的效果。

第三节　桡动脉移植颌内动脉搭桥联合治疗颅咽管瘤和颈动脉梭形动脉瘤

Treatment of dilation internal carotid aneurysm and craniopharyngioma following internal maxillary artery bypass to middle cerebral artery with radial artery graft

病例简介

17 岁，女孩，右眼视物不清，伴头痛 1 个月。1 年前有右翼点开颅颅咽管瘤切除史。CT 扫描提示脚间窝有不规则钙化影（图 9-3-1），右侧鞍旁有一梭形影（图 9-3-2）。右颈内动脉造影见颈内动脉 C_1 段梭形动脉瘤（图 9-3-3，前后位影像；图 9-3-4，三维侧位影像）。

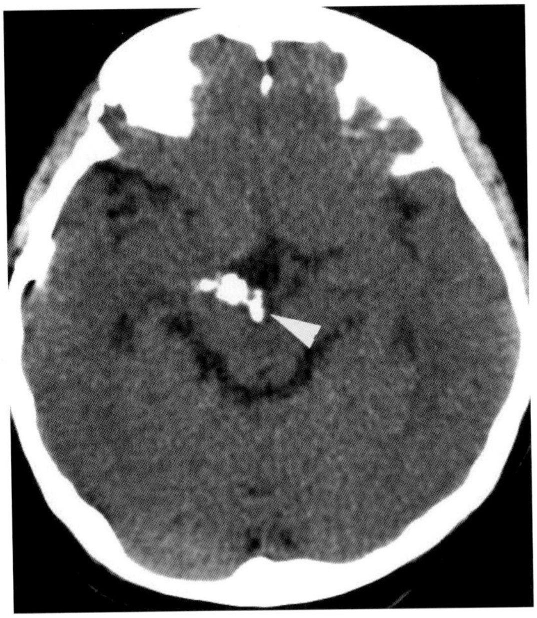
图 9-3-1　CT 平扫显示右侧脚间窝不规则钙化影

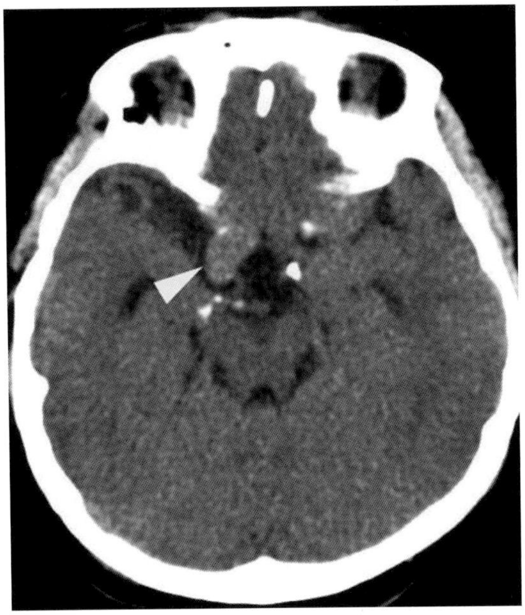
图 9-3-2　CT 平扫显示右侧鞍

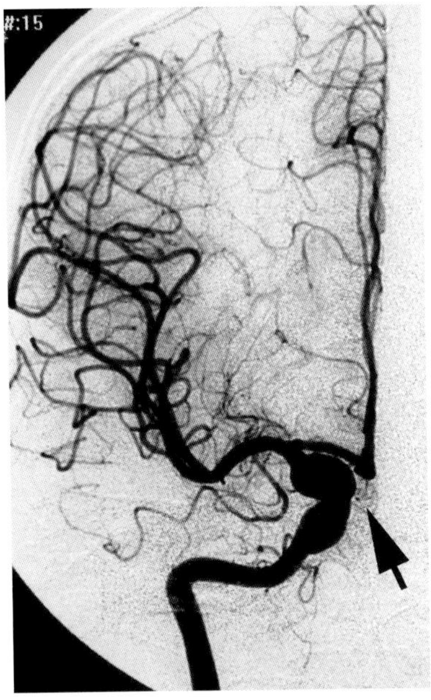

图 9-3-3　右侧颈内动脉造影正位显示颈内动脉 C_1 段梭形扩张

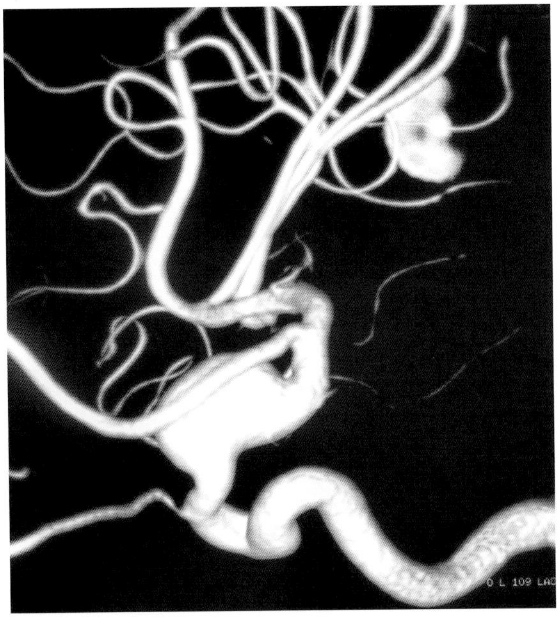

图 9-3-4　右侧颈内动脉造影侧位像显示颈内动脉 C_1 段梭形扩张

手术方法

患者于 2015 年 2 月在全麻下行右侧原切口额颞开颅，离断颧弓扩大到颞下窝（图 9-3-5），同时取左前臂桡动脉约 8cm 长待搭桥移植用。开颅后先分开外侧裂，显露大脑中动脉分叉部，

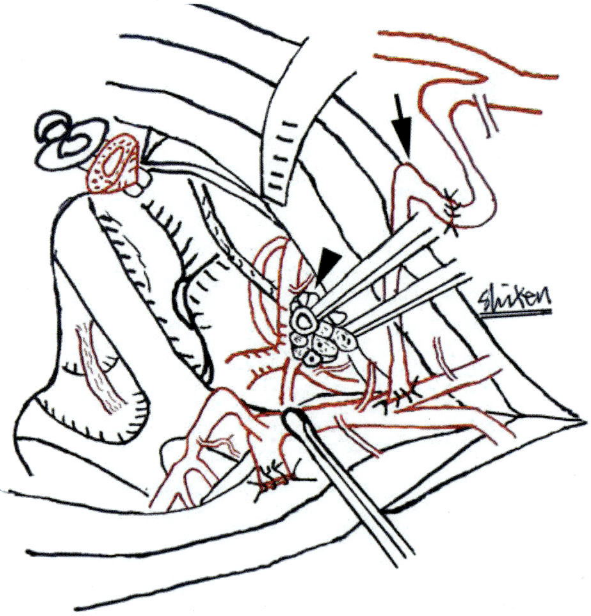

图 9-3-5　示意图显示，颈内动脉瘤切除后利用该间隙到脚间窝，切除附着在基底动脉上的钙化肿瘤。长箭头指向肿瘤，短箭头指向搭桥血管

游离颞枕支近端预备搭桥作接受血管，到鞍旁见颈内动脉扩张，压迫内侧视神经，向外挤压动眼神经。将颈内动脉梭形动脉瘤远近段充分显露待旷置后切除（图 9-3-6）。再次颞肌深面到颞下窝，在翼外肌的浅层脂肪垫内分离颌内动脉翼肌段，长约 2cm，结扎发出的颞深支，于颌内动脉远端用 5-0 双线结扎后离断。移植桡动脉与颌内动脉用 8-0 线做端-端吻合。检测血管通畅后，在做移植颌内动脉与大脑中动脉颞枕支近端用10-0 线端-侧吻合（图 9-3-7）。搭桥血管通畅后，测血流量。用两枚动脉瘤夹旷置梭形动脉瘤，将动脉瘤切除，显露切除经动脉瘤间隙（图 9-3-8）到脚间窝，见钙化肿瘤与基底动脉符合粘连，锐性分离后切除，手术区止血后，逐层缝合硬脑膜，骨瓣复位，缝合头皮。

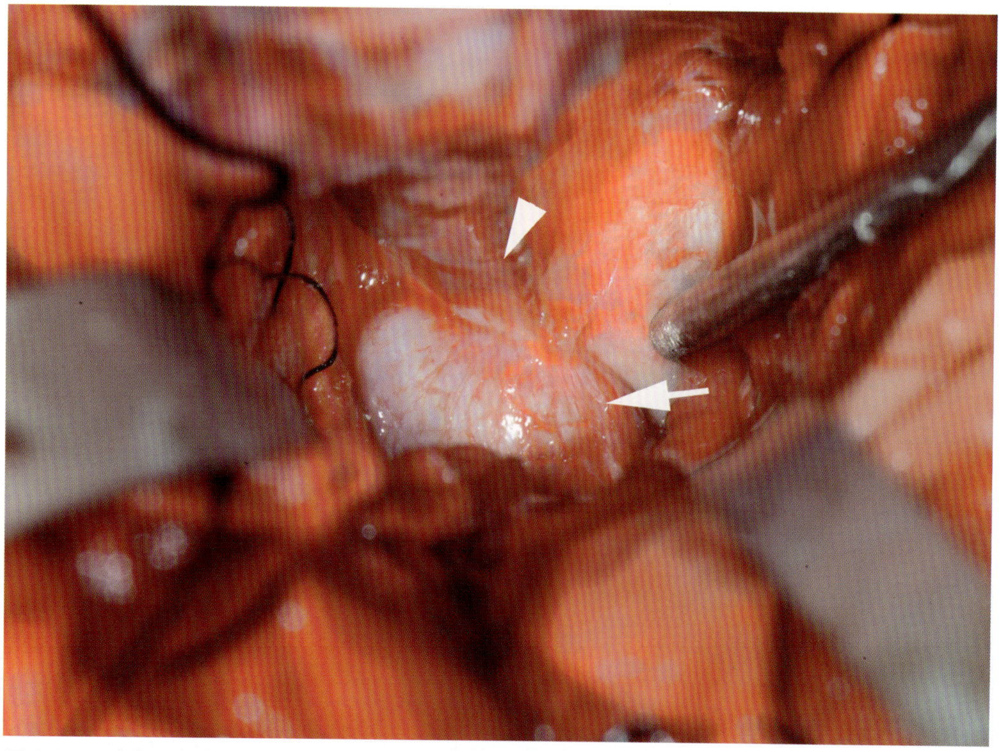

图 9-3-6　右额颞开颅，显露鞍旁见梭形动脉瘤，长箭头指向动脉瘤，短箭头指视神经

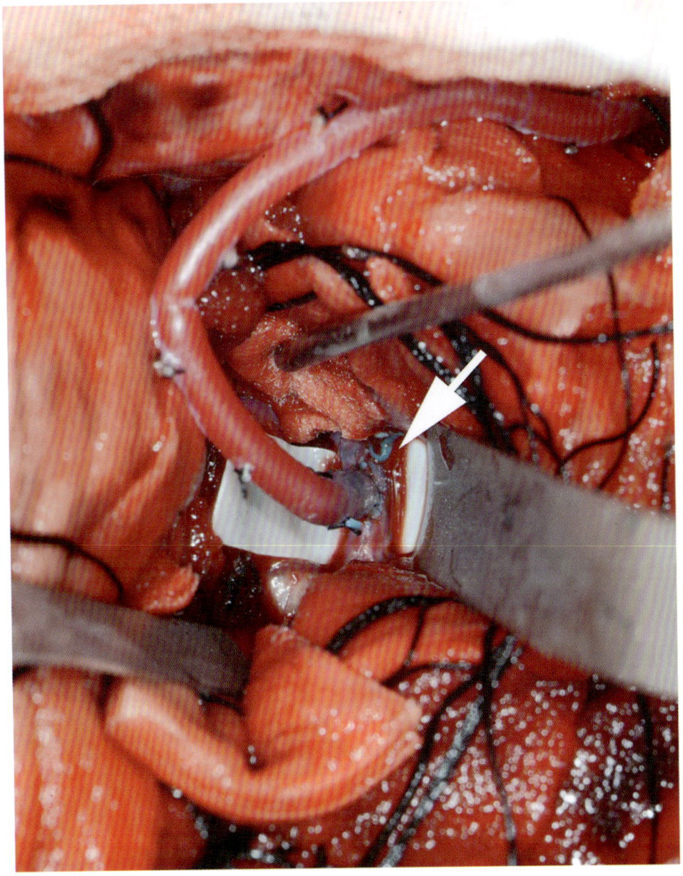

图 9-3-7　术中显示用桡动脉移植，颌内动脉与大脑中动脉 M_2 段端–侧吻合，箭头指吻口部位

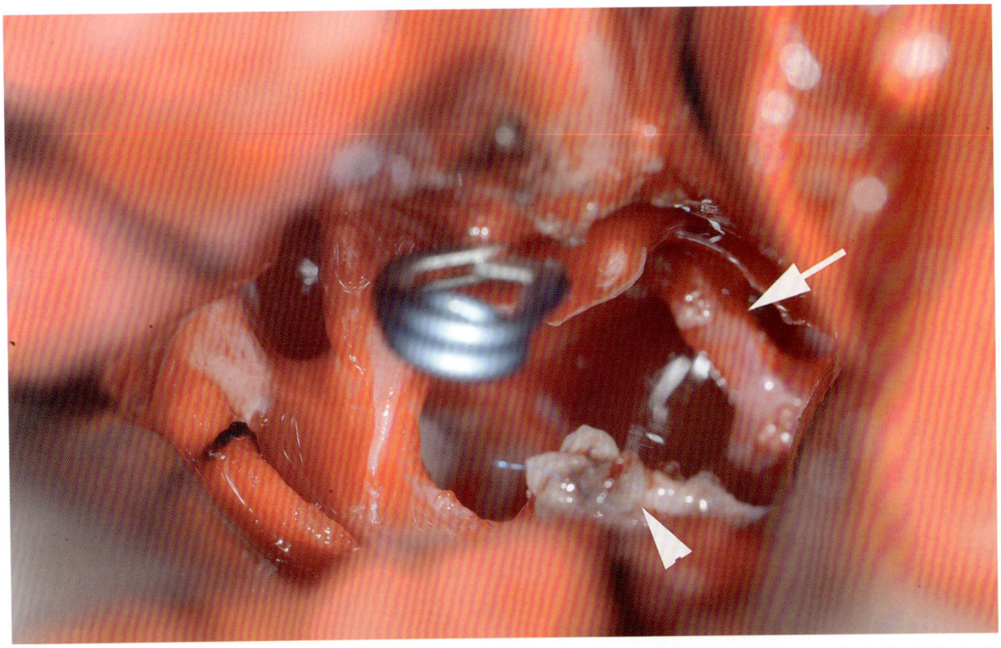

图 9-3-8　动脉瘤切除后，通过颈动脉间隙显露脚间窝，长箭头指基底动脉，短箭头指颈内动脉残端

术后过程

患者术后恢复平稳，没有新的神经功能缺失。CT 扫描显示，肿瘤全切除（图 9-3-9 和图 9-3-10），CT 血管影像显示搭桥血管通畅（图 9-3-11 ~ 图 9-3-12），手术后 10 天出院。

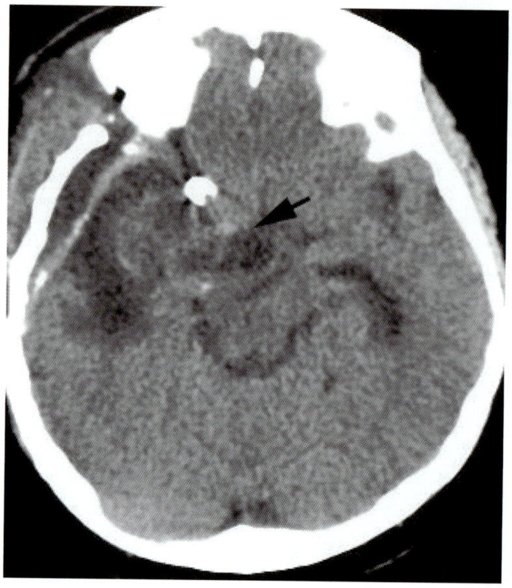

图 9-3-9　术后 CT 扫描，轴位像显示动脉瘤和肿瘤钙化消失，短箭头指切除动脉瘤远端

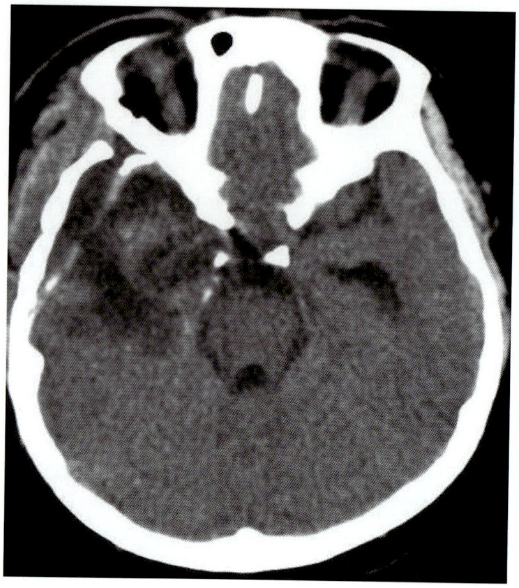

图 9-3-10　术后 CT 扫描，轴位像显示肿瘤钙化消失

手术点评（Surgical comments）

翼点入路切除颅咽管瘤是常用的手术入路，神经和颈内动脉间隙是该入路的常用间隙，另外有颈内动脉和动眼神经间隙和视交叉前间隙。对于脚间窝部位钙化和粘连血管上的肿瘤，由于间隙较小，位置较深，手术视野限制，多有困难。无论钙化与否，残留肿瘤均要复发生长。笔者认为肿瘤对放射治疗多不敏感，效果不能确定，手术完全切除肿瘤是最佳选择。本例患者术后一年出现手术侧颈动脉瘤，可能与手术切除肿瘤时过度牵拉颈内动脉有关，动脉瘤增大生长，压迫视神经产生视力下降。

由于肿瘤残留，动脉瘤压迫视神经，用血管内栓塞技术和单纯夹闭方法均有困难。笔者选用血管搭桥方法，将动脉瘤切除，同时利用切除动脉瘤后的较大间隙，得到脚间窝较大的手术视野，完全地切除肿瘤，这是未见报告的利用颈内动脉离断获得手术间隙切除脚间窝肿瘤的方法。最近笔者用离断颈内动脉，到达鞍上和斜坡，成功切除复发巨大脑膜瘤。该方法需要较好的血管吻合技术，颞下窝颌内动脉显露也较费时，手术时间长，患者一般情况好。该手术需要有好的医生团队。

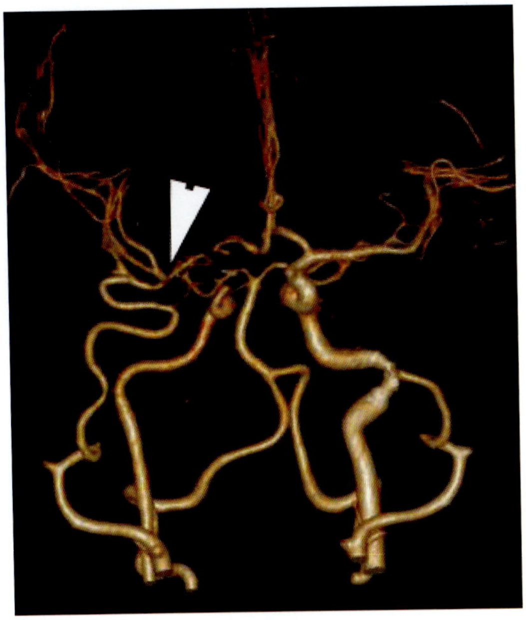

图 9-3-11　术后 CT 血管影正位像显示动脉瘤消失，颌内动脉搭桥血管通畅，短箭头指血管吻合部位

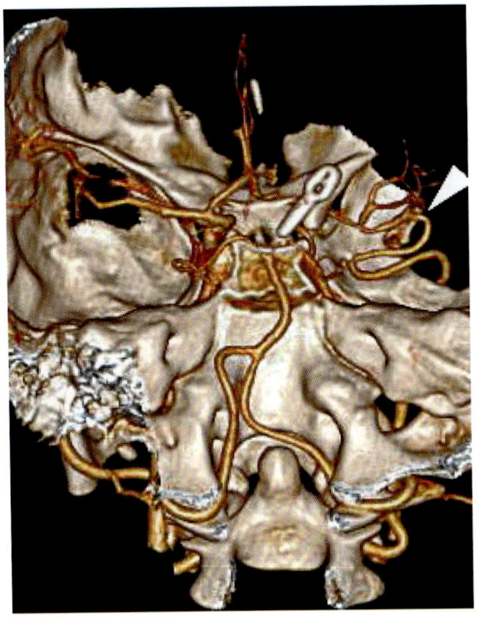

图 9-3-12　术后 CT 血管影正位三维像显示动脉瘤消失，颌内动脉搭桥血管通畅，短箭头指血管吻合部位

第四节　颌内动脉-大脑后动脉搭桥治疗复杂性基底动脉瘤

Internal maxillary artery bypass to posterior cerebral artery for complex basilar tip aneurysm

病例简介

男性，48 岁，突发蛛网膜下腔出血 5 天。体格检查：神志清楚，痛苦表情，颈强直，神经系统无示位体征。脑血管造影（DSA）：双侧颈内动脉闭塞，基底动脉顶端不规则动脉瘤，约 10mm 大小，瘤颈宽附有一个子瘤，约 3mm（图 9-4-1 ~ 图 9-4-3）。尝试介入栓塞治疗失败。行右侧颌内动脉-桡动脉-大脑后动脉搭桥、动脉瘤夹闭术，术后发现动脉瘤有残留，介入手术用弹簧圈栓塞残留动脉瘤。

手术方法

患者于 2014 年 11 月在全麻下行右侧额颞开颅，离断颧弓扩大到颞下窝，向后扩大到颞部。同时取左侧桡动脉约 9cm 长，移植搭桥备用。除去骨瓣剪开硬膜后，抬起颞叶，到环池，沿后交通动脉，分离大脑后动脉 P_2 段，预备搭桥接受血管（图 9-4-4）。先在颞下窝，颞肌深面脂肪层内分离颌内动脉，长约 2cm，双 1# 线结扎远心端，近心端临时阻断，离断后与移植桡动脉做端-端吻合，畅通后做远端桡动脉与大脑后动脉 P_2 段做端-侧吻合（图 9-4-5 和图 9-4-6）。吻合通畅后，沿 P_2 段向内到脚间窝，沿基底动脉主干向基底动脉顶端复合体分离，到动脉瘤颈底，用临时动脉瘤夹阻断基底动脉主干，即一步分离动脉瘤颈部与周围结构关系，特别要关注丘脑后穿通动脉和动眼神经及脚间窝的结构，最后把动脉瘤夹闭。手术区止血后，逐层关颅。

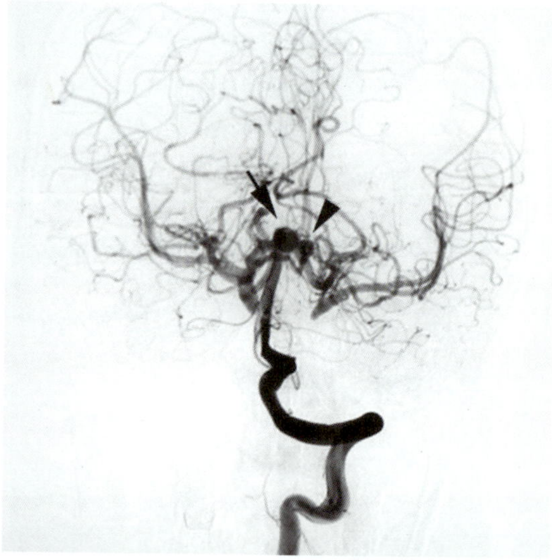

图 9-4-1　右侧椎动脉造影示基底动脉顶端动脉瘤，并附有子瘤。双侧颈内动脉由双侧后交通动脉供血

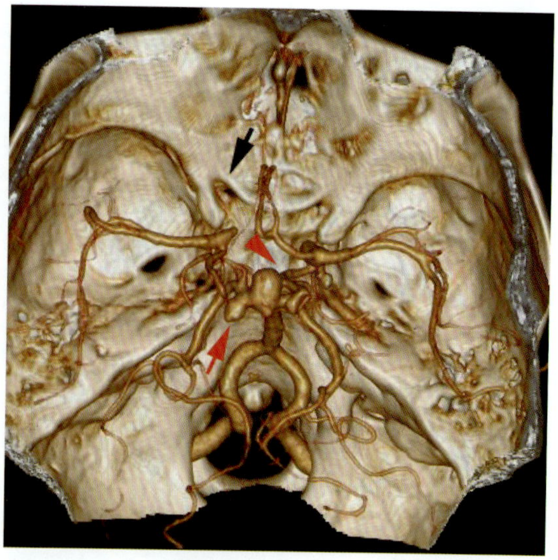

图 9-4-2　CT 血管造影三维影正位像示：双侧椎动脉粗大扩张，基底动脉顶端动脉瘤（红色短箭头示），并附有子瘤（红色长箭头示），双侧颈内动脉无显影（黑色长箭头示）

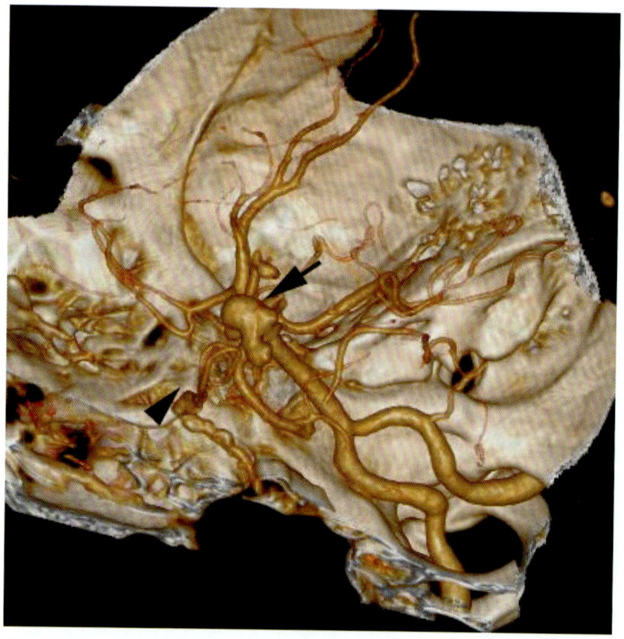

图 9-4-3　CT 血管造影三维影侧位像示：双侧椎动脉粗大扩张，基底动脉顶端动脉瘤（黑色长箭头示），并附有子瘤（黑色短箭头示），双侧颈内动脉无显影

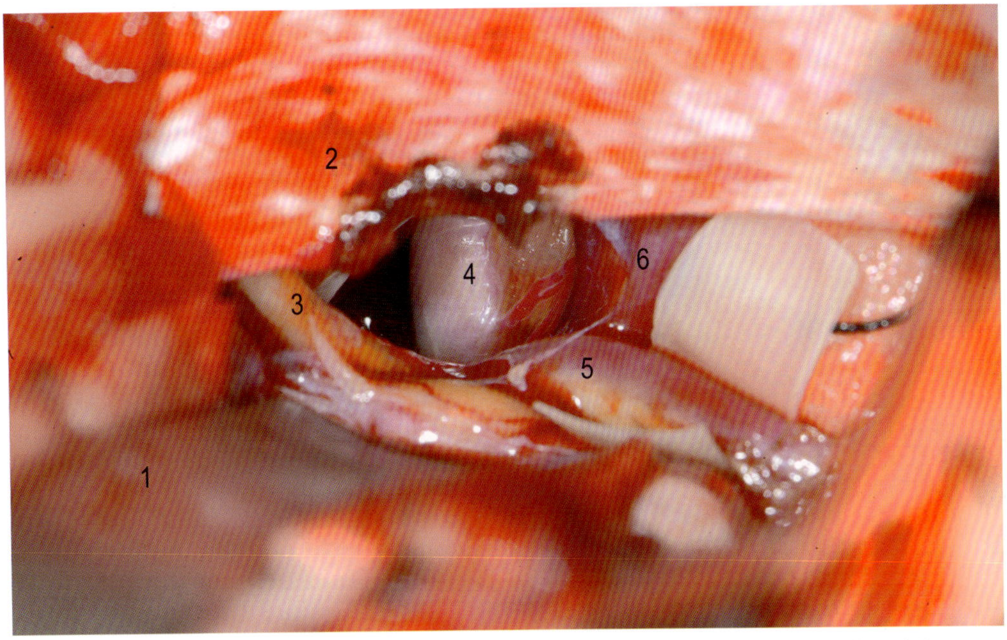

图 9-4-4 颞部开颅，抬起颞叶显露环池结构。1 颞底；2 幕缘；3 动眼神经；4 基底动脉上干；5 大脑后动脉；6 中脑

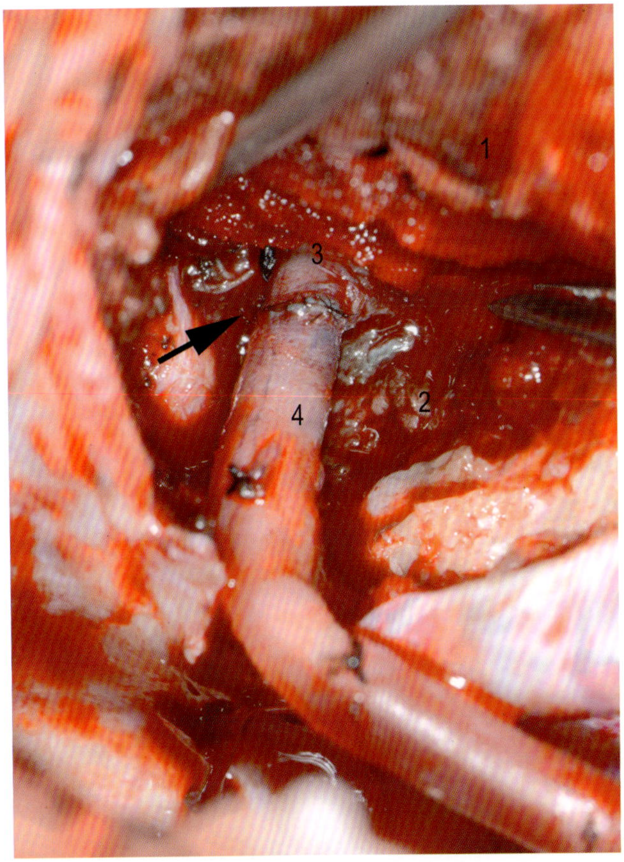

图 9-4-5 离断颧弓显露颞下窝，做颌内动脉与桡动脉端-端吻合。1 颞肌；2 翼外肌；3 颌内动脉；4 移植桡动脉；箭头指端-端吻合部位

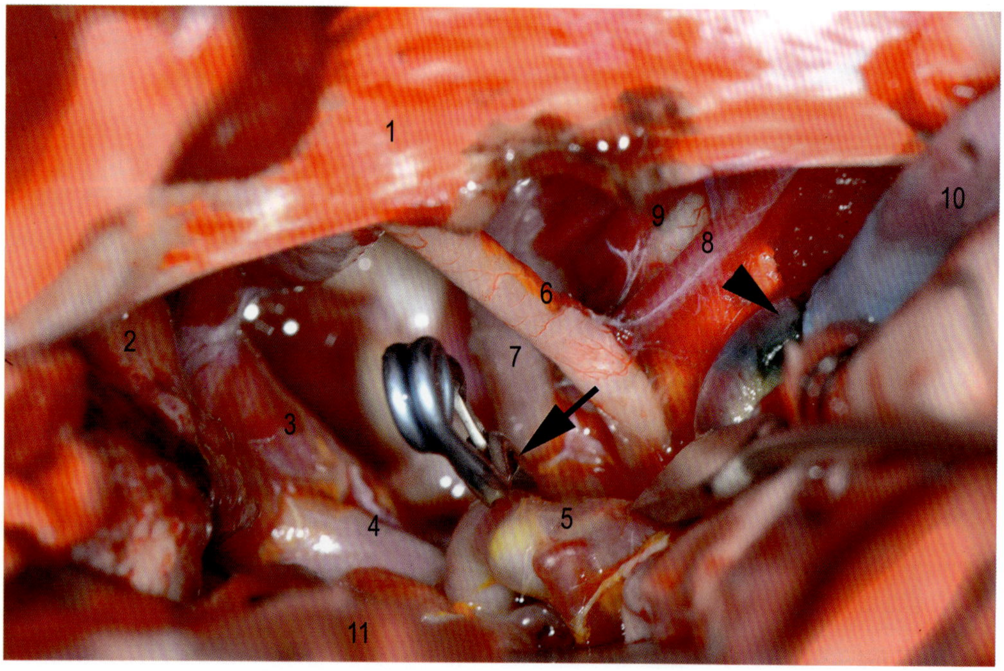

图 9-4-6　颞部开颅，抬起颞叶显露颌内动脉与大脑后动脉 P_2 段搭桥和基底动脉顶端动脉瘤夹闭。长箭头指基底动脉顶部动脉瘤夹闭，短箭头指桡动脉与大脑后动脉 P_2 段端-侧吻合。1 幕缘；2 视神经；3 颈内动脉；4 后交通动脉；5 大脑后动脉；6 动眼神经；7 基底动脉上干；8 小脑上动脉；9 桥脑；10 移植桡动脉；11 颞叶底面

术后过程

术后恢复平稳，没有新的神经功能缺失。CT 血管影像显示搭桥血管通畅，基底动脉顶部动脉瘤完全夹闭，但子动脉瘤残留（图 9-4-7 ~ 图 9-4-10）。手术后 20 天行血管内治疗，将残留子动脉瘤致密填塞（图 9-4-11）。术后 30 天出院。一年后随访提示搭桥血管通畅，动脉瘤未显影（图 9-4-12 ~ 图 9-4-15）。

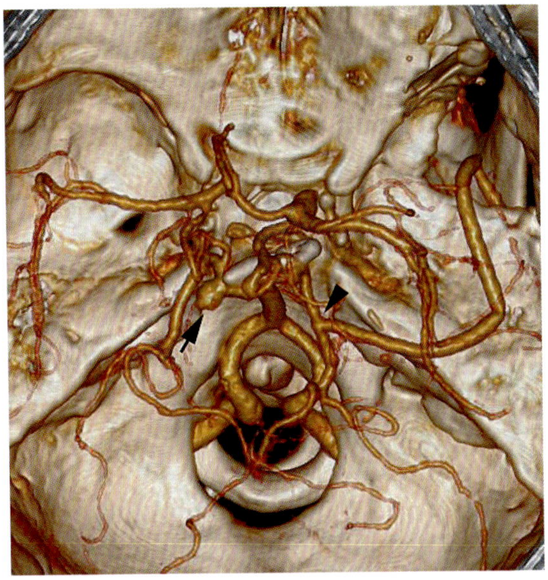

图 9-4-7　三维术后 CTA 后前位示，颌内动脉搭桥血管通畅（短箭头示），基底动脉顶部动脉瘤夹闭，残留动脉子瘤（长箭头示）

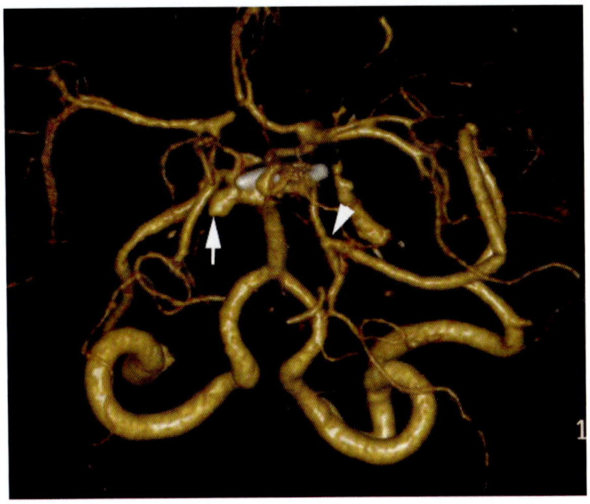

图 9-4-8　三维术后 CTA 后前位示，颌内动脉搭桥血管通畅（短箭头示），基底动脉顶部动脉瘤夹闭，残留动脉子瘤（长箭头示）

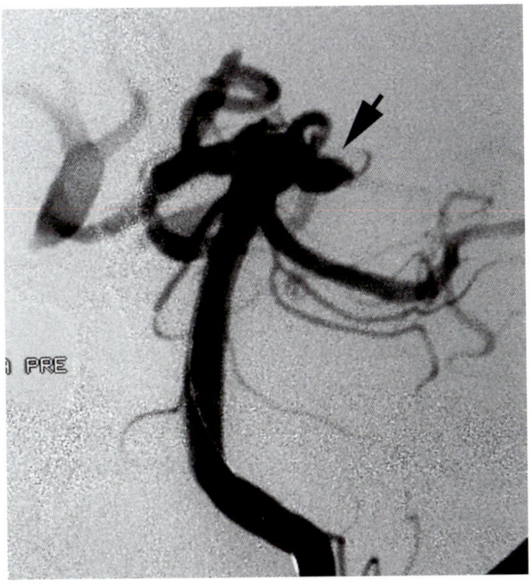

图 9-4-9　右侧椎动脉造影示：基底动脉顶部动脉瘤夹闭，残留动脉子瘤（长箭头示）

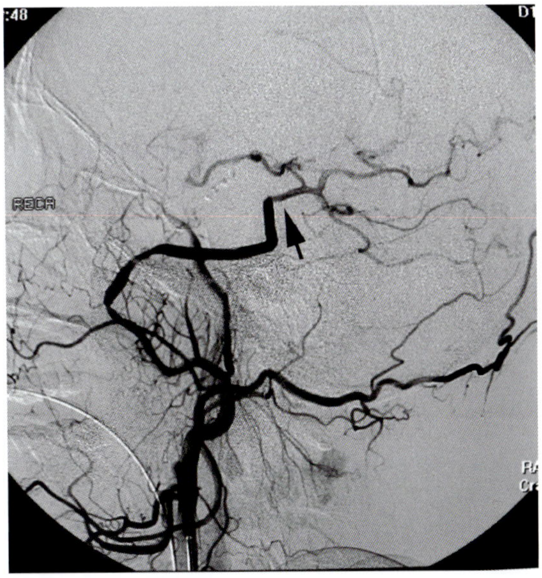

图 9-4-10　右颈动脉造影示：颌内动脉搭桥与大脑后动脉搭桥通畅，长箭头示吻合口部位

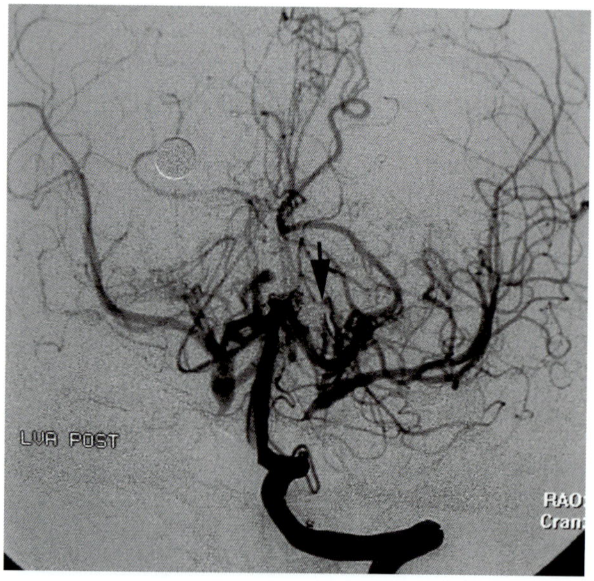

图 9-4-11　左椎动脉造影示：残留动脉子瘤栓塞术后，左椎动脉造影显示动脉子瘤致密填塞，长箭头示子瘤填塞后弹簧圈影

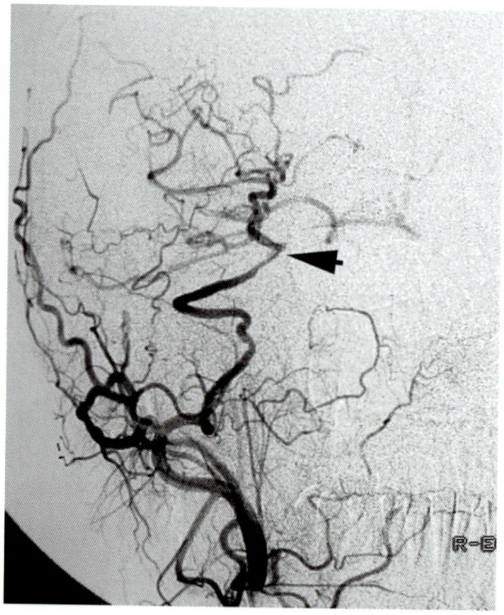

图 9-4-12　1 年后随访，右颈外动脉造影正位像示：颌内动脉与大脑后动脉搭桥通畅，长箭头示搭桥血管吻合部位

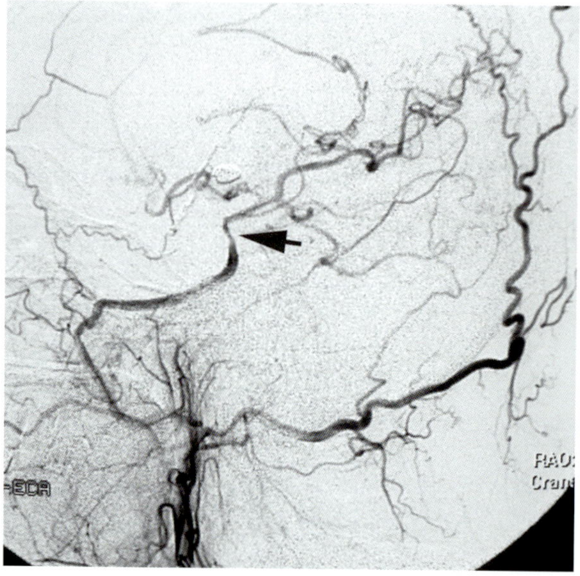

图 9-4-13　1 年后随访，右颈外动脉造影侧位像示：颌内动脉与大脑后动脉搭桥通畅，长箭头示搭桥血管吻合部位

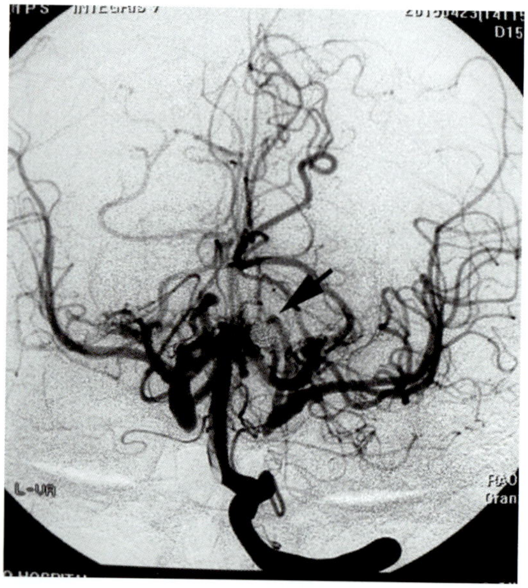

图 9-4-14　1 年后随访，左椎动脉造影侧位像示：基底动脉顶端动脉瘤消失，长箭头示致密栓塞的子部位

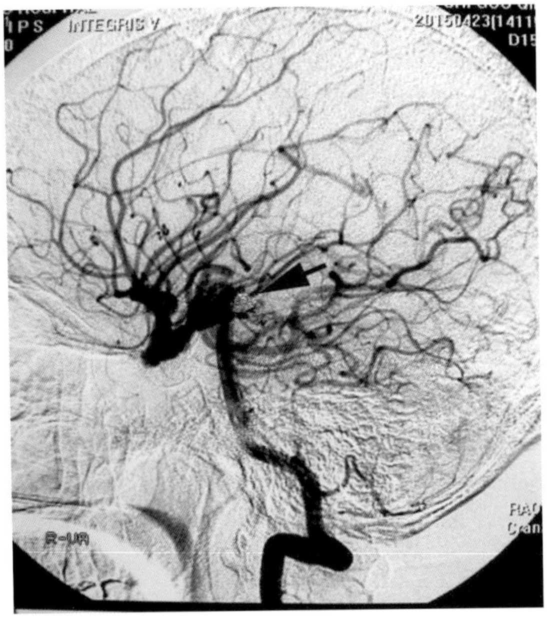

图 9-4-15　1 年后随访，左椎动脉造影正位像示：基底动脉顶端动脉瘤消失，长箭头示致密栓塞的子部位

手术点评（Surgical comments）

本例患者为基底动脉宽颈动脉瘤破裂出血发病，并伴有双侧颈内动脉闭塞，全脑血供仅靠增粗的基底动脉维持。基底动脉顶部动脉瘤位于脚间窝，显露和分离均困难，需要比较长的时间，特别是出血性动脉瘤，分离过程中有较高的破裂出血倾向。术中控制载瘤动脉，保证手术安全至关重要。基底动脉复合体分布大脑脚和下丘脑的供血，耐受阻断缺血时间较短，一般认为不超过 13min。本病例全部脑半球的供血全部依靠基底动脉，耐受基底动脉阻断时间会更短，如果术中临时阻断时间过长，会发生全脑缺血的可能性更大。笔者先做桡动脉移植，颌内动脉与大脑后动脉搭桥，使分流动脉瘤用基底动脉临时阻断时，颌内动脉仍可有较高流量的血流供给脚间窝和双侧大脑半球。同时术后也会改变仅单一基底动脉供给全脑血流的负担，改善脑血流供给及其脑血液动力学变化。

翼点入路和颞下入路是基底动脉顶部动脉瘤基本手术入路。翼点入路主要利用视神经和颈内动脉间隙，可直接到基底动脉分叉，直视下看到基底动脉分叉及其双侧大脑后动脉起始部，该间隙受限时，可利用颈内动脉外侧和其他间隙。基底动脉分叉位置低时，会受到鞍背阻碍，同时该间隙观察向后走行的球脑后穿通动脉往往受限。笔者对基底动脉顶端动脉瘤多采取颞下入路，显露环池，以动眼神经为标志，寻找后交通动脉，沿后交通动脉达到脑后动脉。锐性剪开蛛网膜，显露基底动脉上干，待控制载瘤动脉备用，同时可沿着基底动脉上干向上分力，达基底动脉分叉的动脉瘤颈；也可沿大脑后动脉远端向近端分离，达动脉瘤颈或底部。颞下入路时，从一侧有利于观察基底动脉复合体后壁发出的丘脑后穿通动脉，但不利于观察对侧大脑后动脉，在夹闭动脉瘤时，要避免对侧大脑后动脉的阻断或缺血。基底动脉复合体后壁与脚间窝脑结构往往缺乏蛛网膜相隔，不易分离，也可有粗大的大脑脚阻碍两侧，造成从侧方夹闭动脉瘤困难，此时应做暂短载瘤动脉阻断，将动脉瘤底部向腹侧牵拉，才能克服两侧大脑脚结构的妨碍，夹闭动脉瘤。本病例首先选择血管介入治疗，由于动脉瘤颈宽大，弹簧圈填塞困难，又有基底动脉及复合体缺血的危险，故未栓塞成功。颌内动脉搭桥后，将动脉瘤主体夹闭，残留子瘤使栓塞变得简单易行，本例患者获得满意治疗。

MAOC 10

第三脑室后部解剖与手术点评

The third ventricular anatomy and its surgical comments

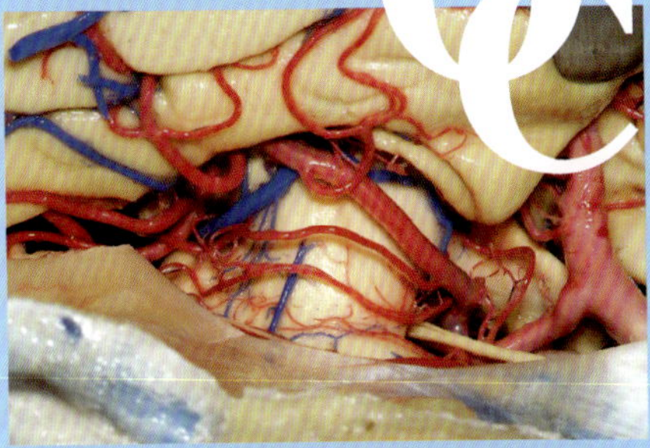

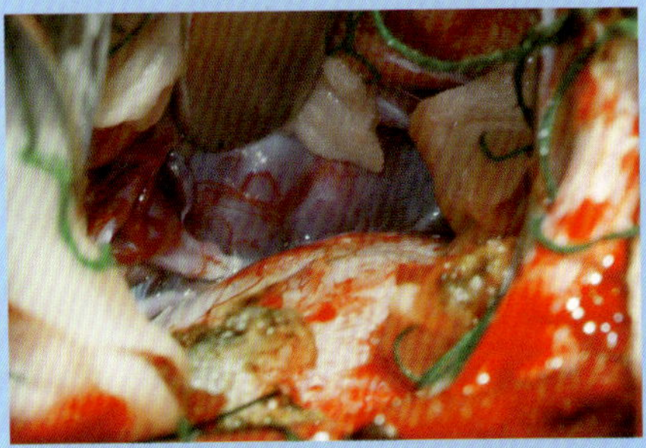

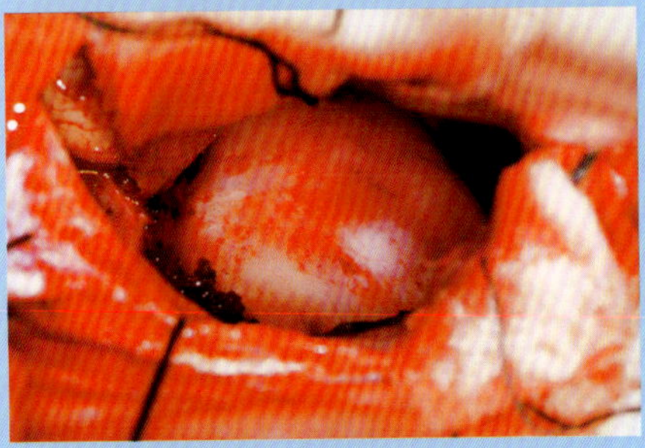

第一节　第三脑室后部解剖

Posterior part of the third ventricle

第三脑室后部是由第三脑室右壁构成其上部为松果体隐窝，下界为中脑水管。从前内侧观，从上到下依次为松果体上隐窝、缰联合、松果体、松果体隐窝、后联合和中脑水管。松果体上隐窝下面有松果体，下界为第三脑室顶的蛛网膜层。松果体向后凸向四叠体池，松果体柄与松果体底相连，该柄有上、下两板。缰联合连接两侧缰三角到中线，为松果体柄上板。后联合构成柄的下板。松果体隐窝在上下两板之间凸入松果体。中脑水管开口为三角形。三角形的底边为后联合，两边由中脑中央灰质构成。从后面观，第三脑室后壁只是松果体，向后凸入四叠体池，上界为胼胝体压部覆盖，两侧为丘脑，上丘、下丘和小脑蚓部位于下方。第三脑室后部主要由脉络膜后内侧动脉和小脑上动脉供血。在大脑脚和脚间池处，脉络膜后内侧动脉从大脑后动脉近端后内侧发出，在大脑后动脉内侧绕中脑后行，于松果体处进入第三脑室顶，于第三脑室顶中间帆内走行，在丘脑与同侧大脑内静脉和对侧脉络膜后内侧动脉之间走行。少数脉络膜后内侧动脉发自大脑后动脉远端或大脑后动脉的皮层支，从起始部向前或向后达到第三脑室顶。脉络膜后内侧动脉向第三脑室顶部的脉络丛供血，有时可经过同侧室间孔或脉络膜裂供给侧脑室脉络丛，另外也可通过对侧室间孔供给对侧侧脑室脉络丛。脉络膜后内侧动脉走行中也可发出小支供给大脑脚，膝状体，上、下丘，丘脑枕，松果体，后联合，缰三角，丘脑髓纹，枕叶皮层和丘脑。

小脑上动脉发自基底动脉，在大脑后动脉下方绕中脑外侧后行，经过四叠体池到达小脑上面。经小脑幕上或幕下入路到第三脑室后可显露小脑上动脉的四叠体段。其皮层支在经幕下入路时可被显露。小脑上动脉和大脑后动脉的穿通支供给四叠体前壁的血运。其中大脑后动脉供给上、下丘间沟以上的血运，小脑上动脉供给上、下丘间沟以下的血运。由于第三脑室后部有大脑内静脉、基底静脉、大脑大静脉及其回流支，该部的静脉最为复杂。大脑内静脉出自中间帆，基底静脉出自环池达四叠体池，最后汇成大脑大静脉（Galen's 静脉）。大脑内静脉接受室间孔周围静脉，在丘脑髓纹上方，向后走行于第三脑室顶部的两层蛛网膜之间，两侧大脑内静脉前部贴近中线，向后逐渐向外上方分开，达松果体上方。之后进一步向后在胼胝体压部下方，两侧大脑内静脉汇合成一条粗短的大脑大静脉。基底静脉接受前穿质表面多支静脉回流，通过脚间池和环池，在沟回下方，向后内行达到大脑脚前部。大脑脚前部为基底静脉最内侧点，转行向后外侧到达大脑脚最外侧点，然后围绕丘脑枕部下后方汇入大脑大静脉。第三脑室后部肿瘤手术入路有经枕部纵裂、四叠体池、胼胝体和皮层造瘘入路。在选择这些入路时应考虑肿瘤与第三脑室后壁神经结构的关系，以及大脑大静脉和大脑内静脉的关系。一般来说，第三脑室后壁前部肿瘤，即被盖前肿瘤多用第三脑室前部的手术入路，如通过额部纵裂经透明隔间腔至第三脑室入路。大脑大静脉上方肿瘤多选择经枕部纵裂入路，而对于在大脑大静脉下方的肿瘤，则选用枕下和小脑上手术入路。

参见解剖图 10-1-1 ~ 图 10-1-14。

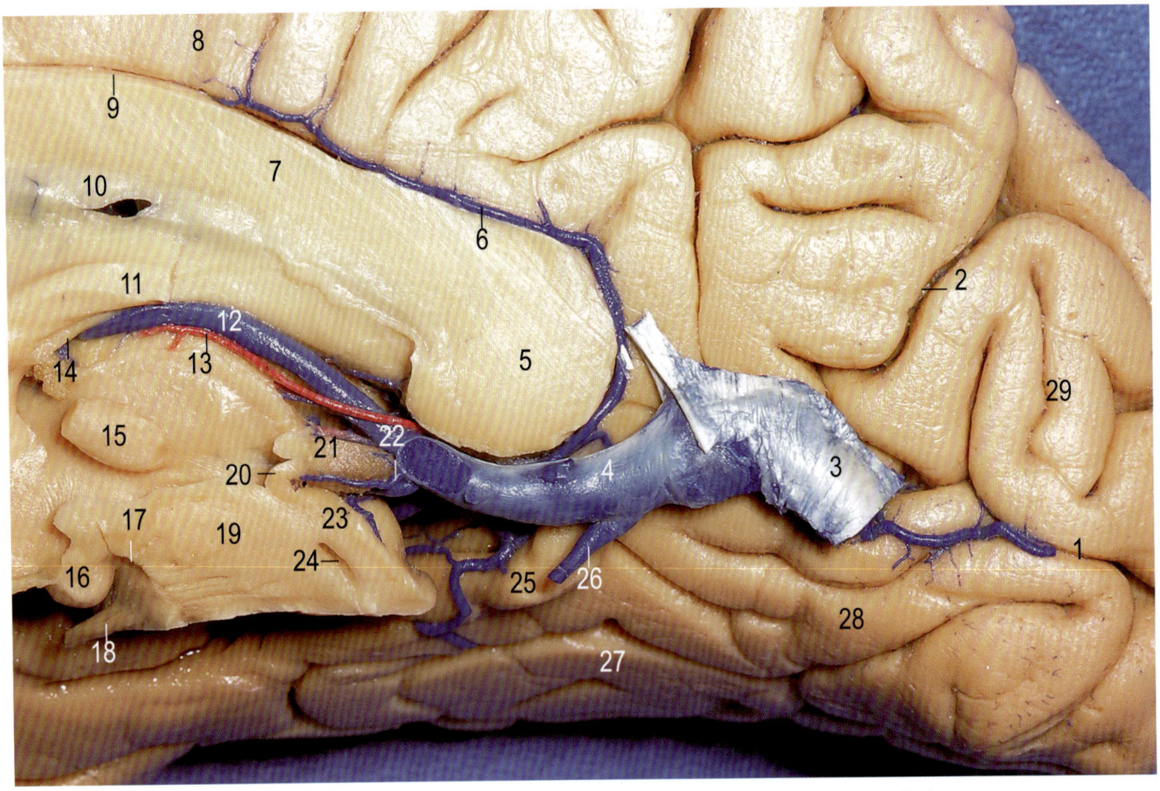

图 10-1-1　第三脑室后部内侧面观（Medial view of the posterior part of the third ventricle）

1. 距状沟	Calcarine sulcus	15. 中间块	Massa Intermedia
2. 顶枕沟	Parietooccipital sulcus	16. 乳头体	Mamillary body
3. 直窦	Straight sinus	17. 后穿质	Posterior perforated substance
4. 大脑大静脉	Galen's vein	18. 动眼神经	Oculomotor nerve
5. 胼胝体压部	Splenium of corpus callosum	19. 中脑	Mesencephalon
6. 胼胝体静脉	Vein of corpus callosum	20. 后联合	Posterior commissure
7. 胼胝体体	Body of corpus callosum	21. 松果体	Pineal body
8. 扣带回	Cingulate gyrus	22. 松果体静脉	Pineal vein
9. 扣带沟	Cingulate sulcus	23. 顶盖	Tectum
10. 透明隔	Septum pellucidum	24. 中脑导水管	Aqueduct of midbrain
11. 穹窿体	Body of fornix	25. 束状回	Fasciolar gyrus
12. 大脑内静脉	Internal cerebral vein	26. 枕下静脉	Suboccipital vein
13. 脉络膜后内侧动脉	Posterior medial choroidal artery	27. 梭状回	Fusiform gyrus
		28. 舌状回	Lingular gyrus
14. 室间孔	Interventricular foramen	29. 楔叶	Cuneus

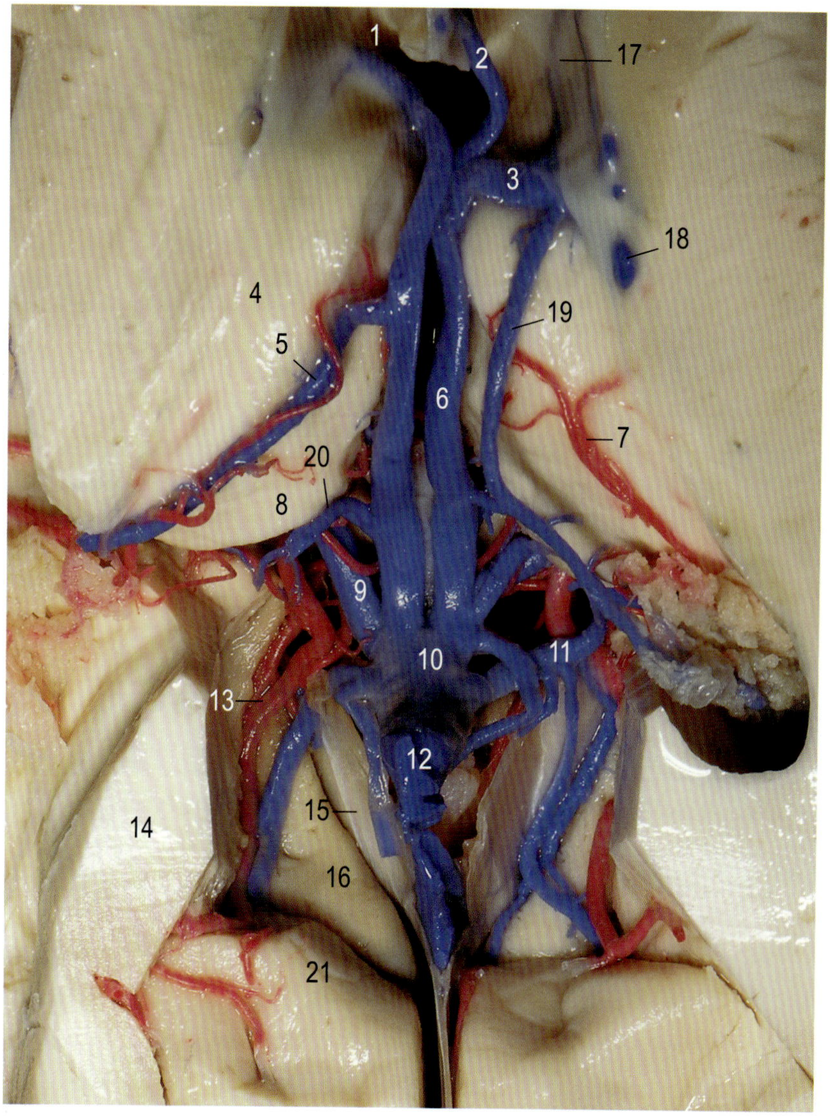

图 10-1-2 脑深部静脉系统上面观（Superior view of the deep venous system）

1. 室间孔	Interventricular foramen	12. 直窦	Straight sinus
2. 透明隔静脉	Vein of septum pellucidum	13. 枕后内侧动脉	Medial posterior occipital artery
3. 丘脑纹状体静脉	Thalamostriate vein	14. 胼胝体压部	Splenium
4. 丘脑纹状体沟	Thalamostriate sulcus	15. 小脑幕	Tentorium of cerebellum
5. 丘脑尾状核静脉	Thalamocaudate vein	16. 扣带回峡部	Isthmus of cingulated gyrus
6. 大脑内静脉	Internal cerebral vein	17. 前尾状核头静脉	Anterior caudate vein
7. 脉络膜后外侧动脉	Posterior lateral choroidal artery	18. 后尾状核头静脉	Posterior caudate vein
8. 丘脑枕	Pulvinar	19. 上脉络膜静脉	Superior choroidal vein
9. 基底静脉	Basilar vein	20. 三角区内静脉	Medial arterial vein
10. 大脑大静脉	Galen's vein	21. 楔叶尖部	Apex of cuneus
11. 枕内侧静脉	Occipital medial vein		

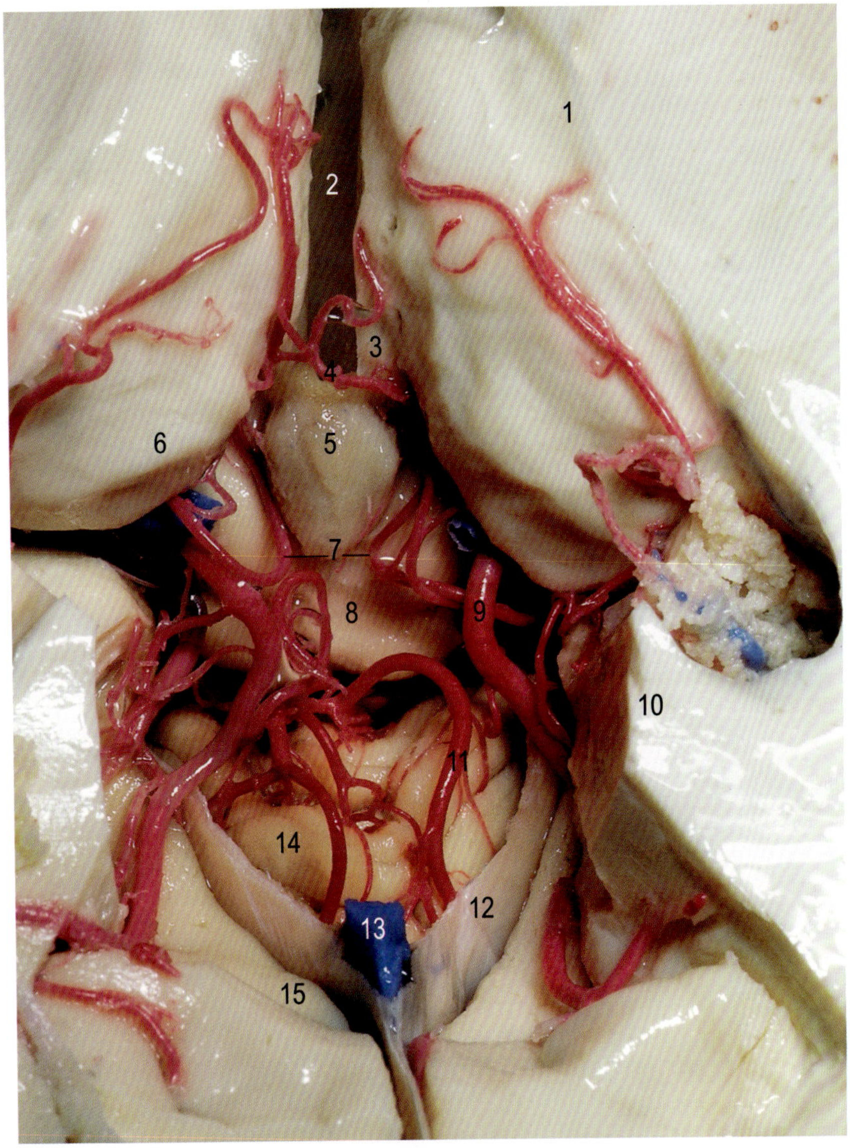

图 10-1-3 上面观第三脑室后部动脉及神经结构 (Superior view of the posterior part of the arterial and neural structures of the posterior part of the third ventricle)

1. 丘脑纹状体沟	Thalamostriate sulcus	9. 大脑后动脉	Posterior cerebral artery
2. 第三脑室	Third ventricle	10. 胼胝体压部	Splenium of corpus callosum
3. 缰三角	Habenular trigone	11. 小脑上动脉分支	Branch of superior cerebellar artery
4. 缰联合	Habenular commissure	12. 小脑幕	Tentorium of cerebellum
5. 松果体	Pineal body	13. 直窦	Sinus rectus
6. 丘脑枕	Pulvinar	14. 小脑山顶	Culmen
7. 脉络膜后内侧动脉	Posterior medial choroid artery	15. 扣带回峡部	Isthmus of cingulated gyrus
8. 顶盖	Tectum		

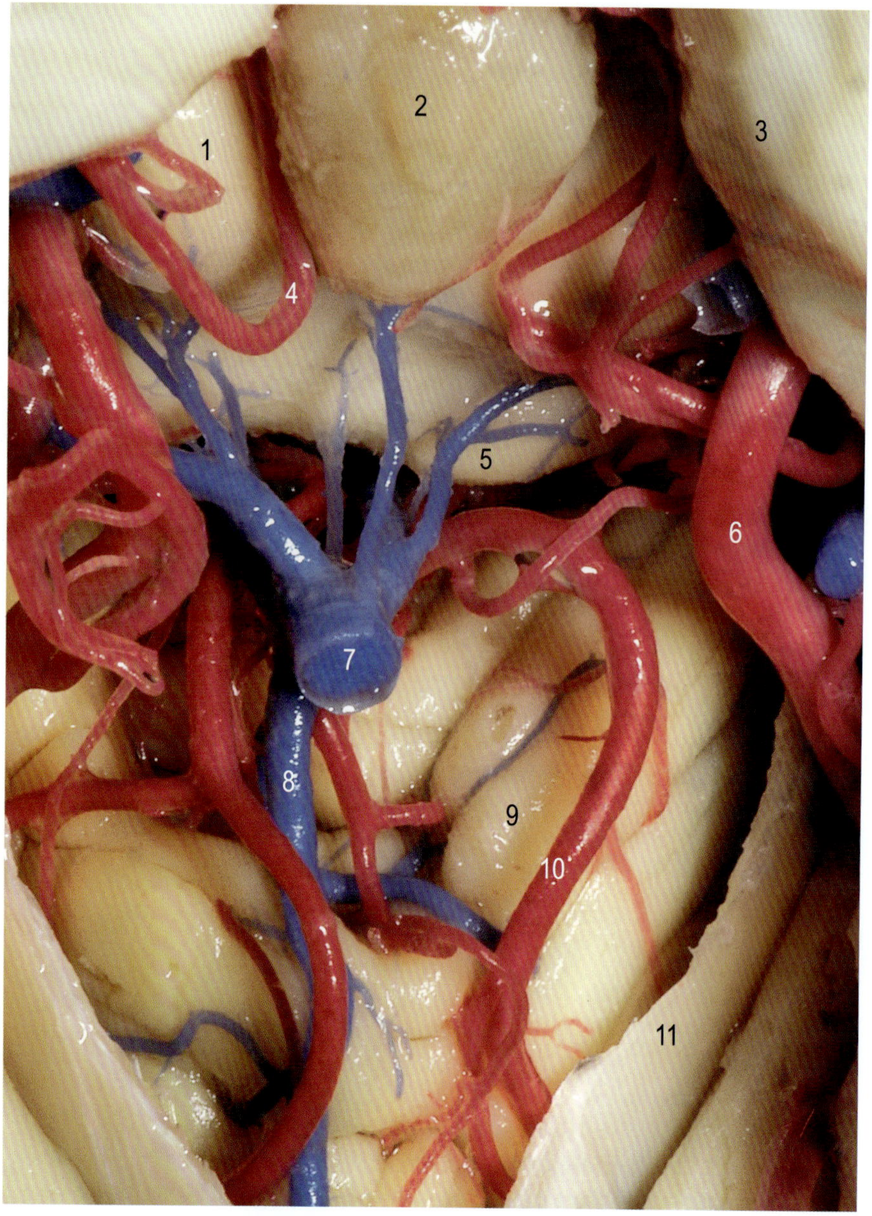

图 10-1-4 上面观第三脑室后部神经血管结构(Superior view of the neural and vascular structures of the posterior part of the third ventricle)

1. 上丘	Superior colliculus	7. 顶盖静脉	Tectum vein
2. 松果体	Pineal body	8. 小脑山顶静脉	Culmen vein
3. 丘脑枕	Pulvinar	9. 小脑山顶	Culmen
4. 脉络膜后内侧动脉	Medial posterior choroidal artery	10. 小脑上动脉分支	Branches of superior cerebellar artery
5. 下丘	Inferior colliculus	11. 小脑幕	Tentorium of cerebellum
6. 大脑后动脉	Posterior cerebral artery		

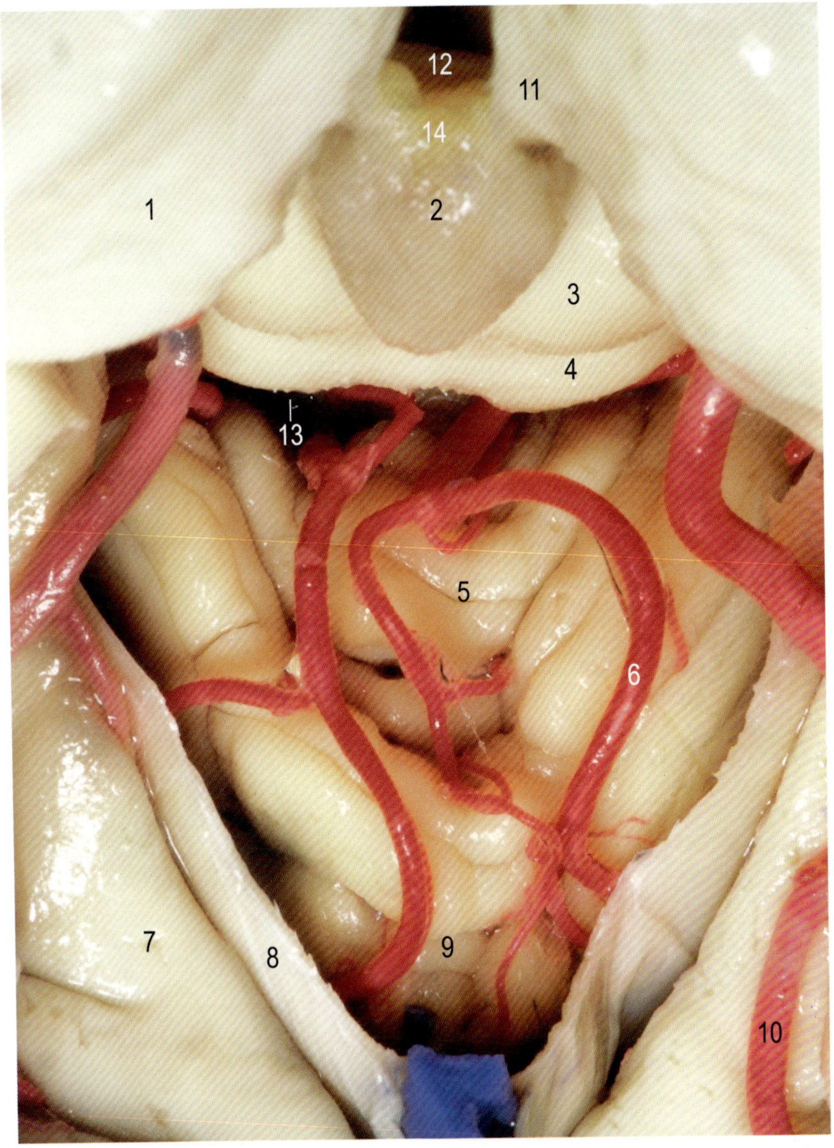

图 10-1-5　上面观第三脑室后部动脉及神经结构 (Superior view of the posterior part of the neural and arterial structures of the posterior part of the third ventricle)

1. 丘脑枕	Pulvinar	8. 小脑幕	Tentorium of cerebellum
2. 松果体	Pineal body	9. 山坡	Declive
3. 上丘	Superior colliculus	10. 大脑后动脉	Posterior cerebral artery
4. 下丘	Inferior colliculus	11. 缰三角	Habenular trigone
5. 小脑山顶	Culmen	12. 松果体隐窝	Pineal recess
6. 小脑上动脉分支	Branch of superior cerebellar artery	13. 小脑中脑裂	Cerebellar mesencephalon fissure
7. 枕扣带回峡部	Isthmus of cingulated gyrus	14. 缰联合	Habenular commissure

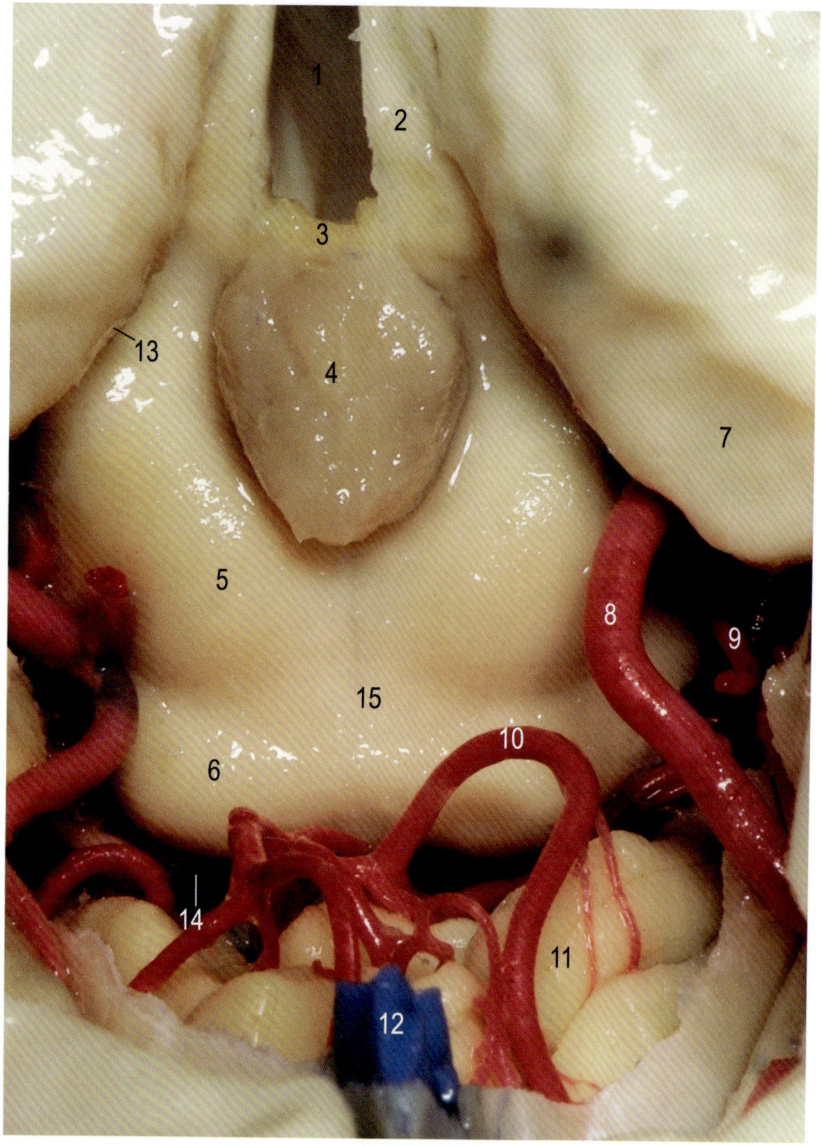

图 10-1-6　后上面观第三脑室后部神经结构（Posterior view of the posterior part of the neural structure of the posterior part of the third ventricle）

1. 第三脑室	Third ventricle		10. 小脑上动脉分支	Branch of superior cerebellar artery
2. 缰三角	Habenular trigone		11. 小脑山顶	Culmen
3. 缰联合	Habenular commissure		12. 大脑大静脉	Galen's vein
4. 松果体	Pineal body		13. 顶盖丘脑裂	Thalamotectum fissure
5. 上丘	Superior colliculus		14. 小脑顶盖裂	Cerebellar tectum fissure
6. 下丘	Inferior colliculus		15. "十"字沟	Cruciform sulcus
7. 丘脑枕	Pulvinar			
8. 大脑后动脉	Posterior cerebral artery			
9. 脉络膜后内侧动脉	Posterior medial choroidal artery			

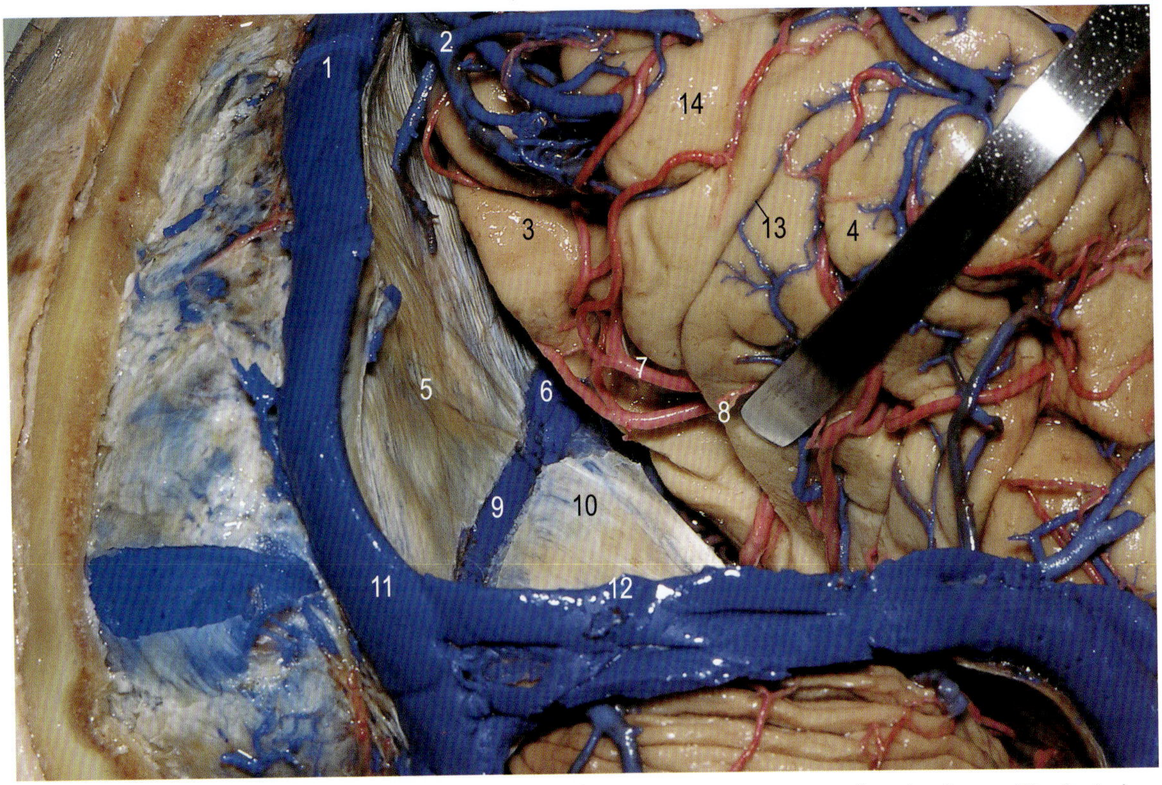

图 10-1-7　枕下经小脑幕上入路，显露枕下小脑幕裂结构（Exposing the surrounding structures of the tentorium incisura of the suboccipial region through the suboccipal-superior tentorium approach）

1. 上矢状窦	Superior sagittal sinus
2. 枕上桥静脉	Superior occipital bridging vein
3. 枕叶内侧面	Medial part of occipital lobe
4. 枕极	Occipital pole
5. 大脑镰	Falx of cerebrum
6. 大脑大静脉	Galen's vein
7. 禽距动脉	Calcarine artery
8. 禽距裂	Calcarine fissure
9. 直窦	Straight sinus
10. 小脑幕	Tentorium of cerebellum
11. 窦汇	Confluence of sinuses
12. 横窦	Transverse sinus
13. 距状裂	Calcarine sulcus
14. 楔叶	Cuneus

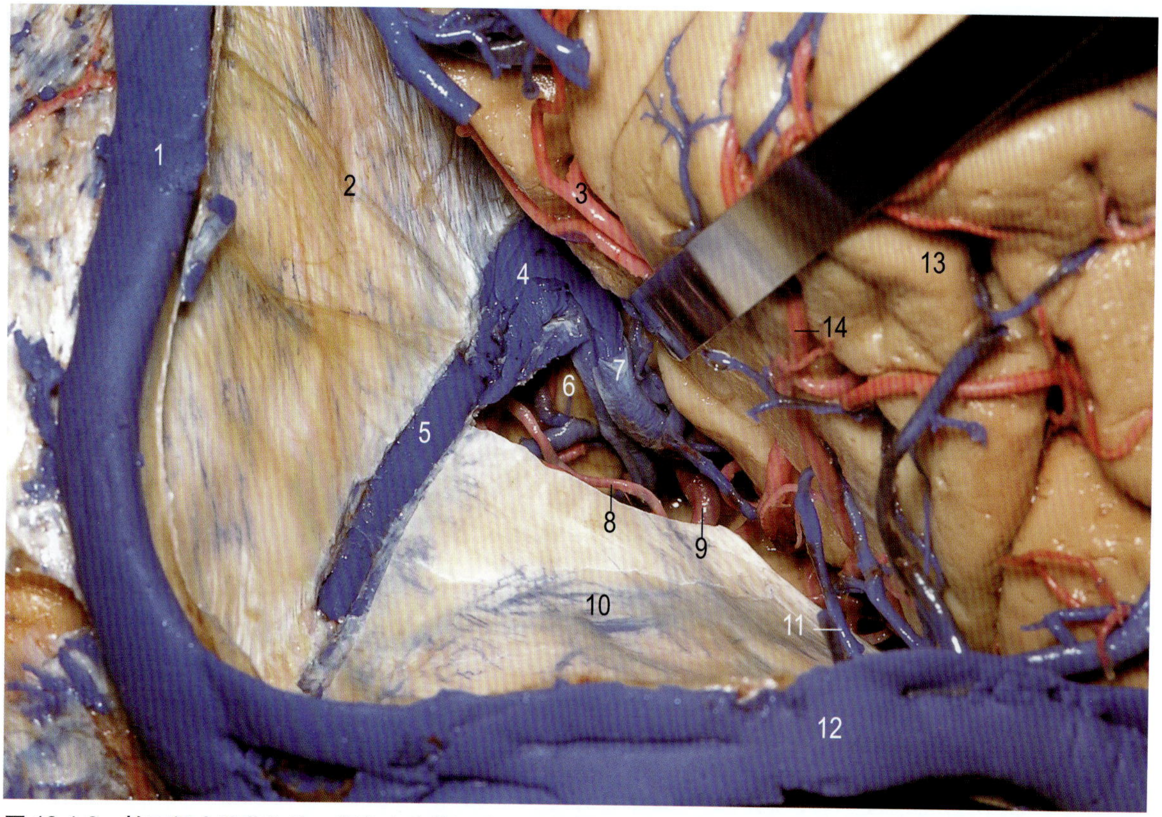

图 10-1-8 枕下经小脑幕入路，部分小脑幕切除，显露第三脑室后部静脉复合体结构（Exposing the venous complex of the posterior third ventricle after removing a part of the tentorun incsura through suboccipal-superior tentorium approach）

1. 上矢状窦	Superior sagittal sinus
2. 大脑镰	Falx of cerebrum
3. 禽距动脉	Calcarine artery
4. 大脑大静脉	Galen's vein
5. 直窦	Straight sinus
6. 中脑顶盖	Tegmentum of midbrain
7. 大脑内静脉	Internal cerebral artery
8. 小脑上动脉	Superior cerebellar artery
9. 大脑后动脉	Posterior cerebral artery
10. 小脑幕	Tentorium of cerebellum
11. 枕下桥静脉	Inferior occipital bridging vein
12. 横窦	Transverse sinus
13. 枕极	Occipital pole
14. 枕极动脉	Artery of occipital pole

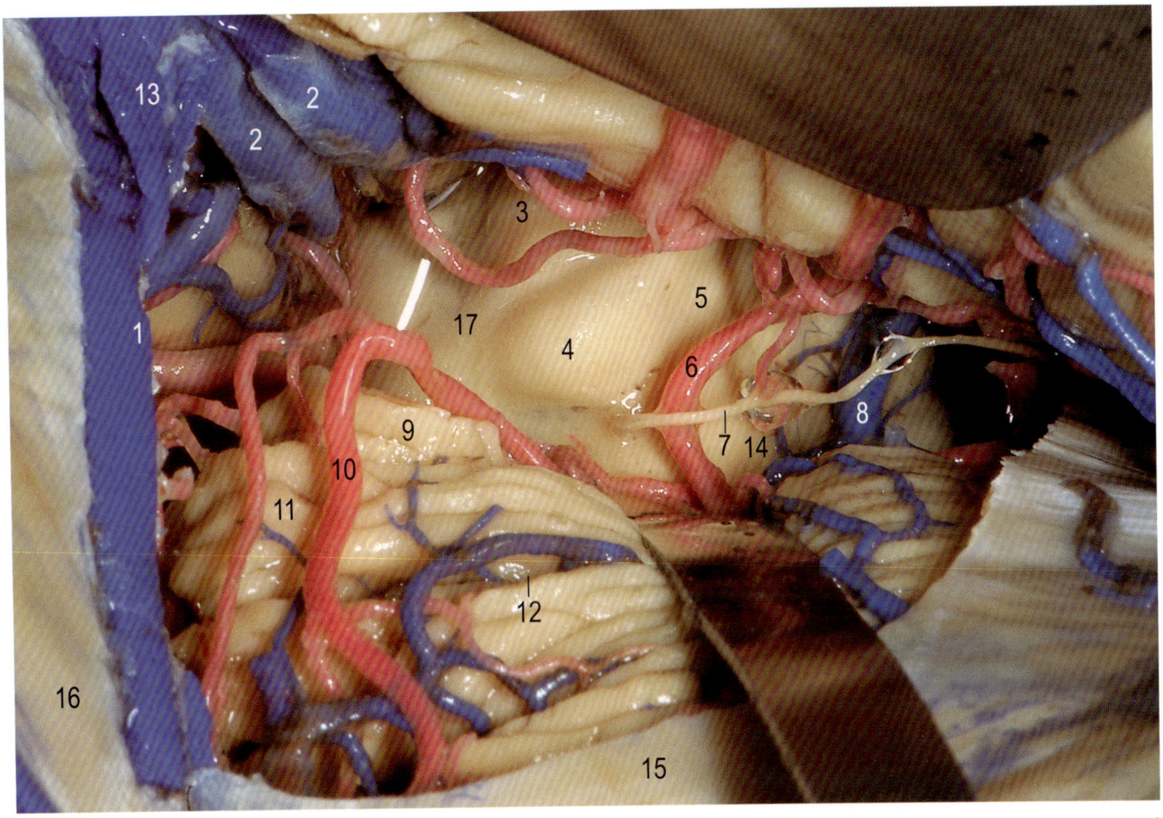

图 10-1-9 枕下经小脑幕入路，部分小脑幕切除，显露第三脑室后部神经血管结构(Exposing the neural and vascular structures of the posterior third ventricle after removing a part of the tentorun incsura through suboccipal-superior tentorium approach)

1. 直窦	Straight sinus
2. 大脑内静脉	Internal cerebral vein
3. 上丘	Superior colliculus
4. 下丘	Inferior colliculus
5. 内侧膝状体	Medial geniculate body
6. 大脑后动脉脑桥支	Pontine branch of posterior cerebral artery
7. 滑车神经	Trochlear nerve
8. 基底静脉	Basial vein
9. 小脑山顶	Culmen
10. 小脑上动脉	Superior cerebellar artery
11. 山坡	Declive
12. 小脑原始裂	Primary fissure
13. 大脑大静脉	Galen vein
14. 中脑丘系三角	Trigonum lemnisci of midbrain
15. 小脑幕	Tentorium of cerebellum
16. 大脑镰	Falx of cerebrum
17. “十”字沟	Cruciform sulcus

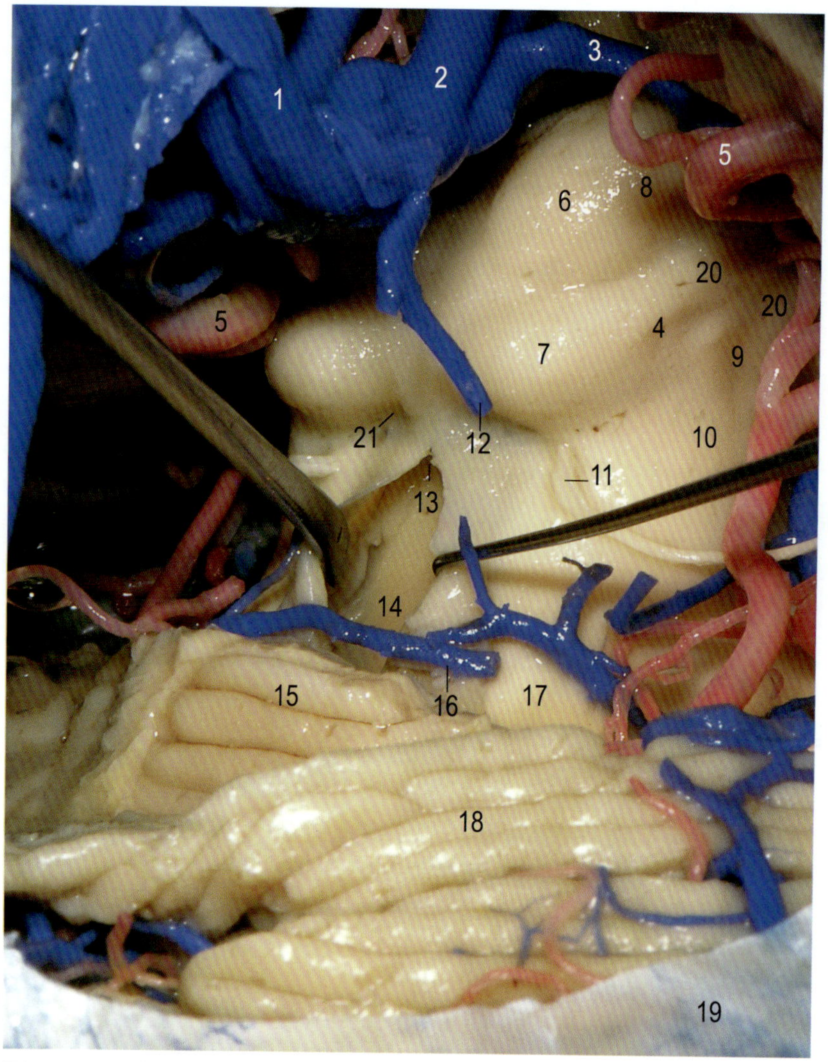

图 10-1-10 枕下经小脑幕入路，小脑幕部分切除，开放上髓帆，显露外侧膝状体 (Exposing the lateral geniculate body after removing a part of the tentorial incisure and opening the superior medullary velum through suboccipital-supra tenterial approach)

1. 大脑大静脉	Galen's vein	12. 被盖静脉	Vein of tegmentum
2. 大脑内静脉	Internal cerebral vein	13. 中脑导水管上口	Upper opening of aqueduct of midbrain
3. 基底静脉	Basilar vein	14. 第四脑室	Fourth ventricle
4. 下丘臂	Brachium of inferior colliculus	15. 上蚓中央小叶	Central lobule of superior vermis
5. 大脑后动脉	Posterior cerebral artery	16. 中脑小脑裂静脉	Vein of ponocerebullar fissure
6. 上丘	Superior colliculus	17. 小脑上脚	Superior cerebellar peduncle
7. 下丘	Inferior colliculus	18. 小脑方叶	Cerebellar quadrangular lobule
8. 上丘臂	Brachium of superior colliculus	19. 小脑幕	Tentorium of cerebellum
9. 丘系前沟	Anterior sulcus of lemniscus	20. 内侧膝状体	Medial geniculate body
10. 中脑丘系三角	Trigone of lemniscal system of midbrain	21. 帆系带	Frenulum veli
11. 滑车神经	Trochlear nerve		

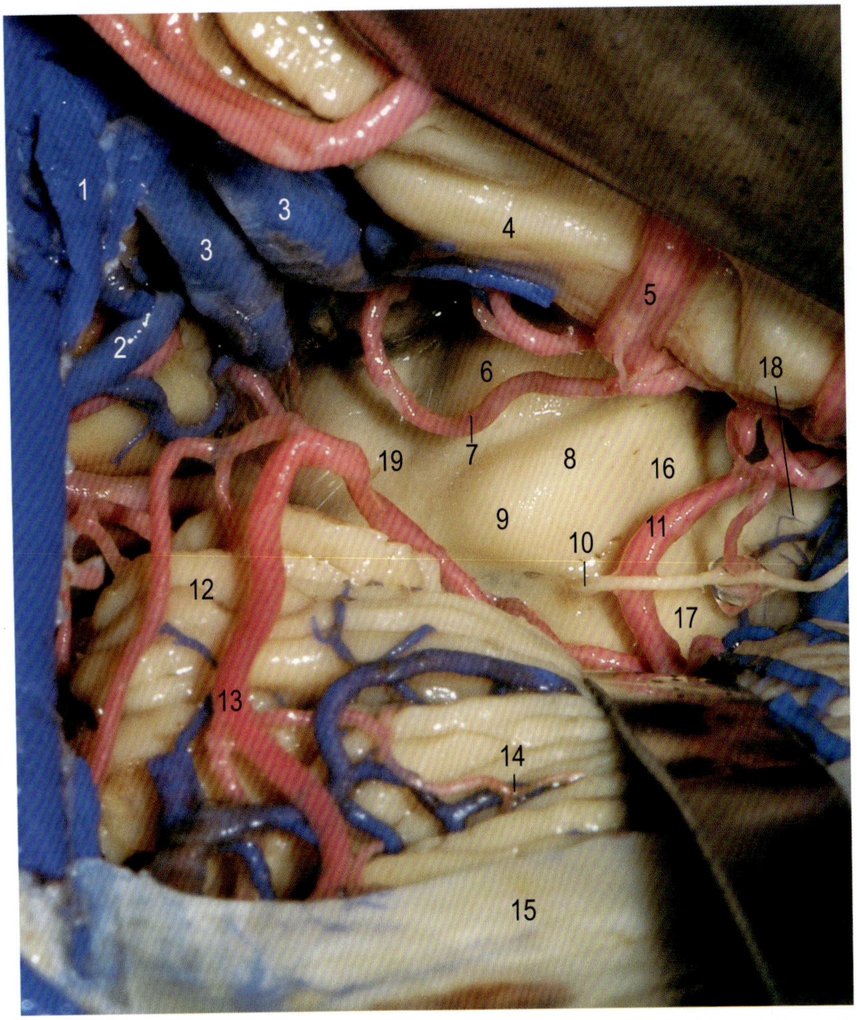

图 10-1-11　枕下经小脑幕上入路，小脑幕部分切除，开放上髓帆，显露小脑中脑裂结构（Exposing the cerebellomesencephalic fissure after removing a part of the tentorial incisura and opening the superior medullary velum through suboccipital-supratentorial approach）

1. 大脑大静脉	Galen's vein
2. 基底静脉	Basilar vein
3. 大脑内静脉	Internal cerebral vein
4. 舌状回	Lingual gyrus
5. 大脑后动脉	Posterior cerebral artery
6. 上丘	Superior colliculus
7. 脉络丛后内侧动脉	Posterior medial choroidal artery
8. 下丘臂	Brachium of inferior colliculus
9. 下丘	Inferior colliculus
10. 滑车神经	Trochlear nerve
11. 大脑后动脉脑桥支	Pontine branch of posterior cerebral artery
12. 小脑山顶（上蚓中央小叶）	Cerebellar culmen (Central lobule of superior vermis)
13. 小脑上动脉分支	Branch of superior cerebellar artery
14. 小脑原裂	Primary fissure of cerebellum
15. 小脑幕	Tentorium of cerebellum
16. 内侧膝状体	Medial geniculate body
17. 中脑丘系三角	Lemniscal trigone of midbrain
18. 外侧膝状体	Lateral geniculate body
19. "十"字沟	Cruciform sulcus

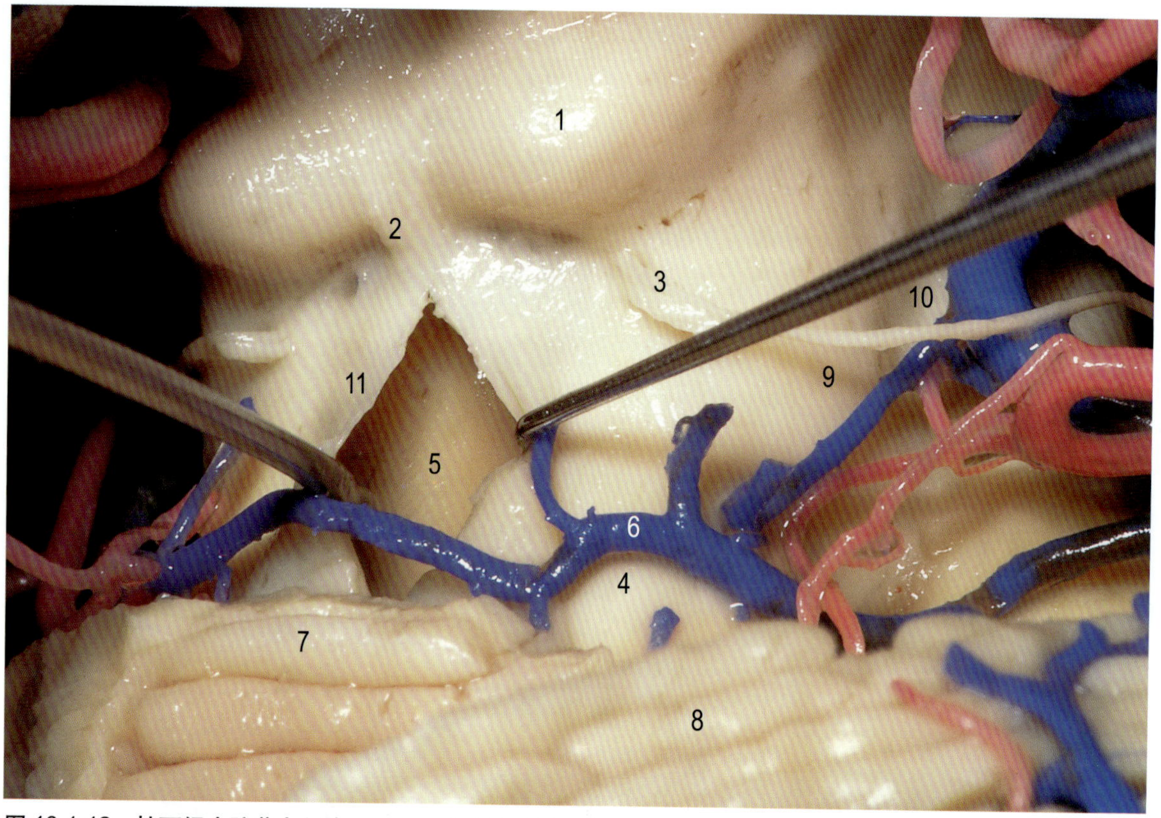

图 10-1-12 枕下经小脑幕上入路，显露小脑中脑裂局部结构（Enlarged view of the adjacent structures of the cerebellomesencephalic fissure after removing a part of the tentorun incsura and opening the superior medullary velum through suboccipal-supratentorial approach）

1. 下丘	Inferior colliculus
2. 帆系带	Frenulum veli
3. 滑车神经	Trochlear nerve
4. 小脑上结合臂	Superior cerebellar peduncle
5. 第四脑室	The fourth ventricle
6. 中脑小脑裂静脉	Vein of ponocerebullar fissure
7. 小脑中央小叶	Cerebellar central lobe
8. 小脑方叶	Cerebellar quadrate lobe
9. 中脑丘系三角	Trigonum lemnisci of midbrain
10. 丘系前沟	Anterior sulcus of lemniscus
11. 上髓帆	Superior medullary velum

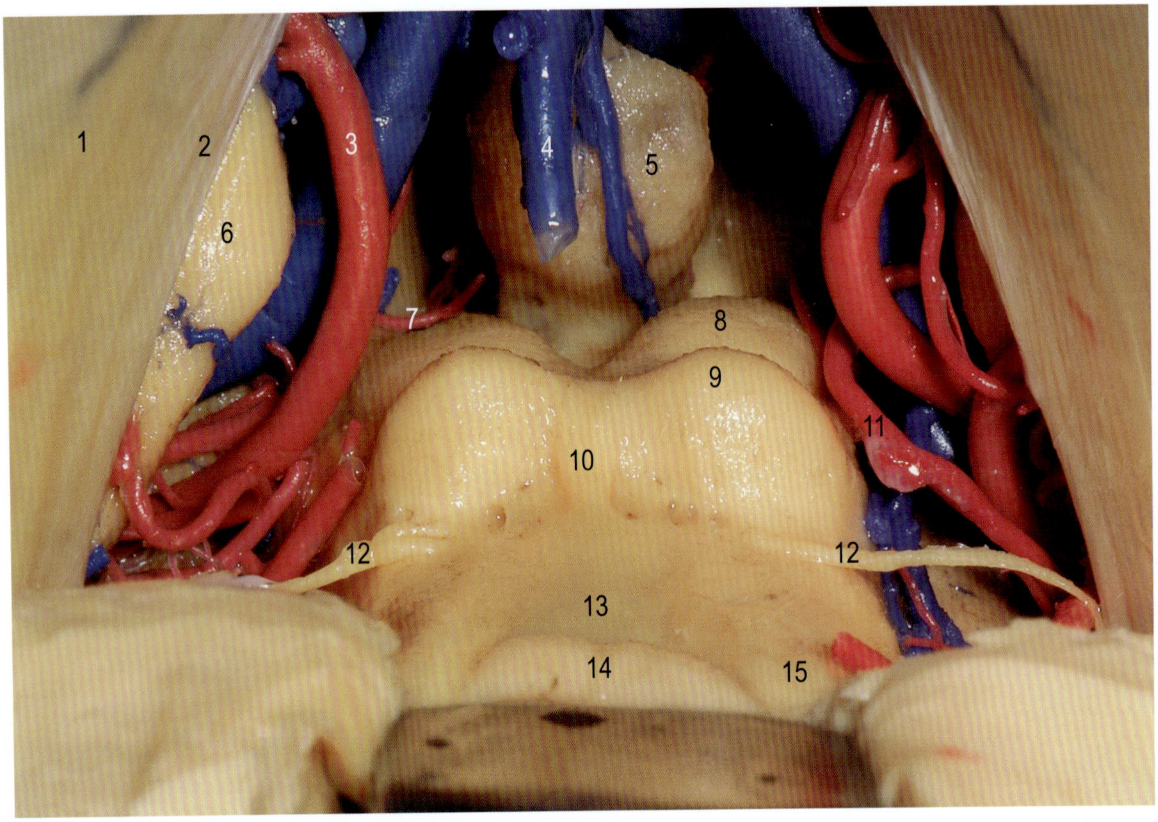

图 10-1-13 小脑幕下后面观小脑中脑裂结构（Posterioinferior view of the structures of the cerebellomesencephalic fissure of the inferior tentorium）

1. 小脑幕	Tentorium of cerebellum
2. 小脑幕缘	Tentorial edge
3. 大脑后动脉 P_3 段	P_3 segment of posterior cerebral artery
4. 顶盖静脉	Tectum vein
5. 松果体	Pineal body
6. 扣带回峡部	Isthmus of cingulated gyrus
7. 脉络膜后内侧动脉	Posterior medial choroid artery
8. 上丘	Superior colliculus
9. 下丘	Inferior colliculus
10. 帆系带	Frenulum veli
11. 小脑上动脉	Superior cerebellar artery
12. 滑车神经	Trochlear nerve
13. 上髓帆	Superior medullary velum
14. 中脑舌	Lingula of midbrain
15. 小脑上脚	Superior cerebellar peduncle

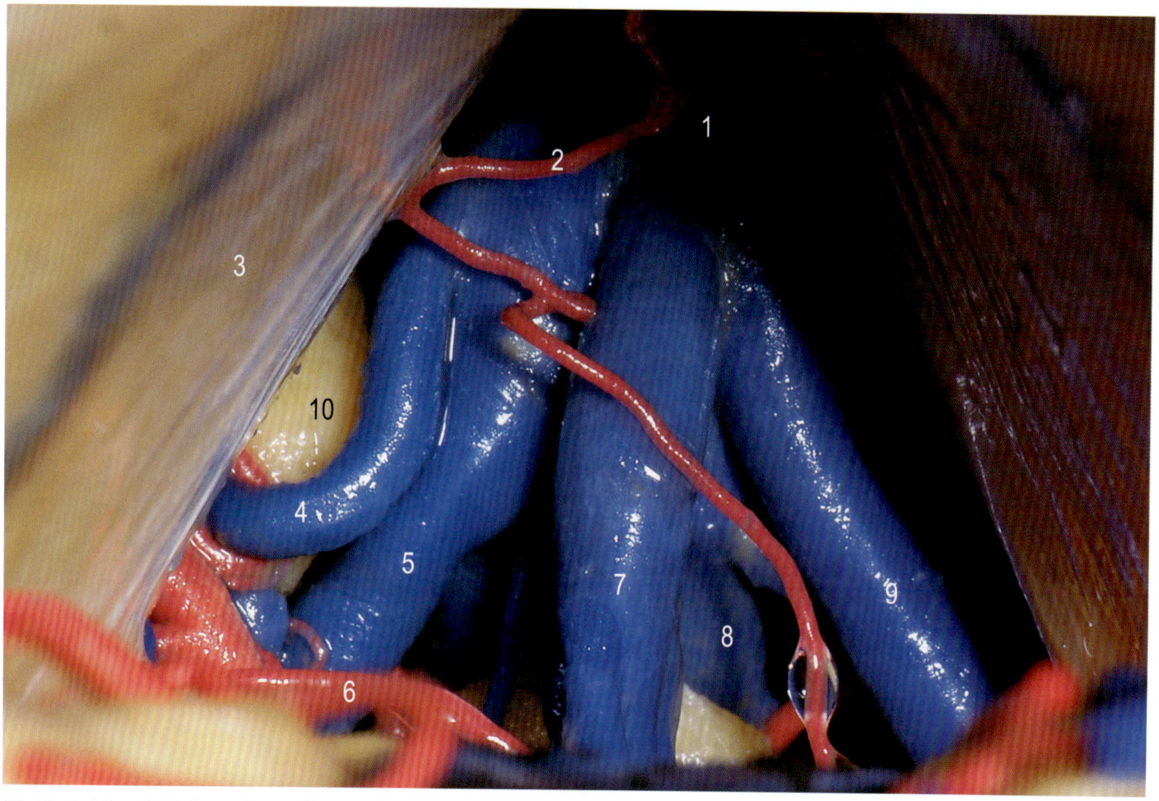

图 10-1-14 小脑幕下后面观第三脑室后部静脉复合体结构（Posterioinferior view of the venous complex of the posterior portion of the third ventricle under the tentorium）

1. 大脑大静脉	Galen's vein
2. 幕下动脉	Infratentorium artery
3. 小脑幕下面	Inferior surface of tentorium of cerebellum
4. 枕内侧静脉	Medial occipital vein
5. 左侧基底静脉	Left basilar vein
6. 小脑上动脉分支	Branch of superior cerebellar artery
7. 顶盖静脉	Tectum vein
8. 大脑内静脉	Internal cerebral vein
9. 右侧基底静脉	Right basilar vein
10. 扣带回峡部	Isthmus of cingulated gyrus

第二节　枕下小脑幕上（Poppen）入路治疗巨大Galen静脉动脉瘤样畸形

Surgical treatment of aneurismal malformations of the vein of Galen via Poppen Approach

病例简介

患者男性，18个月。主因“头围增大伴行走不能半年”，门诊以“Galen静脉动脉瘤样畸形”收入院。查体：头围54cm，不能行走，四肢肌力4级。行CT扫描、CT血管造影、MR影像检查（图10-2-1～图10-2-6）。

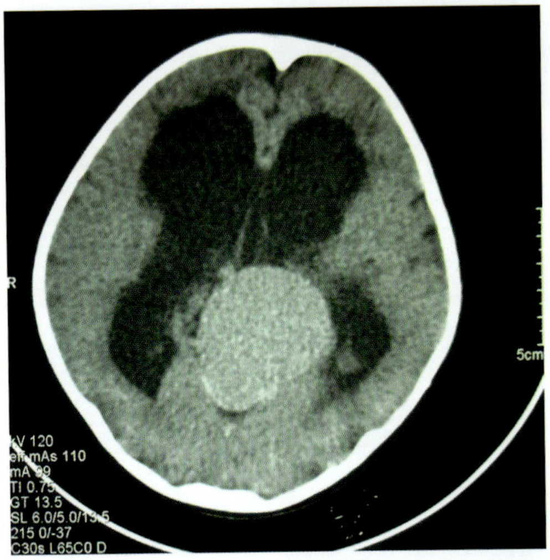

图 10-2-1　头颅CT平扫见第三脑室后部类圆形高密度影，边界清楚，左侧脑室受压

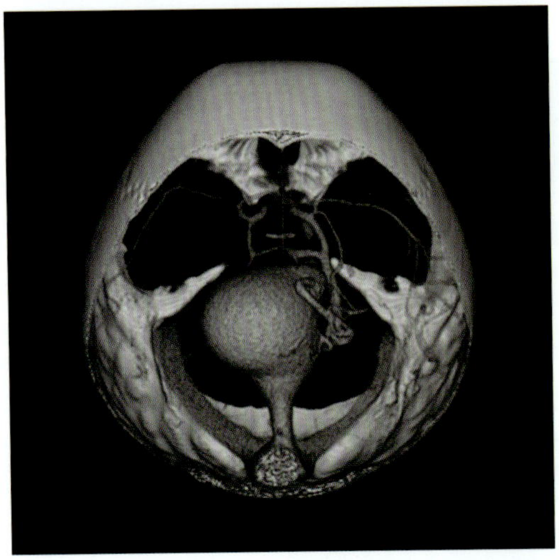

图 10-2-2　3D-CT 血管成像轴位观

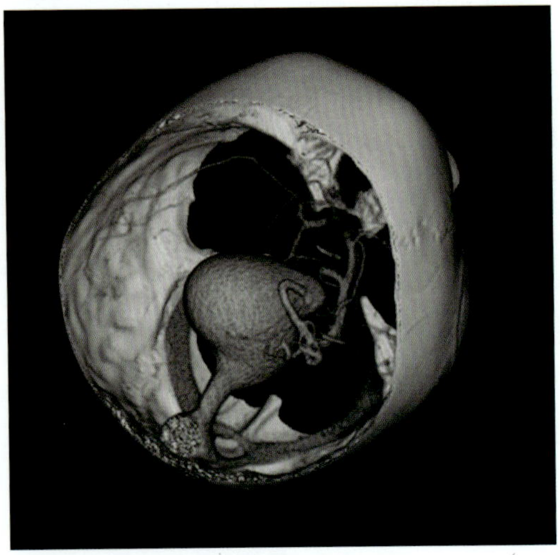

图 10-2-3　3D-CT 血管成像侧位观

图10-2-2、图10-2-3 3D-CT血管造影见大脑大静脉成球状异常扩张，大脑后动脉参与供血。

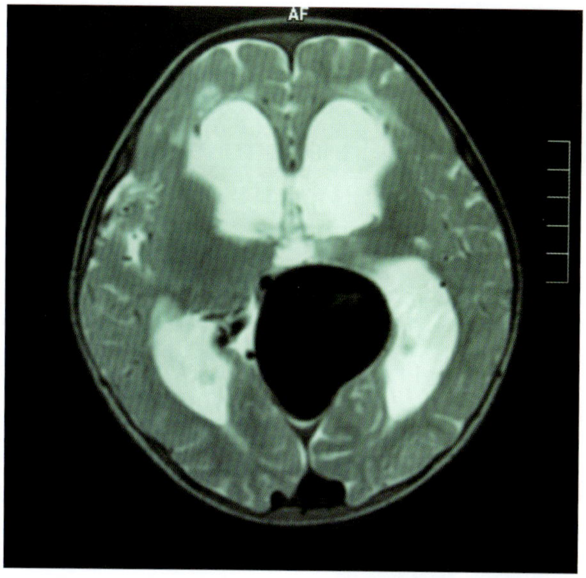

图 10-2-4　MR 影像轴位 T_2 加权像，见第三脑室后部有一囊状血管流空信号

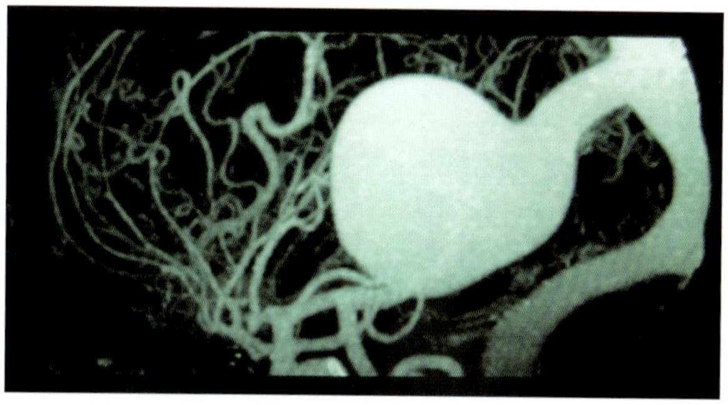

图 10-2-5　MR 静脉血管侧位像

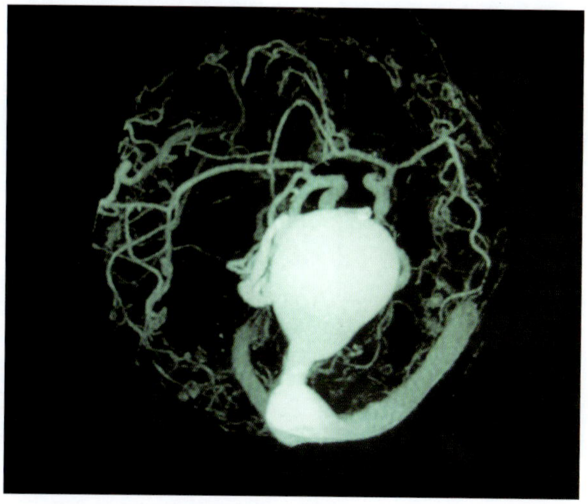

图 10-2-6　MR 静脉血管轴位像

图 10-2-5、图 10-2-6 MR 静脉血管见大脑大静脉异常扩张，经直窦汇入窦汇。

参见手术图 10-2-7 ~ 图 10-2-11。

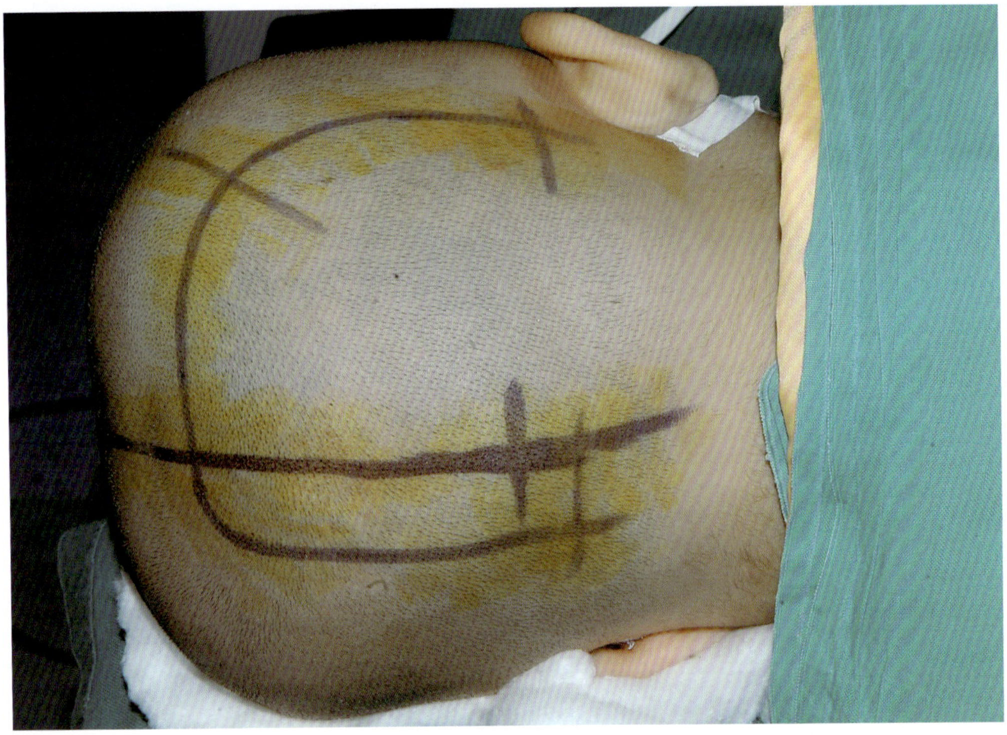

图 10-2-7　患儿侧卧位，取顶枕部跨中线马蹄形切口

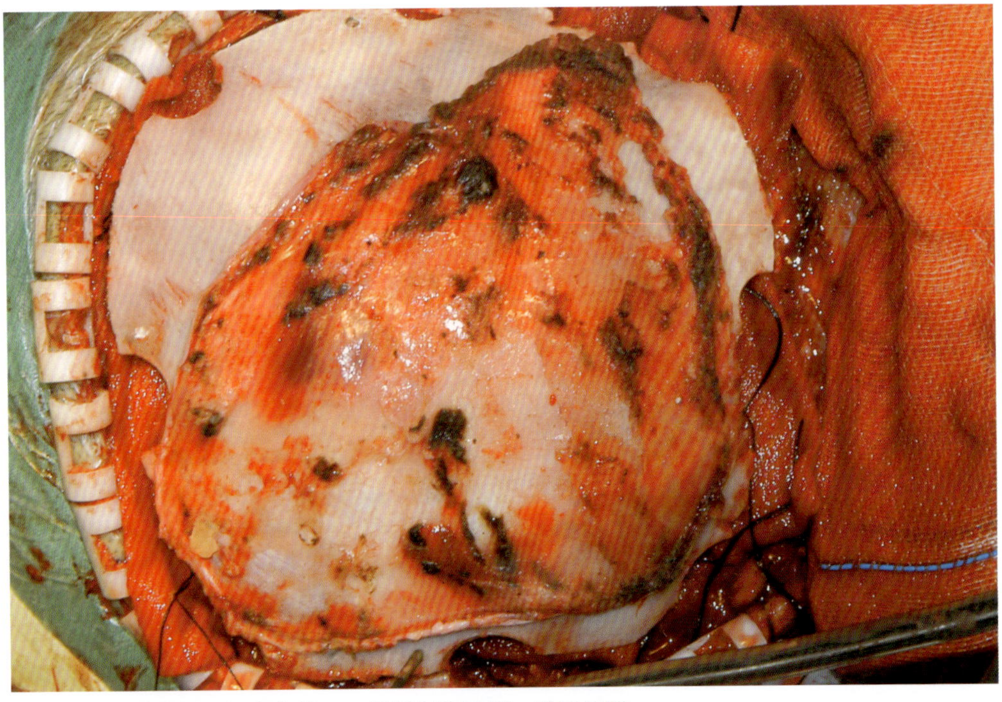

图 10-2-8　皮肌瓣切开翻向枕下，骨瓣保留骨膜，铣开骨瓣

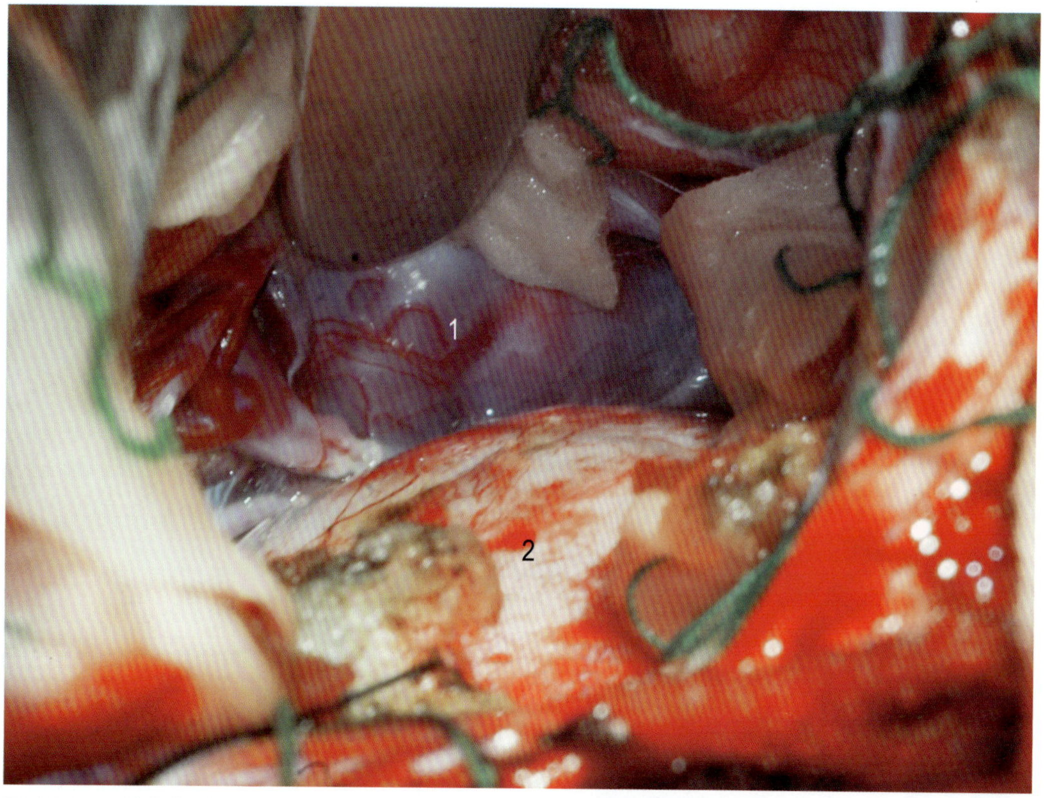

图 10-2-9 抬起枕叶，显露异常增粗的 Galen 静脉，找到动脉漏口给以夹闭。1 增粗的 Galen 静脉；2 小脑幕

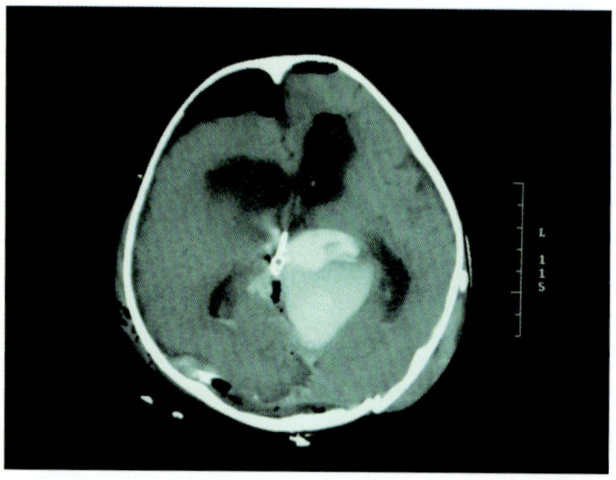

图 10-2-10 术后第 1 天复查 CT 平扫，可见静脉动脉瘤内血栓形成

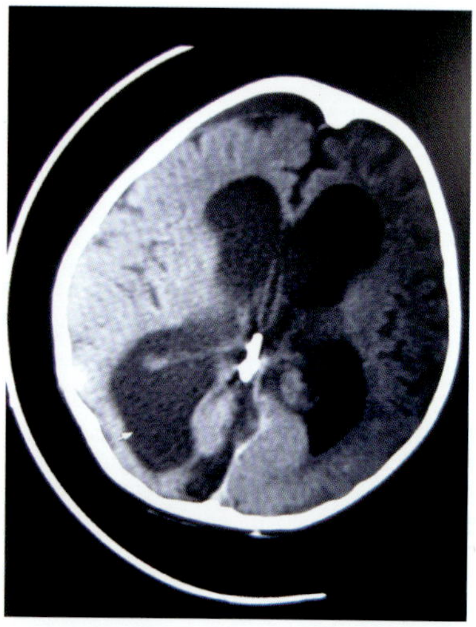

图 10-2-11 术后 1 年，复查 CT 平扫，巨大 Galen 静脉动脉瘤样畸形消失

手术点评（Surgical comments）

大脑大静脉动脉瘤样畸形（vein of Galen aneurismal malformation, VGAM）是一种罕见的先天发育异常，本质上是一种特殊类型的颅内动静脉瘘（AVF），在动脉瘤样扩大的Galen静脉之前没有其他血管畸形团，人群中发病率低于4/100 000，约占颅内血管畸形的1%，具有很高的死亡率，根据多组报告，死亡率在10%~33%不等。在儿童期，可以表现为不同的症状，但是最显著的特征是新生儿期的高排量心衰。在分类上一般依据Lasjauniasd的分型：先天性Galen静脉动脉瘤样畸形和继发性Galen静脉动脉瘤样扩张。VGAM的瘘口可为单个，亦可为多个。根据VGAM血管的构建方式又可分为脉络膜型和壁型。脉络膜型是一种原始发育异常，供血来自所有脉络膜动脉，在汇入扩张的前脑中央静脉前形成复杂的血管网络，该类型多见于临床得分低的新生儿中，通常表现为心衰。壁型是瘘口位于前脑中央静脉壁上，多见于其下侧缘，供血动脉主要为大脑后动脉，瘘口多为多发。壁型临床上主要表现为婴幼儿巨头，一般无心脏症状。本例VGAM属单瘘口壁型，供血动脉来自右侧大脑后动脉P_4段伴有大头脑积水。继发性Galen静脉动脉瘤样扩张（VGAD）是假性Galen静脉畸形，是因AVF（可合并AVM）使真正的Galen静脉扩张，当然正常的脑静脉属支仍然与之汇合。一般认为，VGAD的形成机理是由于直窦狭窄或血栓形成造成Galen静脉出口受阻，此时若合并有AVF或Galen静脉成为AVM引流静脉的属支，则可引起Galen静脉继发性动脉瘤样扩张。

该病例发病的主要机理是由于先天发育异常，存在动静脉短路（AVF）及直窦缺如，使得高压血流缺少出路，造成静脉壁呈动脉瘤样扩张。同时，由于动脉血快速汇入上矢状窦使颅内静脉压升高及回心血量增多，颅内静脉压升高产生脑脊液吸收障碍是产生脑积水的主要原因。而传统上认为，VGAM患儿的脑积水是由于机械性的脑脊液循环受阻所致。大量未经交换的动脉血直接回心，使脑组织出现"失血"，同时产生肺动脉高压，导致脑组织长期缺血，脑发育迟缓和心脏负荷过度增加引发心衰。主要依据头颅CT扫描、MR影像及全脑造影（DSA）诊断本病。对于伴有复杂多瘘口或合并AVM等多种血管畸形的病例，全脑DSA仍是最佳诊断手段，它可从血管病例解剖及血液动力学等方面全面认识本病。

由于病变深在，结构复杂，故一般认为血管内栓塞是治疗本病安全有效的首选方法。但对于由大脑后动脉或胼周动脉供血的单瘘口，尤其是多瘘口的病变，血管内栓塞困难，手术治疗阻断动脉瘘口是有效的方法。有脑积水者开颅术前应先行脑室－腹腔分流术，这样有利于改善患儿的术前状态，手术入路选择顶枕开颅。有双侧供血者应选择跨中线（窦）开颅，骨瓣下缘需达横窦或过横窦。若有胼周动脉供血，术中在胼胝体压部上方沿胼周动脉远端追至球状畸形顶部，在此切断供血动脉。若大脑后动脉供血，其瘘口处位于球形畸形的下外侧，术中沿瘤体逐渐向前下分离，如果瘤体较大妨碍暴露，亦可先小心电灼瘤体使其有所缩小，以便显露瘘口，于瘘口处切断供血动脉。在分离暴露供血动脉的过程中，要辨认出是否为过路血管，以免误伤。供血动脉一旦彻底切除，动脉瘤样畸形球壁压力就会明显下降变软，搏动消失。至于作为引流通道的大脑镰窦勿需结扎切断。本例为单瘘口壁型VGAM，手术夹闭供血动脉顺利，病儿恢复顺利，未出现神经系统阳性体征。手术治疗壁型VGAM是一种安全有效的治疗方法。

第三节 枕下小脑幕上（Poppen）入路切除小脑上蚓部髓母细胞瘤

Surgical resection of medulloblastoma of the superior vermis via occipital (Poppen) approach

病例简介

患者女性，17 岁。主因“间断性头痛 2 个月”，门诊以“髓母细胞瘤”收入院。查体神清语利，视乳头水肿，共济运动无异常。行 MR 影像检查。

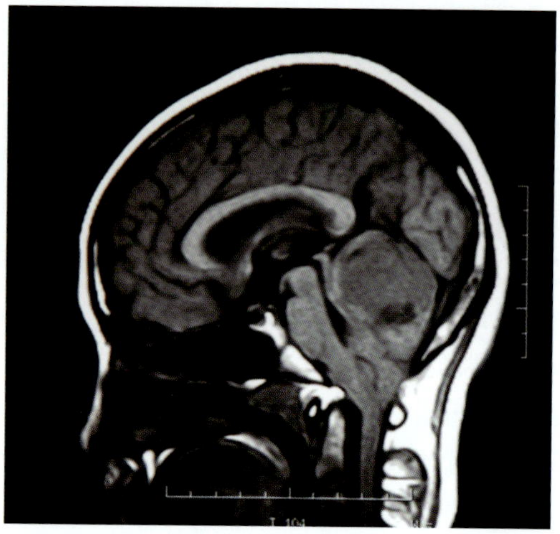

图 10-3-1 MR 影像矢状位 T_1 加权像

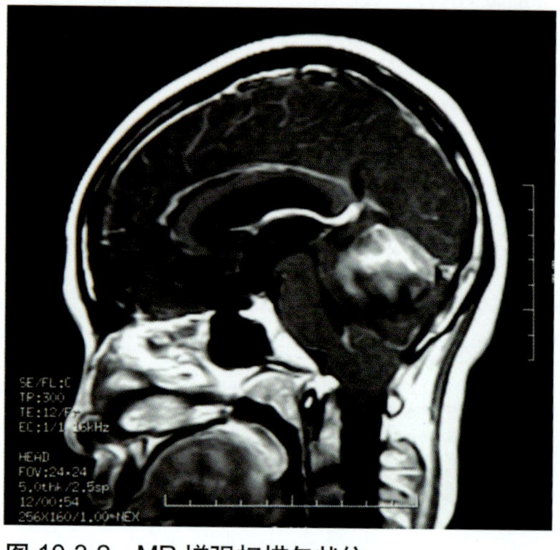

图 10-3-2 MR 增强扫描矢状位

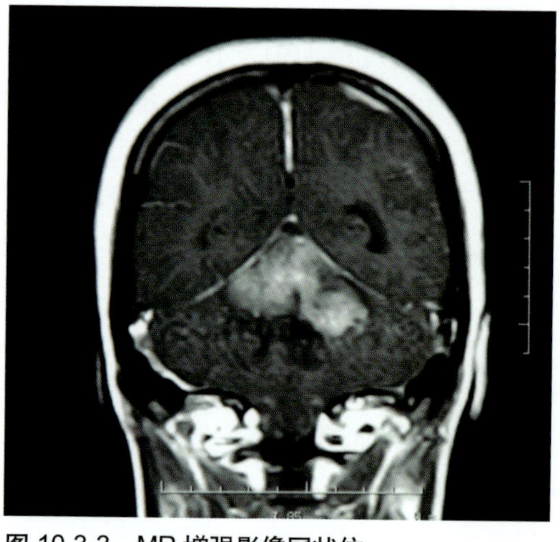

图 10-3-3 MR 增强影像冠状位

图 10-3-1 ~ 图 10-3-3 MR 影像见小脑上蚓部不规则形病变，边界不清，不均匀强化，第四脑室受压。

参见手术图 10-3-4～图 10-3-10。

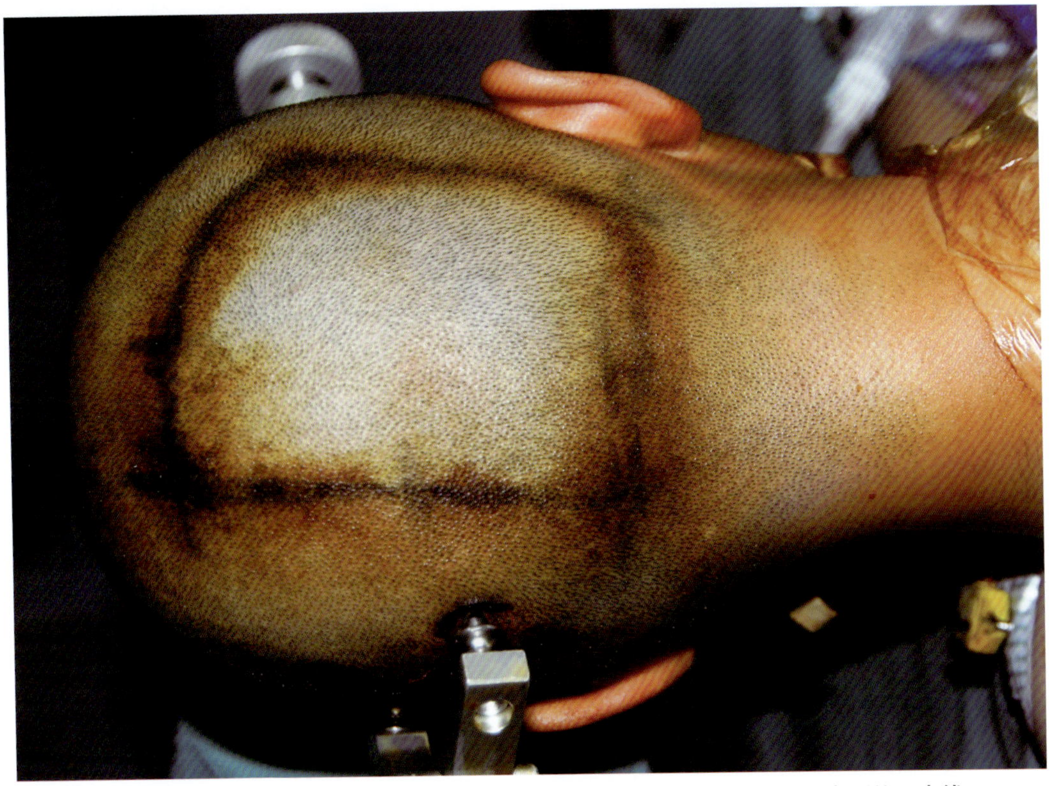

图 10-3-4　患者取左侧卧位，右顶枕马蹄形切口，下界达横窦，外界达星点，内侧位于中线

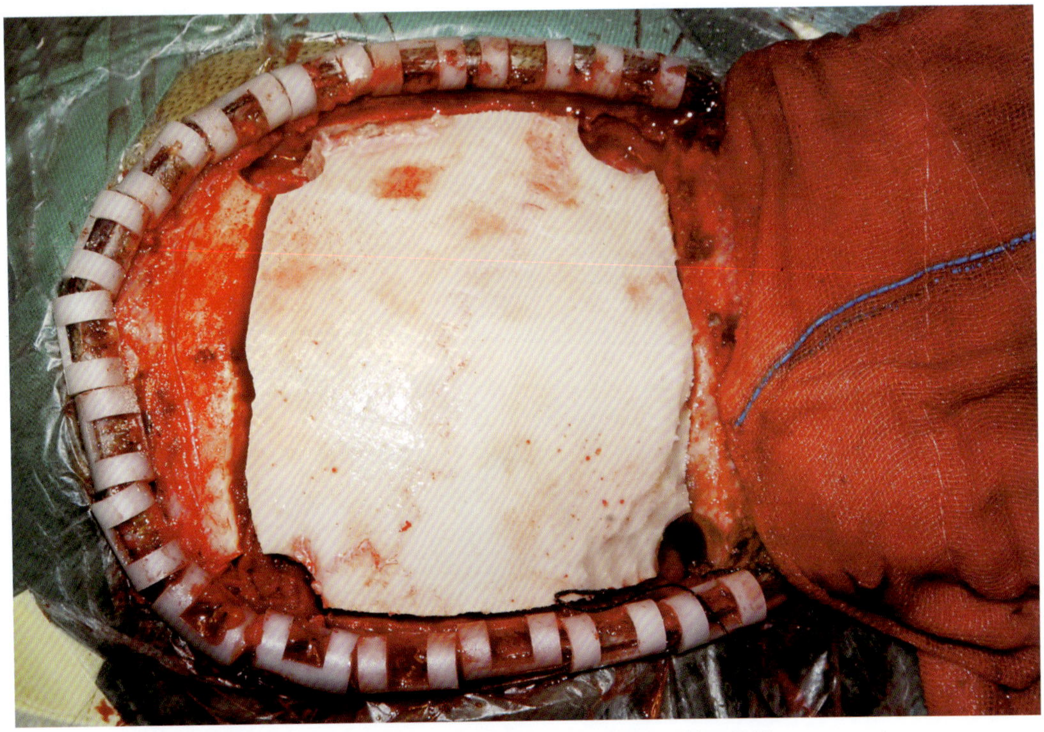

图 10-3-5　肌皮瓣向枕下翻，剥离骨膜，显露骨瓣，钻 4 骨孔，铣下骨瓣

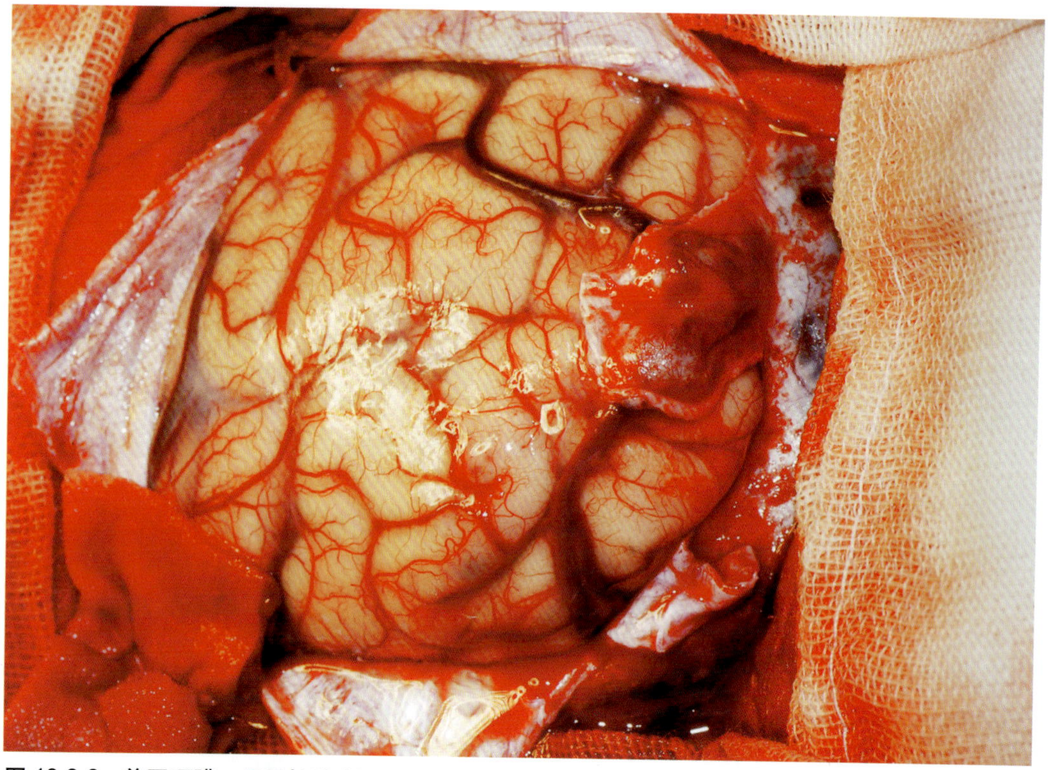

图 10-3-6　剪开硬膜，显露枕叶表面

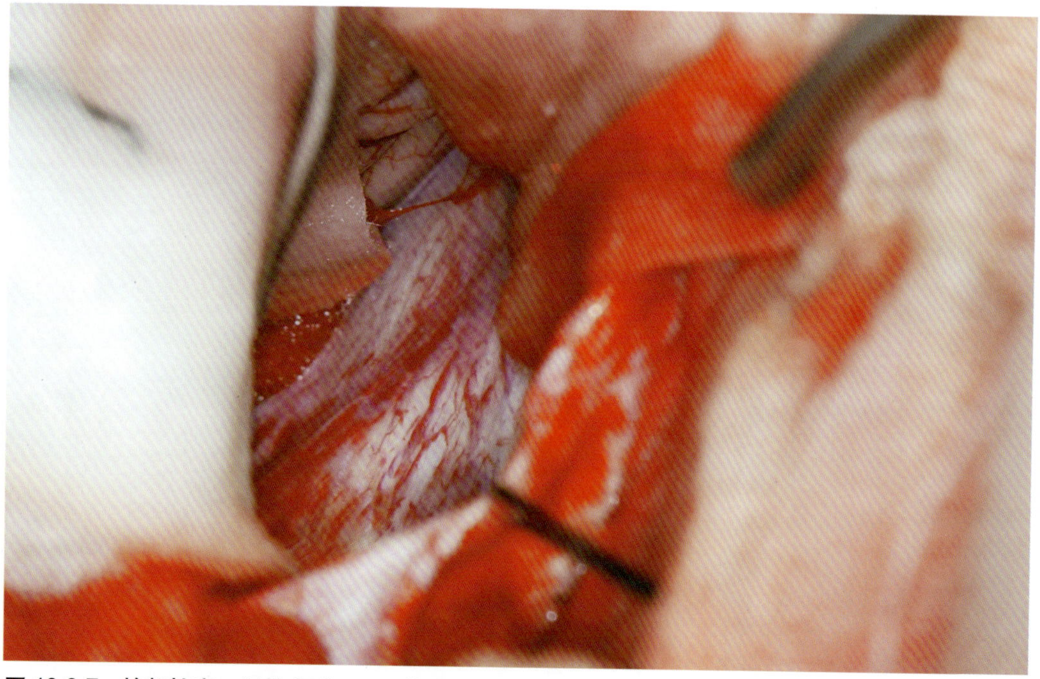

图 10-3-7　抬起枕底，沿枕底裂至四叠体池

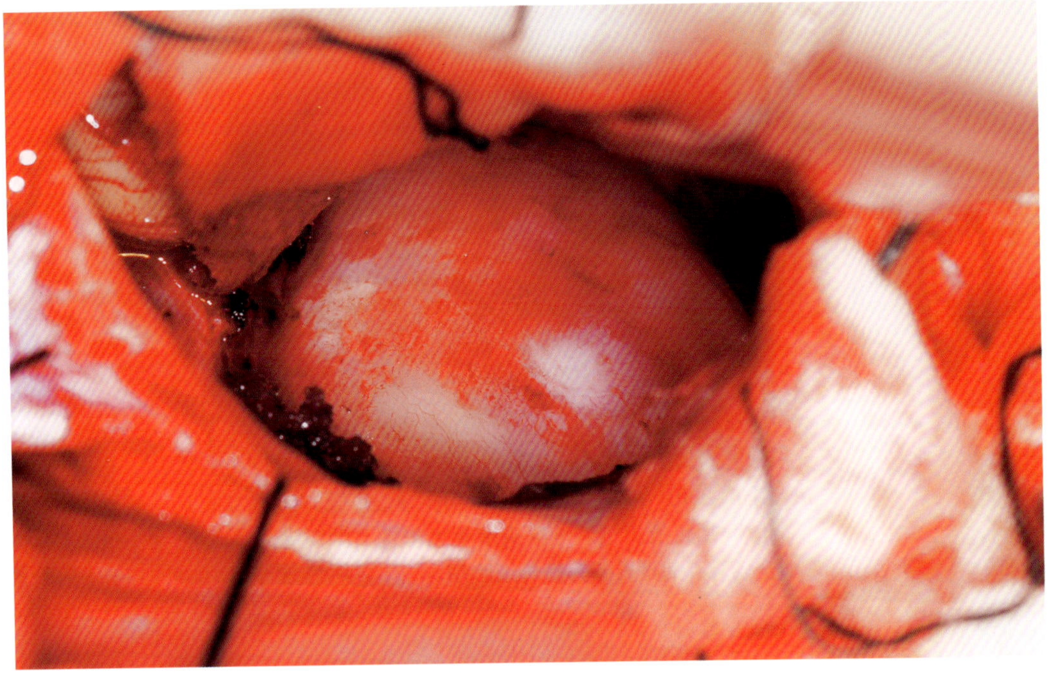

图 10-3-8　切开小脑幕，显露小脑枕叶面肿瘤

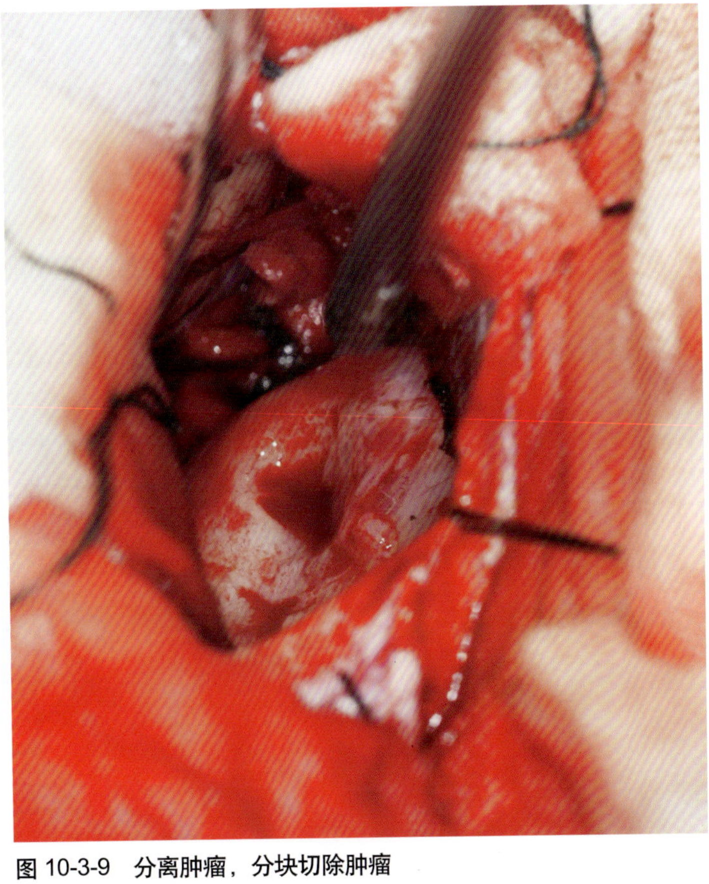

图 10-3-9　分离肿瘤，分块切除肿瘤

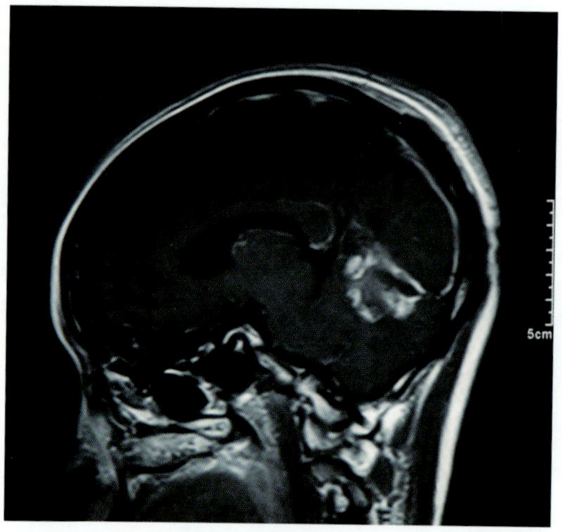

图 10-3-10 术后 10 天复查，MR 增强影像矢状位 T_1 加权像，见肿瘤区遗留手术影迹，肿瘤完全切除。病理诊断为髓母细胞瘤

手术点评（Surgical comments）

经枕下小脑上手术入路是第三脑室后部病变常用的手术入路，切开小脑幕能较好地切除小脑上蚓部病变，经小脑幕上抬起枕底裂，可获得比经小脑幕下小脑上更大的手术间隙，特别是能够较好地显露环池背侧的结构，有利于手术中显露和保护大脑大静脉、大脑后动脉、小脑上动脉、顶盖、滑车神经的发出和走行、脑桥臂、上髓帆和小脑舌。小脑幕应从远离直窦的后外侧切开，避开幕内静脉窦，先切开 0.5cm，用棉片送到幕下把脑表与小脑幕分开，全层电凝幕内静脉窦，可防止切开小脑幕的出血和小脑枕叶面的损伤，向内前逐步切开至小脑幕缘。向上外侧切除肿瘤时，要保护好上桥臂，以免术后产生中脑和脑桥损害。

髓母细胞瘤首选手术切除加术后放疗，术中应尽量切除肿瘤，但如肿瘤与脑干粘连紧密，可残余少许肿瘤组织，以免造成严重的神经功能障碍。目前认为，儿童髓母细胞瘤对化疗更加敏感，放疗剂量应该明显减少。现在的放射方案应该是全脑及脊椎管放射剂量，为 23.4Gy；后颅窝瘤床及脊椎管转移部位应该增加至 55.8Gy，成人患者射剂量应该为全量。以上放疗需在 6 ~ 7 周内结束。对 3 岁以下儿童，剂量可相应减少 25% ~ 30%。如手术确定为肿瘤全切除，则放疗剂量更应减少。化疗尚无统一标准。CCNU 及长春新碱较常应用，且多用于复发病例。约有 30% ~ 40% 的患儿于肿瘤切除术后需行脑室－腹腔分流术。有文献报道，与分流有关的肿瘤种植率约为 10% ~ 20%。过去曾经应用细胞筛以减少肿瘤种植，但因易导致分流管堵塞，已不再广泛应用。

第四节　经纵裂－胼胝体入路切除第三脑室颅咽管瘤

Surgical resection of the third ventricular craniopharyngioma via transcallosum interfornix approach

病例简介

患者男性，11 岁。主因“头痛半年”，门诊以“颅咽管瘤”收入院。查体：神清语利，双侧视神经萎缩，余无明显神经系统阳性体征。行 MRI 影像检查。图 10-4-1、图 10-4-2 MRI 影像见第三脑室内囊性病变，囊液呈高信号。

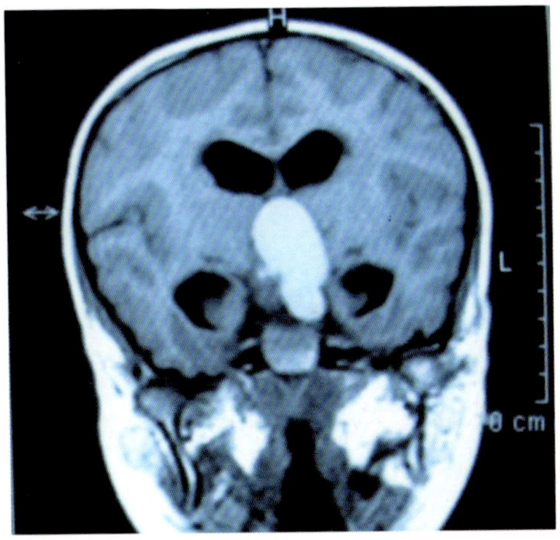

图 10-4-1　MRI 影像冠状位 T_1 加权像

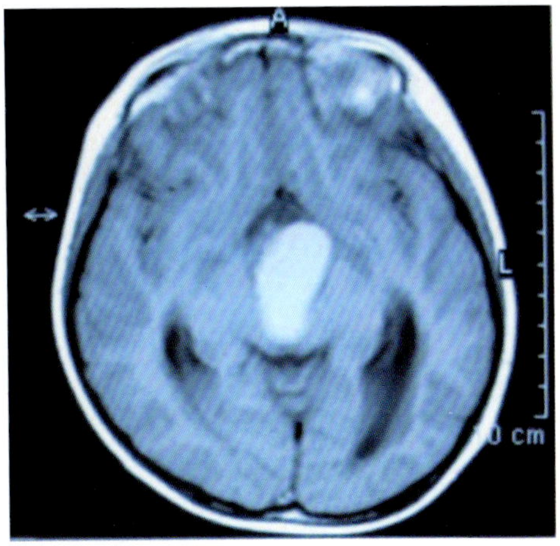

图 10-4-2　MRI 影像轴位 T_1 加权像

参见手术图 10-4-3 ~ 图 10-4-7。

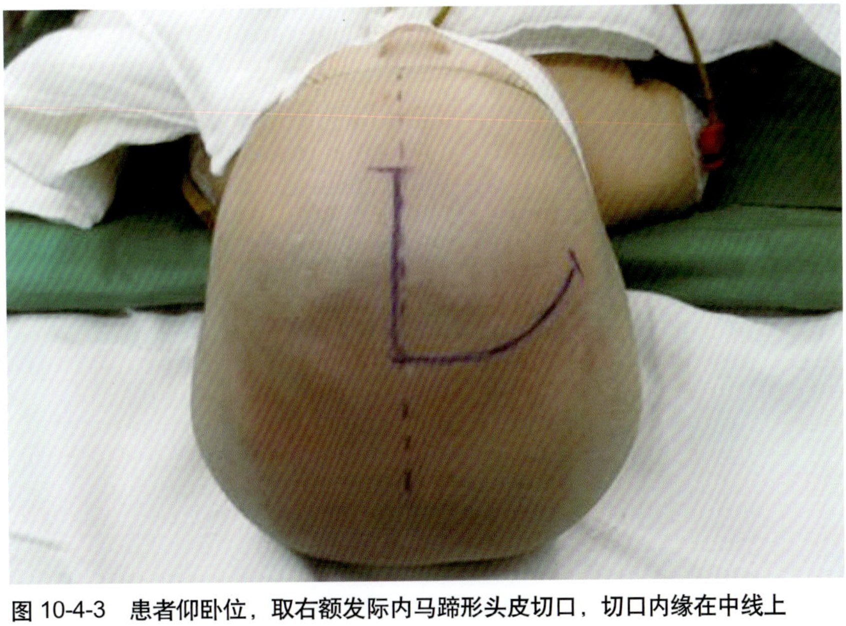

图 10-4-3　患者仰卧位，取右额发际内马蹄形头皮切口，切口内缘在中线上

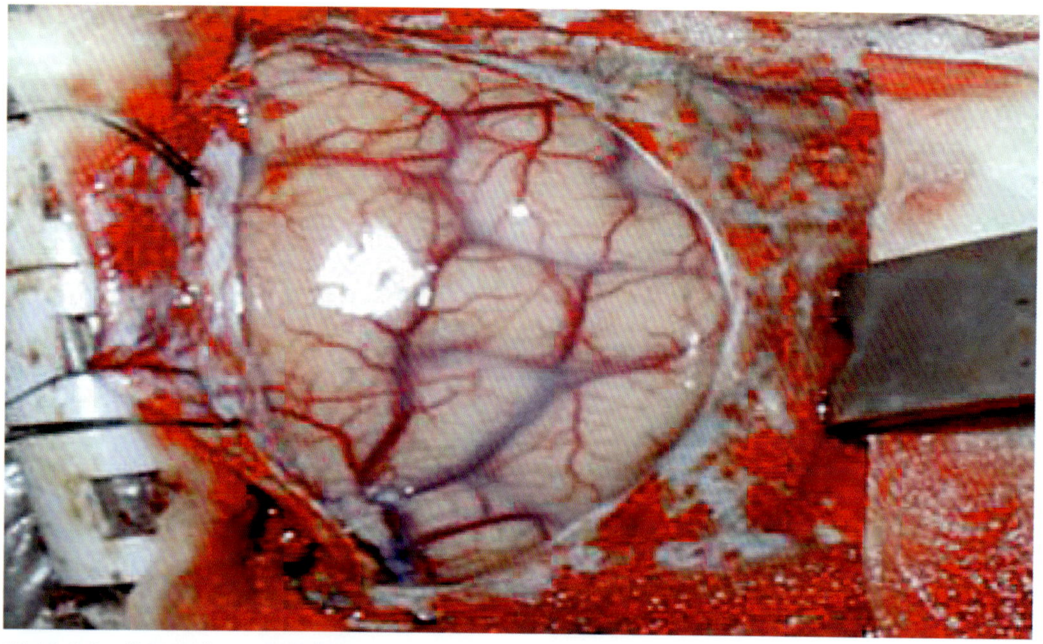

图 10-4-4　剪开硬膜，显露额部纵裂

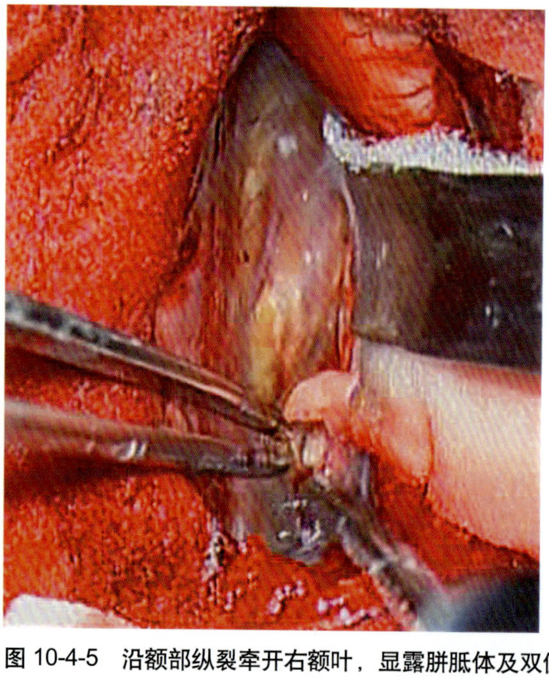

图 10-4-5　沿额部纵裂牵开右额叶，显露胼胝体及双侧大脑前动脉

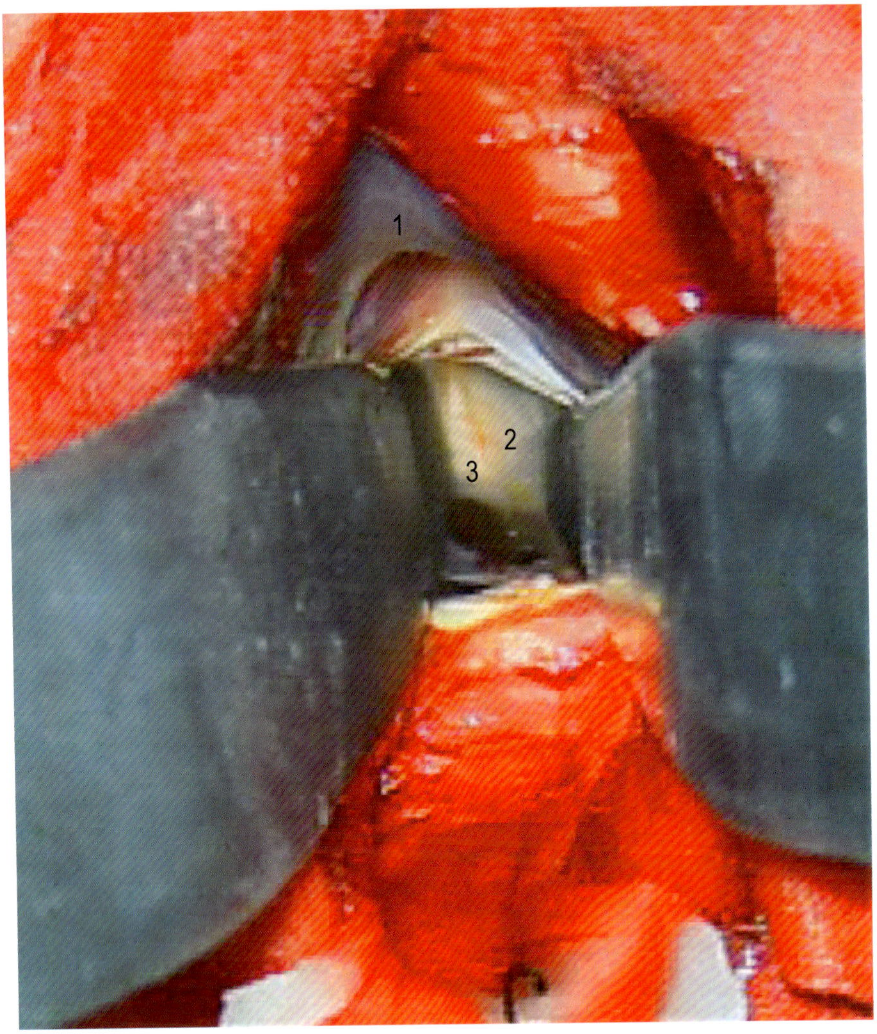

图 10-4-6 切开胼胝体，分离透明隔及穹窿间隙，进入第三脑室。1 胼胝体；2 透明隔；3 第三脑室底

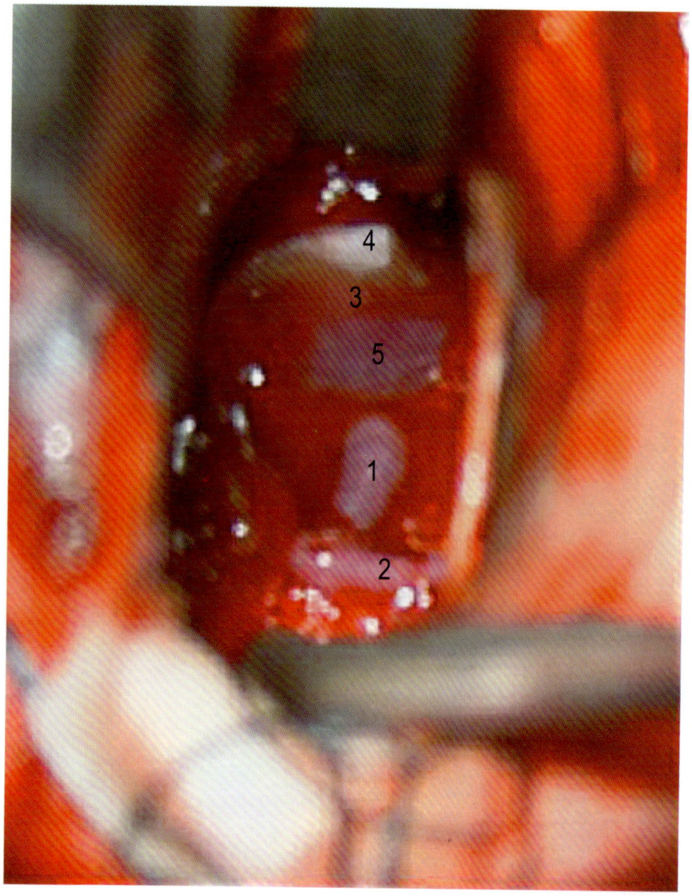

图 10-4-7 肿瘤切除后，第三脑室底开放，可见如下解剖结构。1 基底动脉；2 右侧大脑后动脉；3 鞍背；4 视交叉；5 斜坡

图 10-4-8 ~ 图 10-4-10 术后 MR 复查显示肿瘤完全消失。

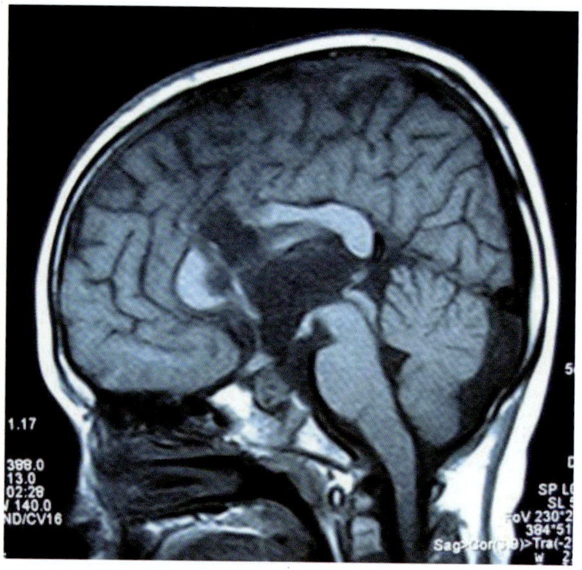

图 10-4-8 术后 MR 矢状位 T_1 加权像

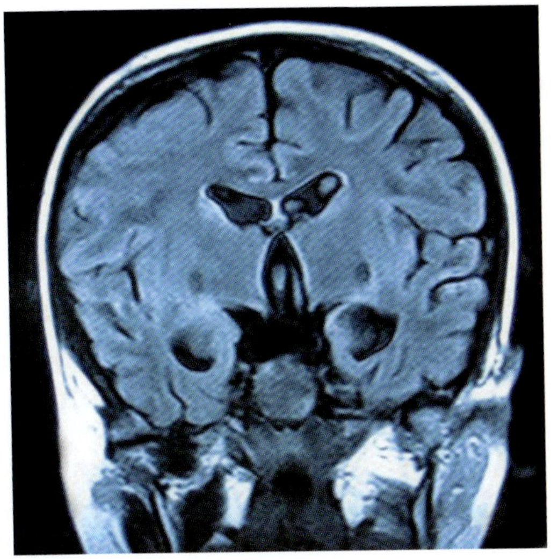

图 10-4-9　术后 MR 冠状位 T_1 加权像

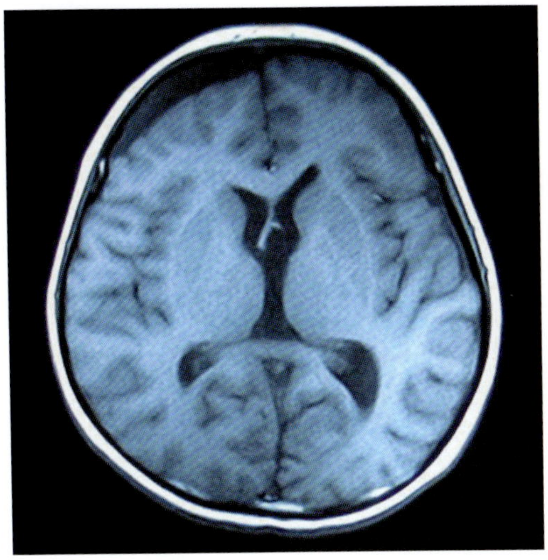

图 10-4-10　术后 MR 矢状位 T_1 加权像

手术点评（Surgical comments）

经纵裂－胼胝体入路是利用额中后部纵裂。手术切口的后界应近冠状缝前，切口偏后有损伤中央回和中央前回运动区的危险；切口偏前，影响透明隔间腔和穹窿柱分开，增加进入第三脑室的损伤，且第三脑室前部手术视角受限。手术切口的内侧应位于中线的矢状窦上，沿纵裂分开时可减少对额叶的牵拉。分开纵裂时应注意对进入矢状窦的额中、后桥静脉的保护，不应离断，可从桥静脉的前后分开纵裂，以免引起桥静脉回流障碍，额部肿胀或出血。胼胝体切开位置应在膝部向后约 1.5cm，两侧大脑前动脉间仔细观察可见胼胝体中间隆起，沿此隆起切开是透明隔间腔的上方，也位于室间孔的上前方。胼胝体体部切开不易长，先切开 1.0cm 以内即可，随着肿瘤的逐步切除和脑脊液的释放，脑回缩明显，胼胝体切口进一步开大。透明隔间腔和穹窿体用钝性分开进入第三脑室，应避免分离偏前损伤穹窿柱。此时，往往间腔不明显，显露较困难。切除第三脑室前下极肿瘤时，多有术野不佳，要防止大脑前动脉和视交叉的损伤，处理前外侧肿瘤时，要防止损伤两侧视束和下丘脑核团。该手术入路多用于切除第三脑室前部和后部的颅咽管瘤、畸胎瘤、下丘脑胶质瘤和生殖细胞瘤。该手术入路的优点是：可完全显露第三脑室、前部、后部和两侧丘脑病灶，显露肿瘤较充分，并避开了经翼点、额下、颞下和枕下小脑幕上手术入路利用血管神经间隙切除肿瘤的损伤危险。不足是：从额部表面达第三脑室的距离较长，影响手术操作；需要切开胼胝体，分开穹窿和透明隔间腔，损伤穹窿柱和穹窿可有记忆力缺失；对肿瘤位于视交叉前下、前交通动脉和大脑前动脉后部肿瘤切除困难。术中要避免室间孔和中脑水管的阻塞以及脑积水的出现。

第五节 枕下小脑幕上入路切除松果体区肿瘤

Surgical resection of the pineal region tumors via suboccipital-supratentorial approach

病例简介1

患者男性，19岁。主因“间断性头痛，呕吐11天，双下肢无力和走路不稳6天”。门诊以“松果体区肿瘤”收入院。查体：神清语利，双侧视乳头水肿。双侧指鼻试验欠标准，闭目直立征（Romberg's）阳性。MRI增强影像矢、冠轴影检查见：第三脑室后部肿瘤，边界清楚，压迫中脑和第三脑室，类圆形约4cm×3cm×3cm，肿瘤位于大脑大静脉前上方，两侧大脑内静脉和枕内侧静脉之间，有脑室扩大（见图10-5-1～图10-5-3）。

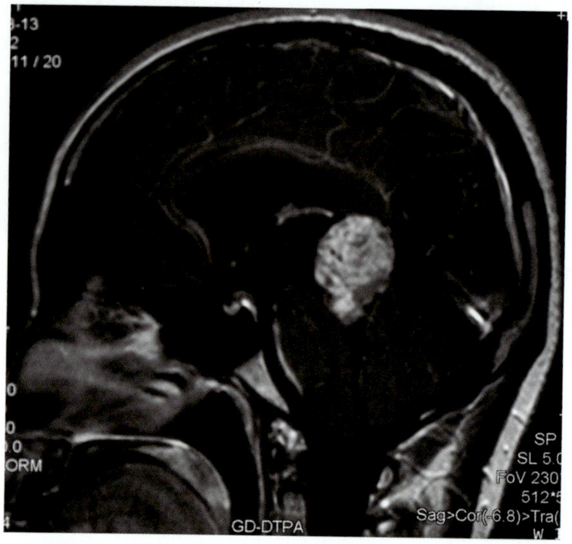

图10-5-1 术前MR加强矢状位像，见第三脑室后部类圆形影，均匀强化，伴有中脑水管阻塞，第三脑室和侧脑室扩大

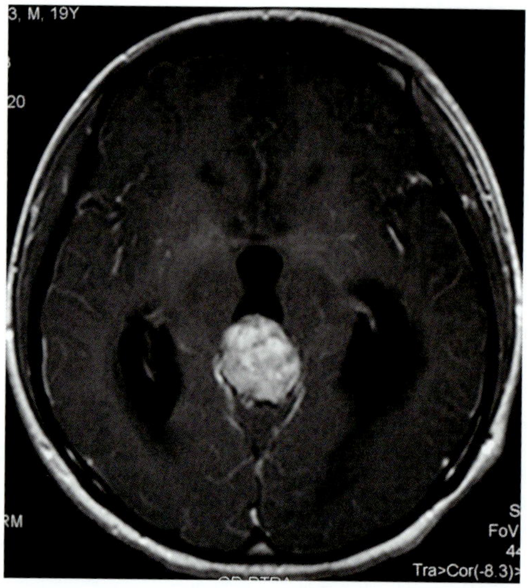

图10-5-2 术前MR加强轴位像，见第三脑室后部类圆形影，均匀强化，肿瘤后部和两侧见大脑内静脉影，从第三脑室前部引出，第三脑室和侧脑室扩大

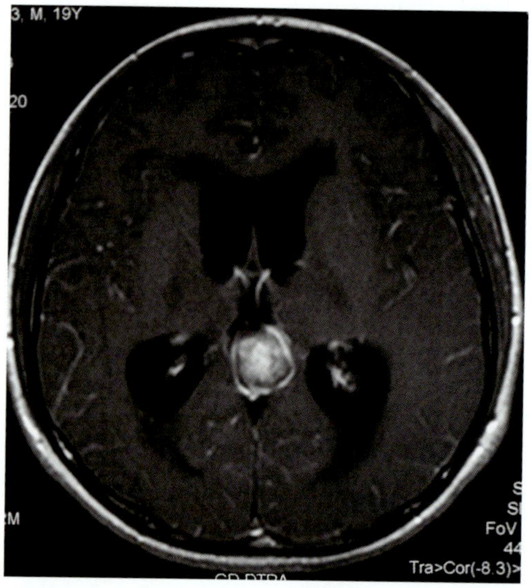

图10-5-3 术前MR加强轴位像，见第三脑室后部类圆形影，均匀强化，肿瘤后部见双侧枕内静脉影，从枕叶向肿瘤两侧部引入，第三脑室和侧脑室扩大

手术方法

患者左卧位，头部上三钉头架固定，头部左转 30°，头下倾 25°~30°。切口取顶枕，下要显露横窦，外侧达横窦与乙状窦交接处，切口上缘达顶枕交接处。皮瓣蹄形切开，肌皮瓣向枕下翻开，做枕骨瓣取下（图 10-5-4）。剪开硬脑膜，先从枕叶外侧抬起枕下，注意保护枕下桥静脉和 Labbé 颞后桥静脉（图 10-5-5）。到达四叠体池外侧，释放环池脑脊液，脑回缩后，从小脑幕后外侧切开全层，约 0.5cm 长，送入幕下棉片，保护好小脑顶面，由外后向前内剪开小脑幕到达直窦外侧肿瘤部位（图 10-5-6）。随着肿瘤分离和显露，分块切除肿瘤。肿瘤与脑干无蛛网膜界面，以直窦远端为标记，注意保护大脑大静脉、枕内侧静脉。方形小叶（山顶）、上髓帆和下丘为标志，注意保护中脑顶盖和第三脑室壁结构。肿瘤全切除后，第三脑室开放，向前可见第三脑室前隐窝，向上见第三脑室顶和外侧大脑内静脉（图 10-5-7）。手术区尽量减少电凝止血，渗血用明胶海绵压迫止血，减少中脑和第三脑室结构的热损伤，严密缝合硬脑膜，骨瓣复位固定后，缝合头皮。术后病理诊断：未成熟畸胎瘤。

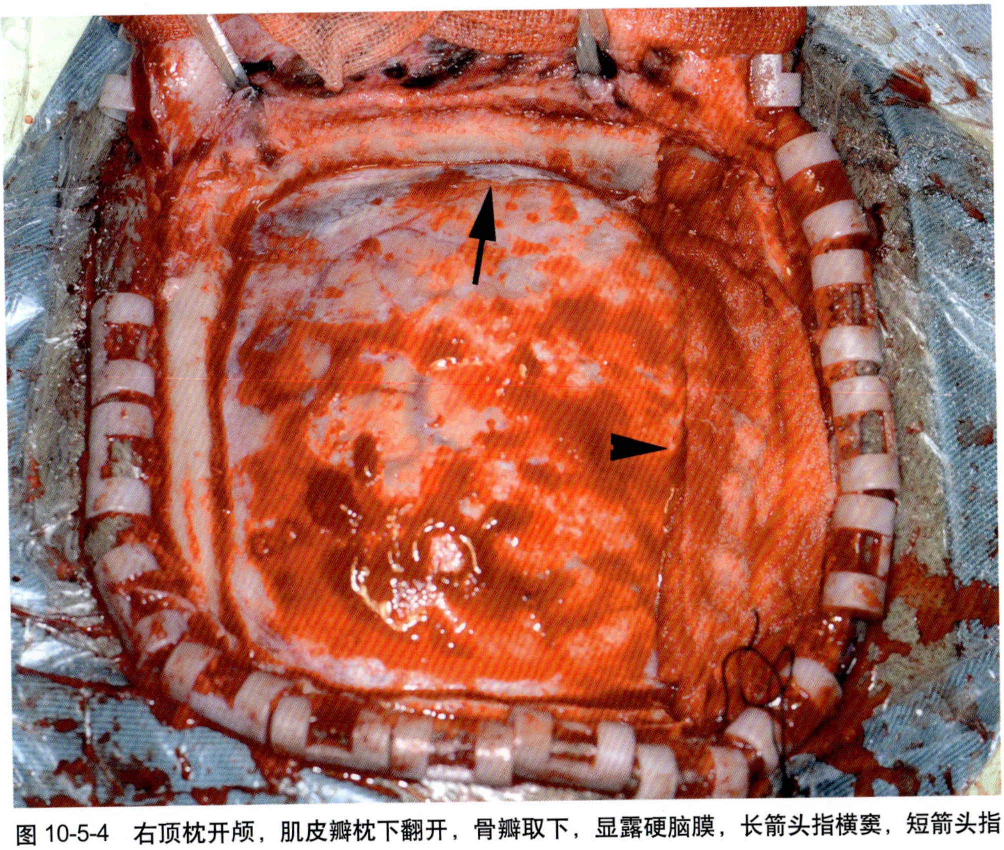

图 10-5-4　右顶枕开颅，肌皮瓣枕下翻开，骨瓣取下，显露硬脑膜，长箭头指横窦，短箭头指枕部矢状窦

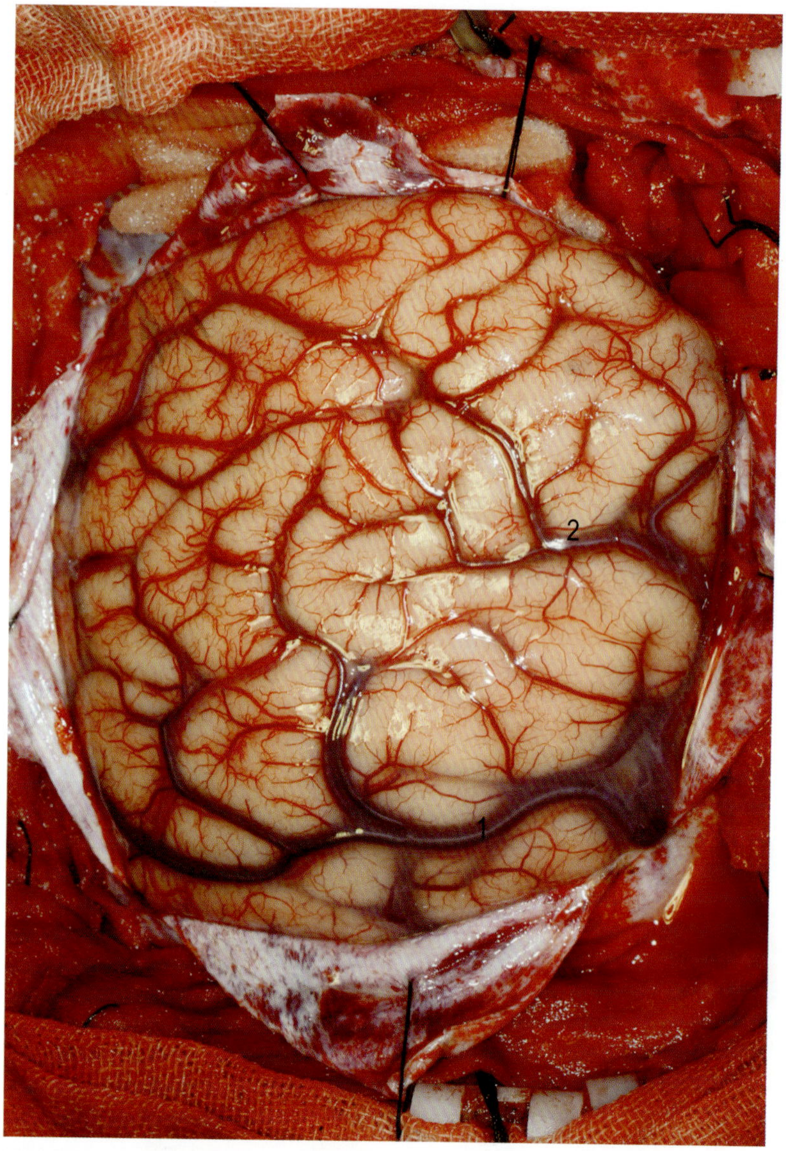

图 10-5-5 硬脑膜剪开后，显露枕叶。1 顶枕桥静脉；2 枕上桥静脉

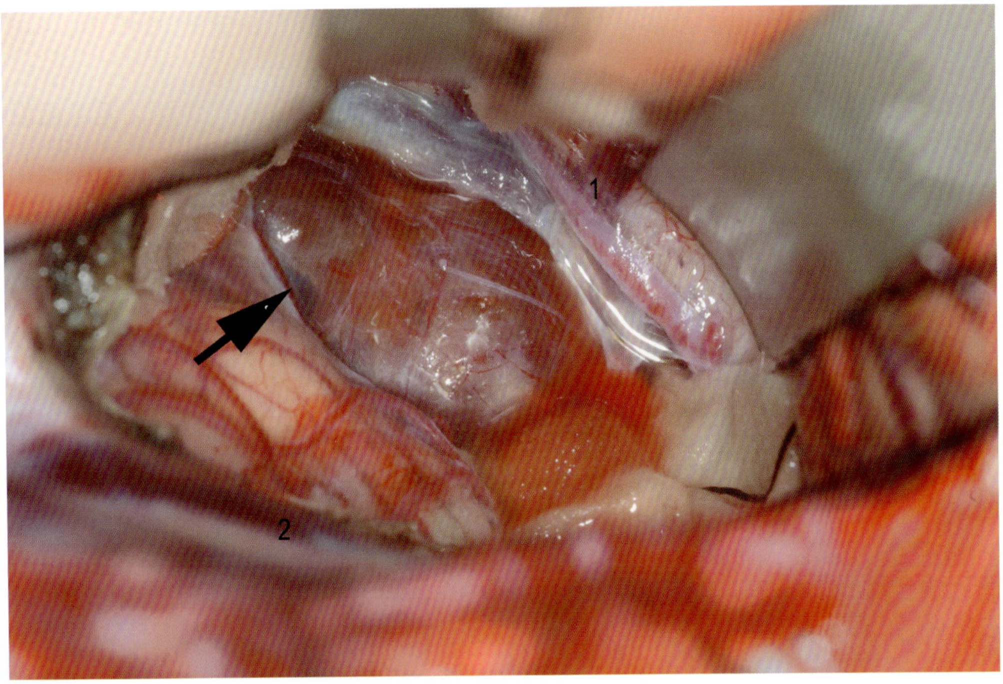

图 10-5-6 抬起枕下裂后，显露第三脑室后部肿瘤，箭头指向肿瘤。1 小脑上动脉；2 切开后的小脑幕

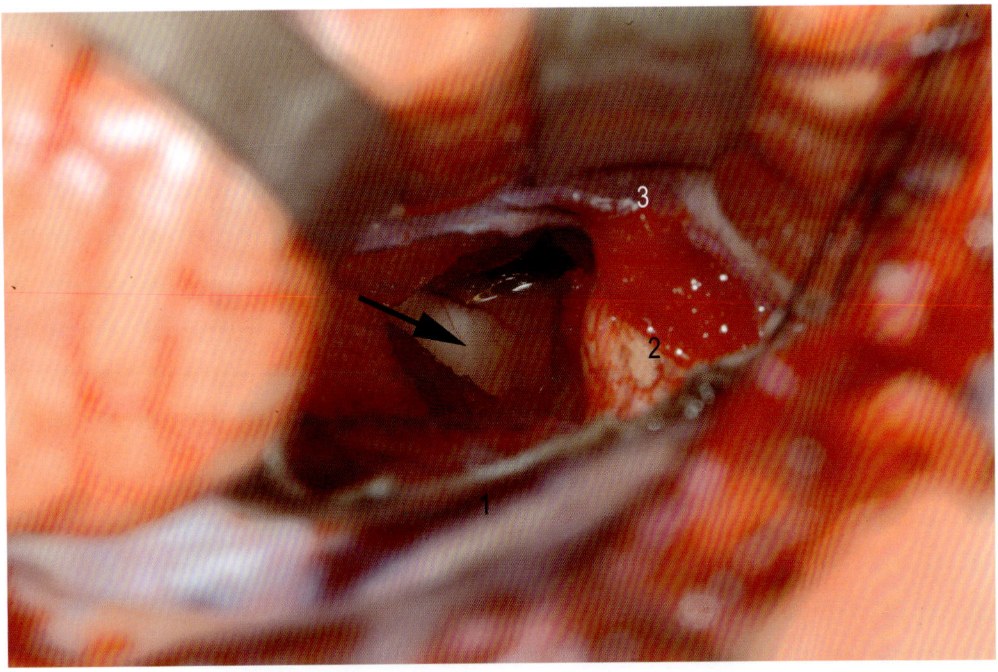

图 10-5-7 肿瘤切除后显露第三脑室（箭头指向）。1 小脑幕；2 中脑顶盖；3 小脑上动脉

术后过程

术后患者完全清楚，四肢活动正常。围手术期双眼上视障碍未能恢复，无术后发热，7天拆线。术后复查MR肿瘤全部消失，见图10-5-8～图10-5-10。病理诊断：未成熟畸胎瘤，出院后接受局部放射治疗。

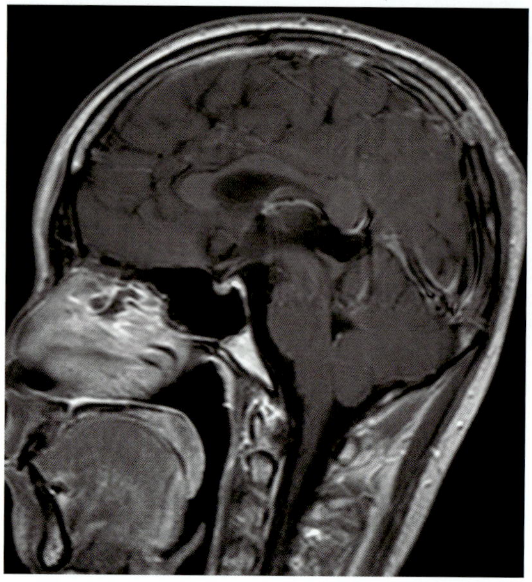

图 10-5-8　术后 MR 矢状位增强影像，见第三脑室后肿瘤消失，第三脑室内大脑内静脉显示完全

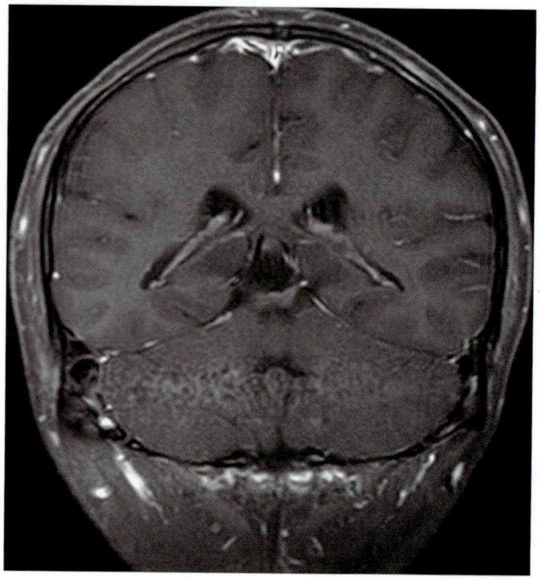

图 10-5-9　术后 MR 冠状位增强影像，见第三脑室后肿瘤消失

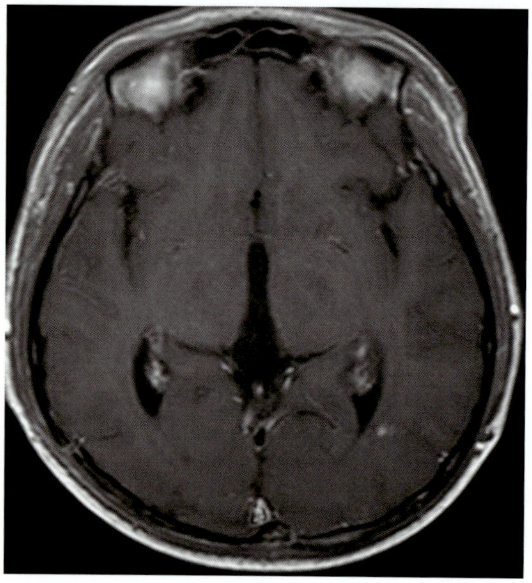

图 10-5-10　术后 MR 冠状位增强影像，见第三脑室后肿瘤消失

病例简介2

患者女性，55 岁。主因“进行性头晕、头痛 7 年，加重半月余”。门诊以“脑膜瘤”收入院。查体：神清语利，双侧视乳头水肿。双眼上视不能。MRI 增强扫描矢、冠、轴位影检查见：第三脑室后部类圆形肿瘤，边界清楚，约 4cm × 4cm × 3cm，压迫中脑和第三脑室，肿瘤均匀强化与小脑幕附着，见图 10-5-11 ~ 图 10-5-13。

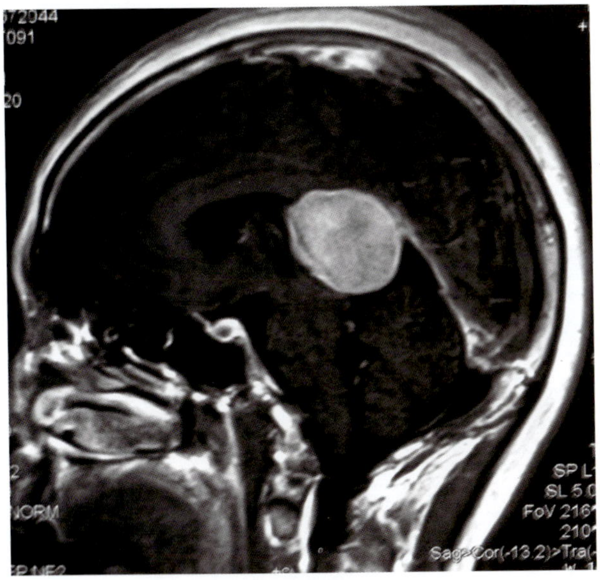

图 10-5-11　术前 MR 加强轴位像，见第三脑室后部类圆形影，均匀强化，肿瘤后部与小脑幕附着，肿瘤突入第三脑室伴侧脑室扩大

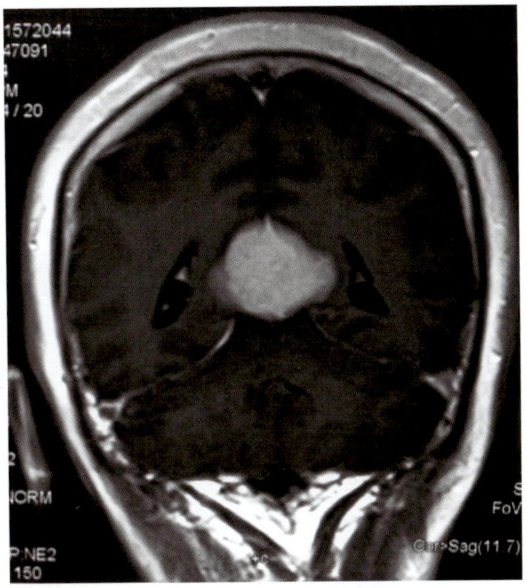

图 10-5-12　术前 MR 加强冠状位像，见第三脑室后部类圆形影，均匀强化，肿瘤突入第三脑室和侧脑室扩大

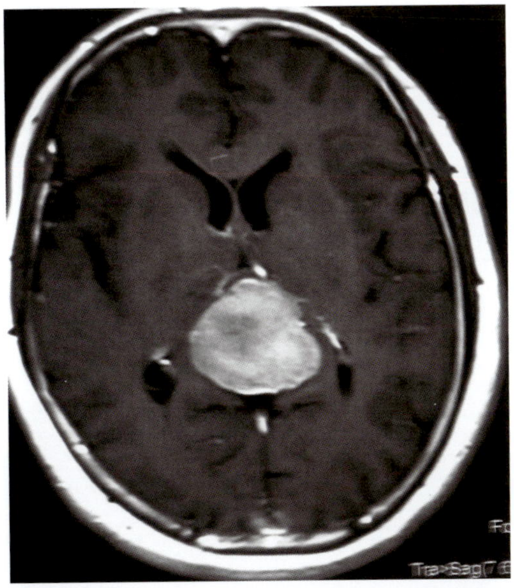

图 10-5-13　术前 MR 加强轴位像，见第三脑室后部类圆形影，均匀强化，肿瘤后部突入第三脑室

手术方法

患者全麻后，手术体位及开颅方式同例 1。抬起枕下，切开小脑幕达环池，可见肿瘤位于小脑幕山顶处，随着肿瘤显露，分块切除肿瘤。肿瘤血供丰富，质地略软。分块切除肿瘤，肿瘤与脑干界面有蛛网膜结构。肿瘤前界与小脑幕山顶出幕缘呈侵袭性广泛粘连。在肿瘤前下方包裹滑车神经，部分肿瘤与大脑大静脉和枕内侧静脉粘连，分离包裹滑车神经和附着粘连的粗大静脉，最后锐性切除残留静脉上的肿瘤。肿瘤全切除后，中脑顶盖、滑车神经、大脑大静脉结构清楚，部分肿瘤附着小脑幕硬膜切除，直窦末端硬膜电凝组织灭活，减少肿瘤复发危险。手术区止血后，严密缝合硬脑膜，骨瓣复位固定后，缝合头皮，见图 10-5-14、图 10-5-15。

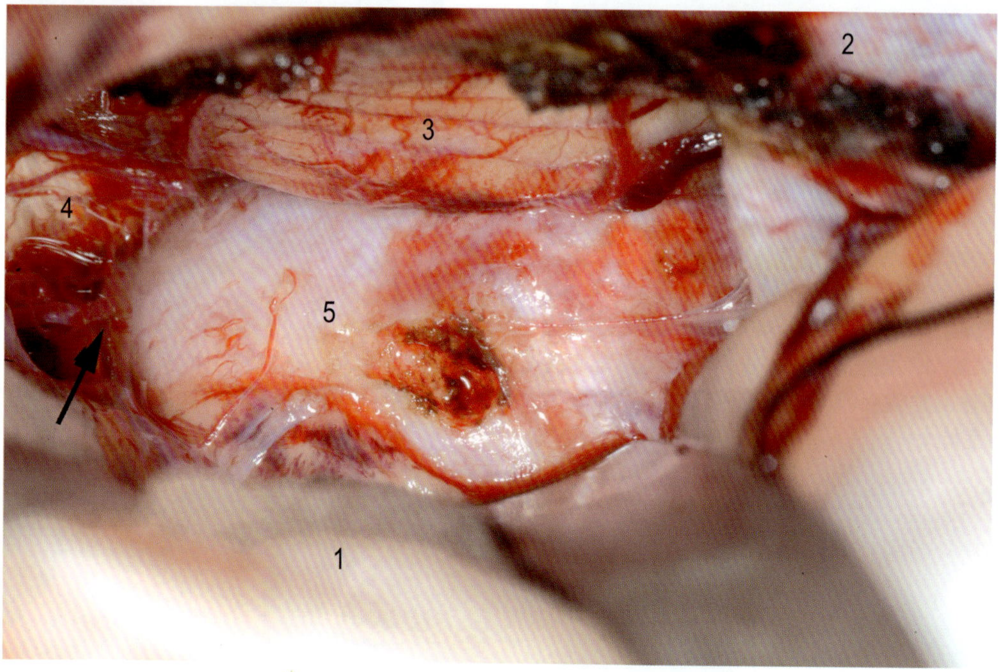

图 10-5-14　抬起枕叶见第三脑室后部灰红色肿瘤。1　枕叶；2　小脑幕；3　小脑顶方小叶；4　中脑外侧，箭头指小脑上动脉；5 肿瘤表面

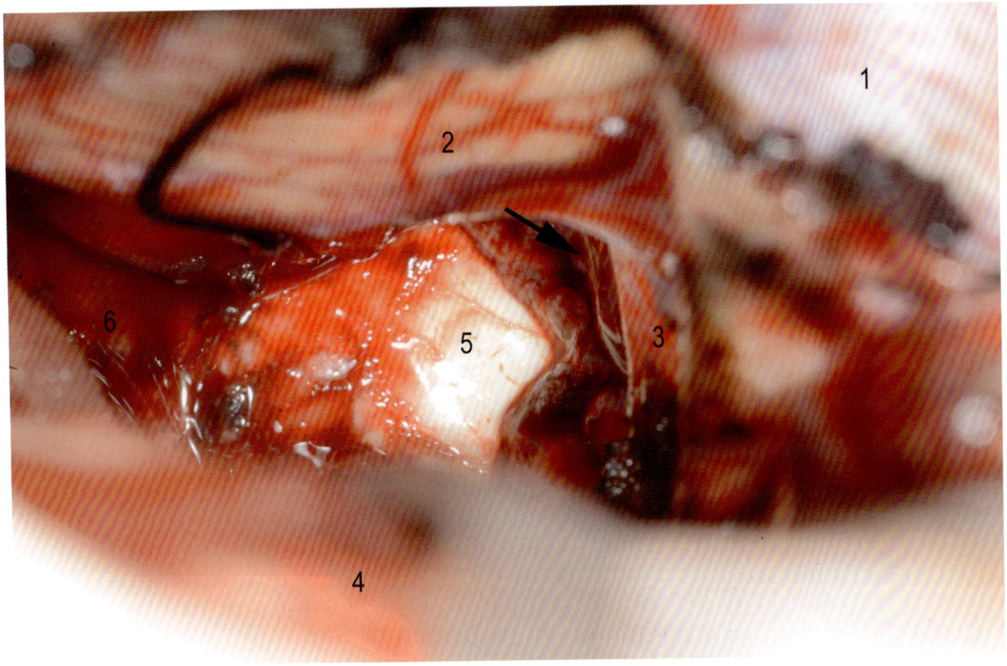

图 10-5-15　抬起枕叶肿瘤切除后见第三脑室后部结构，灰红色肿瘤，箭头示大脑大静脉。1 小脑幕；2 小脑顶方小叶；3 直窦；4 枕叶；5 中脑顶盖；6 中脑脚

术后过程

术后患者神清，四肢活动正常。围手术期双眼上视障碍完全恢复，无术后发热，7 天拆线，术后复查 MR 肿瘤全切（图 10-5-16 ~ 图 10-5-18）。病理诊断：内皮型脑膜瘤，出院后接受定期随访。

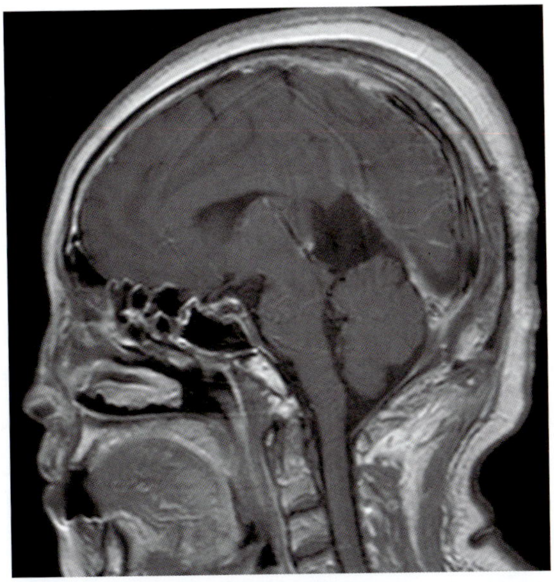

图 10-5-16　术后 MR 矢状位增强影像，见第三脑室后肿瘤消失，顶盖结构显示完全

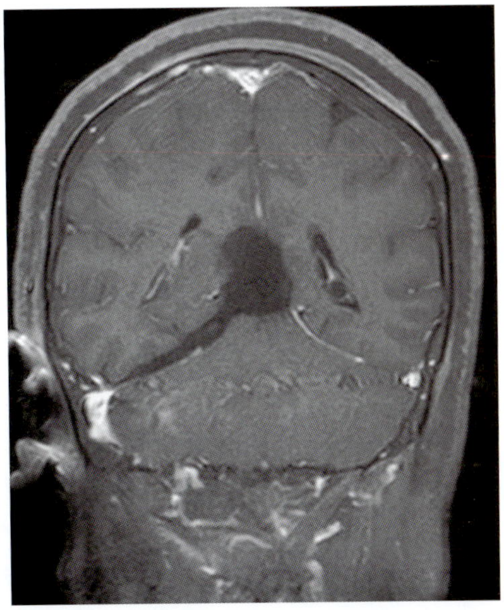

图 10-5-17　术后 MR 冠状位增强影像，见第三脑室后肿瘤消失

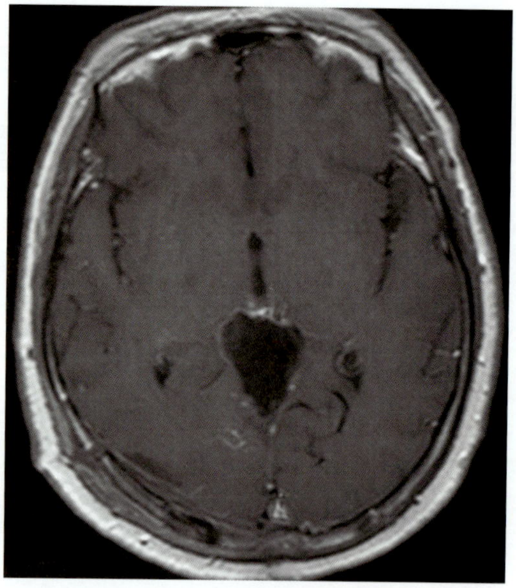

图 10-5-18　术后 MR 轴状位增强影像，见第三脑室后肿瘤消失，第三脑室后部完整

手术点评（Surgical comments）

第三脑室后部结构是松果体，向后进入四叠体池、胼胝体压部位于上方，丘脑枕位于外侧，小脑蚓部和四叠体位于其下方。第三脑室前部结构，依次是松果体上隐窝、缰连合、松果体及其隐窝、后连合和中脑水管。

第三脑室后部肿瘤（松果体区）手术入路有：①经幕下小脑上入路；②枕下经小脑幕入路；③枕部纵裂经胼胝体入路；④经脑室入路。幕下小脑上入路最早由 Krause 提出，也称 Krause 入路。理由是松果体区肿瘤位于脑中心部，并向中线外侧生长。该入路腹侧有第三脑室的顶部穹窿和脑深部静脉附着，常与肿瘤粘连，可以减少这些深部重要静脉的损伤。患者多采取坐位进行手术。该入路没有神经结构阻碍，可直接到达病灶。但对于向上生长、达到小脑幕上或两外侧的肿瘤，经幕下切除肿瘤困难，因为术中切开小脑幕困难，切口后会有枕叶下沉，影响手术野的显露。另外，用幕下入路不会干扰因病灶切除不全的枕角分流的手术。经枕下小脑幕入路主要适应于肿瘤向上或两侧生长，也适合肿瘤累及胼胝体压部和大脑大静脉向后下或向腹侧偏移，特别是脑膜瘤手术，阻碍从幕下切除肿瘤时。当肿瘤侵袭进入侧脑室时，只能选择枕部幕上入路，该手术入路会得到比小脑幕下入路较大的手术野，而幕下手术切除肿瘤损伤较大。无论选择何种手术入路深静脉系统保护尤为重要，因该部位肿瘤多有深静脉附在表面，损伤会出现脑深部结构水肿，影响手术效果。术中要保护好顶枕和枕下桥静脉。切开小脑幕缘时，应在直窦外侧 1cm，防止其损伤导致术后脑梗塞产生视力缺损。

松果体区的病变见表 10-5-1。

表 10-5-1　松果体区的病变

组织来源	发生肿瘤
松果体腺	松果体细胞瘤或松果体母细胞瘤
胶质细胞	星形细胞瘤、少枝胶质细胞瘤、胶质增生
蛛网膜细胞	脑膜瘤、蛛网膜囊肿
室管膜层	室管膜瘤
交感神经	化学感受器瘤
生殖细胞残留	生殖细胞瘤、绒毛膜癌、恶性生殖细胞瘤、内胚窦瘤（卵黄癌）、畸胎瘤
因血脑屏障缺失	血源转移癌
血管性	Galen 静脉瘤、脑血管畸形
感染性疾病	脑囊虫

认识脑脊液的肿瘤标记物检查，对理解松果体区肿瘤有临床意义，见表 10-5-2。

表 10-5-2　脑脊液的肿瘤标记物检查

肿瘤	β-hCG	AFP	PLAP
绒毛膜癌	≈100%	–	–
生殖细胞瘤	10%~50%	–	+
卵黄癌	–	+	–
幼稚畸胎瘤	–	+	–
成熟畸胎瘤	–	–	–

β -hCG，绒毛膜促性腺激素；　AFP，甲胎蛋白；PLAP，胎盘碱性磷酸酶

参考文献

References

第一章　颅骨及脑表面解剖与手术点评

[1] Balasingam V, Noguchi A, McMenomey SO, and Delashaw JB. Modified osteoplastic orbitozymatic craniotomy Technical note. J Neurosurg, 2005, 102: 940-944.

[2] Naidich TP, Valavanis AG, Kubik S. Anatomic relationship along the low-middle convexity: Part I Normal specimens and magnetic resonance imaging. Neurosurgery, 1995, 36: 517-532 .

[3] Noguchi A, Balasingam V, McMenomey SO, and Delashaw JB. Supraorbital craniotomy for parasellar lesions Technical note. J Neurosurg, 2005, 102: 951-955.

[4] Oka K, Rhoton AL Jr, Barry M, and Rodriguez R. Microsurgical anatomy of superficial veins of the cerebrum. Neurosurgery, 1985, 17: 711-748.

[5] Rhoton AL Jr. The anterior and middle cranial base. Neurosurgery (suppl), 2002, 273-302.

[6] Rhoton AL. The Cerebrum. Neurosurgery (Supplement), 2002, 47(3): 1-52.

[7] Tanriover N, Rhoton AL, Kawashima M, et al. Microsurgical anatomy of the early branches of the middle cerebral artery: morphometric analysis and classification with angiographic correlation. J Neurosurg, 2003, 98:1277-1290.

[8] Varnavas GG, Grand W. The insular cortex: morphological and vascular anamic characteristics. Neurosurgery, 1999, 44: 127-138.

[9] Wiliams PL. Gray's anatomy. London. Churchill Livingstone, 1995, 38: 901-1367.

第二章　外侧裂、基底节、海绵窦及鞍区的解剖与手术点评

[1] Al-Mefty O, Smith RR. Surgery of tumors of invading the cavernous sinus. J Neurosurg, 1988, 30: 370-381.

[2] Capelle L, Duffau H, Lopes M, et al. The insular lobe: Physiopathological and surgical considerations. Neurosurgery, 2000, 47:801-811.

[3] Caweley CM, Zipfel GJ, and Day AL. Surgical treatment of paraclionid and ophthalmic aneurysms. Neurgery Clincs of North America, 1998, 9: 765-782.

[4] Day AL. Aneurysms of the ophseg: A clinical and anatomic analysis. J Neurosurg, 1990, 72: 677-391.

[5] Dusick JR, Espostto F, Kelly DF, et al. The extended direct endonasal transsphenoidal approach for nonadenomatous suprasellar tumors. J Neurosurg, 2005, 102: 832-841.

[6] Fox J. Microsurgical treatment of ventral (paraclinoid) internal carotid artery aneurysms. Neurosurgery, 1988, 22: 32-39.

[7] Freije JE, Gluckman JL, van Loveren HR. Reconstruction of the anterior skull base after craniofacial resection. Skull base Sur, 1992, 2: 17-21.

[8] Heros RC, Sun HL. The combined ptrional/anterior temporal approach for aneurysms of the upper basilar complex: technical report. Neurosurgery, 1993, 33: 244-251.

[9] Inoue T, Rhoton AL Jr. Theele D, Barry ME. Surgical approaches to the cavernous sinus: A microsurgical study. Neurosurgery, 1990, 26: 903-932.

[10] Jallo G, Suk I, and Bognar L. A supercilliary approach for anterior cranial fossa lesions in children. J Neurosurg(Pediatrics), 2005, 103: 88-93.

[11] Kawase T, van Loveren H, Keller JT, Tew JE. Meningeal architecture of the cavernous sinus: Clinical and surgical implicatoions. Neurosurgery, 1996, 39: 527-536.

[12] Korosue K and Heros RC. Subclinoid carotid aneurysm with erosion of the anterior clinoid process and fatal intraoperative rupure. Neurosurgery, 1992, 31: 356-360.

[13] Mark LP, Daniels DL, Naidich TP, Borne JA, Borne JA. Limbic system anatomy: An overview. AJNR, 1993, 14:439-459.

[14] Noguchi A, Balasingam V, Shiokawa Y, and MCMenomey M, and Delashaw Jr. JB. Extradural anterior clinoidectomy. Technical note. J Neurosurg, 2005, 102: 945-950.

[15] Rhoton AL Jr. The cavernous sinus, the cavernous venous plexus, and the carotid collar. Neurosurgery (Supplement), 2002, 47(3): 375-410.

[16] Tanriover N, Rhoton AL, Kawashima M, et al. Microsurgical anatomy of the insula and the sylvian fissure. J Neurosurg, 2004, 100: 891-922.

[17] Ture U, Yasargil MC Pait TG. Is there a superior occipitofrontal fasciculus/microsurgical anatomic study. Neurosurgery, 1997, 44: 1226-1232.

[18] Umansky F, Valarezo A, Elidan J. The superior wall of the cavernous sinus: A microanatomical study. J Neurosurg, 1994, 81: 914-920.

第三章　颞叶、海马、脑室系统的解剖与手术点评

[1] 刘德华, 李朝晖, 苗壮, 等. 深部脑动静脉畸形的显微手术治疗. 中华神经医学杂志, 2010, 9(10): 1053-1056.

[2] 张永力, 石祥恩, 孙玉明, 等. 复杂脑动静脉畸形的治疗策略及显微手术治疗. 中华外科杂志, 2011, 49(11): 2017-2021.

[3] M. G. 亚萨吉尔 著, 凌锋 主译. 显微神经外科学(ⅢA). 北京: 中国科学技术出版社, 2002: 216-220.

[4] Alexandre Vasiljevic, Patrick Francois, Anderson Loundou, et al. Prognostic Factors in Central Neurocytomas: A Multicenter Study of 71 Cases. Am J Surg Pathol, 2012, 36(2):220-227.

[5] Carnavas C and Grand W. The insular cortex: Morphological and vascular anatomic characteristics. Neurosurgery, 1999, 44: 127-138.

[6] Choi JH, Mohr JP: Brain arteriovenous malformations in adults. Lancet Neurol, 2005, 4:299-308.

[7] Ebeling U, Reulen HJ. Neurosurgical tomography of optic radiation in the temporal lobe. Acta Neurochir (Wien), 1988, 92: 29-36.

[8] Juha A. Hernesniemi JA, Dashti R, Juvela S, Kristjan Väärt K, Niemelä M, Laakso A. Nature history of brain arteriovenous malformations: A long-term follow-up study of risk of hemorrhage in 238 patients. Neurosurgery, 2008, 63: 823-831.

[9] Kim JW, Kim DG, Kim IK, et al. Central neurocytoma: long-term outcomes of multimodal treatments and management strategies based on 30 years' experience in a single institute. Neurosurgery, 2013, 72(3): 407-413.

[10] Lawton MT, Kim H, McCulloch CE, Mikhak B, and Young WLfor the UCSF BAVM Study Project. A Supplementary Grading Scale for Selecting Patients with Brain Arteriovenous Malformations for Surgery. Neurosurgery, 2010, 66(4): 702-713.

[11] Lubrano V, François P, Loundou A, et al. Outcomes after surgery for central neurocytoma: results of a French multicentre retrospective study. Acta Neurochir (Wien), 2013, 155(7): 1261-1269.

[12] Maira G, Anile C, Colosimo, and Cabezas D. Craniopharyngiomas of the third ventrile: tran-lamina terminalis approach. Neurosurgery, 2000, 47: 857-865.

[13] Marinkovic SV, Milisavljevic MM, Vukovic VD. Microvascular anatomy of the uncus and the parahippocamal gyrus Surg Neurol, 1991, 29: 805-814.

[14] Mark LP, Daniels DL, Naidich TP, Borne JA. The hippocampus. AJNR, 1993, 14: 439-359 .

[15] Wyler AR, Hermann BP, Somes G. Extent of medial temporal rection on outcome from anterior temporal lobectomy: A randomized prospective study. Neurosurgery, 1995, 37: 982-991.

[16] Nagata S, Rhoton AL Jr, and Barry M. Microsurgical anatomy of the choroidal fissure. Surg Neurol, 1988, 30: 3-59.

[17] Niiro T, Tokimura H, Hanaya R, et al. MRI findings in patients with central neurocytomas with special reference to differential diagnosis from other ventricular tumours near the foramen of Monro. J Clin Neurosci, 2012, 19(5): 681-686.

[18] Pandey P, Marks M, Harraher CD, Westbroek EM, Chang SC, Do HM, Levy RP, Dodd RL, and Stinberg GK.

Multimodality management of Spetzler-Martin grade III arteriovenous malformations. J Neurosurg, 2012, 116: 1279-1288.

[19] Park ES, Cho YH, Kim JH, Kim SJ, Kwan KS and Kim CJ. Frontal transcortical approach in 12 Central Neurocytomas. Acta Neurochirurgica. The European Journal of Neurosurgery, 2012, 10. 1007/s00701-012-1490-2.

[20] Qian H, Lin S, Zhang M and Cao Y. Surgical management of intraventricular central neurocytoma: 92 cases.Acta Neurochirurgica The European Journal of Neurosurgery, 2012, 10. 1007/s00701-012-1446-6.

[21] Rhoton AL, Wen HT, de Oiveira E, et al. Microsurgical anatomy of the temporal lobe: Part 1: mesial temporal loble anatomy and its vascular relationship as applied to amygdalohippocampectomy. J Neurosurg, 1988, 30: 370-381.

[22] Roper SN and Rhoton AL. Surgical anatomy of the temporal lobe. Neurosurgery Clinics of North America, 1993, 4(2): 223-231.

[23] Sekhar LN, Schessel DA, Bucur SD, et al. Partial labyrinthctomy petrous apicectomy approach to neoplastic and vascular lesion of the petroclival area. Neurosurgery, 1999, 44: 537-552.

[24] Shi Xiang En, Wang Zhong Cheng, Dai Jian Ping. Endovascular embolization treatment of cerebral arteriovenous malformations. Chinese Medical Science Journal, 1995, 10: 96-99.

[25] Spetzler RF, and Martin NA. A proposed grading system for arteriovenous malformations. J Neurosurg, 2008, 108: 186-193.

[26] Timurkaynak E, Rhoton AL Jr, Barry M. Microsurgical anatomy and operative approaches to the lateral ventricles. Neurosurgery, 1986, 19: 688-723.

[27] Ture U, Yaşargil MC, Al-Mefty O,and Yasargh DCH. Arteries of the insula. J Neurosurg, 2000, 92: 676-687.

[28] van Beijnum J, van der Worp HB, Buis BR, Al-Shahi R, Salman, FRCP, Kappelle LJ, Rinkel G JE., Berkelbach van der JW, Sprenkel, Vandertop WP, Algra A, Klijn CJM. Treatment of Brain Arteriovenous Malformations A Systematic Review and Meta-analysis. JAMA, 2011, 306 (18): 2011-2013.

第四章　脑血管解剖与手术点评

[1] Bisaria KK. Anomalies of the posterior communicating artery and their potential clinical significance. J Neurosurg, 1984, 60: 572-576.

[2] Bouthillier A, van Loveren HR, Keller JT. Segments of the internal carotid artery: New classification. Neurosurgery, 1996, 38: 425-433-886.

[3] Caruso G, Vincentelli F, Giudicelli G, et al. Perforating branches of the basilar bifurcation. J Neurosurg, 1990, 73: 295-265.

[4] Gibo H, Lenkey C, and Rhoton AL Jr. Microsurgical anatomy of the supraclinoid portion of the internal carotid artery. J Neurosurg, 1981, 55: 560-574

[5] Heros CR, Fritsch MJ. Surgical management of the middle cerebral aneurysm. Neurosurgery , 2001, 48: 780-786.

[6] Kamath S. Observation on the length and diameter of vessels forming the circle of Willis. J Anatomy, 1981, 133: 419-423.

[7] Kawashima M, Rhoton Jr. AL, Tanriover N, et al. Microsurgical anatomy of cerebral revascularization. Part I: Anteror circulation J Neurosurg, 2005, 102: 116-147.

[8] Krisht AF, Barrow DL, Barnett DW, et al. The microsurgical anatomy of the superior hypophyseal artery. Neurosurgery, 1994, 35: 899-903.

[9] Marinkovic S, Milisavljevic M and Kovacevic M. Interpeduncular perforating branches of the posterior cerebral artery. Surg Neurol, 1986, 26: 349-59.

[10] Marinkovic SV, Cibo H. The surgical anatomy of the perforating branches of basilar artery. Neurosurgery, 1993, 33: 80-87.

[11] Pedroza A, Dujovny M, Artero JC, et al. Microanatomy of the posterior communicating artery. Neurosurgery, 1987, 20: 228-235.

[12] Pedroza A, Dujovny M, Cabezudo-artero J, et al. Microanatomy of the premamillary artery. Acta Neurochir (wien), 1987, 86: 50-55.

[13] Saki N, Rhoton AL. Microsurgical anatomy of the upper basilar artery and the posterior circle of Willis. J.

Neurosurg, 1977, 46: 563-578.

[14] Seoane E, Rhoton AL Jr, Oliverira Ed. Microsurgical anatomy of the dural collar (Arotid collar) and rings around the clinoid segment of the internal carotid artery. Neurosurgery, 1989, 42: 869-886.

[15] Umansky F, Dujovny M, Ausman JI, et al. Anomalies and variation of the middle cerebral artery: a micreoanatomical study. Neurosurgery, 1988, 22: 1022-1027.

第五章　小脑幕裂孔解剖与手术点评

[1] 张俊廷, 王忠诚, 贾桂军, 等. 岩斜区脑膜瘤的外科治疗(附60报告). 中华神经外科杂志, 2000, 16: 292-294.

[2] Adler D and Milhorat TH. The tentorial notch: anatomical variation, morphometric analysis, and classification in100 human autopsy cases. J Neurosurg, 2002, 96: 1103-1112.

[3] Al-Mefety O, Fox JL, Smith RR. Petrosal approach for petroclival, meningiomas Neurosurgery, 1988, 22: 510-517.

[4] Kawase T, Toya S, Shiobara R, Mine S. Transpetrosal approach for aneurysm of the flower basilar artery. J Neurosurgery, 1985, 63: 857-867.

[5] Ono M, Rhoton AL Jr. Microsurgical anatomy of the region of the tentorial incisura. J Neurosurg, 1984, 60: 365-399.

[6] Rhoton AL. Cerebellum and fourth ventricle. Neurosurgery (Supplement), 2000, 47(3): 7-27.

[7] Vincentelli F, Caruso G, Grisoli F, et al. Micro-surgical anatomy of the cisternal course of the perforating branches of the posterior communicating artery. Neurosurgery, 1990, 26:824-913.

[8] Yaşargil MG, Wieser HG, Valavanis A, et al. Surgery and results of selective amygdala: Hippocampectomy in one hundred patients with nonlesional limbic epilepsy. Neurosurg Clin N Am, 1993, 4: 243-261.

第六章　后颅窝解剖与手术点评

[1] 高成, 刘相珍, 陈会荣, 等. 翼点入路手术治疗基底动脉顶端动脉瘤. 中华神经外科杂志, 2008, 24(11): 845-847.

[2] 李志清, 梁国标, 唐新华, 等. 后循环动脉瘤的血管内治疗. 中华神经外科杂志, 2009, 25: 198-200.

[3] 石祥恩, 吴斌, 王维兴, 等. 手术夹闭基底动脉顶分叉处动脉瘤. 中华神经外科杂志, 2005, 21(11): 650-653.

[4] 王义保, 张久伟, 欧少武, 等. 后循环颅内动脉瘤的诊断与治疗. 中华神经外科杂志, 2005, 21:656-658.

[5] 王治刚, 丁昡, 曲春成, 等. 破裂椎基底动脉瘤的治疗选择. 中华神经外科杂志, 2008, 24(8): 576-578.

[6] 许百男, 周定标, 余新光, 等.颅内后循环动脉瘤的手术治疗. 中华神经外科杂志, 2002,18: 142-144.

[7] 只达石, 焦德让, 杨玉山, 等. 33例椎-基底动脉瘤临床观察. 中华外科杂志, 1998, 14(6): 358-360.

[8] Al Mefty O, Borba LAB, Aoki N, et al. The transcondylar approach to extradural nonneoplastic lesion of the craniovertebral junction. J Neurosurg, 1996, 84:1-6.

[9] Arnautovic KI, Al-Mefty, Pait TG, Krisht AF, and Husain MM. The suboccipital cavernous sinus. J Neurosurg, 1997, 86: 252-262.

[10] Fujii K, Lenkey C. and Rhoton AL Jr. Microsurgical anatomy of the chorodial arteries: fourth ventricle and cerebellopontine angles. J Neurosurg, 1980, 52: 504-524.

[11] Matsushima T, Rhoton AL Jr, and Lenkey C. Microsurgery of the fourth ventricle: Part I Microsurgical anatomy. Neurosurgery, 1982, 11: 621-667.

[12] Mussi ACM and Rhotn AL. Telovelar approach to the fourth ventricle: Microsurgical anatomy. J Neurosurg, 2000, 92: 812-823.

[13] Mussi ACM and Rhoton AL Jr. Telovelar approach to the fourth ventricle: Microsurgical anatomy. J Neurosurg, 2000, 92: 812-823.

[14] Oliveira E, Tedeschi H, Peace DA. The pretemopral approach to the interpeduncular and petroclival region: Technical note. Acta Nerochir, 1995, 136: 204-211.

[15] Seoane E and Rhoton AL Jr. Comppression of the internal jugular vein by transverse process of the atlae as the cause of cerebellar hemorrhage after supratentorial craniotomy. Surg Neurol, 1999, 51: 500-505.

[16] Seone ER, Tesschi H, de Oliveira CGAC, and Rhoton AL Jr. Management straties for posterior cerebral artery aneurysms: A proposed new surgical classification. Acta Neurochir, 1997, 139:325-331.

[17] Wen HT, Rhoton, Jr. AL, Katsuta T, de Olivira E. Microsurgical anatomy of the transcondylar, supracondylar, and paracondylar extensions of the far-lateral approach. J Neurosurg, 1997, 87: 555-585.

[18] Wiebers DO, Whisnant JP, et al. Unruptured intracranial aneurysms: natural history, clinicsl outcome, and risk of surgical and endovascular treatment. Lancet, 2003, 362: 103-110.

[19] Zeal AA, Rhoton AL Jr. Microsurgical anatomy of the posterior cerebral artery. J Neurosurg, 1979, 50: 31-39.

[20] Zenteno MA, Santos-Franco JA, Freitas-Modenesl JM, et al. Use of the sole stenting technique for the management of aneurysms in the posterior circulation in a prospective series of 20 patients. J Neurosurgery, 2008, 108: 1104-1118.

第七章　颈－枕部解剖与手术点评

[1] Abd El-bary TH, Dujovny M, Ausman JA. Microsurgical anatomy of the atlantal part of the vertebral artery. Surg Neurol, 1995, 44: 392-401.

[2] Babu RP, Sekhar LN, Wright DC. Extreme lateral transcondylar approach: Technical improvements and lesion learned. J Neurosurg, 1994, 81: 49-59 .

[3] Bertallanfy H, Seeher W. The dorsolateral, suboccipital, transcondylar approach to the lower clivs and anterior portion of the craniocervical junction. Neurosurgery, 1991, 29: 815-821.

[4] de Oliveira E, Rhoton AL Jr, Peace D. Microsurgical anatomy of the region of the foramen magnum. Surg Neurol, 1985, 24: 293-352.

[5] George B, Damatons C, Cophignon J. Lateral approach to the anterior portion of the foramen magnum. Application to surgical removal of 14 benign tumors: Technical note. Surg Neurol, 1988, 29: 484-490.

[6] Katsuta T, Rhoton AL Jr, Matsushima T. The jugular formen: Microsurgical Anatomy and operative approaches. Neurosurgery, 1997, 41: 149-202 .

[7] Patel SJ, Sekhar LN, Cass SP, Hirsch BE. Combined approaches for resection of extensive glomus judular tumor: A review of 12 cases. J Neurosurg, 1994, 8: 1026-1038.

[8] Rhoton AL. The foramen magnum. Neurosurgery (Supplement), 2000, 47: 131-153.

[9] Samii M, Babu RP, Tatagiba M, Sepehrnia A. Surgical treatment of jugular foramen schwannomas. J Neurosurg, 1995, 82: 924-932.

[10] Samii M, Tatagiba M. Tumor of the jugular foramen. Neurosurg Q, 1996, 6: 176-193.

[11] Seoane E and Rhoton AL. Suprameatal extension of the retrsigmoid approach: Microsurgical anatomy. Neurosurgery, 1999, 44: 553-56.

第八章　蝶窦及眶部解剖与手术点评

[1] Al-Mefty O, Fox JL. Superiolateral orbital exposure and reconstruction. Surg Neurol, 1985, 23:609-613.

[2] Blacklock JB, Weber RS, Lee YY, Goepfert H. Transcranial resection of tumors of the paranasal sinuses and nasal cavity. J Neurosurg, 1989, 71: 10-39.

[3] Blinkov SM,Gabiov GA, Tcherekayev VA. Transcranial surgical approach to the orbital part of the optic nerve: an anatomical study. J Neurosurg, 1986, 65: 44-47.

[4] DeMonte F, Ginsberg LE, Clayman G. Primary malignant tumors of the sphenoid sinus. Neurosurgery, 2000, 47: 1084-1092.

[5] Dolenc V. A combined epi-and subdural direct approach to carotidophthalmic artery aneurysms. J Neurosurg, 1985, 62: 667-672.

[6] Fujii K, Chambers SM, Rhoton AL Jr. Neurovascular relationships of the sphenoid sinus: A microsurgical study. J Neurosurg, 1979, 50: 31-39.

[7] Hardy J. Transsphenoid hypophysectomy. J Neurosurg, 1971, 34: 582-594.

[8] Hitotsumatsu T, Rhoton AL Jr. Unilateral upper and lower subtotal maxillectomy approaches to the skull base: Microsurgical anatomy. Neurosurgery, 1991, 29: 815-821.

[9] Jian F-Z, Santoro A, Innocenzi G, et al. Frontotemporal orbitozygomatic craniotomy to expose the cavernous sinus and its surrounding regions: Microsurgical anatomy. J Neurosurgical Sci, 2001, 45:19-28 .

[10] Knosp E, Muller Gperneczky A. The paraclinoid carotid artery: Anatomical aspects of a microneurosurgical

approach. Neurosurgery, 1988, 22: 896-901.

[11] Lund VJ, Harrison DF. Craniofacial resection for tumors of the nasal cavity and paranasal sinuses. Am J Surg, 1988, 156: 187-190.

[12] Natori Y and Rhoton AL Jr. Microsurgical anatomy of the surperior orbital fissure. Neurosurgery, 1995, 36: 762-775.

[13] Natori Y. and Rhoton AL Jr. Transcranial approach to the orbital: Microsurgical anatomy. J Neurosurg, 1994, 81: 78-86.

[14] Pedroza A, Dujovny M, Ausman JI, et al. Microvascular anatomy of the interpeduncular fossa. J Neurosurg, 1986, 64: 484-493.

[15] Rhoton AL Jr. and Natori Y. The orbital and sellar region: Microsurgical anatomy and operative approaches. New York, Thieme, 1996, 25-37.

[16] Solero CL, DiMeco F, Sampath P, et al. Combine antrior craniofacial resection for tumors involving the cribriform plate: Early postoperative complications and technical considerations. Neurosurgery, 2000, 47: 1296-1305.

第九章　颌内动脉解剖及其血管搭桥治疗脑血管病

[1] 高树梓, 石祥恩, 柳成荫, 等. 颌内动脉大脑中动脉搭桥的解剖学研究. 中华神经外科杂志, 2013, 29(11): 1131-1134.

[2] 高树梓, 石祥恩, 张永力, 等. 颌内动大脑中动脉搭桥治疗缺血性脑血管病. 中华神经外科杂志, 2012, 28(11): 1109-1115.

[3] 李红亮, 石祥恩, 孙玉明, 等. 术中超声颌内动脉-颅内动脉搭桥的血液动力学测定. 中华神经外科杂志, 2014, 30(12): 1220-1232.

[4] 石祥恩, 吴斌, 范涛, 等. 血管搭桥治疗巨大动脉瘤. 中华神经外科杂志, 2007, 23(5): 383－386.

[5] 石祥恩. 高流量搭桥术在治疗复杂性颅内动脉瘤中的应用. 中国医师进修杂志, 2008, 31(11): 1-4.

[6] 徐善才, 史怀璋, 刘增尧, 等. 上颌动脉与颈内动脉搭桥解剖学研究. 中华神经外科杂志, 2009, 25(8): 704-707.

[7] Failure of extracranial-intracranial arterial bypass to reduce the risk of ischemic stroke. Results of an international randomized trial. The EC/IC Bypass Study Group. N Engl J Med, 1985, 313(19): 1191-200.

[8] Getch CG, O Shaughnessy BA, Bendok BR, Batjer HH. Surgical treatment of giant basilar artery aneurysms. Oper Tech Neurosurg, 2005, 8: 104-113.

[9] Hanel R, Spetzler RF. Surgical treatment of complex intracranial aneurysms. Neurosurgery, 2008, 62 [SHC suppl3]: SHCI 299-1410.

[10] Kashimura H, Ogasawara K, Kubo Y, et al. Exposure of the vertebrobasilar artery junction with traction of the dentate ligament for the treatment of large vertebral artery aneurysms. Technical note. J Neurosurgery, 2008, 108: 1249-1252.

[11] Replogle RE, and White JA. Giant vertebral artery aneurysms. Oper Tech Neurosurg, 2005, 8: 98-103.

[12] Samson D, Batjer H H, Kopitnik Jr TA. Current results of the surgical management of anerysms of the basilar apex. Neurosurgery, 1999, 44: 697-704.

[13] Sekhar LN, Kalavakonda C. Cerebral revascularization for aneurysms and tumors. Neurosurgery, 2002, 50: 321-331.

[14] Shi X, Qian H, Fang T, Zhang Y, Sun Y, Liu F. Management of complex intracranial aneurysms with bypass surgery: a technique application and experience in 93 patients. Neurosurgical review, 2015, 38: 109-120.

[15] Stundt TMJr, Piepgras DG, Fode NC, Myerg FB: Giant intracranial aneurysms. Clin Neurisurg, 1991, 37:116-154.

[16] Tanaka Y, Kobayashi S, Hongo K, et al. Intentional body clipping of wide-neck basilar artery bifurcation aneurysms. J Neurosurg, 2000, 93: 169-174.

[17] The international cooperative study of extracranial/intracranial arterial anastomosis (EC/IC bypass study): Methodology and rntey characteristics. (EC/IC bypass study group. Stroke, 1985, 16: 397-407.

[18] Ustün ME, Büyükmumcu M, Ulku CH, Cicekcibasi AE, Arbag H. Radial artery graft for bypass of the maxillary to proximal middle cerebral artery: an anatomic and technical study. Neurosurgery, 2004, 54(3): 667-70.

[19] Xiang'en Shi, Hai Qian, K I Singh K C, Yongli Zhang, Zhongqing Zhou, Yuming Sun. Bypass of the maxillary to proximal middle cerebral arteryor

proximal posterior cerebral artery with radial artery graft. Acta Neurochirsurgia, 2011, 153(8): 1649-1655.

[20] Xiang'en Shi, Hai Qian, K C K I Singh, Yongli Zhang, Zhongqing Zhou, Yuming Sun, Fangjun Liu. Surgical management of vertebral and basilar artery aneurysms: a single center experience in 41 patients. Acta Neurochirurgica, Volume, 2013, 155(6): 1087-1093.

第十章 第三脑室后部解剖与手术点评

[1] 金宝哲, 张新中, 周文科, 等. 经胼胝体-穹窿间入路的显微解剖研究. 中华神经外科杂志, 2007, 23: 441-444.

[2] 邢俭, 任明, 周强, 等. 经枕下小脑幕入路切除儿童小脑前上部肿瘤. 中华神经外科杂志, 2007, 23: 11-13.

[3] 张玉琪, 王忠诚, 马振宇, 等. 儿童第三脑室中间块肿瘤. 中华神经外科杂志, 2003, 19:263-265.

[4] Chaynes P. Microsurgical anatomy of the great cerebral vein of gale and its tributaries. J Neurosurg, 2003, 99: 1028-1038.

[5] Ghali WM, Rafla MFM, Ekladious EY, et al. A study of the junction between the straight sinus and the great cerebral vein. J Ana, 1989, 164:49-54.

[6] Ono M, Rhoton AL Jr, Peace D, Rodriguez RJ. Microsurgical anatomy of the deep venous system of the brain. Neurosurgery, 1984, 15:621-657.

[7] Rhoton AL Jr, Yamomoto I, Peace DA. Microsurgery of the third ventricle: Part-2 Operative approaches. Neurosurgery, 1981, 8: 357-373.

[8] Wen HT, Rhoton AL Jr, and de Oliverira E. Transchorodial approach to the third ventricle: An anatomic study of the chorodial fissure and its clinical application. Neurosurgery, 1998, 142: 1205-1219.

[9] Winkler PA, Weis S, Wenger E, et al. Transcallosal approach to the third ventricle: Normative morphometric data based on magnetic resonance imaging scan, with special reference to fornix and forniceal insertion. Neurosurgery, 1999, 45: 309-319.

[10] Yamomoto I, Rhoton AL Jr, Peace DA. Microsurgery of the third ventricle: Part-1 Microsurgical anatomy. Neurosurgery, 1981, 8: 334-356.

[11] Ziyal IM, Sekhar LM, Slas E, et al. Combined supra/infratentorial-transsinus approach to large pineal region tumors. J Neurosurg, 1998, 88: 1050-1057.